人体の構造と機能 第5版

Essentials of
Human Anatomy & Physiology
Thirteenth Edition
Elaine N. Marieb/Suzanne M. Keller

著
エレイン N. マリーブ, R.N., Ph.D.
スザンヌ M. ケラー, Ph.D.

監訳
藤本　悦子　　名古屋大学名誉教授／一宮研伸大学大学院看護学研究科教授

訳
（五十音順）

荒川　満枝	福岡看護大学大学院看護学研究科教授
石田　陽子	山形大学医学部看護学科准教授
大久保暢子	聖路加国際大学大学院看護学研究科教授
大島　千佳	福井県立大学大学院健康生活科学研究科教授
大橋　　敦	関西医科大学看護学部教授
木山　博資	四條畷学園大学副学長
武田　裕子	順天堂大学大学院医学研究科教授
竹野ゆかり	名古屋大学大学院医学系研究科総合保健学専攻講師
徳田　信子	獨協医科大学医学部教授
藤本　悦子	名古屋大学名誉教授／一宮研伸大学大学院看護学研究科教授

医学書院

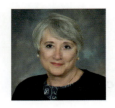

著者
Elaine N. Marieb, R.N., Ph.D.
Holyoke Community College

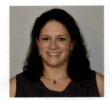

著者
Suzanne M. Keller, Ph.D.
Indian Hills Community College

Authorized translation from the English language edition, entitled ESSENTIALS OF HUMAN ANATOMY AND PHYSIOLOGY, 13TH EDITION by ELAINE N. MARIEB, SUZANNE M. KELLER, published by Pearson Education, Inc, Copyright © 2022, 2018, 2015 by Pearson Education Inc.

All rights reserved. No part of this book may be reproduced or transmitted in any form or by any means, electronic or mechanical, including photocopying, recording or by any information storage retrieval system, without permission from Pearson Education, Inc.

JAPANESE language edition published by IGAKU-SHOIN LTD, Copyright © 2025

Printed and bound in Japan

人体の構造と機能

発　行	1997年 5 月 1 日	第 1 版第 1 刷	2024年 1 月15日	第 4 版第10刷
	2004年 3 月 1 日	第 1 版第 9 刷	2025年 3 月 1 日	第 5 版第 1 刷
	2005年 3 月 1 日	第 2 版第 1 刷		
	2009年 2 月 1 日	第 2 版第 5 刷		
	2010年 3 月15日	第 3 版第 1 刷		
	2014年 1 月15日	第 3 版第 5 刷		
	2015年 3 月 1 日	第 4 版第 1 刷		

著　者　エレイン N. マリーブ・スザンヌ M. ケラー
監訳者　藤本　悦子（ふじもと　えつこ）
発行者　株式会社　医学書院
　　　　代表取締役　金原　俊
　　　　〒113-8719　東京都文京区本郷 1-28-23
　　　　電話　03-3817-5600（社内案内）
印刷・製本　アイワード

本書の複製権・翻訳権・上映権・譲渡権・貸与権・公衆送信権（送信可能化権を含む）は株式会社医学書院が保有します．

ISBN978-4-260-05713-4

本書を無断で複製する行為（複写，スキャン，デジタルデータ化など）は，「私的使用のための複製」など著作権法上の限られた例外を除き禁じられています．大学，病院，診療所，企業などにおいて，業務上使用する目的（診療，研究活動を含む）で上記の行為を行うことは，その使用範囲が内部的であっても，私的使用には該当せず，違法です．また私的使用に該当する場合であっても，代行業者等の第三者に依頼して上記の行為を行うことは違法となります．

|JCOPY|〈出版者著作権管理機構　委託出版物〉
本書の無断複製は著作権法上での例外を除き禁じられています．複製される場合は，そのつど事前に，出版者著作権管理機構（電話 03-5244-5088，FAX 03-5244-5089，info@jcopy.or.jp）の許諾を得てください．

監訳者まえがき

　私は薬学部を卒業しておりますが，神戸大学医学部解剖学講座に所属し，20年あまり医学生への教育に携わって参りました．その後看護師の免許を取得して，今は看護学生への教育に従事するようになっております．実は看護の教育機関に異動したときに途方に暮れたことがあります．それは医学教育では解剖学がおよそ32単位もあったものが，看護教育では一挙に4単位近くにまでに減ってしまったことです．当然，看護に密着した要領の良い解剖生理学教育が強く求められることになりました．そこで，さまざまな教科書にあたり，内容を精査しましたが，残念ながらそのほとんどは医学教育のダイジェスト版でした．これでは解剖生理学は言葉の羅列となり，看護学生には不全感だけが残ります．その結果として，学生は解剖生理学を「最も嫌いな学問」として捉えていることがわかってきました．解剖生理学と看護実践が完全に乖離していることも気がかりでした．

　では「看護に密着した」というのはいったいどのようなものか，看護実践の場ではどのようなものが必要なのか？　この命題をいつも念頭において教育内容を構築することを試みております．今なお道半ばといったところですが，2014年に日本解剖学会全国学術集会シンポジウムで，「看護学における解剖・生理学教育の現状と課題」というテーマで教育者の方々に問題を投げかけてみました．これに関しては，非常に多くの方から反響があり，大変苦労されていることを見て取ることができました．つまり，解剖生理学はたいていの場合医師が担当していましたが，看護にとって何が重要で，時間配分からどのように内容を取捨選択すればいいかわからなかったのではないかと思います．

　そんな折，本書に出合いました．解剖学と生理学がわかりやすく融合し，しかもそれが端的な図譜で説明されていること，生化学や臨床的知見も駆使して書かれていることに驚いたことを覚えております．また言葉の羅列ではなく，物語を読むような説明文も楽しいところです．ただ，それでも時間的には足りないと感じています．看護界でもその指摘があり，先のカリキュラム改正（第5次）では解剖生理学が1単位増やされました．また，私はフィジカルアセスメントも担当しておりますが，フィジカルアセスメントは私が看護学教育を受けたときにはまだなく，新たに創設された看護の教育領域です．幸いなことに多くの時間が割り当てられています．フィジカルアセスメントは決して手順だけを習得するものではなく，解剖生理学の理解に立脚して初めて成り立つものです．つまり解剖生理学として割り当てられた4〜5単位の中で教育を完結する必要はなく，臨床への橋渡しという観点から，フィジカルアセスメント教育において解剖生理学の理解をさらに深めることが可能になっていると思います．

　解剖生理学の教育は大まかに言って1年次，フィジカルアセスメントは2年次に実施されます．まず，これから始まるすべての看護教育において解剖生理学が基礎にあることを踏まえて，学生の皆さんには本書を用いて1年次にはダイジェスト版ではない人体の構造と機能をしっかりと学習されることを望んでいます．言い換えると，これができれば，次のステップに容易に進むことができ，学習法としては得策だと思います．つまり，あとの学習が楽になるかどうかの分岐点であると考えています．

　またフィジカルアセスメントは大学院の専門看護師（CNS）コースでも必修であり，本書はそのような場合にも，なぜそのような方法でアセスメントしていくのか，なんのためにアセスメントするのかといったことを理解するうえで一助になろうかと思います．本書がいろいろな場面で役立つことを願っています．

　訳にあたっては，日本解剖学会が編纂した解剖学用語（Nomina Anatomica Japonica 第12版および第13版）を使っています．解剖学用語はどの領域でも共通して使える用語であるからです．またこの用語は実に洗練されており，形（「羽状筋」など）や動き（起始，停止を示す「胸鎖乳突筋」など），はたらき

(「括約筋」など)がうまく組み込まれたネーミングとなっている点が卓絶しているところです．ただし，臨床で，ほかの言葉が使われることが多い場合には，その用語も付記しました．

　最後に，私を前版で訳者の1人に推薦してくださった故林正健二先生に感謝するとともにご冥福をお祈り申し上げます．さらに，訳やスケジュール管理にご尽力くださいました医学書院の皆様に深く感謝申し上げます．

2025年1月

監訳　藤本　悦子

凡例

(1) 重要な用語を原文ではボールド体(太字)で示しているが，訳文でもゴシック体を用い，欧文表記を添えた．

(2) 翻訳にあたり，読者の学習の便を考慮し，原文にないことばを補った箇所がある．

(3) 医学用語は日本医学会の『医学用語辞典』，文部科学省『学術用語集医学編』を基本に，日本解剖学会の『解剖学用語』をはじめ各学会の「用語集」を随時参照したが，必ずしもこれらに準拠していない場合もある．

(4) 本文中の「復習問題」(選択問題・記述問題)，「クリティカルシンキングと臨床応用の問題」，「確認してみよう」，図の「Q」の解答は，「付録A．設問の解答」に収載した．

(5) 巻末に和文索引のほかに，欧文索引を設けた．欧文索引には該当する日本語を付し，読者が欧文表記に親しめるように配慮した．

(6) 各章の翻訳の分担は以下のとおり．

1, 10章：藤本悦子
2, 3章：荒川満枝
4章：大島千佳・藤本悦子
5, 6章：石田陽子
7, 8章：木山博資
9章：徳田信子
11, 13章：武田裕子
12章：竹野ゆかり・藤本悦子
14章：大久保暢子
15, 16章：大橋敦
用語集：徳田信子

初版の訳者まえがき

本書は，エレイン N. マリーブ（Elaine N. Marieb, R. N., Ph. D.）の『Essentials of Human Anatomy & Physiology, 4th ed.』の翻訳です．この本をはじめて手にしたのは，私が 1995（平成 7）年に開学したばかりの看護短期大学で，解剖生理学の講義を担当して間もないころでした．膨大でわかりにくい知識をいかにして効率よく伝えるか，あれこれ苦心していたときのことです．

かぎられた時間内に，なにをどこまで学べばよいのか．医学生に対しては，筑波大学臨床医学系での経験から，指針を提示することは可能でした．しかし，看護学生の場合，必ずしも容易ではありません．医療チームの一員として，医師と対等の立場で患者のかかえる問題の解決にあたる看護職を養成するために，人体の構造と機能をどのように伝えればよいのか．

この本を読んでみて，その解答が得られたように感じました．その理由は著者の経歴を知ったとき，おのずから明らかになりました．彼女は，動物学博士号を取得した後，解剖生理学の講義を担当しましたが，そこで看護学専攻の学生と接して，看護学に興味をいだいたようです．仕事を続けながらみずから看護学を学び，短大卒看護婦の資格を取得し，さらに看護学士号，老人看護学修士号を取得しています．

教師としてではなく，一人の学生として講義に出席したことは，彼女に新たな視点を与えてくれました．もっとわかりやすく解剖生理学を講義するためにはどうしたらよいか，すぐにいろいろなことに気づいたのです．これまでになかったようなくふうをこらせば，本来学生がもっている興味と意欲をかきたてることができる．こう確信したあとで，執筆したのが本書です．

彼女は，臨床の看護職に必要とされる，人体の解剖生理学的知識を体系的にまとめるのに最もふさわしい人と言えるでしょう．

本書はきわめて特色のある新しい解剖生理学の教科書です．その特徴を列挙してみましょう．

(1) 看護学および関連学科の学生を対象としている．それゆえ内容は看護の臨床との関連を常に考慮したものになっている．
(2) 解剖学・生理学全般にわたる最新の進歩を入念に取り入れている．すでに 3 回改訂がなされている成果であろう．
(3) 自学自習できるような構成がなされている．各章の最初には「本章の学習を終えたあとでは，以下の課題に答えられることが望ましい」として，具体的な「学習目標」が明示されている．また各章の終わりには，重要な用語の一覧，章の要約，復習問題が用意されている．
(4) 各器官系について，構造から機能へという順にわかりやすく解説されている．構造については組織学的な解説が加えられている．また生理学的機序は必要に応じて，分子レベルでの説明もなされている．
(5) 解剖生理学の教科書で最も重要な図，写真は 4 色カラーで印刷され，秀逸かつ豊富である．また，本文で述べられた重要事項を表にまとめてある．

以上のような特色に加えて，原文は彼女のことばを借りますと 'informal writing style' で書かれています．この雰囲気は，日本語で書かれた従来のかたくるしい解剖生理学の教科書にはないものでした．科学の本でありながら文学の本を読むような楽しさがあります．

翻訳の常として，内容の不備やわかりにくい表現があるかもしれません．お気づきの点は遠慮なくご

指摘ください．本書が，新時代を迎えた看護教育のさらなる発展に役立つことを期待します．
　最後に，本書の刊行にあたりさまざまな助言をいただいた諸先生，原稿の入力を援助していただいた本学助手の日高潤子さん，がまん強く見まもっていただいた医学書院の皆さんに深く感謝いたします．

1997年3月

訳者代表　林正　健二

著者紹介

エレイン・マリーブ

　エレイン・N・マリーブ博士は，マサチューセッツ大学アマースト校で動物学の博士号を取得後，多くの学生が看護学学位の取得をめざすホリヨーク・コミュニティ・カレッジの生物科学科の教員になった．ここで教鞭を執るうちに，マリーブ博士は，人体の科学的研究と看護実践の臨床的側面の関係をより深く理解したいと考えるようになった．そのために，彼女はフルタイムで教えながら一方で看護教育を受け，マサチューセッツ大学で老年学の臨床専門分野である理学修士号を取得した．この経験こそが，彼女の教科書や実験マニュアルで広く知られる独自の視点とわかりやすさの開発につながったのである．

　マリーブ博士は，生涯にわたって多くの機関やプログラムを支援した後，2018年に他界した．おそらくマリーブ博士が最も好きだったのは，学生，特に非凡な学生が科学の分野で目標を追求するのを支援することだった．一例を挙げると，マウント・ホリヨーク・カレッジのE. N. マリーブ科学研究賞に資金を提供するなど，学生たちにさらに教育の機会が提供される惜しみない寄付を行った．また，研究に対する信念も強く，マウント・ホリヨーク・カレッジのクラップ研究所の生物学研究室の改修を支援し，さらにマサチューセッツ大学アマースト校の最先端の細胞学研究室の改築と機器設置にも資金を提供した．2012年1月と2017年には，マリーブ博士は，地域社会の医療・福祉専門家の教育・研究・訓練への長期的投資として，フロリダ湾岸大学に慈善的支援を行った．彼女の貢献を称え，同大学には現在，エレイン・ニクポン・マリーブ保健福祉学部が設置されている．科学教育への貢献という彼女の遺産は，エレイン・ニクポン・マリーブ財団を通じて生き続けている．

スザンヌ・ケラー

　スザンヌ・M・ケラー博士は，大学院在学中に教職に就いた．生涯学習への情熱を持ち続けたケラー博士は，自身の経験から得た類推や物語を用いて，難しい概念をわかりやすい言葉に言い換えることに重点を置いた．アイオワ州出身のケラー博士は，その専門知識を生かして，多くの学生が看護学や他の健康科学プログラムで学ぶ，インディアン・ヒルズ・コミュニティ・カレッジで微生物学と解剖学，生理学を教えている．同校ではケラー博士は，学生が目指す職業を通して，自分自身と自分の価値観を表現する方法としての教育を大切にしている．彼女は，奨学金や学生の奉仕学習旅行を財政的に支援することで，教室内外でのこうした取り組みを支援している．また，休日にプレゼントを必要としている子どもたちのスポンサーになることも楽しんでいる．ケラー博士は，人体解剖学生理学会議（HAPS）とアイオワ科学アカデミーの会員である．また，ピアソン社のさまざまなプロジェクトで複数の諮問委員を務め，デジタル学習プラットフォームの「Mastering A & P」の課題についても執筆している．教育や執筆以外の時間は，エネルギーヒーリングを実践し，臼井式レイキのマスターティーチャーでもある．読書，インドアローイング，ガーデニング，旅行，家族団らん，2匹の犬の子どもたちを見守りながら家でくつろぐことを楽しんでいる．

謝辞

この第13版を作成するにあたり，多くの方々にご尽力いただいた．今版の改訂にあたって，貴重な助言をくださった以下のレビュアーの方々に深く感謝する．

- Christina Alevras (Manchester Community College)
- Christopher Allen (Lone Star College Park)
- William Brazelle (University of South Florida)
- Lynette Danzl-Tauer (Rock Valley College)
- Smruti A. Desai (Lone Star College, Cyfair)
- Fran Miles (Lake Michigan College)
- April Rottman (Rock Valley College)
- Casey Self (University of Washington)
- Padmaja Vedartham (Lone Star College, Cyfair)
- Kristin Voytek (East Carolina University)
- Sandra Walsh (Tech College of the Low Country)
- Khursheed Wankadiya (Central Piedmont Community College)

第12版のレビュアーにも感謝する．William Brazelle (University of South Florida), Sheree Daniel (Trinity Valley Community College), Trevor Day (Mount Royal University), Camille Di Scala (Chandler-Gilbert Community College), Pamela Boyter Jackson (Piedmont Technical College), Roop Jayaraman (Central Michigan University), Kimberly Kushner (Pueblo Community College), Frances Mills (Lake Michigan College), Diane Pelletier (Green River Community College), Heidi Peterson (Indian Hills Community College), Kenneth Ryan (Alexandria Technical and Community College), Holly Sanders (Gwinnett Technical College), Scott Schaeffer (Harford Community College), I-Chia Shih (Leeward Community College, University of Hawaii), K. Dale Smoak (Piedmont Technical College), Bill Snyder (Bluegrass Community and Technical College), Greg Tefft (Northwest State Community College), Sandra Uyeshiro (Modesto Junior College), Khursheed Wankadiya (Central Piedmont Community College), Carol T. Wismer (College of Lake County)

最高のチームである，ピアソンをはじめとするグループ全員に，心から感謝したい！執筆プロセスを通じて，サポートしてくれたり，指示してくれたり，ユーモアを提供してくれたおかげで，プロジェクトが楽しくなり，とても感謝している．プロダクト・マネジメント・ディレクターのSerina Beauparlant，コンテンツ・ストラテジー・ディレクターのJeanne Zalesky，プロダクト・マネージャーのCheryl Cechvala，コンテンツ・マネージャーのTerry Haugen，プロダクト・マーケティング・ディレクターのBrad Parkins，マネージング・プロデューサーのLristen Flathmanに感謝する．また，Sarah ShefvelandとCheryl Chiには，学生にも教員にも有益な，バラエティに富んだメディア・コンテンツを監修してもらった．Gary Hespenheideには，本書の美しくクリエイティブな新しい内装と表紙をデザインしてもらった．優秀で勤勉なコピーエディターであるSally Peyrefitteの仕事により，本書全体を通して一貫したスタイルが確保された．校正者のBetsy Dietrichは全ページを巧みに校正し，Maureen Johnsonは徹底的で正確な索引を提供した．優秀なデザイン会社であるImagineering STA Media Services社と組版会社であるSPi社は，魅力的なアートワークと生徒が使いやすいページレイアウトを提供するために，たゆまぬ努力を惜しまなかった．Alysun Estes, Krista Clark, Liz Bennetは，最終製品を宣伝し市場に送り出してくれた．プロダクション・コーディネーターのKaren Gulliverとアート・コーディネーターのJean Lakeには特別な感謝を捧げたい．KarenとJeanは，テキストとアートに関連する制作の細部まで完璧にこなしてくれた．そして最後になったが，Michele Mangelli，第13版制作のあらゆる面を巧みに監督してくれたことに大いなる感謝を．あなたはロックスターだ！

Elaine N. Marieb

Suzanne M. Keller
Anatomy and Physiology
Pearson Education
50 California Street, 18th Floor
San Francisco, CA 94111

目次

第1章 人体：概説　1

- **1.1 解剖学と生理学の概要** … 1
  - 1.1a 解剖学 … 2
  - 1.1b 生理学 … 2
  - 1.1c 解剖学と生理学の関係 … 2
- **1.2 人体を構成するさまざまなレベルの構造** … 2
  - 1.2a 原子から生命体へ … 2
  - 1.2b 器官系の概観 … 3
  外皮系，骨格系，筋系，神経系，内分泌系，心臓血管系，リンパ系，呼吸器系，消化器系，泌尿器系，生殖器系
- **1.3 生命の維持** … 7
  - 1.3a 生命維持に必要な機能 … 7
  境界の維持，運動，応答性，消化，代謝，排泄，生殖，成長
  - 1.3b 生存に必要なもの … 9
- **1.4 解剖学用語** … 9
  - 1.4a 解剖学的正位 … 11
  - 1.4b 方向の用語 … 11
  - 1.4c 部位の用語 … 13
  人体の前面の指標，人体の後面の指標
  - 1.4d 人体の面と断面 … 14
  - 1.4e 体腔 … 14
  背側の体腔，腹側の体腔，その他の体腔
- **1.5 ホメオスタシス** … 17
  - 1.5a ホメオスタシス制御機構 … 18
  - 1.5b フィードバック・メカニズム … 19

- ● 要約 … 19
- ● 復習問題 … 20
- ● もっと詳しく見てみよう
  メディカル・イメージング：身体を描出する … 10

第2章 基礎化学　23

- **2.1 物質やエネルギーの概念** … 23
  - 2.1a 物質 … 23
  - 2.1b エネルギー … 24
  エネルギーの形，エネルギー形態の転換
- **2.2 物質の構成** … 25
  - 2.2a 元素と原子 … 25
  - 2.2b 原子構造 … 25
  基本的な原子の内部粒子，原子の惑星モデルおよび軌道モデル
  - 2.2c 元素の同定 … 27
  原子番号，原子質量数，原子量と同位体
- **2.3 分子と化合物** … 29
- **2.4 化学結合と化学反応** … 30
  - 2.4a 結合の形成 … 30
  電子の役割，化学結合の種類
  - 2.4b 化学反応の型 … 34
  合成反応，分解反応，交換反応，化学反応の速度に影響を与える因子
- **2.5 生化学：生命体の化学組成** … 36
  - 2.5a 無機化合物 … 37
  水，塩，酸と塩基
  - 2.5b 有機化合物 … 39
  炭水化物（糖質），脂質，タンパク質，核酸，アデノシン三リン酸

- ● 要約 … 54
- ● 復習問題 … 56
- ● 関連職種をのぞいてみよう
  ファーマシー・テクニシャン Pharmacy Technician … 51

第3章　細胞と組織　59

第1部　細胞　59

3.1 生命を形作る細胞の基本原理の概要 ……… 59
3.2 一般的な細胞の構造 ……… 60
- **3.2a** 細胞膜 ……… 60
  流動モザイクモデル，細胞膜の結合
- **3.2b** 核 ……… 62
  核膜，核小体，クロマチン
- **3.2c** 細胞質 ……… 64
  サイトゾルと封入体，細胞内小器官
- **3.2d** 細胞の伸長 ……… 68
  線毛と鞭毛，微絨毛
- **3.2e** 細胞多様性 ……… 71

3.3 細胞の生理学 ……… 72
- **3.3a** 膜輸送 ……… 72
  受動輸送：拡散と濾過，能動輸送
- **3.3b** 細胞分裂 ……… 78
  準備：DNA複製，細胞分裂で起こること
- **3.3c** タンパク質合成 ……… 80
  遺伝子：タンパク質構造の設計図，RNAの役割，タンパク質合成過程

第2部　身体の組織　84

3.4 上皮組織 ……… 84
- **3.4a** 上皮の特徴 ……… 84
- **3.4b** 上皮組織の分類 ……… 85
  単層上皮，重層上皮，腺上皮

3.5 結合組織 ……… 89
- **3.5a** 結合組織の特性 ……… 89
- **3.5b** 細胞外基質 ……… 89
- **3.5c** 結合組織の種類 ……… 90
  骨，軟骨，密性結合組織，疎性結合組織，血液

3.6 筋組織 ……… 94
- **3.6a** 骨格筋 ……… 94
- **3.6b** 心筋 ……… 94
- **3.6c** 平滑筋 ……… 94

3.7 神経組織 ……… 94
3.8 組織修復（創傷治癒） ……… 96

- ●要約 ……… 100
- ●復習問題 ……… 102
- ●もっと詳しく見てみよう
  静脈輸液療法と細胞の「張性」……… 76
  がん：身近な敵 ……… 99

第4章 皮膚と膜　105

- **4.1 人体の膜の分類** ……………………… 105
  - **4.1a** 上皮性の膜 ……………………… 106
    - 皮膚，粘膜，漿膜
  - **4.1b** 結合組織性の膜 ……………… 106
- **4.2 皮膚（外皮系）** ……………………… 108
  - **4.2a** 外皮系の機能 ………………… 108
  - **4.2b** 皮膚の構造 …………………… 108
    - 表皮，真皮
  - **4.2c** 皮膚の色 ……………………… 112
  - **4.2d** 皮膚の付属器 ………………… 114
    - 皮膚の分泌腺，毛と毛包，爪
  - **4.2e** 皮膚のホメオスタシスの失調 ……… 118
    - 感染やアレルギーによる皮膚炎，熱傷，皮膚がん
- **4.3 皮膚と膜の発生・発達・老化** ……… 121

- ● 器官系の協調 ……………………… 123
- ● 要約 ………………………………… 124
- ● 復習問題 …………………………… 125
- ● もっと詳しく見てみよう
  - しわの予防 ……………………… 113
- ● 関連職種をのぞいてみよう
  - 医学記録転写士　Medical transcriptionist … 122

第5章 骨格系　129

- **5.1 骨：概観** ……………………………… 130
  - **5.1a** 骨の機能 ……………………… 130
  - **5.1b** 骨の分類 ……………………… 130
  - **5.1c** 骨の構造 ……………………… 131
    - 長骨の肉眼解剖，顕微解剖学
  - **5.1d** 骨の形成・成長・およびリモデリング（再構築） ……………………… 134
    - 骨の形成と成長，骨のリモデリング
  - **5.1e** 骨折 …………………………… 137
- **5.2 軸骨格** ……………………………… 141
  - **5.2a** 頭蓋 …………………………… 141
    - 脳頭蓋，顔面頭蓋，舌骨
  - **5.2b** 脊柱（脊椎） ………………… 147
    - 頸椎，胸椎，腰椎，仙骨，尾骨
  - **5.2c** 胸郭 …………………………… 149
    - 胸骨，肋骨
- **5.3 付属肢骨格** ………………………… 151
  - **5.3a** 上肢帯の骨 …………………… 151
  - **5.3b** 上肢の骨 ……………………… 152
    - 上腕，前腕，手
  - **5.3c** 下肢帯の骨 …………………… 155
  - **5.3d** 下肢の骨 ……………………… 157
    - 大腿，下腿，足
- **5.4 関節** ………………………………… 159
  - **5.4a** 線維性関節 …………………… 162
  - **5.4b** 軟骨性関節 …………………… 162
  - **5.4c** 滑膜性関節 …………………… 162
  - **5.4d** 形状に基づく滑膜関節の種類 ……… 162
- **5.5 骨格系の発生・発達・老化** ……… 166
  - **5.5a** 誕生から成人期まで ………… 166
  - **5.5b** 高齢者 ………………………… 167

- ● 器官系の協調 ……………………… 169
- ● 要約 ………………………………… 170
- ● 復習問題 …………………………… 171
- ● 関連職種をのぞいてみよう
  - 放射線技師　Radiologic technologist ……… 138
- ● もっと詳しく見てみよう
  - 人工関節開発 …………………… 160

第6章 筋系 175

- **6.1 筋組織の概要** ……………………………… 175
  - **6.1a** 筋の種類 ……………………………… 176
    骨格筋，平滑筋，心筋
  - **6.1b** 筋の機能 ……………………………… 178
    動きを生み出す，姿勢と体位の維持，関節を安定させる，熱を発生させる，その他の機能
- **6.2 骨格筋の顕微鏡解剖学的構造** ………… 179
- **6.3 骨格筋の活動** ……………………………… 181
  - **6.3a** 単一骨格筋線維の刺激と収縮 ……… 181
    神経刺激と活動電位，筋収縮のメカニズム：フィラメント滑走説
  - **6.3b** 全体としての骨格筋の収縮 ………… 184
    段階的反応，筋収縮のためのエネルギー供給，筋疲労と酸素欠乏，筋収縮の種類：等張性と等尺性，筋緊張，運動が筋に及ぼす影響
- **6.4 筋の動き，役割，および名称** ………… 189
  - **6.4a** 身体の動きの種類 …………………… 190
    特殊な動き
  - **6.4b** 身体の骨格筋の相互作用 …………… 193
  - **6.4c** 骨格筋の名称 ………………………… 193
  - **6.4d** 筋の配列 ……………………………… 195
- **6.5 骨格筋の肉眼解剖学** …………………… 196
  - **6.5a** 頭と頸の筋 …………………………… 196
    顔の筋，頸の筋
  - **6.5b** 体幹の筋 ……………………………… 197
    前面の筋，後面の筋
  - **6.5c** 上肢の筋 ……………………………… 201
    肘関節の動きを引き起こす筋
  - **6.5d** 下肢の筋 ……………………………… 201
    股関節の動きを引き起こす筋，膝関節の動きを引き起こす筋，足首と足の動きを引き起こす筋
- **6.6 筋系の発生・発達・老化** ……………… 205

- ● 器官系の協調 ……………………………… 211
- ● 要約 …………………………………………… 212
- ● 復習問題 ……………………………………… 214
- ● **もっと詳しく見てみよう**
  タンパク質同化ステロイド（主に増強剤として使用される）：勝つために死ぬか ………… 198

第7章 神経系 217

- **7.1 神経系のしくみ** …………………………… 218
  - **7.1a** 構造に基づく区分 …………………… 218
  - **7.1b** 機能に基づく区分 …………………… 219
- **7.2 神経組織：構造と機能** ………………… 219
  - **7.2a** 支持細胞（グリア細胞） …………… 219
  - **7.2b** ニューロン（神経細胞） …………… 221
    ニューロンの構造，ニューロンの分類
  - **7.2c** 生理学：神経活動電位 ……………… 226
  - **7.2d** 生理学：反射 ………………………… 229
- **7.3 中枢神経系** ………………………………… 231
  - **7.3a** 脳の機能解剖学 ……………………… 231
    大脳半球，間脳，脳幹，小脳
  - **7.3b** 中枢神経系を保護する組織 ………… 238
    髄膜，脳脊髄液，血液脳関門
  - **7.3c** 脳の障害 ……………………………… 241
  - **7.3d** 脊髄 …………………………………… 243
    脊髄の灰白質と脊髄神経根，脊髄の白質
- **7.4 末梢神経系** ………………………………… 245
  - **7.4a** 神経の構造 …………………………… 245
  - **7.4b** 脳神経 ………………………………… 246
  - **7.4c** 脊髄神経と脊髄神経叢 ……………… 247
  - **7.4d** 自律神経系 …………………………… 247
    体性運動神経系と自律神経系の比較，副交感神経系の構造的特徴，交感神経系の構造的特徴，自律神経系の機能
- **7.5 神経系の発生・発達・老化** …………… 256

- ● 器官系の協調 ……………………………… 259
- ● 要約 …………………………………………… 260
- ● 復習問題 ……………………………………… 262
- ● **もっと詳しく見てみよう**
  脳の3大疾患 ………………………………… 242
  中枢神経系の障害部位を見つけ出す ……… 258

第8章 特殊感覚　265

第1部　眼球と視覚　266

8.1 眼球の構造 … 266
- 8.1a 外眼部と付属器 … 266
- 8.1b 眼球の構造 … 268
  眼球の壁を構成する層，水晶体

8.2 視覚のしくみ … 274
- 8.2a 眼における光の透過と屈折 … 274
- 8.2b 視野と視覚情報の脳への伝達 … 275
- 8.2c 眼の反射 … 275

第2部　耳：聴覚と平衡覚　277

8.3 耳の構造 … 277
- 8.3a 外耳 … 277
- 8.3b 中耳 … 278
- 8.3c 内耳 … 279

8.4 聴覚 … 279

8.5 平衡覚 … 279
- 8.5a 静的前庭覚（平衡覚） … 281
- 8.5b 動的平衡覚 … 281
- 8.5c 聴覚や平衡覚の障害 … 282

第3部　化学受容：嗅覚と味覚　283

8.6 匂いの感覚と嗅覚受容器 … 283

8.7 味蕾と味覚 … 285

第4部　特殊感覚の発生・発達・老化　287

- ● 要約 … 289
- ● 復習問題 … 291
- ● もっと詳しく見てみよう
  - 視物質：光受容分子 … 272
  - 合わない焦点を合わせるには … 276
- ● 関連職種をのぞいてみよう
  - 理学療法助手 … 284

第9章 内分泌系　295

9.1 内分泌系とホルモン機能：概要 … 296
- 9.1a ホルモンの化学 … 296
- 9.1b ホルモン作用 … 296
  直接的な遺伝子活性化，セカンドメッセンジャーシステム
- 9.1c ホルモン放出を制御するための刺激 … 298
  ホルモン刺激，体液性刺激，神経刺激

9.2 主な内分泌器官 … 299
- 9.2a 下垂体と視床下部 … 300
  下垂体と視床下部の関係
- 9.2b 松果体 … 303
- 9.2c 甲状腺 … 303
- 9.2d 副甲状腺 … 305
- 9.2e 胸腺 … 307
- 9.2f 副腎 … 307
  副腎皮質のホルモン，副腎髄質のホルモン
- 9.2g 膵島 … 310
- 9.2h 生殖腺 … 312
  卵巣のホルモン，精巣のホルモン

9.3 ほかのホルモン産生組織および器官 … 315

9.4 内分泌系の発生・発達・老化 … 315

- ● 器官系の協調 … 317
- ● 要約 … 318
- ● 復習問題 … 320
- ● もっと詳しく見てみよう
  - 成長ホルモンの潜在的な用途 … 303

第10章 血液　323

- **10.1 血液の組成と機能** ……… 323
  - **10.1a** 血液の成分 ……… 324
  - **10.1b** 血液の物理的特性と量 ……… 325
  - **10.1c** 血漿 ……… 325
  - **10.1d** 有形成分 ……… 325
    赤血球，白血球，血小板
  - **10.1e** 造血(血球形成) ……… 330
    赤血球の産生，白血球と血小板の産生
- **10.2 止血機構** ……… 331
  - **10.2a** 止血機構の段階 ……… 331
  - **10.2b** 止血機構の異常 ……… 333
- **10.3 血液型と輸血** ……… 333
  - **10.3a** 血液型 ……… 334
  - **10.3b** 血液型の判定 ……… 335
- **10.4 血液の発生・発達・老化** ……… 336

- 要約 ……… 337
- 復習問題 ……… 338
- 関連職種をのぞいてみよう
  フレボトミー・テクニシャン
  Phlebotomy technician ……… 336

第11章 心臓血管系　341

- **11.1 心臓** ……… 342
  - **11.1a** 心臓の解剖 ……… 342
    位置と大きさ，向き，心臓の被覆と心臓壁
  - **11.1b** 心房・心室と大血管 ……… 342
  - **11.1c** 弁 ……… 344
    心臓に分布する血管(冠循環)
  - **11.1d** 心臓の生理学 ……… 348
    心臓の刺激伝導系：基本リズムの設定，心周期と心音，心拍出量
- **11.2 血管** ……… 354
  - **11.2a** 血管の顕微解剖 ……… 354
    血管壁の構造，動脈・静脈・毛細血管の構造上の違い
  - **11.2b** 血管の肉眼解剖 ……… 357
    主要動脈と体循環，主要静脈と体循環，特別な循環路
  - **11.2c** 血管の生理学 ……… 363
    脈拍，血圧，毛細血管におけるガスと栄養の交換，毛細血管床における液体の移動
- **11.3 心臓血管系の発生・発達・老化** ……… 371

- 器官系の協調 ……… 374
- 要約 ……… 375
- 復習問題 ……… 377
- もっと詳しく見てみよう
  心電図：私のハートを確かめて ……… 352
  動脈硬化？：血管用のパイプ洗浄ワイヤーがあれば！ ……… 369

第12章 リンパ系と生体防御　381

第1部　リンパ系　381
- **12.1** リンパ管 ……………………………… 382
- **12.2** リンパ節 ……………………………… 383
- **12.3** その他のリンパ器官 ………………… 385

第2部　生体防御機構　386
- **12.4** 自然免疫 ……………………………… 387
  - **12.4a** 第1の防御ライン：表面バリア …… 387
  - **12.4b** 第2の防御ライン：細胞と化学物質 …… 387
    ナチュラルキラー(NK)細胞，炎症反応，食細胞，抗菌タンパク質，発熱
- **12.5** 獲得免疫 ……………………………… 393
  - **12.5a** 抗原 ……………………………… 393
  - **12.5b** 獲得免疫の細胞：概観 ………… 394
    リンパ球，抗原提示細胞
  - **12.5c** 液性免疫(抗体介在性免疫) ……… 396
    能動液性免疫と受動液性免疫，抗体
  - **12.5d** 細胞性免疫(細胞介在性免疫) …… 401
  - **12.5e** 臓器移植と拒絶反応 …………… 404
  - **12.5f** 免疫系の異常 …………………… 408

第3部　リンパ系と免疫の発生・発達・老化　410

- 器官系の協調 ……………………………… 413
- 要約 ………………………………………… 414
- 復習問題 …………………………………… 416
- **もっと詳しく見てみよう**
  COVID-19：パンデミック(世界的規模の流行) ……………………………………… 406
  AIDS(エイズ)：現代の病気 ……………… 411

第13章 呼吸器系　419

- **13.1** 呼吸器系の機能解剖 ………………… 420
  - **13.1a** 鼻 ………………………………… 420
  - **13.1b** 咽頭 ……………………………… 421
  - **13.1c** 喉頭 ……………………………… 422
  - **13.1d** 気管 ……………………………… 423
  - **13.1e** 主気管支 ………………………… 424
  - **13.1f** 肺 ………………………………… 424
    気管支樹，呼吸領域の構造と呼吸膜
- **13.2** 呼吸生理学 …………………………… 427
  - **13.2a** 呼吸の機序 ……………………… 428
    吸気，呼気
  - **13.2b** 肺機能・肺気量分画 …………… 430
    通常の呼吸とは異なる空気の移動，呼吸音
  - **13.2c** 外呼吸・ガスの運搬・内呼吸 …… 432
    外呼吸，血液によるガスの運搬，内呼吸
  - **13.2d** 呼吸の調節 ……………………… 434
    神経系による調節：基本リズムの設定，呼吸の回数と深さを変える非神経因子
- **13.3** 呼吸器疾患 …………………………… 437
- **13.4** 呼吸器系の発生・発達・老化 ……… 439

- 器官系の協調 ……………………………… 441
- 要約 ………………………………………… 442
- 復習問題 …………………………………… 444
- **もっと詳しく見てみよう**
  清潔を求めすぎて失ったもの …………… 438

第14章 消化器系と体内代謝　447

第1部　消化器系の解剖学と生理学　448

14.1 消化器系の解剖学的構造　448
- **14.1a** 消化管を形成する器官　448
  口，咽頭，食道，胃，小腸，大腸
- **14.1b** 付属消化器官　457
  歯，唾液腺，膵臓，肝臓と胆嚢

14.2 消化器系の機能　460
- **14.2a** 胃腸のプロセスとコントロールの概要　460
- **14.2b** 口，咽頭，食道で起こる活動　463
  食物の摂取と分解，食物の移動：嚥下と蠕動運動
- **14.2c** 胃の活動　463
  食物の粉砕，食物の移送
- **14.2d** 小腸の活動　465
  糜粥の分解と吸収，糜粥の移送
- **14.2e** 大腸の活動　466
  栄養素の分解と吸収，食物残渣と排便
- **14.2f** 微生物叢　468

第2部　栄養と代謝　470

14.3 栄養　470
- **14.3a** 食事に関する推奨事項　470
- **14.3b** 主要栄養素の食事からの摂取源　470
  炭水化物，脂質，タンパク質，ビタミン，ミネラル

14.4 代謝　472
- **14.4a** 体細胞における炭水化物，脂肪，タンパク質代謝　472
  炭水化物代謝，脂肪代謝，タンパク質代謝
- **14.4b** 代謝における肝臓の中心的役割　477
  一般的な代謝機能，コレステロール代謝と輸送
- **14.4c** 体内エネルギーバランス　479
  食品摂取の調節，代謝率と体熱産生，体温調節

第3部　消化器系と代謝の発生・発達・老化　483

- 器官系の協調　486
- 要約　487
- 復習問題　491
- もっと詳しく見てみよう
  消化性潰瘍：なにかが私を蝕んでいる　469
  肥満：魔法の解決策求む　484

第15章 泌尿器系　495

15.1 腎臓　496
- **15.1a** 場所と構造　496
  腎臓の構造，血液供給
- **15.1b** ネフロン　497
- **15.1c** 尿の形成と特徴　499
  糸球体濾過，尿細管再吸収，尿細管分泌，窒素性老廃物，尿の特徴

15.2 尿管，膀胱，尿道　503
- **15.2a** 尿管　503
- **15.2b** 膀胱　504
- **15.2c** 尿道　504
- **15.2d** 排尿　505

15.3 体液，電解質，酸塩基平衡　507
- **15.3a** 血液の水分バランスを保つ　507
  体液と体液コンパートメント，水と電解質の関係，水の摂取と排出の調節
- **15.3b** 電解質バランスの維持　511
- **15.3c** 血液の酸塩基平衡の維持　512
  血液緩衝液，呼吸メカニズム，腎臓のメカニズム

15.4 泌尿器系の発生・発達・老化　514

- 器官系の協調　517
- 要約　518
- 復習問題　520
- もっと詳しく見てみよう
  腎不全と人工腎臓　506
- 関連職種をのぞいてみよう
  准看護師 Licensed Practical Nurse (LPN) ⋯ 515

第16章 生殖器系 523

- **16.1 男性生殖器系の構造** ……………………… 524
  - **16.1a** 精巣 ……………………………………… 524
  - **16.1b** 男性の導管系 …………………………… 524
    精巣上体，精管，尿道
  - **16.1c** 付属腺と精液 …………………………… 526
    精嚢，前立腺，尿道球腺，精液
  - **16.1d** 外生殖器 ………………………………… 527
- **16.2 男性の生殖機能** ……………………………… 527
  - **16.2a** 精子発生 ………………………………… 527
  - **16.2b** テストステロン産生 …………………… 530
- **16.3 女性生殖器系の構造** ………………………… 530
  - **16.3a** 卵巣 ……………………………………… 530
  - **16.3b** 導管系 …………………………………… 532
    卵管，子宮，腟
  - **16.3c** 外生殖器および女性会陰 ……………… 534
- **16.4 女性の生殖機能と周期** ……………………… 535
  - **16.4a** 卵子形成と卵巣周期 …………………… 535
  - **16.4b** 卵巣によるホルモン産生 ……………… 537
  - **16.4c** 子宮(月経)周期 ………………………… 538
- **16.5 乳腺** …………………………………………… 538
- **16.6 妊娠と胎児の発育** …………………………… 541
  - **16.6a** 受精の達成 ……………………………… 541
  - **16.6b** 胚発生および胎児発育 ………………… 543
  - **16.6c** 妊娠が母体に及ぼす影響 ……………… 547
    解剖学的変化，生理的変化
  - **16.6d** 出産 ……………………………………… 548
    分娩開始，分娩の段階
- **16.7 生殖器系の発生・発達・老化** …………… 550

- ● **器官系の協調** ………………………………… 554
- ● **要約** …………………………………………… 555
- ● **復習問題** ……………………………………… 558
- ● **もっと詳しく見てみよう**
    避妊：妊娠の予防 ……………………………… 552

付録 561

- 付録A 設問の解答 ……………………………… 561
- 付録B 語根，接頭辞，接尾辞 ………………… 588
- 付録C 元素の周期表 …………………………… 591
- 付録D ビタミンとミネラルに関する重要事項 ……… 592

- ● 写真提供者一覧 ………………………………… 597
- ● 挿図作成者一覧 ………………………………… 598
- ● 用語集 …………………………………………… 599
- ● 索引 ……………………………………………… 619
    和文索引 ……………………………………… 619
    欧文索引 ……………………………………… 636

第1章 人体：概説

解剖学とは，身体の構造，つまり物理的な形態を研究する学問である．

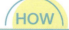

身体の一部あるいは全体の機能（つまり生理学）は，その部位の解剖学的構造に依存している．言い換えると構造が機能を決定しているのである．

WHY

本書では，構造と機能を学ぶ．このことで，個々の器官や身体システムの役割を理解し，それらがどのように相互作用して生命を維持しているのかを理解することができる．

1.1 解剖学と生理学の概要

学習目標
- 解剖学と生理学を定義することができる．
- 解剖学と生理学がどのように関連しているかを説明することができる．

私たちは誰でも，自分の身体について生まれながらに好奇心を抱いている．自分の身体がどうやってはたらいているのか知りたくなる．乳幼児は自分の手をじっと見つめたり，母親の鼻を引っ張ったりして，長い時間ごきげんでいられる．年長になると，飲み込んだ食べ物はどこに行くのだろうと不思議に思い，スイカの種を飲み込んだらお腹の中でスイカが育つと信じている子もいる．大人になると，心臓がドキドキしたり，ほてりが止まらなくなったり，体重が減らなくなったりすると，動揺するようになる．

生物学の一部である解剖学と生理学は，これらのトピックを多く取り上げて，私たちの身体がどのように構成され，どのように機能しているかを説明してくれるのである．

1.1a 解剖学

解剖学 anatomy とは，身体の構造や形状，各部位と各部位の相互関係を学ぶ学問である．私たちが自分の身体を見たり，心臓や骨などの大きな構造を調べたりするときは，いつも肉眼解剖学的に観察をしている．すなわち肉眼でもわかりやすい大きな構造を学んでいるのである．実際，解剖学という用語は肉眼解剖学と最も密接な関係があり，ギリシャ語で「切り（tomy）裂く（ana）」という意味から派生したものである．つまり，解剖学はもともと実験動物やその器官を解剖して（切って）観察することによって始まった学問である．これに対して顕微解剖学は，肉眼で見るには小さすぎる身体構造を研究する学問である．身体の細胞や組織は，顕微鏡を通してしか見ることができない．

1.1b 生理学

生理学 physiology とは，身体やその部分がどのようにはたらき，機能するかを研究する学問である（physio は「自然」，logy は「学問」の意）．解剖学と同様，生理学にも多くの分野がある．例えば，神経生理学は神経系のはたらきを説明し，心臓生理学は心臓の機能を研究する．

1.1c 解剖学と生理学の関係

解剖学と生理学は切っても切れない関係にある．身体の各パーツはよく組織化された単位を形成しており，パーツのそれぞれが身体全体を機能させるための役割を担っている．どのような機能を発揮できるかということに関しては，構造によって決まってくる．例えば，肺は心臓のような筋の部屋ではないため，血液を全身に送り出すことはできない．しかし，空気を詰め込む袋（肺胞）の壁が非常に薄いため，ガス交換には適しており，全身に酸素を供給することができる．本書では，効果的な学習のために，解剖学と生理学の密接な関係を強調して述べる．

> **確認してみよう**
> 1. 解剖学を理解していないと，生理学を学び，理解するのに苦労するのはなぜか？
> 2. 腎臓の機能，骨の成長，心臓の拍動はすべて解剖学のテーマである．正しいか誤りか？
>
> （解答は付録 A 参照）

> **コンセプト・リンク**
> 本書では全体を通して，コンセプト・リンクで概念および/または器官系の関連を取り上げる．それぞれの器官系は各章に分かれて，詳しく説明される．本書の全般的な目標は，個々の器官系について理解を深めるだけでなく，生命を維持するために各器官系がどのように相互作用しているかを学ぶことである．

1.2 人体を構成するさまざまなレベルの構造

> **学習目標**
> - 人体を構成する6段階（レベル）の構造について名前を挙げ，それらがどのように関連しているかを説明することができる．
> - 身体の器官系の名称を挙げ，各器官の主な機能を簡潔に述べることができる．
> - 本書で取り上げたすべての器官を特定し，器官系別に分類することができる．

1.2a 原子から生命体へ

人体は構造的な複雑性をもつ多くの階層レベルからなる（図 1.1）．最も単純な構造レベルは，化学的レベルである（第2章で説明）．このレベルでは，物質の土台となる小さなブロック，すなわち**原子** atoms が構成単位として把握されている．これら（原子）が結合して，水，糖，タンパク質のような分子が形成される．分子はさらに特定の方法で結合し，生きていると言えるすべての物の最小単位である**細胞** cells を形成する（細胞レベルについては第3章で説明）．すべての細胞はいくつかの共通した構造と機能をもつが，個々の細胞は大きさ，形，体内での特定の役割などが大きく異なる．

最も単純な生物は単一細胞で構成されているが，樹木やヒトなどの複雑な生物となると，構造段階は組織レベルにまでいたる．**組織** tissues は，共通の機能をもつ類似した細胞の集団である．ここには4つの基本的なタイプがあり，それぞれが体内で明確な，しかし異なる役割を担っている（組織については第3章で述べる）．

器官 organ は2種類以上の組織からなり，身体の特定の機能をはたす，器官レベルになると，きわめて複雑な機能が可能になる．例えば，食物を消化・吸収する小腸は，4種類の組織すべてから構成されている．**器官系** organ system は，共通の目的を達成するために協働する器官の集団である．例えば，心臓血管系の心臓と血管は血液を絶

人体を構成するさまざまなレベルの構造　3

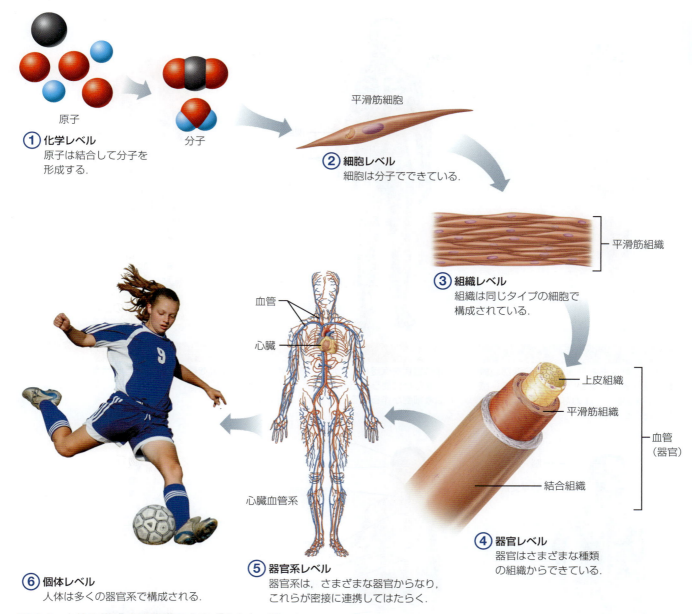

図1.1　人体を構成する組織のさまざまなレベル
心臓血管系の構成要素を用いて，ヒトの構造組織のレベルを示している．

えず循環させ，栄養と酸素をすべての体細胞に運ぶ．
　全部で11の器官系が，生きているヒト，つまり**生体** organism を構成しており，これは構造組織の最高レベルである個体レベルを表している．個体レベルとは，私たちを生かすために協働しているすべての構造レベルの総体である．各系の主要な器官は，図1.2に示す．この図を参照しながら，以下の器官系の説明を読んでほしい．

1.2b　器官系の概観

外皮系

　外皮系 integumentary system とは，毛髪や爪を含む，身体の外側のおおい，すなわち皮膚のことである（図1.2a）．皮膚は身体を防水し，傷害から深部組織を保護する．日光の助けを借りて，ビタミンDを産生する．また，汗として塩分を排泄し，体温調節を助ける．皮膚にある感覚受容器は，体表で起こっていることを知らせてくれる．

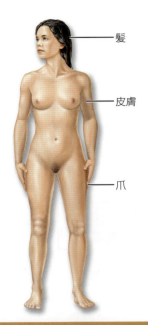

(a)外皮系

身体の外側をおおう．傷害から深部組織を保護する．ビタミンDを合成する．感覚受容器(痛み，圧力など)や汗腺，脂腺が存在する．

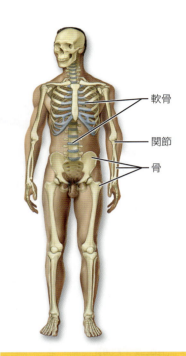

(b)骨格系

身体の器官を保護し，支える．筋が運動を起こすために使う骨組みとなる．骨の内部で血液細胞が作られる．ミネラルを貯蔵する．

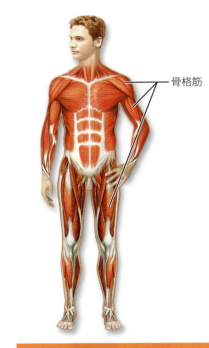

(c)筋系

環境を整え，移動し，表情を作ることを可能にする．姿勢を保持し，熱を産生する．

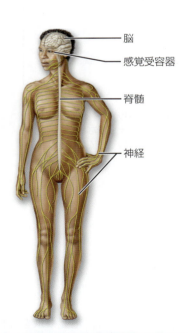

(d)神経系

即効性のある身体の動きをコントロールする．適切な筋や腺を活性化することで，内外の変化に応答する．

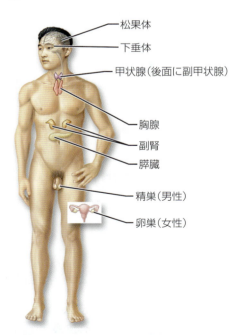

(e)内分泌系

腺はホルモンを分泌し，体細胞の成長，生殖，栄養素の利用などのプロセスを調節する．

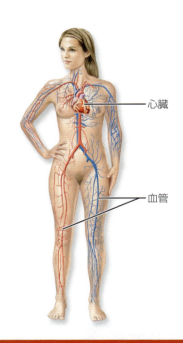

(f)心臓血管系

血管は血液を運び，酸素，栄養素，ホルモン，二酸化炭素，老廃物などを運ぶ．心臓は血液を送り出す．

図1.2　人体の器官系

人体を構成するさまざまなレベルの構造　5

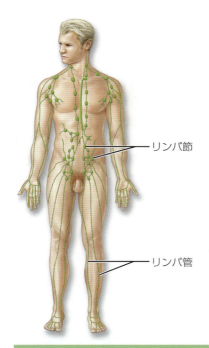

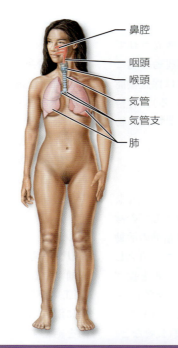

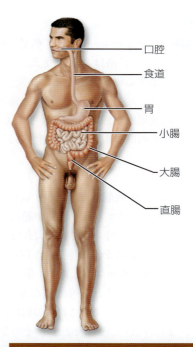

(g) リンパ系
血管から漏れた体液をピックアップし，血液に戻す．リンパ液の流れにある細胞残渣や壊死組織片を処理する．免疫に関わる白血球を収容する．

(h) 呼吸器系
血液に酸素を供給し続け，二酸化炭素を除去する．ガス交換は肺胞（空気の詰まった袋）の壁を通して行われる．

(i) 消化器系
食物は吸収可能な栄養素に分解され，血液に入って体細胞に分配される．消化できない食物は便として排出される．

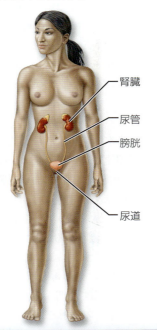

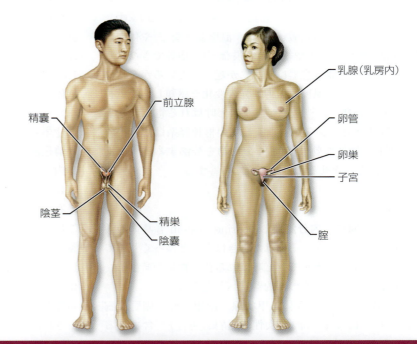

(j) 泌尿器系
窒素を含む老廃物を体外に排出し，血液の水分，電解質，酸塩基平衡を調整する．

(k) 男性生殖器系　**(l) 女性生殖器系**
生殖システムの究極の機能は子孫を残すことである．精巣は精子と男性ホルモンを産生し，管や腺は生存可能な精子を女性の生殖管に送り届けるのを助ける．卵巣は卵を育成し，女性ホルモンを産生し，残りの構造は受精と胎児の発育の場となる．女性の乳房の乳腺は，新生児に栄養を与える乳汁を産生する．

図1.2（続き）　**人体の器官系**

骨格系

骨格系 skeletal system は骨，軟骨，関節で構成されている（図 1.2b）．骨格は身体を支え，骨格筋が運動を起こすために利用する枠組みとなる．また，骨格には保護機能もあり（例えば，頭蓋骨は脳を包んで保護している），骨格の空洞は血液細胞が形成される場所でもある．骨の硬い物質はミネラルの貯蔵庫として機能する．

筋系

身体の筋のもつ機能はただ1つ，収縮する，つまり短くなることである．収縮すると，運動が起こる．全体としての身体の可動性は，骨に付着している大きな肉厚の骨格筋の活動を反映している（図 1.2c）．骨格筋が収縮することで，直立したり，歩いたり，ジャンプしたり，握ったり，ボールを投げたり，笑ったりすることが可能になる．骨格筋は**筋系** muscular system を構成する．これらの筋は心臓の筋とは異なっており，また体液（血液や尿など）やその他の物質（食物など）を特定の経路に沿って運ぶ中空器官の筋とも区別される．

神経系

神経系 nervous system は，身体の即時的な制御システムであり，脳，脊髄，神経，感覚受容器からなる（図 1.2d）．身体は，体外からの刺激（光，音，温度変化など）や体内からの刺激（酸素の減少や組織の伸張など）に応答できなければならない．感覚受容器は，なにが起こっているかを常に知らせるために，温度，圧力，光の変化を感知し，中枢神経系（脳と脊髄）に（神経インパルスと呼ばれる電気信号を介して）メッセージを送る．そして中枢神経系はこの情報を評価し，適切な効果器（筋や分泌物を分泌する器官である腺）をはたらかせることによって応答する．

内分泌系

神経系と同様，**内分泌系** endocrine system も身体の活動を制御しているが，そのはたらきはもっとゆっくりしている．内分泌腺はホルモンと呼ばれる化学物質を産生し，血液中に放出して遠くの標的器官へと送る．

内分泌腺には，下垂体，甲状腺，副甲状腺，副腎，胸腺，膵臓，松果体，卵巣（女性），精巣（男性）が含まれる（図 1.2e）．内分泌腺は，ほかの器官系とは異なり，互いに解剖学的につながっていない．内分泌腺に共通しているのは，ほかの構造体を制御するホルモンを分泌していることである．ホルモンによって制御される身体の機能は多種多様であるため，身体のどの細胞も対象となる．成長，生殖，そして細胞による栄養素の利用は，すべて（少なくとも部分的には）ホルモンによって制御されている．

心臓血管系

心臓血管系 cardiovascular system の主要器官は心臓と血管である（図 1.2f）．心臓血管系は血液によって，酸素，栄養素，ホルモン，その他の物質を細胞へと運び，二酸化炭素などの老廃物を細胞から回収する．血液中の白血球や化学物質は，細菌，ウイルス，腫瘍細胞などの外敵から身体を守るのに役立っている．心臓は血液を心室から血管に送り出し，全身の組織に運ぶ．

リンパ系

リンパ系 lymphatic system の役割は，心臓血管系の役割を補完するものである．リンパ系器官には，リンパ管，リンパ節，脾臓や扁桃などがある（図 1.2g）．体液が血液から組織に漏れると，リンパ管はそれを血流に戻す．つまり，体内を絶えず循環するのに十分な血液を確保することができるのである．リンパ節やその他のリンパ器官は，血液を浄化するのに役立ち，免疫に関与する白血球を収容する．

呼吸器系

呼吸器系 respiratory system の仕事は，体内に酸素を供給し続け，二酸化炭素を除去することである．呼吸器系は，鼻腔，咽頭，喉頭，気管，気管支，肺からなる（図 1.2h）．肺の中には肺胞と呼ばれる小さな空気の袋がある．気体は肺胞の薄い壁を通して血液とのあいだで交換される．

消化器系

消化器系 digestive system は基本的に，口から肛門まで体内を通る1本の管である．消化器系の器官には，口腔（口），食道，胃，小腸，大腸，直腸があり，これに加え肝臓，唾液腺，膵臓などが消化器系に属する器官である（図 1.2i）．これらの器官の役割は，食物を分解し，その結果生じた栄養分を血液に送り，全身の細胞に行き渡らせることである．食物の分解は口で始まり，小腸で完了する．これ以降の消化器系の主な機能は，栄養素の吸収と水分の再吸収である．腸管内に残った未消化の食物は，便として肛門から体外に排出される．肝臓は胆汁を分泌して脂肪の分解を助けることから，消化器系器官と考えられている．膵臓もまた，消化酵素を小腸に送るという意味で消化器系器官である．ただし膵臓は，内分泌と外分泌（消化）の両方の機能をもっている．

泌尿器系

正常な身体機能副産物としてとして，排出されなければな

らない老廃物が生成される．老廃物の 1 つに窒素を含む老廃物(例えば尿素や尿酸など)がある．この窒素は体細胞がタンパク質や，遺伝情報分子である核酸を分解する際に生じる．**泌尿器系** urinary system は，窒素を含む老廃物を血液から取り除き，尿として体外に排泄するシステムである．この器官系はしばしば排泄系と呼ばれ，腎臓，尿管，膀胱，尿道で構成される(図 1.2j)．その他の重要な機能には，身体の水分と塩分(電解質)のバランスを保つこと，血液の酸塩基平衡を調節すること，血圧を正常に調節することなどがある．

生殖器系

生殖器系 reproductive system の役割は子孫を残すことである．男性の精巣は精子を作る．その他の男性生殖器系には陰嚢，陰茎，付属腺，および精子を体外に運ぶ導管系がある(図 1.2k)．女性の卵巣は卵を産生する．女性の導管系は卵管，子宮，および腟からなる(図 1.2l)．受精が起こると，子宮は胎児(未熟児)の発育の場となる．

> **確認してみよう**
> 3. 胃は構造組織のどのレベルにあるか？　グルコース分子はどのレベルにあるか？
> 4. 気管，肺，鼻腔，気管支を含む器官系はどれか？
> 5. 老廃物を除去し，血圧を調整するために機能する系はどれか？
>
> (解答は付録 A 参照)

1.3 生命の維持

> **学習目標**
> ● ヒトが生命を維持するために必要な機能を 8 つ挙げることができる．
> ● 人体の生存に必要なものを 5 つ挙げることができる．

1.3a 生命維持に必要な機能

人体を構成する構造レベルを紹介したいま，当然のことながら疑問が生じる．この高度に組織化された人体は，いったいなにをしているのだろうか？　あらゆる複雑な動物と同じように，ヒトは外部との境界を維持し，移動し，環境の変化に対応し，栄養を摂取して消化し，代謝を行い，老廃物を処理する．さらに子孫を生み出し，成長する．

器官系は単独ではたらくのではなく，全身の健康を促進するために互いに協力し合ってはたらく(図 1.3)．このことは，本書全体を通して強調されているので，ここでは生命維持に必須な機能のそれぞれに，どの器官系が最も寄与しているかを明らかにすることに価値を置く．また，この図を読みながら，先ほどの器官系のより詳細な説明(pp. 3〜6 と図 1.2)を参照するのもよいだろう．

境界の維持

あらゆる生命体は，自身の「内部」が「外部」から区別されるように，その境界を維持できなければならない．人体のすべての細胞は，外部の間質液(細胞と細胞の間の液体)から内部を隔てる膜に取り囲まれており，この膜が必要な物質を内部へ取り込み，一方で，傷害を与えるかもしれない物質や不必要な物質の侵入を防いでいる．また，身体全体は外皮系(皮膚)によって包まれている．外皮系は内臓を乾燥(これは致命的である)から守り，病原体から守り，熱，太陽光線，そして外部環境に存在する数えきれないほど多い化学物質の影響から守っている．

運動

運動 movement とは，筋系によって促進されるすべての活動のことである．例えば，ある場所から別の場所へ移動する(歩く，泳ぐなど)，指で身の周りの環境を整えるなどである．骨格系は，筋が収縮するときに引き寄せられる骨を有している．運動はまた，血液，食物，空気，尿などの物質が，それぞれ心臓血管系，消化器系，呼吸器系，泌尿器系の器官内を運ばれるときにも生じる．

応答性

応答性 responsiveness (**被刺激性** irritability) とは，環境の変化(刺激)を感知し，それに応答する能力のことである．例えば，誤って熱いフライパンに触れてしまった場合，痛みを伴う刺激(フライパン)から思わず手をひっこめる．考える必要はなく，自然に起こる！　同様に，血液中の二酸化炭素の量が危険なレベルまで上昇すると，過剰な二酸化炭素を吹き飛ばすために呼吸数が速くなる．

神経細胞は非常に過敏であり，電気的インパルスを介して互いに迅速に連絡を取り合うことができるため，応答性についての責任は神経系が担っている．とはいえ，すべての体細胞がある程度の応答性をもつ．

消化

消化 digestion とは，摂取した食物を単純な分子に分解し，血液に吸収させるプロセスである．栄養豊富な血液はその後，心臓血管系によって全身の細胞に分配され，体細胞はこれらの単純分子をエネルギーや原料として利用する．

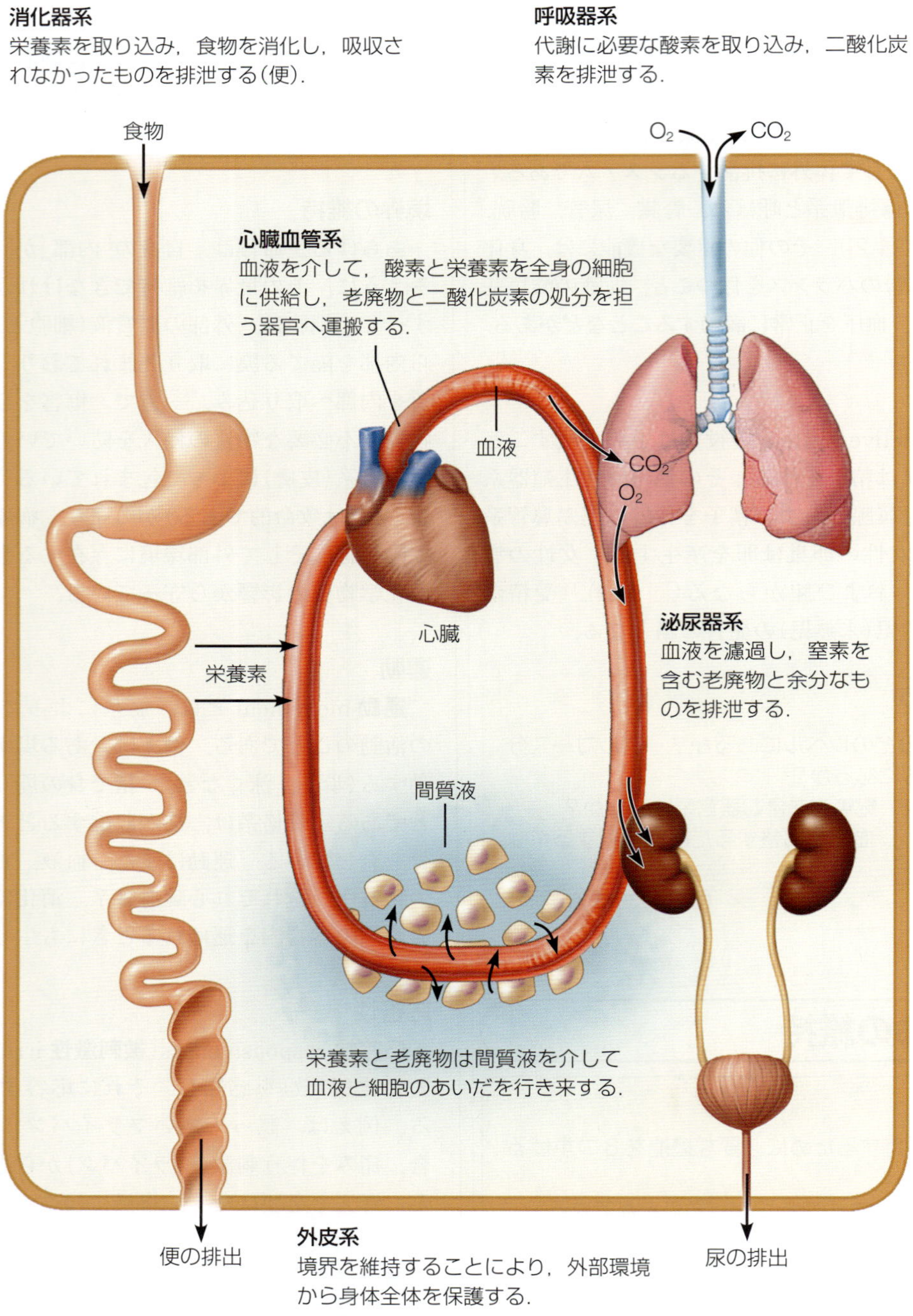
消化器系
栄養素を取り込み，食物を消化し，吸収されなかったものを排泄する(便).
呼吸器系
代謝に必要な酸素を取り込み，二酸化炭素を排泄する.
食物
O_2
CO_2
心臓血管系
血液を介して，酸素と栄養素を全身の細胞に供給し，老廃物と二酸化炭素の処分を担う器官へ運搬する.
血液
CO_2
O_2
心臓
栄養素
泌尿器系
血液を濾過し，窒素を含む老廃物と余分なものを排泄する.
間質液
栄養素と老廃物は間質液を介して血液と細胞のあいだを行き来する.
便の排出
外皮系
境界を維持することにより，外部環境から身体全体を保護する.
尿の排出

図 1.3　生命機能を示す器官系間の相互関係の例

代謝

代謝 metabolism とは，体内および細胞内で起こるすべての化学反応を指す広い用語である．代謝には，複雑な物質をより単純な構成要素に分解すること(消化のように)，小さなものから大きな構造を作ること，例えば栄養素と酸素を使って，細胞内の活動を支える高エネルギー分子であるアデノシン三リン酸(ATP)分子を生成することなどが含まれる．代謝は，血液中の栄養素と酸素を利用できるようにする消化器系と呼吸器系，そしてこれらの必要な物質を全身に行き渡らせる心臓血管系に依存している．代謝は主に，内分泌系の腺から分泌されるホルモンによって調節されている．

排泄

排泄 excretion とは排泄物，つまり老廃物を体外に排出

するプロセスのことである．排泄にはいくつかの器官系が関与している．例えば，消化器系は消化しにくい食物の残渣を便として体外に排出し，泌尿器系は窒素を含む代謝老廃物を尿として排出し，皮膚はさまざまな老廃物を汗の成分として排出する．

生殖

子孫を残すという**生殖** reproduction は，細胞レベルでも個体レベルでも起こりうる．細胞の生殖（増殖）では，元の細胞が分裂し，身体の成長や修復に使われる2つの同じ娘細胞ができる．個体レベルの生殖は，精子と卵を作り出す生殖器官の仕事である．精子が卵と結合することで受精卵が形成され，母親の体内で胎児へと成長する．生殖系の機能は，内分泌系のホルモンによって非常に厳密に調節されている．

成長

成長 growth とは，細胞の大きさの増加，あるいは細胞数の増加によって達成される身体の大きさの増加のことである．成長が起こるためには，細胞を作る活動が細胞を破壊する活動よりも速い速度で起こる必要がある．内分泌系から分泌されるホルモンは，成長を制御するうえで主要な役割をはたす．

1.3b 生存に必要なもの

ほとんどすべての身体システムの目標は，生命を維持することである．しかし，生命は非常に脆く，いくつかの要素が必ず利用可能であることが必要である．生存ニーズ survival need と呼ぶことにするこれらの要素には，栄養素（食物），酸素，水，適切な温度と大気圧が挙げられる．

栄養素 nutrients は食物を通して体内に取り込まれるもので，エネルギーや細胞の構築に使われる化学物質を含んでいる．炭水化物は，体細胞にエネルギーを供給する主要な燃料である．タンパク質と脂肪は細胞の構造を作るのに不可欠である．脂肪はまた，身体の器官のクッションとなり，予備の燃料となる．ミネラルとビタミンは，細胞内で起こる化学反応と血液中の酸素運搬に必要である．

酸素 oxygen がなければ，すべての栄養素は役に立たない．食物からエネルギーを取り出す化学反応には酸素が必要である．酸素がなければヒトの細胞は生存できてせいぜい数分間である．酸素は呼吸器系と心臓血管系の協働によって，血液と全身の細胞に供給される．

水 water は，年齢にもよるが，体重の60～80%を占める．体内で最も多く存在する単一の化学物質であり，身体の分泌物や排泄物の溶液となる．水分は主に摂取した食物や液体から得られ，肺や皮膚からの蒸発や体外への排泄によって失われる．

化学反応を生命維持レベルで続けるには，**正常な体温** normal body temperature を保つ必要がある．体温が37℃を下回ると，代謝反応はどんどん遅くなり，ついには停止する．体温が高すぎると，化学反応が急速に進みすぎ，体内のタンパク質が壊れはじめる．どちらも，極端になると死に至る．体温のほとんどは骨格筋の活動によって発生し，皮膚表面近くを循環する血液や汗の蒸発によって放散される．

空気の重さが身体の表面に及ぼす力は，**大気圧** atmospheric pressure と呼ばれる．呼吸と肺における酸素と二酸化炭素の交換は，適切な大気圧に依存している．空気が薄く，大気圧が低い高地では，ガス交換が遅すぎて細胞の代謝を維持できないことがある．

生命を維持するためには，これらの生存因子が存在するだけでよいというものではない．適切な量で存在することが必要で，過剰も不足も同様に有害である．例えば，摂取する食物は高品質で適切な量でなければならない．そうでなければ，栄養疾患，肥満，飢餓が起こりかねない．

> **確認してみよう**
> 6. 代謝し，成長し，食物を消化し，老廃物を排泄できることに加えて，生物が生き残るためにはほかにどのような機能をはたさなければならないか？
> 7. 酸素は生存に必要なものである．なぜそれほど重要なのだろうか？ 酸素はどの生命機能に直接関与しているか？
>
> （解答は付録A参照）

1.4 解剖学用語

> **学習目標**
> ● 解剖学的正位を口頭で説明する，または実際に示すことができる．
> ● 身体の方向，表面，平面を表現するために適切な解剖学用語を使用することができる．
> ● 主な体腔を示し，それぞれの体腔にある主要な器官を挙げることができる．

身体について学ぶのはエキサイティングなことだが，解剖学や生理学の新しい専門用語に直面すると，興味を失ってしまうことが少なくない．一度これと向き合ってみよ

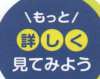

メディカル・イメージング：身体を描出する

画像検査法は，低侵襲または全く侵襲性のない重要な診断ツールである．医療用の画像診断技術は，さまざまな形のエネルギーを身体に照射することによって器官内部の構造を明らかにしたり，血液の流れをリアルタイムで捉えたりする．さらに骨の密度を測定することさえできる．

約60年前まで，魔法のようだが，不鮮明なX線検査が手術なしで生体内を覗き見ることができる唯一の手段であった．

低線量X線検査の例として，マンモグラフィと骨密度測定がある．**マンモグラフィ** mammogram は，腫瘍や石灰化を含む乳房組織の変化を特定するために使用される（写真a）．**骨密度測定** bone densitometry は，骨に蓄積されたカルシウムやミネラルの量を検出するもので，骨粗鬆症の主要な診断検査である．

1950年代，**超音波イメージング** ultrasound imaging（**超音波像** ultrasonography）を使った検査法（診断法）が誕生した．この技術はほかの画像診断技術にはない利点をもつ．この装置は高周波の音波（超音波）をエネルギー源とする．パルス状の音波を体に当て，体組織で音波が反射・散乱するとエコーが発生する．このエコーをコンピュータで解析し，ソナーが海底をマッピングするのと同じように，体内器官の視覚的画像を構築する．超音波検査は最も安全な画像診断法といえる．しかし，そうであったとしても，医療従事者は患者の被曝を効果のある最低レベルに制限すべきである．超音波被曝の長期的な影響はわかっていない．

おそらく，このような新しい画像診断装置のなかで最もよく知られているのは，X線検査の改良版であるCT（**コンピュータ断層撮影** computed tomography）であろう．これは，三次元構造の奥行きから生じる見えづらさを取り除いたものである．CTスキャナーは，身体を薄くスライスして「写真」を撮る．組織が異なれば放射線の吸収量も異なる．装置のコンピュータは，この情報をスキャンした身体領域の詳細な画像に変換する（写真b）．CTスキャンは，脳や腹部に悪影響を及ぼすほとんどの問題において革新的であり，その鮮明さにより検査や診断のための手術はほとんど必要なくなった．特殊な超高速CTスキャナーは**動的立体映像構成装置** dynamic spatial reconstruction（DSR）と呼ばれる技術を生み出した．この装置は，あらゆる角度から見る体内器官の三次元画像を提供し，また，臓器の動きや内部容積の変化を，通常の速度，スローモーション，特定の瞬間で観察することができるものである．DSRの最大の価値は心臓の鼓動と血管を流れる血液を可視化することにある．

陽電子放射断層撮影 positron emission tomography（PET）では，代謝過程を見るために，短寿命の放射性同位元素を生体分子（グルコースなど）にタグ付けし，これを体内に注入する必要がある．放射性同位元素は，最も活発な脳細胞に吸収される．そうすると，高エネルギーのガンマ線が発生し，それをコンピュータが解析して，脳の生化学的活動の画像を鮮やかな色彩で生成する．PETの最大の臨床的価値は，特に精神疾患，アルツハイマー病，てんかんの患者において，脳の活動をリアルタイムで把握できることである．

磁気共鳴撮像 magnetic resonance imaging（MRI）は，地球の磁場の6万倍もの磁場を利用して体組織から情報を引き出す．水素分子は磁場の中でコマのように回転し，その回転エネルギーは電波の存在によって増強される．電波を遮断するとエネルギーは放出され，コンピュータによって可視画像に変換される（図1.5，p.15参照）．MRIが絶大な人

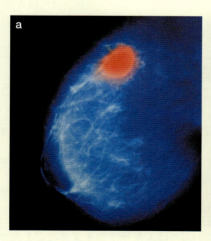
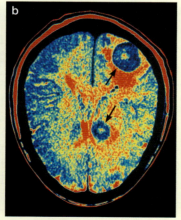

(a)乳がんを示すマンモグラム．(b)脳腫瘍を示すCTスキャン（黒矢印）．

気を誇るのは，CTスキャンではできない多くのことが，MRIでできるからである．密度の高い構造体はMRIには映し出されないので，頭蓋骨や脊柱の骨が，脳や椎間板（椎骨と椎骨の間にある軟骨のパッド）のような<u>軟部組織</u>の視野をおおって像を損うことはない．

機能的磁気共鳴撮像 functional MRI (fMRI) と呼ばれるMRIのバリエーション装置は，脳への血流をリアルタイムで追跡することができる．1992年以前は，PETが脳の活動と疾患を一致させる唯一の方法であった．しかし，放射性同位元素を注入するため，被曝は避けられない．放射性同位元素の注射が不要なfMRIは，より侵襲の少ない検査法であるといえる．このような有用性の一方で，MRIの強力な磁場には危険が伴う．例えば，埋め込んだペースメーカや緩んだ歯の詰め物などの金属物を「吸いつける」ことがある．また，強い磁場に曝されることによる長期的な健康リスクも明らかになっていない．

> **基本事項**
> - 医療用画像診断は低侵襲または非侵襲的である．
> - 最も一般的な画像診断技術には，X線，CT，MRI，超音波などがある．
> - 超音波検査以外はすべて，何らかの形で患者を電離放射線に曝す．
> - 最新の画像診断技術では，コンピュータソフトウェアを使用して三次元画像を作成・操作し，身体の構造や凹凸をより鮮明に可視化することができる．

う．解剖学や生理学の本は，小説のように読むことはできない．残念ながら，専門用語がなければ混乱は避けられない．例えば，ボールを見ている場合，「above（上）」は常にボールの上端の上にある範囲を示す．その他の方向に関する用語も，矛盾なく使用することができる．なぜならボールは球体だからである．球体ではすべての側面と表面は等しい．人間の身体には，当然のことながら，多くの突起や曲がりがある．したがって，「何の上か？」が問題となる．誤解を防ぐため，わずかな単語で身体の構造を明確に特定できるよう，解剖学者たちは一連の専門用語を用いている．次に，この解剖学の用語を紹介し，説明する．

1.4a 解剖学的正位

身体の部位や位置を正確に表現するためには，まず基準点をもち，方向性を含む用語を使わなければならない．混乱を避けるため，身体は常に**解剖学的正位** anatomical position と呼ばれる標準的な位置にあると仮定する．本書で使用する身体用語のほとんどは，<u>身体がどのような位置にあろうとも</u>，この身体の位置を指しているため，解剖学的正位を理解することが重要である．解剖学的正位では，身体は直立し，両足は平行に，両腕は手のひらを前に向けて身体の横側で下げる．今すぐ立ち上がって，解剖学的正位を取ってみよう．「気をつけ」の姿勢と似ているが，手のひらを太もものほうではなく，不自然に前方（親指が体から離れる方向）に向けるため，不自然な感じに気づくであろう．

1.4b 方向の用語

方向の用語 directional terms を用いることで，医療関係者や解剖学者は，ある身体構造がほかの構造との関係でどこにあるかを正確に説明できる．例えば耳と鼻の関係を説明する場合には，私たちは一般的に「耳は頭の両側，鼻の右と左にある」と言う．解剖学用語を使えば，これを凝縮して「耳は鼻の外側にある」と言うことができる．解剖学用語を使うことで，語数を節約でき，一度覚え込んでしまえば，より明確にすることができるのである．**表1.1**では，よく使われる方向の用語を定義し，図解した．これらの用語の多くは日常会話でも使われるが，それらの解剖学的な意味は非常に厳密であることを覚えておいてほしい．

次に進む前に，表に書かれていることを理解したかどうかを確認しよう．次の記述のそれぞれについて，正しい解剖学用語を記入しなさい．

手首は手の＿＿＿＿＿＿＿にある．
胸骨は脊柱の＿＿＿＿＿＿＿にある．
脳は脊髄の＿＿＿＿＿＿＿にある．
母指は指の＿＿＿＿＿＿＿にある（ここは慎重に．解剖学的正位を思い出そう）．

表1.1 方向に関する用語

用語	定義	図	例
上 superior（頭方 cranial, cephalic）	頭頂や，構造あるいは身体の上部に向かって．上方に		額は鼻の上にある
下 inferior（尾方 caudal）[*1]	頭頂から離れて，構造あるいは身体の下部に向かって．下方に		臍は胸骨の下にある
前 anterior（腹側 ventral）[*2]	身体の前面に．身体の前に向かって．前方に		胸骨は脊柱の前にある
後 posterior（背側 dorsal）[*2]	身体の後面に．身体の後ろに向かって．後方に		心臓は胸骨の後にある
内側 medial	身体の中心線に．身体の中心線に向かって		心臓は上腕の内側にある
外側 lateral	身体の中心線から離れて		上腕は胸の外側にある
中間 intermediate	2つの構造物のあいだ，または両端のあいだ		鎖骨は胸骨と肩の中間にある
近位 proximal	人体の起始部に近い．あるいは体肢の体幹への付着点に近い		肘は手首の近位にある（肘は手首よりも，肩や上腕の付着点に近い）
遠位 distal	人体の起始部から遠い．あるいは体肢の体幹への付着点から遠い		膝は大腿の遠位にある
浅 superficial（external）	体表面に．体表面に近づいて		皮膚は骨格よりも浅部にある
深 deep（internal）	体表面から離れて．より内部		肺は胸郭よりも深部にある

[*1] caudal とは，文字通り「尾に向かって」のことで，背骨の下端のみが下と同義である．
[*2] 前と腹側はヒトでは同義だが，四足動物では同義ではない．腹側とは動物の「腹」のことであり，下面に当たる．同様に，後と背側はヒトでは同じだが，背側は動物の背中を指すため，上面となる．

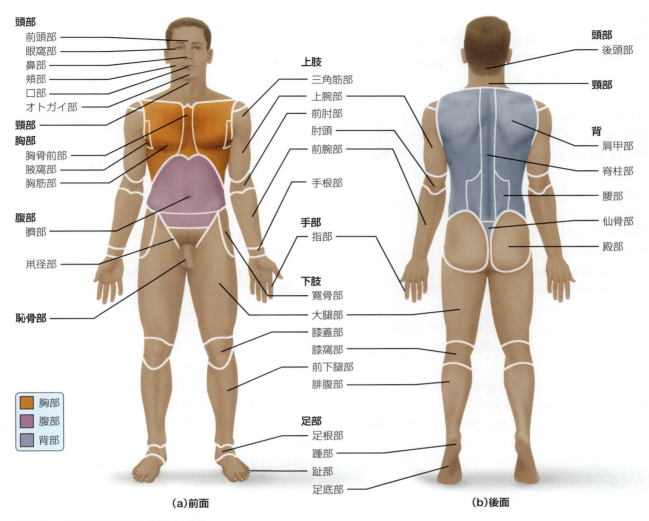

図 1.4　解剖学的正位と部位の用語
この図には，特定の身体部位を示す用語が使われている．（a）前面．（b）後面．実際は身体の下面にある足底の下側を見せるために，踵が少し上がっている．

 図1.4 Q　この図を見て，2つの質問に答えなさい．もし(1)鼠径部の筋を引っ張ったとき，(2)肘頭の骨にヒビが入ったときは，それぞれどこが痛むか？

（解答は付録A参照）

1.4c　部位の用語

身体の表面には，目に見える目印がたくさんある．それらの解剖学的名称がわかれば，身体のさまざまな部位を具体的に示すことができる．

人体の前面の指標

図1.4a を見て，以下の身体部位を見つける．人体の前面の指標をすべて見つけたら，その構造が何であるかを示す図中の文字を隠し，もう一度リストを見ながら，自分の身体でこれらの部位を指し示そう．

- **前頭部** frontal region：ひたい
- **眼窩部** orbital region：目
- **鼻部** nasal region：鼻
- **頬部** buccal region：頬
- **口部** oral region：口
- **オトガイ部** mental region：あご

- **頸部** cervical region：首
- **胸部** thoracic region：肋骨，胸骨，肋軟骨に支えられた頸部と腹部のあいだの部位．胸
- **胸筋部** pectoral region：胸に関連する，または胸にある部位
- **胸骨前部** presternal region：胸骨
- **腋窩部** axillary region：腋の下
- **三角筋部** deltoid region：大きな三角筋によって形成される肩のカーブ
- **上腕部** brachial region：腕
- **前肘部** anterior region of elbow：肘の前面
- **前腕部** antebrachial region：前腕部
- **手根部** carpal region：手首
- **指部・趾部** digital region：指，足指
- **腹部** abdominal region：肋骨より下の体幹前部
- **臍部** umbilical region：臍
- **鼠径部** inguinal region：大腿と体幹が接する部位
- **恥骨部** pubic region：生殖器の部位
- **寛骨部** coxal region：股関節
- **前大腿部** anterior region of thigh：大腿の前面
- **膝蓋部** patellar region：膝の前面
- **前下腿部** anterior region of leg：膝から下の脚の前面
- **足根部** tarsal region：足首

人体の後面の指標

図 1.4b で以下の身体部位を特定し，本書を見ないで自分の身体部位の位置を確認しよう．

- **頭部** cephalic region：頭
- **後頭部** occipital region：頭の後面または頭蓋底
- **肩甲部** scapular region：肩甲骨の部位
- **脊柱部** vertebral region：脊柱の部位
- **後肘部** posterior region of elbow：肘の後面
- **腰部** lumbar region：肋骨と腰のあいだにある背中の部位
- **仙骨部** sacral region：背骨の付け根における尻の間の部位
- **殿部** gluteal region：尻
- **後大腿部** posterior region of thigh：大腿の後面
- **膝窩** popliteal fossa：膝の後面
- **腓腹部** sural region：下腿の後面
- **踵部** heel region：足のかかと

足底部 plantar region，つまり足の裏は実際には体表面の下面にあるが，人体の後面の指標として描いている（図 1.4b 参照）．

> **確認してみよう**
> 8. 解剖学的正位とはなにか，なぜ解剖学を学ぶ学生がそれを理解することが重要なのか？
> 9. 腋窩と肩峰はどちらも肩の一般的な部位である．これらの用語はそれぞれ具体的にどの身体的部位に当てはまるか？
> 10. 左の前腕の後ろを指す位置を解剖学的な言葉で説明しなさい．
>
> （解答は付録 A 参照）

1.4d　人体の面と断面

人体の内部構造を見ようとするとき，医学生は**断面** section を作る．すなわち切断する．体壁や器官を切断する場合は，**面** plane と呼ばれる仮想の線に沿って行う．身体は三次元であるため，互いに直交する3種類の面または断面を指すことができる（図 1.5）．

矢状断 sagittal section とは，身体の縦断面に沿って切り，身体を左右の部分に分けることである．切り口が身体の正中面に沿っていて，左右の部分の大きさが等しい場合は，**正中矢状断** median（midsagittal）section と呼ばれる．それ以外のすべての矢状断は傍矢状断 parasagittal section（傍は「隣り合って」の意）である．

前頭断（前額断） frontal section は，身体（または器官）を前部と後部に分ける方法で，縦断面に沿って切ったものである．**冠状断** coronal section とも呼ばれる．

横断 transverse section，cross section は身体や器官を上下に分ける方法で，水平面に沿って切ることである．

身体やその器官を，異なる平面に沿って断面を作ると，しばしば全く違った様子が見えてくる．例えば，腎臓の高さで体幹を横断すれば腎臓の断面構造がよくわかる．体幹を前頭断すれば，腎臓の解剖学的構造はまた違った見え方となる．正中矢状断すれば，腎臓は全く見ることができない．身体や器官の位置に関する情報は，身体をさまざまな平面に沿って磁気共鳴撮像（MRI）を撮影することによって得ることができる（図 1.5）．MRI 検査については，「もっと詳しく見てみよう」（pp. 10〜11）で詳しく述べている．

1.4e　体腔

解剖学と生理学の教科書には通常，背側の体腔と腹側の体腔と呼ばれる2つの体腔が記述されており，それぞれ体腔内の器官を保護する度合いが異なる（図 1.6）．これらの体腔は，発生学的な発生様式や内膜が異なるため，多くの

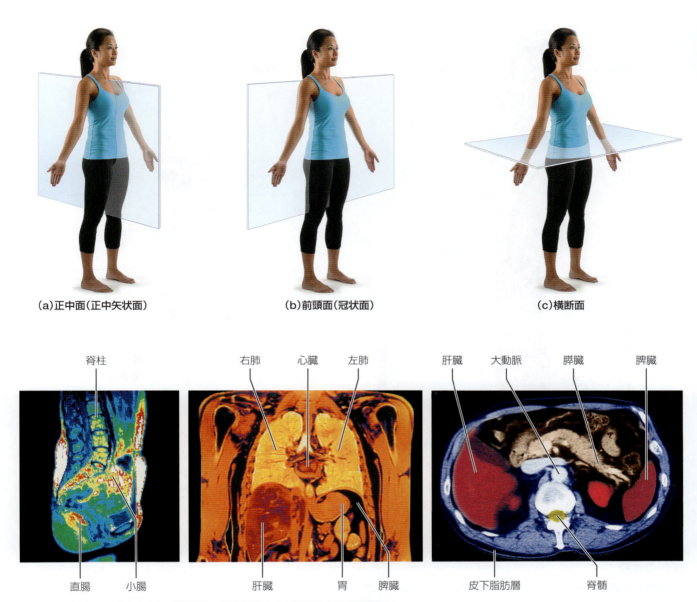

図 1.5 身体の面（正中面，前頭面，横断面）と対応する MRI 画像
面は解剖学的正位にある身体上に示されていることに注意する．

> **図1.5 Q** 右眼と左眼を分離するのは，どの断面か？
> （解答は付録 A 参照）

解剖学の参考書では，背側の体腔（神経体腔）を体腔として特定していない．しかし，2つの主要な体腔があるという考え方は，学習上有用な概念であるため，ここでも引き続き使用することにする．

背側の体腔

背側の体腔 dorsal body cavity は連結した2つの区画からなる．**頭蓋腔** cranial cavity は頭蓋骨の内側の空間である．脳は頭蓋腔に収まり，頭蓋骨で十分に保護される．脊柱管 vertebral canal は頭蓋腔から脊髄の末端まで伸びている空間である．脳の続きである脊髄を容れ，脊髄は，その周りを取り囲み背骨を形成している椎骨によって保護されている．

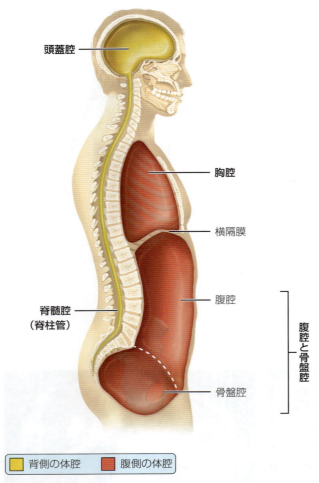

図1.6 体腔
腹腔と骨盤腔はどの角度で分けられるのかに注意する.

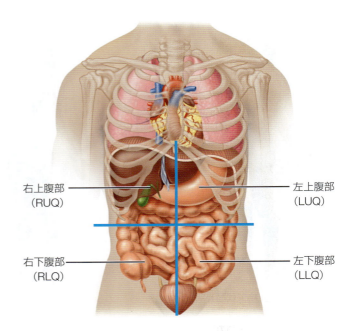

図1.7 腹骨盤腔の4区画
医療関係者が使用するこの方式では，腹骨盤腔(腹腔と骨盤腔)は2つの面によって4つの区画に分割される.

腹側の体腔

　腹側の体腔 ventral body cavity は背側の体腔よりもはるかに大きい．腹腔には，胸部と腹部のすべての構造物，つまりその領域にある器官(臓器)が収められている．背側の体腔と同様，腹側の体腔も細分化される．ドーム型の筋である**横隔膜** diaphragm は，体腔を上下に分ける．上部は**胸腔** thoracic cavity であり，ここには肺，心臓などの器官が収まり，胸郭がこれらの器官を保護している．**縦隔** mediastinum と呼ばれる中央の領域は，胸腔内で肺を左右に隔てている．縦隔自体には心臓，気管，その他いくつかの器官が収まっている．

　横隔膜より下の体腔は**腹骨盤腔** abdominopelvic cavity である．腹骨盤腔はさらに，胃，肝臓，腸，その他の器官を含む上部の**腹腔** abdominal cavity と，生殖器官，膀胱，直腸を含む下部の**骨盤腔** pelvic cavity に分けられることがある．しかし，実際には腹腔と骨盤腔を分ける物理的な構造はない．骨盤腔は腹腔のすぐ下にはなく，むしろ腹腔から離れて，後方に傾いているといえる(図1.6).

　身体に物理的外傷を受けたとき(例えば，自動車事故でよく起こるように)，最も傷つきやすいのは腹腔内の器官である．腹腔壁は体幹の筋だけで形成されており，骨で補強されていないからである．一方，骨盤内の器官は，骨でできた骨盤から保護されている．

　腹腔は非常に大きく，多くの器官を含んでいるため，腹腔を小さな領域に分割して学ぶとよい．米国の医療関係者がよく使う4区分法 quadrants は，腹骨盤腔を4つのほぼ等しい領域に分割する方法である．すなわち，右上腹部(RUQ)，右下腹部(RLQ)，左上腹部(LUQ)，左下腹部(LLQ)である(図1.7).

　ほかの方法として，主に解剖学者に使用されている9区分法がある．これは，腹腔・骨盤腔を4つの平面で9つの別々の部位に分割している(図1.8a)．これらの部位を見つけながら，そこに含まれる器官に注目しよう(図1.8b).

- **臍部** umbilical region とは，臍の深部とその周囲にある，9区分の最も中心にある部位のことである．
- **上胃部** epigastric region は臍部の上方に位置する．
- **下腹部(恥骨部)** pubic region は臍部より下方に位置する．
- **鼡径部** inguinal region (左右)は下腹部の外側に位置する．
- **側腹部** lateral region (左右)は臍部と脊柱(肋骨の最下部と寛骨のあいだ)の外側に位置する(図1.4b 参照).

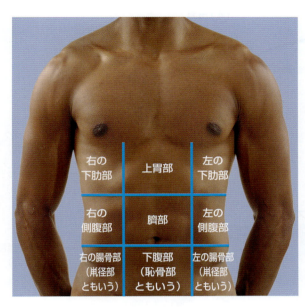
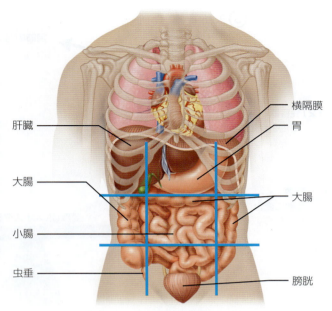

(a) 4つの面で区切られた9つの区画　　(b) 前からみた浅層の臓器と9つの区画

図1.8　9つの腹骨盤領域
主に解剖学者が用いるこの区分では，腹骨盤腔は4つの面によって9つの区画に分けられている．(**a**)では，上横断面は肋骨下端(第10肋骨下縁)のすぐ上，下横断面は腸骨のすぐ上，傍矢状面は乳頭のすぐ内側にある．

- **下肋部** hypochondrium(左右)は上腹部の外側にあり，下肋骨を含む．

その他の体腔

大きくて閉じた体腔に加えて，いくつかの小さな体腔がある．ほとんどは頭部にあり，身体の外側に開いている．

- **口腔** oral cavity と**消化管** digestive cavity．口腔(口)には歯と舌がある．口腔は消化器系器官の一部であり，消化管の内腔と連続しており，肛門で外部へと開く．
- **鼻腔** nasal cavity．鼻腔は鼻の内側と後方に位置し，呼吸器系の一部である．
- **眼窩腔** orbital cavities．頭蓋骨にある眼窩腔(眼窩)には眼球が収まっており，眼球は前方に位置している．
- **中耳腔** middle ear cavities．頭蓋骨に彫られた中耳腔は，鼓膜のすぐ内側にある．この体腔には小さな骨があり，音の振動を内耳の聴覚受容器に伝えている．

確認してみよう

11. もしあなたが人体を解剖していて，胸腔と腹腔を切り離したいと思った場合，どのタイプの断面で切開するか？
12. 脊髄，小腸，子宮，心臓のうち，腹腔内にあるものはどれか？
13. ジョーさんは救急外来を受診し，右下腹部の激痛を訴えた．彼の問題は何であろうか？

（解答は付録A参照）

1.5　ホメオスタシス

学習目標

- ホメオスタシスを定義し，その重要性を説明することができる．
- 負のフィードバックを定義し，ホメオスタシスと正常な身体機能の維持におけるその役割を説明することができる．

自分の何兆個もの細胞がほぼ絶え間なく活動し，普段はほとんど逸脱がないという事実をよくよく考えてみると，自分の身体は生物としていかに優れた仕組みをもつかということがわかるであろう．**ホメオスタシス(恒常性)** ho-

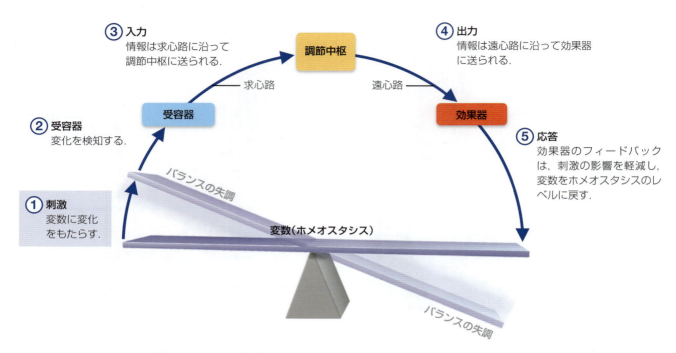

図 1.9　ホメオスタシス制御システムの構成要素
受容器，調節中枢，効果器間の相互作用は，システムの正常な作動に不可欠である．この例は負のフィードバックを示している．

> **図 1.9 Q** この制御システムが室温を調節しているとしたら，どのような器具が効果器になるのか？
> （解答は付録 A 参照）

meostasis という言葉は，外界が絶えず変化しているにもかかわらず，体内は比較的安定した状態を維持する身体能力をいう．ホメオスタシスの直訳は「変化しない」(homeo は「同じ」，stasis は「その状態にあり続ける」の意)だが，この言葉は不変の状態を意味するものではない．むしろいつも比較的狭い範囲で変動しているという動的な平衡状態のことを意味する．

　通常，身体の欲求が十分に満たされ，スムーズに機能しているときはホメオスタシスが維持されていることを示している．実際，すべての臓器が体内環境を一定に保つ役割を担っている．生命維持に必要な栄養素の血中レベルは常に適切に保たれなければならない．心臓の活動と血圧は常にモニターされ，血液が全身の組織に行き渡るために十分な力で拍出されるように調整されなければならない．さらに，老廃物を蓄積させないようにし，体温を正確にコントロールしなければならない．

　体内でのコミュニケーション(情報交換)はホメオスタシスの維持に不可欠であり，主に神経系と内分泌系によって達成される．神経系と内分泌系はそれぞれ，神経から伝達される電気信号や血液中のホルモンによって情報を伝える．これら 2 つの制御機構がどのように作用しているかについての詳細は後の章で述べるが，ここではホメオスタシスを促進する神経系と，ホルモン系による制御機構の基本的な特徴について説明する．

1.5a　ホメオスタシス制御機構

　調節される因子や事象(これを変数と呼ぶ)に関係なく，あらゆるホメオスタシス制御機構には少なくとも 3 つの構成要素がある．すなわち受容器，調節中枢，効果器である(図 1.9)．受容器 receptor は一種のセンサーで，環境の変化を監視し，それに応答する．刺激と呼ばれる環境の変化に反応し，2 番目の構成要素である調節中枢に情報を送る(入力)．情報は，求心路に沿って受容器から調節中枢へと流れる(求心路を進む情報は，調節中枢に近づくと覚えておくとよい)．

　調節中枢(コントロールセンター) control center は，ある変数が維持されるべきレベル(セットポイント)を決定する．この構成要素は，受け取った情報を分析し，適切な反応や行動を決定する．

第3の構成要素は**効果器** effector であり，刺激に対する調節中枢の応答のための手段を提供する．この情報は調節中枢から出て，遠心路を伝わって効果器へ流れる．このような応答の結果がフィードバックされ，刺激（元の変化）に影響を与える．変化量を減らして（負のフィードバック）制御機構を遮断したり，逆に変化量を増やして（正のフィードバック）反応でさらに速い速度で続けたりする．

1.5b　フィードバック・メカニズム

　図1.9に示すように，ほとんどのホメオスタシス制御機構は**負のフィードバック** negative feedback 機構である．このようなシステムでは，刺激に対する反応の究極の効果は，元の刺激を遮断するか，その強度を下げることである．負のフィードバック機構を説明するには，サーモスタットに接続された家庭用暖房システムの例が理解しやすい．この場合，サーモスタットには受容器とコントロールセンター（調節中枢）の両方が含まれている．サーモスタットが20℃に設定されていると，家の温度が20℃を下回ったとき，暖房システム（効果器）のスイッチはONになり，暖房機が稼働して空気が暖められる．温度が20℃またはそれよりわずかに高くなると，サーモスタットは暖房を遮断する信号を送る．私たちの身体の「サーモスタット」も同じように作動して体温を調節している．

　その他の負のフィードバック機構は，心拍数，血圧，呼吸数，ホルモンの分泌，グルコース（血糖）・酸素・二酸化炭素・ミネラルの血中濃度を調節するときにみられる．

　正のフィードバック positive feedback 機構は，元の障害（刺激）を増大させ，変数を元の値からさらに大きくする傾向があるため，体内ではめったに起こらない．通常，正のフィードバック機構は爆発的に発生し，継続的な調節を必要としない，頻度の低い事象を制御する．血液凝固と分娩は，正のフィードバック機構の最も身近な例である．

> **ホメオスタシスの失調　1.1**
>
> 　ホメオスタシスは，ほとんどの病気は**ホメオスタシスの失調** homeostatic imbalance の結果であると考えることができるため，非常に重要である．年齢を重ねるにつれて，体内の臓器の働きは低下し体内の状態も安定しなくなる．このような変化が，私たちに病気にかかるリスクを高め，老化に関連した変化をもたらすことになる．本書では，正常な生理学的メカニズムの理解を深めるために，ホメオスタシスの失調の例を随所に挙げる．

> **確認してみよう**
>
> 14. 身体がホメオスタシスを示すというのは，身体の状態が不変であることを意味するだろうか？　説明しなさい．
> 15. 脱水状態になりはじめると，私たちは通常のどが渇き，水分を摂るようになる．のどの渇きを感じるのは，負のフィードバック制御機構の一部か，正のフィードバック制御機構の一部か．あなたの考えを述べなさい．
>
> （解答は付録A参照）

要約

1.1　解剖学と生理学の概要 (pp.1〜2)

- **1.1a.** **解剖学**：構造の研究．
- **1.1b.** **生理学**：ある構造がどのように機能し，はたらくかの研究．
- **1.1c.** 構造によって可能な機能が決まる．

1.2　人体を構成するさまざまなレベルの構造 (pp.2〜7)

- **1.2a.** 人体を構成する6つのレベル：①**原子**と**分子**，②**細胞**，③**組織**，④**器官**，⑤**器官系**，⑥**個体**．
- **1.2b.** 11の器官系：**外皮系**，**骨格系**，**筋系**，**神経系**，**内分泌系**，**心臓血管系**，**リンパ系**，**呼吸器系**，**消化器系**，**泌尿器系**，**生殖器系**．

1.3　生命の維持 (pp.7〜9)

- **1.3a.** 生命維持に必要な機能：境界維持，**運動**，**応答性**，**消化**，**代謝**，**排泄**，**生殖**，成長．
- **1.3b.** 生存に必要なもの：**栄養素**，**酸素**，**水**，**正常な体温**，通常の**大気圧**．

1.4　解剖学用語 (pp.9〜17)

- **1.4a.** 解剖学用語は，身体が解剖学的正位にあることを前提とする．
- **解剖学的正位**：身体は直立し，手のひらは正面を向く．

1.4b. 方向の用語はしばしば対をなす．
- **上**(頭方)，**下**(尾方)．
- **前**(身体の前方)，**後**(身体の後方または後面)．
- **内側**(身体の正中線に向かう)，**外側**(身体の正中線から遠ざかる)．
- **近位**(体幹に近い)，**遠位**(体幹から遠い)．
- **浅**(体表または体表に近い)，**深**(体表より下または体表から遠い)．

1.4c. 身体の部位を指し示す用語は，身体表面の目に見える目印を活用する(図1.4, p.13参照)．

1.4d. 人体の面と断面
- **矢状断**は身体を左右に分ける．
  - **正中断**(**正中矢状断**)は身体を左右均等に分ける．
- **前頭断**(**前額断**)は身体を前部と後部に分ける．
- **横断**は身体を上と下に分ける．

1.4e. 体腔
- **背側の体腔**：骨で十分に保護されている．主に**頭蓋腔**(脳を収める)と**脊柱管**(脊髄を収める)からなる．
- **腹側の体腔**：体幹の筋によってのみ保護されている．主に**胸腔**(心臓と肺を含む)と**腹骨盤腔**(消化器，泌尿器，生殖器を含む)から構成されている．
- その他の小さな体腔：**口腔**，**鼻腔**，**眼窩腔**，**中耳腔**が挙げられる．

1.5　ホメオスタシス(pp. 17～19)

1.5a. 身体の機能は相互に作用してホメオスタシス，つまり比較的安定した内部環境を維持する．
- **ホメオスタシスの失調**は疾患を引き起こす．
- すべてのホメオスタシス制御機構には，環境の変化(刺激)に応答する**受容器**，変化を評価し，次に効果器を刺激する**調節中枢**(**コントロールセンター**)，環境変化に反応する**効果器**がある．

1.5b. ほとんどのホメオスタシス制御機構は負のフィードバック機構である．
- **負のフィードバック**機構は，元の刺激を減少させたり，停止させたりする．
- **正のフィードバック**機構は，元の刺激を増強させる．

復習問題

▶選択問題
（正解が複数の場合もある）

1. 同じような構造と機能をもつ細胞集団から構成されるレベルを表わすのはどれか？

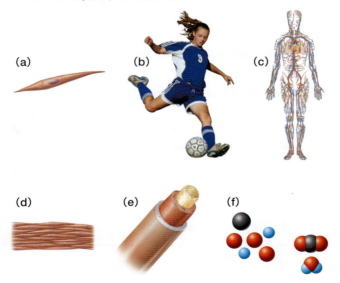

2. 生存に不可欠でないのはどれか？
   a. 水
   b. 酸素
   c. 重力
   d. 大気圧
   e. 栄養素

3. 以下の用語を使って，空欄を適切な用語で埋めなさい．
   ［前　上　内側　近位　浅部　後　下　外側　遠位　深部］
   心臓は横隔膜の＿＿＿＿＿＿にある．
   筋は骨の＿＿＿＿にある．
   肩は肘の＿＿＿＿にある．
   解剖学的正位では，親指は人差し指の＿＿＿＿にある．
   脊椎部は肩甲部の＿＿＿＿にある．
   殿部は身体の＿＿＿＿＿＿表面にある．

4. 図に示されている解剖学的部位を説明するものは，下段の解剖学用語のどれに当たるか？

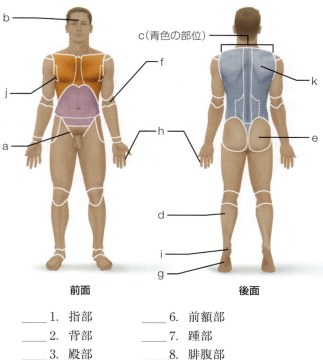

前面　　　　　　　後面

____ 1. 指部　　　　____ 6. 前額部
____ 2. 背部　　　　____ 7. 踵部
____ 3. 殿部　　　　____ 8. 腓腹部
____ 4. 鼠径部　　　____ 9. 前肘部
____ 5. 足底部

5. 解剖学的正位における身体の裏側に適用される解剖学用語はどれか？
   a. 腹側と前 ventral and anterior
   b. 背と背面 back and rear
   c. 後と背側 posterior and dorsal
   d. 頭と外側 head and lateral

6. 脳神経外科医が患者に脊髄穿刺を命じた．どの体腔に針を刺すか？
   a. 腹腔
   b. 胸腔
   c. 背側の体腔
   d. 頭蓋腔
   e. 骨盤腔

7. 次の腹腔と骨盤腔の部位のグループで，内側にあるのはどれか？
   a. 下肋部，恥骨部，臍部
   b. 恥骨部，側腹部，鼠径部
   c. 恥骨部，臍部，上胃部
   d. 側腹部，臍部，鼠径部
   e. 鼠径部，臍部，下肋部

8. ホメオスタシス制御の構成要素のうち，次の役割を担うのはどれか？　図を見て答えなさい．

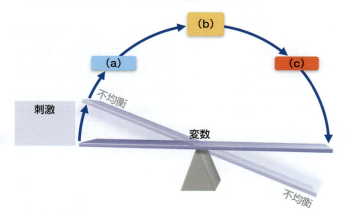

1. 効果器に信号を送る．
2. 調節中枢に信号を送る．
3. 環境変化の信号を受け取る．
4. 負のフィードバックでは，元の刺激を減らす．

▶記述問題

9. 解剖学と生理学を定義しなさい．
10. 身体の11の器官系を挙げ，それぞれの機能を簡単に説明し，各器官系に属する2つの器官の名前を挙げなさい．
11. 鼻，脚のふくらはぎ，臍，指の爪は，それぞれ身体のどの表面に位置するか？
12. 消化器系，呼吸器系，生殖器系，心臓血管系，泌尿器系，筋系のうち，胸腔と，腹骨盤腔の両部分に存在するのはどれか？　胸腔のみに存在するのはどれか？　腹骨盤腔だけにあるのはどれか？
13. 生体に適用されるホメオスタシス（恒常性）の意味を説明しなさい．
14. ホメオスタシスが喪失，あるいは失調すると，どのようなことが起こるか？

クリティカル・シンキングと臨床応用の問題

15. 看護師がジョンさんに，これから前肘部から採血すると伝えた．彼女は身体のどの部位について言ったのか？ その後，彼女は戻ってきて，三角筋部に抗菌薬の注射をすると言った．身体のどこに注射を打ったのか？ ジョンさんが診察室を出る際，看護師は彼の左腓腹部にひどい痣があることに気づいた．身体のどの部分が青黒くなっていたのか？

16. ジェニファーさんはオートバイから転倒し，腋窩部の神経を切ってしまった．また，頸部と肩甲部の靱帯が断裂し，右上腕部の唯一の骨を骨折した．彼女の傷害がそれぞれどこにあるか説明しなさい．

17. ガルシアさんの行動に異常がみられ，医師は脳腫瘍を強く疑っている．脳内の腫瘍の位置を正確に特定するには，従来のX線，CT，PET，超音波，fMRIのうち，どの医療用画像診断装置が最適と思われるか？ 選択の理由も説明しなさい．

18. 副甲状腺ホルモン（PTH）は，血液中のカルシウム濃度の低下に反応して分泌される．PTHの分泌は，負のフィードバック機構によって調節されている．PTHの分泌量が増加すると，カルシウムの血中濃度はどうなると予想できるか，またそれはなぜか？

19. ビリーさんが夕食の準備に野菜を切っていたところ，誤って指を切ってしまった．血液が凝固する過程では，正と負のどちらのフィードバック系がはたらくか？ 選択の理由も説明しなさい．

第 2 章 基礎化学

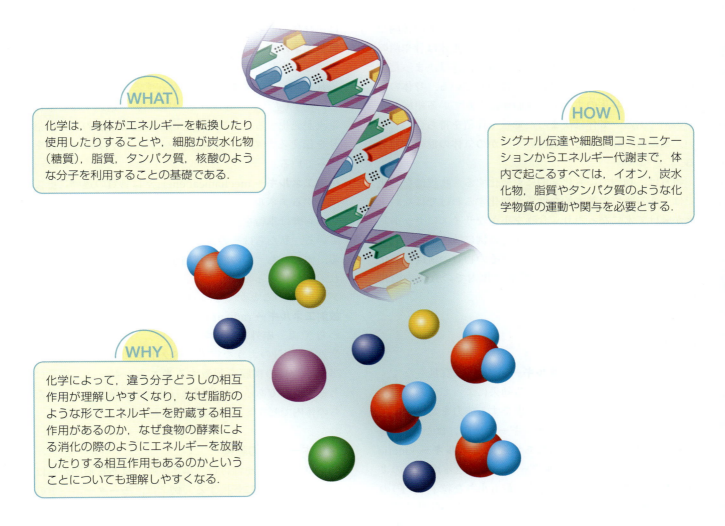

WHAT
化学は，身体がエネルギーを転換したり使用したりすることや，細胞が炭水化物（糖質），脂質，タンパク質，核酸のような分子を利用することの基礎である．

HOW
シグナル伝達や細胞間コミュニケーションからエネルギー代謝まで，体内で起こるすべては，イオン，炭水化物，脂質やタンパク質のような化学物質の運動や関与を必要とする．

WHY
化学によって，違う分子どうしの相互作用が理解しやすくなり，なぜ脂肪のような形でエネルギーを貯蔵する相互作用があるのか，なぜ食物の酵素による消化の際のようにエネルギーを放散したりする相互作用もあるのかということについても理解しやすくなる．

多くの解剖学や生理学の短期コースでは，化学を 1 つのテーマとして扱う時間的余裕がない．では，本書ではなぜ扱うのか？ 答えは単純である．みなさんの身体はすべて何千種類かの化学物質でできているうえに，信じられない速度で，継続してほかの物質と相互作用を続けているからである．

化学反応は運動や消化，心拍や思考でさえも含む，身体の活動の基礎をなしている．本章では，みなさんに身体の機能（生理学）を理解するのに必要な素養を提供するために，化学と生化学（生命システムの化学）の基礎について述べる．

2.1 物質やエネルギーの概念

学習目標
- 物質とエネルギーの違いを理解することができる．
- 4 つの主要なエネルギーの形態を挙げて，それぞれが身体でどのように使用されているかその一例を挙げることができる．

2.1a 物質

物質 matter は，森羅万象を構成している「素材」であ

る．いくつかの例外を除いて，物質は目に見えて，匂いを嗅いだり触れたりすることが可能である．より正確に言えば，物質は空間を占有し，質量を有する．重量はその物体にかかる重力の大きさである．化学は物体の有様，すなわちその構成要素がどう組み合わされて，どう相互作用するのかを追究する．

物質は固体，液体，気体の状態で存在し，ヒトの体内でもそのすべての状態を見ることができる．固体は骨や歯のように，決まった形状と体積を有する．液体は決まった体積を有するが，その形状は容器に合わせている．身体の液体は，血漿や身体のすべての細胞が浸されている組織液がその例である．気体は決まった形状や体積を持ち合わせない．私たちが呼吸する空気はいくつかの気体の混合物である．

物質は，物理的にも化学的にも変化する．物理的な変化では，ある物質の基本的な性質が変化するわけではない．氷が融けて水になったり，食物を小さなサイズにカットしたりというような，状態の変化がその例に該当する．化学的な変化では，しばしば実質的に，その物質の構成が変化する．ブドウがワインになる発酵や体内での食物の消化は，化学変化の例である．

2.1b　エネルギー

物質とは対照的に，**エネルギー** energy は質量もなく，空間を占有しない．物質に対する効果によってのみ測定される．一般に，エネルギーは仕事をする能力または物を動かす能力と定義される．エネルギーが実際にはたらく（何かものを動かす）とき，私たちは**運動エネルギー** kinetic energy と表す．運動エネルギーは，跳ね返るボールのような大きな物体と同様に，物体の最も小さな粒子（原子）の持続する動きとして表される．エネルギーが不活性状態になる，あるいは保存される（使っていないおもちゃの電池のように）場合，私たちはそれを**位置エネルギー** potential energy と呼ぶ．すべてのエネルギーは運動エネルギーと位置エネルギーの仕事量で表される．

すべての生き物は物質で構成され，成長し機能するために，継続したエネルギーの供給が必要である．物質は物体であり，エネルギーは物体を動かす．そこで，ちょっとした回り道をして，身体で使用され，はたらいているエネルギーを紹介してみよう．

エネルギーの形

- **化学エネルギー** chemical energy は化学物質の結合という形で保存される．結合が壊れるとき，保存されているエネルギー（位置エネルギー）が解き放たれ，運動エネルギー（活動のエネルギー）となる．例えば，あなたの自動車のエンジンの中でガソリン分子が分解されるとき，その放出されたエネルギーがあなたの車を動かす．同様に，私たちが摂取した食物から獲得した化学エネルギーは，身体のあらゆる活動のためのエネルギーとなる．

- **電気エネルギー** electrical energy は荷電した粒子の動きによって生じる．私たちの家では，電線に沿った電子の流れとして電気エネルギーが存在する．体内では，荷電した粒子（イオンと呼ばれる）が細胞膜を通過するときに電流が発生する．神経系は，ある部分から別の部分へ信号を伝えるために，神経インパルスと呼ばれる電流を使っている．

- **機械エネルギー** mechanical energy は物質の運動に直接関与するエネルギーである．自転車に乗るときに，私たちの両脚は車輪を動かすための機械エネルギーを提供している．私たちはその例を1つ前のステップで説明できる．すなわち，脚の筋が収縮すると骨同士が引き寄せられ，それによって脚が動く．こうして自転車を漕ぐ（ペダルを踏む）ことができるのである．

- **放射エネルギー** radiant energy は波となって動く．すなわちX線，赤外線（熱エネルギー），可視光線，電波，紫外線（UV）のような電磁スペクトルのエネルギーが該当する．目の網膜を刺激する光エネルギーは，視覚にとって重要である．紫外線は日焼けを誘発するが，私たちの体内でビタミンDの合成を促しもする．

エネルギー形態の転換

いくつかの例外を除けば，エネルギーはある形態からほかの形態へと容易に転換する．例えば，モーターボートのモーターに動力を与える化学エネルギー（ガソリン）から，ボートが水をすべるように動くためのスクリューを回す機械エネルギーへと転換される．体内では，食物から得られる化学エネルギーは**アデノシン三リン酸** adenosine triphosphate（ATP）と呼ばれる高エネルギー化合物として保存され，このエネルギーは最終的に神経インパルスのための電気エネルギーや筋収縮の機械エネルギーに転換される．

エネルギーの転換は効率が非常に良いわけではなく，はじめに供給されたエネルギーのいくらかは，必ずその環境に熱が生じ，熱エネルギーとして「失われる」．しかしエネルギーは，新しく作られたり壊されたりすることはないため，本当に損失が生じているのではなく，利用できない熱として放出されたというだけである．私たちは，1時間く

らい点灯している電球に指を近づければ，容易に証明できる．その電気エネルギーのうちのいくらかは，光ではなく熱の生成に使用されたことに気づくだろう．同様に，体内のすべてのエネルギーの転換では熱が放出される．この熱は，私たちを恒温動物たらしめ，身体の機能に重要な作用をする．私たちの比較的高めの体温形成に寄与している．例えば，物体が温められると，その物体はより速く動くようになる．つまりその運動エネルギー（動きのエネルギー）は増加する．これは体内で起こる化学反応にとって重要である．なぜなら，ある温度までは温度が高ければ高いほど，その反応は速くなるからである．

> **確認してみよう**
> 1. 物体とエネルギーはどのように相互に関係しているか？
> 2. 身体の一部から別の部分へ情報を伝達するために，どんなエネルギー形態が使われているか？ 細胞の活動には，どんなエネルギー形態が使われているか？
> 3. 私たちが動かないときはどのようなタイプのエネルギーが活用可能か？ 私たちが運動しているときはどうか？
> 4. 体内で，あるエネルギーが別のエネルギーに転換される際には，いつでもいくらかのエネルギー損失が生じるというが，それはなにを意味しているか？
>
> （解答は付録A参照）

2.2 物質の構成

2.2a 元素と原子

> **学習目標**
> - 元素を定義することができる．また体内物質の大部分を占める4元素を列挙することができる．
> - 元素と原子がどのように関連しているのか説明することができる．

すべての物質は**元素** elements と呼ばれる限られた数の素材からできており，この特殊な素材は通常の化学的な方法ではこれ以上単純に分解できない．酸素，銀，金，銅や鉄などが元素の例としてよく知られている．

これまでのところ，118もの元素が確実に同定されている．そのうち，92は自然界に存在するもので，それ以外は加速器を用いて人工的に作られたものである．元素の完全なリストは**周期表** periodic table（付録C p.591参照）として表現され，世界中の化学の教室で使われている．これらの元素のうちの4個，炭素，酸素，水素，窒素がヒトの身体の重量の96%を構成している．この4個以外のたくさんの元素が，少量かごく微量存在している．身体にある最も豊富な元素とそのはたらきは表 2.1 に挙げた．

それぞれの元素は，とてもよく似通った**原子** atoms と呼ばれる粒子または構成単位で構成されている．元素は特有のものであるため，その元素の原子はほかの元素の原子とは違っている．私たちは，元素に**原子記号** atomic symbolとして1文字または2文字の短縮化した名前を付している．よくあるのは，その元素名の最初の1文字か2文字を単純に使ったものである．例えばCはcarbon（炭素）から，Oはoxygen（酸素），Caはcalcium（カルシウム）から来ている．またあるケースでは，原子記号は元素名のラテン語表記に由来する．すなわち，Naはラテン語のnatriumに由来しナトリウム sodium を意味しており，Kはラテン語のkaliumに由来しカリウム potassium を意味する．

2.2b 原子構造

> **学習目標**
> - 原子内の構造を列挙し，それらの相対的質量や電荷，原子内での位置について述べることができる．

基本的な原子の内部粒子

原子という言葉は，「これ以上分割できない」という意味のギリシャ語から作られ，歴史的に原子についてのこの考え方は，科学的真実として受け入れられてきた．この見解によれば，金塊のような純粋な元素を小さく分割していって，論理的にはさらにそれ以上は分割できない固有の原子にまで分割することができる．しかし現在では，原子自体はとてつもなく小さいが，原子はさらに小さい陽子，中性子，電子などの**亜原子粒子** subatomic particles の構成要素の集まりであることがわかってきた．それでも，原子は構成要素の粒子に分割されると元素の固有の特性が失われるという理由から，原子の分割不可という古い概念は，今なお有用である．

原子の亜原子粒子は，質量，電荷，原子内の位置が異なる（表 2.2）．**陽子** protons（p^+）は正の電荷をもち，**中性子** neutrons（n^0）は荷電をもたない，つまり電気的に中性である．陽子と中性子は重い粒子で，概ね同量の質量（1原子質量 atomic mass unit を略してamu）をもつ．小さな粒子である**電子** electrons（e^-）は陽子と同程度の強さの負の電荷をもつが，一方，その質量はかなり小さく，通常0 amuとみなされる．

第2章 基礎化学

表2.1 人体を構成する一般的な元素

元素	原子記号	身体重量の%	役割
主要元素(96.1%)			
酸素	O	65.0	有機分子としても無機分子(気体)としても主要な材料である．気体として，細胞のエネルギー物質(ATP)産生に当たって，グルコースやその他のエネルギー源となる食物の酸化の主体である．
炭素	C	18.5	炭水化物，脂質，タンパク質，核酸といった有機分子の基本的な元素である．
水素	H	9.5	すべての有機分子の材料である．イオン(荷電した原子)として体液のpHに影響する．
窒素	N	3.2	タンパク質や核酸(遺伝物質)の材料となる．
準主要元素(3.9%)			
カルシウム	Ca	1.5	骨や歯に塩として存在する．イオンとして，筋の収縮や神経伝導，血液凝固に必要である．
リン	P	1.0	カルシウムと結合して，骨や歯に塩として存在する．核酸や多くのタンパク質に存在する．高エネルギー物質ATPの一部として存在する．
カリウム	K	0.4	イオンの状態で，細胞内の主要な陽イオンとして存在する．筋収縮のための神経インパルス伝導に必要である．
硫黄	S	0.3	タンパク質の材料(とくに筋の収縮性タンパク質)である．
ナトリウム	Na	0.2	イオンとして，細胞外の主要な陽イオンとして存在する．体液平衡や神経インパルス伝導と筋収縮に重要である．
塩素	Cl	0.2	イオン(塩化物イオン)の状態で，最も存在比率の高い細胞外陰イオンとして存在する．
マグネシウム	Mg	0.1	骨に存在する．多くの代謝反応の酵素の重要な補酵素である．
ヨウ素	I	0.1	機能性甲状腺ホルモンの産生に必要である．
鉄	Fe	0.1	機能性ヘモグロビン分子(赤血球中で酸素を運搬する)や一部の酵素の材料である．
微量元素(0.01%未満)*			
クロム(Cr)，コバルト(Co)，銅(Cu)，フッ素(F)，マンガン(Mn)，モリブデン(Mo)，セレン(Se)，ケイ素(Si)，スズ(Sn)，バナジウム(V)，亜鉛(Zn)			

*これらの必要量はわずかであるので，微量元素として示した．これらの多くは酵素の一部として存在したり，酵素活性に必要とされたりするものである．

表2.2 原子を構成する粒子

粒子	原子内の位置	質量(amu 原子質量単位)	電荷
陽子(p^+)	核	1	+
中性子(n^0)	核	1	0
電子(e^-)	核の周りの軌道	1/2,000*	−

*電子の質量はとても小さいので，0 amu と認識する．

粒子の電荷はほかの荷電している粒子を引き寄せるか，反発するかの能力の尺度である．同じ種類の電荷(+に対して+，または−に対して−)の粒子同士では互いに反発し，逆の電荷(+に対して−)では互いに引き合う．中性の粒子どうしは引き合いも反発もしない．

すべての原子は電気的に中性であるため，陽子の数と電子の数は釣り合っていなければならない(+と−の荷電は互いにその効果を打ち消しあう)．したがって，ヘリウムは2個の陽子と2個の電子をもち，鉄は26の陽子と26の電子をもっている．どんな原子でも陽子の数と電子の数は同じである．電子を獲得した，または喪失した原子は<u>イオン</u>と呼ばれ，陽子の数と電子の数はもはや同数ではない．

原子の惑星モデルおよび軌道モデル

原子の**惑星モデル** planetary model では原子は太陽系のミニチュアのように描かれ(図2.1a)，陽子と中性子は原子の中心にある**原子核** atomic nucleus の中に集積している．核はすべての重い粒子を包含しているため，きわめて高密度で正に荷電している．小さな電子は固定された核の周りの軌道，通常円形の軌道を，太陽の周りの惑星のように周回する．しかし電子は未知の経路を飛び回るため，私たちはある時点での電子の正確な位置を特定することができない．そのため，化学者は特定の軌道を示すのではなく，核の周りで電子が見られる<u>可能性のある</u>領域について語る．核の外の電子の一般的な位置を示すこの**軌道モデル** orbital model は，原子核の外側にある電子が飛び回る領域を電子の大まかな位置として考え，<u>電子雲</u>と呼ばれる負の電荷をもったもやとして表される(図2.1b)．電子が多く存在する可能性の

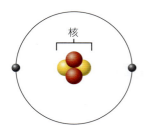
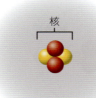

(a) 惑星モデル
ヘリウム原子
2 陽子(p^+)
2 中性子(n^0)
2 電子(e^-)

(b) 軌道モデル
ヘリウム原子
2 陽子(p^+)
2 中性子(n^0)
2 電子(e^-)

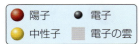

● 陽子　● 電子
● 中性子　▨ 電子の雲

図 2.1　原子の構造
高密度の中心部にある原子核には陽子と中性子を含む．(a)原子の惑星モデルでは，電子は核の周りの規定された軌道を動く．(b)軌道モデルでは，電子は負に荷電した雲として表される．

ある領域は，軌道線ではなく濃い影のように示される．

　惑星モデルと軌道モデル(図 2.1a と図 2.1b)のどちらにしても，電子はほぼ原子内全体を動く．電子は原子の化学的な振る舞い(つまり，ほかの原子と結合する能力)を決定もする．惑星モデルは時代遅れの感もあるが，理解し活用するのにシンプルで簡単なモデルと言える．本書では，原子の構造に関してこのモデルを使用する．

　水素は最も単純な原子で，たった1個の陽子とたった1個の電子からなる．水素原子の直径をサッカー場の長さと同じくらいの直径をもつ球体としてイメージすることで，水素原子の位置関係を描くことができる．その原子核は球体(サッカー場)の中心にあるあめ玉くらいのボールである．孤立した電子はサッカー場の中を飛ぶハエとして描くことができるが，どこを飛んでいるか予測がつかない．このイメージから，原子の体積はほとんど空洞で，質量のほとんどは中心の核にあることがわかる．

> **確認してみよう**
> 5. 生命体を構成している物質の主要な4個の元素はなにか？
> 6. 元素と原子の関係はどのようなものか？
> 　　　　　　　　　　　　(解答は付録 A 参照)

2.2c　元素の同定

> **学習目標**
> ● 放射性同位元素を定義し，病気の診断や治療にどのように使用されているか簡単に説明することができる．

　その原子がどういうものでも，すべての陽子は同じものである．同様のことは中性子や電子にも言える．それでは，何によってそれぞれの元素が独自の性質をもつに至るのであろうか？　その答えは，個別の元素は個別の数の陽子，中性子，電子をもつことである．

　最も単純で，最も小さな原子である水素は1個の陽子と1個の電子をもち，中性子はもたない(図 2.2)．次に単純なのはヘリウム原子で，2個の陽子と2個の中性子，軌道を回る2個の電子をもつ．これに続くリチウムは3個の陽子と4個の中性子，3個の電子をもつ．このように段階を踏んで亜原子粒子について挙げていけば，1段階ごとに陽子と電子を1個ずつ加えていくことで，すべての原子について表現できる．中性子の数はこの例のように簡単ではないが，軽い原子では陽子と同数の中性子をもつ傾向があり，大きな原子になると陽子より多くの数を含む傾向にある．しかし，私たちが元素について知る必要があるのは，<u>原子番号</u>と<u>原子質量数</u>，<u>原子量</u>である．これらの数値すべてを提示することで，それぞれの元素の完全な姿を示すことができる．

原子番号

　それぞれの元素には **原子番号** atomic number と称する番号が付されており，この数はそれぞれ原子の陽子の数に等しい．それぞれの元素の原子はほかの元素の原子とは違った数の陽子をもっている．つまり，その原子番号はその原子固有のものである．通常，陽子の数と電子の数は同じであるので，原子番号を知ることによって<u>間接的に</u>その原子のもつ電子の数を知ることができる．

原子質量数

　どんな原子の**原子質量数** atomic mass number (または単に**質量数** mass number という)も，その核にある陽子の数と中性子の数を合計したもので表される(電子の質量はとても小さくて無視できることを思い出そう)．水素は1個の陽子をもち，中性子をもたないので，質量数は原子番号に等しい．すなわち1である．ヘリウムは2個の陽子と2個の中性子をもつので，質量数は4である．質量数は原子記号の左に上付き記号として書かれる(図 2.3 でその例を参照できる)．

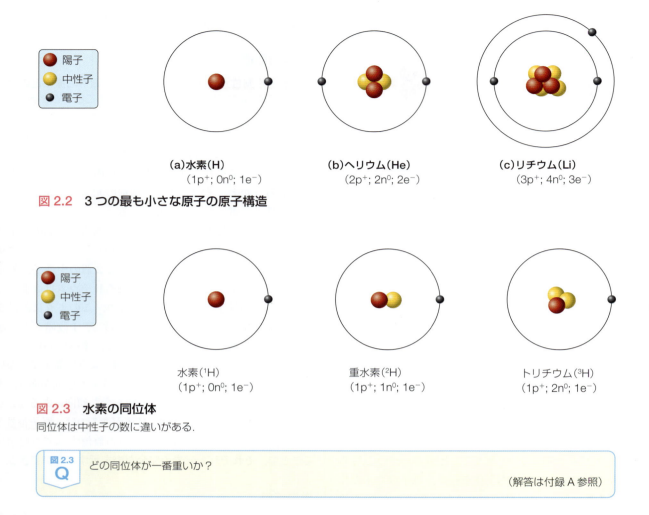

図 2.2　3つの最も小さな原子の原子構造

図 2.3　水素の同位体
同位体は中性子の数に違いがある．

図 2.3 Q　どの同位体が一番重いか？

（解答は付録A参照）

原子量と同位体

一見すると，ある原子の**原子量** atomic weight はその原子質量と等しいように思える．原子がいつも決まったパターンで亜原子粒子（陽子，中性子，電子）をもつのであれば，正しいと言える．しかし，ほとんどの元素の原子は2つかそれ以上の構造上のバリエーション（核種）がある．この型の異なる核種をもつ原子を**同位体（アイソトープ）** isotopes と呼ぶ．同位体は，陽子と電子は同じ数だが中性子の数が異なっている．つまり，ある元素の同位体は同じ原子番号であるが，異なる原子質量数を示す．ある元素のすべての同位体は同じ電子数をもち，電子の数が結合力を決定づけるので，化学的性質は全く同じである．一般に，どんな元素の原子量でも，最も多く存在する同位体の質量数に等しいといえる．前述のように，水素は原子番号1をもつが，原子質量が1，2（ジュウテリウム，重水素と呼ぶ），3（トリチウムと呼ぶ）の同位体が存在する（図 2.3）．水素の原子量は1.008である．これは原子質量が2の ^2H や3の ^3H と比較して，原子質量が1の最も軽い同位体がはるかに多く存在していることを表している（体内で一般的にみられる元素の原子番号，質量数，原子量を表 2.3 に示す）．

ある種の原子の同位体では，より重い同位体ほど不安定であり，崩壊してより安定なものになろうとする．このような同位体を**放射性同位体** radioisotopes と呼ぶ．この原理は複雑だが，どうやら重い同位体ほど原子核をくっつけておく「接着剤」の力が弱いようである．自然に起こる原子崩壊の過程は**放射能** radioactivity と呼ばれ，小さな爆発にたとえられる．放射性核崩壊はどんな場合にも，原子核からの粒子（α粒子またはβ粒子）または電磁気エネルギー（γ線）の放出を伴い，生細胞に傷害を与える．α粒子の透過力が最も弱く，γ線の透過力が最も強い．一般に信じられていることに反して，電離放射線はその進む軌道では直

表 2.3 身体で最も多く存在する元素の原子構造

元素	原子記号	原子番号(陽子数)	原子質量数(陽子数＋中性子数)	原子量	最外殻電子数
カルシウム	Ca	20	40	40.078	2
炭素	C	6	12	12.011	4
塩素	Cl	17	35	35.453	7
水素	H	1	1	1.008	1
ヨウ素	I	53	127	126.905	7
鉄	Fe	26	56	55.847	2
マグネシウム	Mg	12	24	24.305	2
窒素	N	7	14	14.007	5
酸素	O	8	16	15.999	6
リン	P	15	31	30.974	5
ナトリウム	Na	11	23	22.989	1
硫黄	S	16	32	32.064	6

接的には原子にダメージを与えない．しかし進んでいく道沿いで，ピンのあいだを突き抜けるボーリング球のように，電子を飛ばしながら進む．身体に傷害を与えるのは，まさにそれらの電子である．

放射性同位元素は微量で生体分子を標識するのに使用され，体内でそれらを追跡，つまり軌跡を追うことで，医学的診断や治療の有効な手段となりうる．例えば，放射性同位元素を使う PET スキャン（陽電子放射断層撮影法による画像検査）については，「もっと詳しく見てみよう」で取りあげている（pp. 10～11）．ヨウ素の放射性同位元素は，甲状腺腫瘍の疑いのある患者に甲状腺の検査をするために使用することができる．さらに，ラジウムやコバルト，その他特定の放射性同位体は，局在するがん細胞の破壊に使用される．

確認してみよう

7. ある原子は 5 個の中性子と 4 個の陽子，4 個の電子をもつ．この原子番号は何番か？ この原子の原子質量数はいくつか？
8. 典型的な数より多いか少ない中性子をもつ，不安定な原子の名称はなにか？

（解答は付録 A 参照）

2.3 分子と化合物

学習目標

● 分子を定義し，分子が化合物とどのように関係するかを説明することができる．

2 個以上の原子が化学的に結合すると，**分子** molecules が形成される．同じ元素の原子が 2 個以上化学的に結合したら，その元素の分子が形成される．例えば 2 個の水素原子が結合すれば，水素ガスの 1 分子が形成される．

$$H(原子) + H(原子) \rightarrow H_2(分子)^*$$

化学反応のこの例では，反応物質（反応に関わっている原子）が原子記号で示され，生成物（形成された分子）が原子の構成を表す分子式で示されている．化学反応は化学方程式で表される．

2 種以上の原子が結合して 1 個の分子になるとき，その分子は**化合物** compound の分子として表現される．例えば，4 個の水素原子と 1 個の炭素原子は化学的に反応してメタンを形成できる．

---

* 原子に下付きの数字が書かれている場合は，原子が化学的に結合していることを表している．すなわち，2 H は 2 個の離れた水素原子を表し，H_2 は 2 個の水素原子が互いに結合して，分子を形成していることを表す．水素の原子記号のみなら，1 個の水素原子を表す．

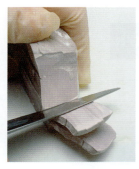 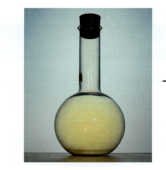 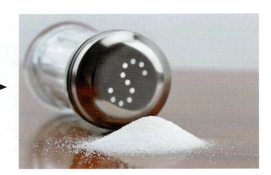

ナトリウム(銀色の金属)　　塩素(有毒ガス)　　　　　塩化ナトリウム(食塩)

図 2.4　化合物の性質は原子の性質と異なる

$4H + C \rightarrow CH_4$(メタン)

つまり，メタン1分子は1つの化合物であり，水素ガスの1分子は化合物ではなく水素分子と呼ばれる．

化合物はそれを構成する原子とは全く異なった性質をもっていて，化学分析を行わない限り，その化合物の構成原子を決定できないと理解しておくのがよい．塩化ナトリウムは，化合物とその構成原子の性質が異なることを示す好例である(図 2.4)．ナトリウムは銀白色の金属で，塩素の分子形態である塩素ガスは毒性のある緑色の気体で漂白に使う．しかし，塩化ナトリウムは食事の際に振りかける白色の結晶状の固体，食塩である．原子は元素の性質を保持した元素の最小の粒子であるのと同じように，分子も化合物の性質を保持する化合物の最小の粒子であることを忘れてはならない．もしも化合物中の原子間の結合を断ち切れば，化合物の性質よりも，原子の性質のほうが現れるだろう．

> **確認してみよう**
> 9. 分子という専門用語はなにを意味しているか？
> 10. 分子物質と化合物の分子とはどう違うか？
> 　　　　　　　　　　　　　　（解答は付録 A 参照）

2.4　化学結合と化学反応

学習目標
- 化学反応は，化学結合を形成したり切断したりするための電子間の相互作用によると理解することができる．
- イオン結合，極性のある共有結合，極性のない共有結合を区別し，水素結合の重要性について説明することができる．
- 合成反応，分解反応，交換反応を対比することができる．

化学反応 chemical reaction は，原子がほかの原子と結合したり離れたりする際には必ず起こる．原子が化学的に結合するときには，必ず化学結合が形成される．

2.4a　結合の形成

化学結合 chemical bonds は何らかの物理的な構造ではなく，2人の人間が互いに手をつなぎあった対のようなものである．言い換えると，反応している原子の電子同士の相互反応を含むエネルギーのつながりである．結合を形成する際の電子の役割について考えてみよう．

電子の役割

電子は，軌道あるいは一般的には原子核周囲の決められた空間領域を占有している(図 2.2)．これらの領域は**電子殻** electron shells または**エネルギー準位** energy levels と呼ばれる．どんな原子でも電子殻の最大数は7であることが知られており，原子核から外側に向かって1～7まで順番が付けられている．原子核に最も近い電子は，原子核の正電荷に最も強く引き付けられており，原子核から遠くに位置する電子ほど引き付けられる力は弱い．その結果，外側にある電子ほどほかの原子の影響を受けやすいことになる．

それぞれ電子殻に入りうる電子数には上限がある．核に最も近いK殻は小さく，2個の電子しか収容できない．L殻には8個で，M殻には18個までの電子が収容可能である．さらに外側の電子殻はより多くの電子を入れることができる．多くの場合(すべてではないが)，電子殻は連続的に埋まっていく傾向がある．

結合挙動を考える場合に重要になるのは，最も外側の電子殻に存在する電子である．この殻は**原子価殻** valence shell と呼び，そこに存在する電子(価電子)こそが，その原子の化学的挙動を決定する．通常，内側の電子殻にある電

子は結合には関与しない．

化学反応のカギは，オクテット則(8の法則：オクテットは8を表すラテン語のオクトより)にある．原子価殻が満員でない場合，原子はその原子価殻に8個の電子が入るように動く．K殻はこの法則の例外である．2個の電子があれば満員になるからである．ある原子が原子価殻に8個の電子をもつとき，その原子は完全に安定であり，化学的に反応しない(不活性)．原子価殻が8個より少ない電子をもつ場合，原子は電子をほかの原子から獲得するか，失うかまたは共有して安定な状態になろうとする．このような何らかの反応が起こるとき，化学結合が生じる(化学的に不活性または活性な元素については図2.5に示す)．ご想像の通り，電子が化学結合で相互作用するには，原子は互いに非常に近くに接近している必要がある．事実，最も外の電子殻どうしは重なり合わなければならないのである．

化学結合の種類

イオン結合　**イオン結合** ionic bonds は，ある原子から別の原子に電子が完全に移動するときに生じる．原子は電気的に中性であるが，結合中に電子を獲得したり失ったりすると，正電荷と負電荷のバランスが崩れ，**イオン** ions と呼ばれる荷電粒子が生じる．原子が電子を獲得すると，電子が陽子を上回るので負電荷が付与される．負に帯電したイオンは陰イオン(アニオン)と呼ばれ，原子記号の後にマイナスの記号が付される(例えば塩化物イオンは Cl^- のように表される)．原子が電子を失ったときは，陽子が電子よりも多くなるため，正に荷電したイオンである陽イオン(カチオン)になる．陽イオンは，原子記号にプラスの記号を付して表す(例えば水素イオンは H^+ のように表す．カチオン cation のtをプラス記号+と考えると，この名を覚えやすい)．陰イオンと陽イオンの両方が，イオン結合が形成されるときに生成される．互いに逆の電荷は引き合うので，新しく生成されたイオンは互いに近づいて存在しようとする．

一般的には，食塩である塩化ナトリウム(NaCl)の構造はイオン結合のよい例である．ナトリウムの原子価殻はたった1個の電子しかもたないため，安定ではない(図2.6)．しかし，この1個の電子を「失って」ほかの原子に渡せば，L殻は8個の電子を保有した原子価殻となり，ナトリウムは陽イオン(Na^+)となって安定状態に達する．塩素は原子価殻を満杯にするために1個の電子が必要なため，「7個の電子を失う」よりも1個の電子を獲得する(Cl^- となる)ほうが容易である．つまり，ナトリウムが1個の原子価電子を塩素に提供するというような理想的な状況が，まさに生じる．イオン結合で形成される塩化ナトリウムや

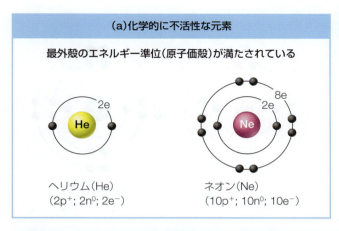

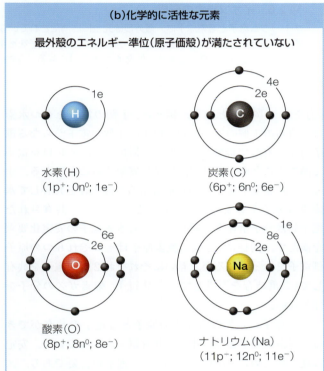

図2.5　化学的に不活性な元素と活性のある元素
図を簡略化するために，それぞれの原子核は原子記号を円で囲んで表した．陽子や中性子は記載していない．

ほかの化合物はイオン化合物に分類され，塩と呼ばれる．

共有結合　原子が安定化するために，電子を必ずしも完全に失ったり，獲得したりする必要はない．代わりに電子を共有するという方法で，少なくともしばらくのあいだ，原子価殻を電子で満杯にする．

原子価電子を共有する分子は共有分子と呼ばれ，その結合を**共有結合** covalent bonds(coは「ともに」，valentは

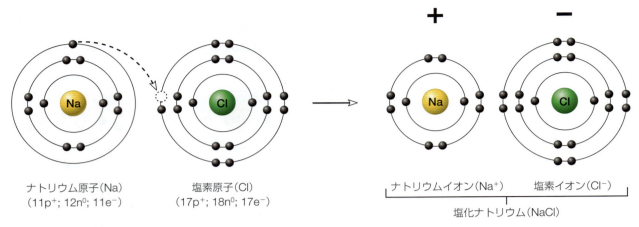

図 2.6　イオン結合の形成
ナトリウム原子と塩素原子は，最外殻は完全には満たされていない状況なので，どちらも化学的に活性である．ナトリウムは 1 個の電子を失うことで安定性を獲得し，一方塩素は 1 個の電子を獲得することで安定となる．電子の受渡しの後，ナトリウムはナトリウムイオン（Na⁺）になり，塩素は塩化物イオン（Cl⁻）になる．反対に荷電したイオン同士は引き合う．

「力をもつ」の意）という．例えば，1 個の電子をもつ水素は，自らの 1 個の電子と別の原子の 1 個の電子からなる電子対を共有して最外殻（K 殻，エネルギーレベル 1）を電子で満たすことができれば，原子は安定することになる．すなわち水素原子は，ほかの水素原子と電子対を共有して水素ガス分子を形成できるのである（図 2.7a）．共有された電子対は分子全体を周回し，両方の水素原子の安定化要求を満たす．同様に，2 個の酸素原子はそれぞれ 6 つの原子価電子をもっているが，互いにそれぞれ 2 対の電子を共有して（二重結合を形成して）（図 2.7b），酸素ガスの分子を作る（O₂）．

水素原子は，異なる元素の原子とも電子の共有ができる．炭素は原子価殻に 4 個の共有電子をもっていて，安定に達するために，8 個（あと 4 個）の電子が必要である．メタンガス（CH₄）を形成する際には，炭素は 4 個の電子を 4 個の水素原子と共有する必要がある．このときの結合には，核原子から 1 個の電子が提供されなければならない（図 2.7c）．共有された電子は，分子全体を周回し，分子全体に属することになる．安定化要求を満たすことに関しては，十分な時間をかけてそれぞれの原子の原子価殻が電子で満たされなければならない．

これまで説明してきた限りでは，共有結合分子の電子は分子の原子間で均等に共有されていることになる．このような分子を無極性共有結合性分子と呼ぶ．しかし，どのような場合でも等しく共有されているわけではない．共有結合が形成されるとき，その分子は常に三次元構造を取る．このような分子の形状は，その分子が反応するであろう相手の分子（または原子）を決定する上で主要な役割を担う．また，その形状は電子対の不均衡な共有を引き起こす．以下の 2 つの例が，その原則を物語っている．

二酸化炭素（CO₂）は，炭素がその最外殻にある 4 個の電子を 2 個の酸素原子と共有することによって形成される．酸素は「電子に渇望した要求性の高い」原子なので，炭素と比較するとより強く電子を引っ張る．しかし，二酸化炭素分子は直線構造（O=C=O）なので，1 つの酸素の引っ張る力は，綱引きのようにもう 1 つの引っ張る力に相殺される（図 2.8a）．この結果，電子対は均等に共有され，電子対は分子全体を周回し，二酸化炭素分子は無極性分子となる．

水分子（H₂O）は，2 個の水素原子が 1 個の酸素原子と共有結合して形成される．両端の水素原子はそれぞれ酸素原子と 1 つの電子対を共有している．もう一度言及するが，酸素は強力に電子を引っ張る能力をもっている．しかしこの場合，水分子は $\begin{smallmatrix}HH\\O\end{smallmatrix}$ の構造式をもち，V 型の形状をしている．2 つの水素はこの分子の片側に位置して，酸素は反対側の端に位置している（図 2.8b）．つまり，電子は同等に共有されているわけではない．この状況では，電子対は酸素原子の近傍により長く滞在することになる．酸素分子側の端は，わずかに負に帯電し（δ⁻ と表す，ギリシャ文字のデルタとマイナスの記号），水素側の端はほんの少し正に帯電（δ⁺ と表す）する．言い方を変えると，2 個の荷電した極をもつ分子，極性分子が形成されているということである．

極性分子は，別の極性分子や荷電した粒子（イオンやタンパク質，その他）に向かい，細胞の中で起こる化学反応

化学結合と化学反応　33

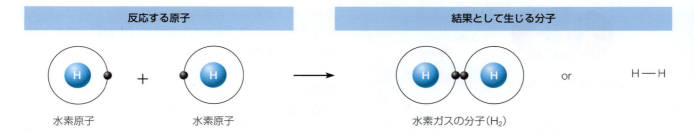

(a) 共有結合（単結合）の形成

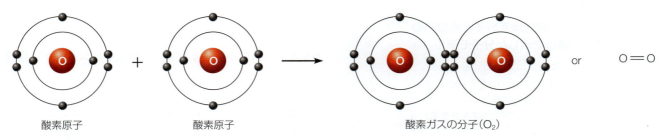

(b) 二重結合の形成

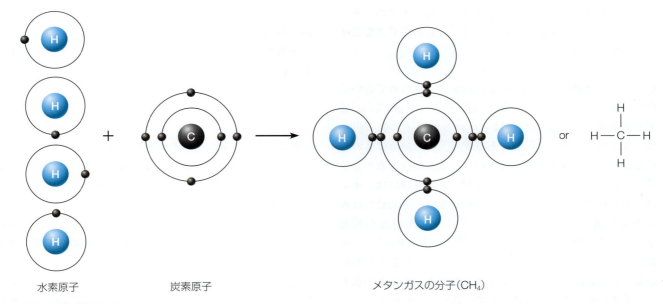

(c) 4個の共有結合の形成

図 2.7　共有結合の形成

(a) 2個の水素原子のあいだに，1個の共有結合* を形成して水素ガスの分子が作られる．**(b)** 酸素ガス分子の形成．各酸素原子は互いに2個の電子対を共有し，二重結合が形成される．**(c)** メタン分子の形成．炭素原子は4個の電子対を4個の水素原子と共有する．図の右端に描かれたその分子の構造式の中で，それぞれの電子対は共有電子をつなぐ1本の直線で表されている．

* 各共有結合の形成で，参加している原子は1つの電子をパートナーに提供する．そして，各個別の共有結合は，両方の原子で共有される1個の電子対（2）を含んでいる．

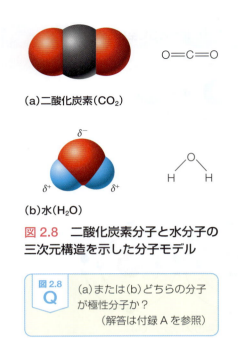

図 2.8 二酸化炭素分子と水分子の三次元構造を示した分子モデル

図 2.8 Q (a)または(b)どちらの分子が極性分子か？（解答は付録Aを参照）

に重要な役割をはたしている．身体の組織の80％までは水から成り立っているため，水分子が極性分子であるという事実は，次で簡単に述べるように，きわめて重要な意味をもっているのである．

水素結合 水素結合 hydrogen bonds は，きわめて弱い結合である．窒素や酸素のように「電子を欲しがっている」原子と結合すると，水素原子はそういった原子に引っ張られ，水素原子が互いに「橋」を形成する．橋の結合はきわめて弱い．この形成を水素結合という．水素結合は水の分子間の結合としてよく知られているが，水素結合にはイオン結合や共有結合のような電子は存在しない．水素結合は水分子間に通常存在していて（図 2.9a），水面の表面張力は，これを反映している．水の表面張力は，水が「ボール状に丸まって」，表面が球体になるようになることでもわかる．この表面張力は，あるアメンボのような昆虫が水上をスイスイ動くことを可能にしている（図 2.9b）．

水素結合は重要な分子内結合で，言い換えれば，同じ分子内の異なる部位同士が結合して特有の三次元構造を取るのを助ける．この脆弱な結合は，基盤となる機能分子であり身体を構成する材料でもあるタンパク質や，遺伝情報物質である DNA 両方の構造を維持することに役立っている．

2.4b 化学反応の型

化学反応には，原子同士の結合の形成または破壊が含まれる．原子数の合計に変化はないが，原子の新たな組み合わせが生じる．ほとんどの化学反応は，次に示す3つのパターンのうちのどれかである．

合成反応

合成反応 synthesis reactions は2つ以上の原子または分子がさらに大きく，さらに複雑な分子へ変化するために互いに結合するときに生じ，下のような単純な反応式で表せる．

$$A + B \rightarrow AB$$

合成反応は，必ず結合形成を伴う．結合形成には必ずエネルギーの吸収が必要なため，合成反応はエネルギー吸収反応である．

合成反応は，体細胞内で生じるすべての同化（合成）作用の基礎となる．そのような反応は，成長時や使い古したり傷害を受けたりした組織を修復する際に特に重要である．アミノ酸（タンパク質の構成単位）を結合させて長い鎖を形成するタンパク質分子の形成は，合成反応である（図 2.10a）．

分解反応

分解反応 decomposition reactions は，ある分子がより小さい分子になったり，原子やイオンになったりする際に生じ，下のような反応で表すことができる．

$$AB \rightarrow A + B$$

基本的に，分解反応は合成反応の逆の反応である．結合は常に壊され，この反応の結果生成されるのは元の分子より小さく単純なものとなる．結合が破壊される際にはエネルギーが放出される．

分解反応は，体細胞中で起こる異化（分解）過程，つまり分子を破壊していく反応である．食物をその構成単位まで消化したり，血糖値が低下しはじめる際にグリコーゲン（肝臓に貯蔵されている多糖分子）をグルコースにまで分解したりするような反応が，例として挙げられる（図 2.10b）．

交換反応

交換反応 exchange reactions は，合成と分解を同時に営む反応で，言い換えると結合が形成され壊される．交換反応においては，分子部品どうしの入替が起こり（いわば，パートナーの交換），異なる分子ができる．そして交換反応は一般的に，下記の通り表される．

$$AB + C \rightarrow AC + B \text{ and } AB + CD \rightarrow AD + CB$$

化学結合と化学反応　35

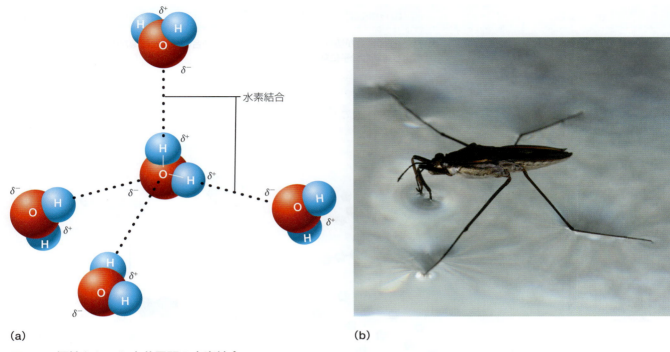

(a)　　　　　　　　　　　　　　　　　　(b)

図 2.9　極性をもった水分子間の水素結合
(a)水分子のわずかに正に荷電した端($δ^+$ と表した)は，ほかの水分子のわずかに負に荷電した端($δ^-$ と表した)と並ぶ．(b)水は水素結合を組み合わせることで高い表面張力を有するようになり，アメンボは水の表面を乱さずに池の上を歩くことができる．

　例えば，ATP(アデノシン三リン酸 adenosine triphosphate，tri- は「三」の意)がグルコースと反応して，その最後のリン酸基をグルコースに付加させるとき，グルコースリン酸が生じる(図 2.10c)．同時に，ATP は ADP(アデノシン二リン酸 adenosine diphosphate．di- は「二」の意)となる．この重要な反応は，グルコースが体細胞に入った際には必ず起こり，グルコースを細胞内に取り込む．

　ほとんどの化学反応は可逆的である．化学結合が形成されれば分解もされ，逆もまた然りである．可逆的であるということは，化学方程式を二重の矢印で表すことができる．片方の矢印が長い場合，長いほうの矢印はより反応速度が速いこと，またはその反応過程の主となる方向性を示す．例えば，このような反応式であれば，

$$A + B \underset{}{\overset{\longrightarrow}{\longleftarrow}} AB$$

右向きの反応がより速く起こり，時間の経過とともに AB が蓄積して，A や B の量は減少する．矢印の長さが同じなら，その反応は化学的に平衡状態となる．このように，

$$A + B \rightleftharpoons AB$$

と表して，AB を作る反応も AB を壊して A と B を作り出す反応も同時に起こる．

化学反応の速度に影響を与える因子

　最初に述べたように，いくつかの原子が化学的に反応して分子を作る際，それらの最も外にある最外電子殻どうしは重なり合わなければならない．実際，反応する際には十分近づいて，強く衝突する必要がある．原子はその運動エネルギーの下，常に動いており，これによって粒子が互いに衝突することを思い出そう．温度や粒子の濃度，粒子の大きさなどいくつかの因子が運動エネルギーに影響を与え，粒子の速度と衝突力を決定する(表 2.4)．

> **確認してみよう**
> 11. イオン結合は共有結合とどう違うか？
> 12. 水分子同士ではどんな結合が生じているか？
> 13. みなさんの小腸の中で脂肪が消化されるとき，どんな反応の型(図 2.10 参照)が起こっているか？
> 14. 化学反応が可逆的であることをどのように表すか？
> 　　　　　　　　　　　　　(解答は付録 A 参照)

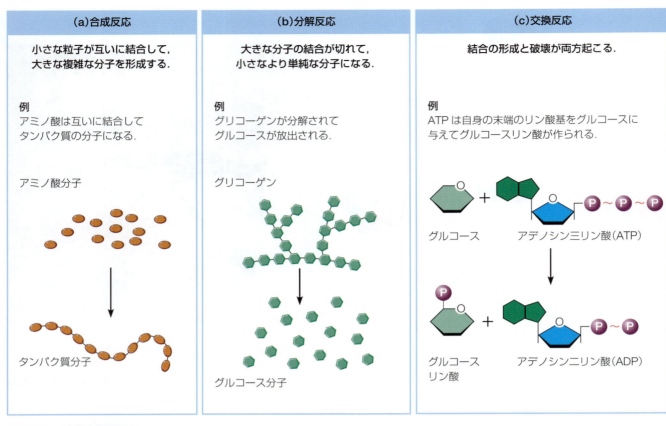

図 2.10 化学反応の型

表 2.4 化学反応を促進する要因

要因	衝突の数を増やす機序（メカニズム）
↑温度上昇	分子の運動エネルギーが上昇，これによってより速く動くようになり，より激しく衝突するようになる．
↑反応する分子の濃度上昇	反応する分子同士が互いに過密な状態となるため，衝突の数が増加する．
↓粒子サイズの低下	より小さな粒子は大きな粒子に比べて，より大きな運動エネルギーをもち速く移動できるので，より多くの衝突に参加できる．
触媒の存在	反応物質を反応するのに適切な位置に留め置くことによって，分子が反応するのに必要なエネルギー量を下げる（p. 48 参照）．

2.5　生化学：生命体の化学組成

学習目標
- 有機化合物と無機化合物を見分けることができる．

身体の中に存在するすべての化学物質は大きく2つに分類できる．すなわち，有機化合物と無機化合物である．この分類は，単に炭素を含むかどうかによって決まる．いくつかの例外〔二酸化炭素ガス（CO_2）や一酸化炭素ガス（CO）〕を除けば，**無機化合物** inorganic compounds は炭素を含まず単純で小さな分子である．身体の中の無機化合物の例としては，水，塩，たくさんの（ただしすべてではない）酸と塩基が挙げられる．**有機化合物** organic compounds は炭素を含有する．身体の中で重要な有機化合物は，炭水化物，脂質，タンパク質，核酸である．すべての有機化合物はかなり（またはとても）大きな共有結合性分子である．

無機化合物も有機化合物も，生命体にとって等しく不可欠である．どちらのほうが重要かを比べることは，車の運転において点火装置かエンジン装置のいずれが不可欠かを決めようとするようなものである．

2.5a　無機化合物

> **学習目標**
> - 身体のホメオスタシス（恒常性）にとっての水の重要性を説明し，水の役割の例をいくつか提示することができる．
> - 身体の機能にきわめて重要な塩類（またはそれを構成するイオン）を挙げることができる．
> - 塩，酸，塩基を区別することができる．
> - pHの基本概念や血液のpHの状態を説明することができる．

水

水は，身体の中で最も豊富に存在する無機化合物である．その量は，体重の約2/3を占める．水が身体にとって重要なのは，下記のような特徴があるからである．

- **熱容量の高さ**　水は熱容量が高いため，かなりの熱を吸収したり放出したりしたとしても，わずかな温度変化しか起こらない．この性質によって，強烈な太陽光曝露やひどく冷たい冬の風，大きな熱を放散する体内活動（活発な筋運動のような）による体温の急激な変化を防ぐことが可能である．
- **極性のある溶媒としての特性**　水はその極性ゆえに優れた溶媒で，事実，しばしば「普遍的な溶媒」と呼ばれている．溶媒とは，それ自体の中に少量の溶質（気体，液体，または固体状態）と呼ばれるほかの物質を溶かすか，懸濁することのできる液体または気体のことをいう．溶けた粒子がきわめて小さい場合，その混合物を溶液といい，溶けた粒子が大きい場合は懸濁液と呼ぶ．溶けた粒子が中程度のサイズで液体が半透明の場合，コロイドと呼ぶ．

　塩や酸，塩基のような小さな反応性化学物質は水に簡単に溶けて，均質に拡散する．溶液中にないかぎり分子は化学的に反応できないので，事実上，体内で起こるすべての化学反応は，この水の溶媒としてはたらいている．

　栄養素，呼吸性のガス（酸素や二酸化炭素），老廃物は水に溶けるので，水は体内の輸送や交換の媒体としてもはたらく．例えば，これらの物質はどれも血漿中（血液の液体成分で，大部分を水が占める）に溶解して身体のある場所からほかの場所へと運搬され，間質液を介して血液と組織の細胞とのあいだで交換される．粘液のように人体の潤滑剤の役割をはたす特殊な分子も水を溶媒として利用する．滑液は，骨端が関節腔内でスムーズに動けるように「オイル」の役割をはたしている．

- **化学反応性**　水は溶媒としてだけでなく，ある種の化学反応においては反応物質としてはたらく．例えば，食品を消化したり，生物学的分子を分解したりする際，大きな分子の結合部分を分解するのに水が付加されるのである．そのような反応を加水分解 hydrolysis 反応と呼ぶ．この加水分解（hydroは「水」，lysは「分解」の意）という用語は実に言い得て妙であり，水のこうした役割を的確に表している．
- **クッション**　水には防護機能もある．脳脊髄液において，水は脳の周りに位置して物理的な衝撃から脳を守るはたらきをしている．母の胎内で発生中の胎児の周りにある羊水は，同様に胎児を守っている．

塩

塩 salt はイオン結合性の複合体で，水素イオン（H^+）以外の陽イオンと水酸化物イオン（OH^-）以外の陰イオンを含んだ化合物である．体内には多くの金属元素の塩があるが，最も多いのは骨や歯にみられるカルシウムとリンを含む塩である．塩は，体液に溶解すると簡単にイオンに分解する．解離と呼ばれるこの過程は，イオンが既に形成されているためにいとも簡単に起こる．あとは，イオンを引き離して拡散させるだけのことである．水分子はこの過程をやってのける．水分子は極性をもっており，わずかに負に荷電した端を陽イオンに，少し正に荷電した端を陰イオンに向ける．このような力は，イオン間の親和力に打ち勝ってイオンを引き離すのである（図2.11）．

　塩は，イオンの形状であってもほかの成分と結合した状態であっても，身体の機能にとって不可欠なものである．例えば，ナトリウムイオンやカリウムイオンは神経インパルスに必須であるし，鉄は赤血球の中で酸素を運搬するヘモグロビン分子の一部を形成する．

　イオンは荷電した粒子なので，すべての塩は**電解質** electrolytes であり，溶液の中で電流を伝える性質をもつ．電解質バランスが少しでも乱れると，実質上，身体は全く機能しなくなる（身体の中にある塩の機能については，p.26の表2.1に概説した）．

酸と塩基

塩のように，酸も塩基も電解質である．つまり，水に溶けてイオン化し，電流を伝えることができる．

酸の性質　酸 acids とは，すっぱい味がして，さまざまな金属を溶かしたり，敷物に穴をあけたりする物質である．また壊滅的な影響を与える可能性もある．例えば，酸性雨が引き起こす海洋生物や樹木，歴史的建造物などへの被害がそうである．しかし，最も有用な酸の定義は，検出可能

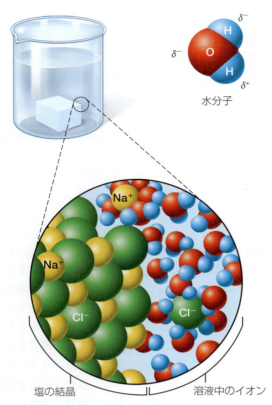

図2.11　水中での塩の解離
水分子の中のほんの少しマイナスの電荷をもつ末端($δ^-$)がNa^+に近接し，一方でほんの少しプラスの電荷をもつ末端($δ^+$)がCl^-に向かうことで，塩の結晶のイオンが引き離されることになる．

な量の水素イオン(H^+)を遊離する物質であるということである．水素イオンは水素の原子核，つまり「裸の陽子（プロトン）」であるので，酸は**プロトン(H^+)供与体** proton(H^+) donors と定義することができる．酸は陽子（プロトン）を「ゲームに登場させる」ものと考えるとわかりやすいかもしれない．遊離している陽子である水素イオンは体液の酸性化に影響する．

酸が水に溶けると，水素イオンと何らかの陰イオンが遊離する．その際，陰イオンは特に重要ではない．酸が環境に与える影響を決定するのは，陽子の遊離である．塩酸（胃の細胞で合成され，消化を助ける酸）の電離は次の式で表される．

$$HCl → H^+ + Cl^-$$
（塩酸）（陽子）（陰イオン）

身体の中で産生される酸には，ほかに酢酸（酢の酸性成分）や炭酸がある．

完全にイオン化し，すべての陽子を遊離するものは強酸と呼ばれる．塩酸がその例である．酢酸や炭酸のように，完全にイオン化しないものは弱酸と呼ばれる．例えば，炭酸が水に溶けると，ほんの一部の分子がイオン化してH^+を遊離してイオン化する．

$$2H_2CO_3 → H^+ + HCO_3^- + H_2CO_3$$
（炭酸）（陽子）（陰イオン）（炭酸）

塩基の性質　**塩基** bases は苦味がして，ぬるぬるしている**プロトン(H^+)受容体** proton(H^+) acceptors である（あなたはこの受容体と結合してしまった陽子を「ゲームから外れた」と考えることもできる．陽子は何らかの分子と結合すると，体液の酸性度に影響を与えることができなくなるからである）．水酸化物はよくみられる無機塩基である．酸と同様に，水酸化物も水中でイオン化して電離する．ただこの場合は，水酸化物イオン(OH^-)とある種の陽イオンが遊離する．一般に苛性ソーダとして知られている水酸化ナトリウム(NaOH)のイオン化は，下のような式で表される．

$$NaOH → Na^+ + OH^-$$
（水酸化ナトリウム）（陽イオン）（水酸化物イオン）

水酸化物イオンは陽子(H^+)を強力に要求するイオンであり，このイオンをもつ塩基はすべて強塩基である．一方，重炭酸イオン(HCO_3^-)は，血液中の重要な塩基であるが，かなり弱い塩基である．

酸，塩基，および中和　酸と塩基が混合されると，互いに反応（交換反応）して水と塩ができる．

$$HCl + NaOH → H_2O + NaCl$$
（酸）（塩基）（水）（塩）

このような酸と塩基が反応する交換反応は，特に**中和** neutralization 反応と呼ばれる．

pH：酸-塩基の濃度　さまざまな体液中の水素イオン（と水酸化物イオン）の相対濃度は，**pH**と呼ばれる濃度単位で測定される．1909年にデンマークの生化学者であるセーレセン Sørensen（彼はビールの醸造を副業としていた）によって考案された**pHスケール** pH scale は，溶液中の陽子の濃度を表している．

pHスケールは0～14まであり（図2.12），pHが1単位上がるごとに水素イオン濃度が10倍ずつ上がることを表す．pH 7のときに水素イオンの数が水酸化物イオンとちょうど同数になって，中性に，つまり酸性でも塩基性でもなくなる．pHが7より低い液体は酸性で，水素イオンの数は水酸

生化学：生命体の化学組成　39

化物イオンの数より多い．pH 6 の液体は pH 7 の液体の 10 倍多く水素イオンを含んでいるので，pH 3 であれば pH 7 に対して 10,000 倍（10×10×10×10）の水素イオン濃度になっている．pH が 7 より高い溶液は塩基性またはアルカリ性で，pH 8 や pH 12 では，pH 7 の溶液に比べて，（それぞれ）1/10 や 1/100,000 の水素イオン数しかない．

生きている細胞は pH の変化に非常に敏感である．酸-塩基平衡は腎臓，肝臓によって，また体液中にある多くの**緩衝液** buffers と呼ばれる化学物質で慎重に制御されている．弱酸や弱塩基は，人体の緩衝系の重要な構成要素であり，過剰な水素イオンまたは水酸化物イオンを吸収することで，pH を安定に保っている（第 15 章参照）．

血液はほぼすべての細胞と密接に接触するため，血液の pH 調節はとくに厳密に行われている．通常，血液の pH は 7.35〜7.45 の狭い範囲に調節されている．血液の pH は，正常値の上限からほんの 0.2〜0.3 程度でも上がったら，確実に死に至る．これを説明するのに何百もの例を挙げることができるが，ここではきわめて重要な一例として血液 pH について言及しておきたい．それは血液の pH が酸性に傾きはじめると，血中のヘモグロビンが細胞に運ぶことのできる酸素量は，生命を維持するのが危険なレベルにまで急速に下がるということである．

> **確認してみよう**
> 15. 急激な体温変化に対して，水はどんな性質をみせるか？
> 16. プロトン供与体は酸か，塩基か？
> 17. pH 11 は酸性か，塩基性か？ pH 11 の溶液と pH 5 の溶液ではなにが違うか？
> 18. 生化学は「ウエットな（水のある）」化学である．この言葉はなにを意味するか？
> 19. 塩は電解質である．これはなにを意味するか？
> 　　　　　　　　　　　　　　　（解答は付録 A 参照）

2.5b　有機化合物

> **学習目標**
> ● 有機分子の合成や分解における脱水縮合と加水分解について，説明することができる．
> ● 炭水化物（糖質）と脂質について，その成分単位，構造，体内での機能から比較することができる．

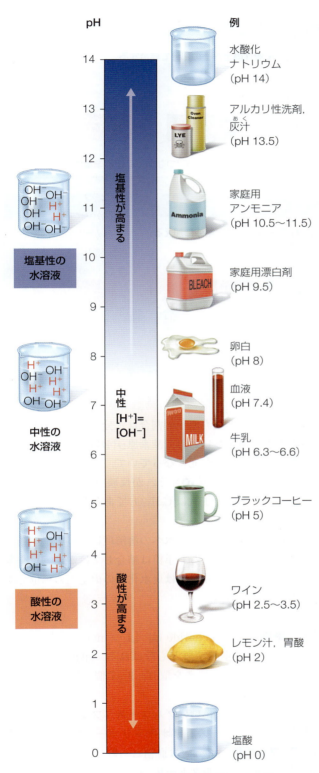

図 2.12　pH スケールと代表的な物質の pH 値
pH スケールは，溶液中の水素イオンの数による．pH 7 では H⁺ の数と OH⁻ の数が等しくなり，溶液は中性となる．pH が 7 より低い水溶液は酸で（H⁺ が OH⁻ より多い），7 より多い水溶液は塩基またはアルカリ（H⁺ が OH⁻ より少ない）という．

図 2.12 Q　酸性の度合いを上げる能力があるイオンはなにか？
（解答は付録 A 参照）

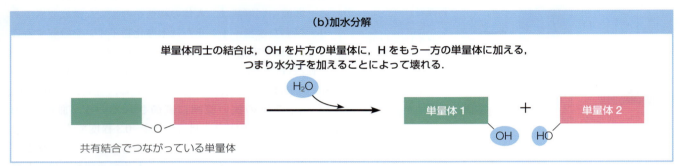

図2.13 生体分子における脱水縮合と加水分解
生体内分子はその単量体(単位)が脱水縮合して作られ、加水分解によって単量体に分解される。

　大部分の有機分子は非常に大きいにもかかわらず、ほかの分子と反応する部分はほんの小さな部位である。この部位は、**官能基**(酸性官能基類、アミン基、その他)と呼ばれる。

　多くの有機化合物(例えば炭水化物、タンパク質)は重合体である。**重合体** polymers は、多くの類似または反復する**単量体** monomers が**脱水縮合** dehydration synthesis によって結合してできた、鎖状の分子である(図2.13a)。脱水縮合では、ある単量体から除去された水素原子が、別の単量体から除去された水酸基(−OH)と結合する。残った単量体同士が共有結合し、水分子は放出される。共有結合が行われるたびに水が放出され単量体が結びつき、重合鎖が徐々に長くなる。

　重合体は分離もしくは消化されて単量体となるとき、**加水分解** hydrolysis と呼ばれる逆のプロセスが起こる(図2.13b)。各結合に水分子が加えられることで、それまでの結合が壊れ、単量体が放出される。この章で扱う単量体以外のすべての有機分子(炭水化物、脂質、タンパク質、核酸)は、脱水縮合によって形成されて、加水分解によって分離される。

炭水化物(糖質)

　炭水化物(糖質) carbohydrates に糖、デンプンなどがあり、炭素、水素、酸素を有している。いくつかの例外があるが、水素原子と酸素原子の割合は水分子と同じである。すなわち水素原子2に対して酸素原子1の割合である。炭水化物の名称はこれが元になっていて、「水和された炭素」を意味し、糖の分子式にもそれが反映されている。例えば、グルコースの分子式は $C_6H_{12}O_6$ であるし、リボースは $C_5H_{10}O_5$ である。

　炭水化物はその大きさや水への溶解度によって、単糖、二糖、多糖に分類される。単糖は結合してほかの二糖や多糖を形成する。つまり単糖は炭水化物の構造上の単位であり、構成部品である。

単糖　**単糖** monosaccharide は、「1つ mono の糖 saccharide」を意味し、単純糖質とも呼ばれる。単糖は1本の直鎖または一環の環状構造を取り、3～7個の炭素原子を含む(図2.14a)。

　体内で最も重要な単糖はグルコース、フルクトース、ガラクトース、リボース、デオキシリボースである。**グルコース(ブドウ糖)** glucose は血糖とも呼ばれ、すべての細胞の燃料である。フルクトース(果糖)やガラクトースは、細胞によって利用されるためにグルコースに変換される。リボースやデオキシリボースは、遺伝情報に関わる核酸の構造の一部を形成する。

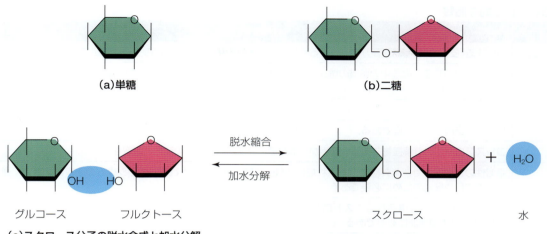

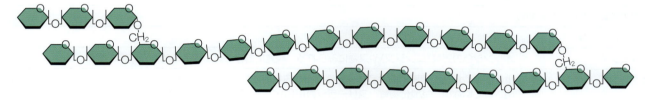

図 2.14 炭水化物
(a)単糖の一般的な構造．(b)，(d)それぞれ二糖と多糖の一般的な構造．(c)二糖であるスクロースの脱水縮合による合成と加水分解による分解．

二糖 二糖 disaccharides, double sugars は(図 2.14b)，2 つの単糖が脱水縮合によって結合することで形成される．前述の通り，この反応によって結合を形成する際に，水分子が失われる(図 2.14c)．

食品中の重要な二糖は，サトウキビの糖であるスクロース(ショ糖．グルコース＋フルクトース)，牛乳中に存在するラクトース(乳糖．グルコース＋ガラクトース)，麦芽の糖であるマルトース(麦芽糖．グルコース＋グルコース)である．二糖は細胞膜を通過するには大きすぎるため，消化管から血管に吸収可能な単糖になるまで，分解(消化)されなければならない．これは加水分解によって実施される(図 2.14c および図 2.13b 参照)．

多糖 多糖 polysaccharides は文字通り「たくさんの糖」で，長く枝分かれした単糖の鎖からできている(図 2.14d)．多糖の分子は巨大かつ不溶性なので，理想的な貯蔵物質となる．巨大なサイズゆえ，単糖や二糖のような甘味はない．

身体にとって重要な多糖は，デンプンとグリコーゲンの 2 つのみである．デンプンは植物によって合成される貯蔵型の多糖である．私たちは，穀類(コーンや米)や根菜類(ジャガイモやニンジン)のような「デンプン食」の形で多糖を摂取する．グリコーゲンはデンプンよりやや小さな分子サイズであるが，同じように動物組織中(主として筋や肝臓)に見出せる．デンプンと同様，グルコースがつながってできた重合体である．

炭水化物は，細胞にとっていつでも簡単に使用できる食物エネルギーの供給源であり，とりわけグルコースは一番の「細胞のごちそう」である．グルコースが複雑な化学反応のなかで酸化される(酸素と結合する)と，二酸化炭素と水に分解される．グルコースの結合が壊されて放出されたエネルギーの一部は，細胞内のエネルギーの「通貨」となる ATP 分子の高エネルギー結合に捕捉され，貯蔵される．ATP 生成をすぐに必要としない場合は，摂取した炭水化物はグリコーゲンや脂肪に転換されて貯蔵される．炭水化物を多く含む菓子を大量に摂取して，体重が増加してしまった人は，この転換の過程を直接体験してしまったということである！

細胞の構築に使われる炭水化物はごくわずかで，細胞全体の 1〜2％程度である．ある種の糖は私たちの遺伝子の

表2.5 体内にみられる代表的な脂質

脂質の種類	体内分布/機能
トリグリセリド（中性脂肪）	脂肪沈着（皮下組織や臓器周辺）にみられる．臓器の保護や断熱を行う．体内の主要な貯蔵エネルギー源である．
リン脂質	細胞膜にみられる．血漿中の脂質の輸送に関与する．脳や全身の神経組織に豊富に存在し，白質という絶縁組織の形成を助ける．
ステロイド	
コレステロール	身体のステロイドの基礎である．
胆汁酸塩	コレステロールの分解産物である．肝臓から消化管に分泌され，脂肪の消化と吸収を助ける．
ビタミンD	脂溶性のビタミンで，紫外線に曝露された（日光を浴びた）肌で産生される．カルシウムの吸収に必要で，通常の骨の成長や機能のために必要である．
性ホルモン	コレステロールから作られるエストロゲンとプロゲステロン（女性ホルモン）やテストステロン（男性ホルモン）．正常な生殖機能に必要である．欠乏すると不妊症を招く．
コルチコステロイド（副腎皮質ホルモン）	糖質コルチコイドであるコルチゾールは，長期抗ストレスホルモンで生存に不可欠である．アルドステロンは腎臓にはたらきかけて，体液の塩と水のバランス維持を助ける．
ほかの脂質を基材とした物質	
脂溶性ビタミン	
ビタミンA	オレンジ色の野菜（ニンジン）や果物にみられる．視覚における光受容体の色素の一部である．
ビタミンE	小麦胚芽や緑色の葉野菜のような植物性食品から摂取される．創傷治癒を促進し受精率を上げるが，人では証明されていない．抗酸化物質．フリーラジカル（いくつかのタイプのがんを引き起こす誘引物質と考えられている高反応性粒子）の中和作用をもつ．
ビタミンK	腸内細菌のはたらきによって概ね合成され，利用できる．さまざまな食物に広く含まれている．血液凝固因子のタンパク質を合成するのに必要である．
プロスタグランジン	細胞膜にみられる脂肪酸の誘導体である．子宮収縮刺激（それによって陣痛や自然流産を誘発する）や血圧調節，消化管運動の調節を含む特異的作用によるさまざまな機能がある．炎症に関与する．
リポタンパク質	脂肪酸やコレステロールを血流中で運搬するための，脂質とタンパク質を基本とした物質である．主要なものに高密度リポタンパク質（HDLs）と低密度リポタンパク質（LDLs）がある．
糖脂質	細胞膜の成分である．炭水化物分子と結合した脂質のことで，血液型の決定や免疫細胞による細胞認識や外来物質の認識の役割をはたす．

中に存在し，またあるものは細胞膜（細胞の境界）の外表面に存在して，そこで細胞の相互作用を誘導する交通標識の役割を担う．

脂質

脂質 lipids または脂肪は，有機化合物のなかでも数が多く，種類も多い（表2.5）．脂質は肉や卵黄，乳製品，油などの形で体内に取り込まれる．体内に最も豊富に存在する脂質は，トリグリセリド，リン脂質，ステロイドである．炭水化物同様，脂質はどれも炭素原子，水素原子と酸素原子を含んでいるが，脂質は炭素原子と水素原子の数が，酸素原子に比べてかなり多い．典型的な脂質であるトリステアリンの化学式は $C_{57}H_{110}O_6$ である．ほとんどの脂質は水に溶解しないが，ほかの脂質や，アルコールやアセトンのような有機溶剤に対しては容易に溶解する．

トリグリセリド トリグリセリド triglycerides または**中性脂肪** neutral fats は，**脂肪酸** fatty acids と**グリセロール** glycerol という2種類の構成成分からなる．3個の脂肪酸が1個のグリセロール分子に結合して合成され，フォークの歯に似たE状の形をした分子となる（図2.15a）．グリセロールの主鎖はあらゆる中性脂肪において共通しているが，脂肪酸の鎖はバラエティに富んでおり，さまざまな種類の中性脂肪が存在する．

トリグリセリドの脂肪酸の長さとC＝C結合の種類は，ある温度下でその分子がどの程度固まっているかを決定している．炭素原子間の共有結合を1個だけもつ脂肪酸は，**飽和脂肪酸** saturated fatty acid と呼ばれる．その脂肪酸鎖は直線状で（図2.16a），室温下で飽和した脂肪の分子は相互にしっかりとたたまれて固体を形成する．バターはその一例である．炭素原子間の1個あるいはそれ以上の二重

生化学：生命体の化学組成　43

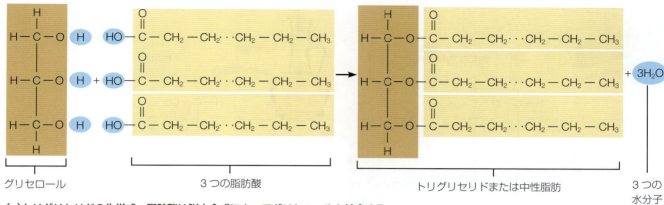

(a) トリグリセリドの化学式．脂肪酸は脱水合成によってグリセロールと結合する

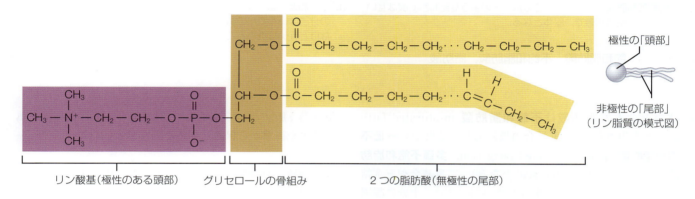

(b) 典型的なリン脂質分子（ホスファチジルコリン）の構造．2つの脂肪酸鎖とリン酸含有基がグリセロールの骨組みに結合している

(c) コレステロール．互いに連結した4つの炭素環からなるステロイド，コレステロールの簡略化構造

図 2.15　脂質

(a) トリグリセリドまたは中性脂肪は脱水縮合によって合成され，それぞれの結合部位から水分子が失われる．(b) 典型的なリン脂質分子の構造．(b) の脂肪酸鎖の1つは飽和していない（1つ以上のC=C二重結合を有する）ことに着目しよう．(c) コレステロール（体内のすべてのステロイドの基礎）の一般的な構造．

図 2.15 Q　トリグリセリドとリン脂質は似ている．両者の構造上の主要な違いはなにか？

（解答は付録Aを参照）

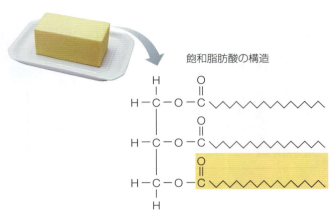
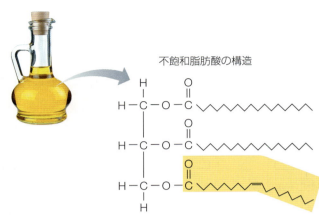

(a) **飽和脂肪酸**．室温では，このバターのような飽和脂肪酸は互いにすし詰め状態で，固体となる．

(b) **不飽和脂肪酸**．室温では，オリーブオイルのような不飽和脂肪酸の分子はいくつかの脂肪酸鎖に屈曲があるので，固体になるに十分なほど互いに詰めることができない．

図 2.16 飽和脂肪酸，不飽和脂肪酸，脂肪酸

結合を含んだ脂肪酸は**不飽和脂肪酸** unsaturated fatty acid と表現される（二重結合の数に応じてそれぞれ**一価不飽和脂肪酸** monounsaturated fatty acid, **多価不飽和脂肪酸** polyunsaturated fatty acid となる）．二重結合や三重結合によって脂肪酸は屈曲するので（図 2.16b），十分に凝固するほど密には折りたたまれない．したがって，短い鎖脂肪酸をもったトリグリセリドや不飽和脂肪酸は油状（室温で液体）であり，植物油はその典型である．例として，オリーブオイル（一価不飽和脂肪酸）や，多価不飽和脂肪酸を高い割合で含む大豆油や紅花油が挙げられる．より長い脂肪酸やより飽和の進んだ脂肪酸は，バター油脂や肉の脂などの動物性脂肪として一般的にみられ，室温で固体である．2つのタイプの脂肪酸のうち不飽和脂肪酸，特にオリーブオイルはより「心臓に良い」といわれている．

一般に多くのマーガリンやパン・焼き菓子類に含まれる**トランス脂肪酸** trans fats は，二重結合部分に水素原子を加えてそれらを一重結合にすることで固まった油である．これらは「悪い」コレステロールを上昇させて，「良い」コレステロールを低下させることで，心臓病のリスクを上げてしまう．これに対して，寒水域に生息する魚に含まれている，**ω-3 脂肪酸** omega-3 fatty acids は，心臓病のリスクやある種の炎症性疾患のリスクを下げ減少させることがわかっている．

トリグリセリドは，人体にとって利用可能なエネルギーのなかで，最も豊富で，また濃縮された形で存在している源である．中性脂肪が酸化される際，大量のエネルギーが発生する．また中性脂肪は，主に皮下や体内臓器の周囲を取り巻く脂肪として貯蔵され，人体を包み，深部組織を熱の消失や衝撃から保護している．

リン脂質 **リン脂質** phospholipids はトリグリセリドとかなり類似している．異なる点は，リン脂質ではリン含有基をその分子構造の一部としてもち，脂肪酸鎖の1本の代わりとなっている点である．したがって，リン脂質は脂肪酸を3つではなく2つ有している（図 2.15b）．

リンを有する部分（「頭部」）は電荷を帯びており，これによりリン脂質は特殊な化学的性質と極性をもつ．例えば，帯電した領域は**親水性** hydrophilic（「水が好き」の意）で，水やイオンを引きつけて作用し合う．脂肪酸の鎖（極性のない「尾」）は**疎水性** hydrophobic（「水が嫌い」の意）で，極性のあるものや電荷のある分子とは反応しない．細胞膜にリン脂質があることで，細胞での物質の出し入れに選択性が与えられている．

ステロイド **ステロイド** steroids は，基本的に平板な分子で4つの連結した炭素の環で形成されている（図 2.15c）．それによって，脂肪とは全く異なった構造を取っている．しかし脂肪と同様，多くの水素原子や炭素原子からなり，脂溶性である．最も重要なステロイド分子は**コレステロール** cholesterol である．コレステロールは肉や卵，チーズから動物性食品として体内に摂取され，食事の摂取とは無関係に肝臓でも合成されている．

コレステロールは，動脈硬化症の原因として悪い印象があるが，人間の生命活動にとって必須のものである．コレステロールは細胞膜に存在するほか，ビタミンDやステ

生化学：生命体の化学組成　45

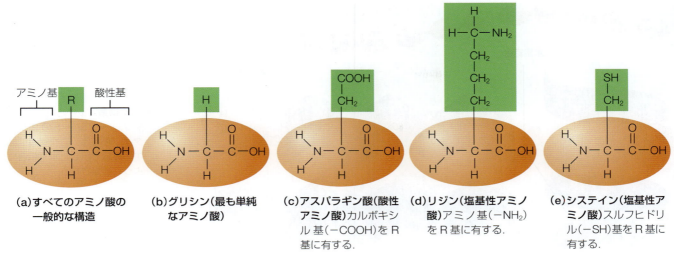

図2.17　アミノ酸の構造
(a) アミノ酸の共通の構造．すべてのアミノ酸はアミノ基（NH₂）とカルボキシル基（COOH）の両方をもつ．それぞれのR基（緑）の性質によって違いが生じる．(b〜e) 4つのアミノ酸の特異的構造．

> **図2.17 Q**　R基（ここではグリーン）の重要性はなにか？
> （解答は付録A参照）

ロイドホルモン（体内の化学シグナル分子），胆汁酸塩（消化の際，脂質の乳化を助ける）の原材料である．ステロイドホルモンは，体内には微量しか存在しないが，ホメオスタシスの維持に不可欠である．性ホルモンがなければ生殖できないし，副腎で産生されるコルチコステロイドが完全に欠如すると命にかかわる．

> **確認してみよう**
> 20. 炭水化物の構造単位または構築成分はなにか？　脂質のそれはなにか？
> 21. 細胞膜に見られる脂質の種類はなにか？
> 22. グルコースからグリコーゲンが作られるのは，加水分解または脱水縮合のいずれか？
> （解答は付録A参照）

タンパク質

> **学習目標**
> ● 線維状タンパク質と球状タンパク質の違いを明らかにすることができる．
> ● 酵素を定義し，その役割を説明することができる．

タンパク質 proteins は，人体の有機化合物の50％以上を占め，生体分子のなかで最も多様な機能をもつ．タンパク質の一部は構成材料として，また一部は細胞の機能にとって必要不可欠である．炭水化物や脂質と同様，すべてのタンパク質は炭素，酸素，水素を含み，それに加えて窒素を含む．なかには硫黄原子も含むものもある．

タンパク質の構成要素は**アミノ酸** amino acids と呼ばれる小さな分子である．タンパク質中には，20種類のアミノ酸がある．いずれのアミノ酸も，塩基としての性質をもたらすアミノ基（−NH₂）と，さらに，酸としてのはたらきをもたらすカルボキシル基（−COOH）をもっている．事実，すべてのアミノ酸は，R基と呼ばれる1つの側鎖を除いて，全く同じ構造をしている（図2.17）．R基の違いだけで，それぞれのアミノ酸が化学的に異なった性質を示す．例えば，R基に（アスパラギン酸のように）追加のカルボキシル基がある場合，アミノ酸はさらに酸性を帯びるし，（システインのように）R基に硫酸の基（−SH）をもてば，同一タンパク質内でほかのアミノ酸と結合することで構造的な安定性をもつようになる．

アミノ酸は，互いにつながって**ポリペプチド**（50アミノ酸未満）からタンパク質（50アミノ酸より多い）となり，さらに大きく，複雑なタンパク質（50〜数千アミノ酸）とな

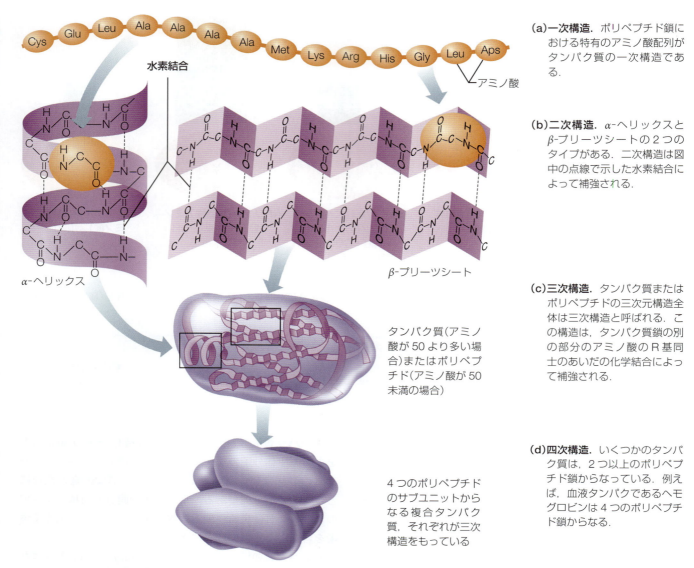

図 2.18 タンパク質を構成する4つのレベル

る．アミノ酸はそれぞれが独特の性質をもっているため，それらが結合した配列は構造的にも機能的にも大きく異なったタンパク質を作り出す．このことは20のアミノ酸を20種のアルファベット文字と考えると理解しやすいかもしれない．その文字(アミノ酸)は単語(タンパク質)を形成する特定の組み合わせとして使用される．ちょうど単語の中の一文字でも違えば，全く違う別の言葉に変わってしまったり(flour 小麦粉→floor 床)，意味がなくなってしまったり(flour→fluur)するように，アミノ酸の種類の変化やタンパク質中でのその位置の変化によって，何千もの異なったタンパク質分子が生み出される．

タンパク質の構造レベル　タンパク質は，4つの構造レベルで考えることができる．ポリペプチド鎖を構成するアミノ酸配列は，タンパク質の一次構造と呼ばれる．アミノ酸という「ビーズ」がつながったネックレスのようなこの構造は，タンパク質分子の骨格となって，それぞれのアミノ酸の化学的性質が，そのタンパク質の折れ曲がりに影響する(図 2.18a)．

ほとんどのタンパク質は，単純なアミノ酸の直鎖ではなく，ねじれたり自身で折れ曲がったりして，さらに複雑な二次構造を取る．二次構造でよく見られるのは**アルファ(α)-ヘリックス** alpha(α)-helix で，金属のばねのような形をしている(図 2.18b)．α-ヘリックスは，一次構造の

生化学：生命体の化学組成　47

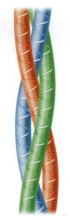
(a) コラーゲンの三重らせん
（線維状タンパク質で構造タンパク質）

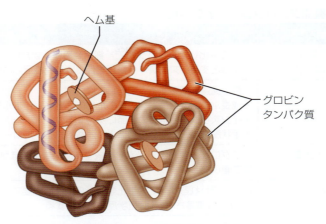
(b) ヘモグロビン分子はタンパク質のグロビンと結合している
　ヘム基からなる
（グロビンは球状タンパク質で機能タンパク質）

図2.19 線維状タンパク質(a)と球状タンパク質(b)の一般的な構造

鎖がコイル状にぐるぐる巻かれた構造で，水素結合によって形状が安定化されている．α-ヘリックスの水素結合は，常に同じ鎖の異なる部分と結びつく．

このほか，二次構造には**ベータ(β)-プリーツシート** beta(β)-pleated sheet がある．ポリペプチドの主鎖はコイル状にならずに，水素結合によって鎖が横並びに結合し，スカートのプリーツ（ひだ）のような，または紙を折ってできる扇子のようなリボン上の構造を取る（図2.18b）．このタイプの二次構造では，水素結合は，折りたたまれた同じ鎖の中での異なる部分間で行われるのと同様に，異なる鎖のあいだでも起こる．

多くのタンパク質は，さらに複雑な三次構造を取る．三次構造では，アミノ酸の鎖のα-ヘリックスやβ-プリーツシートの部分が折れ曲がって，ボールのような球状のタンパク質の形状になるのである（図2.18c）．この特徴ある構造は，主鎖中の遠く離れたアミノ酸同士が共有結合または水素結合することで維持されることが多い．2つ以上のアミノ酸鎖（ポリペプチド鎖）が，複合タンパク質として規則的に組み合わされ，複雑な構造を取る場合，これをタンパク質の四次構造という（図2.18d）．

三次構造や四次構造を取るタンパク質は，金属の薄片をくしゃくしゃにしたボールのような形をしているが，どんなタンパク質の最終構造も特異的であり，その特異性は一次構造で決まる．つまり，一次構造に表れたタンパク質骨格中のアミノ酸の種類と位置が，表面近くに親水性のアミノ酸を置き，中心部に疎水性のアミノ酸を置くといったことを決めていると言える．

線維状タンパク質と球状タンパク質　タンパク質はその大まかな形と構造によって，線維状タンパク質と球状タンパク質に分類される（図2.19）．より糸状の**線維状タンパク質** fibrous proteins は，**構造タンパク質** structural proteins とも呼ばれ，人体の構造を作る組織でよくみられる．二次構造のものもあるが，ほとんどは三次構造か四次構造を取る．人体の構造を相互に結びつけ，ある種の組織においては強度を増して頑丈なものとするなど，非常に大切なはたらきをしている．例えば，骨，軟骨，腱などに見られるコラーゲンは体内では最も豊富に存在するタンパク質である（図2.19a）．ケラチンは毛や爪を構成するタンパク質で，皮膚に強度を与える材料でもある．

球状タンパク質 globular proteins は動的で，小型で球状の三次構造の分子である．水溶性で，ほぼすべての生物学的反応において重要な役割をはたす．これらは，なにかの構造をなすのではなく何らかのはたらきをすることから，**機能タンパク質** functional proteins と呼ばれる．そのはたらきの範囲は，注目に値する（表2.6）．例えば，あるものは抗体と呼ばれ免疫機能を提供し，またあるもの（ホルモン）は成長や発達を制御する．酵素と呼ばれる球状タンパク質は，体内で行われるほとんどすべての化学反応を調節する生物学的触媒である．酸素運搬のためのタンパク質であるヘモグロビンは，四次構造をもつ球状タンパク質の一例である（図2.19b）．

線維構造のタンパク質は非常に安定であるが，球状の機能タンパク質は逆に非常に不安定である．水素結合はタンパク質の構造維持にきわめて重要だが壊れやすく，熱やpH

表 2.6 機能タンパク質の代表的な種類

機能クラス	体内での役割
抗体（免疫グロブリン，イムノグロブリン）	高度に特化したタンパク質で，細菌や毒素，またいくつかのウイルスなどの認識，結合，不活性化を行う．「侵略」しようとする外来物質から身体を保護する免疫反応の機能である．
ホルモン	成長や発達を調整する．例としては ・成長ホルモン：最適な成長のために必要な同化ホルモンである ・インスリン：血糖値の調節に関与する ・甲状腺ホルモン：体細胞により消費されるグルコースの割合を調節する
輸送タンパク質	ヘモグロビンは血中で酸素を運搬する．血液中のほかの輸送タンパク質は，イオン，コレステロール，その他の物質を運ぶ．
酵素（触媒）	体内で行われるすべての生化学的反応にほぼ必要である．化学反応率を少なくとも100万倍上げる．酵素がなければ（または破壊されれば）化学反応は停止する．

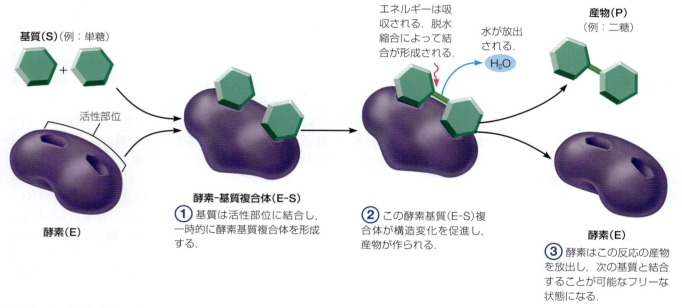

図 2.20 酵素作用の概略

の上昇で簡単に壊れてしまう．その三次元構造が壊れると，タンパク質は変性したと表現され，その生物学的な機能は失われる．なぜか？　タンパク質の機能は，その特異的な三次元構造によるものだからである．前述の通り，ヘモグロビンは血液のpHが酸性に傾きすぎると，酸素と結合して運搬することができなくなってしまう．胃ではたらくタンパク質消化酵素であるペプシンは，アルカリ性のpHによって不活性化される．どちらの場合も不適当なpHによって，タンパク質の機能に必要な構造が壊れたことに原因がある．

　驚くほど複雑な分子である酵素は，あらゆる細胞の機能と重要な関わりをもっているので，ここで少し述べておくことにしよう．

酵素と酵素活性　**酵素** enzymes は生物学的触媒として作用する機能タンパク質である．**触媒** catalyst とは，自身が産物の一部になったり変化したりすることなく，化学反応の速度を促進する物質である．酵素は，その構造の表面に**活性部位** active sites と言われる特殊な部位をもつために，このような離れ業を成し遂げることができる．この部位は相補的な構造や電荷をもつ基質と呼ばれる物質と，「ぴたりとはまり」化学的に作用し合う（図 2.20）．基質は酵素の活性部位と結合しているあいだに，酵素-基質複合体と言われる構造を形成し，構造変化を起こして新しい物質になる．作用中も酵素が変化することがないので，何度でも使用できる．また細胞が必要とする酵素の量はごく少

量である．紙を切るハサミを考えてみよう．紙（基質）を「切って」生成物を作ったとしても，ハサミ（酵素）は変化しない．ハサミは何度でもほかの紙を「切る」ことができるのである．

酵素は毎分何百万回もの触媒作用を担うことが可能である．化学反応の速度を速めること以外にも，酵素はある特定の時間にどの化学反応を行えるのかを決定することができる．酵素のないところに反応は起こらない！　酵素はちょろちょろと燃える火に風を吹き込み炎を立たせる，ふいごにたとえることができる．酵素がないと，化学反応があまりにも遅すぎて，生命を維持することが困難になってしまう．

人体の細胞中には何百種類もの酵素が存在するが，各酵素はきわめて特異的な活性を示し，たった1つの（あるいは少数の）化学反応を調節し，特異的な分子上でしか作用しない．ほとんどの酵素には，その触媒する反応の種類にちなんだ名称が付けられている．例えば，水を付加する加水分解酵素 hydrolase，酸化を起こすオキシダーゼ oxydase などである（多くの場合，アーゼ -ase という接尾辞で酵素であることがわかる）．

酵素によってその制御の仕方は異なる．多くの酵素は不活性な形で作られ，機能するために何らかの方法で活性化される必要がある．触媒作用を終えた直後に不活性化される酵素もある．血管が傷害されたときに血液凝固を促進する酵素には，この2つのはたらきが関わっている．もしそうでなければ，不必要で致死的な血塊が多量に形成されることになる．

確認してみよう
23. タンパク質の一次構造とはなにか？
24. 身体の構造を構成するより重要なものは，線維状タンパク質と球状タンパク質のいずれか？
25. 酵素はどのようにして基質を認識するか？
（解答は付録A参照）

核酸

学習目標
- DNAとRNAの構造と機能を比較することができる．
- 身体の中でのATPの重要性を説明することができる．

核酸 nucleic acids の役割は根源的なものである．核酸は，生命の基本的な青写真を提供する遺伝子を構成する．核酸は，私たちがどのような個体（有機体）となるかを決定するだけではなく，私たちの成長や発達をも指揮している．核酸は，タンパク質の構造を指示することでこれらのはたらきを全うしている（体内で起こるあらゆる化学反応を触媒する酵素がタンパク質であることを思い出そう）．

核酸は炭素，酸素，水素，窒素およびリン原子を含み，体内で最も大きな生体分子である．その構成要素である**ヌクレオチド** nucleotides はきわめて複雑で，3つの基本部分から構成される．すなわち，(1)窒素を含む塩基，(2)ペントース（五炭糖），(3)リン酸基である（図 2.21a，b）．

塩基には，アデニン(A)，グアニン(G)，シトシン(C)，チミン(T)，ウラシル(U)の5種類がある．AとGは大きい二環の塩基で，CとTとUは小さい一環の構造である．ヌクレオチドの名称はその含んでいる塩基によって名称がつけられている．すなわち，Aを含む塩基はアデニンヌクレオチド，Cを含む塩基はシトシンヌクレオチド，といった具合である．

核酸の主要なものは**デオキシリボ核酸** deoxyribonucleic acid（DNA）と**リボ核酸** ribonucleic acid（RNA）の2種類である．DNAとRNAはさまざまな点で異なる．DNAは細胞の核（細胞の司令塔）にみられる遺伝物質で，2つの基本的役割がある．すなわち，(1)DNAは細胞分裂に先立ち正確に複製する．これによって，すべての細胞がその遺伝情報の全く同一の遺伝情報の複製をもつことが可能となる．(2)身体のタンパク質の合成の指示を出すことである．一方RNAは，概ね核外で機能するDNAの「家来」と考えることができる．RNAは，DNAより出されたタンパク質合成の指令を遂行するのである．

DNAとRNAはいずれもヌクレオチドが互いに連結して形成されるが，その最終的な形は異なっている．DNAはヌクレオチドの長い二重鎖である（図 2.21c，d）．その塩基はA，G，T，Cで，糖はデオキシリボースである．DNAの2本のヌクレオチド鎖は，塩基間の水素結合によって結合されて，はしごのような分子を形成する．糖とリン酸が交互に組み合わさってはしごの「縦の柱」を形作り，糖リン酸骨格と呼ばれる．はしごのそれぞれの「桟」は，2つの結合した塩基で作られる（1塩基対）．塩基の結合はきわめて特異的で，Aは必ずTと，Gは必ずCと結合する．それで，AとTは相補的な塩基と呼ばれ，CとGも同様である．したがって，一方のACTGAという配列のヌクレオチド鎖は，もう一方はTGACTという相補的な配列のヌクレオチド鎖と結合することになる．分子全体がくるくるとねじれて，二重らせんと呼ばれるらせん状のはしごのような構造を取る．

DNAが二重鎖であるのに対して，RNAの分子は1本のヌクレオチド鎖からなる．RNAの塩基はA，G，C，U

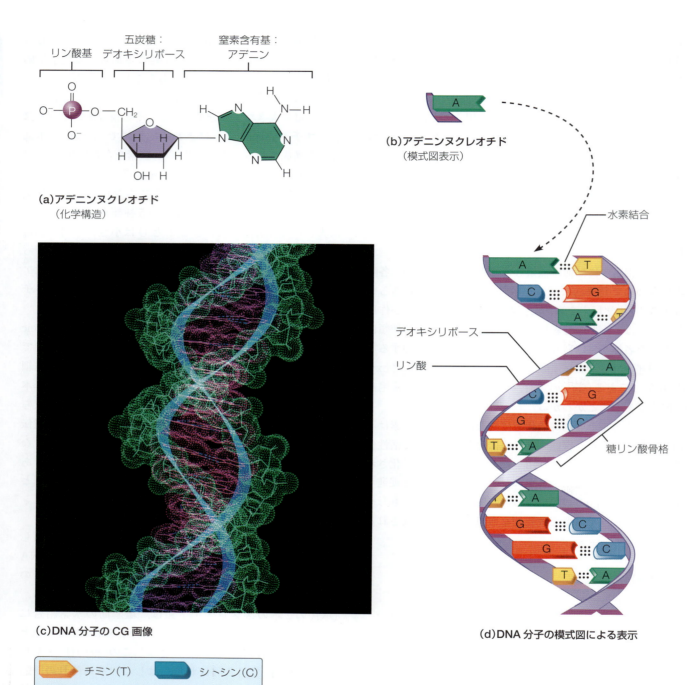

figure 2.21 DNAの構造
(a)DNAの基本単位であるヌクレオチドには，リン酸と結合した糖分子であるデオキシリボースが含まれる．窒素を含有している塩基は糖と結合している．塩基としてアデニンを含むヌクレオチドは，(a)の通り化学的に，また(b)の通り模式図的に描かれている．(c)DNAのCG画像．(d)DNA分子の図形的構造：2本のヌクレオチド鎖がコイル状に巻いて，二重らせんを形成している．そのDNAの「骨格」は糖分子とリン酸分子が交互に担っている．そのはしごの「桟」は2つまたは3つの水素結合によって，互いに相補的となる塩基の結合（AとT，GとC）が担っている．

生化学：生命体の化学組成　51

関連職種をのぞいてみよう

ファーマシー・テクニシャン Pharmacy Technician

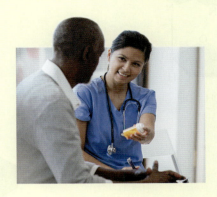

新しい薬を手に入れたとき，人々はその包みを開けてその効能が記載されている説明書を捨ててしまう．しかし，クリス・グリーンさんは違う．「添付書類を読むのが大好きなんです」と，アラバマ州バーミンガムでCVSドラッグストアのファーマシー・テクニシャンであるグリーンさんは言う．

ファーマシー・テクニシャンは，患者の症状について患者に話すことは法律上禁止されている．しかし彼らは，医学用語をわかりやすく説明したり，薬の副作用や患者が知っておくべき注意事項を説明したりできる．

忙しい小売薬局は，さまざまな部署を備えている．すなわち，新しい処方記録をアップデートするためのデータ入力部署，処方箋に従って調剤する部署，薬剤師が処方箋通りに薬剤を調剤しているか，薬には正しくラベルが貼られているかといったことを確認する部署などである．グリーンさんの仕事は，部署から部署へと仕事の流れが円滑に進むように調整することである．

生物学の学士号を取得しているグリーンさんは，ファーマシー・テクニシャンは薬の化学的組成や特性を理解する上で，科学，特に基礎化学や解剖学，生理学をよく理解する必要があることを強調する．

「データを入力すると，潜在的な副作用がわかります」と彼は言う．また，「薬がどのように作用し，薬同士が互いにどう影響しあい，また薬と身体がどのように相互作用するのかを知ることが重要です．なにかに気づいたら，薬剤師に伝えることもあります」と言う．

ファーマシー・テクニシャンは，小売薬局や通信販売薬局，病院，介護施設，居宅支援事業所など，患者が薬を必要とするあらゆるところではたらいている．ベビーブーム世代が高齢化し，高齢者の数が増えるにつれ，薬剤師とファーマシー・テクニシャンの需要は高まる．

ファーマシー・テクニシャンの資格必要要件は州によって違っているが，多くは薬局でのインターンシップを含んだ専門の研修が要求される．

基本事項

- ファーマシー・テクニシャンは調剤，ラベル貼付，在庫管理の補佐をする．
- ファーマシー・テクニシャンは，高いコミュニケーション能力と数学の技術が必要である．
- 解剖学や生理学の知識はファーマシー・テクニシャンが薬の相互作用や副作用を理解するのに役立ち，そういった情報の患者への説明を可能にする．

（DNAではUの代わりにTが含まれる），糖はデオキシリボースに代わってリボースである．RNAにはメッセンジャーRNA（伝令RNA，mRNA），トランスファーRNA（運搬RNA，tRNA），リボソームRNA（rRNA）という3種類があり，それぞれがDNAのタンパク質合成の指令を遂行する上で，独自の役割をはたす．メッセンジャーRNA（mRNA）は，タンパク質合成のための情報をDNAから核外のタンパク質合成の場であるリボソームへ運ぶ．トランスファーRNA（tRNA）は，アミノ酸をリボソームに運ぶ．リボソームRNAは，リボソームの一部を形成し，そこでメッセージの翻訳を監視してアミノ酸をつなぎ合わせ，タンパク質を形成する（タンパク質合成については，第3章で詳細に解説する）．

アデノシン三リン酸

アデノシン三リン酸 adenosine triphosphate（ATP）の合成は，体内のすべての細胞に使用可能な形で化学エネルギーを提供するという意味で，なににもまして重要である．ATPがなければ，分子は生成も分解もされず，細胞は細胞膜の維持さえもできず，あらゆる生命活動は停止を余儀なくされる．

グルコースは，人体の細胞にとって最も重要な「燃料」で

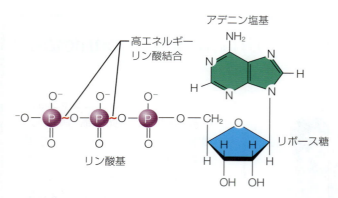

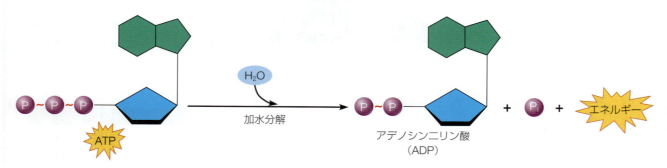

(b) ATPの加水分解

図2.22　ATP：構造と加水分解
(a)アデノシン三リン酸(ATP)の構造．(b)ATPの加水分解によってアデノシン二リン酸(ADP)と無機リン酸(Pi)が生じる．高エネルギー結合は赤の波線で示している．

あるにもかかわらず，その分子の結合中には細胞活動に直接使用できる化学エネルギーは存在していない．そのかわり，グルコースの異化過程で遊離したエネルギーは，エネルギーの小さなかたまりであるATP分子の結合の中に捕捉され貯蔵される．グルコースとATPは，精製前のオイルとガソリンに例えることができる．オイルはたくさんのエネルギーをもってはいるが，ガソリンへと精製する工程なしには車を直接動かす力として使えない．

　構造の点から見ると，ATPはRNAのヌクレオチドが変形したもので，アデニン塩基と，糖としてリボース，1個ではなく3個のリン酸基をもっている（図2.22a）．このリン酸基は，高エネルギーリン酸結合と呼ばれる特徴的な化学結合によって結合している．リン酸基は負に荷電して互いの荷電が反発しあっているために，この部位に緊張が生じており，そのためこれらの結合は高エネルギーとなる．ATPが細胞エネルギーとして消費されるにつれて，**アデノシン二リン酸** adenosine diphosphate（ADP）が蓄積する（図2.22b）．ATPの供給は，食物燃料の酸化によって補給される．本質的にはATP分子の末端のリン酸基が外れて遊離するエネルギーと等量のエネルギーが，リン酸基を再度ADPにつけるために（すなわち逆の反応のために）獲得され，使われなければならない．

　ATPの高エネルギー結合が加水分解によって切断され，エネルギーが遊離されて使用可能になると，そのエネルギーは細胞のはたらきや化学反応を促進したり，膜輸送を行ったり，筋細胞なら収縮したりといった特別な機能のために，すぐに利用される（図2.23）．ATPはまさに，留め具が外れたとたんに巨大なエネルギーを伴って伸びようとする，強く巻かれたバネにたとえられる．ATPの末端のリン酸基の開裂の結果は，次式で表される．

$$\underset{\text{（アデノシン三リン酸）}}{\text{ATP}} \rightleftharpoons \underset{\text{（アデノシン二リン酸）}}{\text{ADP}} + \underset{\text{（無機リン酸）}}{\text{Pi}} + \underset{\text{（エネルギー）}}{\text{E}}$$

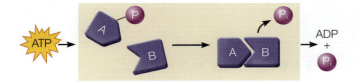

(a) **化学的作用**．エネルギー吸収性の反応で必要とされるエネルギーをATPが供給する．

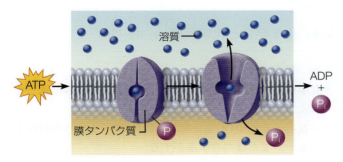

(b) **輸送作用**．ATPは特定の溶質（例えばアミノ酸）を細胞膜を介して輸送する．

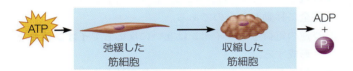

(c) **力学的作用**．ATPは筋細胞の収縮性のタンパク質を活性化させて，その細胞の長さを短縮化して機械的なはたらきをさせる．

図2.23　ATPの細胞に対する作用の3つの例
ATPの高エネルギー結合は，分解される際に細胞に必要なエネルギーを放出する．ATPは食事からの燃料が酸化されて，3番目の高エネルギー結合にエネルギーが吸収されることによって，再生される（リン酸が再びADPと結合する）．

確認してみよう

26. DNAとRNAで含まれる塩基や糖にどんな違いがあるか？
27. ATPが身体にとって必須なのはどんな点か？

（解答は付録A参照）

要約

2.1 物質やエネルギーの概念 (pp. 23〜25)

2.1a. 物質には空間と質量がある.
- 物質は気体，液体，固体として存在する.
- 物質の形態としての変化は，合成されたり分解されたりするものではない.

2.1b. エネルギー：仕事または物を動かす能力.
- エネルギーには，**運動エネルギー**(活動状態)または**位置エネルギー**(保存状態)がある.
- 身体の機能として重要なのは，**化学エネルギー**，**電気エネルギー**，**機械エネルギー**，**放射エネルギー**である.
- エネルギー転換は完全ではない．すなわち，いくらかは熱として損失が出る.

2.2 物質の構成 (pp. 25〜29)

2.2a. 元素と原子
- **元素**：原子からできている．これ以上単純に分解できない．118の元素は異なった化学的性状と物理的性状を有する.
- 炭素，水素，酸素および窒素は生命物質の96％を占める．ほかの元素は微量元素として存在する.

2.2b. 原子構造
- **原子**：**陽子**と**電子**，**中性子**(電荷のない)よりなる.
- 陽子と中性子：原子の中央に位置する**原子核**にある．電子はその核の周囲の軌道を周回する.
- 原子はその**原子番号**(核にある陽子の数と一致する)によって認識される.
- 原子は電気的に中性である．どんな原子でも陽子の数と電子の数は等しい.

2.2c. 元素の同定
- 陽子と中性子の数の合計が**原子質量数**である.
- **同位体**：同一元素でありながら中性子の数に違いがあるもの．重い同位元素は不安定であることが多く放射線としてエネルギーを放出する.
- **原子量**：最も存在量の多い同位体の質量数とほぼ同等である.

2.3 分子と化合物 (pp. 29〜30)

- 2つまたはそれ以上の同一の原子の結合で，分子物質の分子が形成される(H_2やO_2のように).
- 2つまたはそれ以上の異なる原子の結合で**化合物**の分子が形成される(H_2OやCH_4のように).
  - 化合物はそれに含まれている原子とは別の性質をもつ.

2.4 化学結合と化学反応 (pp. 30〜36)

2.4a. 結合の形成
- **化学結合**は最外殻のエネルギー順位(**原子価殻**)の電子を含んでいる.
  - 反応する原子(不完全原子価殻)は電子を失うか獲得するか，または共有するかする.
  - 安定な原子(充足しているまたはオクテット則に合致している)の原子価殻は，科学的な反応性がない.
- 価電子：イオン形成のため，1つの原子から別の原子へ完全に移動したものである.
  - 逆の電荷をもつイオンは互いに反応して**イオン結合**を形成する.
- 価電子対は原子間で共有されて**共有結合**を形成する.
  - 平等に共有した電子は無極性の分子を形成する.
  - 平等でない電子の共有では，極性のある共有結合となる.
- 水素を含むある分子と，酸素か窒素を含む別の分子との弱い結合は**水素結合**である.
  - 水素結合は電子を含まない.
  - 水素結合はタンパク質や核酸のような大きな有機分子を安定化させるのに役立つ.

2.4b. 化学反応の型
- 化学結合は化学反応によって形成されたり壊されたりする.
- **合成反応**は新しく結合を形成して，分子が大きくなり複雑になることで，エネルギーを蓄積する.
- **分解反応**は結合を分解して単純な分子または個々の原子にすることで，エネルギーを放出する.
- **交換反応**においては，結合は作られ，また壊される.
- ほとんどの化学反応は可逆的で両矢印で表される($\rightleftarrows$).
- 原子は化学的に反応しあうために激しく衝突しなくてはならない.
- 温度，反応物質の濃度，粒子の大きさ，および触媒(酵素)が衝突の数や強さに影響する.

2.5　生化学：生命体の化学組成 (pp. 36〜53)

2.5a. 無機化合物

- **無機化合物**には炭素は含まれない(CO_2とCOは例外として炭素を含む).
  - 無機化合物には水, 塩, およびいくつかの酸や塩基が含まれる.
- 水は体内で最も多く含まれる化合物で, 何でもよく溶かす溶媒でもあり, 加水分解の反応物質でもある.
  - 水は化学反応の媒介物であり, 体内の輸送物質, 潤滑液でもある.
  - 水は熱をゆっくりと吸収しまた放出することで, 体温維持に役立っている.
  - 水はいくつかの身体の構造物(脳のような)を衝撃から守る緩衝剤としてのはたらきをもっている.
- イオン状態の**塩(電解質)**は, 神経伝導や筋収縮, 血液凝固, ヘモグロビンによる酸素の運搬などその他多くの反応に必要である.
- **酸**は陽子(H^+)を提供する.
  - 強酸は水中で完全に解離し, 弱酸は部分的に解離する.
- **塩基**は陽子(H^+)を受け取る.
  - 水酸基：最も重要な無機塩基である.
  - 重炭酸イオン：緩衝液(pHの変化を防ぐ)としてはたらく重要な塩基である.
  - 酸と塩基は**中和**反応で反応し塩と水を作る.
- **pHスケール**はさまざまな体液中の水素イオンの濃度を反映して測定される.
  - pHの1単位は, 水素イオン濃度の10倍の変化に相当する.
  - pH 7が中性である. 水素イオン濃度と水酸化物イオン濃度が同等である.
  - pHが7より低いと酸, 7より高いとアルカリ(塩基)である.
- 正常な血液のpHは7.35〜7.45のあいだを示す.

2.5b. 有機化合物

- **有機化合物**は炭素を含む.
  - **炭水化物(糖質)**, **脂質**, **タンパク質**および**核酸**はすべて炭素, 酸素, そして水素を含む.
  - タンパク質と核酸は窒素も含む.
  - 核酸はリン酸も含む.
- 炭水化物, 脂質, タンパク質および核酸はすべて**加水分解**で分解され, **脱水縮合**によって合成される.
- 炭水化物は水素, そして酸素を, 炭素原子1つに対して2原子の水素と1原子の酸素の割合で含む($C_6H_{12}O_6$のように).
  - 炭水化物の構成単位はグルコース, フルクトース, ガラクトースのような**単糖**である.
    - スクロース, マルトース, ラクトースのような**二糖**は共有結合した単糖を2つ含む.
    - **多糖**(たくさんの糖)にはデンプンやグリコーゲンが含まれる.
  - 炭水化物は糖やデンプンとして摂取される.
  - グルコース：ATP産生のための主要なエネルギー源である.
- 脂質は**トリグリセリド**, **リン脂質**, そして**ステロイド**(その最も重要なものは**コレステロール**)を含む.
  - トリグリセリド(**グリセロール**と3つの**脂肪酸**鎖を合成)は脂肪組織の絶縁性とエネルギーの貯蔵の役割をする.
  - リン脂質とコレステロールは細胞膜にみられる.
  - コレステロールはいくつかのホルモンや胆汁酸塩, ビタミンDを形成する.
- タンパク質は**アミノ酸**の重合体である.
  - 体内タンパク質には20種類のアミノ酸がある.
  - タンパク質の構造のレベルには, アミノ酸配列(一次構造), **α-ヘリックス**と**β-プリーツシート**(二次構造), 二次構造が互いに折りたたまれてできる三次元構造(三次構造), そして2つ以上のポリペプチド鎖が集合してできる球状の構造(四次構造)がある.
  - 別々のタンパク質はアミノ酸配列が異なるため, 構造や機能が異なる.
- **線維状タンパク質**は体内の基本的**構造タンパク質**である.
- **球状タンパク質**は酵素やペプチドホルモン, ヘモグロビンのような**機能タンパク質**である.
  - 機能タンパク質は, 熱やpHの変化でその水素結合が障害されると折りたたみができない(変性や不活性化).
- **酵素**は一時的に, また特異的に反応物質と結合して相互作用する正しい位置に把持すると, その化学反応率を加速する.
  - 酵素は再使用可能な生物学的**触媒**である.
- 核酸には**デオキシリボ核酸(DNA)**と**リボ核酸(RNA)**が含まれる.
  - 核酸の単量体はヌクレオチドである.
  - 各ヌクレオチドには窒素を含む塩基, 糖(リボースまたはデオキシリボース)およびリン酸が含まれる.
    - DNAはアデニン, シトシン, グアニン, チミンのヌクレオチドをもつ.
    - RNAはアデニン, シトシン, グアニン, ウラシル

のヌクレオチドをもつ．
- DNA（遺伝子）は細胞分裂の前に自らを複製し，またタンパク質の構造を指定することで遺伝子という財産を維持する．
- RNA は DNA から指示されたタンパク合成を実行する．

- **アデノシン三リン酸（ATP）**：RNA ヌクレオチドを修飾したもの．体細胞で使用されるエネルギー通貨である．
  - ATP 産生過程で放出されるエネルギーのいくらかは熱として失われる．

復習問題

▶ **選択問題**
正解が複数の場合もある．

1. 原子核について正しいものはどれか？
   a. 原子の質量を含んでいる
   b. 負に電荷した原子内の粒子が存在する
   c. 亜原子粒子は放出できる
   d. 原子番号を決定する亜原子粒子を含んでいる
   e. ほかの原子と相互作用する亜原子粒子を含んでいる

2. 元素と最外殻電子数の組み合わせのうち正しいものをすべて選べ．各原子の惑星モデルを描いて，正しい答えを導き出しなさい．
   a. 酸素—6
   b. 塩素—8
   c. リン—5
   d. 窒素—3
   e. 炭素—4

3. 次のうち水の重要な機能はどれか？
   a. クッション作用
   b. 運搬媒体としての役割
   c. 化学反応における反応物質
   d. 糖，塩，その他の溶媒としてのはたらき
   e. 温度変化の軽減

4. 次の物質のうちアルカリ性なのはどれか？
   a. 胃液
   b. 水
   c. 血液
   d. レモンジュース
   e. アンモニア

5. グルコースとデンプンの関係と同じ関係のものはどれか？
   a. ステロイドと脂質
   b. ヌクレオチドと核酸
   c. アミノ酸とタンパク質
   d. ポリペプチドとアミノ酸

6. 皮下脂肪として貯蔵されている脂質のタイプはどれか？
   a. トリグリセリド
   b. ステロイド
   c. ビタミン D
   d. リン脂質
   e. プロスタグランジン

7. 次の窒素含有の塩基のうちどれが欠けると RNA 合成が停止するか？
   a. アデニン
   b. シトシン
   c. グアニン
   d. チミン
   e. ウラシル

8. ATP と関連がないのはどれか？
   a. 基本的なヌクレオチドの構造
   b. 高エネルギーリン酸結合
   c. デオキシリボース
   d. 無機リン酸
   e. 可逆反応

9. 健常な甲状腺に特異的に存在する元素はなにか？
   a. ヨウ素
   b. 鉄
   c. 銅
   d. セレン
   e. 亜鉛

10. 化学反応速度を上げる要因に含まれるのはどれか？
    a. 温度を上げる
    b. 粒子サイズを上げる
    c. 反応物質の濃度を上げる
    d. 触媒

11. 細胞膜の基本的構造は次のうちどれか？ 性ホルモン合成の基礎となるのはどれか？

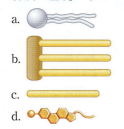

a.
b.
c.
d.

▶記述問題

12. 物質は空間を占有し，質量を有する．これら2点に関してエネルギーではどうであるか説明しなさい．その上でエネルギーとはなにか定義しなさい．

13. すべての生命材料の大部分を占める元素の名前と原子記号を答えなさい．それらのうちタンパク質や核酸の中で基本的にみられるのはなにか？

14. 下の図を参照して表を完成させなさい．

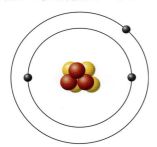

粒子	粒子の色	電荷	質量
陽子			
中性子			
電子			

15. 放射能について定義しなさい．ある元素に3つの同位体がある場合，そのうちのどれが（最も軽いもの，中間の質量を示すもの，最も重いもの）放射性同位元素になりやすいか，またそれはなぜか？

16. 分子について，分子の構成要素や化合物を引用して定義しなさい．

17. 下に示す2つの「一般的な」原子が，どのようにイオン結合を形成するか説明しなさい．解答の中に，電子がどこから来てどこへ行くのか，またそれはなぜなのかを含めなさい．

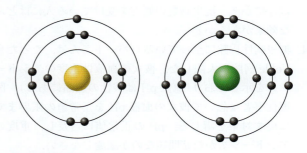

18. 水素結合とはなにか，そして体内でどのように重要なのか？

19. 次のそれぞれの反応を，合成反応，分解反応，交換反応のいずれかに分類しなさい．

$2 Hg + O_2 \rightarrow 2 HgO$
$Fe^{2+} + CuSO_4 \rightarrow FeSO_4 + Cu^{2+}$
$HCl + NaOH \rightarrow NaCl + H_2O$
$HNO_3 \rightarrow H^+ + NO_3^-$

20. 無機化合物と有機化合物の違いを明らかにして，体内にみられるそれぞれの主要な物質を挙げなさい．

21. pHについて定義しなさい．血液のpH範囲は7.35〜7.45である．次の文章を正しいほうに○をつけて完成させなさい．

これはやや（酸性 / 塩基性）である．

22. 酵素を定義し，酵素反応について述べなさい．

クリティカル・シンキングと臨床応用の問題

23. 多くの抗生物質は，標的細菌のある必須の酵素に結合する．これらの抗生物質は酵素によって制御されている化学反応にどのように影響するか？ 細菌への効果はなにか？ 抗生物質の処方を受けている人にはどんな効果があるか？

24. 糖尿病性昏睡に至っているロバートさんは，たった今 Noble 病院に入院した．彼女の血液は重度のアシドーシスを示しており（血液 pH は酸性の範囲にある），医療従事者は急いで彼女の血液 pH を正常値の限界までに戻す対策を講じる．pH の正常値に言及し，重度のアシドーシスがなぜ問題なのか議論しなさい．

25. サラさんの体脂肪率は正常より低い．彼女はとても暑い日でさえも悪寒がする傾向にある．ローレンさんは正常より高い体脂肪率で，ほとんどいつでも暑く感じる傾向にある．これら 2 人の女性の感覚と環境温度との関係性を，この章の有機化合物の項目で得た知見を使って説明しなさい．

26. 小児科医は乳児の体温が約 40.6℃ に近づくと，脳へのダメージへの可能性を考慮するようになる．高い温度でダメージを受ける可能性が高い有機分子はどんな種類のものか？ それはなぜか説明しなさい．

第3章 細胞と組織

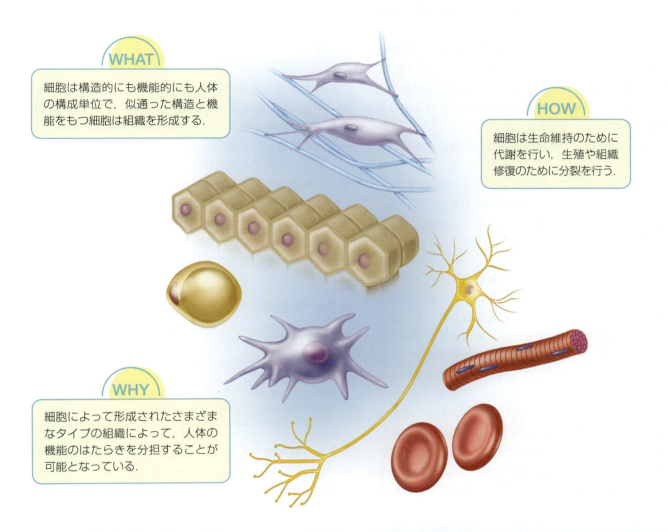

WHAT
細胞は構造的にも機能的にも人体の構成単位で，似通った構造と機能をもつ細胞は組織を形成する．

HOW
細胞は生命維持のために代謝を行い，生殖や組織修復のために分裂を行う．

WHY
細胞によって形成されたさまざまなタイプの組織によって，人体の機能のはたらきを分担することが可能となっている．

第1部 細胞

　レンガや木材が家を建てるのに使われるように，アメーバのような単細胞生物からヒトやイヌや樹木のような複雑な多細胞生物まで，**細胞** cells はすべての生命体の構造単位である．ヒトは，この小さな構造単位を50～100兆個も含有している．

　この章では，すべての細胞が共有している構造と機能に焦点を当てる．特殊な細胞やその特有の機能については，後の章で考察する．

3.1 生命を形作る細胞の基本原理の概要

学習目標
- 細胞説の4つの概念を述べ，説明することができる．
- 生命体を構成している4つの元素を挙げることができる．

　1600年代の終わりに，ロバート・フック Robert Hooke

は，ある植物細胞（コルクである）を，粗雑な顕微鏡で観察していた．彼は立方体状の構造を観察して，修道院にある修道僧の小部屋（または小室 cell）の長い列を連想し，この構造を「細胞 cells」と呼んだ．そのコルクを形成した生細胞が死んだ後に，植物細胞の細胞壁だけが残った．しかしその名は定着し，すべての生命体の最小単位を表現する名称として使われるようになった．

1800年代後半以降，細胞研究は非常に充実し，**細胞説** cell theory として広く知られる下の4つの概念が示された．
- 細胞は，構造的にも機能的にも，生命体の基本単位である．したがって，細胞の性質を明示することは命の性質を明示することにつながる．
- 生物体の活動性はその細胞の共同した活動によって決まる．
- 相補性の原則に沿って，細胞の活動はその構造（解剖）によって決まり，構造はその機能（生理）を規定している．
- 生命の連続性は細胞を基礎としている．言い換えるならば，細胞は細胞より生じる．

これから，これらの概念のすべてを展開する．まず，細胞が生命体の最も小さな単位であるという考えから始めよう．細胞は，それがどんな構造でどんな振る舞いをしようと，変化する環境のなかで生き残るために必要なすべての要素を備えている．それはつまり，細胞の恒常性が欠如してしまうことが，事実上すべての病の根本にあるということである．

多分，細胞に関して最も印象付けられることは，その成分であろう．細胞を化学的に分析すると，細胞が基本的に同じ4つの元素，すなわち炭素，酸素，水素および窒素と，さらにほかの微量元素からなっていることがわかる（身体の組成の化学の詳細については，第2章を参照のこと）．

とくに硬い筋肉に触れたときなど，奇妙に思えるかもしれないが，生きた細胞の60%は水であり，水が生命体に必須と言われる所以である．

確認してみよう
1. 細胞を定義しなさい．
2. 細胞説によると，生物は ＿＿＿＿＿ によって活動することができる（空欄を埋めなさい）．
（解答は付録 A 参照）

3.2 一般的な細胞の構造

学習目標
- 一般的な細胞を定義することができる．
- 細胞の模型や模式図上で，3つの主要な細胞の領域（核，細胞質，細胞膜）を示すことができる．
- 核の構造を示し，クロマチンや核小体の機能を説明することができる．

どんな細胞もほかの細胞と全く同じということはないが，細胞は同様の基本的な構造をもっていて，すべての細胞に共通の機能がある．ここではその典型的な特徴を示す**一般的な細胞** generalized cell について話す．

一般に，すべての細胞には3つの領域または構成部分，すなわち細胞膜，核，細胞質がある．核は通常，細胞の中心近くに位置する．核は半流動体の細胞質に囲まれている．細胞質は細胞膜に囲まれ，細胞膜は外界との境界をなしている（p. 65の図 3.4 を参照すれば，一般的な細胞構造の詳細な図示を確認できる）．

3.2a 細胞膜

学習目標
- 細胞膜の化学的組成について述べ，膜機能に関連付けることができる．
- タイト結合やデスモソーム，ギャップ結合の構造と機能を比較することができる．

柔軟な**細胞膜** plasma membrane は脆弱で透明な防護壁で，細胞の内容物を包み，周囲の環境から隔てている〔細胞膜に対しては，cell membrane または cytoplasmic membrane（細胞質膜）という用語が使われることもあるが，ほとんどすべての細胞内小器官も膜でおおわれているため，本書では細胞表面または外界との境界にある膜のみを細胞膜 plasma membrane と呼ぶ〕．細胞膜は細胞の境界を定義する上で重要であるが，単なる外袋または「保存用の袋」というよりも，もっと意味のあるものである．後でわかるように，そのユニークな特徴ある構造が細胞のさまざまな活動において華々しい役割をはたす．

流動モザイクモデル

細胞膜の構造には，「尾と尾」を向けた二重のリン脂質（脂肪）の層があり，コレステロールと浮かんだタンパク質がそのあいだに散りばめられている（図 3.1）．リン脂質に

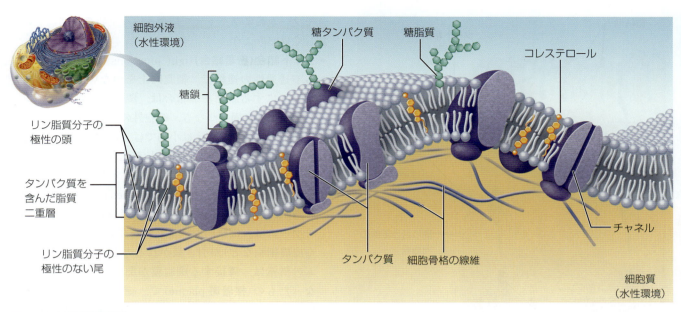

図 3.1 細胞膜の構造

 膜の脂質二重層に自由に浮かんでいるタンパク質もあるが，一方でその他のものは定位置につなぎ留められている．どんな構造がタンパク質を定位置につなぎとめているか？

（解答は付録 A 参照）

は糖鎖を備えて糖脂質を形成しているものもある．タンパク質の一部は脂質の層の中を自由に動いたり上下したりして，常に変化する状態，いわゆるモザイクを形成するため，流動モザイクモデルと命名された．

> **コンセプト・リンク**
> リン脂質は極性分子であることを思い起こそう．荷電した末端は水と親和性があるが，脂肪酸は親和性がない（第2章，p. 44 参照）．極性によって，リン脂質は細胞膜の基礎を上手く形成している．

リン脂質二重層は，膜の基本となる「織物」部分を形成している．棒つきキャンディーの「頭」に相当するリン脂質分子の極性部分は**親水性** hydrophilic（「水を好む」）で，細胞内液と細胞外液両方の主要成分である水を引き寄せるので，膜の細胞内表面と細胞外表面に存在する．リン脂質の極性のない**疎水性** hydrophobic（「水を嫌う」）の脂肪酸の「尾」は，水を避けて膜の中央（内側）に存在する．リン脂質が自動的に配置されるような性質は，亀裂が生じても，生物学的膜が自己修復できることを保証する．膜の中が疎水性であることで，多くの水溶性分子に対して，細胞膜が比較的不透過性を示すようになっている．コレステロールは膜を安定化しながら，柔軟性を維持するという，両方の役に立っている．

脂質二重層の中に散りばめられたタンパク質は，膜の特殊な機能の多くを担っている．そのタンパク質のいくつかは酵素である．細胞の外に突き出したタンパク質の多くは，ホルモンやその他の化学伝達物質の受容体，または細胞内線維やその他の細胞内外の構造の結合部位である．膜を貫くタンパク質の多くは，輸送体に含まれる．例えば，あるタンパク質の集団はタンパク質のチャネル（小さな通路）を形成し，水や小さな水溶性分子やイオンが通れるようにする．ほかのタンパク質は，何らかの基質に結合する担体として，膜内を動かす役目をはたす．枝分かれした糖鎖は，細胞外の空間に出ているタンパク質の多くに結合している．このような「糖のタンパク質」は糖タンパク質 glycoproteins と呼ばれ，糖鎖の存在によって細胞表面が毛羽だったり，粘着性があったりする．糖鎖の多い部分はグリコカリックス glycocalyx と呼ばれる（細胞が糖でおおわれていると考えてもよい）．また，糖タンパク質のはたらきとして，血液型の決定やある種の細菌やウイルスや毒素の受容体としての役目を担い，細胞間の認識や相互作用で役割をはたす．細胞の糖タンパク質の明らかな変化は，がん

62　第3章　細胞と組織

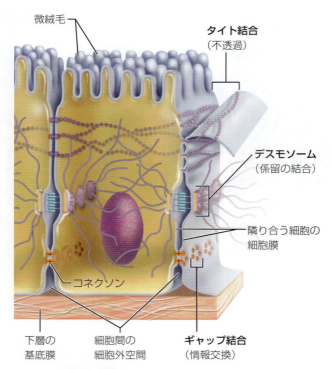

図 3.2　細胞接着装置
ある上皮細胞が隣接した細胞と3つの一般的な種類の細胞接着装置，すなわちタイト結合，デスモソームおよびギャップ結合によって結合していることを示している．また，吸収のために細胞の表面積を増やしている微絨毛も図示（細胞の自由表面から突出しているように見える）している．

細胞に形質転換した細胞にみられる（がんについては p. 99 の「もっと詳しく見てみよう」で考察する）．

細胞膜の結合

　ある種の細胞—血液細胞，精子細胞，いくつかの食細胞（細菌や外来のくずを貪食する）—は，身体の中で「浮遊」している．それ以外の多くの細胞，特に上皮細胞は固く結合して集まりを作る．典型的に，細胞は3つの方法で結合する．

- グリコカリックスにおいて，糖タンパク質が接着剤または細胞の糊としてはたらく．
- 隣接する細胞の膜の波打った輪郭で，互いに溝と突出部分を接合するようにする．
- 特殊な**細胞膜結合** cell membrane junctions の形成（図 3.2）．この結合は，その役割に応じて構造がさまざまに異なる．

　この最後の方法が最も重要であるため，タイト結合，デスモソームおよびギャップ結合という主要な連結について詳しく見てみよう．

- **タイト結合（密着結合）**tight junctions は，細胞を一周する不透過性の連結で，細胞同士をつないで漏れのないシートにする．タイト結合は，隣接する細胞膜をジッパーのように固くつなぎ，細胞外の物質が細胞間隙を通過するのを防ぐ．例えば小腸では，消化管腔内に分泌された消化酵素が，細胞間隙にしみ込み血流に入るという事態を防いでいる．

- **デスモソーム（接着結合）**desmosomes は，隣接する細胞の両側に鋲のように散在する固定接続装置である．デスモソームは，機械的なストレスを受ける細胞（心筋細胞や皮膚細胞など）が引き裂かれるのを防ぐ．デスモソームの構造は，隣接する細胞膜が肥厚しボタンのようになったもの（**接着斑** plaque）で，細いタンパク質の線維に連結している．太いタンパク質の線維は細胞内の接着斑から片側の接着斑へ延びて，強固な「支持ロープ」の内部構造を形成する．

- **ギャップ結合（細隙結合）**gap junctions は，情報交換の機能がある．これは主として心臓や胚細胞にみられる．ギャップ結合では，隣接する細胞が隣り合った膜を貫くタンパク質（**コネクソン** connexons と呼ばれる）でできた中空の筒でつながる．その長さは両方の膜全長にわたり，それはちょうどホテルの隣り合った部屋同士が部屋の中のドアで直接つながっているようなものである．このコネクソンは両方の膜を渡るので，膜貫通タンパク質と呼ばれる．栄養素やイオンなどの化学分子は，水が詰まったコネクソンの経路を使って，細胞から細胞へ直接動くことができる．

> **確認してみよう**
>
> 3. なぜリン脂質（細胞膜の大部分を構成する）は水溶性の環境のなかで，尾と尾が向き合って二重層を形成しているのか？
> 4. 膜タンパク質の細胞外に面したところは，糖鎖が結合している．このような糖におおわれたタンパク質の3つの役割はなにか？
> 5. ギャップ結合の特殊な機能はなにか？ タイト結合はどうか？
>
> 　　　　　　　　　　　　（解答は付録 A 参照）

3.2b　核

　いかなるものも，統制が取れている場合に最高のはたらきをするものである．細胞にとっては，「司令塔」または制

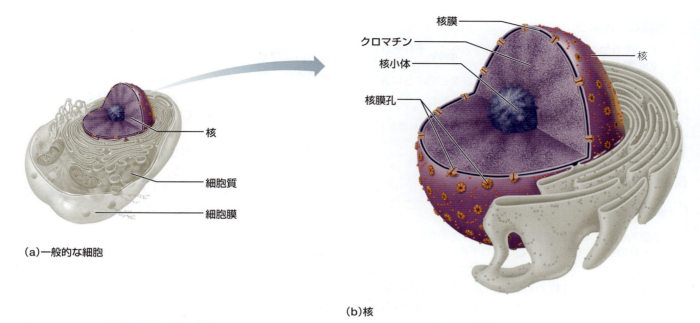

図 3.3　一般的な動物細胞の核の構造
(a)全体図．一般的な細胞の主要な3つの部位．(b)粗面小胞体に囲まれた核の構造．

御センターは**核** nucleus（nucle は「仁，種」の意）である．遺伝物質または<u>デオキシリボ核酸</u>（DNA）は，全身を構築するのに必要となるすべての設計図であるので，ヒトのDNAはカエルのDNAとは全く違うと予想されるだろう．さらに言えば，DNAは<u>遺伝子</u>で，<u>タンパク質</u>の構造のための設計図をもっている．DNAは細胞分裂にも必要である．（理由の如何にかかわらず）核を失くしたり排出したりしてしまった細胞は「<u>自己破壊</u>」する運命にある．

核は概ね卵形または球形であるが，その形は通常，その細胞の形状に適合した形となる．例えば，細胞が長く伸びた形となれば，その核も同様に長く伸びる．核は，<u>核膜</u>，<u>核小体</u>，<u>クロマチン（染色質）</u>という，3つの明瞭に認識できる部位や構造がある．

核膜

核の境界には**核膜** nuclear envelope，nuclear membrane と呼ばれる二重膜の障壁がある（図 3.3）．2つの膜のあいだには，液体が詰まった「おけ（槽）」のような空間がある．さまざまな場所で核膜の2つの層は融合し，**核膜孔** nuclear pores という，核質と細胞質をつなぐ通路を形成する．核膜そのものもほかの細胞膜と同様に，いくつかの物質を透過させる（すべての物質ではない）．核膜孔ではその穴が比較的大きいため，物質はほかの膜に比べると自由に行き来することができる．核膜は<u>核質</u> nucleoplasm と呼ばれるジェル状の液を取り囲み，その中でその他の核の構成要素が懸濁されている．

核小体

核は，1つまたはそれ以上の小さな濃く染まった，基本的に球形の**核小体** nucleoli（nucleolus の複数形，「小さな核」の意）と呼ばれる構造を含んでいる．

核小体は，細胞の<u>リボソーム</u>が集積している部分である．ほとんどのリボソームは最終的に細胞質に移動して，タンパク質合成の場を提供する．

クロマチン

細胞分裂をしていないとき，DNAはヒストンというタンパク質の周りに巻かれて，**クロマチン** chromatin と呼ばれる「糸の上のビーズ玉」のゆるいネットワークを形成し，クロマチンは核全体に散らばっている．2つの娘細胞に細胞分裂するときは，クロマチンはコイルをつないで**染色体** chromosomes（chromo は「色のついた」，soma は「体」の意）という密集した，棒状の小体を作るために圧縮する．それは，伸びたバネが弛緩するときに短くなって厚みを増すようなものである．DNAの機能と細胞分裂の際に起こる事象については，細胞生理のところで考察しよう（p. 72 以降）．

> **確認してみよう**
> 6. 細胞の3つの基本的な要素の名称を述べて，それぞれの位置を示しなさい．
> 7. クラスメートに「一般的な細胞」の意味をどのように説明するか？
> 8. 核小体の一般的な機能はなにか？
>
> （解答は付録 A 参照）

3.2c 細胞質

> **学習目標**
> ● 細胞内小器官の定義をする，あるいは説明を行い，それぞれの主要な機能を示すことができる．

細胞質 cytoplasm は核の外側で，かつ細胞膜の内側にある物質である．細胞活動のほとんどはここで行われる．このため，細胞質は「細胞の工場」のように考えるであろう．かつての研究者たちは，細胞質は構造のないゲルだと信じていたが，電子顕微鏡によって細胞質にはサイトゾル，封入体，細胞内小器官という3つの構成要素からなっていることが明らかになった．これらそれぞれを見ていこう．

サイトゾルと封入体

サイトゾル cytosol はほとんどが水である半透明の液体で，ほかの物質を懸濁する．サイトゾルに溶けているものは，栄養素やさまざまな溶質 solutes（溶解した物質）である．

封入体 inclusions は細胞の特殊性によって，存在したりしなかったりする化学物質である．封入体の多くは，細胞質に浮遊している貯蔵栄養素や細胞産生物質である．通常，脂肪細胞では脂肪滴を，肝細胞や筋肉ではグリコーゲンの顆粒を，外皮や毛髪の細胞ではメラニンの色素を含んでおり，粘液やほかの分泌物，さまざまな結晶などがある．封入体は，必要になるまで物質を保存しておく細胞の「貯蔵庫」と考えると，理解の助けになる．

細胞内小器官

細胞内小器官 organelles（「小さな器官」の意）は特殊化した細胞内の小さな器官で（図 3.4），細胞の代謝機能装置である．身体の器官が身体全体の特別な機能をはたすように，それぞれの細胞内小器官は細胞全体にとって重要な機能を遂行できるように特殊化されている．あるものはタンパク質を合成し，またあるものはそれらのタンパク質を梱包する，などというように．

多くの小器官は細胞膜と同じ膜によって境界されている．これらの膜によって，小器官が周囲の細胞質とは全く異質の内部環境を維持するのに役立っている．このような区画形成は，細胞のための特殊機能遂行能力のためにきわめて重要である．さぁ，私たちの細胞工場のそれぞれの作業場でどんなことが行われているか見ていこう．

ミトコンドリア ミトコンドリア mitochondria（単数では mitochondrion）は，通常小さな，豆かソーセージのような形状の小器官として描かれる（図 3.4）が，生きた細胞内ではミトコンドリアは常に伸びたり形を変えたりしている．ミトコンドリアの壁は外膜・内膜と呼ばれる2枚の膜から構成されている．外膜は滑らかで特に特徴がないが，内膜はミトコンドリアの矢状面に向かってヒダを出す．このヒダをクリスタ cristae という．外膜と内膜のあいだは空間があり，液体に溶解している酵素とクリスタの膜の一部を作っている酵素は酸を消費して栄養素を分解する．栄養素が分解される際にエネルギーが放出される．エネルギーの多くは熱として逃げるが，一部は補促され，ATP として保存される．

ATP はすべての細胞活動にエネルギーを供給し，一方それぞれの生きた細胞はその多くの活動のための ATP の継続的な供給を必要とする．ミトコンドリアはこの ATP の大部分を供給しているため，細胞の「発電所」と呼ばれている．肝臓や筋細胞のような，代謝の面から活発な細胞は膨大な量の ATP が必要であり，数百ものミトコンドリアをもっている．ミトコンドリアは，独自のミトコンドリア DNA（mtDNA）を内部にもち，細胞内でくびれて分裂して自己増殖する．対照的に，比較的活動の低い（例えば未受精の卵）のような細胞では，ミトコンドリアは少ない．

リボソーム リボソーム ribosomes は2つのサブユニットからなる小さな小体で，タンパク質と RNA の一種であるリボソーム RNA から構成されている．電子顕微鏡では電子密度が高く見える（暗く見える）．リボソームは細胞内における，タンパク質合成の実質的な場である．細胞内に自由に浮遊している遊離リボソームは，細胞内で機能するタンパク質の合成を行い，一方，粗面小胞体に結合しているリボソームは，細胞外または細胞の外表面上で機能するタンパク質を合成する．

小胞体 小胞体 endoplasmic reticulum（ER．「細胞質内の網」の意）は，液体の詰まったトンネル（または管）のような組織であり，細胞質内でぐるぐる巻いたり，ねじれたりし

第1部 細胞——一般的な細胞の構造　65

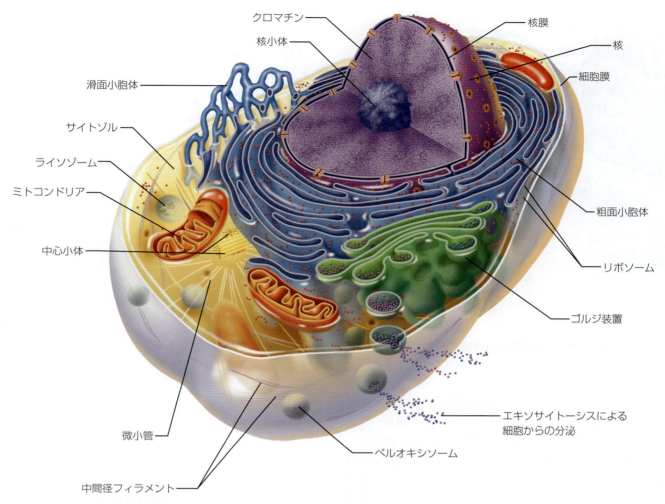

図 3.4　一般的な細胞の構造
この細胞と全く同じ細胞は存在しないが，この一般的な細胞は，多くのヒトの細胞に共通した特徴を表している．

 核のどの成分があなたの遺伝子か？　どれがタンパク合成の「工場」を産生するか？

（解答は付録 A 参照）

ている．小胞体は核膜とつながっていて，細胞の膜の半分は小胞体由来となっている．管状のネットワークで，物質（主としてタンパク質）を細胞のある部分からほかへ運んでいるため，小胞体は細胞の小さな循環システムを提供しているといえる．小胞体には<u>粗面</u>と<u>滑面</u>の2つの形態（図3.4）があり，細胞の機能に応じて，細胞は両方を備えたり，片方のみを備えていたりしている．

粗面小胞体 rough endoplasmic reticulum は，リボソームが表面に散在しザラザラしているため，このように呼ばれる．細胞膜の構成材料は，基本的にこの粗面小胞体の中や表面で作られるので，粗面小胞体を細胞膜の合成工場と

考えて構わない．このリボソームで作られるタンパク質は，小胞体のトンネルの中に入って，そこで折りたたまれて三次元構造を取って機能を獲得する．このようなタンパク質は，細胞内の物質輸送を行う**輸送小胞** transport vesicles（図3.5）と呼ばれる小さな膜の「袋」に入れられて，細胞の別の場所へ送られる．粗面小胞体は，例えば消化酵素を合成し小腸に送る膵臓細胞のような，生産（合成）や放出（分泌）が盛んな細胞に多い．膜脂質の合成を触媒する酵素は，必要な構成成分がすぐに利用できる，粗面小胞体の外表面（細胞質側）に存在している．

滑面小胞体 smooth endoplasmic reticulum は粗面小胞

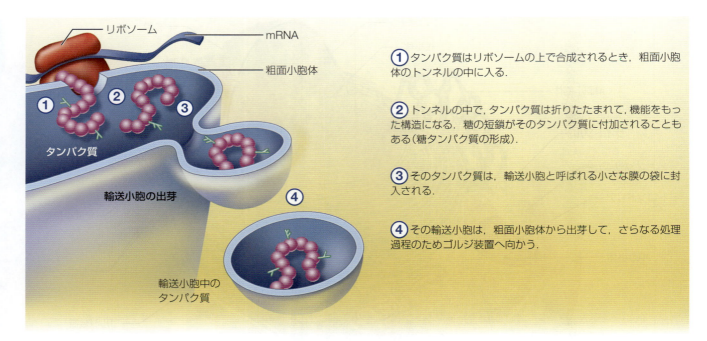

図 3.5　粗面小胞体によるタンパク質の合成と輸送

体と連絡しているが，リボソームを備えていないため，タンパク質合成には関与していない．その一方，滑面小胞体は脂質代謝（コレステロールやリン脂質の合成と分解）や，薬物や農薬の解毒を行っている．したがって，肝細胞が滑面小胞体でぎっしり埋まっているということは，驚くに値しない．これは，ステロイド系ホルモンを生産している体細胞，例えばテストステロンを産生している男性の精巣の細胞にも同様にあてはまる．

ゴルジ装置　ゴルジ装置 Golgi apparatus は，扁平な膜の袋が重層していて，小さな小胞がたくさん群がっているような形状をしている．通常，ゴルジ装置は小胞体の近傍にあって，細胞タンパク質の重要な「交通管理官」である．その主たる機能は，（粗面小胞体によって輸送小胞として送られた）それぞれの最終的な目的に応じてタンパク質を修飾，梱包，輸送することである（図 3.6）．ゴルジ装置を離れるタンパク質は，最初にゴルジ小胞と呼ばれる袋に集積される．

輸送のために「標識された」タンパク質は，ゴルジ装置に集積され，ゴルジ小胞が膨張する．そして，タンパク質で満たされて膨らんだ末端部分はつまみ出されるように切り離されて**分泌小胞** secretory vesicles を形成し，細胞膜まで移動する．分泌小胞は細胞膜に到着すると細胞膜と融合し，袋の中の物質が細胞外に放出される（図 3.6 の経路 1）．膵臓細胞によって作られる消化酵素と同様，粘液もこのように梱包される．

ゴルジ装置はこの梱包と放出の機能に加えて，細胞膜（図 3.6 の経路 2）やそのほかの細胞膜に組み込まれる予定のタンパク質やリン脂質を含む袋を，つまみ取るように切り離す．またゴルジ装置は，加水分解酵素をライソゾームと呼ばれる膜で区切られた小器官に封入し，細胞内に留める（図 3.6 の経路 3，次に説明する）．

ライソゾーム　ライソゾーム（水解小体，リソソーム）lysosomes は，強力な消化酵素を含む，さまざまな大きさの膜の「袋」である．ライソゾームの酵素は，使い古して使用できなくなった細胞の構造や細胞内に入ってきた外来物質を消化する能力をもつため，ライソゾームは細胞の「胃袋」として機能する．バクテリアや細胞の廃物を処理しなければならない白血球（貪食細胞と呼ばれる）は，特に豊富にライソゾームをもっている．前述の通り，ライソゾーム中に含まれる酵素は粗面小胞体上のリボソームによって合成されて，ゴルジ装置で梱包されるのである．

ホメオスタシスの失調 3.1

ライソゾームの膜は通常きわめて安定しているが，細胞が傷ついた際や酸素不足によって，またビタミン A の過剰状態によって脆弱となる．ライソゾームが破裂すると，細胞が自己消化を起こす．

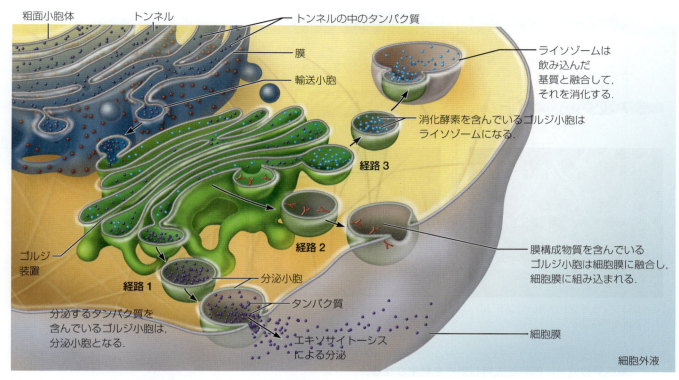

図 3.6　粗面小胞体の産物を梱包するゴルジ装置の役割
タンパク質を含んでいる輸送小胞は，粗面小胞体を摘み取って作られて，ゴルジ装置に移動して融合する．タンパク質は，ゴルジ装置の中を移動しているあいだに，選別され（必要に応じて少し修飾を受ける），小胞に梱包される．図示したように，その後，これらの小胞はゴルジ装置を離れ，それぞれの行き先へ向かう（経路 1〜3）．

ペルオキシソーム　ペルオキシソーム peroxisomes は膜性の袋で，アルコールやホルムアルデヒドなどの有害または有毒な多くの物質を無毒化するために，酸素分子（O_2）を使う強力な酸化酵素群を含んでいる．しかし，ペルオキシソームの最も重要なはたらきは，危険なフリーラジカルを「無害化」することである．**フリーラジカル** free radicals は高反応性の化学物質で，不対電子によってタンパク質や核酸の構造を傷つける．フリーラジカルは細胞の代謝で産生される正常な副産物であるが，蓄積すると細胞に対して破壊的な影響を及ぼす．ペルオキシソームはフリーラジカルを過酸化水素（H_2O_2）に変換する．この機能はこの名称（peroxisomes は「過酸化体」の意）に示されている．酵素であるカタラーゼ catalase は，過剰な過酸化水素を水に変換する．ペルオキシソームは肝臓や腎臓の細胞のように解毒反応が盛んな細胞にとくに顕著である．

ペルオキシソームは小さなライソゾームのようであるが（図 3.4），ゴルジ装置から出芽して生じるのではない．ペルオキシソームは，ミトコンドリアのように単純にくびれて 2 つに分裂するという方法ではなく，多くは直接小胞体から出芽して生じる．

> **確認してみよう**
> 9. サイトゾルと細胞質の違いはなにか？
> 10. 酵素を含む 2 つの袋状の細胞内小器官はなにか，またそれぞれのはたらきはなにか？
> 11. ATP 合成の主体となる小器官はなにか？　タンパク質を梱包する小器官はなにか？
>
> （解答は付録 A 参照）

細胞骨格　タンパク質構造の精密なネットワークが，細胞質全体に広がっている．**細胞骨格** cytoskeleton というこのネットワークは，細胞の形を作る細胞内の骨組みを備えたり，ほかの小器官を支えたり，また細胞内の輸送や細胞の動きのための仕組みを提供することで，細胞の「骨と筋肉」の役割を担っている．細胞骨格は大きさの異なる線維上の構造体で，最も小さなものから順にマイクロフィラメント，中間径フィラメント，微小管がある（図 3.7）．重複した役割もいくらかあるが，一般的に**マイクロフィラメント** microfilaments（アクチン）は，概ね細胞の運動に必要とされて細胞の形状変化を生み出している．**中間径フィラメント** intermediate filaments は，線維性のサブユニットか

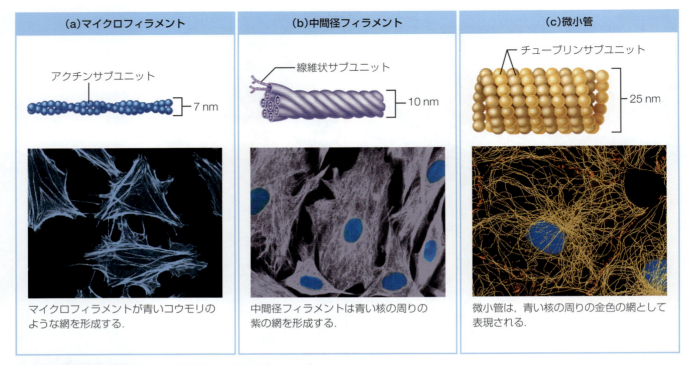

図 3.7 細胞骨格成分は細胞を支持し動きを発生させる
図（上）と写真（下）．写真は蛍光分子で「標識した」対象の構造のある細胞である．

らできている，強く，安定したロープ状の構造物である．中間径フィラメントはデスモソーム（図 3.2, p. 62 参照）の形成を助け，細胞への引張りの力から細胞を守る内部支持ロープを提供する．**微小管** microtubules は管状であり，チューブリンタンパク質のサブユニットの繰返しでできている．微小管は細胞全体の形や細胞内小器官の分布を決定している．微小管は細胞分裂の過程でも大変重要である（pp. 78〜80）．

中心体 **中心小体** centrioles は一対で存在し，合わせて中心体 centrosome と呼ばれる．核の近くに存在する（図 3.4）．形は桿状（棒状）であり，2 個の中心小体は互いに直交した位置に存在する．その内部では，細い微小管の 3 連の組 9 つが，風車のように配置されている．中心小体は細胞分裂の際に微小管を発生させて，有糸分裂紡錘体を形成する役割がよく知られている（図 3.15, p. 81 参照）．

細胞の成分とそれらの構造と機能は，表 3.1 で概説する．

3.2d 細胞の伸長

前述した細胞構造に加えて，明らかな細胞表面の伸長がみられる細胞がある．これらの細胞には主に 2 つの種類があり，それはその芯に微小管をもつのか，またはアクチンのマイクロフィラメントをもつのかということである．

線毛と鞭毛

線毛 cilia は細胞表面から飛び出した毛のような突起であり，細胞表面に沿って物質を運ぶ，例えば粘液は呼吸器官の内側をおおう線毛上を「クラウド・サーフィング」するように，肺から上方に運ばれる．線毛のある場所では，露出した細胞表面から突出した線毛がたくさん存在する．

細胞が線毛形成に関与するとき，その中心小体は増幅し，そして露出している細胞表面の細胞膜直下に並ぶ．その後中心小体から「出芽」しはじめた微小管は，細胞膜にも出芽を形成するような圧力をかける．

中心体から突き出た部分がかなり長ければ，それは**鞭毛** flagella と呼ばれる．人体における鞭毛をもつ細胞の唯一の例は精子で，尾部と呼ばれる推進力のある鞭毛をもつ（図 3.8g）．線毛は細胞表面にあるほかの物質を動かすのに対して，鞭毛はその細胞自身を動かすことに着目しよう．

微絨毛

微絨毛 microvilli は細胞膜の延長で，小さな指のように細胞表面から突き出ている（図 3.2, p. 62 参照）．微絨毛は

表3.1 細胞の部分：構造と機能

細胞の部分*	構造	機能
細胞膜（図3.1）		
	脂質（リン脂質とコレステロール）の二重層とそこに埋め込まれたタンパク質でできた膜である．外表面のタンパク質のほとんどと，いくつかの脂質は糖鎖と結合している．	外部の細胞防護の役割，細胞内外への物質の輸送を担う．興奮性の細胞の機能のための基本である電位状態（膜電位）の維持を行う．細胞外表面のタンパク質は，受容体（ホルモン，神経伝達物質などに対する）として，輸送タンパク質として，また細胞同士の認識の役割をはたす．
細胞質	核と細胞膜のあいだの細胞部分．溶解した溶質を含んだ液体の**サイトゾル**，**細胞内小器官**（細胞質の代謝の機械装置），**封入体**（保存している栄養素，分泌産物，色素顆粒）を含む．	
細胞内小器官		
・ミトコンドリア（図3.4）	桿状の二重膜構造．内膜はクリスタと呼ばれ，折れ曲ってひだ状となる．	酸素呼吸（グルコースの「燃焼」）の場とATP合成．細胞の発電所である．
・リボソーム（図3.4，3.5）	2つのサブユニットからなる高密度の粒子で，それぞれリボソームRNAとタンパク質が含まれる．浮遊しているものと，小胞体に結合しているものとがある．	タンパク質合成の場である．
・粗面小胞体（図3.4，3.5）	閉鎖された空洞，トンネル状の膜システムで，細胞質内でぐるぐる巻いている．外表面にはリボソームが付着している．	このトンネルの中で，タンパク質に糖鎖が結合する．タンパク質はゴルジ装置やほかの部分へ輸送されるための小胞に入る．外表面はリン脂質を合成する．
・滑面小胞体（図3.4）	トンネル構造と袋の膜システム．リボソームの付着はない．	脂質やステロイド（コレステロール）の合成，脂質代謝，解毒作用をもつ．
・ゴルジ装置（図3.4，3.6）	重なった平らな膜で，小胞体に近い小胞とつながっている．	細胞からの分泌のため，タンパク質の梱包，修飾，隔離を行う．ライソゾームへの封入，細胞膜への組込みを行う．
・ペルオキシソーム（図なし）	オキシダーゼとカタラーゼ酵素の膜性の囊である．	フリーラジカルのような毒性のある物質の酵素解毒である．最も重要な酵素であるカタラーゼは，過酸化水素を分解する．

* 各細胞の構造は，同じ縮尺で描かれているわけではない．

表 3.1（続き） 細胞の部分：構造と機能

細胞の部分*	構造	機能
• ライソゾーム（図 3.4, 3.6）	酸性の加水分解酵素（強力な分解酵素）を含んだ膜性の囊である．	細胞内消化の場．いわゆる細胞の「胃」である．
• 微小管（図 3.7）	チューブリンタンパク質でできた円筒状の構造である．	細胞を支持し形を作る．細胞内および細胞自身の動きを作る．存在する場合は，中心小体，線毛，鞭毛を形成する．
• マイクロフィラメント（図 3.7）	タンパク質アクチンで作られた繊細な線維である．	筋収縮やほかの種類の細胞内の動きを作る．細胞内骨格と，存在する場合は微絨毛の形成を助ける．
• 中間径フィラメント（図 3.7）	タンパク質の線維．さまざまな成分がある．	安定した細胞内骨格の構成物．細胞にかかる力に対抗する．デスモソームの形成を助ける．
• 中心小体（図 3.4）	対になった円筒状の小体で，それぞれ 9 つの微小管の三つ組みからできている．	有糸分裂（細胞分裂）のあいだ，有糸分裂紡錘体と星状体を形成するために微小管のネットワークを組織化する．線毛や鞭毛の基礎を作る．
封入体	さまざまな種類がある．脂肪滴，グリコーゲンの顆粒，タンパク質の結晶のような貯蔵栄養素，色素顆粒を含む．	栄養素，排泄物，細胞の生産物を保存する．
核（図 3.3, 3.4）		
	最大の細胞内小器官．核膜に囲まれる．液体の核質，核小体，クロマチンを含む．	細胞の司令塔．遺伝情報の伝達の責任をもち，タンパク質合成の指示を行う．
• 核膜（図 3.3）	大きな穴が貫通した二重の膜．外膜は小胞体につながっている．	核質と細胞質を仕分け，核へのまた核からの物質の通過の制御を行う．
• 核小体（図 3.3）	密度の高い球状（膜構造のない境界）の小体で，ライソゾーム RNA とタンパク質でできている．	リボソームのサブユニットを生産している場である．
• クロマチン（図 3.3）	DNA とヒストンタンパク質で構成された顆粒状で，糸状の物質．「糸の上のビーズ」である．	DNA はタンパク質合成の指示を保持している遺伝子を構成する．クロマチンの構造は DNA の構造を維持し，破壊を防ぐ．

細胞の表面積を劇的に拡大する．そのため通常，小腸や腎臓の尿細管の細胞のような，吸収活動が盛んな細胞表面にみられる．微絨毛は芯にアクチンフィラメントを有し，これが内部の細胞骨格の中に伸びて，微絨毛を硬くする．微絨毛は微小管をもたず，「凹んだ小部屋」のごとく細胞表面が凹んでいる．

> **確認してみよう**
> 12. 細胞内骨格のうち，細胞運動に関わっている2種類はどれか？
> 13. 中心小体の基礎となる細胞骨格物質はなにか？ 微絨毛ではなにか？
> 14. 線毛の主要な機能は，物質を細胞の自由表面の上で動かすことである．微絨毛の主要なはたらきはなにか？
>
> （解答は付録A参照）

3.2e 細胞多様性

> **学習目標**
> ● 細胞の外観，内部構造，特有の機能を比較することで，異なる細胞の種類に相補性の原理を当てはめることができる．

この章ではこれまでのところ，一般的なヒトの細胞に焦点を当ててきた．しかし，人体には何十兆もの細胞があり，その大きさ，形，また機能に多少の違いがある．200以上の細胞の種類があるとされ，球状の脂肪細胞，円盤状の赤血球，分枝した神経細胞，立方体状の腎臓の尿細管の細胞などがある．

タイプによってその長さもかなり違っていて，最も小さなもので2μmから，神経細胞ではあなたの足の指（足趾）を動かすための，1mを超えるようなものまでかなり幅がある．細胞の形はその機能に反映する．例えば，あなたの頬の内側に並んだ扁平なタイルのような上皮の細胞は，互いにぴったりくっついて，細菌の侵入から下層にある組織を守る生きた防護壁を形成している．

細胞の形状と，細胞が含むさまざまな種類の細胞内小器官の相対的な数は，細胞の特徴的な機能に連動している（図3.8）．特殊な細胞のいくつかの例を見てみよう．

図3.8 細胞の多様性
人の細胞の形と，関連する細胞内小器官の種類の存在量が，身体における細胞の機能を決定する（これらの細胞は同じ縮尺で書かれているわけではないことに注意しよう）．

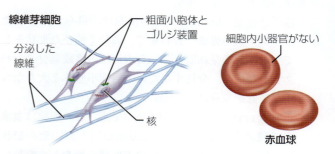

(a) 身体の部分をつなぐ細胞

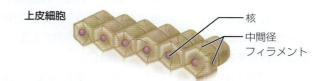

(b) 身体の器官をおおって境界となる細胞

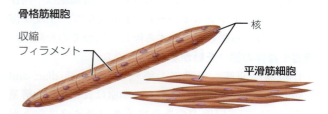

(c) 器官や身体の部分を動かす細胞

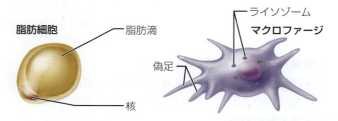

(d) 栄養素を貯蔵する細胞　(e) 疾病と戦う細胞

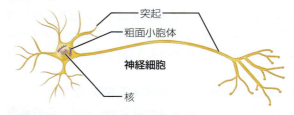

(f) 情報収集と身体の機能の制御をする細胞

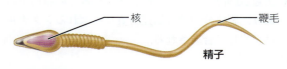

(g) 生殖細胞

- **身体の部分をつなぐ細胞**(図 3.8a)
  - 線維芽細胞 fibroblast．この細胞は，自らが分泌したケーブル状の線維に合わせて，細長く伸びた形状をしている．線維芽細胞はこれらの線維の構成素材タンパク質を合成し，分泌するための粗面小胞体と大きなゴルジ装置を多量に含んでいる．
  - 赤血球 erythrocyte, red blood cell．この細胞は血液中で酸素を運搬する．この両面が凹んだ円盤の形状は，酸素を取り入れるための表面積を増やし，容易に血液の流れに乗る流線形を作り出している．赤血球中は酸素を運ぶたくさんの色素を含むため，色素の空間確保のためにほかのすべての小器官は放出されてしまう．
- **身体の器官をおおって境界となる細胞**(図 3.8b)
  - 上皮細胞 epithelial cell．ミツバチの巣にある「小部屋」のような六角柱の形状である．この形によって，上皮細胞はシート状に詰められる．上皮細胞は中間径フィラメントやデスモソームに富んでいて，上皮が擦られたり引っ張られたりする際に，傷つくのを防ぐ．
- **器官や身体の部分を動かす細胞**(図 3.8c)
  - 骨格筋や心筋，平滑筋の細胞 skeletal, cardiac, and smooth muscle cells．これらの細胞は長く伸びた構造をしていて，収縮力のあるマイクロフィラメントがいっぱい詰まっているので，これらの筋細胞は力強く短縮化することで骨を動かしたり，血液を排出したり，内臓の大きさを変えて身体の中で物質を移動させたりする．
- **栄養素を貯蔵する細胞**(図 3.8d)
  - 脂肪細胞 fat cell．大きな球状の脂肪細胞は，その細胞質の中に大きな脂肪滴をもつことで形成される．
- **疾病と戦う細胞**(図 3.8e)
  - マクロファージ macrophage(大食細胞 phagocytic cell)のような白血球 white blood cells．この細胞は偽足(「仮の足」)を伸ばして，組織を這って，感染の場に到達する．この細胞中にたくさん含まれるライソゾームは，感染性微生物(細菌のような)を食べ，やがてこれを分解する．
- **情報収集と身体の機能の制御をする細胞**(図 3.8f)
  - 神経細胞 nerve cell(ニューロン neuron)．この細胞は，情報を受取って身体のほかの構造に伝えるために長い突起(延伸部)をもつ．細胞体には多くの粗面小胞体があり，膜成分や神経伝達物質と呼ばれるシグナル物質は細胞体で合成される．
- **生殖細胞**(図 3.8g)
  - 卵母細胞 oocyte(女性)．人体で最も大きな細胞である．この卵細胞 egg cell(図示なし)は，受精が成功し，卵が胎芽になるために必要なすべてのものを1つの娘細胞のみに分配する．娘細胞には，たくさんの細胞内器官の複製が含まれることになる．
  - 精子 sperm(男性)．この細胞は，受精のために卵細胞まで泳ぎ付くために作られたものであるので，長い流線形を呈する．その鞭毛運動は，精子を前進させるための可動性のムチとして役割をはたしている．

> **確認してみよう**
> 15. 身体の部分または領域をつないでいる2種類の細胞の名称を答えなさい．
> 16. 神経細胞の主要な機能はなにか？
> （解答は付録 A 参照）

3.3　細胞の生理学

　細胞のそれぞれの内部部品は，細胞の特殊な機能遂行のために設計されている．前述したように，ほとんどの細胞は，代謝(栄養素を使って新しい細胞の材料を生産し，物質を分解してATPを産生する)，消化，老廃物の処理，生殖，成長，運動，刺激に対する応答(興奮性)の能力がある．これらの機能のほとんどは，後の章で詳細に取り扱う(例えば，代謝については第14章で，刺激への反応は第7章で述べる)．この章では，膜輸送(物質が細胞膜を通過する手段)，タンパク質合成，細胞の再生(細胞分裂)についてのみ述べる．

3.3a　膜輸送

> **学習目標**
> - 選択的透過性，拡散(単純拡散，促進拡散，浸透を含む)，能動輸送，受動輸送，溶質ポンプ，エキソサイトーシス，エンドサイトーシス，ファゴサイトーシス(食作用)，ピノサイトーシス(飲作用)，高張液，低張液，等張液について定義することができる．
> - 細胞膜の構造について述べ，細胞膜の通過に関して，さまざまな膜輸送の過程がどのようにして特定の物質を決まった方向に通過させるのかについて説明することができる．

　細胞膜の両側の体液環境は溶液の実例である．膜輸送の話に入る前に，溶液というものをしっかりと理解することは重要である．最も基本的な意味として，溶液 solutionは，2つまたはそれ以上の成分が均質に混合されたもので

ある．例としては，私たちが呼吸する空気（気体の混合物），海水（水と塩の混合物），手指消毒用アルコール（水とアルコールの混合物）が挙げられる．溶液の中に最も多く存在する物質を**溶媒** solvent（溶解のための媒体）と呼ぶ．水は人体の主要な溶媒である．溶液の中に少量存在する成分または物質を，**溶質** solutes と呼ぶ．溶液の中の溶質はとても小さいので，その分子を目で見ることはできず，絶えず動いている．

細胞内液 intracellular fluid（核質とサイトゾルを総称）は，少量の気体（酸素と二酸化炭素），栄養素，および塩類を水に溶かした溶液である．また，**細胞外液** extracellular fluid または**組織液** interstitial fluid も同様で，この液体は，私たちの細胞の外側を常に浸している．組織液は，濃厚な，栄養分に富む，特別な「スープ」とも言える．組織液は，栄養素（アミノ酸，糖類，脂肪酸，ビタミン），ホルモンや神経伝達物質などの調節物質，塩類，老廃物などたくさんの成分を含んでいる．健康維持のためには，それぞれの細胞がこのスープから必要な物質を適当量抽出し，それ以外は受け入れないことが必要である．

細胞膜は，選択的透過性のある防御壁である．**選択的透過性** selective permeability の意味するところは，いくつかの物質は細胞膜を通過することができ，ほかの物質は通過できないということである．したがって，栄養素は細胞内に入れるが，好ましくないものや不要なものは入れない．同様に，有用な細胞タンパク質やその他の物質は細胞中に留めて，老廃物は外に出ることが許されるのである．

ホメオスタシスの失調 3.2

選択的透過性の特性は，健康的な傷害されていない細胞にのみみられる．細胞が死んでしまったりひどく傷害されたりしてしまうと，細胞膜はもはや選択性を失い，ほとんどすべてを透過してしまう．このような状況は重度の熱傷を受けた人にみられる．熱傷を受けた部位の死んだ細胞や傷害された細胞から，大量の体液，タンパク質やイオンが「しみ出て」（漏出）しまう．

物質が細胞膜を通過するのは基本的に2通り，すなわち受動的か能動的かである．受動的である場合，細胞からの何らのエネルギーを必要としないで物質が膜を輸送される．能動的である場合，細胞は輸送過程を推進する代謝エネルギー（ATP）を必要とする．

受動輸送：拡散と濾過

拡散は，身体のすべての細胞に重要な意味を持つ受動的膜輸送である．もう1つの受動的膜輸送である濾過は，一般的に毛細血管の壁を通過するときのみに起こる．これら2つの受動輸送がどう違うのか比べてみよう．

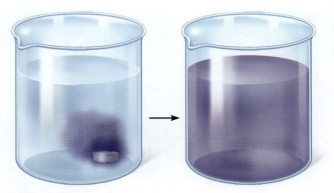

図 3.9 拡散

溶液中の粒子は動き続けて，ほかの粒子と衝突し続ける．その結果，粒子は最も高い濃度の場所から離れるように動く傾向となり，図の通りビーカーの水の中で色素が拡散していくように，均等に広がる．

拡散 拡散 diffusion は，分子（やイオン）がより密度の高い（より多い）ところから，より密度の低い（より少ない）ところへと移動する過程のことである．すべての分子は運動エネルギー（動きのエネルギー）をもっていて（第2章で述べた），ランダムに高速運動しているので，互いに衝突し，衝突によって方向が変わる．概して，この不規則な運動の効果は，その分子が濃度勾配 concentration gradient に従って移動する（広がる）ことに表れる．2か所の濃度の違いが大きければ大きいほど，拡散のスピードは速くなる．その推進力（エネルギー源）は，その分子自身のもつ運動エネルギーであるため，その分子の大きさ（小さいほど速い）や温度（高いほど速い）によって，拡散の速度は影響を受ける．

拡散を理解しやすくするために，1つの例を示そう．熱湯の入ったカップにティーバッグを入れて，動かさないようにしているところを思い浮かべよう．その袋は，いくつかの分子しかその袋から出ることができないという半透膜性の細胞膜を表している．お茶の分子は，かき混ぜなくても熱湯に溶けて何度も衝突し，「広がり」はじめる．このような活動の結果，最終的にはカップ全体は同様のお茶分子濃度となり，均一の色合いとなる（すでにどこかで見たことがあるかもしれない実験例を図 3.9 に示す）．

細胞膜の疎水性の中央部は，拡散の物理的な障壁となる．しかし下記のいずれかの条件に合致すれば，分子は細胞膜を通して拡散できる．

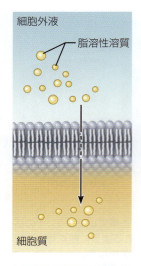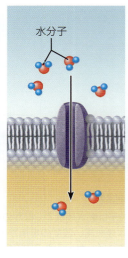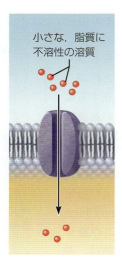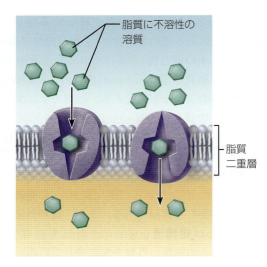

(a) 脂溶性溶質の**単純拡散**は，リン脂質二重層を直接通過する．

(b) **浸透**は，特別なチャネルタンパク質（アクアポリン）を通る水の拡散である．

(c) **促進拡散**は，チャネルタンパク質を通る拡散．多くは大きさと電荷で選択されたイオンである．

(d) 特別なある化学物質だけを通すタンパク質担体を経由して行われる**促進拡散**．基質の結合によって輸送タンパク質の形が変化する．

図 3.10　細胞膜を通して起こる拡散

 促進拡散では，なにが「促進」させたのか？

（解答は付録 A 参照）

- その分子が十分に小さくて，膜の穴（膜タンパク質により形成されたチャネル）を通過可能である．
- 分子が脂溶性である．
- 膜の担体の助けを受けられる分子である．

細胞膜（または選択的透過性のある膜なら何でも）を通した，担体の助けのない溶質の拡散は**単純拡散** simple diffusion（図 3.10a）という．この方法で輸送されるものは，脂溶性物質（脂質，脂溶性のビタミン類，酸素，二酸化炭素など）である．

細胞膜のような選択的透過性のある膜を通した水の拡散は，特別に**浸透** osmosis と呼ぶ．水は高い極性をもつので，細胞膜の中央の（極性のない）脂質によってはじかれるが，膜のタンパク質で作られた特殊なアクアポリン（「水の小孔」の意）と呼ばれる小さな孔（図 3.10b）を通って容易に通過できる．水が細胞内外の濃度勾配に従って移動するときに，細胞内外への浸透が生じる．この水の膜の横断の動きは即座に起こる．命に関わる脱水や溶血から患者の細胞を守るために，静脈内 IV（静脈内 intravenous）に注射あるいは輸液するとき投与する液は，適正な浸透圧の液体を使用しなければならない（p. 76 の「もっと詳しく見てみよう」参照）．

さらに別の拡散の例としては**促進拡散** facilitated diffusion がある．促進拡散は，脂溶性ではなく，膜の小孔を通過するには大きすぎるもの，つまりなにか必要な物質（特にグルコース）や，または塩化物イオンの場合のように荷電しているものを，細胞膜のタンパク質のチャネルを使って通過させるのを可能にすることを意味する．促進拡散は拡散の法則（物質は濃度勾配に従って移動する）に従っているが，ATP を必要とせずにグルコースやその他の溶質を膜を通過させて細胞内に移すために，膜タンパク質のチャネル（図 3.10c）を使用するか，あるいは担体としてはたらく膜タンパク質（図 3.10d）を使用する．

拡散によって細胞内外を物質が通過することは，エネルギーの大きな節約になる．水，グルコース，酸素が細胞にとってどれだけ必要不可欠かを考えれば，これらの受動的な輸送が実際どれだけ重要かが理解できるだろう．グルコースと酸素は継続的に細胞（細胞が使い続けているために，それらの濃度がより低くなっている場）に入るし，二酸化炭素（細胞活動によって生じる廃棄物）は継続的に細胞から出て血液（二酸化炭素の濃度がより低い場）に入る．

濾過 濾過 filtration は，水や溶質が膜（または毛細管壁）を体液の圧力，いいかえると静水圧によって通過させられる輸送である．体内では，静水圧は常に血液によってもたらされている．拡散と同様，濾過は受動的な輸送で，勾配が関係する．しかしながら濾過では，勾配は圧力勾配 pressure gradient であり，より高圧の部分からより低圧の部分へフィルターを通して，溶質を含む液体（濾液）を実質的に押出すのである．腎臓では，水や小さな溶質は毛細血管から腎臓の尿細管へ濾過されるが，それは毛細血管圧は尿細管の流体の圧力より高いからである．このような方法で作られた濾液の一部が，最終的に尿となる．濾過はそれほど選択的ではないため，血液細胞や膜の小孔を通過するには大きすぎるタンパク質分子だけはほとんど残留する．

> **確認してみよう**
> 17. すべての種類の拡散のエネルギー源はなにか？
> 18. 拡散過程の方向性はなにで決定されるか？
> 19. 促進拡散が行われる2つの方法はどのようなもので，それらはどのように行われるか？
> 20. 「濃度勾配に従う」について説明しなさい．
> （解答は付録A参照）

能動輸送

物質が膜を通過する際にATPが使用される場合，その輸送は能動的である．能動的に動く物質は，通常，拡散というやり方では望む方向に通過できない．そのような物質は，膜チャネルを通過するには大きすぎたり，その膜がその物質を通すための特殊なタンパク質の担体を有していなかったり，膜の脂肪部分に溶けなかったり，その濃度勾配に逆らって「上り坂」を動くことになったりするなどである．最も重要な2つの能動的過程は，能動輸送と小胞輸送である．

能動輸送 能動輸送 active transport は，溶質ポンプとも呼ばれ，促進拡散と似ている．両者は，膜を輸送する物質と特異的にまた可逆的に結合するタンパク質の担体を必要としている．しかし，促進拡散は拡散する物質の運動エネルギーで行われ，能動輸送はタンパク質の担体にエネルギーを与えるものとしてATPを使う．後者を溶質ポンプ solute pumps という．アミノ酸，ある種の糖，多くのイオンは溶質ポンプを使って輸送され，多くの場合，濃度の勾配（または電気的勾配）に逆らって移動する．これは，拡散による物質の自然な流れの方向とは逆で，ATPというエネルギーが必要となることを意味する．能動輸送は基本的に「上り坂」をさかのぼるのである．

ナトリウム-カリウム(Na^+-K^+)ポンプ sodium-potassium (Na^+-K^+) pump は，ナトリウムイオン(Na^+)を外へ，カリウムイオン(K^+)を中へ交換移動させる（図3.11）．この過程は，神経のインパルスの伝導に絶対的に欠かせないものである．Na^+は細胞内よりも細胞外に多くなっている，細胞がATPを使って，ナトリウムを力で，言い換えれば「ポンプ」で外に出さなければ，Na^+は細胞内に残っていようとする．ATPはADPとPi（リン酸イオン）に分解し，リン酸はリン酸化と呼ばれる過程で，ナトリウム-カリウムポンプに結合する．同様に，K^+は細胞外液より細胞内に多く存在している．細胞外へ漏出するときはK^+はポンプで細胞に戻される．細胞膜にあるポンプは特定の物質のみを輸送するので，能動輸送は拡散では通過させられないようなものを，きわめて特異的に運ぶ方法を細胞に提供するのである（ポンプがなければ輸送は起こらない）．

小胞輸送 物質のなかには，能動輸送や受動輸送では細胞膜を通り抜けられないものがある．**小胞輸送** vesicular transport は，ATPの助けによって膜小胞と細胞膜が融合または分離され，物質が細胞膜を直接通ることなく，細胞の内外に「塊にして」輸送する．小胞輸送にはエキソサイトーシスとエンドサイトーシスの2種類がある．

エキソサイトーシス exocytosis（「細胞の外へ」の意）（図3.12）は細胞が能動的にホルモンや粘液，その他の細胞産生物質を分泌したり，その細胞の老廃物を排出したりする仕組みである．分泌される産生物質は，まず「梱包」（典型的にはゴルジ装置によって）されて，分泌小胞 vesicle となる．その小胞は細胞膜に移動し，融合し，破裂して内容物を細胞の外に排出する（図3.6の経路1参照）．エキソサイトーシスには，小胞の結合タンパク質が細胞膜の結合タンパク質を認識して「結合」する過程もある．この結合によって，膜が互いにねじ曲がって融合する（図3.12）．

エンドサイトーシス endocytosis（「細胞の中へ」の意）は細胞外の物質を小胞で取り囲むことによって，物質を細胞内に取り込むまたは飲み込むことである．ATPを要求しながら過程を進む（図3.13a）．いったん小胞ができると，細胞膜から切り離されて，細胞質に移動する．典型的には，そこでライソゾームと融合して飲み込んだ物質が消化（ライソゾームの酵素によって）される．しかしながら，小胞が細胞の反対側に移動して，そこでエキソサイトーシスによって細胞外に放出することもある．

もしも飲み込もうとする物質が，細菌や死亡細胞のように比較的大きい場合は，細胞膜が足のように伸びだし（偽

もっと詳しく見てみよう：静脈輸液療法と細胞の「張性」

医療従事者が，適切な静脈(IV)への輸液を患者に与えなければいけないのはなぜか？

その溶液が水を保持するまたは「引き込む」傾向のことを，浸透圧と呼ぶ．浸透圧は，その溶液の溶質の濃度に直接関係する．溶質の濃度が高ければ浸透圧は高く，その溶液の中に水を引き入れやすくなる．多くの分子，特にタンパク質やいくつかのイオンは，細胞膜を通じて起こる拡散が妨げられている．したがって，その片方の濃度に何らかの変化があれば，水が膜の一方から別の側へ移動し，結果として細胞が水を失ったり得たりする．溶液が細胞の水の量を変えることで，細胞の大きさや形を変化させる能力を張性 tonicity (ton は「強さ」の意) と呼ぶ．

等張 isotonic (「同じ張性」の意) 液は細胞と同じ溶質と水の濃度を有している．組織液は等張液である．

高張 hypertonic 液は，細胞の中と比べて，より多くの溶質を保有した溶液である．高張液は浮腫(体液のうっ滞による腫脹)の患者に静脈内投与されることがある．この投与された溶液は，組織間隙から水を血流に引込み，これによって腎臓は余分な体液を排除できる．

細胞と比較して，含まれる溶質が少ない(そして，それによって水が多い)とき，細胞に対して**低張** hypotonic となる．低張液は極度な脱水状態の患者に，再給水のため静脈から投与される．この治療は，細胞内に過剰な体液が流入することで細胞溶解や細胞破裂が起こることを防止するため，ゆっくり行わなければならない．

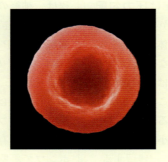

(a) 等張液中の赤血球

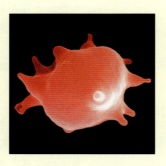

(b) 高張液中の赤血球

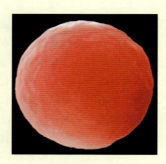

(c) 低張液中の赤血球

基本事項

- 静脈内注射液は静脈を通して，または静脈に直接投与される．
- 高張液中の細胞は，外の溶液に比べて溶質が少なく水が多いので，水が細胞外の溶質濃度の高い溶液に向かって出ていく．
- 低張液中の細胞は，外の溶液と比べて細胞内の溶質が多く水が少ないため，水が細胞内の溶質濃度の高い溶液に向かって流入する．
- 等張液中の細胞は水の流入と流失が同じ速さで起こる．

足という) 外界の物質を取り囲む．次いで物質を細胞内へ引き込む．本質的にはエンドサイトーシスであるが，特にこの過程を「細胞の食作用」の意味で，**ファゴサイトーシス** phagocytosis と呼ぶ (図 3.13b)．マクロファージのような特定の白血球や，身体の中で異物を食べる細胞がこの能力をもつ．これらのファゴサイトーシスの「プロフェッショナル」細胞は，細菌や外来のごみを飲み込むことで，体の警備や防護を担当する清掃屋細胞 scavenger cells としてはたらいている．したがって，ファゴサイトーシスは栄養の摂取ではなくて，いわば「家の清掃」というような防護機構である．

細胞はファゴサイトーシスで食べ，細胞外液の水滴を「ごくごく飲む」ときは，エンドサイトーシスの一形態である**ピノサイトーシス** pinocytosis (「細胞が飲む」の意) を行

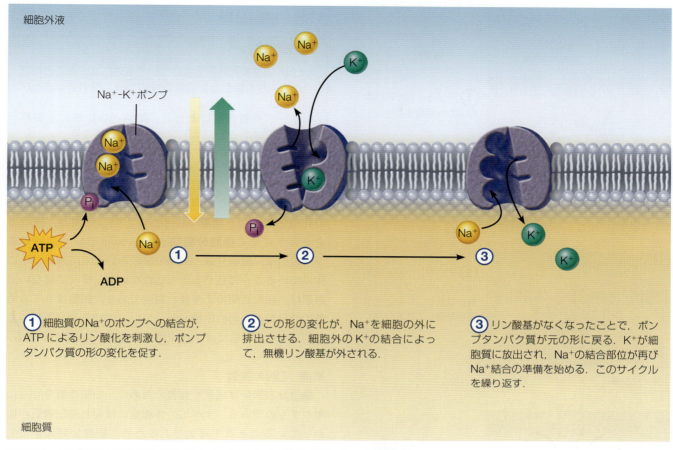

図 3.11 溶質ポンプであるナトリウム–カリウム（Na⁺-K⁺）ポンプの仕事
ATP は，3 つの Na⁺ を細胞の外に出し，2 つの K⁺ を細胞の中に入れる「ポンプ」タンパク質のエネルギーを供給する．このポンプはその濃度勾配に逆らって，両方のイオンを動かす．①から③の各段階は，イオンとリン酸がポンプのタンパク質に結合して，Na⁺ を排出し K⁺ を取り入れる一連の流れを示している．

う．細胞膜は少し引っ込んで，小さなくぼみまたは「カップ」を作り，その端が細胞外液の不溶化タンパク質や脂肪を含んだ液滴の周りで融合する（図 3.13a）．ファゴサイトーシスと違って，ピノサイトーシスは多くの細胞で手順通りに行われる日常の作業である．吸収の機能のある細胞（例えば小腸壁を形成する細胞）では，ピノサイトーシスは特に重要である．

受容体介在性エンドサイトーシス receptor-mediated endocytosis は，細胞の特異的な標的分子を取り入れるための主要な機構である（図 3.13c）．この過程で，細胞膜上の受容体タンパク質は決まった物質のみにしか結合しない．受容体と標的分子の両方が小胞の中に入って，図 3.13a に示した方法で，小胞の内容物が処理される．ファゴサイトーシスとピノサイトーシスは重要ではあるが，受容体介在性エンドサイトーシスに比べるとあまり特異的ではない．受容体介在性エンドサイトーシスによって取り込まれる特殊な物質には，酵素，ある種のホルモン，コレステロールや鉄が含まれる．残念なことに，インフルエンザウイルスはこの経路で細胞に侵入し，私たちの細胞を攻撃する．

> **確認してみよう**
> 21. Na⁺-K⁺ ポンプがリン酸化されるとなにが起こるか？ K⁺ はいつポンプのタンパク質と結合するか？
> 22. 大きな粒子が細胞に入る場合には，どの種類の小胞輸送が使われるか？
> 23. ピノサイトーシスまたは受容体介在性エンドサイトーシスのどちらの過程がより特異的か？
> （解答は付録 A 参照）

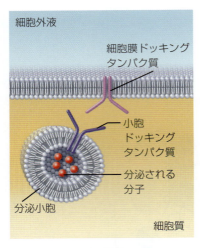

① 膜結合小胞が細胞膜のほうへ移動する.

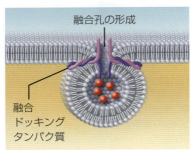

② そこで, 小胞と細胞膜のドッキングタンパク質が結合し, 小胞と細胞膜が融合して小胞が開く.

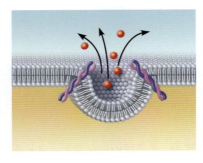

③ 小胞の中身が細胞の外へ放出される.

(a) エキソサイトーシスの過程

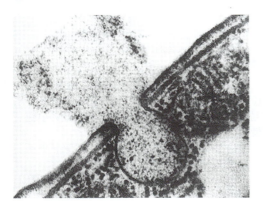

(b) エキソサイトーシス中の分泌小胞の電子顕微鏡像(190,000倍)

図 3.12　エキソサイトーシス

3.3b　細胞分裂

学習目標

- DNA の複製と有糸分裂について端的に述べることができる. 有糸細胞分裂の重要性について説明することができる.
- タンパク質合成における, DNA と 3 種類の主要な RNA のはたらきについて述べることができる.

細胞周期 cell life cycle は, 細胞が形成されてから次の分裂までに起こる, 細胞の一連の変化の過程である. その周期は 2 つの主要な期間があり, 細胞が成長してその通常の代謝活動を行う**間期** interphase という期間と, 細胞自身を再生産する**細胞分裂期** cell division という期間である. 間期は, 細胞分裂と細胞分裂のあいだで, 細胞が単に休んでいるように見えるかもしれないが, そうではない. 間期は, 細胞周期のより長い期間であり, 細胞はとても活動的で分裂のための準備を行っているのである. 間期のより適正な名称としては, **代謝期** metabolic phase といえる.

準備：DNA 複製

細胞分裂機能は成長や修復のために, 細胞の数をさらに増やすものである. すべての体細胞には同じ遺伝物質が備わっていることは不可欠であるため, 細胞分裂に常に先立って起こる重要なことがある. それはすなわち, DNA 分子（遺伝物質）が正確に 2 倍になることで, この過程を DNA の**複製** replication と呼ぶ. これは間期の終わりに起こる.

コンセプト・リンク

DNA がとても複雑な物質であったことを思い出そう（第 2 章, p. 49 参照）. DNA はヌクレオチドと呼ばれる構造単位からできていて, 各ヌクレオチドはデオキシリボースとリン酸基, 窒素を含む塩基からなっている. 基本的に DNA は二重らせん構造をしているはしごのような分子で, らせん状の階段状をしている. DNA の「はしご」の垂直の, または背骨の部分はリン酸と糖が交互に結合していて, はしごの段の部分は窒素含有の塩基の対からなっている.

正確な DNA 合成の引き金は解明されていないが, 一度始まると, すべての DNA が倍増するまで続く. この過程の始まりは DNA のらせんの「チャックを開く」, 少しずつほどいて 2 本のヌクレオチド鎖にすることである（図 3.14）. それぞれのヌクレオチド鎖は, 新しいヌクレオチド鎖を構築するための鋳型または指示書となる.

ヌクレオチドは相補的に結合することを思い出そう. アデニン adenine（A）は常にチミン thymine（T）と, グアニ

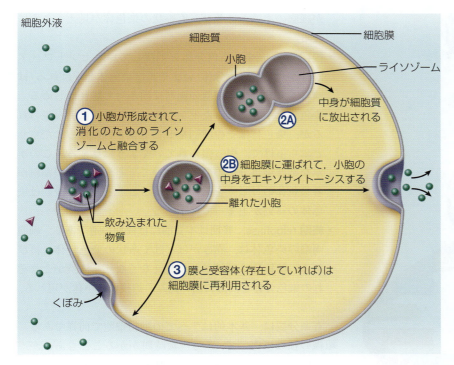
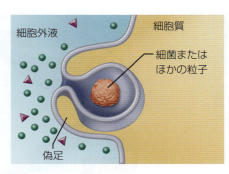
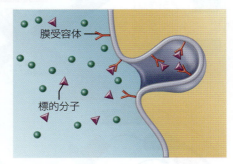

(a) エンドサイトーシス（ピノサイトーシス）　　　　　　　　　　　　　　**(c)** 受容体介在性エンドサイトーシス

図 3.13　エンドサイトーシスの過程とその種類
(a) エンドサイトーシスで起こる一連の出来事．小胞は膜がくぼむことで形成される①．小胞が細胞膜から離れると，その中身は，ライソゾームで消化され②A，細胞質に放出される．別経路としては，小胞は損傷のない細胞を横切って運ばれ，細胞外にエキソサイトーシスで放出される②B．もし残っていれば，膜構成物や受容体は細胞膜に再利用される③．図示したのはピノサイトーシスである．**(b)** ファゴサイトーシス．**(c)** 受容体介在性エンドサイトーシス．

ン guanine（G）は常にシトシン cytosine（C）と結合する．したがって，鋳型のヌクレオチドの順番が，新しい鎖の順番を決定することになる．例えば，TACTGC という鋳型の配列なら ATGACG という新しい鎖を形成することになる．最終的に，元の DNA らせんと同一の 2 本の DNA 分子ができて，それぞれが古いほうの鎖と新しく組み合わさったヌクレオチド鎖を含んでいることになる．

細胞分裂で起こること

　細菌や生殖器系のある種の細胞の例外を除いて，すべての細胞の再生機構では，細胞分裂では 2 つの事象が起こる．有糸分裂という核の分裂がまず初めに起こる．次に起こるのが細胞質の分裂，細胞質分裂で，核分裂がほぼ完了する頃に開始される．

有糸分裂　**有糸分裂** mitosis は，「母の」核と全く同じ遺伝子を 2 つの娘核に分ける過程である．前述の通り，有糸分裂の前に DNA の複製が起こり，短期間ではあるが，その細胞の核は 2 倍の遺伝子を保有する．続いて娘細胞が 2 つに分かれるとき，核も分かれ，それぞれの娘核は元の母の細胞と全く同じ遺伝情報をもつことになる．

　核分裂は後述のような事象からなっている（図 3.15）．

- **前期** prophase．細胞分裂の開始時には染色分体がコイル状に巻いて短くなり，顕微鏡下で観察可能な棒状の染色体となる．DNA は既に複製されているので，それぞれの染色体は実際のところ 2 つの個別の鎖である姉妹**染色分体** chromatids からできていて，**動原体（セントロメア）** centromere と呼ばれるボタンのような構造で保持されている（図 3.15）．中心体は互いに分かれて細胞の両端に移動し，その両端のあいだに**有糸分裂紡錘体** mitotic spindle（微小管で構成されている）を張ることが指示される．紡錘体はこの後の有糸分裂のあいだ，染色体の付着や動きの足場を提供する．前期の終わりまでには，核膜と核小体は一時的に消失して見えなくなり，染色体はその動原体で紡錘体の線維とランダムに結合する．
- **中期** metaphase．中期は短い．この短い期に，染色体

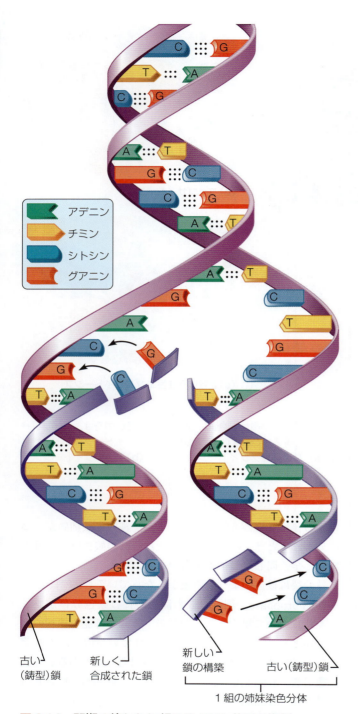

図 3.14 　間期の終わりに起こる DNA 分子の複製
酵素によって調整された過程において，DNA のらせんがほどけて（中心部），ヌクレオチド鎖は別々になる．その後，各鎖は新しい相補的な鎖を構築するための鋳型としてはたらく．その結果，それぞれ元の DNA らせんと全く同じ2つのらせんが出来上がる．

が細胞の赤道面に並び，直線状の染色体が見えるようになる．

- **後期** anaphase．染色分体を把持しているセントロメアが分かれる．染色分体（いまや再び染色体と呼ばれる）はゆっくり動いて，細胞の両端に向かって離れはじめる．染色体は半分になったセントロメアで両端に引っ張られるが，染色体はその「腕」をセントロメアの後ろにだらりとぶら下げて，引っ張られていくように見える．この丁寧な姉妹染色分体の分離によって，それぞれの娘細胞が各染色体のコピーを1つずつ得ることとなる．後期は染色体の移動が止まって終了する．
- **終期** telophase．終期は本質的には前期の逆である．細胞両端の染色体は，巻きがほどけて糸状の染色分体に再び戻る．紡錘体は破壊されて見えなくなり，核膜がそれぞれの染色分体を内部に囲い込み，娘核に核小体が現れる．

有糸分裂は，基本的にすべての動物細胞で同様である．組織の種類に応じて，5分〜数時間かかることもあるが，一般的には約2時間続く．中心体の複製は，有糸分裂の前に DNA の複製が開始される頃，すなわち次の細胞周期における間期の終わりに行われる．

細胞質分裂　細胞質分裂 cytokinesis は，一般的に後期の終わりに始まり，終期に完了する．マイクロフィラメントでできた収縮性のある輪が，紡錘の中央線に**分裂溝** cleavage furrow を作り，それが最終的に絞られ，くびれて，元の細胞質のかたまりを2つの部分に分ける．こうして，細胞分裂の終わりに2つの娘細胞ができる．それぞれは母細胞に比べて小さく，細胞質は少ないが，遺伝的には同一である．娘細胞は，分裂が始まるまでに成長して，正常の活動を行うことができる（間期）ようになる．

核分裂と細胞質分裂は通常，同時に起こるが，細胞質が分裂しない場合がある．このような場合は二核（2つの核）または多核の細胞ができる．これは肝臓や骨格筋の形成では通常行われている．

3.3c　タンパク質合成

タンパク質は，すべての細胞の生命活動の鍵となる物質である．線維状（構造の）タンパク質は，細胞の主要な構造材料である（第2章参照）．ほかのタンパク質として，球状（機能）タンパク質は，身体の機能役割を担う．例えば，細胞で起こる化学反応の速度を上げる生物学的触媒である，すべての**酵素** enzymes は機能タンパク質である．し

第1部 細胞―細胞の生理学　81

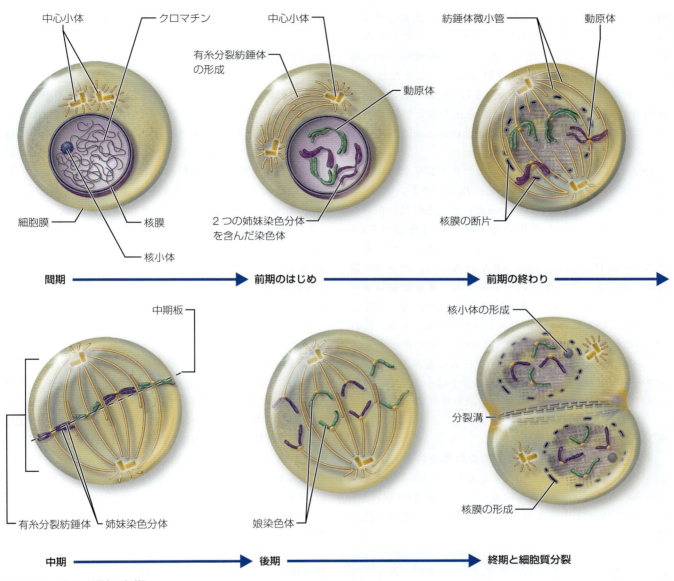

図 3.15　有糸分裂の各期

がって細胞は，タンパク質合成と呼ばれる過程でタンパク質を生み出すことが必要となる．リボソームでは，DNA 遺伝子の情報と核酸 RNA の助けを使って，タンパク質合成を遂行している．この過程と構成要素を見てみよう．

遺伝子：タンパク質構造の設計図

細胞分裂時に自らを複製する役割に加えて，DNA はタンパク質合成の設計図の原版としてもはたらく．そもそも**遺伝子** gene は，1つのタンパク質を作る情報をもつ DNA の区画である．

DNA の情報は塩基の配列にコード化されている．3つの塩基からなる配列（トリプレット）は，特定のアミノ酸を規定している（アミノ酸は，タンパク質の構成単位で，タンパク質合成で結合される．第2章参照）．例えば，DNA の塩基配列が AAA ならフェニルアラニンとよばれるアミノ酸を，CCT ならグリシンを規定する．楽譜に違う編曲がなされると，違うコードで演奏されるように，遺伝子内の A，C，T，G の変化は，細胞が必要なタンパク質の種類が全く変化する．1つの遺伝子の配列中には，300〜200万塩基対が含まれると推定されている．人のゲノムには 20,000〜25,000 個の遺伝子がある．

RNA の役割

それ自身，DNA は情報を暗号化している．その情報は

解読されなければ有用ではない．さらに，ほとんどのリボソーム（タンパク質合成の場）は細胞質の中にあるが，DNA は細胞周期に入っているあいだ，決して核内から離れない．したがって，DNA は解読されることだけでなく，リボソームでタンパク質合成を行うための指示を伝える伝令役を必要としている．これら伝令役と解読の機能は，第 2 の核酸である**リボ核酸** ribonucleic acid（RNA）によって担われている．

RNA は 1 本鎖であること，糖にデオキシリボースではなくリボースが使われていること，塩基にチミン（T）ではなくウラシル（U）が使われているということに違いがある（第 2 章で学んだことを思い起こそう）．3 種類の RNA が，タンパク質合成の特殊な役目をそれぞれ担っている．**リボソーム RNA** ribosomal RNA（rRNA）は，タンパク質合成の場であるリボソームを構成する．**メッセンジャー RNA** messenger RNA（mRNA）分子は，DNA 分子の片側を反映している長い 1 本鎖のヌクレオチド鎖である．核の DNA（遺伝子）からのタンパク質合成のための指示書を含んでいる「情報」を，細胞質のリボソームに運ぶ．**トランスファー RNA** transfer RNA（tRNA）分子は小さくて，四葉のクローバーのような形で，アミノ酸をリボソームに運ぶ．

タンパク質合成過程

タンパク質合成は，2 つの主要な段階を含む．すなわち，DNA 遺伝子の情報を使って相補的な mRNA（伝令役）が作られる<u>転写</u>と，mRNA のもっている情報が「解読」されてヌクレオチドの情報からタンパク質へと訳される<u>翻訳</u>の段階である（図 3.16）．

転写　転写の語を，裁判の法廷速記者の仕事のような，口述の会話を文書として記録することとして聞いたことがあるかもしれない．この場合の転写という専門用語も，生物学の転写という用語も同じである．言語は同じで，ただ 1 つの違いは，形態（「口述」か「記述」か）である．タンパク質合成では，<u>転写</u>は同じ言語同士の，ある情報からある情報へと似たような情報への変換を意味する．ただし，この文脈のなかで「言語」は核酸である．細胞において，**転写** transcription は酵素を使った DNA 遺伝子の塩基配列から mRNA <u>相補的塩基配列</u>への変換を意味する（図 3.16，step ① 参照）．DNA は転写の鋳型となり，mRNA は生産物である．特定のアミノ酸に相当する DNA 遺伝子の 3 塩基の配列を**トリプレット** triplet と呼び，相応する mRNA における 3 塩基配列を**コドン** codons と呼ぶ．形は違っているが，同様の情報を伝えている．したがって，もし DNA トリプレットの（部分的な）配列が AAT-CGT-TCG であるなら，RNA の塩基対形成の規則（A：U，G：C）から，相応する mRNA のコドンは，UUA-GCA-AGC となる．

翻訳　翻訳者は，ある言語で言葉を受け入れて，それらを別の言語に置き換える．タンパク質合成の**翻訳** translation の段階では，ヌクレオチドの言語（塩基配列）は，「翻訳」されてタンパク質の言語（アミノ酸配列）となる．翻訳は細胞質で行われ，3 種類の RNA がすべて使われる．翻訳には次のような一連の事象が含まれる（図 3.16，steps ②～⑤ 参照）．まず mRNA がリボソームに結合すると（②），tRNA がアミノ酸を運搬または配達する．そこでは，遺伝子（とその mRNA）によって規定された正確な配列通りに，アミノ酸同士がペプチド結合でつながっていく（脱水縮合によって形成される．第 2 章参照）．共通の tRNA は 45 種類あって，それぞれが 20 種類のアミノ酸のうち 1 つをもつことができる．しかし，tRNA のはたらきはこれだけではない．それらは mRNA のコドンを認識して，持ち運んでいるアミノ酸を正しい順番につなげるという，「ダブルチェック」を行う．tRNA は，**アンチコドン** anticodon と呼ばれる特有の 3 塩基配列をその「頭」にもち，相補的なコドンに一時的に結合できるので，このはたらきが遂行できるのである（③）．

mRNA のメッセージの始めにある正しい位置に，最初の tRNA がそのアミノ酸を配達すると，リボソームは mRNA 鎖に沿って移動し，別の tRNA が読むべき次のコドンの位置へ移る．アミノ酸は mRNA に沿った正しい位置に運ばれ，リボソームの大サブユニットに触媒されて（④），ペプチド結合で互いに結合され，最終的なタンパク質の構造となるため折りたたみをはじめる．

> **コンセプト・リンク**
> リボソームのペプチド結合によってアミノ酸が結合するのは，脱水縮合の結果であることを思い起こそう（第 2 章，p. 40）．新しいペプチド結合を形成するために，水（H_2O）が離脱しなければならない．水素原子は一方のアミノ酸から外れ，水酸基（$-OH$）はもう一方のアミノ酸から外れる．

それぞれのアミノ酸はその鎖に追加されていき，それらを運んだ tRNA はリボソームから外れて別の場所へ行き，次のアミノ酸とつながる（⑤）．最後のコドン（停止または「終止」コドン）まで来たら，そのタンパク質が放出される．

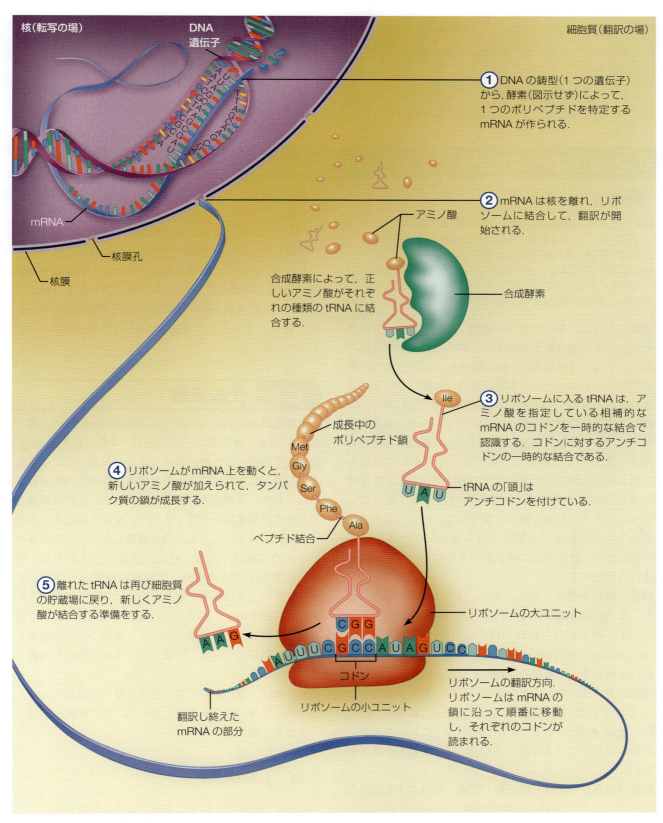

図 3.16　タンパク質合成
①転写．②〜⑤翻訳．③では，タンパク質が作られる際に，正しいアミノ酸が，正しい位置に確実に配置されるようにする．

確認してみよう

24. 鋳型の鎖と相補的という用語は，DNA合成とどう関係するか？
25. 細胞質分裂とはなにか？ 細胞質分裂が起こらないと，なにが起こるか？
26. タンパク質合成におけるmRNAのはたらきはなにか？ tRNAのはたらきはなにか？
27. タンパク質合成の2つの段階はどんなもので，実際にタンパク質が作られるのはどちらの段階か？ もう一方の段階ではなにが起こるのか？

（解答は付録A参照）

第2部　身体の組織

学習目標

- 4つの主要な組織の種類と，それぞれの主な分類の名称を述べることができる．4つの主要組織の構造的または機能的な違いを説明することができる．
- さまざまな組織が，身体の中で主にどのように位置しているのか述べることができる．
- 組織の修復（創傷治癒）について述べることができる．

複雑な人体は，たった1つの細胞，受精卵の終わりがないともいえる細胞分裂から始まる．何兆もの細胞は特定の機能を有するようになる．一部は筋細胞となり，また一部は透明な目のレンズ，あるものは皮膚の細胞になるという具合である．つまり，身体の中ではそれぞれに役割がある．

細胞の専門化にはいくらか危険が伴う．小さな細胞集団が欠くことのできない集団であれば，それをなくした場合に身体は動かなくなったり，死に至ったりすることになる．例えば，心臓のはたらきは，心筋に存在するかなり特殊化された細胞の筋収縮を調整するはたらきに依っている．もしこれらの特殊な細胞に傷害が及んだり，はたらきが停止したりすると，心臓はもはや適切にはたらかなくなってしまい，身体全体に酸素が行き渡らなくなって，病むまたは死亡する．

同様の構造と機能を備えた細胞の集団を**組織** tissues と呼び，構造の組織編制の次のレベルにつながる（図1.1，p.3）．4つの基本的な組織の種類は，上皮 epithelial，結合 connective，神経 nervous，そして筋 muscle 組織で，これらは絡み合って身体の「織物」を形成している．各基本的組織にその役割をもっともよく示している1つの言葉を与えるとすれば，おおう（上皮），支える（結合），動く（筋），制御（神経）である．しかしながら，これらの語はその組織のはたしている役割のほんの一部を表しているに過ぎない．

組織は組み合わされて，心臓，腎臓，肺のような器官となる．ほとんどの器官は複数の種類の組織を含有していて，その組織の配置がそれぞれの器官の構造や，なにをなしうるかを決定する．したがって，組織を学ぶことは後に身体の器官と，それがどのようにはたらくかを学ぶのに役に立つ．

ここでは，基本組織について主要な類似性や相違点をよく理解したい．上皮組織や一部の結合組織は，ほかの章で扱われないので，この章で特に強調する．筋組織や神経組織，骨（結合組織の1つ）については，後の章で詳述する．

さまざまな種類の組織の説明の後，主要機能のわかりやすい概要と4つの基本組織の体内の位置を後に示す（図3.22，p.97）．

3.4　上皮組織

上皮組織 epithelial tissue (epithelium)（epithet は「敷く，おおう」の意．複数形は epithelia）は，身体に敷き広げられ，おおっている，また腺の組織である．おおって，広がった上皮組織は自由な，内側と外側両方のすべての体表面をおおっており，多機能の細胞を含んでいる．上皮は外界と隔てるための境界線を形成するので，身体が放出するまたは受取る物質はすべて上皮組織を通過しなくてはならない．

上皮の役割は，防護，吸収，濾過と分泌がある．例えば，皮膚の上皮は細菌や化学物質の傷害から防護しており，気管の上皮は線毛を有していて，塵やその他のごみを肺の外に掃き出す．胃や小腸のような消化管の器官では，吸収に特化した上皮が並んでいて，食物からの栄養素を身体の中へ吸収している．腎臓では，上皮は吸収と濾過を両方行っている．

腺上皮は，身体の中でさまざまな腺を形成している．分泌は腺に特有のはたらきで，汗や脂，消化酵素，粘液のような物質を産生している．

3.4a　上皮の特徴

上皮は一般的に，以下に挙げたような特徴がある．

- 腺上皮（p.89で述べる）を除いて，上皮細胞は互いに接近して，連続したシート状になる．隣接する細胞は，デ

スモソームやタイト結合のような細胞接着装置で何か所も互いに結合する(p. 62).
- 膜は常に自由な(ほかと結合していない)表面をもつ．この**自由表面** apical surface は，身体の外部または内臓の内腔に露出している．一部の上皮の露出表面はすべすべして，なめらかであるが，表面が微絨毛や線毛に変形したものもある．
- 上皮の基底部には，上皮細胞とその深層にある結合組織細胞の両方が分泌する無構造物質である基底膜がある．上皮細胞は，この**基底膜** basement membrane につなぎ留められている．この基底膜は，上皮組織をその場に保持する「糊」と考えることができる．
- 上皮組織は**無血管性** avascular であり，それは自身に対する血液の供給がないことを示している．しかし，酸素や栄養素は，深層にある結合組織を走行している毛細血管から拡散してくる．
- 良好な栄養状態であれば，上皮組織は容易に再生する．

3.4b 上皮組織の分類

上皮は2通りの命名方法がある．その1つ目は，細胞層の数によるものである(図 3.17a)．細胞の配置(層)によって，**単層上皮** simple epithelium (1層の細胞)と**重層上皮** stratified epithelium (1層より多い)と分類される．2つ目は細胞の形によるものである(図 3.17b)．平らな，魚の鱗のような(squam は「鱗」の意)扁平 squamous 細胞，サイコロのような正六面体の立方 cuboidal 細胞，円柱のような円柱 columnar 細胞がある．形と層を組み合わせた用語で，上皮をすべて表すことができる．重層扁平上皮は上皮の最上部，自由表面に位置する細胞の形にちなんでつけられた名前である．基底膜上にある細胞は「押しつぶされた」ように見え，形状が変化することから，基底膜上の細胞の形に依存した名前は付けられていない．図 3.17c は，これらの組織の構造とそれぞれのタイプにみられる機能との関係を表している．

単層上皮

単層上皮は，吸収，分泌，濾過に最もよく関わっている．単層上皮は通常とても薄いので，そのはたらきとして防護作用はもたない．

単層扁平上皮

単層扁平上皮 simple squamous epithelium は，基底膜の上にある一層の扁平な細胞層である．細胞同士は互いにくっついていて，床面のタイルのようである．

このタイプの上皮は膜のような形状をなして，素早い拡散による濾過または物質交換を行っている．肺の小胞(肺胞と呼ぶ)を作る上皮は単層扁平上皮であり，酸素と二酸化炭素を交換する(図 3.18a)．毛細血管の壁を構成する血管内皮細胞も単層扁平上皮であり，栄養素や気体が毛細血管と組織液のあいだを行き来する．また，単層扁平上皮は腹腔の壁側と臓側に位置するなめらかな**漿膜** serous membranes, serosae も構成している(この漿膜については第4章で詳細を述べる)．

単層立方上皮

一層の正六面体の細胞が基底膜の上に並んでできた**単層立方上皮** simple cuboidal epithelium は，通常，腺やそれに関係した導管(例えば，唾液腺や膵臓にある)と呼ばれる小さな管にみられる．また，腎臓の尿細管の壁(図 3.18b)や，卵巣の表面も形成している．

単層円柱上皮

単層円柱上皮 simple columnar epithelium は，1層の背の高い細胞が互いにくっついて，その核が一列に並んでいるように見える上皮である．潤滑剤となる粘液を産生する**杯細胞** goblet cells が，このタイプの上皮組織によくみられる．単層円柱上皮は，胃から肛門まで*のすべてにわたって消化管の内腔をおおう(図 3.18c)．消化管の内面をおおう上皮は**粘膜** mucosae (mucous membranes)と呼ばれる．

多列円柱上皮

多列円柱上皮 pseudostratified columnar epithelium の細胞は，すべて基底膜の上に存在する．しかし，一部の細胞はほかよりも短くて，それぞれの核が基底膜から違った高さに現れる．このため，この上皮は重層上皮であるような間違った印象を与える．これが，pseudo (「偽りの，にせの，まがいの」の意)という名称の由来である．単層円柱上皮と同様，この上皮も主として吸収や分泌の役割をはたしている．線毛のあるタイプ(正しくは多列線毛円柱上皮と呼ぶ)は，気道のほとんどに存在する(図 3.18d)．この上皮の杯細胞が産生する粘液は，塵やほかのゴミを捕らえる「粘着性のトラップ」としてはたらき，線毛がその粘液を上向へ上げて肺から排出させる．

重層上皮

重層上皮には，二層以上の層がある．単層上皮に比べてかなり耐久性があるため，その基本的な機能は防護作用である．

---
* 訳者注：肛門の内腔は重層扁平上皮でおおわれている．

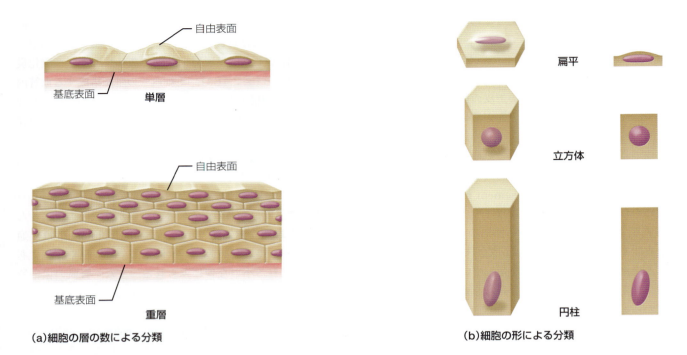

(c) 組織の種類に関連した機能

図 3.17　上皮組織の分類と機能
(a)配列(層)による分類．(b)細胞の形状による分類．各種類とも，細胞の全体を左に，縦断面を右に示した．(c)組織の種類に関連した機能．

重層扁平上皮　重層扁平上皮 stratified squamous epithelium は，体内で最も一般的な重層上皮である．通常，多くの層の細胞を含んでいる．自由表面の細胞は扁平であるが，基底膜に接する細胞は立方体か円柱である．重層扁平上皮は皮膚や口腔，食道のような，酷使され，摩擦がかかるような場所にみられる(図 3.18e)．

重層立方上皮と重層円柱上皮　重層立方上皮 stratified cuboidal epithelium は，基本的に二層の細胞(最低でも)からなり，表面の細胞は立方体をしている．**重層円柱上皮** stratified columnar epithelium の表面は円柱の細胞であるが，その基底の細胞は大きさも形もさまざまである．これら 2 つの上皮は体内ではきわめて稀で，主として大きな腺の導管にみられる(これら 2 つの上皮の分布はかなり限られているので，図 3.18 には図示していない．上皮組織の完全なるリストとして，ここに挙げるに留める)．

移行上皮　移行上皮 transitional epithelium は高度に変化をする重層扁平上皮で，限られた 2，3 の器官，すなわち膀胱，尿管，尿道の一部にのみみられる．これらの器官は，泌尿器の一部としてかなり伸張する(図 3.18f)．基底の層の細胞は立方体か円柱で，一方，表面の細胞は外観が

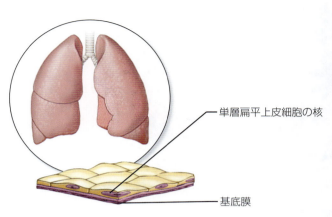
(a)図：単層扁平上皮

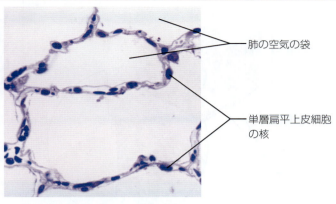
顕微鏡写真：肺胞（空気の袋）の壁の部分を形成している単層扁平上皮（275倍）．

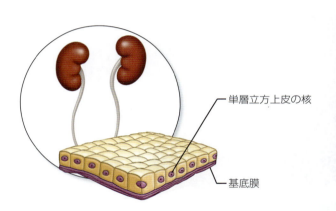
(b)図：単層立方上皮

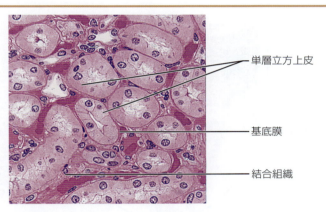
顕微鏡写真：腎臓の尿細管の単層立方上皮（250倍）．

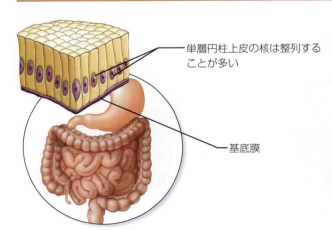
(c)図：単層円柱上皮

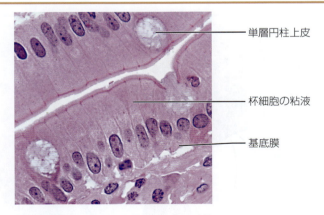
顕微鏡写真：小腸の単層円柱上皮（575倍）．

図 3.18　上皮の種類と体内での一般的な位置の例

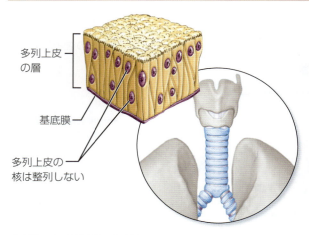

(d)図：多列（線毛）円柱上皮

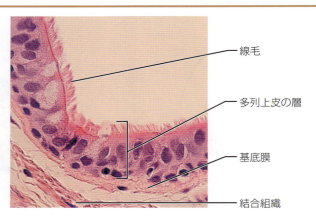

顕微鏡写真：ヒトの気管に並ぶ多列線毛円柱上皮（560倍）．

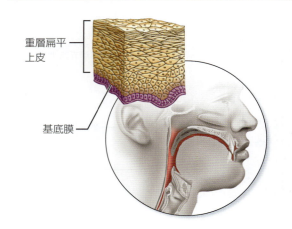

(e)図：重層扁平上皮

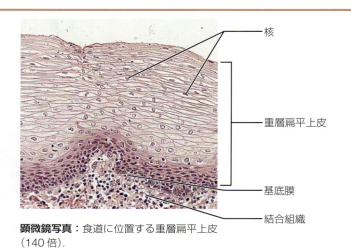

顕微鏡写真：食道に位置する重層扁平上皮（140倍）．

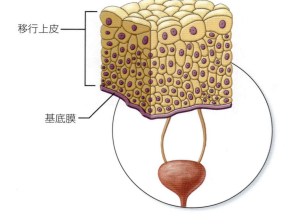

(f)図：移行上皮

顕微鏡写真：膀胱に位置する移行上皮．弛緩状態（270倍）．表面の丸くなった細胞は，膀胱が尿で充満するときには，扁平になって延びる．

図 3.18（続き） 上皮の種類と体内での一般的な位置の例

変化する．器官が伸張していないときには，上皮は多層で最表層の細胞は丸くドーム型である．器官が尿で膨張しているときは，上皮の厚さは伸ばしたゴムバンドのようになり，表面の細胞は平らで鱗様になる．細胞を互いに滑り込ませて形を変えるという移行性の能力があるため，尿管の壁は尿量が増加するにつれて伸張することができる．膀胱では，移行上皮のこの伸縮性によって，膀胱の圧を高めることなくより多くの尿を蓄積できる．

腺上皮

腺 gland は，産生した特定の物質を分泌する1つまたはそれ以上の細胞を含有している．この生産物，**分泌物** secretion は，典型的には水性の（水に溶ける）液体にタンパク質分子が含まれたものである．分泌の用語は，腺細胞が必要な材料を血流から受け取って，それらを使って生産物を作り，それをエキソサイトーシスで分泌する一連の活動的な過程を示してもいる．

腺は上皮から発達する．2つの主要な腺の種類は上内分泌と外分泌である．**内分泌腺** endocrine glands は導管を失っているため，しばしば導管をもたない腺と呼ばれる．これらの分泌物（すべてのホルモン）は，腺を縫うように進む血管に直接放出される．内分泌腺には，甲状腺や副腎皮質，下垂体などがある．

外分泌腺 exocrine glands は導管を保持していて，その分泌物は上皮の表面に，導管を経由して放出される．汗腺や皮脂腺，肝臓，膵臓にある外分泌腺は，腺体自体は人体の内部にあるが，導管を介して外部と連絡している．腺については，これらが産生し，関係する器官体制とともに考察しよう．

> **確認してみよう**
> 28. 上皮組織を分類する2つの判断基準はなにか？
> 29. 内分泌線と外分泌腺は構造と機能の上でどう違うのか？
> 30. 次の特性のうち，上皮組織の特徴はどれか？
>   ［血管をもつ．自分自身で修復する．特殊な細胞接着装置を備えた細胞である］
> 31. 上皮組織を特徴づける2つの特徴（識別特性）はなにか？
>
> （解答は付録A参照）

3.5 結合組織

結合組織 connective tissue は名称から類推されるように，身体の一部分と一部分をつなぐ．結合組織は身体の至るところにみられる．これは，体内で最も大量に広範に広がった組織である．結合組織には多くの機能があるが，基本的には防護，支持，緩衝，およびほかの体組織からの隔離である．

3.5a 結合組織の特性

結合組織を識別する特性は次のようなものである．
- **多様な血液供給**．多くの結合組織には血管動脈が豊富に分布している（つまり，良好な血液の供給経路がある）．しかし，例外もある．例えば，腱や靱帯には血流は少なく，軟骨は無血管である．したがって，これらの腱や靱帯，軟骨は傷を負った際の治癒がとても遅い（もし選ぶとしたら，靱帯を損傷するよりも骨折したほうがいいと言う人がいるのは，こういう訳である）．
- **細胞外基質** extracellular matrix．結合組織はさまざまなタイプの細胞と細胞外基質からなる．細胞外基質は，細胞外にみられる膨大な種類の非細胞性の物質である．

3.5b 細胞外基質

細胞外基質 extracellular matrix はほかの種類の組織にはみられず，結合組織に特有のものであるため，もう少し説明が必要である．この基質は，結合組織細胞によって産生され，細胞外に分泌される．主な種類として，構造のない基質と線維がある．細胞外基質のうち，基質は概ね水と少しの接着タンパク質と，荷電した大きな多糖類分子で構成されている．接着タンパク質は，結合組織細胞自身が基質に包埋した線維に結合するための接着剤になっている．荷電した多糖類分子は，絡み合うときに水を捕らえる．この多糖類分子が多くなると，基質は，流体からゲル状になるほど硬くなる．

結合組織の種類によって，基質に関わる線維の種類や量はさまざまである．線維には，その高い引っ張り強さが特徴のコラーゲン線維（膠原線維），伸縮と跳ね返りの能力が特徴の弾性線維，また微細なコラーゲン線維で，脾臓のような柔らかい器官の内部の「骨組み」を形成している細網線維がある．このような線維の構成単位，つまりモノマー（単量体）は結合組織細胞によって作られて，細胞外基質の中に分泌される．そこで組み合わされて，さまざまな種類の線維が形成される．

細胞外基質の多様性のため，結合組織はほかの組織の周りに柔らかく包み込むパッキング組織を形成し，ほかの組織では耐えられないような重力に耐え，そして伸張や摩耗などにも耐えることができるようになる．

3.5c 結合組織の種類

　前述の通り，すべての結合組織は細胞外基質に囲まれた生きた細胞からできている．結合組織は，基質中の特別な細胞や線維の種類や数を反映することによって，その性状に多少の違いが生じる．極端な例として，骨や軟骨が挙げられる．これらは細胞成分が少ないが，硬い材料に富んでいて，かなり強固な構造を形成している．全く逆の極端な例としては，脂肪組織はほとんどが細胞からできていて，軟らかな構造である．最も硬いものから最も軟らかいものまで，順でいうと主要な結合組織の種類は，骨，軟骨，密性結合組織，疎性結合組織，血液である．この後の記述を読む際は，図 3.19 でさまざまな結合組織を確認しよう．

骨

　骨 bone は，骨性 osseous 組織とも呼ばれ，骨小腔 lacunae（「小窩」）と呼ばれる空洞に納まっている骨細胞 osteocytes（骨の細胞）からなる．これらの小窩は，たくさんの数のコラーゲン線維（膠原線維）に付着したカルシウム塩を含む，とても硬い基質の層に囲まれている（図 3.19a）．その岩石のような硬さのため，骨はほかの人体器官の防護（例えば頭蓋骨は脳を防護）や支持において，優秀な能力をもっている（骨の詳細については，第 5 章で考える）．

軟骨

　軟骨 cartilage は，骨に比べて硬度は低く，柔軟性がある．その主要な細胞の種類は，軟骨細胞 chondrocytes（軟骨の細胞）である．これは身体の限られた部分にしか存在しない．最も多く分布しているのは硝子軟骨 hyaline cartilage であり，青白い外観のガラス様（hyaline は「硝子」の意）で，弾性の基質に隠された多量のコラーゲン線維（膠原線維）を含んでいる（図 3.19b）．硝子軟骨は気管を形成し，肋骨と胸骨を結合し，関節における骨末端の保護をしている．胎児の骨格は，概ね硝子軟骨でできている．しかし，生まれるまでにその多くが骨に置き換わる．例外としては，長骨における骨端板（骨端軟骨，骨端成長板，成長板ともいう）で，骨がその長さを延長できるようにしている．

　硝子軟骨は体内の軟骨組織のほとんどを占めるが，軟骨はそのほかにもある．高度な圧縮が可能な線維軟骨 fibrocartilage は，脊柱の椎骨のあいだでクッション様の円盤を形成している（図 3.19c）．弾性軟骨 elastic cartilage は，耳介などの弾性のある構造でみられる（弾性軟骨は図 3.19 には示していない）．

密性結合組織

　密性結合組織 dense connective tissue のなかで，規則性密性結合組織 dense regular fibrous tissue と呼ばれるものは，コラーゲン線維（膠原線維）がその主要な材料要素である（図 3.19d）．密集したコラーゲン線維は，線維の構成単位を産生している線維芽細胞 fibroblasts（線維形成の細胞）の列に並んでいる．規則性密性結合組織は，腱や靱帯のような，一方向からの強い引っ張りに耐える，強いロープ様の構造を作る．腱 tendons は骨格筋と骨を結合し，靱帯 ligaments は関節で骨と骨をつないでいる．靱帯は腱よりもより伸張性があり，より多くの弾性線維を含んでいる．ほかの密性結合組織としては，不規則な密性結合組織 dense irregular connective tissue があり，これは皮膚の下層（真皮）を形成し，シート状をなして，さまざまな方向からの力に耐えている（図には示していない）．

疎性結合組織

　疎性結合組織 loose connective tissues は，血液を除くと，ほかの結合組織に比べて，相対的に柔らかく，線維が少なく細胞が多い．疎性結合組織には疎性，脂肪，細網の3つの種類がある．

　疎性結合組織　疎性結合組織 areolar connective tissue は，身体の中に広く分布している結合組織の種類で，柔らかく柔軟な，「クモの巣のような弱い」組織である．器官をおおうことで身体を防護している（図 3.19e）．この組織は何でも包むことができて，内部器官どうしを正しい位置に保持して「糊付ける」機能をはたしている．すべての粘膜の下層に，粘膜固有層と呼ばれる疎性結合組織の柔らかい層がある．疎性結合組織の液体基質は，ゆるいネットワークを形作る，すべての種類の線維を含んでいる．事実，顕微鏡下で観察すると，この基質のほとんどは空の空間に見える．これがこの組織の名称（areol は「少数の開放された空間」の意）のゆえんである．この疎性で液性の性質ゆえに，疎性結合組織は周りの組織のための水や塩の貯蔵の場となっていて，基本的に身体の細胞はここの「組織液」からその栄養素を得たり，この組織液に老廃物を排出したりしている．身体のある部分が炎症を起こすと，そこの疎性結合組織はスポンジのように過剰の液体に浸されて，その部位は腫脹して，浮腫 edema と呼ばれる状態になる．多くの種類の食細胞がこの組織を動き回っていて，細菌や死んだ細胞，食細胞が破壊したゴミを除去している．

　脂肪結合組織　脂肪組織 adipose tissue は，一般には脂肪

第2部 身体の組織—結合組織　91

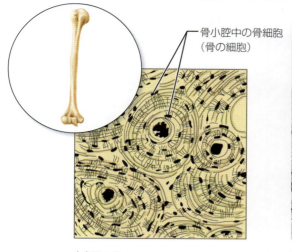

(a)図：骨　　　　　　　　　　　　　　顕微鏡写真：骨の横断面（165倍）．

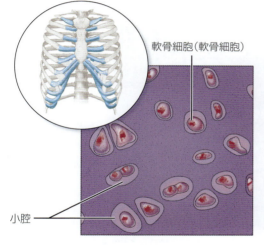
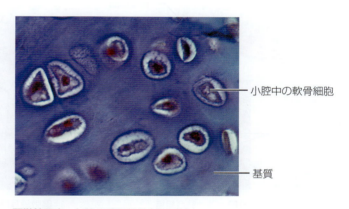

(b)図：硝子軟骨　　　　　　　　　　　顕微鏡写真：気管の硝子軟骨（400倍）．

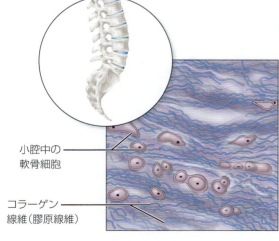
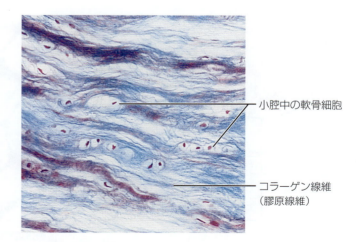

(c)図：線維軟骨　　　　　　　　　　　顕微鏡写真：椎間円板の線維軟骨（150倍）．

図3.19　結合組織とその一般的な身体の位置

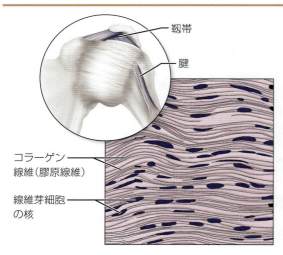

(d) 図：規則性密性結合組織

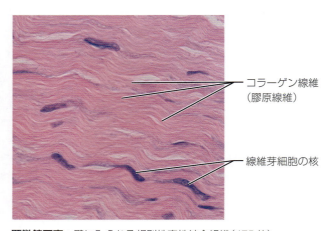

顕微鏡写真：腱にみられる規則性密性結合組織（475倍）．

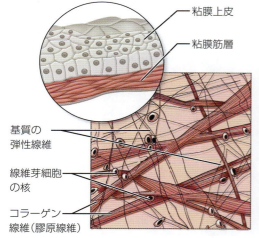

(e) 図：疎性結合組織

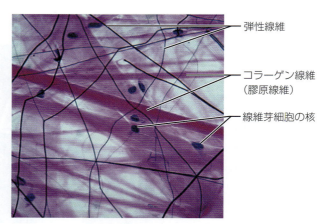

顕微鏡写真：疎性結合組織，身体を柔らかく包む組織（270倍）．

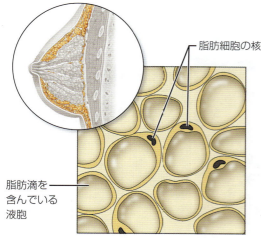

(f) 図：脂肪組織

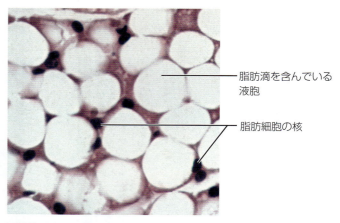

顕微鏡写真：皮膚の下層にある皮下組織の脂肪組織（570倍）．

図3.19（続き）　結合組織とその一般的な身体の位置
(e)と(f)は，疎性結合組織のサブクラスである．

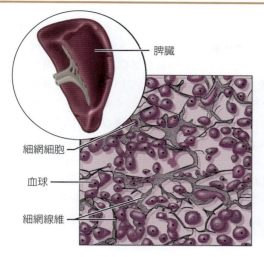
(g)図：細網結合組織

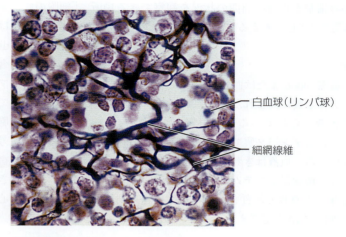
顕微鏡写真：濃く染まった細網結合組織のネットワーク(400倍)．

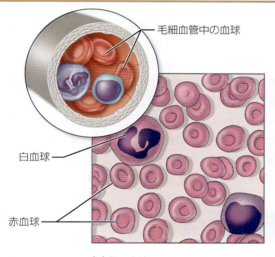
(h)図：血液

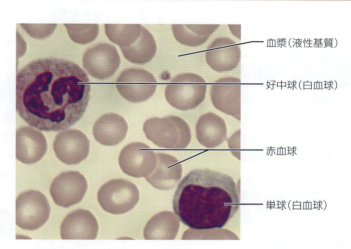
顕微鏡写真：ヒトの血液の塗抹標本(1,290倍)．

図3.19(続き)　結合組織とその一般的な身体の位置
(g)は疎性結合組織のサブクラスである．

fatと呼ばれる．基本的に，脂肪組織は脂肪細胞(脂肪)が優占している(図3.19f)．疎性結合組織の一種である．油の輝く液滴が脂肪細胞の体積のほとんどを占めて，核を押しつぶして，端に追いやっている．

脂肪組織は皮膚の下の皮下組織を形成し，身体を絶縁し，衝撃や熱や寒冷の両極端な状態から保護している．脂肪組織はまた，いくつかの器官を個別に守っている．具体的には，腎臓は脂肪の被膜につつまれているし，脂肪細胞は眼球を入れる眼窩のクッションになっている．殿部や胸，腰などは，脂肪が貯蔵されていて，必要なときに使え

るようになっている「貯蔵所」でもある．

細網結合組織　**細網結合組織** reticular connective tissue は，細網線維が織り合わされてできた繊細網状構造をもつ．その線維は，線維芽細胞に似ている<u>細網細胞</u>によって作られたものである(図3.19g)．細網組織がみられるのは，限られた部位である．細網結合組織は**間質** stroma (「ベッド」または「マットレス」の意)や器官の内部骨格を形成する．リンパ節，脾臓，骨髄のようなリンパ系器官において，間質は多くの浮遊血球(多くはリンパ球と呼ばれる

血液

血液 blood または血管組織は，血漿と呼ばれる非生物性の液体基質に囲まれた血球細胞でできているため，結合組織と考えられている（図3.19h）．血液の「線維」は，溶解しているタンパク質で，血液が凝固する際にだけ見えるようになる．血液はきわめて非典型的な結合組織である．血液は，循環器システムで栄養素，老廃物，呼吸のガス，白血球，その他の基質を体中に運ぶ輸送基剤である（血液の詳細は第10章で考える）．

> **確認してみよう**
> 32. 結合組織の2つの特徴はなにか？
> 33. どの線維が結合組織を強化するか？
> （解答は付録A参照）

3.6 筋組織

筋組織 muscle tissues は，動きを作り出すために必要となる力を生み出し，収縮（短縮化）に高度に専門化されている．収縮のために，筋肉は刺激に対して反応ができるという，刺激反応性も備えなくてはならない．筋組織には，骨格筋，心筋，平滑筋の3種類がある（図3.20）．次の説明を読んで，それらの類似性と違いを理解しよう．

3.6a 骨格筋

骨格筋 skeletal muscle 組織は，結合組織のシートで包まれて，骨格に結合する骨格筋と呼ばれる器官になる．自分の意思で（随意的に）制御できるこれらの筋肉は身体の肉付きを形作り，筋系と呼ばれる（第6章参照）．骨格筋が収縮するとき，骨または皮膚が引っ張られる．その結果，大きな身体の動きや顔の表情の変化が生じる．

骨格筋の細胞は長く，円柱状，多核で，横紋（縞模様）がみられる．骨格筋細胞は，収縮のための長い軸を確保するために長くなり，しばしば筋線維と呼ばれる．

3.6b 心筋

心筋 cardiac muscle（第11章で詳説する）は，心壁でのみみられる．心筋が収縮するとき，心臓は血管へ血液を送り出すポンプの役目をはたす．骨格筋と同様，心筋も横紋をもっているが，心筋は細胞に核を1つしかもたず，長さは比較的短く，枝分かれしていて，**介在板** intercalated discs と呼ばれる細胞の結合部位で，互いの細胞が強く結合（指を組んだ手のように）している．この介在板はギャップ結合を含み，細胞から細胞へイオンの行き来を可能にしている．この結合によって，心臓の細胞は機能的な合胞細胞 syncytium となるため，心臓に行き渡る収縮の電気信号を，高速で伝導することができる．心筋は，不随意の制御下にあり，それは私たちが意識的に心臓の動きを制御できないことを意味する．歩くよう脚に「命令する」ように，心臓に拍動するよう「命令する」ことを想像できないだろう．

3.6c 平滑筋

平滑筋 smooth muscle（**内臓筋** visceral muscle）は，横紋がみられないことからこのように呼ばれる．個々の細胞は単核で，両端が細くなった構造をしている．平滑筋は胃や子宮，血管のような管腔器官の壁にみられる．その壁の平滑筋が収縮するとき，器官の空洞はかわるがわる狭くなる（平滑筋が収縮すると締め付けられる），または広くなる（平滑筋が弛緩すると拡張する）ので，結果として，中の物質がその器官の決まった経路で，混合されるおよび/または前進する．平滑筋の収縮は，ほかの2つの筋肉組織に比べて長時間でゆっくりと行われる．食物を小腸内で動かし続ける波のような蠕動運動は，平滑筋の動きの典型である．

3.7 神経組織

神経組織 nervous tissue を考えるとき，**ニューロン（神経細胞）** neurons と呼ばれる細胞を考えている．すべての神経細胞は電気化学的インパルスを身体のある部分から受取り，別の部分へ送る．したがって，被刺激性と伝導性が神経細胞の2つの主要な機能特性である．神経細胞の構造は独特のものである（図3.21）．神経細胞の細胞質は，脚に向かうときには1mかそれ以上の長い突起（軸索）を出して，1本の軸索で身体の遠い場所へインパルスを伝導することができる．

しかしながら，神経組織は神経細胞だけでできているのではない．**神経膠細胞（神経グリア細胞）** neuroglia と呼ばれる特別な支持細胞集団が，脳，脊髄や神経といった神経システムの構造中で，繊細な神経細胞を隔離，支持，防御している（神経組織の詳細は第7章で考える）．

図3.22には，身体の中の組織の種類を，その性質と機能を含めて概説している．

第 2 部 身体の組織—神経組織　95

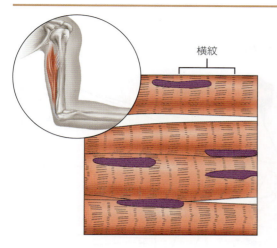
(a)図：骨格筋

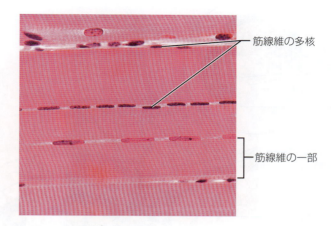
顕微鏡写真：骨格筋（195 倍）．

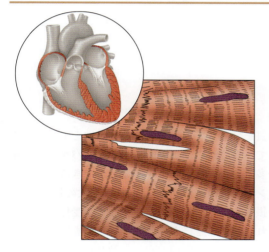
(b)図：心筋

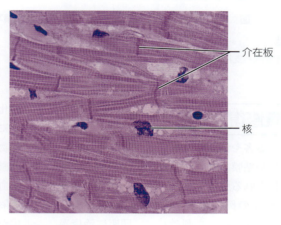
顕微鏡写真：心筋（475 倍）．

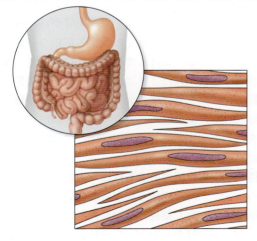
(c)図：平滑筋

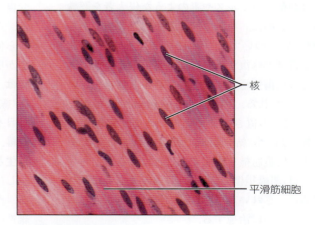
顕微鏡写真：平滑筋の層（360 倍）．

図 3.20　筋組織の種類と身体の中の一般的な位置

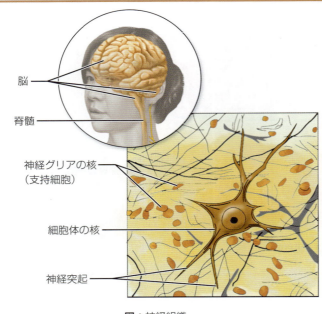

図 3.21　神経組織
脳や脊髄，神経の神経細胞と支持細胞．

3.8　組織修復（創傷治癒）

　身体は，招かれざる客や傷から身を守るさまざまな方法をもっている．皮膚や粘膜，線毛のような損傷のない物理的バリア，胃腺で作られる強酸などは，組織レベルの身体の防御機能のいくつかの例に過ぎない．組織に傷が入ると，身体の炎症反応や免疫反応を刺激して，即座に治癒過程が開始される．炎症反応はさらなる傷を防ぐために行われる，一般的な（非特異的な）身体の応答である．その反対に，免疫反応は細菌，ウイルスや毒のような侵入者を認識して，きわめて特異的に，急激に起こる強力な攻撃である（これらの防御反応については，第 12 章で詳述する）．ここでは，組織が自身で修復する過程に焦点を当てよう．

　組織修復または創傷治癒は，主として再生と線維化という 2 つの方法で行われる．**再生** regeneration は，損傷を受けた組織の細胞への置き換えであり，一方，**線維化** fibrosis は，密性（線維性）結合組織で修復されることであり，これはつまり瘢痕組織を形成することになる．どちらが起こるかは，（1）組織損傷の種類，（2）傷の重症度に依っている．一般的に，きれいな切断（切開）傷は，ぎざぎざの傷の場合よりもきれいに治癒する．

　組織の傷の整復は，次のような過程を経て進む．
- **炎症範囲の設定**．傷を受けた組織の細胞などは，炎症性の化学物質を分泌して，毛細血管の透過性を上げる．これによって，血流から受傷場所へ凝固タンパク質やほかの物質を多く含む液体が滲出することができる．滲出した凝固タンパク質は凝固塊を形成して，「穴の栓」となって血液の損失を防ぎ，傷の両端をつなぐ．受傷部位は壁で隔てられ，細菌などほかの危険な物質が周囲の組織に広がることを防ぐ．凝固塊が空気に触れると，直ちに乾燥し硬くなり痂皮を形成する．
- **肉芽組織の形成**．肉芽組織はピンク色の繊細な組織で，受傷した部位では形成された新しい毛細血管が認められる．この毛細血管は受傷部位近くの受傷していない血管から伸びたものである．これらの毛細血管は脆弱で，痂皮が皮膚の傷から剥がれたときに出血しやすい．肉芽組織は，最終的に血塊を処理する大食細胞や，結合組織細胞（線維芽細胞）も豊富に認められる．線維芽細胞は，裂け目を耐久性のあるつなぎを作るコラーゲン線維（膠原線維，瘢痕組織）を産生する．
- **再生と線維化による永続性のある修復**．表面の上皮が再生しはじめるとき，肉芽組織と痂皮とのあいだに作られる．その痂皮は間もなく離脱して，最終的に，下層の線維性の組織（瘢痕組織）をおおう，完全に再生された表皮となる．瘢痕組織は密性結合組織でできていて，傷の重篤さに応じて見えないか，あるいは薄い白い線に見える．

第2部 身体の組織—組織修復（創傷治癒） 97

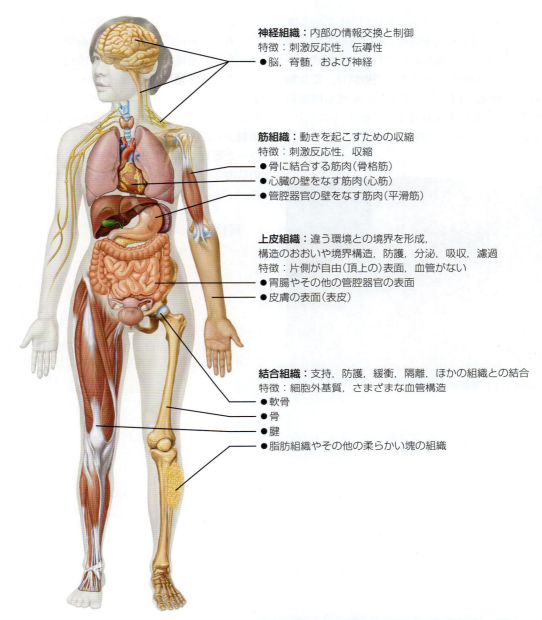

図3.22　上皮，結合，筋，神経という4つの組織の主要な機能と性質，体内の位置の概要

組織の種類によって，その再生の能力はかなり違いがある．皮膚や粘膜のような上皮組織は美しく再生する．線維性の結合組織のほとんどと骨も同様である．骨格筋の再生はあまりよくはなく，心筋や脳や脊髄を含む神経組織は，瘢痕組織に置き換えられる．傷が深かったり，かなり広範であったりすれば，受傷した組織は瘢痕組織で置き換わるかもしれない．

 ホメオスタシスの失調 3.3

瘢痕組織は強いが，ほとんどの通常の組織がもつ柔軟性に欠ける．置き換わった元の組織の通常の機能をはたせないことは，もっと重要なことだろう．したがって，膀胱，心臓その他の筋肉器官において瘢痕組織が形成されれば，その器官の機能をひどく損なうことになるかもしれない．
　拘縮は，その下層にある腱や筋肉に結合している皮膚の永続的な固縮である．拘縮は治癒過程で進み，健常な弾性組織から弾性のない線維組織へ置き換わってしまう．線維性組織は伸びに反発するため，影響を受けた部分の動きが制限される．

修復または瘢痕形成によって組織の変化が生じている隣では，ほかの細胞や組織の変化が同時に起こりやすい．例えば，細胞の分裂や大きな増殖における信頼できる通常の制御を行っている細胞が機能不全となった際には，**新生物** neoplasm（「新しい腫瘤」の意）として知られる増殖細胞の異常増殖塊が生じる．新生物は良性または悪性（がん性）である（「もっと詳しく見てみよう」参照）．

しかし，すべての細胞増殖が新生物となるわけではない．何らかの局所的反応または細胞を刺激した状況によって，身体の組織（または器官）が成長することもある．このような反応を**過形成** hyperplasia と呼ぶ．例えば，女性の乳房は妊娠中のホルモンの増加に反応して大きくなる．これは，正常の一時的な状態で治療の必要はない．反対に，**萎縮** atrophy つまりサイズの低下は，通常の刺激がなくなった器官や身体の部位に生じる．例えば，骨折した部位の筋肉は，治癒過程でギプスをされているあいだは萎縮する．

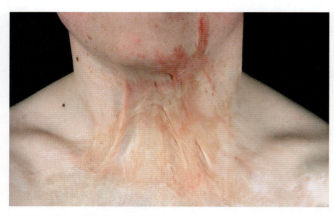

写真は，頸部の熱傷後の拘縮瘢痕である．

> **確認してみよう**
> 34. どの種類の筋肉が，運動中に引っ張ることで，受傷するか？
> 35. 長く伸びた神経の突起は，体内における神経のはたらきにどう役立っているか？
> 36. ニューロンは刺激反応性がある，これはどういう意味か？
> 37. 瘢痕組織の基礎になるのはどの種類の組織か？
> 38. 新生物の形成は細胞のどんなエラーが原因か？
> （解答は付録A参照）

がん：身近な敵

細胞分裂制御の機能不全で起こった，正常でない増殖細胞塊を**新生物** neoplasm または**腫瘍** tumor と呼ぶ．新生物のすべてががん性ではない．**良性** benign（「優しく」の意）の新生物は，通常被膜におおわれていて，成長が遅く，致死性となるのは稀である．反対に，**悪性** malignant（「悪い」の意）新生物（がん）は被膜がない．悪性新生物は，絶え間なく増殖し続け，致死的となる．正常の細胞は，周囲の組織と連絡できず死んでしまう．その一方で，悪性細胞は親集団との関係を絶ち，血液を介して離れた身体の部分へ広がっていく．この新しい身体のほかの部分での腫瘍形成を，**転移** metastasis と呼ぶ．

なにが形質転換，すなわち正常細胞ががん性の細胞へ転換する変化を起こすのか？　放射線，機械的外傷，何らかのウイルス感染，多くの化学物質（たばこのタール，ミネラルスピリットのような有機溶剤）が，**発がん物質** carcinogens（がんの原因）となる．これらの因子のすべてに共通しているのは，特定の遺伝子の発現を変えてしまうように，DNA に突然変異を起こすことである．

がん原遺伝子（がん遺伝子になる前の遺伝子のこと）は，正常の細胞分裂や増殖に必要なタンパク質をコードしている．しかし多くは，発がん物質に曝されたときなどにがん遺伝子に変化する脆弱な部位をもっている．ほかの遺伝子群で，あるがん抑制遺伝子（*p53* や *p16* のような）は細胞分裂にブレーキをかける．このため，これらのがん抑制遺伝子が不活性化されると，抑制という箍が外れ，がん遺伝子は本来の自分のはたらきを実行し，制御不能な成長につながることになる．

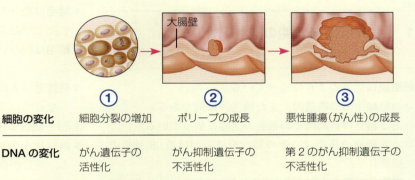

細胞の変化	① 細胞分裂の増加	② ポリープの成長	③ 悪性腫瘍（がん性）の成長
DNA の変化	がん遺伝子の活性化	がん抑制遺伝子の不活性化	第 2 のがん抑制遺伝子の不活性化

典型的な大腸がんの段階を追った発育 DNA

大腸がんを考えてみよう（図参照）．最初の徴候の 1 つはポリープ（小さな，良性の，明らかに正常粘膜の腫瘤）である．細胞分裂は継続するため，そのポリープはさらに成長し，悪性新生物となる．多くの場合，このような変化は，DNA レベルでの細胞の変化であり，がん遺伝子の活性化とがん抑制遺伝子の不活性が並行している．がんの種は，まさに自分自身の遺伝子である．つまり私たちの敵は自分自身という身近な存在なのである．

スクリーニング検診は，早期発見を助ける．残念ながら，多くのがんは症状が既に現れてから診断されている．どの遺伝子が活性化されていたり非活性化されていたりするのか，どの薬が効果的なのか判断する組織試料の遺伝学的，化学的分析による診断が進んでいる．MRI や CT スキャンでは，大きながんや転移の程度を検出できる．

多くのがんは，もし可能なら外科的に摘出できる．放射線や薬（化学療法）も使用可能かもしれない．現在のがん治療，「切る，焼き切る，毒を盛る」は，粗くて痛みを伴うと認識されている．前途有望な新しい治療は以下の通りである．

- 放射線や抗がん剤をがんに対して正確に届ける．
- 患者からの「厳選した」免疫細胞を使用して，免疫システムを強化する．
- 血液の供給を断つことで，腫瘍細胞を餓死させる．
- ウイルスでがん細胞を破壊する．
- 遺伝マーカーの腫瘍試験を使って，治療計画をカスタマイズする．

今日，がん症例の半分は治癒していて，患者の生活の質は改善している．

基本事項

- 腫瘍は細胞増殖の制御不能の結果生じ，良性か悪性かのいずれかである．悪性の腫瘍はがん性で，身体のほかの部分へ広がりまたは転移する．
- がん抑制遺伝子は，DNA を傷害する物質に曝露するとはたらかなくなってしまい，細胞増殖の制御ができなくなってしまう．
- がん遺伝子は，発がん物質のような DNA を傷害する作用物質に曝露するとはたらきはじめ，制御不能な増殖や転移が起こる．

要約

第1部　細胞(pp. 59〜84)

3.1　生命を形作る細胞の基本原理の概要
(pp. 59〜60)

- **細胞説**は以下のように述べている．
  - 細胞は生命の構造的，また機能的単位である．
  - ある器官の活動はその細胞の活動に依っている．
  - ある細胞の構造は，その機能を決定づける（相補性の原理）．
  - 細胞は細胞からできる（細胞分裂）．
- 細胞における4つの共通元素：炭素，水素，酸素，窒素．
  - 生命体の60%は水である．
  - タンパク質は細胞の主要な構造材料である．
  - 細胞は形や大きさがさまざまである．

3.2　一般的な細胞の構造(pp. 60〜72)

3.2a.　細胞膜：細胞質を包む半透膜
- この膜は，タンパク質，糖，コレステロールを含むリン脂質二重層である．
  - 膜タンパク質は，酵素，輸送タンパク質，チャネルタンパク質としてはたらく．またホルモンやその他の細胞間情報交換のための受容体となる．
  - 特別な膜結合：**微絨毛**（細胞表面の増加）と細胞接着装置（**デスモソーム**：係留，**タイト結合**：膜に封をする，**ギャップ結合**：情報交換）．

3.2b.　核：細胞の中央制御．生殖に必要
- DNA：核にみられる．タンパク合成のための指示内容を含む．

3.2c.　**細胞質**は**サイトゾル**，細胞質内に貯蔵または不活化した物質（脂肪小球，水小胞，結晶）の**封入体**，**細胞内小器官**を含む．
- 主要な細胞内小器官とその機能は，**ミトコンドリア**（ATP産生），**リボソーム**（タンパク質合成），**小胞体**（脂肪やタンパク合成に関係した管組織），**ゴルジ装置**（分泌するタンパク質の修飾と梱包），**ライソゾーム**（細胞内消化），**ペルオキシソーム**（フリーラジカルの解毒），**細胞骨格**（細胞支持と運動），**中心小体**（細胞分裂と線毛や鞭毛の基礎を形成）．

3.2d.　細胞の伸長
- **線毛**は細胞表面から形成され，物質（例えば粘液）を細胞表面上で動かすのに役立つ．微小管よりなる．
- **鞭毛**は微小管から作られる長い隆起で，細胞を前進させる．
- **微絨毛**は表面積を増やすための構造で，アクチン線維からなっている．

3.2e.　細胞多様性
- 細胞はその大きさや形，細胞内小器官の数に違いがある．構造が機能を決定する．

3.3　細胞の生理学(pp. 72〜84)

- すべての細胞は刺激に反応（刺激反応性）して，食物を消化し，老廃物を排泄し，成長したり，動いたり代謝したりすることができる．多くの細胞は有糸分裂で増殖できる．

3.3a.　膜輸送
- 受動輸送はATPを必要としない．
  - **拡散**は濃い濃度の部分から低い濃度の部分へ，その物質そのものの運動エネルギーによって移動するものである．
    - 溶解した溶質が細胞膜を通る拡散は**単純拡散**である．
    - 細胞膜を水が移動する拡散は**浸透**である．
    - タンパク質の通路または担体が必要となる拡散は**促進拡散**である．
    - 濾過は膜のあいだに**圧力勾配**が必要となる受動輸送である．
- **能動輸送**はATPと担体タンパク質が必要で，濃度勾配に逆らって物質を運ぶことができる．
  - **溶質ポンプ**は特異的な物質を動かす．
  - **小胞輸送**は，**エンドサイトーシス**と**エキソサイトーシス**を含み，物質を塊で，それぞれ細胞の中または外へ動かす．

3.3b.　細胞分裂：2つの分裂がある．有糸分裂（核の分裂）と細胞質分裂（細胞質の分裂）である．細胞の成長と修復ができる．
- 間期：細胞分裂と細胞分裂のあいだの通常の細胞機能をはたしている期間．DNA複製を行う．
- 有糸分裂：4つの段階：**前期**，**中期**，**後期**，**終期**．母核と同質の2つの娘核が形成される．

- **細胞質分裂**は，後期，終期と重なって起こり，少しずつ細胞質と細胞膜が絞られて半分になる．
  - 細胞質分裂が必ず起こるとは限らない．そういう場合に2核や多核の細胞が生じる．
- 3.3c. タンパク質合成はDNA(遺伝子)とRNAを両方必要とする．
- **遺伝子**(DNA)は，タンパク質の構造の指示内容を含有している．3塩基配列(**トリプレット**)それぞれが，1つのアミノ酸をコードしている．
- **メッセンジャーRNA(mRNA)**は，DNAのタンパク質合成の指示をリボソームに運び，**トランスファーRNA(tRNA)**は，アミノ酸をリボソームに運び，**リボソームRNA(rRNA)**は，リボソームの構造の一部を形成する．
  - **転写**：DNAの情報からmRNAを作成する．
  - **翻訳**：RNAとリボソームがタンパク質を作る．
  - メッセンジャーRNA(mRNA)の，3塩基対の**コドン**が，リボソームで読まれる．トランスファーRNA(tRNA)は，**アンチコドン**をもっている．コドンとアンチコドンは一時的に結合し，タンパク質合成の際に，正しいアミノ酸が正しい位置に付くようにしている．

第2部　身体の組織 (pp. 84〜98)

3.4　上皮組織 (pp. 84〜89)

- おおい，境界をなす．下層の組織の防護，吸収と分泌．
- 3.4a. 上皮の特徴：片側の**自由表面**，無血管．
- 3.4b. 上皮組織の分類：層の数(**単層上皮**，**重層上皮**)と，細胞の形(扁平，立方，円柱)で名前がついている．
- 上皮組織の種類：**単層扁平上皮**，**単層立方上皮**，**単層円柱上皮**，**多列円柱上皮**，**重層扁平上皮**，**重層立方上皮**，**重層円柱上皮**，**移行上皮**，腺上皮．

3.5　結合組織 (pp. 89〜94)

- 支持，防護，緩衝，隔離，互いの結合．
- 3.5a. 結合組織の特性：**細胞外基質**，血液供給がさまざまである．
- 3.5b. 細胞外基質：細胞外の生命体ではない基質で，その細胞が分泌したもの(基盤物質と線維)．量や硬度はさまざまである．
- 3.5c. 結合組織の種類：**骨**，**軟骨**(硝子軟骨，弾性軟骨，線維軟骨)，**規則性密性結合組織**(靱帯と腱)，不規則な密性結合組織(真皮)，**疎性結合組織**(疎性結合組織，脂肪結合組織，細網結合組織)，**血液**．

3.6　筋組織 (p. 94)

- 収縮(短縮化)して，力を生み出す．結果として動く．
- 3.6a. 骨格筋：随意的，多核細胞，横紋，骨格筋に結合．
- 3.6b. 心筋：不随意，単核細胞，横紋，心壁，**介在板**．
- 3.6c. 平滑筋：不随意，単核細胞，横紋なし，管腔器官の壁．

3.7　神経組織 (pp. 94〜96)

- **ニューロン**(神経細胞)は刺激反応性で伝導性があり，神経インパルスを受取り伝えることに特化している．**神経膠細胞**(神経グリア細胞)(支持細胞)．
- 身体の高速の制御センターを構成．脳，神経，脊髄にみられる．

3.8　組織修復(創傷治癒) (pp. 96〜98)

- 創傷治癒：**再生**，**線維化**，または両方．
  - 再生：傷害を受けた組織が同じ種類の細胞に置き換わる．
  - 線維化：傷が治って瘢痕組織となること．
  - 上皮組織，結合組織は再生しやすい．心筋と神経組織は線維化して治癒する．
- **新生物**：異常な細胞増殖(良性またはがん性)．細胞分裂の制御の欠如から生じる．
- **過形成**：大きさが増加する．組織が繰り返し強く刺激を受けるか，強く反応するかの結果生じる．
- **萎縮**：大きさが小さくなる．器官が刺激を受けなかった結果生じる．

復習問題

▶ 選択問題
正解が複数の場合もある.

1. 次の細胞にみられる構造のうち，主要な機能が吸収であるものはどれか？

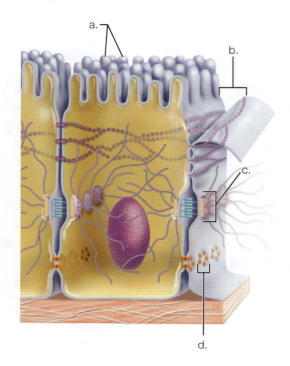

2. 成人の細胞で，ギャップ結合がみられるのは？
   a. 骨格筋
   b. 骨
   c. 心筋
   d. 平滑筋

3. 次のうち，糖化タンパク質が細胞膜の中ではたす可能性のある機能はどれか？
   a. 血液型の決定
   b. 毒素や細菌との結合
   c. 精子が卵と結合するのを助ける
   d. 吸収の効果を上げる

4. 多量のペルオキシソームを含む細胞がはたすであろう役割は？
   a. 分泌
   b. グリコーゲンの貯蔵
   c. ATP産生
   d. 移動
   e. 解毒作用

5. ステロイドを産生するように刺激を受けた細胞は，多量のなにを含んでいるか？
   a. リボソーム
   b. 粗面小胞体
   c. 滑面小胞体
   d. ゴルジ装置
   e. 分泌小胞

6. 拡散が起こるために必要なのは？
   a. 選択的透過性のある膜
   b. 等量の溶質
   c. 濃度の違い
   d. いくつかの種類の担体装置
   e. 上記すべて

7. 次の組織の種類のうち杯細胞がみられるのはどれか？
   a. 単層立方上皮
   b. 単層円柱上皮
   c. 単層扁平上皮
   d. 重層扁平上皮
   e. 移行上皮

8. 摩擦に耐えるように「構築」された上皮はどれか？
   a. 単層扁平上皮
   b. 重層扁平上皮
   c. 単層立方上皮
   d. 単層円柱上皮
   e. 多列上皮

9. 浮腫が起こったときに，液体を吸い上げてスポンジのようなはたらきをする結合組織はなにか？
   a. 疎性結合組織
   b. 脂肪結合組織
   c. 不規則な密性結合組織
   d. 細網結合組織
   e. 血液

10. 収縮のあいだ，筋肉が骨から引っ張られるようにする結合組織はなにか？
    a. 密性結合組織
    b. 疎性結合組織
    c. 弾性結合組織
    d. 硝子軟骨
11. 心筋について説明している用語はどれか？
    a. 横紋
    b. 介在板
    c. 多核細胞
    d. 不随意
    e. 枝分かれ
12. がんと同じなのは？
    a. すべての腫瘍
    b. すべての新生物
    c. すべての悪性新生物
    d. 良性腫瘍
    e. 過形成

▶記述問題

13. 細胞は体内でそれぞれの特別な機能を反映して違いがあるが，すべての細胞の活動にみられる役割能力はなにか？
14. 細胞膜の4つの構成要素とそれぞれの機能を述べなさい．

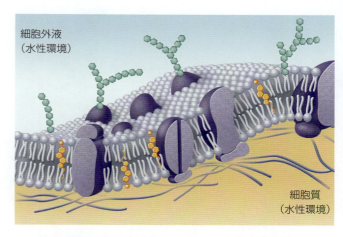

15. 細胞内小器官を挙げて，それぞれの機能を説明しなさい．
16. タンパク質合成におけるDNAとRNAの関連した役割を述べなさい．
17. 上皮組織の一般的な性質を述べなさい．最も重要な上皮組織の機能を挙げて，その例を示しなさい．
18. 結合組織の一般的な構造の特徴はなにか？ 結合組織の機能はなにか？ それらの機能はそれぞれ，構造にどのように反映されているか？
19. 身体にみられる3つの筋組織の種類を挙げなさい．「平滑筋の運動は不随意的である」とはどういう意味か？
20. 細胞質分裂，間期，有糸分裂の違いはなにか？

クリティカル・シンキングと臨床応用の問題

21. ヒドロコルチゾンは抗炎症薬で，ライソゾームの膜を安定化させる．ヒドロコルチゾンがどのようにして細胞損傷と炎症を抑える効果をもつのか，説明しなさい．
22. ミッシェルさんは，前歯で唇の内側を噛むという神経質な癖があった．継続した刺激が何年も続き，唇が次第に分厚くなっていった．ミッシェルさんの担当歯科医は彼の肥大した唇に気が付いて，彼にこの肥厚が腫瘍かどうか調べてみようと言った．生検によって，新生物という証拠はなく，過形成と結論付けられた．これはどういう意味か？ ミッシェルさんは口にがんを患ったのか？
23. 細胞膜を化学的に注意深く考えなさい．そして，次の質問に答えなさい．なぜ，膜の小さな傷害は，通常問題にならないのか？
24. ジェニーさんは狭心症と脱水症でERに運ばれた．彼女への経静脈輸液は，サイトゾルに対して高張液，等張液，低張液のどれを与えられるべきか？ あなたの答えを説明しなさい．

第4章 皮膚と膜

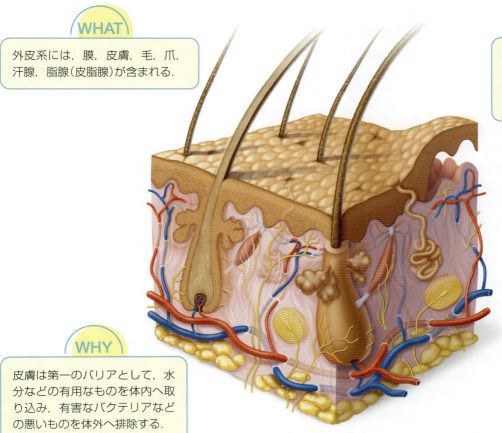

WHAT
外皮系には,膜,皮膚,毛,爪,汗腺,脂腺(皮脂腺)が含まれる.

HOW
皮膚は細胞の層が何層にも重なって身体を保護し,体温調節を助け,汗によって老廃物を排泄する.

WHY
皮膚は第一のバリアとして,水分などの有用なものを体内へ取り込み,有害なバクテリアなどの悪いものを体外へ排除する.

　人体の表面と体腔の内面をおおう**人体の膜** body membrane は,臓器や器官を包んで保護し,それらを湿潤環境に保つ役割をはたしている.人体の膜は,①皮膚・粘膜・漿膜などの<u>上皮性の膜</u>と,②滑膜に代表される<u>結合組織性の膜</u>の2種類に分類される.<u>皮膚膜(皮膚)</u> cutaneous membrane は,一般的に<u>皮膚</u> skin または<u>外皮系</u>と呼ばれ,私たちが身を守るために頼りにしている外側のおおいである.この章では,皮膚(外皮系)に重点を置いて解説するが,その前にその他の人体の膜について説明する.

4.1 人体の膜の分類

学習目標
- 皮膚,粘膜,漿膜,滑膜の一般的な機能と,それぞれが存在する部位を挙げることができる.
- 上皮性の膜と結合組織性の膜における組織学的構造を比較・説明することができる.

　人体の膜は組織構成により,上皮性の膜と結合組織性の膜に分類される.

4.1a 上皮性の膜

上皮性の膜 epithelial membrane には，皮膚・粘膜・漿膜がある（図 4.1）．しかし，これらを「上皮性の」膜と呼ぶことは正確な表現ではないため，誤解を招くおそれがある．なぜなら，これらの膜は上皮組織だけでなく，その下にある結合組織とともに機能しているからである．これらは単なる膜ではなく，複雑な機能をはたしている器官である．皮膚については後で解説するので，ここでは上皮性の膜の 1 分類としてのみ名前を挙げておく．

皮膚

皮膚膜 cutaneous membrane すなわち皮膚は，表層の表皮とその下の真皮の 2 層からなる．表皮は角化する重層扁平上皮からなり，真皮は，そのほとんどが不規則な密性（線維性）結合組織 dense irregular(fibrous)connective tissue からなる．ほかの上皮性の膜とは異なり，皮膚は外気に曝され乾燥しているのが特徴である（図 4.1a）．

粘膜

粘膜 mucous membrane(mucosa) は，部位によって形態が異なる粘膜上皮と，その下にある疎性結合組織である粘膜固有層からなる（図 4.1b）．呼吸器・消化器・泌尿器・生殖器といった，外界と交通する中空の器官の内腔表面をおおっている．粘膜という用語は単に上皮のある位置を示すだけで，細胞の構成に基づくものではないことに注目してほしい．とはいえほとんどの粘膜は，口腔や食道の粘膜のような重層扁平上皮か，あるいは胃や腸の粘膜のような単層円柱上皮である．粘膜の表面は常に粘膜組織そのものからの分泌物におおわれ，「湿潤」環境にある．ただし，泌尿器の場合は尿によって「湿潤」環境が保たれている．

粘膜上皮は，たいてい分泌か吸収の機能をはたしている．粘膜の多くは粘液を分泌するが，すべてがそうではない．気道や消化管の粘膜は，保護と潤滑のためにそれ自身が大量の粘液を分泌するが，尿路では粘膜からの粘液分泌はない．

漿膜

漿膜 serous membrane(serosa) は，単層扁平上皮の層と，その下にある薄い疎性結合組織とからなる．外界と交通する体腔の表面をおおう粘膜とは対照的に，漿膜は外界とは交通しない体腔内のスペースの表面をおおっている．

漿膜は対をなしている（図 4.1c）．体腔内臓器の表面をおおう臓側の漿膜と，体腔の外側（皮膚や胸郭壁側）をおおう壁側の漿膜である．

この臓側の漿膜と壁側の漿膜との関係は，ふくらんでいる風船を握りこぶしで凹ませたときのことを想像すれば理解しやすいだろう（図 4.1d）．握りこぶしをおおう風船の内側の膜が臓器の表面をおおう臓側の漿膜に当たり，風船の外側の膜が壁側の漿膜に相当する．壁側の漿膜は，風船とは異なり外気に曝されることはなく，体腔の内面にぴったりと付着している．臓側の漿膜と壁側の漿膜にはさまれたわずかな腔は，漿膜表面から分泌された**漿液** serous fluid で満たされている．臓側と壁側の漿膜は，互いに近接していることが多い．

この潤滑性のある漿液は，体腔内臓器が日常的な機能をはたす際に，動くことによる摩擦や痛みを生じさせずに，体腔壁の表面や臓器の表面同士を滑らせることができる．これは，ポンプ機能をもつ心臓や拡張する肺のような可動性の高い臓器にとっては，非常に重要である．

漿膜は身体の部位によって名称が異なる．腹腔の漿膜は**腹膜** peritoneum，左右の肺の周囲の漿膜は**胸膜** pleura，心臓の周囲の漿膜は**心膜** pericardium と呼ばれる（図 4.1c）．

4.1b 結合組織性の膜

滑膜 synovial membrane は，柔らかな疎性結合組織からなり，上皮細胞を含まない．この膜は，関節を包んでいる線維性被膜で，潤滑性の液体* を分泌する（図 4.2）．滑膜はまた，結合組織の小さな嚢である滑液包や管状の腱鞘の内面もおおう．このような構造は，骨の表面を横切る腱が動くときのように，筋が動いて器官がこすれ合うときに，その衝撃を和らげている（滑液包と腱鞘については第 5 章参照）．

> **確認してみよう**
> 1. 漿膜と粘膜の所在には，どのような違いがあるか？
> 2. 左肺にメスを刺し，心臓に到達したとしよう．このメス先が通過した 6 枚の漿膜の名称は？
> 3. 滑膜はどこにあるか？
>
> （解答は付録 A 参照）

---

* 訳者注：これを滑液という．

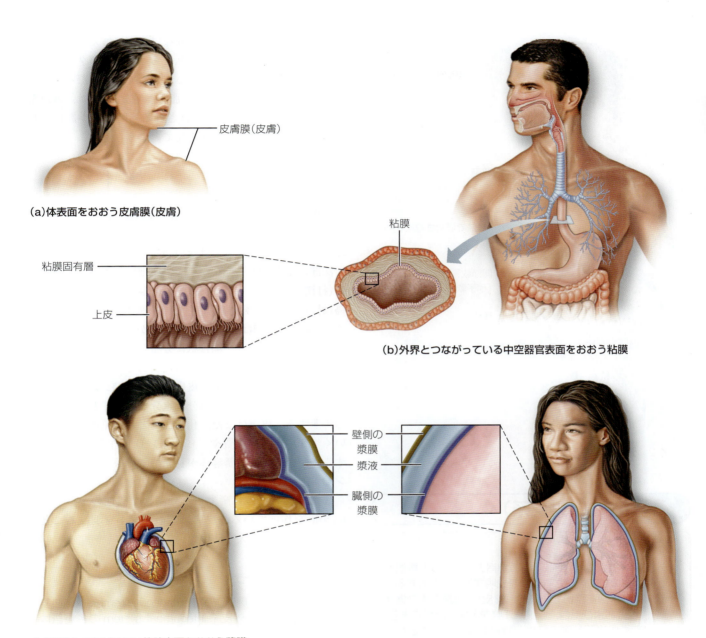

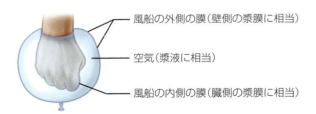

図 4.1 上皮性の膜の種類

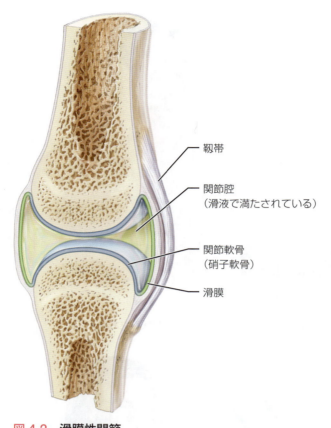

図4.2 滑膜性関節

ラベル: 靱帯／関節腔（滑液で満たされている）／関節軟骨（硝子軟骨）／滑膜

4.2　皮膚（外皮系）

学習目標
- 外皮系の重要な機能をいくつか挙げ，それらの機能がどのようにして達成されるかを説明することができる．
- 皮膚構造の図を用いて，表皮，真皮（乳頭層および網状層），毛髪および毛包，脂腺，汗腺を示すことができる．
- 表皮を構成する各層の名称と特徴を説明することができる．

もし，防水性や伸縮性があり，洗濯ができて，小さなキズやほころびが自然になおり，ちょっと手入れをすれば一生涯着続けられるコートがあれば，欲しいと思わないだろうか？　そんないい話はありそうもないが，実は私たちは**皮膚** skin という名のよいコートをすでに身につけている．

皮膚は，身体の境界を維持するために必要不可欠なものである．体内の水分やその他の貴重な分子を保ち，不要な水分やその他のものは排出することができる（水浸しにならずに何時間も泳げるのは，この皮膚のおかげである）．皮膚は驚異的な構造をもっている．しなやかかつ強靱であ

るため，外的要因からの絶え間ない攻撃に耐えることができる．もし皮膚がなければ，私たちはすぐにバクテリアの餌食となり，水分や体温を失って死んでしまうだろう．

皮膚とその付属器官（汗腺，脂腺，毛髪，爪）は，**外皮系** integumentary system と総称される．時に過小評価されがちな外皮系の構造と機能を見てみよう．

4.2a　外皮系の機能

皮膚は，単に「おおい」を意味する**外皮** integument と表現されることがあるが，その機能は多岐にわたり，体表をおおう単なる大きな袋ではない（表4.1）．

深部の器官を守り，クッションの役割をはたし，機械的損傷（打撲や切り傷），化学的損傷（酸や塩基など），熱による損傷（暑さや寒さ），紫外線放射（UV），微生物などから身を守る．皮膚の最上層は固くなり，体表面からの水分喪失を防ぐ．

皮膚には毛細血管が網目状に分布しており，多数の汗腺がある．これらは神経系によって制御され，体表面からの熱放散量を調節している．皮膚はミニ排泄システムとしても機能しており，尿素・塩分・水分などを汗として身体から排泄する．皮膚はまた，化学工場として免疫にかかわるいくつかのタンパク質や，ビタミンDを作る（皮膚に存在するコレステロール誘導体が日光の紫外線を浴びてビタミンDに変化する）．

また，皮膚は自ら産生した分泌物で**酸性のマント** acid mantle を作っている．皮膚はこのマントを羽織ることによって，細菌の侵入を防いでいる．

確認してみよう
4. 皮膚 skin，皮膚膜（皮膚）cutaneous membrane，外皮 integument，外皮系 integument system の各用語はどう使い分けるか？
5. 外皮系の3つの重要な機能とはなにか？

（解答は付録A参照）

4.2b　皮膚の構造

これまで述べてきたように，皮膚は2種類の組織で構成されている（図4.3）．表面の**表皮** epidermis は角化重層扁平上皮からなり，最表層には硬くじょうぶな角化した角質層が形成されている．表皮の下には**真皮** dermis があり，緻密結合組織からなる．表皮と真皮はしっかりと結合して，とくに真皮は容易に裂けることはない．熱傷や摩擦（サイズの合わない靴をはいたときなど）を受けると分離し

表 4.1 外皮系の機能

機能	作用機序
人体の深部組織を以下のものから保護する	
・物理的外力(衝撃)	ケラチンが細胞を強化し，身体を守る．皮膚の圧受容器や感覚受容器が神経系に情報を送り，傷害から回避させる．皮膚の深部にある脂肪がクッションとなる
・化学物質による傷害(酸や塩基)	水や化学物質を透過させにくい角質層がバリアとしてはたらく．神経系が皮膚の痛覚受容器の情報により，刺激を避けるようにはたらく
・微生物からの傷害	健康な皮膚はじょうぶな皮膚表面をもち，酸性のマントを羽織っている(皮膚分泌物は酸性であるため，バクテリアや酵母などの微生物を抑制する)．貪食細胞が異物や病原体を摂取し，体内組織深部への侵入を防ぐ
・紫外線 (日焼けマシンによる傷害)	メラノサイトで産生されるメラニン色素が紫外線によるDNAへの傷害を防ぐ
・温熱・寒冷による傷害	温熱・寒冷・痛みの受容器をもち，神経系に情報伝達する
・乾燥	水や化学物質を透過させにくい糖脂質や角質層が乾燥を防ぐ
体温調節 (神経系で制御)	熱放散：皮膚の毛細血管の拡張や汗の分泌で，身体から熱を逃すようにはたらく 熱の保持：皮膚の毛細血管を収縮させる
尿素・尿酸の排泄	汗に含まれて排泄される
ビタミンDの合成	日光を浴びると，皮膚内のコレステロール誘導体からビタミンDを作る

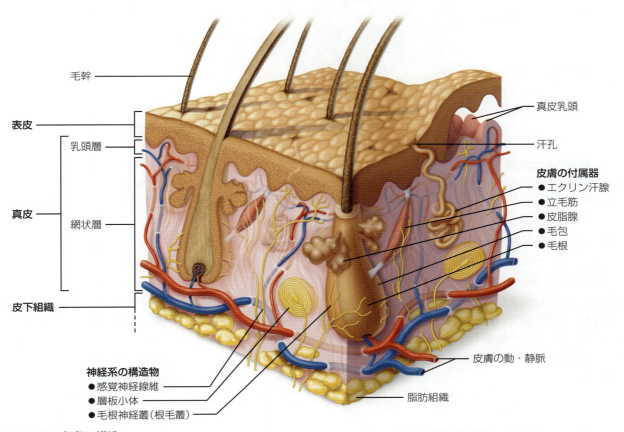

図 4.3 皮膚の構造
皮膚と皮下組織の顕微鏡像．

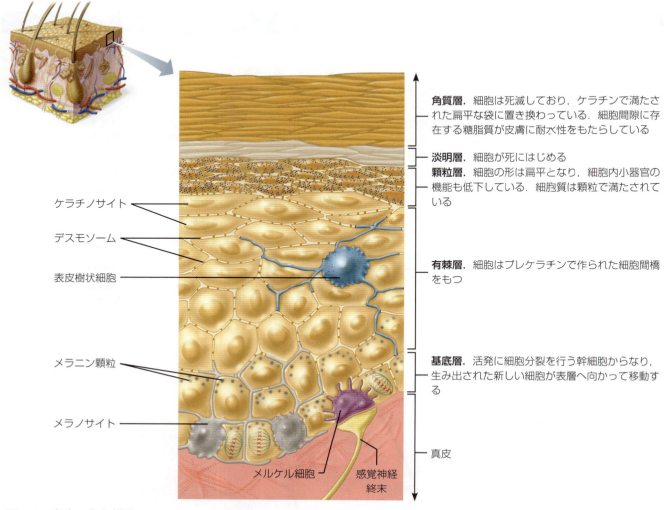

図 4.4 表皮の主な構造
ケラチノサイト（黄色）：表皮の大部分を占め，デスモソームにより相互に結合している．メラノサイト（灰色）：メラニン色素を産生する．正常表皮樹状細胞（青色）：免疫系細胞である．神経終末と結合したメルケル細胞（紫色）：触覚の受容体である（角質層は一部のみが描かれている）．

て，液体のはいった水疱を形成することがある．これが俗にいう「水ぶくれ」である．

真皮の下には，脂肪組織に富んだ**皮下組織** subcutaneous tissue, hypodermis がある．皮下組織は，皮膚とその下の器官をつなぎ，脂肪の貯蔵庫としての役割もはたしている．また，外界からの衝撃・外力・温度変化などの影響を和らげる機能がある．とくに女性では，体形にまるみを与えている．

表皮

表皮のほとんどの細胞は**ケラチノサイト** keratinocytes（角化細胞）である．ケラチノサイトは，角化と呼ばれる過程で**ケラチン** keratin を産生する．ケラチンは表皮を強靭な保護層にする線維状タンパク質である．ケラチノサイトは，表皮の全層にわたり，デスモソームによって連結されている（図3.3，p.63 参照）．

ほかの上皮組織と同様に，表皮には血管が存在しない．男性が毎日髭を剃り，何層もの細胞層を削り取っているにもかかわらず出血しないのは，このためである．

表皮は5つの細胞層で構成され，それぞれは，層状に重なってできている．底部から表面に向かって順に，基底層，有棘層，顆粒層，淡明層，角質層である（図4.4）（ただし，淡明層は厚い皮膚にのみ存在する）．表皮の最も底にある細胞層は，**基底層** stratum basale と呼ばれる．この層は真皮と接しており，その接着面は段ボールの中間層のように波打っている．この基底層に存在する表皮細胞は，拡散

によって真皮層から運ばれてくる栄養を最初に取り入れることができるため，最も栄養に富んでいる．この層に存在する幹細胞は常に分裂しており，毎日，何百万という新しい細胞が作られる．そのため，**胚芽層** stratum germinativum という別名がある．新しく作られた細胞のうち，表皮細胞となるものもあれば，分裂を続けることで幹細胞の集団を維持するものもある．表皮細胞になる予定の娘細胞は，栄養源から遥か上方に押し上げられ，皮膚表面に近い表皮層の一部になる．基底層から表皮の浅層へ移動した娘細胞は，順に**有棘層** stratum spinosum，**顆粒層** stratum granulosum を形成しながら，しだいに扁平になり，ケラチンで満たされるようになる．顆粒層の細胞は，やがて**淡明層** stratum lucida を形成しつつ，最終的には死滅する．淡明層は全身の皮膚でみられるわけではない．手掌や足底など，皮膚が厚く毛がない部位のみに存在する．表皮細胞内にケラチンが蓄積し，耐水性の糖脂質が細胞間隙に分泌される．同時に真皮の血管から遠ざかるので，細胞は栄養や酸素の供給を失う．淡明層とそれより表層の細胞は乾燥し，やがて剥離する．

表皮の最表面は，**角質層** stratum corneum と呼ばれる（cornu は「角」の意）．これは表皮の厚さの約 3/4 を占め，20〜30 層の細胞からなる．角質層の細胞は，ケラチン線維に満たされた細胞の死骸であり，屋根瓦のように重なって並んでいる．私たちが誰かを見つめるとき，目にしているほとんどが死んだ細胞であることを思えば，「美貌はただ皮一重(Beauty is only skin deep)」ということわざはなかなか奥が深い．ケラチンは非常にじょうぶな，疎水性のタンパク質である．このケラチンが豊富に含まれるため，角質層は身体にじょうぶなオーバーコートを提供し，過酷な外界（空気）や水分喪失からその下の細胞を保護している．また生物学的，化学的，物理的襲撃に対しても身体を守る．角質層は摩擦によって徐々に剥離して，垢として失われる．一般に，一生に出る垢を集めると 18 kg にもなり，これらはシーツや家中にいるダニの餌となっている．角質層は，その下の基底層で分裂してできた細胞に置き換えられ，表皮は 25〜45 日程度でそっくり入れかわるのである．

メラニン melanin は，黄色から褐色・黒色の色素で，基底層にあるクモのような形をした**メラノサイト**（メラニン産生細胞）melanocyte で作られる．そばかすや色素性母斑は，メラニン色素が 1 か所に過剰に蓄積したものである．

表皮内に散在する**表皮樹状細胞** epidermal dendritic cell は，細胞やウイルスの侵入を阻害する免疫系細胞を活性化するという重要な役割をもつ．表皮と真皮の接合面に散見される**メルケル細胞** Merkel cell は，感覚神経終末と結びついており，メルケル盤と呼ばれる感覚受容体の役割をはたしている．

> **ホメオスタシスの失調 4.1**
>
> メラニン色素の保護作用があっても，紫外線を浴びすぎると（日光や日焼けマシンなどで）皮膚は傷害されて革のようになり，免疫機能が低下する．口唇ヘルペスを引き起こす**単純ヘルペスウイルス** human herpesvirus 1 をもつ人々が，日光浴後に発疹を起こしやすいのはこのような理由である．また，過剰な日光浴は皮膚の細胞の DNA を変化させ，皮膚がんを発症させる可能性がある．生まれつき肌の色が黒い人々に皮膚がんが少ないことは，メラニンが天然の日焼け止めとして驚異的効果をもつことを証明している．

> **確認してみよう**
>
> 6. 表皮に最も多い細胞はなにか？
> 7. 表皮の層のうちで，新しい表皮細胞を産生している層はどれか？
> 8. 頭皮の表層から死んだ古い細胞が剥がれ落ちるとフケと呼ばれる．その表層の名称はなにか？
> 9. 表皮のどの層で細胞は死にはじめるか？
>
> （解答は付録 A 参照）

真皮

真皮は，人体を包むじょうぶで伸縮性に富んだ膜で，身体を 1 つに結びつけている．バッグ，ベルト，靴などの革製品は，動物の真皮が加工されたものである．

真皮は密性結合組織であり，通常，**乳頭層**と**網状層**に分けられる（図 4.5）．乳頭層では線維は疎らであるが，網状層では密な網目を作っている．表皮と同様に，真皮もその厚さは身体部位によって異なり，手掌や足底では非常に厚く，眼瞼では薄い．

乳頭層 papillary layer は真皮の浅層にある．不均一で，**真皮乳頭** dermal papilla と呼ばれる杭や釘に似た突起を形成して表皮に入り込んでいる．真皮乳頭には毛細血管網が発達し，そこから表皮へ栄養が供給されている．ここには，自由神経終末と呼ばれる痛覚受容器や触覚受容器が分布している．手掌や足底の真皮乳頭は，皮膚表面にループ状や渦巻き状の稜線を作る明確なパターンで配置されている．これは表面の摩擦を増し，指や足で物をつかんだり握ったりしやすくすることに役立っている．この真皮乳頭の配置パターンは遺伝的に決められており，1 人ひとり異なる．指頭の稜線には汗孔が多数あり，私たちが触れた物品には，特有の汗の痕が残る．それが指紋である．

網状層 reticular layer は真皮の深層で，密性結合組織で

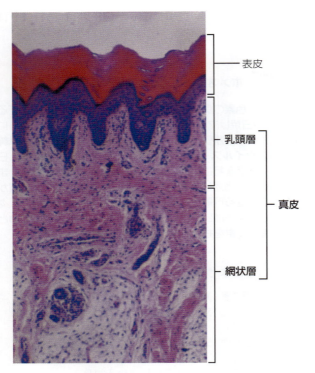

図 4.5　真皮層の光顕像（100 倍）
真皮乳頭は，疎性結合組織で構成された乳頭層の表面に存在する．深部に存在する網状層は，緻密で特異的構造をもつ線維性組織で構成されている．

あり，血管，汗腺，脂腺，パチニ小体と呼ばれる深部の圧受容器を含んでいる（図 4.3）．神経系の一部であるその他の感覚受容器も皮膚に存在する．これらの小さなセンサーは触覚，圧覚，温度覚，痛覚など，外部環境に関する多くの情報を与えてくれる．これらは，暑さや寒さの原因や，皮膚を這いまわる虫の存在を知らせてくれるわけである．環境からの刺激を感知することに加えて，ここにある（実際には真皮全体に存在している）食細胞は，表皮を通り抜けてきた微生物がそれ以上深く，侵入するのを防いでいる．

真皮には，膠原線維や弾性線維が緻密に分布している．膠原線維は真皮の強度を保つことに貢献しており，また水分を吸収して皮膚そのものを湿潤にさせておくのにも役立っている．弾性線維は，皮膚の弾性に関与している．若年者では皮膚は弾性に富んで張りがあるが，加齢とともに弾性線維や皮下組織の脂肪が減少し，皮膚は弾性を失い，たるんでしわだらけになる．

真皮に豊富に分布している血管網は，体温の調節に関与している．体温が高くなると，真皮の毛細血管が拡張し，血流で運ばれた熱を体表から放散して身体を冷やそうとする．体外の環境が寒冷であれば，血液は一時的に真皮を迂回して流れることで，深部体温を保つ．

 ホメオスタシスの失調 4.2

皮膚への血流が減少すると，皮膚の細胞は死に，その状況が深刻で長期にわたると潰瘍を生じる．**褥瘡** decubitus ulcer は，自分の意思で寝返りや体位変換ができない患者に多くみられる．体重などで骨に近い皮膚が圧迫されると，圧迫された部位は血流が減少して白くなる．圧迫がすぐに解除されればその部位が少し赤くなるだけだが，圧迫が持続して血流がとだえるとやがて皮膚の壊死や潰瘍が生じる（写真 a，b）．

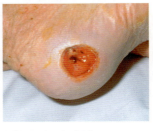 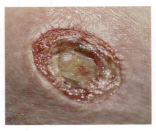

（a）Stage Ⅱ の褥瘡　　　（b）Stage Ⅲ の褥瘡

真皮には神経もまた豊富に分布している．先に述べたように，神経終末の多くは，異なる種類の刺激（圧，温度，痛みなど）を感知できるように分化しており，中枢神経系に情報を伝えている（これらの皮膚受容器については第 7 章で述べる）．

4.2c　皮膚の色

学習目標
- 肌の色を決定する要因を挙げ，メラニンのはたらきを説明することができる．

皮膚の色には 3 つの色素が関与している．すなわちメラニン，カロチン，ヘモグロビンである．

- 表皮のメラニンの量と種類（黄色，赤褐色，黒色）．皮膚に日光が当たると，メラノサイトが刺激され，より多くのメラニン色素が生成されるため日焼けが生じる．メラノサイトから産生されたメラニンは，メラノソームと呼ばれる膜結合型の顆粒内に蓄積する．この顆粒はメラノサイトの樹状突起先端に移動し，近くのケラチノサイトに取り込まれてしまう．ケラチノサイトの内部では，メラニンが核の表面側（陽の当たる側）に色素の傘を形成し，遺伝物質（DNA）を紫外線の有害な影響から守っている（図 4.4）．メラニン生成の多い人は褐色の肌をもち，メラニン生成が少ない人は明るい色の肌となる．
- 角質層や皮下組織のカロチン色素の量（カロチンは，ニンジンや緑黄色野菜に多く含まれる橙黄色の色素であ

皮膚（外皮系） 113

もっと詳しく見てみよう

しわの予防

しわは遺伝的要素もあるが、その予防には、煙草を吸わないこと、適切な日焼け止めを使うこと、そして楽観主義でいることである。しかし、老化の徴候を防ぐ最善の努力も、必ずしも成功するとは限らない。眉間のしわや目尻の小じわ（カラスの足跡）が気になる人のなかには、若々しい肌を取り戻す方法として、美容注射に目を向ける人もいる。

ボトックス®と呼ばれるA型ボツリヌス毒素は、致命的な食中毒を引き起こすボツリヌス菌から産生される神経毒である。この精製された毒素を極少量注射することにより、神経細胞からのアセチルコリン（ACh）放出が阻害され（AChは筋肉に収縮を指示する神経からの化学信号）、筋収縮が抑制される。この「誘発性麻痺」は約1週間でほうれい線を滑らかにする。

A型ボツリヌス毒素は、制御不能なまばたき（眼瞼痙攣）と視線のずれ（斜視）という2つの眼筋障害の治療薬として1989年に承認されたが、しわを伸ばすという副作用が発見されると、しわを伸ばす薬として瞬く間に世間に広まった。ボトックス®はしわを伸ばすだけでなく、慢性片頭痛、腋窩多汗症、過活動膀胱、重度の頸部筋痙攣などの治療薬としても日常的に使用されている。また近年では、A型ボツリヌス毒素を、早漏とうつ病の治療に使用するための臨床試験が行われている。

もちろん、この方法にはリスクもある。毒素の注入量が多すぎると、最終的に眼瞼下垂に陥ったり、一時的な筋力低下が数週間続いたりすることがある（ボトックス®の効果は3〜6か月持続する）。毒素が周辺組織に広がると、麻痺させたくない部位を麻痺させてしまう可能性もある。その他の副作用としては、アレルギー反応、吐き気、痛み、めまい、呼吸困難などがある。

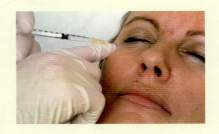

基本事項

- A型ボツリヌス毒素は、筋肉の収縮を抑制することで「誘発性麻痺」を引き起こす。
- A型ボツリヌス毒素の最も一般的な用途は、しわを滑らかにすることである。
- ボトックス®は、片頭痛、斜視、腋窩多汗症、過活動膀胱、制御不能なまばたき、頸部筋痙攣の治療薬として承認されている。
- A型ボツリヌス毒素のさらなる応用については、研究や臨床試験が進行中である。

る）。カロチンを豊富に含む食物を多量に食べると、皮膚が橙黄色を呈することがある。

- 真皮の血管に流れている血液（赤血球）中にある酸素化ヘモグロビンの量。

メラニン色素が多い人の皮膚は、褐色となる。メラニン色素の少ない人では、真皮内の血管を走る酸素化ヘモグロビンの赤色が透けて見え、皮膚はバラ色となる。

ホメオスタシスの失調 4.3

ヘモグロビンの酸素飽和度が低いときは、明るい肌色の人の皮膚は青く見え、この状態は**チアノーゼ** cyanosis と呼ばれる。チアノーゼは、心不全や呼吸不全でたびたびみられる。褐色の肌の人では、皮膚はメラニン色素で黒いため観察しにくいが、粘膜や爪床では観察できる。

皮膚の色は、感情の変化に伴って変わる。また、皮膚色の変化は病気のサインともなる。

- 皮膚の潮紅・紅斑：皮膚が赤いときには、気分高揚や羞恥などの感情、発熱・高血圧・炎症・アレルギー反応などが考えられる。
- 皮膚の蒼白：恐怖や怒りなどの感情や、貧血、血圧低下、局所の循環障害などで、皮膚が蒼白になることがある。
- 黄疸：皮膚が黄色くなる病的状態には黄疸がある。これは肝機能障害や肝不全で胆汁色素の主成分であるビリルビンが血液中に増加し、全身に蓄積した状態である。
- 紫斑：皮下に出血して血腫ができると、皮膚表面からは紫色に見える。外傷で打撲した部位にみられることが多い。紫斑を頻発する易出血性疾患には、ビタミンC欠乏症や白血病などがある。

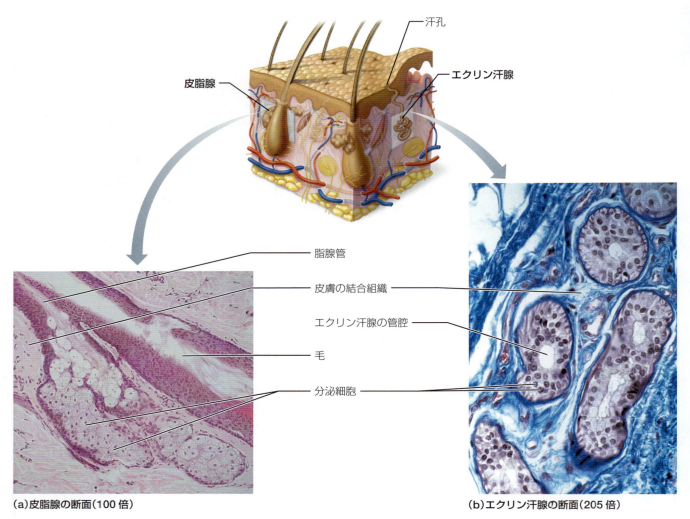

図 4.6　皮膚の分泌腺（アポクリン汗腺はここには存在しない）

> **確認してみよう**
> 10. 指紋の原因となるのは，いずれの層か？
> 11. 紙で皮膚を切っても出血しない場合がある．切り傷はどの層に達しているか？
> 12. 皮膚の色を決める色素は？
> （解答は付録 A 参照）

4.2d　皮膚の付属器

> **学習目標**
> ● 表皮の付属器である脂腺，汗腺，毛髪，爪の分布と機能について説明することができる．

皮膚の付属器 skin appendages には，皮膚の分泌腺，毛髪，毛根，爪が含まれる（図 4.3）．これらの付属器は，物理的には真皮に位置しているにもかかわらず，それぞれ表皮に由来する細胞によって産生され，身体のホメオスタシス（恒常性）を維持する独自の役割を担っている．

皮膚の分泌腺

皮膚の分泌腺はすべて，導管を通じて分泌物を皮膚表面に放出する外分泌腺であり，脂腺と汗腺の 2 つのグループに分けられる．これらの腺は表皮の基底層の細胞によって形成されるため，皮膚の深部へと押しやられ，最終的にはほとんどの腺が真皮に存在することとなる．

（皮）脂腺 sebaceous gland　手掌と足底を除く皮膚の全域に分布している．その腺管は，毛包に開口していることが多いが，直接的に皮膚の表面に開口していることもある（図 4.6a）．

皮脂腺からの分泌物は**皮脂** sebum と呼ばれ，脂質と細胞の残骸との混合物である．皮脂は，皮膚を柔軟に保ち体毛が傷むのを防ぐ，潤滑剤の役割がある．また，皮脂には殺菌作用のある化学物質が含まれ，皮膚における細菌感染を防ぐ重要な役割をはたしている．皮脂腺は，アンドロゲン（男性ホルモン）の作用で活発になる．とくに思春期にはアンドロゲンの活動が亢進し，この時期の皮膚は男女ともに油っぽくなる．

ホメオスタシスの失調 4.4

皮脂腺が皮脂によって詰まると，**にきび** acne が皮膚の表面に現れる．にきびは皮脂腺の活動性感染症である．皮脂腺に蓄積されたもの（角栓）が酸化して乾燥すると，**黒にきび** blackhead を形成する．乾燥せずに，黒くならない場合は，**白にきび** whitehead となる．にきびは，軽度のものからきわめて重度のものまであり，永久的な瘢痕を残すこともある．乳児で「ゆりかご帽子」として知られる**脂漏性皮膚炎** seborrhea は，皮脂腺の過剰な活動によって引き起こされたものと考えられている．頭皮ではピンク色に盛り上がった病変として始まり，徐々に黄色から茶色の外皮を形成するようになる．やがて脂性の鱗屑やフケとして剥がれ落ちる．新生児にみられるものは，注意深く洗い，皮脂を除去すると悪化を予防できることが多い．

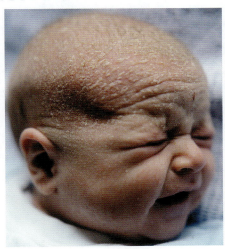

汗腺 汗腺 sweat gland (sudoriferous gland) は皮膚の全域に分布し，1人当たり約250万個あるといわれている．汗腺には，エクリン汗腺とアポクリン汗腺との2種類がある．

エクリン汗腺 eccrine sweat gland は，身体中いたるところに存在し，汗を分泌する．**汗** sweat は，主に塩化ナトリウムを含む透明な水であるが，ビタミンC，少量の代謝産物（尿素・尿酸），そして激しい筋活動で産生される乳酸も含んでいる．汗のpHは4〜6と酸性で，これが皮膚表面での細菌増殖を防いでいる．汗は，真皮層の汗腺で産生され，導管（汗腺管）を通って漏斗状の**汗孔** sweat pore から皮膚表面に分泌される（図 4.6b）．顔のつやについて話すとき，よく顔の「穴」という表現が使われるが，これは汗孔ではなく，毛包について話していることに注意しよう．

エクリン汗腺は，体温調節に重要な役割を担っている．エクリン汗腺は，交感神経の影響を受け，気温や体温が高すぎるときには多量の汗を分泌する．汗は，蒸発するときに身体の熱を奪い，身体を冷やす作用がある．暑い日には7Lもの汗が分泌されるという．汗による体温調節が障害されて正常な体温の37℃より2〜3℃以上も上昇すると，生命にかかわる全身の障害にいたることがある（体温調節については第14章を参照）．

アポクリン汗腺 apocrine sweat gland は，腋窩や会陰部に多く分布し，エクリン汗腺より大きく，汗孔は毛包に開口している．分泌物には，エクリン汗腺の成分に加えて脂肪酸やタンパク質が含まれ，粘稠で黄白色に見えることがある．分泌物は無臭だが，皮膚表面の細菌が分泌物中のタンパク質を栄養にして繁殖すると，ジャコウの不快なにおいを発することがある．

アポクリン汗腺は，アンドロゲン（男性ホルモン）の影響を受けて思春期に活発に活動するようになる．アポクリン汗腺には体温調節の役割はほとんどない．その機能は正確にはわかっていないが，神経系に制御されており，疼痛やストレスの影響を受け，性交渉で活動が亢進することは知られている．

毛と毛包

ロックミュージシャンの逆立った髪形や，ファッションモデルの髪形のように，毛髪は，私たちのボディイメージを作るうえで重要な役割をはたす．毛包で形成される数百万の毛は，掌，足底，乳首，口唇を除く，体表全体に存在する．ヒトは生まれながらにして，毛の数と同数の毛包をもって生まれる．毛は体中で最も早く成長する組織の1つである．全身には無数の毛があるが，このうち身体の保護機能を担っているのは，頭の外傷に対する頭毛，眼の異物に対する睫毛，気道の異物に対する鼻毛など，ごく一部である．頭皮，成人の陰部や腋窩など毛の生えるところが発達するのは，ホルモンのおかげである．しかし，こうした機能があるにもかかわらず，現在体毛の有用性は認められなくなっている．毛は寒冷地での断熱材として初期の人類に役立っていたが，現在では暖をとるためのほかの手段があるからである．

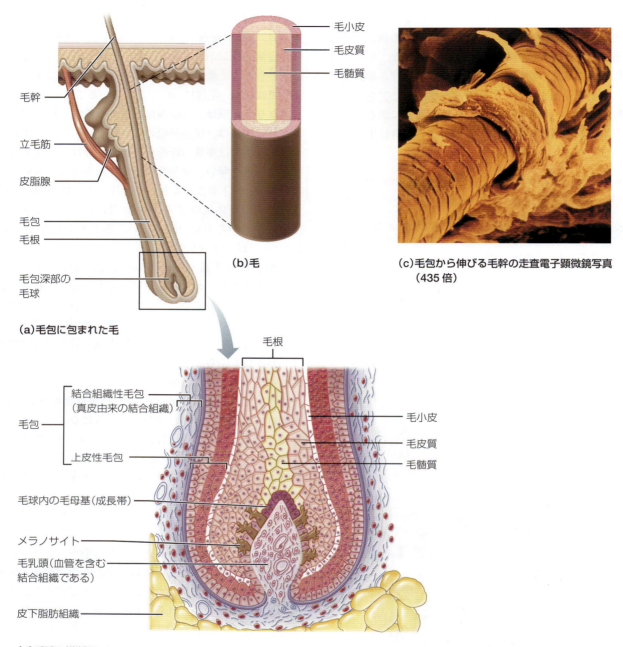

図 4.7　毛根と毛包の構造
(a)毛と毛包の縦断面．(b)毛の断面の拡大図．(c)走査型電子顕微鏡写真．皮膚表面の毛包から毛幹が出ている．(d)毛包，毛球，毛根，毛母基を示す縦断面の拡大図．上皮細胞が活発に分裂している領域で毛を生成する．

毛　毛 hair は上皮に由来するしなやかな構造物で，毛包で形成される．毛包に包まれた毛の部分は**毛根** root と呼ばれ，皮膚の外に出ている部分は**毛幹** shaft と呼ばれる（図 4.7a）．毛は，毛包の深部の毛球の成長帯である**毛母基** matrix で，上皮細胞が細胞分裂を繰り返して成長する．成長とともに毛の細胞は角化して死んでいく．毛の中心には，角化して死んだ細胞に由来するタンパク質が詰まっている．

毛の中心部には大きな細胞と空気を含んだ空胞からなる毛髄質があり，その周囲を扁平な細胞からなる分厚い毛皮

質が取り巻いている（図4.7b）．最外層の毛小皮は，屋根瓦のように重なり合った1層の細胞層からなり，この構造が，毛が互いにからみ合ったりよじれたりするのを防ぐ（図4.7c）．また，毛小皮にはケラチンタンパク質が最も多く存在し，毛の硬さや内部構造の維持に重要な役割をはたしている．毛小皮が摩擦で損傷を受けると，毛の内部のケラチン線維がほつれ，枝毛になることがある．毛の色素は，毛球にあるメラノサイトで産生される．まじり合うメラニン色素（黄色・錆色・褐色・黒色）の種類と量によって，淡い金髪から赤毛まで，ありとあらゆる種類の毛の色ができる．

毛は部位によって，さまざまな大きさや形がある．眉毛は短くじょうぶで，頭毛は長く曲がりやすく，その他のほとんどの毛はみえないくらい細く短い．頭毛の断面が楕円形なら毛は絹のようになめらかで波打ち，扁平では巻き毛になり，正円形では直線で硬くなりがちである．毛は，身体で最も早く成長する組織である．成人の頭毛や恥毛・腋毛の成長は，ホルモンの影響を受ける．

毛包 毛包 hair follicle（folli は「かばん」の意）は層構造をなしている．内側の上皮性毛包は表皮由来であり，毛そのものを作り出している．外側の結合組織性毛包は，真皮由来である（図4.7d）．真皮由来の結合組織性毛包が，表皮由来の上皮性毛包に血液を供給すると同時に，これを補強している．血管を含む結合組織が毛乳頭を作り，毛球 hair bulb 内の毛母基（毛包深部に位置する）に栄養を供給している．

毛包を詳しく見ると，わずかに傾斜し，立毛筋 arrector pili と呼ばれる平滑筋組織が真皮に付着していることがわかる（図4.7a）．寒さや恐怖で立毛筋が収縮すると，毛が立って「鳥肌」になる．

爪

爪 nail は，上皮が鱗のように変化したもので，動物の蹄や鈎爪に当たる．爪には，遊離縁・爪体（爪甲）・爪根がある．爪根は皮膚に入り込んで外からは見えない．その上にはやや厚くなった上爪皮（甘皮，キューティクル）がある．爪体は周囲を外側爪郭・近位爪郭で囲まれている（図4.8）．

爪の裏には表皮の基底層が広がり，爪床を作っている．爪根側には爪母基があり，爪の成長を担う．爪母基で爪の細胞が増殖し，やがて死んで硬い角化組織（ケラチン組織）に変化し，爪体の方向に押し出されていくのである．毛と同様に，爪もそのほとんどが死んだ細胞からできている．

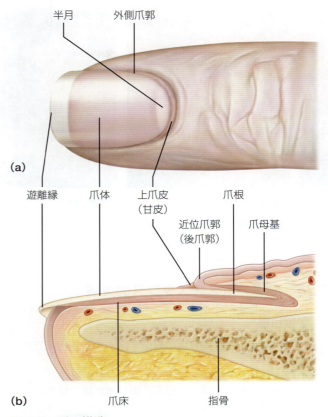

図4.8　爪の構造

爪はほぼ透明で無色だが，真皮層の豊富な血管が透見されてピンク色に見え，三日月形をした半月の部分では，厚い爪母基組織のために白く見える．血液中の酸素飽和度が低下するとチアノーゼを呈するが，このとき，爪下も紫色になる．

> **確認してみよう**
> 13. ヒトの皮膚の分泌腺のうち，毛の柔軟性となめらかさを保つものはなにか？
> 14. アポクリン汗腺の分泌物とエクリン汗腺の分泌物との違いはなにか？
> 15. 工場で働いていた工員が機械に指先を挟んで爪と爪床が剝げ落ちてしまった．この爪は再生するだろうか？　また，それはなぜか？
>
> （解答は付録A参照）

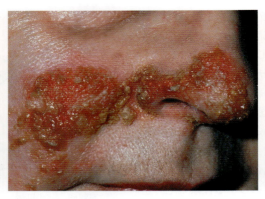
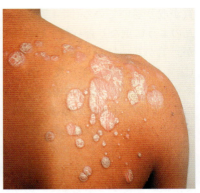

(a) 単純ヘルペス　　(b) 膿痂疹　　(c) 乾癬

図 4.9　皮疹の例

4.2e　皮膚のホメオスタシスの失調

> **学習目標**
> - Ⅰ度，Ⅱ度，Ⅲ度，Ⅳ度の熱傷を区別することができる．
> - 「9％の法則」の重要性を説明することができる．
> - 基底細胞がん，扁平上皮がん，悪性黒色腫の特徴をまとめることができる．

　皮膚の変調は，見た目にはっきりとした変化を伴う．また驚いたことに，身体内部の変調も皮膚の変化としてあらわれることがある．皮膚病変には1,000以上の種類があり，最も多い皮膚疾患は細菌，ウイルス，真菌などの病原体による感染症である．異常に強い免疫反応によって起こるアレルギーは，皮膚にもよくみられる．頻度は低いが重篤なものとして熱傷や皮膚がんがある．以下にその主要なものについて簡単に述べる．

感染やアレルギーによる皮膚炎

- **足白癬** athlete's foot, tinea pedis（みずむし）：足趾間に多い瘙痒・発赤・表皮剝離を伴う皮膚炎で，真菌感染による．
- **癤** boil・**癰** carbuncle：毛包やその周辺組織の炎症で，項部に多い．癰は細菌感染症で，癤が集合性に生じたものである．黄色ブドウ球菌によることが多い．
- **単純ヘルペス（疱疹）** herpes simplex：単純ヘルペスウイルス human herpesvirus 1 によって起こり，瘙痒や疼痛を伴う小水疱がみられる．発疹は，神経の分布に一致してみられ，疲労・発熱・紫外線などが刺激となって悪化することがある．口唇や口腔や鼻腔の粘膜にみられることもある（図 4.9a）．
- **接触皮膚炎** contact dermatitis：瘙痒・発赤・腫脹を伴う皮膚炎で，ウルシなどの化学物質に過敏な体質をもつ者が，その化学物質に触れて起こる．水疱形成にまで進むことがある．
- **膿痂疹**（とびひ）impetigo：口や鼻の周囲に多くみられ，発赤を伴う小水疱が黄色の痂皮を形成し，やがて破裂して液体が滲出する（図 4.9b）．レンサ球菌やブドウ球菌で起こり，伝染性で，学童期によくみられる．
- **乾癬** psoriasis：表皮細胞の過剰産生による，赤色調で銀色の鱗屑を伴った慢性的な斑状丘疹で，かゆみやほてり，ひび割れを伴い，出血する場合もある（図 4.9c）．重症の場合は外観がそこなわれる．慢性疾患の乾癬は，免疫系が自分自身の組織を攻撃し，皮膚細胞の過剰生産をもたらす自己免疫疾患と考えられている．外傷・感染・ホルモンバランスの異常などのストレスで悪化することがある．重症化すると醜い痕を残すことがある．

熱傷

　熱傷 burn ほど，生命を脅かす危険なものはない．熱傷は，高熱，電撃，紫外線，あるいは酸などの特定化学物質によって，傷害部位のタンパク質が変性したり，細胞が死んだりした状態である．

　熱傷で皮膚の細胞が破壊されると，生命に関わる2つの問題が生じる．第1に，皮膚の損傷により外界と内部の境界がなくなると，火傷表面から体液が染み出してしまい，そこに含まれるタンパク質や電解質も失われてしまう．体液の喪失によって循環血液量減少や水・電解質の異常が生じ，ショック状態に陥ったり腎不全となったりする．救命には，喪失した体液の迅速な補正が行われなければならな

皮膚（外皮系） 119

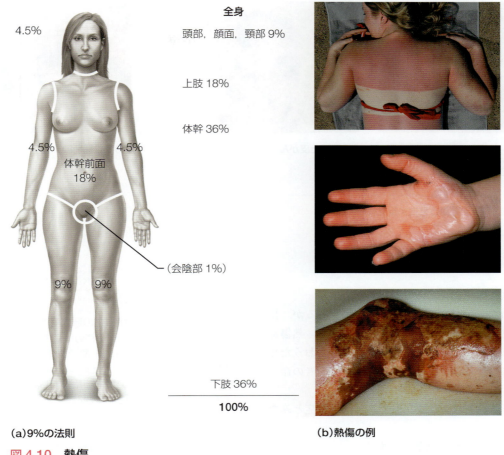

(a) 9%の法則　　(b) 熱傷の例

図 4.10　熱傷
(a)図は前面だけを示したが，前面と後面で100%となる．(b)上からⅠ度熱傷，Ⅱ度熱傷，Ⅲ度熱傷．

 Ⅲ度熱傷の皮膚では毛は再び生えてくるか？　また，それはなぜか？
（解答は付録A参照）

い．失われた体液の量は，熱傷を受傷した体表面積で推定される．全体表面積に対する熱傷面積の割合は，簡便には「**9%の法則** rule of nines」で活用される．この法則では，体表をほぼ等しい11の区域に区分し，それぞれの面積を全体表面積の9%と考え，残りの1%を会陰部にあてる（図4.10a）．

第2に，受傷後数日してからの感染である．熱傷創感染は，広範囲熱傷における最も重大な死因である．熱傷創は，受傷後約24時間までは無菌状態だが，その後，細菌や真菌が創部の壊死組織で繁殖する．そのうえ，広範囲熱傷では受傷後1〜2日のうちに免疫力が低下する．

熱傷は，その重症度（深達度）によって，Ⅰ度（浅達性），Ⅱ度（浅達性**部分層熱傷** partial-thickness burns），Ⅲ度（**全層熱傷** full-thickness burns），Ⅳ度（深部組織の損傷を伴う全層熱傷）に分類される（図4.10b）．Ⅰ度熱傷 first-degree burn では，表層の表皮が損傷され，発赤・腫脹が観察されるのみである．通常2〜3日で軽快し，重症化することはまれである．水疱を伴わない日焼けは，Ⅰ度熱傷のことが多い．

Ⅱ度熱傷 second-degree burn は，表皮と真皮の損傷をいう．発赤・腫脹，水疱の形成がみられる．熱傷局所には，残存した表皮組織があり，感染を合併しなければ瘢痕を残すことなく治癒することが多い．

Ⅲ度熱傷 third-degree burns による組織の破壊は，表皮と真皮の両方に及び，しばしば皮下組織にまで達する．通常，水疱を伴い，熱傷部位は白化（灰白色）または黒化する．皮膚の感覚受容器も障害され，皮膚表面の痛覚はない．上皮組織はなく，再生は不可能であるため創部を上皮

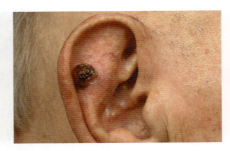
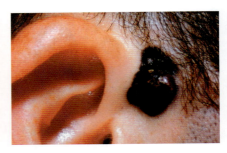

(a) 基底細胞がん　　　　　　　　　　(b) 扁平上皮がん　　　　　　　　　　(c) 悪性黒色腫

図 4.11　皮膚がん

> 図 4.11 Q　最も表面の表皮層から発生する皮膚がんは？
> （解答は付録 A 参照）

でおおうには植皮術が必要である．

　Ⅳ度熱傷 fourth-degree burns も全層熱傷であるが，損傷は骨，筋，腱などの深部組織にまで及んでいる．熱傷部位は乾燥して革のように見え，露出した組織をおおうための手術や皮膚移植が必要となる．重症の場合，患者の命を救うために切断術が必要になることもある．

　一般に，熱傷は以下のような状態であれば，重症とみなされる．

- 体表面積の 30％以上がⅡ度熱傷である．
- 体表面積の 10％以上がⅢ度またはⅣ度の熱傷である．
- 顔，手，足，性器にⅢ度またはⅣ度の熱傷がある．
- 熱傷が気道に及んでいる．
- 熱傷が体幹や四肢の全周に及んでいる．

　顔面の熱傷は，気道粘膜の浮腫による窒息をきたす危険があるため，特に危険である．関節部位の熱傷は，瘢痕化した組織が関節可動域を制限するため，厄介な後遺症をもたらす．全周性の熱傷は，部位によっては正常な呼吸運動を妨げることがある．

皮膚がん

　皮膚には，さまざまな新生物（腫瘍）が発生する．皮膚の腫瘍のほとんどは良性で，身体の遠隔組織に転移することはない．例えば，疣贅（いぼ）はヒトパピローマウイルスによって引き起こされるが，これは良性で広がることはない．しかし，ほかの組織へ浸潤したり転移したりする悪性新生物もある．

> **コンセプト・リンク**
> 暴走した有糸分裂ががん化の原因であることはすでに述べた（第 3 章，pp. 79～81 参照）．これらの細胞は，正常な細胞分裂過程から逸脱し，急速に分裂するため，DNA 複製，有糸分裂，あるいはその両方の過程でエラーが生じる．急速に制御を失い増殖した細胞はがん化し，身体のほかの部位に転移する可能性がある．

　実際，皮膚がんは最も頻繁にみられるがんの 1 つである．米国人の 5 人に 1 人は人生のある時期に皮膚がんを発症している．日光や日焼けマシンへの曝露が最大の危険因子である．また，感染・化学物質・創傷などによる頻回の刺激も，皮膚がんの誘発因子と考えられている．

　最も一般的な 3 種類の皮膚がんである，基底細胞がん，扁平上皮がん，悪性黒色腫について，もう少し詳しく見てみよう．

基底細胞がん　基底細胞がん basal cell carcinoma は最も多い皮膚がんで，悪性度は最も低い．表皮の基底層の細胞が形質転換してケラチンを産生しなくなり，真皮や皮下組織に浸潤しつつ増殖したものと考えられる．顔面など日光に露出した部位に好発し，初期には少し盛り上がった結節を形成して，大きくなると中心に潰瘍を形成する（図 4.11a）．進行は比較的ゆっくりで，基底細胞がんに気づく前に転移していることは少なく，99％が外科的切除により治癒する．

扁平上皮がん　扁平上皮がん squamous cell carcinoma は表皮の有棘層に生じるがんである．硬く浅い潰瘍を形成す

るうろこ状の赤い丘疹(小さな円状の隆起)がみられる(図4.11b). 頭部・耳介・手背・下口唇に好発するが, 皮膚であればあらゆる所に発生し, 急速に大きくなってリンパ行性転移を起こす. このがんは, 紫外線(日光曝露)の影響を受けて発症すると考えられている. 早期に切除し, 放射線治療を受ければ, 予後は良い.

悪性黒色腫 悪性黒色腫 malignant melanoma はメラノサイトに由来したがんである. 皮膚がんの5%を占め, 急速に進行して予後はきわめて悪い. メラニン色素が存在する部位であればどこでも生じる可能性がある. 色素性母斑から生じることも多い. 皮膚細胞のDNAが損傷したときに生じる. 皮膚表面からは黒褐色の色素沈着として観察され(図4.11c), 急速なリンパ行性・血行性転移を起こす. 生存率は約50%で, 早期発見が予後を左右する. 米国がん学会は, 日光浴を好む人や日焼けサロンに通っている人は, 皮膚の色素沈着や色素性母斑を定期的にチェックするように勧めている. また, 悪性黒色腫をみつけるために, 以下の**ABCDEの法則** ABCDE rule を応用することを勧めている.

(A) Asymmetry (非対称性): 色素沈着や母斑の形が不整形であること.
(B) Border (辺縁): 色素沈着や母斑の辺縁がなめらかでなく(境界不整), 凸凹していること.
(C) Color (色): 1つの色素沈着や母斑のなかに, 黒・茶・黄・青などのさまざまな色がまじってみえること.
(D) Diameter (直径): 色素沈着や母斑の大きさが, 直径6mm(鉛筆の上に付属する消しゴム大)以上であること.
(E) Evolution (進行性の変化): これらの特徴(ABCD)の1つ以上に進行性の変化がみられる.

悪性黒色腫に対する通常の治療では, 広範な外科的切除と患者自身の免疫にはたらきかける免疫療法が併用される. 病変部が大きい場合は, 外科的切除後に放射線療法や化学療法が必要になることもある.

> **確認してみよう**
> 16. 広範囲熱傷で生命を脅かす2つの病態はなにか?
> 17. 熱傷の深さⅠ度・Ⅱ度・Ⅲ度・Ⅳ度はどのように違うか?
> 18. 悪性黒色腫をみつけるための法則の名前は?
> 19. 皮膚がんの最大の危険因子はなにか?
> 20. 角質層から発生する皮膚がんがないのはなぜか?
> (解答は付録A参照)

4.3 皮膚と膜の発生・発達・老化

学習目標
● 外皮系における老化の例をいくつか挙げることができる.

胎齢5〜6か月には, 胎児は生毛(うぶ毛)と呼ばれる細く柔らかい毛でおおわれるが, これは出生までに消失する. 出生時には, 皮膚は胎脂と呼ばれる白いチーズのような油性の被膜でおおわれている. 胎脂は, 胎児の脂腺から分泌されたもので, 羊水の中で漂っている胎児の皮膚を保護している. 新生児の皮膚は非常に薄く, 皮下の血管が容易に確認できる. 新生児の鼻や額には, 稗粒腫と呼ばれる表皮下の脂肪の小さな囊腫が観察されることが多い. 通常, 稗粒腫は生後3週までに消失する. 新生児が成長するにつれて, 皮膚は厚くなり皮下脂肪が多くなっていく.

思春期には脂腺の活動が活発になって, 皮膚や体毛の脂分が多くなり, ざ瘡ができる. ざ瘡は思春期を過ぎる頃にはおさまり, 20〜30代で皮膚は最も充実した外観になる. しかし, 摩擦・化学物質・風・日光・大気汚染・感染などの影響を常に受けることにより, 皮膚には肉眼的な変化が生じる. その結果, ざ瘡や鱗屑, さまざまな種類の皮膚炎がみられるようになる.

高齢者では, 皮下組織が減少し, 寒さに対する耐性が低下する. また, 皮脂腺の活動が低下して皮膚は乾燥し, 瘙痒を起こしやすくなる. このほかにも, 皮膚が薄くなり, 熱傷や外傷に対する耐性が低下する. 皮下脂肪の減少で皮膚があまり, 眼の下や顎の下にたるみができることも多い. 皮膚の弾性の低下は, 日光曝露や喫煙で加速される. 肌のためにできる3つの最善策は, 喫煙を避けること, 日光から肌を守ること, 日焼けマシンを使わないことである. 皮膚の老化を避けることはできないが, 栄養のバランスに留意し, 皮膚の手入れをすることでその進行を遅らせることができる.

頭毛のつやは加齢とともに減少し, 50歳までに毛包の数は1/3に減少する. それ以降も毛包の減少は続き, ほとんどの人は頭毛が薄くなり脱毛症(禿頭)になる. 多くの男性は加齢とともに禿げていくが, これは男性型脱毛症と呼ばれる現象である. 脱毛部分でも, 無毛というわけではなく頭髪は生えている. しかし, 毛包が退化しはじめているため, 色素のないとても小さなうぶ毛(毛包から外へ出ていないこともある)となっている.

加齢に伴って白髪になることがある. 通常, この白髪化や禿頭化は, 発現までに時間を要する遺伝子の影響を受けている. 一度遺伝子が作用すると, 頭毛に沈着していたメ

122　第4章　皮膚と膜

関連職種をのぞいてみよう

医学記録転写士　Medical transcriptionist

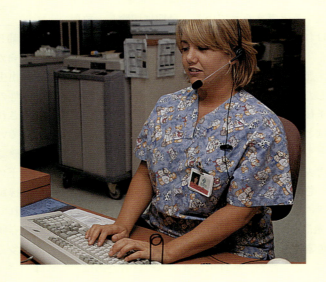

外来受診や入院時には，医療記録が作成される．医学記録転写士は，この大切な記録を作成するのに重要な役割をはたしている．

医学記録転写士は，医師やほかの医療従事者が口述した録音を聞いて，文字に書き起こす仕事をしている医学用語の専門家である．この記録は，患者の病態についての評価・診断・治療・予後を含み，個人情報として守秘されるものである．

医学記録転写士になるにはなにが必要だろうか？「もちろん，英語の能力が必要です」とカリフォルニア州サンノゼ市で医学記録転写士の経験をもつパメラ・シュールさんは語る．「文法，綴り，句読法についての技能はきわめて重要です．診療しながら録音する医師も多く，優秀な医学記録転写士は文法を改め，意味が明確になるよう編集しつつ記述するのです」

解剖学や生理学の知識はさらに重要である．「基礎的な解剖や臨床の用語を理解していれば，録音からより正確に書き起こすことができるでしょう」とシュールさんは語る．

すべての医療従事者がこれらの記録を拠り所にしているため，正確な記録はきわめて重要である．「医学記録転写士は医師とパートナーといえるでしょう．医師とともに正確な医療記録を作成することは，患者が最良かつ最適な治療を受けることにつながるのです」

医学記録転写士になるための教育は，大学，専門学校，通信教育で行われており，数か月から2年間に及ぶものまでさまざまな種類がある．認定過程は州によって異なっている．Association for Healthcare Documentation Integrity（AHDI）は，医学記録転写士の教育プログラムを評価し，適切なプログラムのリストをウェブ上で公開している．

基本事項

- 医学記録転写士には，解剖学，生理学，医学用語の知識が必要である．
- 文法，綴り，句読法についての知識もまた重要である．
- 医師は，正確に書き起こされた医学記録を拠り所に，それぞれの患者への適切な治療方針を決定している．

ラニンの量が減るか完全に欠乏して，頭毛はロマンスグレーとなる．

ホメオスタシスの失調 4.5

若年者でも，白髪や脱毛症が起こることがあり，激しい恐怖や悲しみで白髪になったという話はよく聞く．医学的には，タンパク質の摂取不足，化学療法，放射線，ビタミンA過剰，真菌症などが原因で，白髪や脱毛症が起こることがある．このような白髪や脱毛症には遺伝性はなく，一過性のことが多い．

確認してみよう

21. 高齢者にはしわが多く，寒さに耐えられないことが多い．これは，加齢に伴う皮膚のどのような変化で説明されるか？
22. 新生児の皮膚をおおう胎脂はなにからできているか？

（解答は付録A参照）

器官系の協調

ホメオスタシスからみた外皮系（皮膚）と他の器官系との関係

内分泌系
- 皮膚は内分泌器官を保護している．
- 内分泌系から分泌されたアンドロゲンにより，脂腺が刺激され，頭毛の成長が制御される．エストロゲンは，皮膚の湿潤に関与している．

リンパ系/免疫
- 皮膚はリンパ器官を保護し，病原物質の侵入を防いでいる．
- リンパ系は過剰に漏出した体液を回収して浮腫を防ぐ．免疫系は，皮膚の細胞を保護している．

消化器系
- 皮膚は消化器を保護し，カルシウム吸収に必要なビタミンDを合成している．
- 消化器系は皮膚に必要な栄養を供給している．

泌尿器系
- 皮膚は泌尿器系を保護している．発汗により，塩分や代謝産物である窒素含有老廃物を排出している．
- ケラチノサイトで合成されたビタミンDは，泌尿器系で活性化される．

筋系
- 皮膚は筋を保護している．
- 筋で産生された大量の熱は，皮膚の血流を増加させ，汗腺を刺激する．

神経系
- 皮膚は神経系器官を保護している．皮膚には感覚器系受容体がある．
- 神経系は皮下の毛細血管の直径を調節する．汗腺を活性化する（体温調節に貢献）．皮膚感覚を中枢へ伝達する．立毛筋を活性化する．

呼吸器系
- 皮膚は呼吸器を保護している．
- 呼吸器系は血流を介して，酸素を皮膚に供給したり，血液とのガス交換により二酸化炭素を皮膚から除去したりしている．

心臓血管系
- 皮膚は心臓血管系を保護している．体表面から体液が喪失するのを防いでいる．血液を貯留している．
- 心臓血管系は酸素や栄養を皮膚に供給し，老廃物を皮膚から除去している．皮膚の腺からの分泌に必要な物質を供給している．

生殖器系
- 皮膚は生殖器系を保護している．高度に分化した汗腺である乳腺は，母乳を作る．妊娠中には，皮膚は胎児の大きさに応じて伸展する．色素沈着が起こることもある．

外皮系（皮膚）

骨格系
- 皮膚は骨を保護している．皮膚はビタミンDを合成し，骨を硬くするカルシウムの吸収や沈着に寄与している．
- 骨格系は皮膚を支持している．

要約

4.1　人体の膜の分類 (pp. 105〜108)

4.1a.　上皮性の膜：上皮組織と結合組織からなる器官．
- **皮膚膜**：最表面の角化する重層扁平上皮とその下層の密性結合組織である真皮．体表面を保護する．
- **粘膜**：粘膜上皮とそれを裏打ちする疎性結合組織の粘膜固有層．外界とつながっている臓器の内面をおおっている．
- **漿膜**：単層扁平上皮とそれを裏打ちするきわめて疎な結合組織．**漿液**をあいだにはさんだ壁側の漿膜と臓側の漿膜が対になっている．外部とつながらない体腔の内側をおおっている．

4.1b.　結合組織性の膜：**滑膜**が関節腔の内面をおおう．

4.2　皮膚(外皮系) (pp. 108〜121)

4.2a.　外皮系の機能：化学物質・細菌・機械的外力・乾燥などから深部組織を保護する．熱放射や発汗で体温を調整する．免疫系のタンパク質やビタミンDを産生する．
- 皮膚には感覚受容器がある．

4.2b.　皮膚の構造：皮膚は表皮と真皮から構成される．
- **表皮**は皮膚の表層部分．
  - 表皮は角化重層扁平上皮であり，無血管である．
  - 表層から深層へ向かって，**角質層**，**淡明層**(厚い皮膚のみ)，**顆粒層**，**有棘層**，**基底層**で構成される．
  - 表面の細胞は死んでいて，絶えず剥がれ落ちており，これらは細胞分裂によって入れ替わる．
  - 細胞は，皮膚表面に向かって移動するにつれて，**ケラチン**を蓄積し，やがて死滅する．
- **真皮**は密性結合組織であり，血管，神経，表皮の付属器を含む．
  - **乳頭層**には隆起があり，これが表皮を押し上げるために，指紋が形成される．
  - **網状層**は密性結合組織であり，深部圧受容器，汗腺，脂腺，毛包を含む．

4.2c.　皮膚の色：肌の色は**メラニン**，ヘモグロビン，カロチンの影響を受けている．
- メラニンは，メラノサイトによって生成される色素であり，上皮細胞の核を，太陽光線のダメージから保護する．
- ヘモグロビンは酸素が十分に供給されると鮮赤色を呈し，健康な肌に「バラ色の輝き」を与える．
- カロチンは皮膚や皮下組織に沈着する．ニンジンなどの野菜に含まれる橙黄色の色素である．

4.2d.　皮膚の付属器は表皮によって形成されるが，真皮に存在する．
- **皮脂腺**：油性の**皮脂**を産生し，毛包内に開口した管で分泌する．
  - 皮脂は皮膚や毛を柔らかく保ち，細菌を殺す化学物を含む．
- **汗腺**：汗を産生して皮膚表面に分泌する．体温調節を助ける．
  - **エクリン汗腺**：最も数が多く，広範囲に存在する．水分，塩分，少量の代謝老廃物でできた汗を産生する．
  - **アポクリン汗腺**：腋窩と鼠径部にある．エクリン汗腺からの汗に含まれる通常の成分に加え，脂肪酸とタンパク質を含む．
- 毛は，**毛球**の**毛母基**で分裂増殖した表皮細胞が角化して死んだ細胞から構成されている．毛根は**毛包**に包まれている．
- 爪は表皮が角のように硬くなったもの．毛と同様に，角化して死んだ細胞からできている．

4.2e.　皮膚のホメオスタシスの失調は，多くの場合，感染症やアレルギー反応によって引き起こされる．熱傷や皮膚がんでは，より重篤になる．
- **熱傷**：過度の熱，化学物質，電気，紫外線による細胞死を伴う組織障害．
- 熱傷は皮膚の保護機能を阻害し，感染症や脱水症状を引き起こす．
  - 熱傷の程度は**9％の法則**で評価される．熱傷の重症度(深達度)は以下の通り．**Ⅰ度熱傷**(表皮のみの損傷)，**Ⅱ度熱傷**(表皮と真皮の部分損傷)，**Ⅲ度熱傷**(表皮と真皮の全損傷と皮下組織の部分損傷)，**Ⅳ度熱傷**(皮膚全体と骨や筋肉などの深部組織の損傷)．
    - Ⅲ度，Ⅳ度熱傷では皮膚移植が必要になる．
- 皮膚がんの原因で最も多いのは紫外線曝露である．
  - 基底細胞がん(基底層)と扁平上皮がん(有棘層)は，早期に発見し，転移する前に切除できれば，完治しやすい．
  - 悪性黒色腫(メラノサイトのがん)は，希少がんであるが，転移が早く致死的である．
    - 色素沈着や色素性母斑と悪性黒色腫の鑑別には，

ABCDE の法則が用いられる．

4.3　皮膚と膜の発生・発達・老化 (pp. 121〜122)

- 皮膚は，若年者では厚く弾力があり湿潤が保たれているが，加齢とともに薄くなり弾力を失っていく．日光を浴びすぎると，皮膚がんが発生しやすくなると考えられている．
- 加齢とともに，脱毛症や白髪が増える．どちらも遺伝的な影響が大きいが，薬物や精神的なストレスなどで起こることもある．

復習問題

▶ 選択問題
（正解が複数の場合もある）

1. 粘膜や漿膜について，誤りを1つ選びなさい．
   a. 漿膜の上皮はどれも同じ種類であるが，粘膜の上皮にはさまざまな種類がある．
   b. 漿膜は体腔に接しているが，粘膜は外界と交通する部分に面している．
   c. どの漿膜も漿液を分泌しており，どの粘膜も多量の粘液を分泌している．
   d. 漿膜も粘膜も，上皮細胞とその下層にある疎性結合組織からなる．
2. 漿膜について，正しいのはどれか？
   a. 漿膜は口腔をおおっている
   b. 漿膜には壁側漿膜と臓側漿膜がある
   c. 漿膜は表皮と真皮から構成されている
   d. 漿膜には固有層と呼ばれる結合組織の層がある
   e. 漿膜は表面の湿潤を維持するような液体を分泌している
3. 汗の成分でないのはどれか？
   a. 水
   b. 塩化ナトリウム
   c. 皮脂
   d. アンモニア
   e. ビタミンD
4. 毛の構造にないのはどれか？
   a. 毛幹
   b. 皮質
   c. 毛母基
   d. キューティクル
   e. 爪半月
5. 毛髪が薄くなる原因を調べる際，質問すべき項目はどれか？
   a. タンパク質を制限した食事をしていないか
   b. 大量のビタミンCを摂取していないか
   c. 過量の放射線を浴びたことはないか
   d. 精神的なストレスを最近経験したことはないか
6. 図の空欄に当てはまる言葉はどれか？

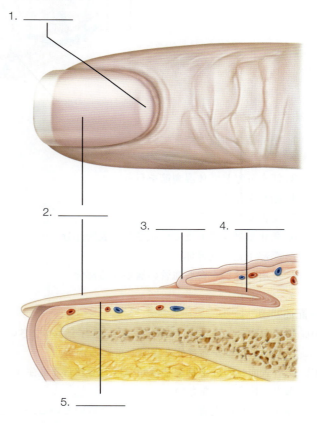

   a. 爪床
   b. 半月
   c. 爪母基
   d. 近位爪郭
   e. 爪体

7. 汗の分泌と直接には関係しないのはどれか？
   a. 汗腺
   b. 汗腺開口部
   c. 立毛筋
   d. エクリン汗腺
   e. アポクリン汗腺

8. 皮膚由来の構造でないのはどれか？
   a. 神経線維
   b. 毛乳頭
   c. 毛
   d. 爪

9. 以下の1～8の記述に対応する構造を，a～hから選べ．

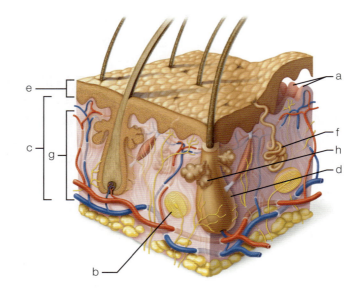

1. 密性結合組織でできている
2. 皮脂を分泌する
3. 汗を分泌して体温調節を行う
4. 指紋を作る
5. 毛根が存在する
6. 角化重層扁平上皮で構成される表層部分
7. 深部圧覚の受容体
8. 皮膚付属器を含む血管の層がある部分

a. 真皮乳頭
b. パチニ小体
c. 真皮
d. 毛包
e. 表皮
f. エクリン汗腺
g. 網状層
h. 皮脂腺

▶記述問題

10. 関節内腔をおおう結合組織性の膜の名称を述べなさい．
11. 皮膚は，なにから身体を保護しているか？
12. 皮膚表面への分泌物を2種類挙げ，それらを産生する腺の名称を示しなさい．
13. 体温の維持に皮膚がどのようにはたらいているかを説明しなさい．
14. 立毛筋はどこにあるか？　その役割はなにか？
15. 加齢とともに起こる皮膚の変化を3つ挙げなさい．
16. エクリン汗腺とアポクリン汗腺からの分泌物の違いを述べなさい．
17. 黒にきび，白にきび，癤，癰の違いを述べなさい．このなかで，最も重症とされるものはどれか？　その理由についても述べなさい．

クリティカル・シンキングと臨床応用の問題

18. 新生児も高齢者も，ともに皮下組織が少ない．このことで，寒冷環境でどのような影響を受けるか？

19. ロジャーさんはビーチで過ごすのが大好きな40歳の男性である．若い頃は焼けた肌が彼の魅力であったが，現在，彼の顔はしわだらけである．また彼には，急速に硬貨ほどの大きさになった，色の黒いほくろがいくつかある．あなたは，そのほくろを見た瞬間に，「ABCDEの法則」を想起した．これはなにを意味するか？　彼の問題点はなにか？

20. レベッカさんが13か月の幼児を診察につれてきた．幼児の皮膚が黄赤色に変わったと聞いて，主治医の小児科医が幼児の飲食物について質問したのはなぜか？

21. グレイソンさんは経皮的薬剤投与を受けている．その薬剤が水溶性でなく脂溶性である理由はなぜか？

22. 熱傷患者の腕は水疱を伴って赤く腫れ，手は黒く焦げて骨が露出し，頬は蒼白である．各熱傷部位の重症度とこの患者が危険な状態かどうかを説明しなさい．

第5章 骨格系

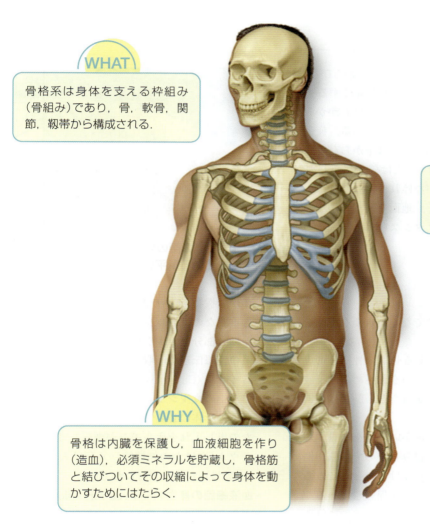

WHAT
骨格系は身体を支える枠組み（骨組み）であり，骨，軟骨，関節，靱帯から構成される．

HOW
骨は身体を形作るだけでなく，関節によって連結し，身体の動きを作り出す．

WHY
骨格は内臓を保護し，血液細胞を作り（造血），必須ミネラルを貯蔵し，骨格筋と結びついてその収縮によって身体を動かすためにはたらく．

　骨格という言葉は「干からびた身体」を意味するギリシャ語に由来するが，私たちの体内に備わる骨格は美しく形作られ，均整がとれている．頑丈でありながら軽く，身体を保護し運動を可能にするという機能に最も適している．腕に比べてこれほど長い脚や，これほど奇妙な形の足をもつ動物はほかにはいないし，親指と対立するほかの指で物をつかめる動物はほとんどいない．

　骨格の骨は**骨格系** skeletal system の一部であり，骨格系には関節，軟骨，靱帯（関節において骨どうしをつなぐ線維状の紐）も含まれる．また骨格はつぎの2つに分けられる．身体の縦軸をつくる**軸骨格** axial skeleton と，軸骨格に付く四肢や肢帯の骨からなる**付属肢骨格** appendicular skeleton である．関節はこれら骨格各部に動きに対する適応性をもたらし，運動を可能にする．

5.1 骨：概観

学習目標
- その骨格が軸骨格か付属肢骨格かを識別することができる．
- 骨格系の機能を3つ以上挙げることができる．
- 骨の4つの主な分類を挙げることができる．

「骨が折れた（くたびれた）」，「（骨のように）干からびた」，「（骨皮ばかりに）痩せこけた」などの表現を耳にするように，私たちは骨について，重要な器官であるにもかかわらず正しいとはいえないイメージを抱くことがある．疲労を感じさせるのは骨ではなく脳であり，骨は干からびているどころか生きている．「痩せこけた」人は確かにみられるが，私たちの骨格を形成する骨がなければ，私たちはナメクジのように明確な姿も形もなく，地面を這うほかない．

それでは，骨が全身のホメオスタシス（恒常性）にどのように関与しているかをみてみよう．

5.1a 骨の機能

骨は身体の構造に関与するだけでなく，重要な機能をはたしている．

- **支持** support　身体の「鉄骨」である骨は，骨格を形成して身体を支え，柔らかい器官（臓器）をおさめる．下肢の骨は立位時に体幹の支柱の役割をはたし，胸郭は胸壁を補強する．
- **保護** protection　骨は身体の柔らかい臓器を保護する．例えば，頭蓋は脳をぴったりと包み込むので，脳を傷めることなく頭でサッカーボールを受けることができる．椎骨は脊髄を囲み，胸郭は胸部内臓を保護している．
- **運動** allow movement　骨格筋は腱によって骨に付き，骨をレバーとして身体やその部位を動かしている．その機能によって私たちは呼吸したり，歩いたり，泳いだり，ボールを投げたりすることができる．説明を続ける前に，自分の骨がパテになってしまったと想像してみよう．この変化が起こったとき，あなたが走っていたとしたら？　今度は，あなたの骨が（関節のない）硬い金属の骨組みになっているところを想像してみよう．このような状態ではどんな問題があると想像するだろうか？　これらのイメージは，私たちの骨格系が動きを可能にしながら，いかにうまく支持と保護の機能を提供しているかを理解するのに役立つはずである．
- **貯蔵** storage　脂肪は骨髄腔に貯蔵される．また骨質自

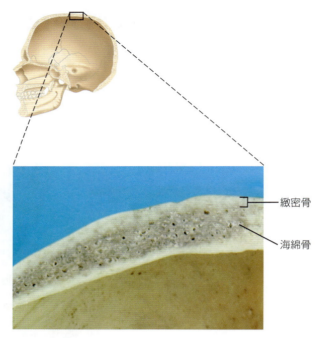

図5.1　薄い2層の緻密骨のあいだに海綿骨の層がはさまれてできている扁平骨

体が無機物（ミネラル）の貯蔵庫の役割をはたし，なかでも重要なのはカルシウムとリンである．体内のカルシウムの大部分はカルシウム塩として骨に沈着するが，神経系の情報伝達や筋収縮，血液凝固のためには，カルシウムイオン（Ca^{2+}）が常に血液中に存在する必要がある．血液中のカルシウムは少なすぎても，多すぎても問題となる．身体の必要性に応じて，骨と血液中へのカルシウムの出し入れをホルモンが調節している．骨では，カルシウム（やほかの無機物）の「預け入れ（貯蔵）」と「引き出し（動員）」が絶えず行われている．

- **血液細胞の産生** blood cell formation　血液細胞の産生，すなわち造血は，特定の骨の髄腔で行われる．

5.1b 骨の分類

成人の骨格は206個の骨で構成されている．骨には基本的に2つのタイプがある．**緻密骨** compact bone は骨質が均質に充実しており，**海綿骨** spongy bone は，スポンジのように骨質がすきまだらけである（図5.1）．

骨の大きさや形はさまざまである．例えば，手首にある小さな骨である豆状骨はエンドウ豆のような大きさと形をしているが，大腿骨（太ももの骨）は長さが60 cm近くあり，大きな球状の骨頭をもつ．それぞれの骨がもつユニークな形は，特定の役割をはたしている．骨はその形状に

骨：概観　131

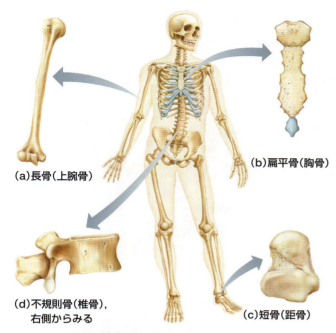

(a) 長骨（上腕骨）
(b) 扁平骨（胸骨）
(d) 不規則骨（椎骨），右側からみる
(c) 短骨（距骨）

図5.2　形態に基づく骨の分類

よって長骨，短骨，扁平骨，不規則骨の4つに分類される（図5.2）．

長骨 long bones はその名の通り，幅よりも長さがあり，両端がふくらんでいる．長骨の大部分は緻密骨で，末端に海綿骨を含む．膝蓋骨（膝頭）と手首と足首の骨を除き，四肢の骨はすべて長骨である．

扁平骨 flat bones は薄く，平たく，弯曲している．扁平骨は緻密骨の薄い層でできており，その間に海綿骨をはさむ（図5.1）．頭蓋の多くや肋骨，胸骨は扁平骨である．

短骨 short bones は立方体で，大部分が海綿骨，その外層が緻密骨になっている．手首と足首の骨は短骨である．腱の中に形成される種子骨は特殊なタイプの短骨であり，最もよく知られているのは膝蓋骨である．

前述の分類のどれにも当てはまらない骨は，**不規則骨** irregular bones と呼ばれる．脊柱を構成する椎骨はこれに分類される．短骨と同様，主に海綿骨でできており，外層が緻密骨になっている．

確認してみよう

1. 筋の機能と骨との関係は？
2. 骨髄腔の2つの機能は？
3. 長骨は身体のどこにみられるか？

（解答は付録Aを参照）

5.1c　骨の構造

学習目標

- 長骨のみられる解剖学的部位を特定することができる．
- 緻密骨の微細構造を説明することができる．
- 骨に硬さと柔軟性をもたらす骨塩と有機質の役割を説明することができる．

長骨の肉眼解剖

コンセプト・リンク

骨の構造とその組織について学ぶとき，組織構造の各レベルを思い出してみよう（図1.1，p.3参照）．骨は器官であるので，骨組織だけでなく，線維組織や軟骨，脂肪組織，血液といった結合組織も含んでいる．

長骨の場合は，**骨幹** diaphysis が骨の長さの大部分を占め，緻密骨で構成されている（図5.3）．骨幹は線維性の結合組織でできた膜である**骨膜** periosteum でおおわれ，保護されている．無数の結合組織線維は，**貫通線維** perforating fibers または**シャーピー線維** Sharpey's fibers と呼ばれ，骨膜をその下の骨につなぎとめている．

骨端 epiphyses は長骨の端である．骨端は，海綿骨で満たされた部分を緻密骨の薄い層が包んでいる．骨膜のかわりに**関節軟骨** articular cartilage がその表面をおおっている．関節軟骨は硝子軟骨でできているため，潤滑液でおおわれると滑らかな表面となり，関節の摩擦を減少させている．大理石の床（関節軟骨）が濡れるとどれほど滑りやすくなるのか想像してみよう．

成人の骨には，骨幹から骨端に移行するところに，ほかの部分とは少し異なってみえる骨組織の細い線がある．これが**骨端線** epiphyseal line である．骨端線は成長期にある若い骨にみられる**骨端板** epiphyseal plate（骨端軟骨：硝子軟骨でできた平らな板）の名残である．骨端板は骨の長さの成長に関与する．ホルモンが骨の長さの成長を抑制する思春期の終わりまでには，骨端板は完全に骨に置き換わり，骨端線は以前の位置を示すのみとなる．

骨幹の内表面は骨内膜と呼ばれる緻密な結合組織でおおわれている．乳幼児の場合，骨幹の腔所は**髄腔** medullary cavity と呼ばれ，血液細胞を作る**赤色骨髄** red bone marrow の貯蔵庫となっている．小児の骨は6～7歳になるまで赤色骨髄を含んでおり，次第に脂肪組織を貯蔵する**黄色骨髄** yellow bone marrow に置き換えられる．成人の骨で赤色骨髄がみられるのは，軸骨格の海綿骨，寛骨，上腕骨や大腿骨などの長骨の骨端部に限られる．

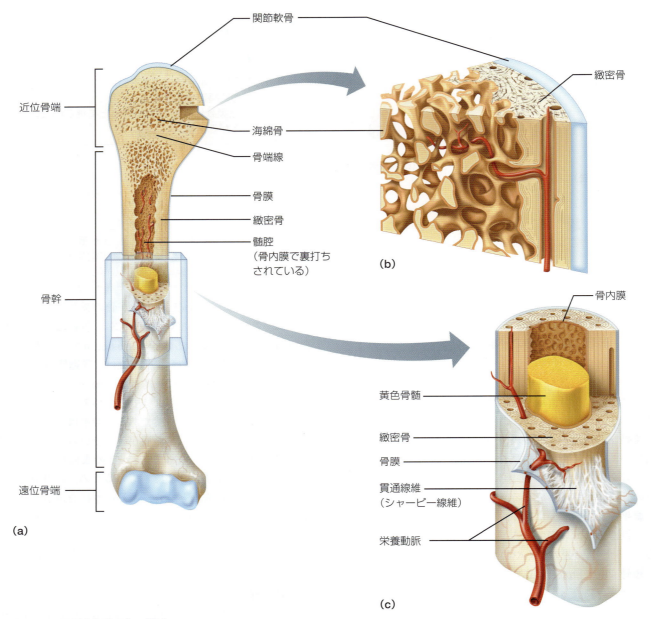

図 5.3　長骨（上腕骨）の構造
(a)縦断面を前からみる．(b)骨端の海綿骨と緻密骨の立体像．(c)骨幹の断面．骨幹の外表面は骨膜でおおわれ，骨端の関節面(a, b 参照)は硝子軟骨でおおわれる．

　個々の骨をみると，その表面はなめらかではなく，凸凹や孔や隆起でザラザラしている．これらの**ボーンマーキング***bone markings（表5.1 に説明と図解がある）により，筋や腱，靱帯が付着しているところ，血管や神経が通過するところがわかる．ボーンマーキングには(a)骨の表面から出ている突起，(b)骨のくぼみ，あるいは空洞の2通りがある．表中の骨のボーンマーキングを覚えるには，ちょっとしたコツがある．**T**で始まる用語はすべて突起で，**F**で始まる用語（facet面を除く）はくぼみである．

顕微解剖学

　海綿骨と緻密骨は，肉眼でみるとその奥にある複雑さをうかがわせるにすぎない．顕微鏡でみてみると，海綿骨は

---

* 訳者注：ボーンマーキング（骨の浮き彫り模様）は，骨を識別し，解剖学を理解する上で重要であるが，外科手術においてもランドマークとして機能するため，重要視されている．

表5.1　ボーンマーキング

ボーンマーキングの名称	説明	図
筋や靱帯の付着部位となる隆起		
粗面	大きく丸みを帯びたでっぱりで，ザラザラしている	
稜	幅のせまい骨の隆起	
転子	非常に大きくとがっていない，不規則な形状のでっぱり（大腿骨にのみみられる）	
線	稜よりも骨幅の狭い隆起	
結節	丸みを帯びた小さな突起	
上顆	顆の上または顆より上にある隆起した部分	
棘	鋭く，細く，尖った突起	
突起	骨の突出部	
関節の形成にかかわる隆起		
骨頭	細い頸部に続く骨のでっぱり	
関節面	なめらかでほぼ平坦な関節面	
顆	丸みを帯びた関節突起	
枝	骨でできた腕状の棒	
孔ないし陥凹		
血管や神経の通路として		
溝	みぞ	
裂	せまいスリット状のすきま	
孔	円形または卵円形の骨の開口部	
切痕	構造物の端のくぼみ	
その他		
道	運河またはトンネル状の通路	
洞	骨内の空洞で，空気で満たされ，粘膜でおおわれている	
窩	骨にある浅い盆地状のくぼみで，しばしば関節面として機能する	

海綿骨梁と呼ばれる小さな針のような骨片と，骨髄，血管，神経で満たされたたくさんの「開いた」空間から構成されていることがわかる（図 5.4a）．

緻密骨では，成熟した骨の細胞である**骨細胞** osteocytes が**骨小腔** lacunae と呼ばれる小さな腔所にある骨基質内にみられる．骨小腔は**中心管** central canals（**ハバース管** Haversian canals とも呼ばれる）を中心に，**層板** lamella と呼ばれる同心円状に配列している．中心管と同心円状の骨基質からなる複合体は，**骨単位（オステオン）** osteon または**ハバース系** Haversian system と呼ばれ，緻密骨の構造的・機能的単位である．中心管は骨基質を縦に貫き，血管と神経を骨のあらゆる部位に運んでいる．狭い空洞である**骨細管** canaliculi が，中心管から放射状にすべての骨小胞へと伸びる．骨細管は硬い骨基質を貫いて，すべての骨細胞に栄養の供給と老廃物の除去を行うシステムを形成しているのである．この精巧な管腔ネットワークのおかげで，基質の硬さにもかかわらず骨細胞は十分な栄養を与えられ，骨の創傷はすぐに治る．骨の外側から内側（および中心管）への連絡経路は，軸（骨幹部）および中心管と垂直に緻密骨の中を貫通する**フォルクマン管** Volkmann's canals によって完成される．

骨は身体のなかで最も硬い素材の1つであり，重量は比較的軽いが，張力やその他の力が作用しても，それに抵抗する驚くべき能力をもっている．自然は私たちに，可動性をもちながら，きわめて強く，きわめてシンプルな支持システムを与えたのである．基質に沈着したカルシウム塩が骨に硬さを与え，圧縮に抵抗する．有機成分（特に膠原線維）は，骨の弾力性と大きな引っ張り強度（折れずに引き伸びる能力）をもたらしている．

> **確認してみよう**
> 4. 長骨の幹となる部分の解剖学的名称は？ その両端の名称は？
> 5. 緻密骨と海綿骨の肉眼的構造の違いは？
> 6. 骨細管の重要性は？
> （解答は付録A参照）

5.1d 骨の形成・成長・およびリモデリング（再構築）

> **学習目標**
> ● 胎児の骨形成過程を簡単に説明し，生涯を通じた骨リモデリングについて要約することができる．

骨の形成と成長

骨格は軟骨と骨という，体内で最も強靱で身体を支える2つの組織から作られる．胎児では骨格はまず硝子軟骨で作られ，幼児では軟骨のほとんどが骨に置き換わる．軟骨が残るのは，鼻梁，肋骨の一部（肋軟骨），関節など限られた部分である．

線維性膜の上に作られる扁平骨を除き，多くの骨は，硝子軟骨でできた構造を「ひな型」として発生する．この骨形成の過程，すなわち**骨化** ossification には，大きく分けて2つの段階がある（図 5.5）．まず，**骨芽細胞** osteoblasts と呼ばれる骨形成細胞が，硝子軟骨である「ひな型」の骨幹部分をおおう骨性の鞘（カラーボーン）collar bone を作る．つまり，胚が胎児に成長するまでのあいだは，骨格は「骨」で囲まれた硝子軟骨が形成しているのである．その後，胎児では「ひな型」として機能していた硝子軟骨は骨に置き換わる．やがてその中心部が消化されて，新しく形成された骨の中に髄腔ができる．

出生直後までには，関節軟骨（骨端をおおっている）と骨端軟骨という2つの部位を除いて，ほとんどの硝子軟骨は骨化する．幼児から小児に成長するにつれて骨が長くなるためには，この残った関節軟骨と骨端板（骨端軟骨）が活発になる必要がある．関節軟骨の表面（関節側）と骨端板の表面（髄腔から遠い面）に，新しい軟骨が絶えず形成される．同時に，関節軟骨の内面（骨幹に近いほう）と骨端板の髄腔に接している部位では，古い軟骨は分解され，骨基質に置き換わる（図 5.6）．

成長期の骨は，適切な体型を維持するために，長さとともに太さも増す．どのようにして骨は太さを増すのか？単純に言えば，骨膜の骨芽細胞が骨幹の骨膜下に骨基質を追加し，骨内膜由来の破骨細胞と呼ばれる細胞が骨幹壁の内面（髄腔側）から骨を取り除き，髄腔を拡大する（図 5.6）．この2つの過程はほぼ同じ速度で起こるため，長骨の周径は拡大し，骨は太くなる．この骨の直径が大きくなる過程は骨幹成長と呼ばれ，長さの成長と同様，ホルモンによって制御されている．最も重要なホルモンは成長ホルモンと，思春期には性ホルモンである．骨端板が完全に骨に置き換わる思春期には，骨端成長は終了する．

骨のリモデリング

多くの人が，骨は生命をもたない構造物であり，長骨の成長が終わると変化することはないと誤解している．それは真実からかけ離れている．骨はダイナミックで活動的な組織である．骨は2つの要因の変化に応じて絶えずリモデリングされる．(1)血液中のカルシウムイオン濃度と，(2)

骨：概観　135

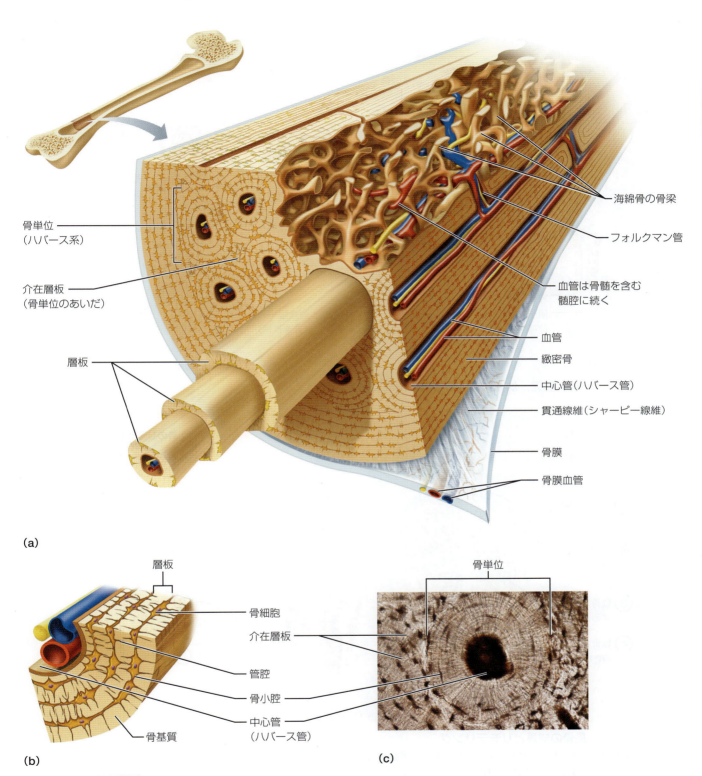

図 5.4　骨の微細構造
(a)緻密骨と海綿骨の図．それぞれ構造単位（骨単位，オステオン）と骨梁を示す．(b)骨単位の一部を拡大して示す．骨小腔（マトリックス内の空洞）内の骨細胞の位置に注目．(c)骨単位の断面写真．

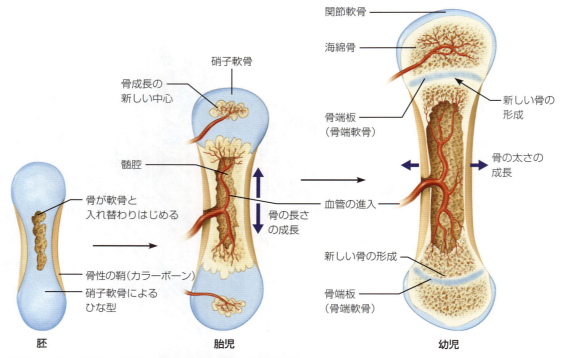

図 5.5　胚，胎児，幼児における長骨の形成段階

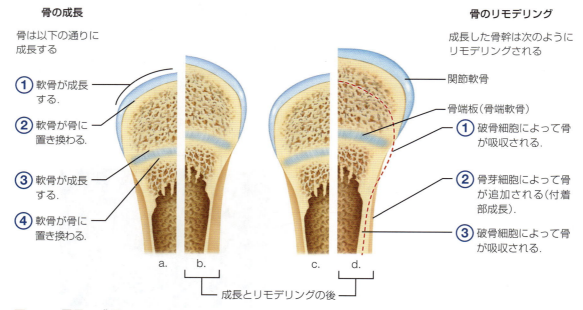

図 5.6　長骨の成長とリモデリング
左の図は，骨の長さの成長における関節軟骨と骨端板（骨端軟骨）で起こる骨化の過程の前(**a**)と後(**b**)を示す．右の図は，長骨が成長する前(**c**)と後(**d**)に，骨の型を適切に保つために骨のリモデリングと骨端成長が起こる様子を示している．

重力と筋が骨格を引っ張る力である．

血液中のカルシウムイオン濃度がホメオスタシスレベルを下回ると，副甲状腺（喉にある）が刺激されて副甲状腺ホルモン（PTH：パラトルモン，上皮小体ホルモンとも呼ばれる）が血液中に放出される．PTHは**破骨細胞** osteoclasts（骨の中にある巨大な骨破壊細胞）を活性化し，骨基質を破壊してカルシウムイオンを血液中に放出させる．血中カルシウムイオン濃度が高すぎると（高カルシウム血症），カルシウムは骨芽細胞によって硬いカルシウム塩として骨基質に沈着する．

骨のリモデリング（再構築） bone remodeling は，身体が大きくなり体重が増えるにつれて，骨が長骨の成長期に正常な体型と強度を保つために不可欠である．確かに骨が厚くなり，大きな突起を形成し，そこに大きな筋が付着するという部分では，強度の増強が必要である．このような部位では，骨芽細胞が新しい基質を作り，その中に閉じ込められる（いったん閉じ込められると骨芽細胞は成熟し骨細胞となる）．一方，寝たきりや運動不足の人の骨は，物理的な負荷がかからないため，骨量が減少し，萎縮する傾向にある．

カルシウムの取り込みと放出，そして骨のリモデリングという2つの制御機構は，互いに連動している．PTHは血液中のカルシウムイオンの必要度に応じて，骨の分解・形成のタイミングを決定する．骨格に作用する筋の引っ張り力や重力のストレスは，骨格が可能な限り強く生命力を維持できるように，骨基質が分解される場所や形成される場所を決定する．

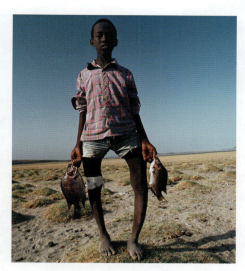

くる病に罹患した，魚を主食とするケニアのエル・モロ族の少年．

確認してみよう

7. 骨は骨として始まるのではない．骨はどのようにして始まるか？
8. 骨の強度を維持するのに十分な血液中のカルシウムイオンの濃度を保つには，PTH（ホルモン）と骨格に作用する機械的な力のどちらの刺激が重要か？
9. 長骨において破骨細胞が骨芽細胞よりも活性化した場合，骨質にどのような変化が起こりうるか？

（解答は付録Aを参照）

5.1e 骨折

学習目標
- 骨折のさまざまな種類を挙げ，説明することができる．

ホメオスタシスの失調 5.1

くる病 rickets は骨が石灰化しない小児の疾患である．その結果，骨が軟化し，体重を支える下肢の骨が弓なりになる．くる病は通常，食事のカルシウム不足か，カルシウムを血中に吸収するのに必要なビタミンDの不足が原因である．米国では牛乳やパンなどの食品はビタミンDが補強され，ほとんどの子どもはカルシウムの豊富な牛乳を飲んでいるため，くる病はあまり見られない．しかし，ビタミンD欠乏症になった母親から授乳された乳幼児にくる病が発生する可能性があり，世界のあらゆる地域では依然としてくる病が問題になっている．

ホメオスタシスの失調 5.2

骨は比較的軽量だが，驚くほど強靱である．例えば，サッカーやプロホッケーで骨の耐久力を考えてみよう．その驚くべき強さにもかかわらず，骨は生涯を通じて**骨折** fractures しやすい．青年期の骨折は，骨をひねったり砕いたりするような外傷によるものである．サッカーやスケート，スキーなどのスポーツはこのような骨折の危険性がある．交通事故では確実に骨折を伴う．高齢になると，骨は細り弱くなり，骨折がより起こりやすくなる．

骨が折れても，皮膚を貫通していない骨折は閉鎖骨折（または単純骨折）である．骨折した骨折端が皮膚から飛び出している場合は，開放骨折（または複雑骨折）という．よく起こる骨折の種類を**表5.2**に図説する．

関連職種をのぞいてみよう

放射線技師　Radiologic technologist

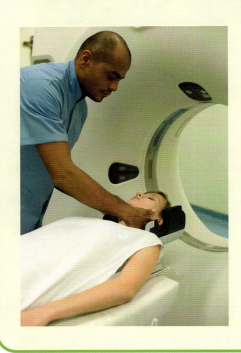

「ドアからなにが入ってくるかわからないものです」と，テキサス州オースティンにあるデル子ども病院の放射線技師，マギー・レガラドさんは言う．彼女と同僚はX線装置を操作し，胸部X線検査の準備からMRI検査まで，あらゆることに対応できるように準備しておかなければならない．

レガラドさんにとって幸運だったのは，解剖学が好きな授業だったことだ．なぜなら解剖学は放射線技師にとって重要であるからだ．画像診断の準学士号を取得した後，彼女は州および国の資格を取得した．

ご想像の通り，放射線技師は特に病院では長時間立ちっぱなしで仕事をし，迅速に物事を判断しなければならない．レガラドさんは，2台の車が衝突する事故が発生し，5人の子どもたちが外傷病棟に運ばれたときのことを話してくれた．放射線技師は，医師が子どもたちの怪我の状況を確認できるように，そして同様に重要なこととして，誰のX線検査かを取り違えることのないように，迅速に仕事をしなければならなかった．「ミスはしたくないものです．たった1つのミスが，患者の命を奪うことになるかもしれないのですから」．彼女は言う．「放射線技師は感情的になることもありますが，自分の仕事に技術が伴っていなければなりません」

病院では，放射線技師は24時間体制で必要とされ，通常のシフトに加えて呼び出しへの対応を求められることも多い．診療所で働く技師は，通常，9時から17時のスケジュールで仕事をするが，診療所によっては，超音波，マンモグラフィ，磁気共鳴画像法(MRI)，コンピューター断層撮影法(CT)などの分野をそれぞれ専門とする技師もいる．

詳細については，http://www.asrt.org を参照のこと．

基本事項

- 放射線技師は，X線，MRI，CT，超音波，マンモグラフィを操作する．
- 良い画像を得るためには，患者の正しいポジショニングが必要である．
- 放射線技師は，病院内のさまざまな診療科の患者と密に接する．

骨折の治療は，骨折した骨折端の再調整である**整復** reduction と，それに続く固定によって行われる．非観血的整復では，医師の手によって骨折端が正常な位置に戻される．観血的整復では手術が行われ，骨折端がピンやワイヤーで固定される．整復した後は，ギプスや牽引で固定し，治癒過程を進める．単純骨折の治癒期間は6〜8週間であるが，大きな骨や高齢者の骨では（血行が悪くなるため）さらに長くかかる．

骨折の治癒には4つの経過をたどる（図5.7）．

①**血腫形成** hematoma forms　骨折すると血管が破裂する．その結果，**血腫** hematoma と呼ばれる，血液で満たされた腫れが形成される．栄養を奪われた骨細胞は死滅する．

②**線維軟骨性の仮骨形成** fibrocartilage callus forms　組織修復の初期段階には，損傷部位の凝血部の中に毛細血管（肉芽組織）が新生することと，食細胞によって死んだ組織が処理されることの2つがある．これが進むと，さまざまなタイプの結合組織細胞が内外に修復組織の塊を形成し，それらが集合して**線維軟骨性の仮骨** fibrocartilage callus を形成する．硬結と呼ばれる塊の内と外は，それぞれ骨内膜と骨膜の細胞に由来するいくつかの要素，すなわち軟骨基質，骨基質，膠原線維を含んでおり，これらは欠損部の副木として機能し，段差を埋める．

③**骨性の仮骨形成** the bony callus forms　骨芽細胞と破骨

表 5.2 一般的な骨折の種類

骨折の種類	図	説明	備考
粉砕骨折		骨が複数の破片に分かれる.	骨がもろくなっている高齢者に特に多い.
圧迫骨折		骨が押しつぶされる.	多孔性の骨（高齢者の骨粗鬆症の骨）に多い.
陥没骨折		折れた骨の部分が内側に押し込まれる.	頭蓋骨折の典型例.
嵌入骨折		折れた骨の端が互いに食い込む.	腕で転倒を止めようとしたときによく起こる.

表 5.2（続き） 一般的な骨折の種類

骨折の種類	図	説明	備考
らせん骨折		骨に過度のひねりの力が加わったときに起こるギザギザの骨折.	一般的なスポーツ骨折.
若木骨折		若木が折れるように，骨が不完全に折れる.	骨が成人より柔軟な小児に多い.

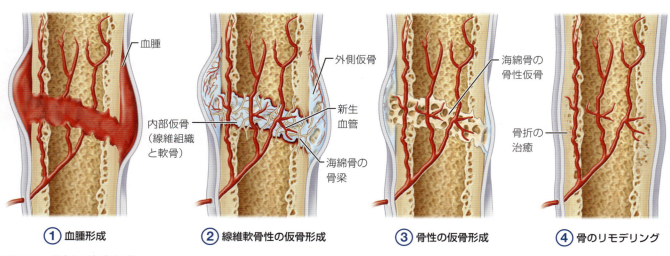

① 血腫形成　② 線維軟骨性の仮骨形成　③ 骨性の仮骨形成　④ 骨のリモデリング

図 5.7　骨折の治癒段階

細胞がその部位に遊走し増殖すると，線維軟骨性の仮骨は次第に海綿骨からなる**骨性の仮骨** bony callus に置き換わる．

④ **骨のリモデリング** bone remodeling occurs　骨の大きさや骨折部位にもよるが，その後数週間から数か月のあいだに，骨性の仮骨は機械的ストレスに応じて再構築され，骨折部位に強固で永久的な「継ぎあて（パッチ）」を形成する．

> **確認してみよう**
> 10. 骨折とはなにか？ 高齢者に特に多い2つのタイプの骨折とは？
> （解答は付録Aを参照）

5.2 軸骨格

先に述べたように，骨格は軸骨格と付属肢骨格の2つに分けられる．軸骨格は身体の縦軸を形成する（図5.8の緑色の部分）．頭蓋，脊柱，胸郭の3つの部分に分けられる．

> **コンセプト・リンク**
> すでに学んだ身体部位の用語を思い出してみよう（図1.4，p.13参照）．例えば，手根骨は手根部，つまり手首の骨に位置するなど，用語の多くは骨の名前や骨のグループと関連していることがわかる．

5.2a 頭蓋

> **学習目標**
> ● 頭蓋，または頭蓋の図において，頭蓋の骨と4つの主要な頭蓋縫合を示し，その名称を言うことができる．

頭蓋 skull は2組の骨で構成される．**脳頭蓋** neurocranium は柔らかな脳組織を包んで保護する．**顔面頭蓋** viscerocranium は前方に眼をおさめ，表情筋が笑顔やしかめっ面で感情を表せるようになっている．頭蓋の骨は，下顎骨（あごの骨）を除いてすべて縫合によって結合しており，縫合はかみ合うように連結した不動の関節である．下顎骨だけが自由に動かせる関節を作り，頭蓋に付いている．

脳頭蓋

箱型の脳頭蓋は8つの大きな扁平骨で構成されている．頭頂骨と側頭骨はそれぞれ対をなす2個の骨からなるが，この2組の骨以外は，すべて1個の骨である．

■ **前頭骨**　前頭骨 frontal bone は前額，眉毛の下の骨のでっぱり，眼窩の天井部を形成する（図5.9）．

■ **頭頂骨**　一対の頭頂骨 parietal bones は，2個の骨からなり，頭蓋の上壁と側壁の大部分を形成する（図5.9）．**矢状縫合** sagittal suture は2つの頭頂骨が接する正中線で形成され（図5.12，p.145参照），**冠状縫合** coronal suture は一対の頭頂骨が前頭骨と接するところで形成される．

■ **側頭骨**　側頭骨 temporal bones も対をなす2個の骨であり，頭頂骨の下方に位置し，**鱗状縫合** squamous sutures で結合する．側頭骨にはいくつかの重要なボーンマーキング（骨の浮き彫り模様）がある（図5.9）．

- **外耳道** external acoustic meatus は鼓膜と中耳につながる管で，音が耳に入る経路である．
- 外耳道の直下に**茎状突起** styloid process と呼ばれる鋭く尖った突起がある．多くの頸の筋は，この突起を付着部としている．
- **頬骨突起** zygomatic process は，頬骨と前方で結合する薄い骨でできた橋である．
- **乳様突起** mastoid process は，空洞（乳様洞）をもち，外耳道の後方で下方にある粗い突起である．乳様突起は頸部のいくつかの筋の付着部位となっている．

  乳様洞は中耳に非常に近く，感染するリスクが高いため，乳様洞炎にかかりやすい．また，この部位は脳に近いため乳様洞炎が脳に波及することもある．

- 後頭骨と側頭骨の境界部には**頸静脈孔** jugular foramen（図5.10）があり，頭部で最も太い内頸静脈が通り，脳からの血液を排出している．そのすぐ前方の頭蓋腔には**内耳道** internal acoustic meatus（図5.10）があり，脳神経Ⅶ（顔面神経）と脳神経Ⅷ（内耳神経）を通している．頭蓋の下面で頸静脈孔の前方には**頸動脈管** carotid canal（図5.11）があり，脳の大部分に血液を供給する内頸動脈が通る．

■ **後頭骨**　後頭骨 occipital bone は脳頭蓋の最後方にある骨である（図5.11）．後頭骨は頭蓋底と後壁を形成する．後頭骨は**ラムダ縫合** lambdoid suture で頭頂骨と結合する（図5.9）．後頭骨の底部には**大後頭孔** foramen magnum という開口部がある．大後頭孔は脳の下部を取り囲み，脊髄と脳の境界部となる．大後頭孔の両側には，**後頭顆** occipital condyles（図5.11）があり，脊柱の一番目の椎骨の上に位置する．

142　第5章　骨格系

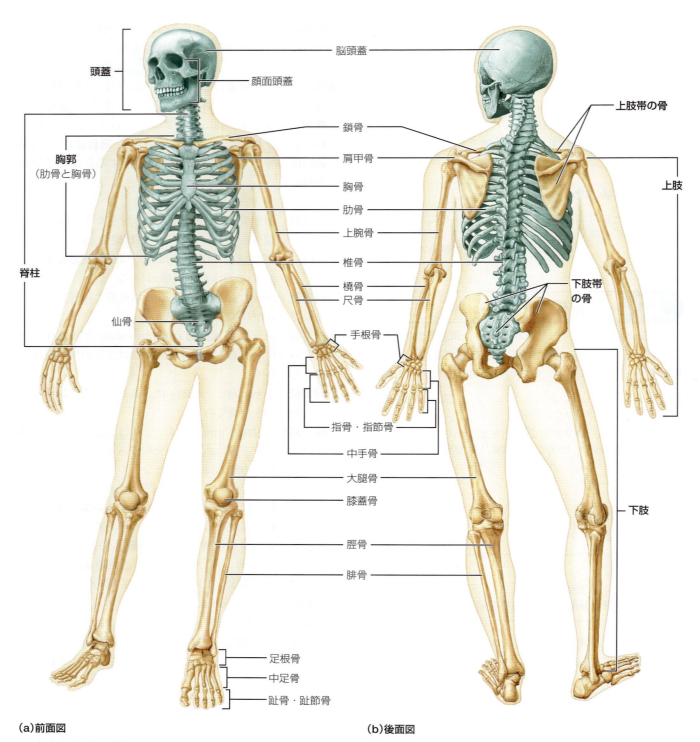

(a)前面図　　　(b)後面図

図5.8　ヒトの骨格

軸骨格の骨は緑色，付属肢骨格の骨はベージュで示している．

軸骨格 143

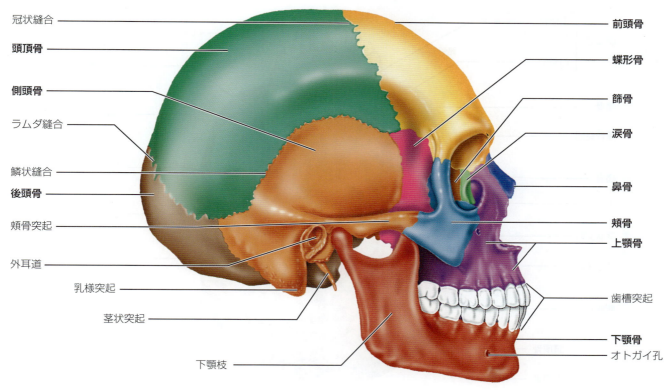

図 5.9 ヒトの頭蓋，外側面

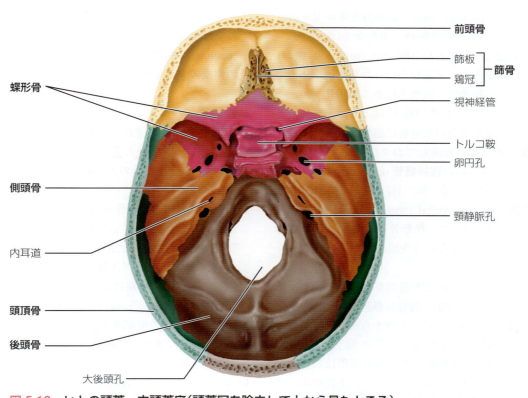

図 5.10 ヒトの頭蓋，内頭蓋底（頭蓋冠を除去して上から見たところ）

144　第5章　骨格系

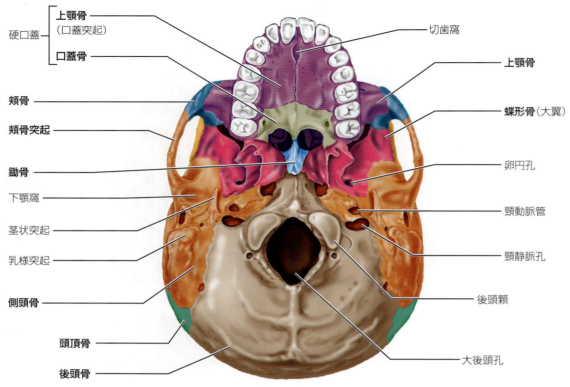

図 5.11　ヒトの頭蓋，外頭蓋底（下顎骨を取り除き下から見たところ）

■**蝶形骨**　蝶形骨 sphenoid bone は脳頭蓋を蝶が羽を広げるように横に広がり，頭蓋底の一部をなす（図5.10）．蝶形骨の正中線上には，**トルコ鞍** sella turcica と呼ばれる小さなくぼみがあり，下垂体をぴったりと包み込んでいる．トルコ鞍の後端に一直線上に並ぶ**卵円孔** foramen ovale は，大きな楕円形の開口部で（図5.10），脳神経Ⅴ（三叉神経）の線維を下顎の咀嚼筋に通している．蝶形骨の一部は眼窩の一部を形成しており（図5.12），視神経が眼球に到達するための**視神経管** optic canal と，眼球運動を支配する脳神経（Ⅲ，Ⅳ，Ⅵ）が通過するスリット状の**上眼窩裂** superior orbital fissure という 2 つの重要な開口部がある（図5.12）．蝶形骨の中央部には，**蝶形骨洞** sphenoidal sinuses という空洞がある（図5.13）．

■**篩骨**　篩骨 ethmoid bone は不規則な形をしており，蝶形骨の前方にある（図5.10）．篩骨は鼻腔の屋根と眼窩の内側壁の一部を形成する．その上面から突き出ているのが**鶏冠** crista galli で，文字通り「鶏の冠」である（図5.10）．脳をおおう最外側の被膜である硬膜はこの隆起に付着する．鶏冠の両側には，たくさんの小孔があいている．この部分を**篩板** cribriform plates と呼び，鼻の

受容器からの嗅覚情報を伝える神経線維が脳に到達するのを可能にする．篩骨の延長部に**上鼻甲介** superior nasal conchae と**中鼻甲介** middle nasal conchae があり，鼻腔の側壁の一部を形成している（図5.12）．

顔面頭蓋

顔面を構成する骨は 14 個ある．そのうち 12 個は対になっており，下顎骨と鋤骨のみが 1 個の骨である（図5.9 と図5.12 に顔面の骨の大部分を示す）．

■**上顎骨**　左右の上顎骨 maxillae, maxillary bones が融合して上顎を形成する．下顎骨以外の顔面頭蓋はすべて上顎骨に結合しているため，上顎骨は顔の主要な骨，つまり「要」の骨である．上顎骨は，**歯槽突起** alveolar process 内の上の歯を保持する．

口蓋突起 palatine processes と呼ばれる上顎骨の延長は，口の硬口蓋の前部を形成する（図5.11）．上顎骨には**空洞** sinuses に通じる**副鼻腔** paranasal sinuses がある（図5.13）．これらの腔所は，鼻腔を取り囲むように位置していることから，その名前が付けられ，頭蓋を軽量化し，私たちが話すときの音を増幅させる．

軸骨格　145

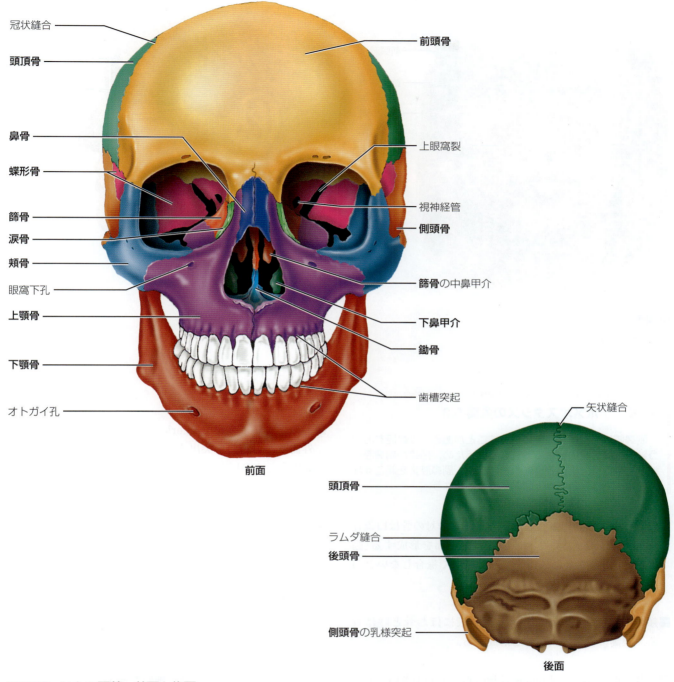

図 5.12　ヒトの頭蓋，前面と後面

 図5.12 Q　ほかのすべての顔面骨と連結している骨は？

（解答は付録 A 参照）

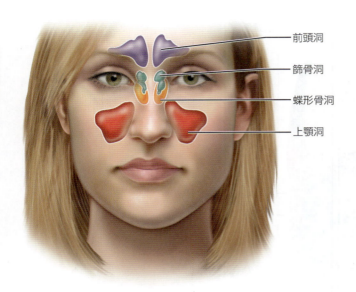
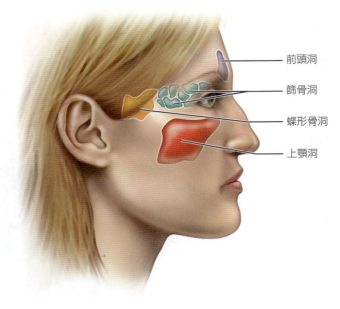

(a) 前面　　　　　　　　　　　　　(b) 側面

図 5.13　副鼻腔

> **ホメオスタシスの失調 5.3**
>
> 副鼻腔は人々に苦痛をもたらすことがある．副鼻腔をおおう粘膜は鼻や喉の粘膜に連続しているため，感染が副鼻腔に波及しやすく，副鼻腔炎を引き起こす．副鼻腔炎を起こす部位によっては，頭痛や上顎の痛みをともなう．

■**口蓋骨**　上顎の口蓋突起の後方にある一対の骨は口蓋骨 palatine bones であり，硬口蓋の後半部を形成する（図 5.11）．口蓋骨または口蓋突起が正中で癒合しないと口蓋裂となる．

■**頬骨**　頬骨 zygomatic bones は一般にほお骨と呼ばれる．眼窩の側壁の大部分を形成する．

■**涙骨**　涙骨 lacrimal bones は指の爪ほどの小さい骨で，眼窩の内側壁の一部を形成する．涙骨には涙の通路となる溝がある．

■**鼻骨**　鼻梁を形成する小さな長方形の骨が鼻骨 nasal bones である（鼻の骨格の下部は軟骨でできている）．

■**鋤骨**　鼻腔の中央線にある１本の骨が鋤骨 vomer である（２つの鼻孔を隔てる骨性鼻中隔の下部を形成している）．

■**下鼻甲介**　下鼻甲介 inferior nasal conchae は，鼻腔の外側壁から内側に突出する，薄く弯曲した骨である（上鼻甲介と中鼻甲介は下鼻甲介とよく似ているが，上鼻甲介と中鼻甲介は篩骨の一部である）．

■**下顎骨**　下顎骨 mandible は顔面で最も強大な骨である．顔の両側にある側頭骨と関節を作る．頭蓋のなかで唯一の可動関節である．この関節は，耳のすぐ前方に指を置き，口を開閉することで見つけることができる．下顎の水平部分（下顎体）は顎を形成する．下顎骨と側頭骨をつなぐように，胴体から２本の直立した骨の棒（下顎枝）が伸びている．下の歯は，下顎骨本体の上端にある**歯槽突起** alveolar process の歯槽の中にある．下顎体にあるオトガイ孔は，血管や神経を通す．

舌骨

舌骨 hyoid bone（図 5.14）は，頭蓋の一部ではないが，下顎骨や側頭骨と密接な関係にある．舌骨は身体の骨のなかで唯一，ほかの骨と関節を形成しないユニークな骨である．その代わり，喉頭から約２cm 上の中頸部に吊り下げられており，靱帯によって側頭骨の舌骨突起につながれている．体と２対の角をもつ馬蹄形の舌骨は，舌の可動基部

軸骨格　147

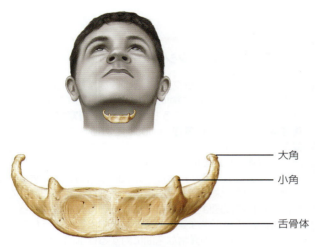

図 5.14　舌骨の解剖学的位置と構造
前面図.

として，また嚥下や発声の際に喉頭を上下させる首の筋の付着部として機能している．

> **確認してみよう**
> 11. 軸骨格の3つの主な部分は？
> 12. ジョニーさんは頭蓋のなかで唯一自由に動かせる関節を精力的に動かしていた．彼はなにをしていたか？
> 13. 「顔の要」を形成している頭蓋の骨はどれか？
> 14. 篩板と鶏冠があるのはどの骨か？
> 15. 冠状縫合で連結している骨はどれか？　矢状縫合で連結している骨は？
>
> （解答は付録A参照）

5.2b　脊柱（脊椎）

> **学習目標**
> ● 頸椎，胸椎，腰椎のそれぞれの一般的な違いを説明することができる．
> ● 椎間板と脊椎の弯曲の重要性について説明することができる．
> ● 脊椎の異常弯曲（側弯，前弯，後弯）が互いにどのように異なるかを説明することができる．

身体の軸となる**脊柱** vertebral column, spine は，頭蓋から骨盤まで伸び，体重を下肢に伝える．脊柱を硬い支持棒のように思う人もいるが，そのイメージは正しくない．脊椎は26個の不規則な骨が靱帯で連結して補強され，ゆるやかにカーブした構造になっている（図 5.15）．脊柱の中央の管腔には繊細な脊髄が通っており，脊柱はこれを取り囲んで保護している．

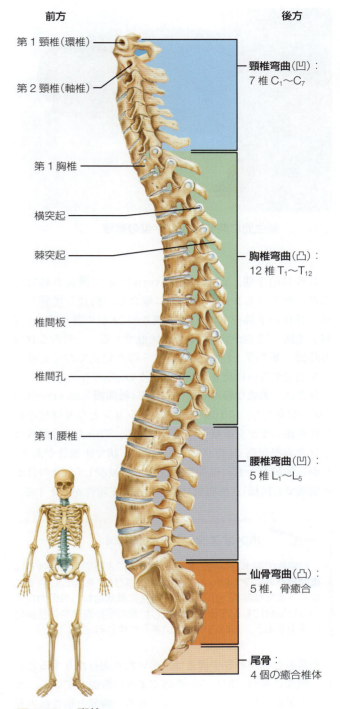

図 5.15　脊柱
胸椎と胸椎のあいだにある薄い椎間板は，胸椎領域の柔軟性を大きくする．凸と凹という用語は，椎柱の後面の弯曲を指していることに注意.

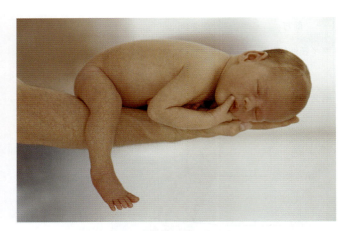

図 5.16　新生児に典型的な C 字型の脊柱

脊柱は胎生期，33 個の**椎骨** vertebrae で構成されているが，そのうち 9 個が最終的に癒合し，仙骨と尾骨となり，脊柱の下部を構成する．残りの 24 個の骨のうち，7 個が頸椎，12 個が胸椎，5 個が腰椎である．一般的な食事の時間，朝 7 時，お昼 12 時，夕 5 時を覚えておくと骨の数を記憶するのに役立つかもしれない．

椎骨は，柔軟な線維軟骨のパッド（**椎間板** intervertebral discs）が介在し，これが椎骨のクッションとなり脊柱の柔軟性を保ちながら衝撃を吸収している．若い人の椎間板は水分含有率が高く（約 90％），スポンジ状で圧縮性がある．しかし加齢とともに椎間板の含水率は減少し（全身のほかの組織でも同様），椎間板は硬くなり，圧縮性が低下する．

ホメオスタシスの失調 5.4

椎間板の脱水と脊柱の靱帯の弱体化によって，高齢者では**椎間板ヘルニア** herniated discs（すべり症）を起こしやすくなる．また椎間板ヘルニアは，脊柱に異常なねじれの力が加わった場合にも起こる．はみ出した椎間板が脊髄や脊髄神経を圧迫すると，しびれや激しい痛みが生じる．

椎間板と脊柱の S 字構造は，歩いたり走ったりするときに，頭部に衝撃が加わるのを防ぐように機能している．また，体幹を柔軟にするはたらきもある．胸部と仙骨部の脊柱弯曲は，私たちが生まれたときから存在し，**一次弯曲** primary curvatures と呼ばれる．この 2 箇所の一次弯曲が合わさって，新生児の C 字型の脊柱が形成される（図 5.16）．頸椎と腰椎の弯曲は，出生後に生じ，**二次弯曲** secondary curvatures と呼ばれる．この二次弯曲のおかげで，最小限の力で体重を下肢に集中させることができる．頸椎の弯曲は乳児の頸がすわる頃に現れ，腰椎の弯曲は歩き始める頃に現れる．

ホメオスタシスの失調 5.5

中学校で「脊椎チェック」をするのはなぜだろうか？　背骨の異常な弯曲にはいくつかの種類があり，簡単な観察で見分けることができる．そのうちの 3 つは，**側弯症** scoliosis，**後弯症** kyphosis，**前弯症** lordosis である．これらの脊柱の異常は，先天性（生まれつき）の場合もあれば，病気や姿勢の悪さ，背骨にかかる筋の不均等な引っ張り，外傷などが原因で起こる場合もある．一般に，先天的な問題がない限り，若い健康な人は，栄養価の高い食事と適度な運動を心がけていれば，骨格に問題は生じない．これらの写真を見ながら，それぞれの病態が正常な健康な背骨とどのように違うかを考えてみよう．これらの異常な弯曲に対する標準的な治療法は，装具，ギプス，手術である．

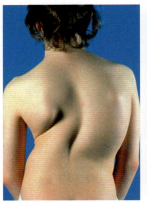 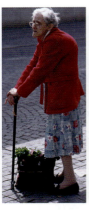 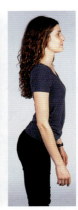

(a) 側弯症　　(b) 後弯症　　(c) 前弯症

脊柱弯曲症．

すべての椎骨は共通の構造パターンをもつ（図 5.17）．椎骨に共通する構造は以下の通りである．

- **椎体** body, centrum　脊柱の前方にある円柱状の体重を支える部分．
- **椎弓** vertebral arch　椎体から後方に伸びる**椎弓板** laminae と**椎弓根** pedicles が結合してできたアーチ．
- **椎孔** vertebral foramen　脊髄が通るこの孔が連なってできた管腔を脊柱管という．
- **横突起** transverse processes　椎弓から側方に伸びる左右の突起．
- **棘突起** spinous process　椎弓（椎弓板の癒合による）の後方に伸びる 1 本の突起．
- **上関節突起** superior articular process と**下関節突起** inferior articular process　椎孔の外側にある一対の突起で隣接する椎骨と関節を形成する．

このような共通する構造に加えて，脊柱の各部位の椎骨

軸骨格　149

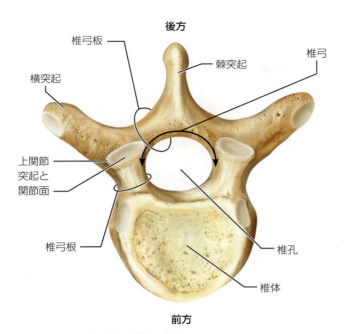

図 5.17　典型的な椎骨の上面
下側の関節面は示していない.

には次に述べるように特徴的な構造がある.

頸椎
7個の**頸椎** cervical vertebrae（略してC_1〜C_7）は，脊柱の頸部を構成する．上の2つの椎骨（環椎と軸椎）は，ほかの頸椎にはない機能をはたすため，形が特殊である．図 5.18a のように，**環椎** atlas（C_1）は椎体を欠く．横突起の上面には，頭蓋の後頭顆を受ける大きな関節窩がある．この関節のおかげで「うん」とうなずくことができる．**軸椎** axis（C_2）は，上の環椎（と頭蓋）の回転のための軸となる．C_2には大きな**歯突起** dens があり，これが回転軸となる．C_1とC_2間の関節によって「ノー」を示す（首を横に振る）ために頭を左右に水平回転させることができる．

「典型的」な頸椎はC_3〜C_7である（図 5.18b）．頸椎は最も小さくて軽く，棘突起が短く，先が2つに分かれている．頸椎の横突起には，椎骨動脈が上方の脳へ向かう際に通る孔（横突孔）がある．椎骨にこの孔があれば，それが頸椎であることがすぐにわかるはずである．

胸椎
12個の**胸椎** thoracic vertebrae（T_1〜T_{12}）はすべて同じ形をしている．胸椎は頸椎より大きく，肋骨と関節する唯一の椎骨である点で区別される．椎体はややハート形（図 5.18c の点線）で，肋骨の頭部を受ける**肋骨面**（関節面）が左右に2箇所ずつある．胸椎の横突起は，肋骨のコブ状の結節と関節する．棘突起は長く，下方に鋭く鉤状になっているため，胸椎を横からみるとキリンの頭のようにみえる．

腰椎
5個の**腰椎** lumbar vertebrae（L_1〜L_5）は，大きな椎体が上からみるとインゲンマメのような形をしている（図 5.18d の点線）．棘突起は短く，手斧のような形をしているため，横からみるとヘラジカの頭に似ている．脊椎のストレスのほとんどは腰部にかかるため，腰椎は椎骨のなかで最も頑丈である．

仙骨
仙骨 sacrum は5つの仙椎骨が骨癒合して形成される（図 5.19）．上方ではL_5と関節し，下方では尾骨と関節する．**仙骨翼** ala（仙骨外側部の耳状面）は側方で腸骨と関節し，**仙腸関節**を作る．仙骨は骨盤の後壁をなす．後面正中の粗い突起は，仙椎の棘突起が癒合したもので**正中仙骨稜** median sacral crest と呼ばれ，両側に**後仙骨孔**が並ぶ．脊柱管は**仙骨管** sacral canal として仙骨の内側に続き，**仙骨裂孔** sacral hiatus と呼ばれる下方の大きな開口部で終わる．

尾骨
尾骨 coccyx は，3〜5個の小さな不規則な形をした椎骨が癒合してできる（図 5.19）．これはヒトの「尻尾の骨」であり，ほかの脊椎動物がもつ尻尾の名残である．

5.2c　胸郭

> **学習目標**
> ● 胸郭を構成する骨を挙げることができる．
> ● 真肋と仮肋の違いを説明することができる．

胸骨，**肋骨**，胸椎が**骨性胸郭** bony thorax を構成する（図 5.20）．骨性胸郭は，胸腔の臓器（心臓，肺，大血管など）を囲む細長い骨と軟骨からなる籠を形成しているため，**胸郭** thoracic cage と呼ばれる．

胸骨
胸骨 sternum は典型的な扁平骨で，3つの骨（**胸骨柄** manubrium，**胸骨体** body，**剣状突起** xiphoid process）が融合したものである．胸骨は，肋軟骨を介して第1から第7までの肋骨に直接付着している．胸骨には3つの重要な解剖

150　第5章　骨格系

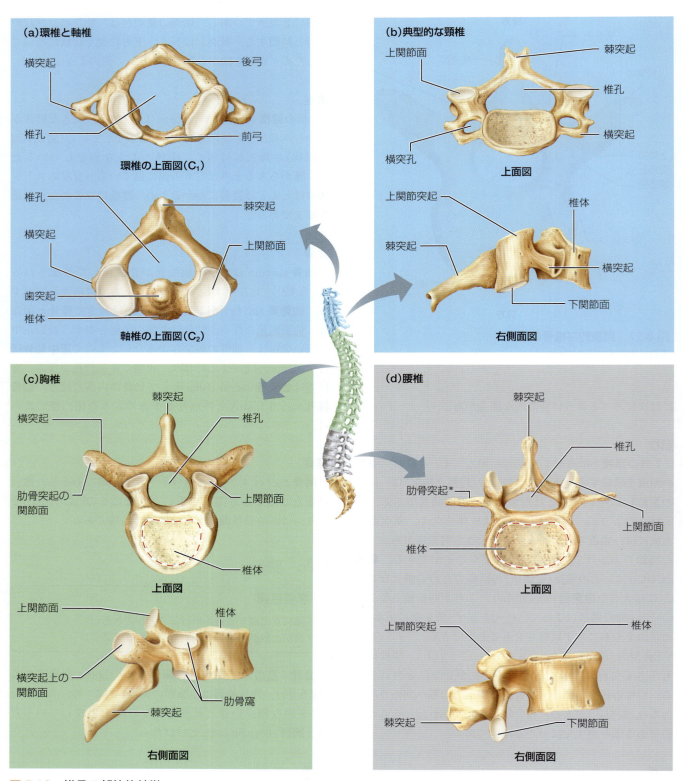

図5.18　椎骨の部位的特徴
椎骨の種類は互いに縮尺を合わせて示していない．

*訳者注：腰椎の肋骨突起は横突起に見えるため，臨床ではしばしば「横突起」と呼ばれる．しかし，これは腰部の肋骨が癒合したもので，解剖学としては「肋骨突起」という．腰部ではみられない肋骨は痕跡的にここに留まったのである．一方，胸椎でみられる横突起は，腰椎では肋骨突起の後方で小さな突起として別に存在する．

付属肢骨格　151

胸骨は体表に近いため，血液疾患の診断のために造血組織を採取しやすい．胸骨体の骨髄に針を刺し，検体を採取する．この方法を<u>胸骨穿刺</u>という．心臓は胸骨のすぐ後ろにあるため，医師はこの処置の際，胸骨を貫通しないように細心の注意を払わなければならない．

肋骨

12対の**肋骨** ribs が胸郭の壁を形成する．どの肋骨も身体の後方で脊椎と関節し，下方にカーブしながら体の前方に向かっている．上から7対の**真肋** true ribs は，肋軟骨を介して胸骨に直接付く．次の5対の**仮肋** false ribs は，肋軟骨を介して間接的に胸骨に付くか，全く付かない．最後の2対の仮肋は胸骨に付かないため，**浮遊肋** floating ribs という．

<u>肋間隙</u>（肋骨と肋骨のあいだの隙間）は，呼吸を助ける肋間筋が張っている．

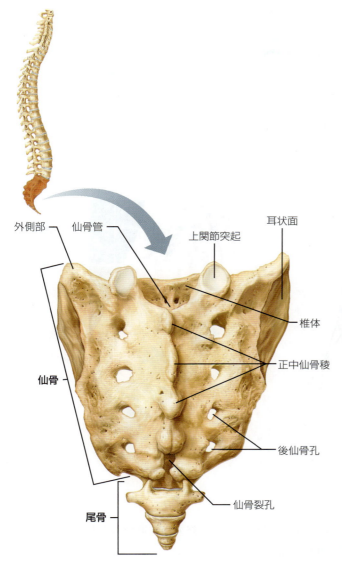

図 5.19　仙骨と尾骨の後面

> **確認してみよう**
>
> 16. 脊柱の5つの主要な部位とは？
> 17. 腰椎と頸椎はどのように識別できるか？
> 18. 真肋とはなにか？　仮肋とは？
> 19. 肋骨と胸骨のほかに，胸郭を形成する第3の骨がある．それはなにか？
> 20. 肋骨と頭蓋はどの骨に分類されるか？
> 21. 出生時に存在する脊椎の弯曲はどれか？
> 22. 新生児の背骨の形は成人のそれとどう違うか？
>
> （解答は付録A参照）

5.3　付属肢骨格

> **学習目標**
> ● 上肢帯，下肢帯の骨とそれに付属する四肢を骨格または図で確認することができる．
> ● 骨盤の重要な性差を説明することができる．

付属肢骨格（図 5.8 でベージュの網掛けになっている）は，<u>手足</u>（<u>四肢</u>）の126個の骨と，手足を軸骨格につける<u>上肢帯と下肢帯</u>で構成されている．

5.3a　上肢帯の骨

上肢帯 pectoral girdle（**肩甲帯** shoulder girdle）は，鎖骨と肩甲骨の2つの骨からなる（図 5.21a）．

鎖骨 clavicles は，細長くS字にカーブした骨である（図 5.21b）．鎖骨は，内側（胸骨端）で胸骨に，外側で肩甲骨に

学的指標がある．すなわち，頸切痕，胸骨角，胸骨剣結合である．

- **頸切痕** jugular notch（胸骨の上縁の凹んだ部分）は体表から容易に確認できる．一般的には第3胸椎の高さに位置する．
- **胸骨角** sternal angle は第2肋骨の高さで胸骨柄と胸骨体が互いにわずかな角度で接するところから生じる．この胸骨角は，特定の心臓弁の音を聴くために，肋骨を数えて第2肋間を見つけるための便利な基準点となる．自分で胸骨角と頸切痕を触診してみよう．
- 胸骨体と剣状突起が癒合する部分である**胸骨剣結合** xiphisternal joint は第9胸椎の高さにある．

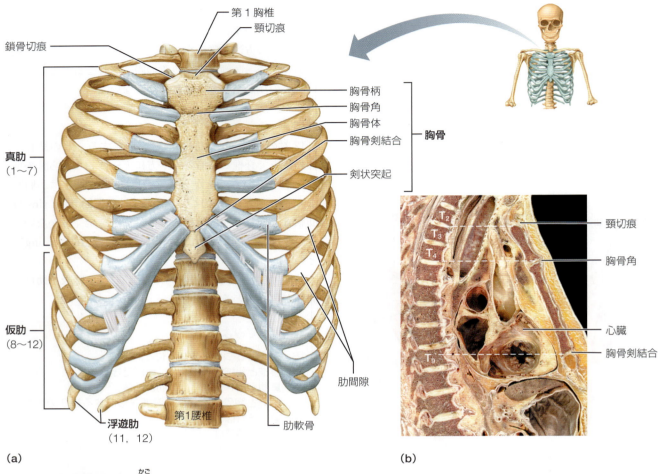

図 5.20 骨性胸郭（胸の籠）

付いて，肩関節を形成する．鎖骨は，腕が胸郭上部から離れ落ちないように支え，肩の脱臼を防ぐ．鎖骨が折れると肩関節全体が内側に落ちることから，鎖骨の支えとしての機能がいかに重要であるかがわかる．

肩甲骨 scapulae は，腕を後方に動かすと，鳥のように胸が大きく広がる様子を作ることから，俗に wing「翼」とも言われる．肩甲骨は軸骨格に直接付かず（図 5.21a），体幹の筋によってゆるやかにつながれている．三角形の肩甲骨は扁平な本体で，上縁，内側縁（脊柱側），外縁（腋窩側）の 3 つの縁をもち（図 5.21c），また上角，下角，外側角という 3 つの角張ったところがある（図 5.21d）．上腕骨の骨頭を受ける浅い**関節窩** glenoid cavity は，外側角の中にある（図 5.21d）．肩甲骨には 2 つの重要な突起がある．**肩峰** acromion は肩甲棘の外側端が肥大したものであり，**肩鎖関節** acromioclavicular joint で鎖骨とつながっている．**烏口突起** coracoid process は，肩甲骨上縁から外側へ向かって突き出た突起で腕の筋の一部が付着している．烏口

突起のすぐ内側には，神経の通り道である大きな**肩甲切痕** suprascapular notch がある．

肩甲帯は非常に軽く，上肢を自由に動かすことができる．これは以下の要因による．

- 肩甲帯が軸骨格に付着しているのは，胸鎖関節の 1 点のみである．
- 肩甲骨がゆるく付着しているため，筋の動きに合わせて胸郭に対して前後にスライドすることができる．
- 関節窩が浅く，肩関節は靱帯によって十分に補強されていない．

ただし，この並外れた柔軟性にも欠点があり，肩甲帯は非常に簡単に脱臼する．

5.3b 上肢の骨

30 個の骨が，腕，前腕，手を含む上肢 1 本の骨格を形成している．

付属肢骨格 153

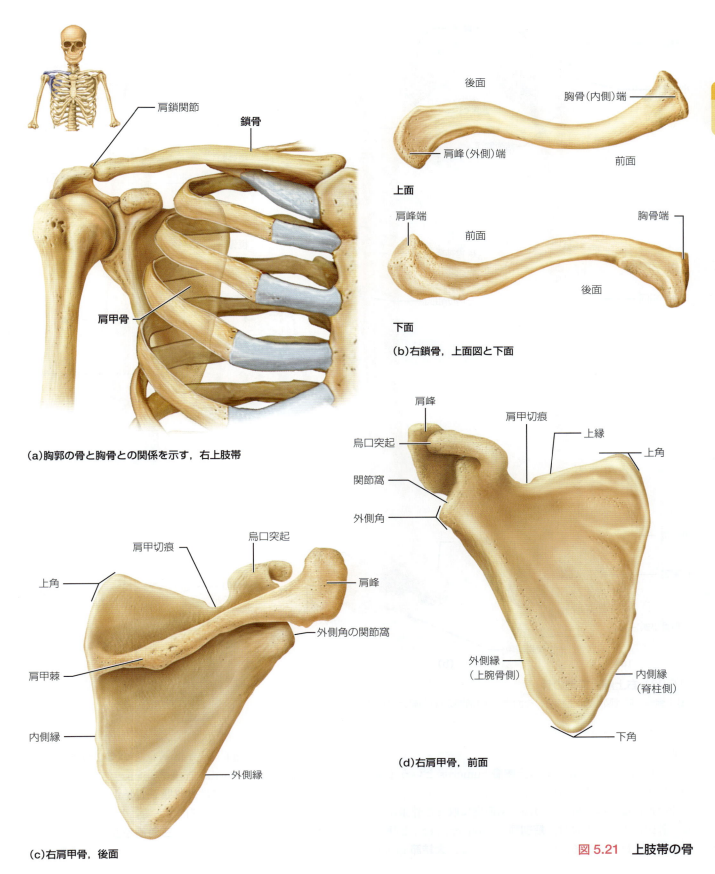

(a) 胸郭の骨と胸骨との関係を示す，右上肢帯
(b) 右鎖骨，上面図と下面
(c) 右肩甲骨，後面
(d) 右肩甲骨，前面

図 5.21　上肢帯の骨

154　第5章　骨格系

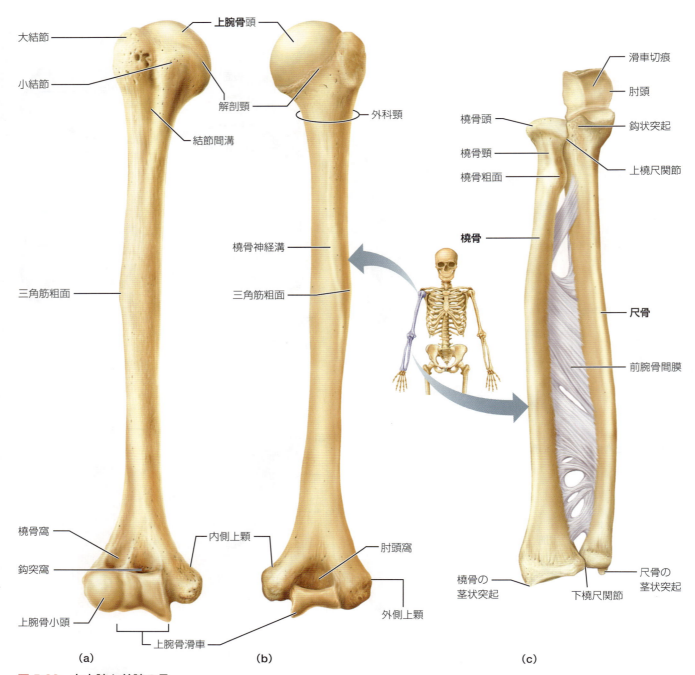

図 5.22　右上腕と前腕の骨
(a) 上腕骨，前面図．(b) 上腕骨，後面図．(c) 前腕の骨（橈骨と尺骨）の前面図．橈骨と尺骨．

上腕

　上腕は典型的な長骨である**上腕骨** humerus という1本の骨によって形成される（図 5.22a，b）．
　その近位端には，肩甲骨の浅い関節窩に収まる骨頭がある．骨頭部のすぐ下には，**解剖頸** anatomical neck と呼ばれる浅いくぼみがある．骨頭の前外側には，**大結節** great-er tubercle と**小結節** lesser tubercle という2つの骨隆起があり，**結節間溝** intertubercular sulcus によって隔てられる．結節のすぐ遠位には**外科頸** surgical neck があり，上腕骨で骨折がよく起こる部位であることからこの名がついた．上腕骨骨幹の中ほどには**三角筋粗面** deltoid tuber-osity と呼ばれる粗い面があり，ここに大きくて肉厚の三

角筋が付く．その近くには**橈骨神経溝** radial groove が骨幹の背面を斜めに走っている．この溝は上肢の重要な神経である橈骨神経の走路を示す．上腕骨の遠位端には，糸巻状の**上腕骨滑車** trochlea と，前方から見て「C」の字を描くような球状の**上腕骨小頭** capitulum がある．これらの突起は前腕の骨と関節している．関節窩の前方には**鉤突窩** coronoid fossa がある．後面には**肘頭窩** olecranon fossa がある．**内側上顆** medial epicondyle と**外側上顆** lateral epicondyle に挟まれたこの 2 つのくぼみにより，肘を曲げ伸ばしするに際に尺骨の対応する突起が肘を自由に動かしている．

前腕

橈骨と尺骨の 2 つの骨が前腕の骨格をなす（図 5.22c）．解剖学的肢位（上肢を下げ，手のひらを前に向ける位置）で，**橈骨** radius は外側，つまり前腕の母指側にある．手のひらを後ろ向きにひっくり返すと，橈骨の遠位端が交差して尺骨の内側に位置する．橈骨と尺骨は近位，遠位ともに小さな**橈尺関節** radioulnar joints をつくり，柔軟な**骨間膜** interosseous membrane によって全長にわたって連結している．尺骨と橈骨の遠位端には，**茎状突起** styloid process がある．

橈骨の円板状の骨頭は，上腕骨頭と関節を作る．骨頭のすぐ下には**橈骨粗面** radial tuberosity があり，ここに上腕二頭筋の腱が停止する．

解剖学的肢位で，**尺骨** ulna は内側（小指側）にある．近位端の前面に**鉤状突起** coronoid process と後面に**肘頭** olecranon があり，**滑車切痕** trochlear notch によって隔てられている．鉤状突起と肘頭は，上腕骨滑車をしっかり囲んで頑丈な蝶番関節を作る．

手

手の骨格は**手根骨**，**中手骨**，**指節骨**からなる（図 5.23）．8 個の**手根骨** carpal bones は 4 個ずつ不規則に 2 列に並び，**手根** carpus（手首）を形成している．手根骨は靱帯によってつながれ，相互の動きを制限している．

手掌は**中手骨** metacarpals で構成されている．中手骨は母指側から小指に向かって 1～5 までの番号が付けられている．こぶしを握ると，中手骨の頭が「にぎり」として明らかになる．**指節骨** phalanges は指の骨である．左右の手にはそれぞれ 14 本の指節骨がある．各指には 3 節（基節，中節，末節）があるが，母指には 2 節（基節と末節）しかない．

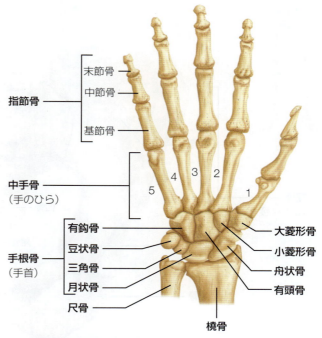

図 5.23 右手の骨，前面図

確認してみよう

23. 軸骨格の一般的な機能を，付属肢骨格と比べてみよう．
24. 上肢帯の軸骨格への唯一の付着点はなにか？
25. 上腕の骨格を作る骨はなにか？
26. 手根骨はどこにあり，どのようなタイプ（長骨，短骨，不規則骨，扁平骨）の骨か？
27. 上肢の骨で茎状突起がある骨はどれか？

（解答は付録 A 参照）

5.3c　下肢帯の骨

下肢帯 pelvic girdle は，こしぼねと呼ばれる 2 つの**寛骨** coxal bones によって形成される．尾骨とともに下肢帯は骨盤を形成する（図 5.24a）．下肢帯（寛骨）と骨盤（尾骨，仙骨，寛骨）はやや意味が異なることに注意したい．

下肢帯の骨は大きくて重く，L_5 腰椎の仙骨付着部を介して軸骨格にしっかりと付着している．大腿骨をおさめる関節窩は深く，下肢を下肢帯にしっかりと固定する靱帯で手厚く補強されている．上半身の全体重が骨盤にかかっているため，体重を支えることがこの下肢帯の最も重要な機能である．生殖器，膀胱，大腸の一部が骨盤によって保護されている．

寛骨は，**腸骨**，**坐骨**，**恥骨**の 3 つの骨が癒合して形成される（図 5.24b）．**腸骨** ilium は，**仙腸関節** sacroiliac joint

156　第5章　骨格系

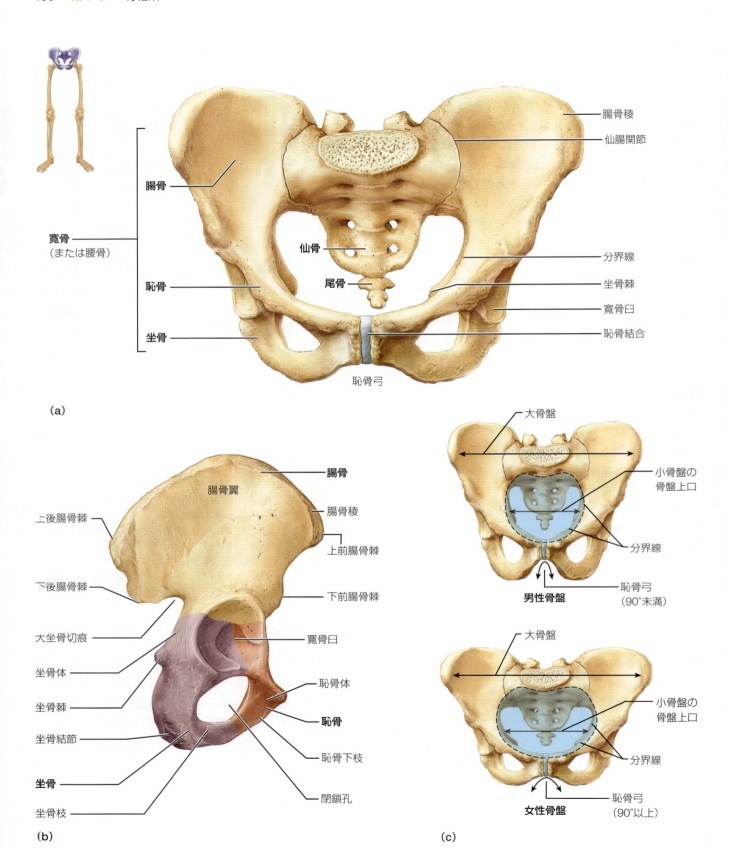

図 5.24　骨盤
(a)関節のある骨盤．(b)寛骨における腸骨，坐骨，恥骨の癒合点を示す．(c)男性(上)と女性(下)の骨盤の比較．

で仙骨と後方で連結しており，寛骨の大部分を形成する大きく扇状に広がった骨である（孔雀の尾羽がひらひらと広がっている様子を想像してみよう）．腰に手を当てると，腸骨稜（腸骨の上縁）の上に手を置くことになる．**腸骨稜** iliac crest の上端は解剖学的に重要な目印であり，筋肉内注射を行う者は常に念頭に置いておく必要がある．腸骨稜は前方に**上前腸骨棘** anterior superior iliac spine があり，後方の**上後腸骨棘** posterior superior iliac spine で終わる．これらの下には小さな下棘がある．

腸骨のもう1つの重要な構造的特徴は，**大坐骨切痕** greater sciatic notch で，血管と太い坐骨神経が骨盤から大腿後面に通るようになっている．殿部への注射は，神経損傷の可能性を避けるため，常にこの部分から十分に離して実施する必要がある．

坐骨 ischium は「座る骨」であり，尾骨よりも下部を形成しているため，このように呼ばれている．**坐骨結節** ischial tuberosity は，座っているときに体重を受ける粗い突出である．その上にある**坐骨棘** ischial spine は特に妊婦の場合，分娩時に赤ちゃんが通過する骨盤の出口（産道）を狭めるため解剖学的に重要な目印となる．

恥骨 pubis は寛骨の最前・最下部にある．前方の恥骨粗面と後方の坐骨結節の癒合により，**閉鎖孔** obturator foramen を取り囲む骨の棒が形成される．閉鎖孔を通って血管と神経が大腿上部につながる．寛骨の恥骨は前方で関節を形成し，軟骨性関節である**恥骨結合** pubic symphysis を形成する．

腸骨，坐骨，恥骨は「酢の杯」を意味する**寛骨臼** acetabulum と呼ばれる深い関節窩で骨癒合する．寛骨臼は大腿骨の頭をおさめる．

骨盤の特徴について説明する前に，私たちの性別に対する理解は進化しているが，骨盤の解剖学に関するこの議論では，男性・女性の骨盤が大きく異なることを認識しておきたい．骨盤は2つの領域に分かれている．**大骨盤** false pelvis は**小骨盤** true pelvis より上部にあり，腸骨の広がった部分より内側の部分である（図 5.24c）．小骨盤の寸法は，出産時に乳児の頭部（乳児の最も大きい部分）が通過できる大きさでなければならないため，出産を考える女性にとって非常に重要である．骨盤腔の寸法，特に**骨盤下口** outlet（坐骨棘のあいだで測った骨盤の下側の開口部）と**骨盤上口** inlet（骨盤のつばの左右の間の上側の開口部）の寸法は非常に重要であり，産科医によって注意深く測定される．

もちろん，骨盤の形状は個体差があるが，男性と女性の骨盤には，以下のような特徴を含め，相違点がある（図 5.24c）．

- 女性の骨盤上口はより大きく，より円形に近い．
- 女性の骨盤は全体的に浅く，骨は軽くて薄い．
- 女性の腸骨はより外側方に広がっており，女性の殿部は曲線的である．
- 女性の仙骨は短く，カーブが小さい．
- 女性の坐骨棘は短く，左右に離れているため，骨盤下口が広い．
- 女性の恥骨弓は角度が大きく，より丸みを帯びている．

> **確認してみよう**
> 28. 寛骨を形成する3つの骨は？　骨盤を形成している骨は？
> 29. 女性の骨盤が男性の骨盤と異なる点を3つ挙げてみよう．
>
> （解答は付録A参照）

5.3d　下肢の骨

下肢は私たちが直立しているときの全身の体重を支えている．したがって，下肢の3部（大腿，下腿，足）を形成する骨が上肢の同等の骨よりもはるかに太く，強いことは当然である．

大腿

大腿骨 femur は太ももの唯一の骨である（図 5.25a，b）．大腿骨は身体のなかで最も重く，強く，長い骨である．大腿骨の近位端には，ボールのような大腿骨頭，大腿骨頸，**大転子** greater trochanter と**小転子** lesser trochanter（前方には**転子間線** intertrochanteric line，後方には**転子間稜** intertrochanteric crest がある）がある．これらの目印と大腿骨軸の近位端にある**殿筋粗面** gluteal tuberosity は，すべて筋の付着部位として機能する．大腿骨頭は，寛骨の寛骨臼の深く安全な窩と関節している．しかし大腿骨頸は，特に高齢になると，骨折の好発部位である．

大腿骨は下方に走って下腿の骨と結合するとき，内側に傾斜する．これによって膝が身体の重心と一直線になる．女性の骨盤は一般的に男性の骨盤よりも広いため，大腿骨の内側への傾斜は女性で顕著である．大腿骨の遠位には**外側顆** lateral condyle と**内側顆** medial condyle があり，これらは下の脛骨と関節をなしている．これらの顆は後方では深い**顆間窩** intercondylar fossa によって隔てられている．大腿骨遠位部の前方には，膝蓋骨（膝頭）と関節を形成する滑らかな**膝蓋面** patellar surface がある．

158 第5章 骨格系

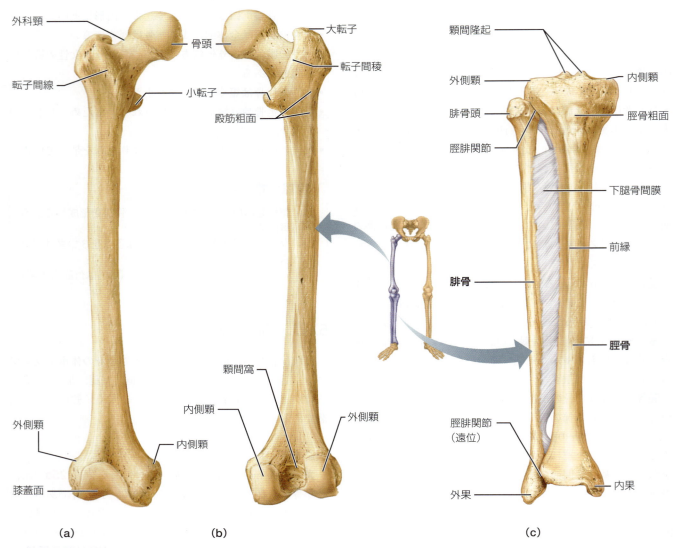

図 5.25　右の大腿と下腿の骨
大腿骨の前面図(a)．大腿骨の後面図(b)．下腿前面図(c)．

下腿

脛骨と腓骨の2つの骨は，**骨間膜** interosseous membrane によって長軸方向につながっており，下腿の骨格を形成している(図 5.25c)．**脛骨** tibia はより大きく，より内側にある．近位端では，**内側顆** medial condyle と **外側顆** lateral condyle(**顆間隆起** intercondylar eminence で隔てられている)が，大腿骨の遠位端と関節して膝関節を形成する．膝蓋(膝頭)靭帯は**膝蓋骨** patella を包んでおり(図 6.20c, d, p. 203 参照)，脛骨前面の粗い部分である**脛骨粗面** tibial tuberosity に付着している．遠位には，**内果** medial malleolus と呼ばれる突起があり，足首の内側の膨らみ(内くるぶし)を形成している．脛骨の前面は，**前縁** anterior border と呼ばれる鋭い隆起で，筋肉で保護されていないため，皮膚の下で容易に感じることができる．

腓骨 fibula は脛骨と並んで側方にあり，近位でも遠位でも脛骨と関節を形成し，細い棒状である．腓骨は膝関節の形成には関与しない．腓骨の遠位端である**外果** lateral malleolus は，足首の外側(外くるぶし)を形成する．

足

足根骨，中足骨，趾(指)節骨で構成される足は，2つの重要な機能をもつ．体重を支える役割と，歩いたり走ったりするときに身体を前に進めるテコの役割である．

足根 tarsus は足の後半分を形成し，7つの**足根骨** tarsal

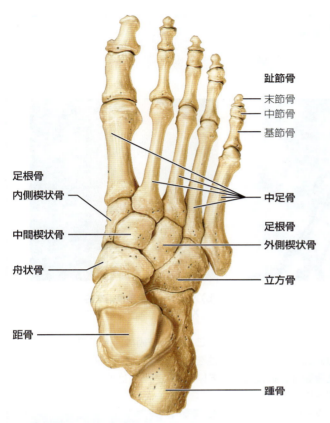

図 5.26 右足の骨（上面）

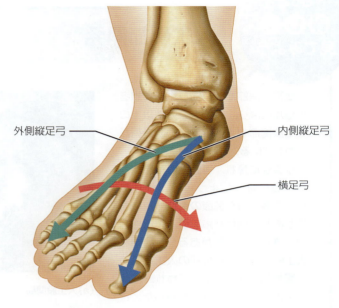

図 5.27 足のアーチ

5.4 関節

学習目標
● 関節の主な構造的分類を3つ挙げ，それぞれに許容される可動性を比較することができる．

bones からなる（図 5.26）．体重は主に，**踵骨** calcaneus と**距骨** talus の2つの大きな足根骨で支えられる．距骨は踵骨の上方にあり，脛骨と関節を作り，足首の曲げ伸ばし（底屈，背屈）に関与する．5つの**中足骨** metatarsals が足底を形成し，14個の**趾(指)節骨** phalanges がつま先を形成する．手の指と同じように，各つま先には3本の趾節骨（基節骨，中節骨，末節骨）があるが，母趾は2本（基節骨，末節骨）である．

足の骨は，縦方向に2つ（内側と外側），横方向に1つ，合計3つの強固なアーチを形成するように配置されている（図 5.27）．足の骨同士を結合する靱帯と足の腱は，骨をアーチの位置にしっかりと固定するのに役立っているが，それでもある程度のゆとり（バネ性）がある．弱いアーチは「扁平足」と呼ばれる．

確認してみよう
30. 下腿の骨格を形成する2つの骨は？
31. 足首の曲げ伸ばし（底屈，背屈）を司る骨はどれか？
32. 下肢の骨で，転子間線と稜，顆間窩があるのはどれか？

（解答は付録A参照）

1つの例外（首の舌骨）を除いて，身体のすべての骨は，少なくとも1つのほかの骨と関節を形成している．**関節** joints, articulations は2つ以上の骨が接する部位である．関節には2つの機能がある．関節は骨同士をしっかりと固定すると同時に，硬い骨格を動かすことができる．

バレエダンサーの優雅な動きや，サッカー選手の荒々しい格闘は，関節が実に多様な動きを可能にしていることを物語っている．関節が少なければ，私たちはロボットのように動いてしまうだろう．とはいえ，関節による骨の結合機能は，可動性への役割と同じくらい重要である．例えば，頭蓋の不動関節は生体にとって重要な脳をぴったりと包み込む．

関節は，機能的，構造的の2つの方法で分類される．機能的分類では，関節が許容する可動範囲に重点が置かれる．この分類に基づき，**不動関節** synarthroses, **半関節** amphiarthroses, **可動関節** diarthroses がある．不動関節と半関節は，主に軸骨格に限定される．軸骨格では内臓をしっかりと固定し，保護することが優先される．可動関節は，可動性が必要とされる四肢に多くみられる．

構造的分類では，線維性関節，軟骨性関節，滑膜性関節

もっと詳しく見てみよう：人工関節開発

変形性関節症や関節リウマチ患者の増加により，毎年100万件以上の人工膝関節や人工股関節の置換術が行われている．

耐久性に優れ，可動性のある関節を作るには，じょうぶで毒性がなく，血液中の有機酸の腐食作用に耐性があり，免疫反応を引き起こさない材質である必要がある．近代的な人工関節を使った最初の人工股関節全置換術は1963年に行われ，股関節炎の治療に革命をもたらした．この人工股関節置換術は，大腿骨頭部に金属製のボールを取り付け，カップ状のポリエチレン樹脂製のソケット（寛骨臼）を骨セメントで骨盤に固定するものであった．このセメントは非常に丈夫で，比較的問題がないことが証明された．人工股関節に続いて人工膝関節が登場し（写真aおよびb），現在では肩，手首，指，肘，足首など，ほかのほとんどの関節の人工関節が利用できるようになった．

人工関節全置換術は，関節に過度の負担をかけない患者では20年以上もつが，若く（45〜60歳）活動的な人では，それほどもたないかもしれない．このような手術のほとんどは，痛みを軽減し，関節機能を回復させるために行われる．

時間の経過とともに人工関節が緩んでくるという問題を克服するため，ロボット支援手術では，CTスキャンからの情報を利用して，より適合性の高い穴を正確に開ける．

コンピューター支援設計製造技術は，個々の関節の製造に革命をもたらした．コンピューターは何百もの健康な関節のデータベースから，可能な設計を導き出し，それを形成する機械に指示を与える．

同様にエキサイティングなのは，患者自身の組織を再生させる技術である．

- 骨軟骨移植術：身体の一部から健康な骨と軟骨を取り出し，損傷した関節に移植する．
- 自家軟骨細胞移植：健康な軟骨細胞を体内から取り出し，ラボで培養し，損傷した関節に移植する．
- 幹細胞の再生：未分化の幹細胞を骨髄から取り出し，ゲル状にして軟骨の損傷部を埋める．

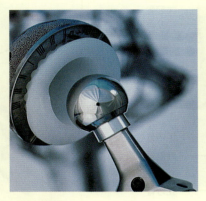

(a) 人工股関節

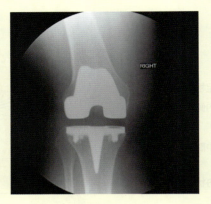

(b) 人工膝関節全置換術を施した右膝のX線画像

これらの技術は，人工関節の必要性を食い止めることができるため，若い患者にとっては希望となる．

基本事項

- 人工関節は，四肢のほとんどの関節を置き換えることができる．
- 人工関節は，腐食や毒性の影響を受けずに体内で持続できるよう，慎重に設計されなければならない．
- 人工関節の寿命は，通常の使用で20年程度である．
- コンピューター支援による設計と製造により，人工関節の製作にかかる時間と費用は削減されている．

がある．これらの分類は，線維組織，軟骨，または関節腔のいずれが関節の骨領域を隔てているかによって決まる．一般的に線維性関節は動かない関節であり，滑膜性関節は自由に動かせる関節である．軟骨性関節には，動かないものとわずかに動くものがあるが，ほとんどは両方の関節の性質をもつ．構造的分類のほうがより明確であるため，ここではその分類法を取り上げる．

関節の種類は図5.28に示し，次に説明する．

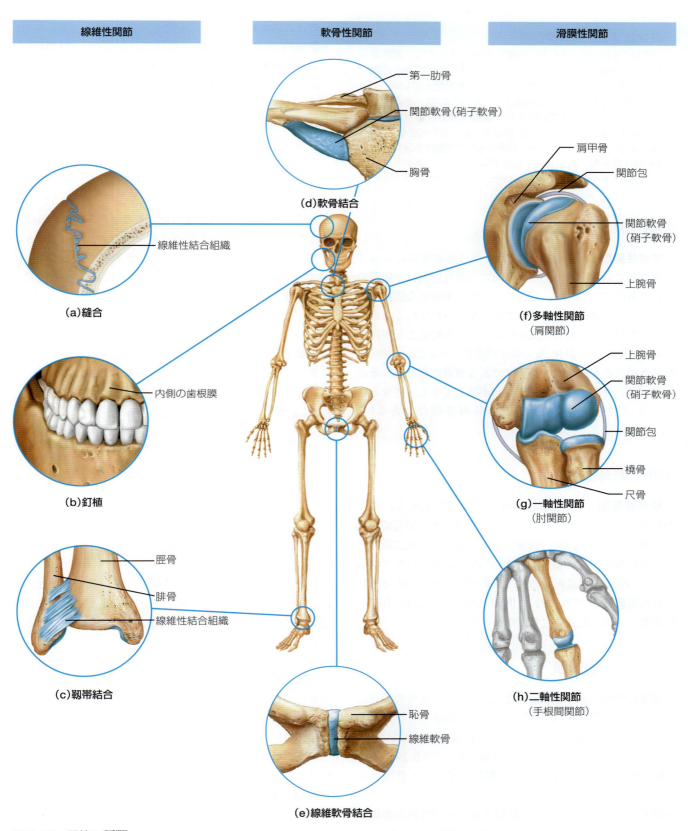

図 5.28 関節の種類
骨格の左側にある関節は線維性関節（a～c），中央の骨格の上下にある関節は軟骨性関節（d～e），骨格の右側にある関節は滑膜性関節（f～h）．

> **コンセプト・リンク**
>
> 関節の構造的分類をより明確に理解するために，関節を形成する組織の特性を思い出してみよう．線維性結合組織は，強度を高めるために多くの膠原線維を含んでいる．3種類の軟骨（硝子軟骨，線維軟骨，弾性軟骨）は，ある程度の柔軟性をもった構造を提供し，線維軟骨は圧縮性の衝撃を吸収する能力をもっている（第3章，pp. 89～92参照）．滑膜は疎性結合組織を含み，滑膜関節の関節腔を裏打ちしている（第4章，pp. 106～108参照）．

5.4a 線維性関節

線維性関節 fibrous joints では，骨は線維組織によって結合されている．このタイプの関節の最良の例は，頭蓋の縫合である（図5.28a）．縫合では，骨の不規則な辺縁がかみ合い，結合組織線維によって固く結合されているため，動くことはない．釘植関節とは，歯と顔面頭蓋とが接する部分に見られる「釘植」型の線維性関節である（図5.28b）．線維性関節のもう1つのタイプである靱帯結合では，連結線維が長いため，関節に「柔軟性」が増してくる．脛骨と腓骨の遠位端をつなぐ関節は，脛腓靱帯結合である（図5.28c）．

5.4b 軟骨性関節

軟骨性関節 cartilaginous joints には2種類あり，軟骨の種類が異なる．軟骨結合は，硝子軟骨によって連結された，動かせない（滑膜性）関節である．例えば，成長期の長骨の骨端板や，肋骨[1-7]と胸骨のあいだの関節などがある（図5.28d）．線維軟骨結合は，線維軟骨性の円板で連結された関節性（わずかに動く）関節である．例えば，脊柱の椎間板や骨盤の恥骨結合などがある（図5.28e）．

5.4c 滑膜性関節

滑膜性関節 synovial joints とは，関節を作る骨の両骨端が滑液を含む関節腔で隔てられている関節のことである（図5.28f〜h）．四肢の関節はすべて滑膜関節である．これらの滑膜関節には4つの特徴がある（図5.29）．

- **関節軟骨** articular cartilage　関節を形成する骨端は硝子軟骨でおおわれている．
- **関節包** articular capsule　関節表面は線維性結合組織の鞘または被膜で囲まれ，その内側は**滑膜** synovial membrane で裏打ちされている（関節が滑膜関節と呼ばれるのはこのためである）．
- **関節腔** articular cavity　関節包は関節腔と呼ばれる空洞を包んでおり，その中は滑膜から分泌される**滑液** synovial fluid で満たされている（第4章を振り返ってみよう，pp. 106～108参照）．
- **靱帯の補強** reinforcing ligaments　通常，関節包の外層は靱帯で補強されている．

滑液包と腱鞘は厳密には関節の一部ではないが，関節と密接に関連していることがよくある（図5.29）．これらはともに，基本的には潤滑油の袋である．クッションの役割をはたすとともに，ボールベアリングのようなはたらきをして，関節運動中に骨どうしがこすれ摩擦が生じるのを軽減する．**滑液包** synovial bursa は平らな線維性の袋で，内面は薄い滑膜と滑液の層で被覆されている．靱帯，筋，皮膚，腱，骨などが擦れ合う部分によくみられる．**腱鞘** tendon sheaths は本来，細長い滑液包であり，摩擦を受ける腱をホットドッグのパンのように包みこんでいる．

構造的な関節の分類は，表5.3 にまとめられている．

> **ホメオスタシスの失調 5.6**
>
> **脱臼** dislocation は，骨が関節腔内の正常な位置から外れることによって起こる．骨を正しい位置に戻す作業は「**整復** reduction」と呼ばれ，医師のみが行う．訓練を受けていない人が「骨をソケットに戻す」ことを試みても，通常は役に立つどころか関節に障害を与えてしまうことがある．

5.4d 形状に基づく滑膜関節の種類

関節を構成する骨表面の形状によって，関節の可動性が決まる．このような形状から滑膜関節は平面関節，蝶番関節，車軸関節，顆状関節，鞍関節，球関節に分類される．これらのタイプの関節の例を図5.30 に示す．矢印は，それぞれのタイプで1つ以上の軸を中心とした動きを示している．

- **平面関節** plane joint（図5.30a）では，関節面は基本的に平らであり，短時間の滑りや滑りの動きを可能にする．平面関節の運動は非軸性である．つまり，前後に滑るような運動は，どの軸回転も伴わない．手首の手根間関節は平面関節の最も良い例である．
- **蝶番関節** hinge joint（図5.30b）では，一方の骨の円筒形の端がもう一方の骨の谷状の面にはめ込まれる．ドアの蝶番のように，一平面内でのみ運動が可能である．例えば，肘関節，足関節，指の指節間関節などである．

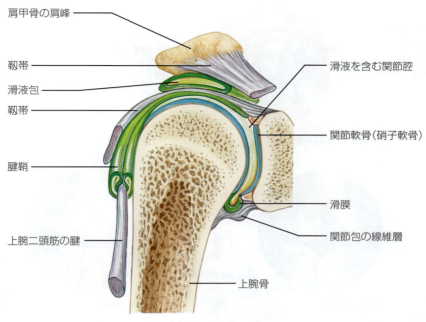

図 5.29 滑膜性関節の一般的構造

> **図 5.29 Q** この関節型は軟骨性関節や線維性関節と構造的にどのように違うか？
> （解答は付録 A 参照）

表 5.3　関節の構造による分類

構造分類	特徴	タイプ	可動性
線維性	コラーゲン線維（膠原線維）によって結合された骨端/骨片	縫合（短い線維） 靱帯結合（長い線維） 釘植（歯周靱帯）	不動（不動関節） やや可動性（半関節）または不動性 不動
軟骨性	骨端/骨片が軟骨で一体化したもの	軟骨結合（硝子軟骨） 線維軟骨結合（線維軟骨）	不動 わずかに可動
滑膜性	骨端/骨部は関節軟骨でおおわれ，滑膜でおおわれた関節包に包まれている	平面　　顆 蝶番　　鞍 車軸　　球	自由に動かせる（可動関節．関節のデザインにより動きが異なる）

蝶番関節は<u>一軸性関節</u>に分類され，1つの軸の周りでのみ動くことができる．

- **車軸関節** pivot joint（図 5.30c）では，一方の骨の丸みを帯びた端が骨（と，場合によっては靱帯）の軸や輪にはまる．回転する骨はその長軸の周りでしか回らないので，車軸関節も一軸性関節である．このタイプの関節の動きを理解するには，バスケットボール選手が1か所に固定された片足を軸にして，その周りを回転する様子を思い浮かべてみよう．近位橈尺関節や，環椎と軸椎のあいだの関節がその例である．
- **顆状関節** condylar joint では，一方の骨の卵形の関節面が，他方の骨の楕円形の凹みに嵌合する（図 5.30d）．これらの関節面はどちらも楕円形である．顆状関節は，動いている骨を(1)左右に，(2)前後に動かすことはできるが，骨はその長軸の周りを回旋することはできない．したがって，この関節は中手指節関節のように<u>二軸性関節</u>である．
- **鞍関節** saddle joints では，各関節面は馬の鞍のように凸部と凹部がある（図 5.30e）．このような二軸性関節では，基本的に顆状関節と同じ動きが可能である．鞍関節の最も良い例は親指の手根中手関節で，この関節が私たちの対向可能な親指を支えている．

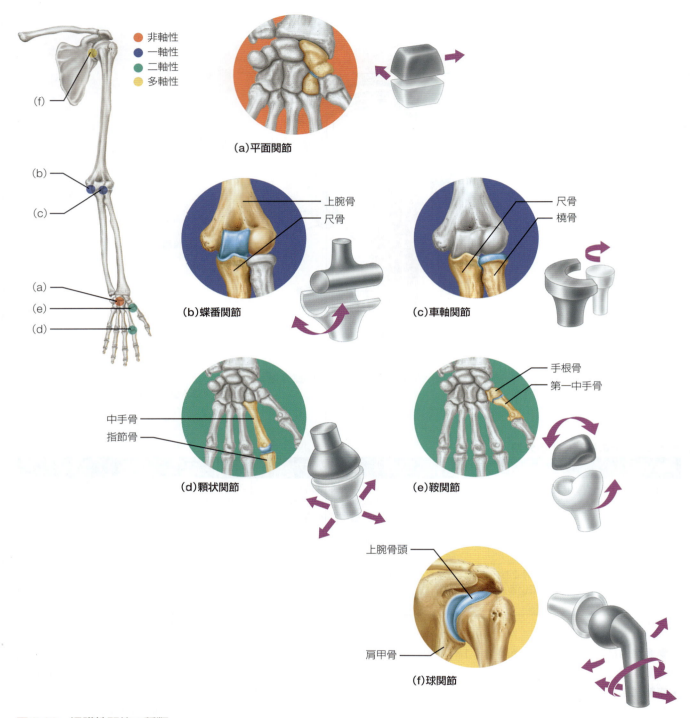

図 5.30　滑膜性関節の種類
(a)平面関節(手根間関節)．(b)蝶番関節(肘関節)．(c)車軸関節(橈骨と尺骨の近位関節)．(d)顆状関節(指節間関節)．(e)鞍関節(母指手根関節)．(f)球関節(肩関節)．

- **球関節** ball-and-socket joint（図 5.30f）では，一方の骨の球状の骨頭が，他方の骨の凹状のソケットに嵌合する．このような多軸性関節は，回転を含むすべての軸の運動が可能であり，滑膜関節のなかで最も自由に動く関節である．肩や股関節がその例である．

運動には筋の運動が必要であるため，滑膜関節で起こるさまざまな種類の運動については，筋系を扱う章（第 6 章）で詳しく説明する．

ホメオスタシスの失調 5.7

関節の痛みや炎症を経験しない限り，関節に注意を払う人はほとんどいない．しかし，例えば膝をついて転倒すると，滑液包や滑膜が炎症が原因で，「膝に水が溜まる」と呼ばれる痛みを伴う**滑液包炎** bursitis を起こすことがある．捻挫や脱臼も，腫れや痛みを伴う関節障害の一種である．**捻挫** sprains は，関節を補強している靱帯や腱が過度の伸張によって損傷したり，骨から引きちぎれたりすることで起こる．腱も靱帯も，血液の供給が乏しい線維性結合組織が密集した紐状の組織であるため，捻挫の治りは遅く，強い痛みを伴うことがある．

関節炎ほど痛みや苦しみを引き起こす炎症性関節疾患はない．**関節炎** arthritis（arth は「関節」，itis は「炎症」の意）という用語は，関節を損傷する 100 以上の炎症性または変性疾患を指す．そのすべての形態で，関節炎は，米国で最も蔓延している壊滅的な疾患である．関節炎のすべての形態は，同じ初期症状をもっている．痛み，こわばり，関節の腫れである．さらに，関節の形状によって，関節構造に特徴的な変化が起こる．

急性期の関節炎は通常，細菌の侵入によって生じ，抗生物質で治療される．このような感染症に罹患中に，滑膜は厚くなり，体液の産生は減少し，摩擦と疼痛が増強する．慢性型の関節炎には，変形性関節症，関節リウマチ，痛風性関節炎などがあり，それぞれに予後が大きく異なる．ここではこれらの関節炎に焦点を当てる．

最も一般的な関節炎である**変形性関節症** osteoarthritis（OA）は，高齢者に多い慢性変性疾患である．米国では 85％の人が最終的にこの疾病を発症する．OA は，退行性関節疾患（DJD）または「すり減り関節炎」とも呼ばれ，関節軟骨に影響を与える．何年もかけて軟骨はすり減り，ひび割れ，最終的には破壊される．病気が進行すると，侵食された軟骨の縁の周りに**骨棘** bone spurs と呼ばれる余分な骨組織が成長し，関節の動きを制限する．患者は関節のこわばりを訴えるが，動くことによって軽減し，患部の関節を動かすとカクカクと音がする（**捻髪音** crepitus）．最もよく侵される関節は，手指の関節，頸椎および腰椎の関節，下肢の体重を支える大きな関節（膝および股関節）である．

変形性関節症の経過は通常緩徐で不可逆的であるが，不自由になることはまれである．ほとんどの場合，アスピリンなどの鎮痛薬を服用し，関節の可動性を維持するために適度な運動を行い，関節の痛みが強くなったら安静にすることで，症状をコントロールすることができる．OA 患者のなかには，カプサイシン（唐辛子エキス）を痛みのある関節の皮膚に塗ると痛みが和らぐと言う人もいる．また，栄養補助食品であるグルコサミン硫酸塩が痛みを軽減すると言う人もいる．

関節リウマチ rheumatoid arthritis（RA）は慢性の炎症性疾患である．発症は緩やかで，通常 40～50 歳で発症するとされるが，どの年齢でも発症する可能性がある．女性の罹患率は男性の 3 倍である．多くの関節，特に指，手首，足首，足の関節が同時に侵され，通常は左右対称である．例えば，右肘に発症すると，ほとんどの場合，左肘にも発症する．RA の経過はさまざまで，寛解と再燃を繰り返す（rheumat は「変化しやすい，流動しやすい」の意）．

RA は自己免疫疾患である．この反応の最初の引き金は不明であるが，遺伝的要因，特定の細菌やウイルス感染，通常のストレス反応のホルモン，またはこれらの組み合わせが関与している可能性がある．

RA は滑膜の炎症から始まる．滑膜が厚くなり，滑液が溜まって関節が腫れる．炎症性細胞（白血球など）が血液から関節腔に入り込み，不適切な形で炎症性化学物質を大量に放出し，体組織の破壊につながる．やがて，炎症を起こした滑膜は**パンヌス** pannus（ぼろ布）状に厚くなり，関節軟骨に付着して侵食する異常組織となる．軟骨が破壊されると瘢痕組織が形成され，骨端と骨端が連結される．瘢痕組織はやがて骨化し，骨端は強固に癒着（**癒合** ankylosis）し，しばしば変形する．すべての RA 症例が重度の不自由を伴う強直症まで進行するわけではないが，どの症例でも関節可動域制限が生じ，強い痛みを伴う．

現在の RA 治療には，さまざまな種類の薬剤が使用されている．メトトレキサートのような免疫抑制薬もある．また，エタネルセプトのように関節腔内の炎症性化学物質を中和し，関節の変形を防ぐ薬もある．しかし，薬物療法はアスピリンやイブプロフェンから開始されることが多く，これらは効果的な抗炎症効果を発揮するために大量投与されている．

関節の可動性をできるだけ維持するために，運動が推奨される．腫れや痛みを和らげるために冷罨法を施行し，朝のこわばりを和らげるために温熱療法を行う．人工関節置換術や骨除去術は，重度の不自由な RA 患者にとっては最後の手段である．

痛風性関節炎 gouty arthritis，または痛風は，尿酸（核酸代謝の正常な老廃物）が血液中に蓄積し，関節の軟部組織に針状の結晶として沈着する病気である．その結果，痛みを伴う痛風発作が起こり，通常 1 つの関節（多くは母趾）が侵される．痛風は男性に多く，30 歳以前に発症することはまれである．家族性に発症する傾向があるため，遺伝的要因が関与していることは間違いない．

未治療の痛風は非常に破壊的で，骨端が癒合し，関節が動かなくなる．幸い，いくつかの薬剤（コルヒチン，イブプロフェンなど）が急性痛風発作の予防に有効である．肥満の場合は減量すること，核酸を多く含むレバー，腎臓，イワシなどの食品を避けること，腎臓からの尿酸の排泄を阻害するアルコールを避けることが勧められる．

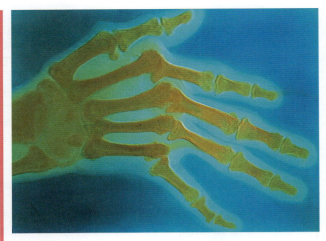

関節リウマチによって変形した手のX線画像.

> **確認してみよう**
> 33. 関節の機能とは？
> 34. 線維性関節と軟骨性関節の大きな違いは？
> 35. 滑膜はどこにあり，どのような役割をはたしているか？
> 36. 身体の関節のうち，球関節はどれか？ 鞍関節の最も良い例は？
>
> （解答は付録A参照）

5.5 骨格系の発生・発達・老化

> **学習目標**
> - 胎生期，乳児期，青年期，成人期における骨格発達の主な変化を説明することができる．
> - 生涯を通じて骨や関節に問題が生じる原因をいくつか挙げることができる．
> - 新生児（または胎児）の頭蓋が成人の頭蓋とどのように異なるかを説明し，泉門の機能を説明することができる．

これまで見てきたように，骨格は一生のうちに多くの発達的変化を遂げる．骨格が最も変化する時期について，さらに詳しくみてみよう．

5.5a 誕生から成人期まで

先に述べたように，ごく幼い胎児の最初の「長骨」は硝子軟骨で形成され，頭蓋の最も初期の「扁平骨」は実際には線維膜である．胎児が発育・成長するにつれて，骨の原型はすべて骨化する（図 5.31）．出生時の頭蓋には，まだ骨化していない線維性の領域がある．頭蓋どうしをつなぐこれ

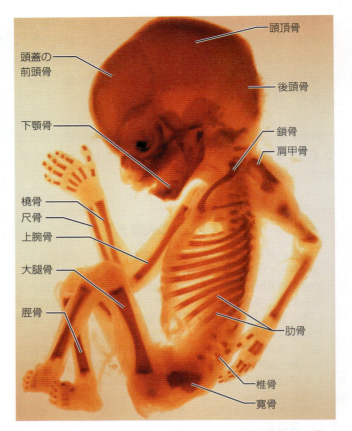

図 5.31 12週齢の胎児の骨格における骨化中心は，濃い色で示されている
明るい部分はまだ線維性または軟骨性である．

らの線維状の膜は，**頭蓋泉門** fontanelles と呼ばれる（図 5.32）．赤ちゃんの脈拍のリズムは，この「柔らかい場所」で感じることができ，これがその名の由来となっている（fontanel は「小さな泉」の意）．泉門は，出産時に胎児の頭蓋をわずかに縮小することができる．また，一方で柔軟性もあるため，妊娠後期から乳児期初期にかけて，胎児の脳が成長するためのスペースを提供することができる．このようなことは，頭蓋が縫合によって癒合されていれば不可能である．通常，泉門は2歳までに完全に骨化する．

骨格は生涯を通じて変化するが，小児期の変化が最も劇的である．出生時や乳児期の赤ちゃんの頭蓋は顔に比べて大きい（図 5.33a）．幼い子どもが「ボブルヘッド人形」に似ているのはこのためである．出生前後の頭蓋の急速な成長は，脳の成長に関係している．2歳までに頭蓋は成人の3/4の大きさになる．そして8〜9歳までには頭蓋の大きさも比率もほぼ成人と同じになる．6〜11歳にかけては，文字どおり顔が頭蓋から成長するため，頭部が大幅に拡大するように見える．顎が大きくなり，頬骨と鼻が目立つよ

骨格系の発生・発達・老化　167

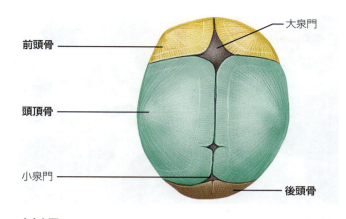

図 5.32　胎児の頭蓋

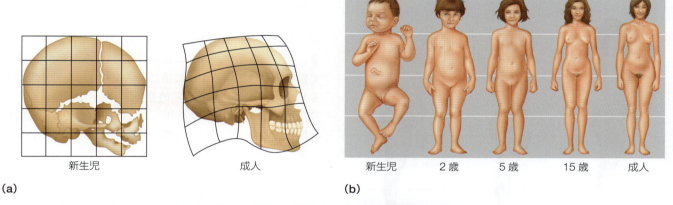

図 5.33　身体のある部分の成長速度とほかの部分の成長速度の違いが体型を決定する
(a)成長の違いにより，丸みを帯びて前かがみになった新生児の頭蓋は，成人のなだらかな頭蓋へと変化する．(b)人間の成長過程では，頭や体幹よりも腕や脚のほうが早く成長する．

うになり，呼吸器が拡張して永久歯が生える．青年期には，骨格の成長により，身体全体の身長と体格が大きくなるだけでなく，体型も変化する（図 5.33b）．出生時，頭部と体幹は下肢よりもはるかに長い．この時期から下肢は体幹よりも急速に成長し，10歳までに頭部と体幹の長さは下肢とほぼ同じになり，その後はほとんど変化しない．思春期になると女性の骨盤は広がり，男性の骨格全体はより頑丈になる．思春期の終わりには，縦方向の成長をもたらす長骨の骨端板（骨端軟骨）が完全に骨化し，長骨の成長は終了する．成人の身長に達すると，健康な骨格は中年後期までほとんど変化しない．高齢になると，骨量の減少が著明になる．

5.5b　高齢者

健康でいるためには，骨に物理的な負荷がかからなければならない．身体を活発に動かし，筋と重力が骨格を引っ張れば，骨はそれに応えて強くなる．反対に，全く活動的でないと，骨は細く脆くなる．**骨粗鬆症** osteoporosis は，65歳以上の女性の半数，70歳以上の男性の約20％が罹患する，骨を脆くする病気である．骨芽細胞の活性が鈍くなり，骨形成と骨破壊の比率が低下する．骨粗鬆症になると骨は非常に脆くなり，抱きしめたり，くしゃみをしたりしただけでも骨折することがある（図 5.34）．脊椎と大腿骨頸部の骨は特に影響を受けやすい．椎骨の崩壊はしばしば猫背の姿勢を引き起こし，円背として知られている（図 5.35）．

エストロゲンは女性の骨格の健康と正常な骨密度を維持

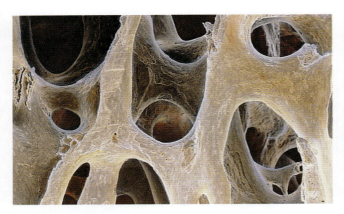
(a) 正常の骨

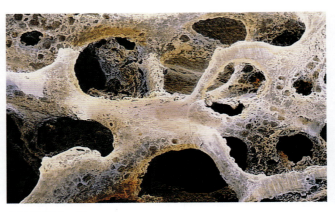
(b) 骨粗鬆症の骨

図 5.34　骨粗鬆症

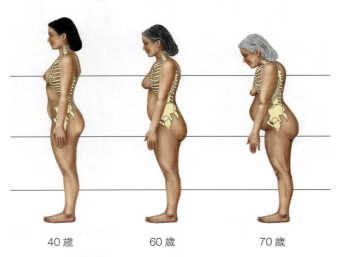

40歳　　60歳　　70歳

図 5.35　**骨粗鬆症による椎体崩壊**
閉経後骨粗鬆症の女性は椎体骨折のリスクがある．最終的にこれらの椎骨は崩壊し，脊柱の弯曲を生じ，身長の低下，胸郭の傾き，円背，腹部の突出などを引き起こす．

するのに役立っており，閉経(月経が止まること)後に起こるエストロゲン欠乏が骨粗鬆症の原因として強く関与している．骨粗鬆症の原因となるその他の要因としては，カルシウムやタンパク質の不足した食事，ビタミンDの不足，喫煙，骨に負荷をかける運動の不足などが挙げられる．悲しいことに，多くの高齢者は「体力を温存する」ことで自分を助けているように感じ，あまり身体を動かすことをしない．その見返りが病的骨折(明らかな外傷がないのに自然に起こる骨折)であり，これは加齢とともに劇的に増加し，この年齢層に最も多い骨系の問題となっている．

　加齢とともに関節にも負担がかかる．特に体重のかかる関節は変性し始め，変形性関節症が起こりやすくなる．このような関節の退行性変化は，高齢者からよく聞かれる不満である「関節が動きにくい」につながる．

> **確認してみよう**
> 37. 90歳のペルキーさんが痛みにうめいている．孫が彼女を抱きしめている．彼女の脊椎になにが起こったと思うか？　また，どのような骨の状態に苦しんでいると思うか？
> 38. 小児期に最も急速に成長する骨格の2つの部位はどれか？
>
> （解答は付録A参照）

器官系の協調

ホメオスタシスからみた骨格系と他の器官系との関係

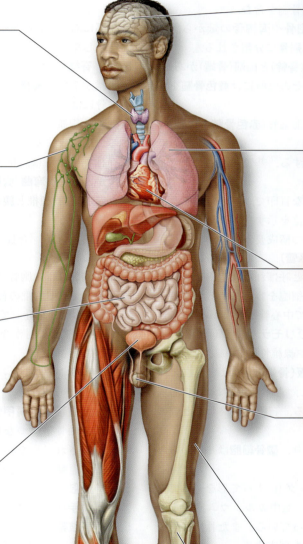

内分泌系
- 骨格系は内分泌器官を保護する.
- ホルモンは骨のカルシウムの出し入れを調節する. 長骨の成長と成熟を促進する.

リンパ系/免疫
- 骨格系はリンパ系器官を保護する. 免疫反応に関与するリンパ球は骨髄に由来する.
- リンパ系は過剰に溜まった組織液を排出する. 免疫細胞は病原体から身を守る.

消化器系
- 骨格系は腸, 骨盤内器官, 肝臓などを保護する.
- 消化器系は骨の健康と発達に必要な栄養を供給する.

泌尿器系
- 骨格系は骨盤内器官(膀胱など)を保護する.
- 泌尿器系はビタミンDを活性化し, 窒素を含む老廃物を処理する.

筋系
- 骨格系は筋活動に必要な「テコ作用」とカルシウムを提供する.
- 筋が骨を引っ張ることで, 骨の強度と活力を高める. 骨基質が力のかかる部位に沈着し, 骨の形成を助ける.

神経系
- 骨格系は脳と脊髄を保護し, 神経機能に必要なカルシウムイオンの貯蔵庫となる.
- 神経は骨と関節包を支配し, 痛みと深部感覚を送る.

呼吸器系
- 骨格系(胸郭)は肺を保護する.
- 呼吸器系は酸素を供給し, 二酸化炭素を排出する.

心臓血管系
- 骨髄は血球形成の場となる. 骨基質は筋, 神経, 血液凝固作用に必要なカルシウムを貯蔵する.
- 心臓血管系は骨に栄養と酸素を運び, 老廃物を運び出す.

生殖器系
- 骨格系は生殖器官の一部をおさめて保護する.
- 生殖腺は, 骨格の形成や骨端閉鎖に作用するホルモンを産生する.

外皮系(皮膚)
- 骨格系は皮膚を含む体の器官を支える.
- 皮膚はカルシウムの吸収と利用に必要なビタミンDを供給する.

骨格系

要約

5.1 骨：概観(pp. 130〜141)

5.1a. **骨の機能**：支持，保護，筋に付いて関節に運動をもたらす．カルシウム，脂肪，その他の物質を貯蔵する．造血機能をもつ骨髄を含む．

5.1b. **骨の分類**：骨は形と**緻密骨**や**海綿骨**の量から，**長骨**，**短骨**，**扁平骨**，**不規則骨**に分類される．

5.1c. **骨の構造**：長骨には，軸(**骨幹**)と両端(**骨端**)がある．
- 骨幹は緻密骨でできており，その腔所には**黄色骨髄**を容れる．
- 骨端は硝子軟骨でおおわれ，海綿骨(**赤色骨髄を含む**)でできている．
- 有機細胞外基質が骨を柔軟にする．基質に沈着したカルシウム塩が骨を硬くする．
- **ボーンマーキング**：解剖学的な目印で，筋が付着する部位，血管や神経が通過する部位を示す．
- **骨単位(ハバース系)**：緻密骨の構成要素には，骨の長軸と平行に走る**中心管(ハバース管)**，これと垂直に貫通する管(**フォルクマン管**)，層板と呼ばれる同心円状の構造物，層板の輪のあいだには骨細胞を容れている**骨小腔**があり，骨小腔は骨細管によって中心管とつながっている．

5.1d. **骨の形成・成長・およびリモデリング(再構築)**：胎児では骨は硝子軟骨や線維性膜の「原型」の上に作られる(**骨化**)．**骨端板(骨端軟骨)**は小児期には縦方向の成長を可能にし，青年期が終わると(石灰化によって)不活発になる．石灰化が終わると骨端板は**骨端線**と呼ばれる．
- **骨芽細胞**が新しい骨基質を作り，**破骨細胞**は基質からカルシウムを放出する．
- 骨は，絶えず「骨のリモデリング」によって形を変えている．それはホルモン(例えば，血中カルシウム濃度を調節する PTH)に反応して起こっている．また骨格に作用する機械的ストレスに対しても反応する．

5.1e. **骨折**とは骨が折れることである．一般的なタイプには，単純骨折，複雑骨折，圧迫骨折，粉砕骨折，陥没骨折，衝撃骨折などがある．骨折は**整復**と固定によって治療される．

5.2 軸骨格(pp. 141〜151)

5.2a. **頭蓋**は脳頭蓋と顔面頭蓋からなる．
- 前頭骨，後頭骨，篩骨，蝶形骨，一対の頭頂骨と側頭骨の 8 個の骨が脳頭蓋を作る．
- 顔面頭蓋を構成する骨は 14 個あり，下顎骨を除きすべて対になっている(上顎骨，頬骨，口蓋骨，鼻骨，涙骨，下鼻甲介)．
- 頸部にある**舌骨**は靱帯で支えられており，ほかの骨とは関節しない．

5.2b. **脊柱(脊椎)**には 24 個の椎骨，**仙骨**，**尾骨**がある．
- **頸椎**が 7 個，**胸椎**が 12 個，**腰椎**が 5 個あり，これらの椎骨には次のような特徴がある．
- 椎骨は線維軟骨でできた**椎間板**によって隔てられている．椎間板によって，椎柱は柔軟に動くことができる．
- 脊柱：出生時は，椎体の並び方は C 字型である．このゆがみは**一次弯曲**(胸椎と仙椎)という．
  - **二次弯曲**(頸椎と腰椎)は，首がすわり歩き始めると形成される．
  - 乳児期以降，脊柱は直立姿勢を可能にするため S 字型になる．

5.2c. **胸郭**には，胸骨と 12 対の胸椎，12 対の肋骨がある．
- 肋骨はすべて胸椎の後方に付着する．前方では，上から 7 対は肋軟骨を介して胸骨に直接付着する(**真肋**)．残り 5 対は直接骨に付かない(**仮肋**)．

5.3 付属肢骨格(pp. 151〜159)

5.3a. **上肢帯**には**肩甲骨**と**鎖骨**の 2 つの骨があり，上肢を軸骨格につないでいる．上肢帯はあまり強く補強されていないため，上肢を大きな可動域で自由に運動するのを可能にしている．

5.3b. **上肢の骨**：上腕の**上腕骨**，前腕の**橈骨**と**尺骨**，手の**手根骨**，**中手骨**，**指節骨**．

5.3c. **下肢帯**は，2 つの**寛骨(腰骨)**によって形成される．
- それぞれの寛骨は，**腸骨**，**坐骨**，**恥骨**の癒合により形成される．
- 下肢帯は椎骨にしっかりと固定されており，大腿骨のソケット(**寛骨臼**)は深く頑丈に補強されている．
- 下肢帯は上半身の体重を支え，それを下肢に伝える．
- 女性の骨盤は男性よりも軽く，幅が広い．**骨盤下口**と**骨盤上口**が大きく，胎児の娩出に適している．

5.3d. **下肢の骨**：大腿の**大腿骨**，下腿の**脛骨**と**腓骨**，足の**足根骨**，**中足骨**，**趾節骨**．

5.4 関節 (pp. 159〜166)

- **関節**は骨をつなぎ合わせ，骨格の動きを可能にする．
- 機能的な関節の分類：**不動関節**（不動），**半関節**（わずかに可動），**可動関節**（自由に動く）．
- 構造的な関節の分類：関節を作る骨を隔てる物質によって，線維性関節，軟骨性関節，滑膜性関節に分類される．

5.4a. ほとんどの**線維性関節**は不動関節である．線維性関節は主に軸骨格にみられる．

5.4b. ほとんどの**軟骨性関節**は半関節である．軟骨性関節は主に軸骨格に存在する．

5.4c. 四肢の関節はすべて**滑膜性関節**である．滑膜性関節はすべて可動関節である．

- 滑液性関節では，接合する骨の外面（表面）は**関節軟骨**でおおわれ，関節全体は関節包と呼ばれる線維性膜が作る空間（関節腔という）に納まっている．関節包の内面は**滑膜**で裏打ちされ，滑膜細胞は**滑液**と呼ばれる潤滑液を分泌する．関節包の内部は滑液で満たされている．

5.4d. 形状に基づく滑膜関節の種類：滑膜関節は形状と可動性に基づいて分類される．**平面関節**，**蝶番関節**，**車軸関節**，**顆状関節**，**鞍関節**，**球関節**などがある．

- 最も一般的な関節の問題は**関節炎**，つまり関節の炎症である．
  - **変形性関節症**，または退行性関節炎は，長年の関節の「すり減り」の結果であり，高齢者によくみられる病気である．
  - **関節リウマチ**は若年者にも高齢者にも発症し，自己免疫疾患であると考えられている．
- **痛風性関節炎**は，尿酸の結晶が関節に沈着することで起こり，典型的に足趾にみられる．

5.5 骨格系の発生・発達・老化 (pp. 166〜168)

5.5a. 誕生から成人期まで：**頭蓋泉門**は出生時に頭蓋に存在し，脳の成長を促し，出産を容易にする通路である．

- 出生後の頭蓋の成長は脳の成長に関係している．
- 顔面頭蓋が大きくなるのは，歯の発育と呼吸通路の拡大に伴うものである．
- 長骨は思春期後期まで伸び続け，10歳までに頭部と体幹の長さは下肢とほぼ同じになり，その後はほとんど変化しない．

5.5b. 高齢者：骨折は高齢者に最も多い骨の問題である．

- **骨粗鬆症**は，主にホルモン不足や運動不足によって起こる骨の衰えであり，高齢者に多い．

復習問題

▶ 選択問題
正解が複数の場合もある．

1. 正しい組み合わせはどれか？
   a. 短骨—手首
   b. 長骨—下腿
   c. 不規則骨—胸骨
   d. 扁平骨—脳頭蓋

2. 適切な名称を図示しているアルファベットと一致させなさい．

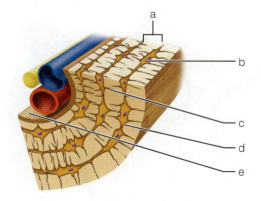

1. 中心管
2. 層板
3. 骨小腔
4. 骨細管
5. 骨細胞

3. 破骨細胞に顕著に認められると思われるのは，次のうちどれか？
   a. ゴルジ装置
   b. ライソゾーム
   c. 微小管
   d. エキソサイトーシス
4. 外耳道の後部の痛みは，どの骨と関係しているか？
   a. 上顎骨
   b. 篩骨
   c. 蝶形骨
   d. 側頭骨
   e. 涙骨
5. 蝶形骨と連結している骨はどれか？
   a. 頭頂骨
   b. 前頭骨
   c. 後頭骨
   d. 頬骨
   e. 篩骨
6. 橈骨と肘関節を形成する上腕骨の部位はどれか？
   a. 滑車
   b. 大結節
   c. 小結節
   d. 小頭
   e. 肘頭窩
7. 胸椎のどの部位が肋骨と関節を作るか？

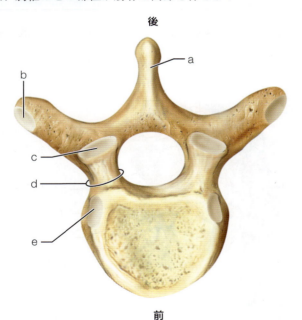

8. 大腿骨と関節を作る骨または骨の一部分は次のうちどれか？
   a. 坐骨結節
   b. 恥骨
   c. 膝蓋骨
   d. 腓骨
   e. 脛骨
9. 上肢のどの骨が下肢の大腿骨に相当するか？
   a. 尺骨
   b. 上腕骨
   c. 橈骨
   d. 脛骨
   e. 腓骨
10. 下肢が上半身と同じ長さになるのはいつか？
    a. 出生時
    b. 10歳になる頃
    c. 思春期
    d. 骨端板が融合する時期
    e. 一生ならない
11. 関節の種類と，それに当てはまる説明を一致させなさい（複数の説明が当てはまりうる）．
    a. 線維性関節
    b. 軟骨性関節
    c. 滑膜性関節
    ____ 1. 関節腔がない
    ____ 2. 種類は縫合と癒合である
    ____ 3. 密性結合組織が骨と骨のあいだを埋めている
    ____ 4. 頭蓋のほとんどすべての関節である
    ____ 5. 関節の種類は滑膜性と骨膜性がある
    ____ 6. すべて可動関節である
    ____ 7. 身体で最も一般的な関節のタイプである
    ____ 8. ほぼすべてが滑膜性関節である
    ____ 9. 肩関節，股関節，膝関節，肘関節である
12. 右側に記載されているボーンマーキング（bone marking）と，左側に記載されている機能を一致させなさい．
    1. 筋または靱帯の付着部位   a. 転子
    2. 関節面の形成   b. 顆
    3. 血管や神経の通り道   c. 孔
                                 d. 棘突起
                                 e. 窩
                                 f. 結節

▶記述問題

13. 黄色骨髄とは？ 海綿骨と緻密骨はどのように違うか？
14. 頭蓋を構成する8つの骨の名前を挙げなさい．
15. 顎を形成する顔の骨は？ 頬は？ 上顎は？ 眉毛の骨隆起は？
16. 胎児の頭蓋が成人の頭蓋と異なる点を2つ挙げなさい．
17. 上肢帯の骨の名前を挙げなさい．
18. 尺骨が関節している骨の名前をすべて挙げなさい．
19. 寛骨（尾骨）を構成する骨はなにか？ どれが一番大きいか？ 私たちが座る結節があるのはどれか？ 最も前方にあるのはどれか？
20. 関節の構造的分類，すなわち線維性関節，軟骨性関節，滑膜性関節と関連付けて関節可動域を説明しなさい．

クリティカル・シンキングと臨床応用の問題

21. 75歳の女性デボラさんは歩行中に少しつまずいた後，左の殿部に激痛を感じた．病院でX線検査を受けたところ，股関節が骨折していることがわかった．また，背骨全体の骨と海綿骨が非常に薄くなっていた．彼女の状態をどう考えるか？
22. 仕事中，棚から箱がエラさんの肩峰部に落下した．救急処置室で医師は，上腕骨頭が腋窩に転移していると認めた．エラさんになにが起こったのか？
23. 骨X線検査は，ある人が最終身長に達したかどうかを判断するために用いられることがある．臨床医はなにをチェックしているのか？
24. ある患者が，顎から始まり頸部にかけて放散する痛みを訴えている．さらに問診すると，ストレスがかかると歯ぎしりをするという．どの関節が痛みの原因か？
25. マイクさんの母趾は腫れており，非常に痛い．マイクさんは42歳で，父親と祖父が同じ症状を経験したことを覚えている．検査の結果，マイクさんは足の指に関節炎があることがわかった．どの関節炎の可能性が最も高いか，またその原因はなにか？

第 6 章 筋系

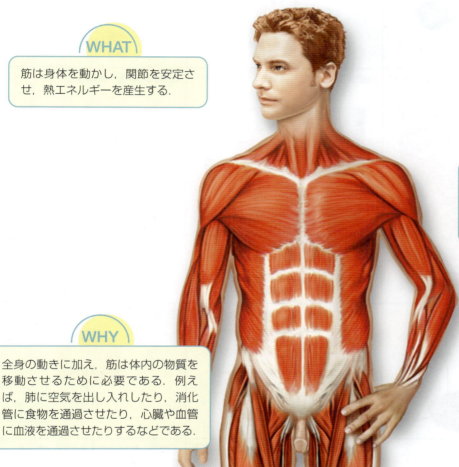

WHAT
筋は身体を動かし，関節を安定させ，熱エネルギーを産生する．

HOW
筋は収縮することで，運動に必要な力を発生させる．このとき，筋線維内のタンパク質は，静止しているときより重なり合う．

WHY
全身の動きに加え，筋は体内の物質を移動させるために必要である．例えば，肺に空気を出し入れしたり，消化管に食物を通過させたり，心臓や血管に血液を通過させたりするなどである．

筋が収縮すると，皮膚の下を這って動くネズミのように見えることから，昔，科学者はラテン語で「小さなネズミ」を意味する mus から，筋と名付けた．プロスポーツ選手の波打つような筋肉を思い浮かべる人も多いだろうが，筋は心臓や腸や血管などほかの中空の器官の壁を作る組織でもあり，身体の質量の半分近くを占めている．

筋の本質的な機能は収縮すること，つまり縮むことであり，これはほかの身体組織とは異なる独特の特徴である．この能力の結果，筋はあらゆる身体の動きをつかさどる「機械」とみなすことができる．

6.1 筋組織の概要

学習目標
- 3種類の筋組織の構造と機能の類似点と相違点を説明し，体内のどこに存在するかを示すことができる．
- 筋系を定義することができる．
- 筋内膜，筋周膜，筋上膜，腱，腱膜の定義と役割を説明することができる．

表 6.1 骨格筋，心筋，平滑筋の比較

特徴	骨格筋	心筋	平滑筋
体内の所在	骨格，または顔面の筋の一部は皮膚に付く	心臓の壁	中空器官の壁（心臓を除く）
細胞の形態と外観	非常に細長い，円柱状，多核で明瞭な横紋	側鎖を出し，単核，横紋，介在板あり	紡錘状，単核，横紋なし
結合組織成分	筋上膜，筋周膜，筋内膜	心臓の線維性骨格に付着した筋内膜	筋内膜
収縮の調節	随意．神経系による制御	不随意．心臓のペースメーカ．神経系による制御．ホルモン	不随意．神経系による制御．ホルモン．薬物．伸展
収縮速度	ゆっくり〜速い	遅い	非常に遅い
律動的収縮	なし	あり	ときにあり

6.1a 筋の種類

　筋組織には骨格筋，平滑筋，心筋の3種類がある（表6.1）．これらは細胞の構造，位置，収縮のための刺激の受け方が異なる．しかし，それぞれの違いを探る前に，どのように似ているかを見てみよう．

　まず，骨格筋と平滑筋の細胞は細長い．このため，これらの筋細胞（心筋細胞は除く）は**筋線維** muscle fibers と呼ばれる．第2に，筋が縮む，つまり収縮する能力は，2種類の筋フィラメントに依存している．筋細胞における筋フィラメントは，細胞における細胞骨格のマイクロフィラメント（第3章で学んだ）に相当する．3つ目の類似点は，用語に関係している．myo-, mys-(筋肉)，sarco-(肉)という接頭辞を見るたびに，筋を指していることがわかる．例

えば，筋細胞では，細胞質はサルコプラズムと呼ばれる．

骨格筋

骨格筋線維 skeletal muscle fibers は，骨格に付着する骨格筋と呼ばれる器官にまとまって納まっている．骨格筋は骨と軟骨の骨格をおおっているため，身体が滑らかな輪郭を形成するのに役立っている．骨格筋線維は大きな葉巻状の多核細胞である．骨格筋線維は最も大きいもので，長さ 30 cm に及ぶものもある．実際，大きくはたらく腰の抗重力筋の場合には，筋線維は肉眼で見ることができるほど大きくしっかりしている．

骨格筋は**横紋筋** striated muscle であり（線維に明らかな縞模様がある），また**随意筋** voluntary muscle（意識的な制御を受ける唯一の筋種）である．しかし，骨格筋は反射によっても（私たちの「意志による命令」なしに）活性化されることもある．骨格筋組織は素早く大きな力で収縮することができるが，疲れやすく，短時間の活動で休まなければならない．骨格筋組織について考えるとき，重要なキーワードは骨格，横紋，随意である．

骨格筋の線維は柔らかく，驚くほどもろい．しかし，骨格筋は非常に大きな力を発揮することができる．実際，重いものを持ち上げるときに発生する力は，それを持ち上げるのに必要な力よりもはるかに大きい．骨格筋が力を発揮するときに引き裂かれないのは，結合組織が何千本もの筋線維を束ねているからである（図 6.1）．

筋線維 1 本ずつは，**筋内膜** endomysium と呼ばれる繊細な結合組織の鞘に包まれている．鞘に包まれた数本の筋線維は，次に**筋周膜** perimysium と呼ばれるより粗い線維性の膜に包まれ，**筋束** fascicle と呼ばれる線維の束を形成する．多くの筋束は，**筋上膜** epimysium と呼ばれるさらに丈夫な結合組織の「コート」によって束ねられ，筋全体をおおっている．肉眼解剖では筋膜とよく言うが，これ（筋膜）は組織学で言う筋上膜に相当するものである．筋線維を越えて，両端に延び出た筋上膜（1粒のキャンディーを包むときのように，包んで絞った包み紙の両端に当たる部分）は，強い紐状の**腱** tendon になるか，シート状の**腱膜** aponeurosis になり，筋を骨や軟骨，その他の結合組織に間接的に付着させる．

筋を固定するだけでなく，腱はほかにもいくつかの機能をはたしている．最も重要なのは，耐久性の確保とスペースの節約である．腱のほとんどは強靱な膠原線維であるため，繊細な筋を引き裂きかねない粗い骨の突起（こうげん）を越えることができる．また関節をわたる腱の数は，肉付きのよい筋よりも多くなるが，腱は比較的小さいため，必要とするスペースは少なくて済む．

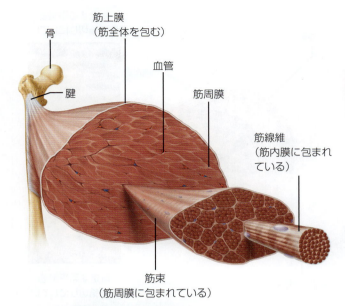

図 6.1 骨格筋を包む結合組織

> **図 6.1 Q** epi の意味は？ mys の意味は？ これらの語源は，骨端上部の役割や位置とどのように関係しているか？
> （解答は付録 A 参照）

多くの筋は常に膨らんだ「筋腹」をもち，その両端は腱に向かって細くなっている．しかし，筋はその線維の並び方でかなり違いがある．多くは今述べたような紡錘形であるが，線維が扇形，円形，あるいは羽のような型で配列されているものもある（pp. 195〜196 に記載）．

平滑筋

平滑筋 smooth muscle は主に胃，膀胱，呼吸器などの中空（管腔）の臓器の壁に存在し，管腔の中の物質を経路に沿って運搬する．平滑筋は内臓にあり，横紋がなく，不随意である．

平滑筋線維は紡錘形で，単核であり，疎な筋内膜に囲まれている（表 6.1）．平滑筋線維は層状に配列され，多くの場合 2 層であり，管腔に対して一方は輪状に，もう一方は縦に走っている（図 6.2a）．この 2 つの層が交互に収縮と弛緩を繰り返すことで，臓器の大きさと形が変化する．消化管内で食物を移動させ，腸や膀胱を空にすることは平滑筋の「日常業務」活動の一例である．平滑筋の収縮はゆっくりと持続する．ランニングに例えると，骨格筋は速く走るがすぐに疲れてしまうスプリンターのようなものなら，平滑筋はゆっくり走るが何 km もペースを維持し続けるマラソン選手のようなものである．

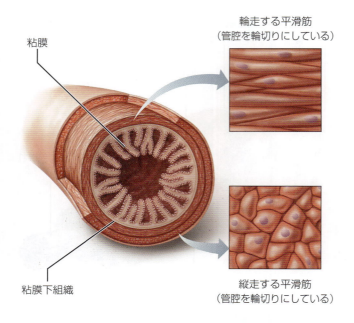

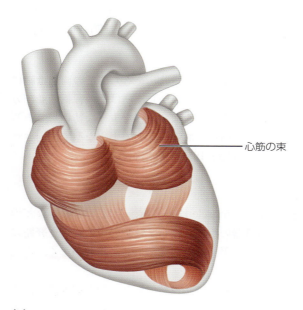

図 6.2 平滑筋と心筋細胞の配列
(a)小腸の断面図. (b)心臓壁における心筋細胞のらせん状の配列.

心筋

心筋 cardiac muscle は体内で心臓にしか存在せず,心臓壁の大部分を形成している.心臓はポンプの役割をはたし,血管を通して血液を全身の組織に送り出す.骨格筋と同様に心筋は横紋筋であり,平滑筋と同様,単核で不随意筋であり,意識下で制御できない.このタイプの筋に関する重要なキーワードは,心筋,横紋,不随意である.

心筋細胞は少量の内膜で包まれ,らせん状または8の字状の束になっている(図 6.2b).心臓が収縮すると心室は小さくなり,血液は心室を通り心臓から出る大動脈に一方通行で流れ込む.心筋線維は枝分かれした細胞で,介在板と呼ばれる特殊なギャップ結合によって結合している(p. 95 の図 3.20,第3章 p. 94 参照).これら2つの構造的特徴と,心臓の筋束がらせん状に配列されていることにより,心臓の活動は厳密に調整されている.

心筋は通常,心臓の「体内」ペースメーカによって設定されたかなり安定した速度で収縮する.しかし,神経系はバス乗車に間に合うために走るときのように,短時間だけ心臓を刺激して「ハイギア」にシフトさせることもできる.

このように,3種類の筋はそれぞれ体内の仕事に適した構造と機能をもっている.しかし,筋系という用語は特に骨格筋に適用されるため,この章の残りは骨格筋にフォーカスする.

6.1b 筋の機能

すべての種類の筋が動きを生み出すが,骨格筋はそれ以外にも3つの重要な役割を担っている.すなわち,姿勢と体位を維持し,関節を安定させ,熱を発生させる.それでは見てみよう.

動きを生み出す

骨格筋は,あらゆる運動(例えば,歩く,泳ぐ,クロスカントリースキーなど)や,上肢で俊敏に物を操作するなど,私たちの身体の可動性を担っている.この筋のおかげで,私たちは外部環境の変化に素早く対応することができる.例えば,そのスピードとパワーによって私たちは暴走する車から飛び出し,その行方を目で追うことができる.また,表情という無言の言語で感情を表現することもできる.

骨格筋は,血液を循環させて血圧を維持する血管壁の平滑筋や心臓の心筋,および体内の経路を通じて体液(尿,胆汁)やその他の物質(食物,赤ちゃん)を押し出す中空臓器の平滑筋とは異なる.

姿勢と体位の維持

私たちは身体の姿勢を維持する骨格筋のはたらきを意識することはほとんどない.しかし,骨格筋はほとんど絶え間なく機能しており,私たちが直立した姿勢や座った姿勢

を維持できるように，たとえ猫背になったとしても，重力の絶え間ない下向きの引力にもかかわらず，次から次へと微小な調整を行なっている．

関節を安定させる

骨格筋は骨を引っ張って動きを起こすと同時に，骨格の関節を安定させている．筋と腱は，肩関節や膝関節のような関節面の小さい関節を補強し，安定させる上で非常に重要である．実際，膝関節損傷の理学療法には，膝を支える太ももの筋を強化する運動が含まれる．

熱を発生させる

筋活動は収縮の副産物として体温を発生させる．筋収縮にATPが使われると，そのエネルギーの3/4近くが熱として放出される．この熱は正常な体温を維持するために不可欠である．骨格筋は体格の少なくとも40%を占めており，熱を発生させるのに最も責任のある筋である．

その他の機能

筋はほかにも重要な機能をはたしている．平滑筋は体内の開口部を通る物質の通過を調節する弁を形成したり，目の瞳孔を開いたり閉じたりもする．また立毛筋は毛を逆立てる．骨格筋は随意的に制御される弁を形成し，壊れやすい内臓を包んで保護する．

> **確認してみよう**
> 1. 3種類の筋組織の細胞は，解剖学的に互いにどう違うか？
> 2. 結合組織が最も複雑に包んでいる筋はどのタイプか？
> 3. 筋細胞に対して横紋状とはどういう意味か？
> 4. 骨格筋がもたらす動きは，平滑筋や心筋がもたらす動きとどのように違うか？
>
> （解答は付録Aを参照）

6.2 骨格筋の顕微鏡解剖学的構造

> **学習目標**
> ● 骨格筋の微細構造を説明し，アクチンとミオシンを含む筋フィラメントの役割を説明することができる．

前述したように，骨格筋線維（細胞）は多核である（図6.3a）．筋線維では**筋鞘** sarcolemma と呼ばれる細胞膜のすぐ下に，楕円形の核が多数見られる．核は長いリボン状の小器官である**筋原線維** myofibrils に押しのけられ，細胞

質をほぼ満たしている．

完全に整列した筋原線維の長さに沿って，**明帯（I帯*）** light（I）bands と**暗帯（A帯）** dark（A）bands が交互に並んでいるため，筋線維は縞模様（帯状）に見える（どちらの帯がどちらであるかを覚えやすくするために，LIGHT の2文字目のIとDARKの2文字目のAを思い浮かべてみよう）．

縞模様のパターンをよく見ると，明るいI帯には正中線が途切れていてZ線と呼ばれる暗い領域があり，暗いA帯にはH帯と呼ばれる明るい中央領域があることがわかる（図6.3b）．H帯の中央にあるM線には，隣接する太いフィラメントをつなぎ合わせる小さなタンパク質の棒が含まれている．

ではなぜわざわざこのような用語を使うのだろうか？それは筋原線維の構造が明らかになるからである．まず筋原線維は実は**筋節** sarcomeres と呼ばれる小さな収縮単位の鎖であり，これが骨格筋の構造的・機能的単位であることがわかる．筋節は筋原線維の長さ方向に沿って，電車の箱車のように端から端まで並んでいる．第2に，骨格筋線維の筋線を作り出すのは，筋節内のさらに小さな構造（筋フィラメント）の正確な配列である．

筋フィラメントの配列がどのようなパターンでつながっているかを見てみよう．各筋節の中には，2種類の糸状のタンパク質**筋フィラメント** myofilaments がある（図6.3c）．**太いフィラメント** thick filaments は，主に**ミオシン** myosin というタンパク質の分子が束になってできている．太いフィラメントは暗色A帯の全長にわたって伸びていることに注意しよう．また，太いフィラメントの中間部は滑らかであるが，その両端には小さな突起がちりばめられていることに注目してほしい（図6.3c）．これらの突起（ミオシン頭部）はATPアーゼ酵素活性をもち，筋収縮に使われるエネルギーを放出するためにATPを分解する．ミオシン頭部はまた，収縮中に細い筋フィラメントと結合する際に**クロスブリッジ** cross bridges を形成する．ミオシンフィラメントは，太いフィラメントの芯を通る弾性フィラメントであるタイチンによってZ線に結合している．

細いフィラメント thin filaments は，**アクチン** actin と呼ばれる収縮タンパク質と，ミオシン頭部とアクチンの結合を可能にする（あるいは阻止する）役割をはたすいくつかの調節タンパク質から構成されている．細いフィラメント

---

* 訳者注：I帯とA帯の呼び方：複屈折性が弱く光が透りやすいために明るく見えるとき，光学用語では等方性 isotropic であると言う．この頭文字から明るい部分をI帯と呼ぶ．複屈折性が強く光を透しにくいため暗く見えるとき，異方性 anisotropic であると言う．頭文字から暗い部分をA帯と呼ぶ．

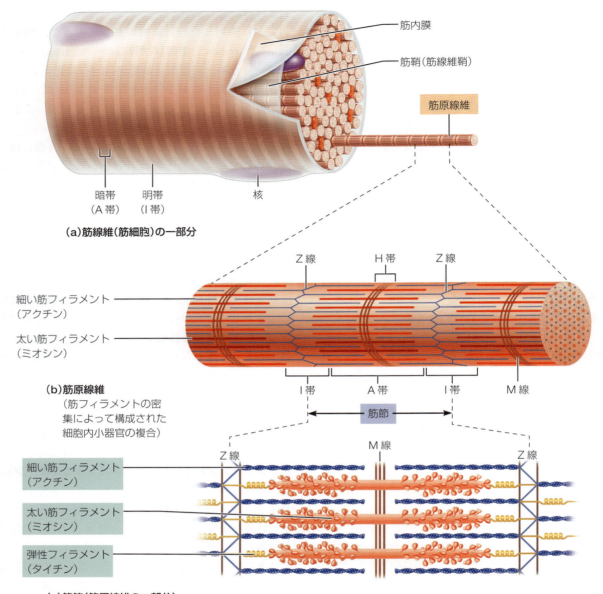

図6.3　骨格筋線維(細胞)の構造
(a)筋線維の一部．筋原線維が1本伸びている．(b)筋原線維の拡大図．横紋のパターンを示す．(c)筋原線維の筋節(収縮単位)の拡大図．

はZ線(円盤状の膜)に固定されている．明帯は隣接する2つの筋節の一部を含み，細いフィラメントのみを含んでいることに注意しよう．細いフィラメントは太いフィラメントの端に重なっているが，弛緩した筋節の中央部には伸びていないため，中央部(H帯)は少し薄く見える．収縮時にアクチンを含む細いフィラメントが互いにスライドすると，アクチンとミオシンフィラメントが完全に重なるため，H帯は消失する．

もう1つの非常に重要な筋線維小器官である**筋小胞体** sarcoplasmic reticulum(SR)は，特殊な滑面小胞体である(図6.3には示されていない)．小胞体は，ゆるく編まれたセーターの袖が腕を包んでいるように，筋原線維を取り囲んでいる．この精巧なシステムの主な役割は，カルシウムを貯蔵し，筋線維が収縮するように刺激されたときに，必要に応じてカルシウムを放出することである．おわかりのように，カルシウムは収縮のための最終的な「GO」シグ

骨格筋の活動 181

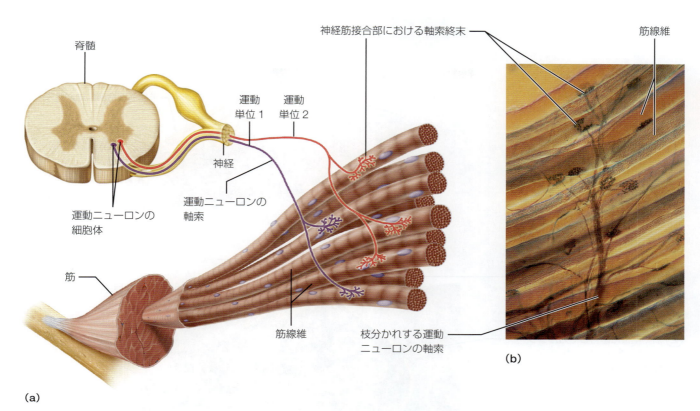

(a)

図 6.4　運動単位
運動単位は運動ニューロンと，それが支配するすべての筋線維から構成される．(a)2 つの運動単位を示す．運動ニューロンの細胞体は脊髄にあり，軸索は筋まで伸びている．軸索は筋内部で複数の終末に枝分かれしている．散在する筋線維ごとに分布する．(b)運動単位の一部を示す顕微鏡写真(1,150 倍)．

ナルを出すのである．

確認してみよう
5. 具体的には，骨格筋細胞における配列パターンは，どのような構造に起因するか？
　　　　　　　　　　　　　　　（解答は付録 A を参照）

6.3　骨格筋の活動

6.3a　単一骨格筋線維の刺激と収縮

学習目標
● 筋細胞において活動電位がどのように開始されるかを説明することができる．

筋線維は，その役割をはたすためにいくつかの特別な機能的特性をもっている．その第 1 が被刺激性で，反応性とも呼ばれ，刺激を受けて反応する能力である．2 つ目は収縮性で，適切な刺激を受けると強制的に短縮する能力である．この特性により，筋はほかのすべての組織タイプとは異なる．伸張性とは筋線維が伸びる能力のことで，弾性とは引き伸ばされても反動で元の長さに戻る能力のことである．

神経刺激と活動電位

骨格筋線維は収縮するために神経インパルスによって刺激されなければならない．1 つの運動ニューロン（神経細胞）が数本の筋線維を刺激することもあれば，数百本の筋線維を刺激することもある．**運動単位** motor unit は，1 つのニューロンとそれが刺激するすべての骨格筋線維からなる（図 6.4）．**軸索** axon と呼ばれる神経細胞の糸状に長く伸びた部分が筋に到達すると，その軸索はいくつかの**軸索終末** axon terminals に分岐し，それぞれが異なる筋線維の筋鞘と接合を形成する（図 6.5）．これらの接合部は**神経筋接合部** neuromuscular junctions と呼ばれ，**神経伝達物質** neurotransmitter と呼ばれる化学物質で満たされた

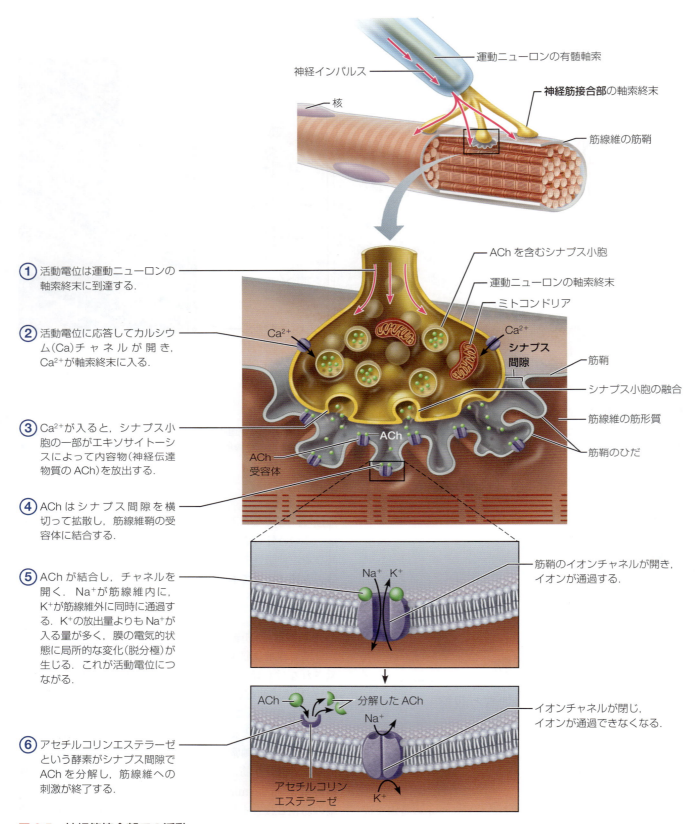

図 6.5 神経筋接合部での活動

骨格筋の活動　183

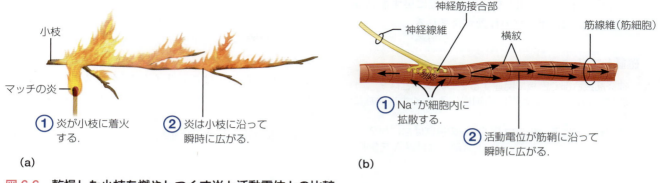

図 6.6　乾燥した小枝を燃やしつくす炎と活動電位との比較
(a)乾燥した小枝に着火するとき，最初にすることはマッチの炎を小枝の一部分に当てることである．すると，小枝が十分に加熱され，小枝が燃え上がる．(b)筋細胞が興奮するにはまず，筋鞘の透過性が変化するので，ナトリウムイオン(Na^+)が細胞内に急速に拡散する．すると，細胞内の電気的状態を逆転させるのに十分な量の Na^+ が侵入したときに，活動電位が筋鞘に沿って広がる．

シナプス小胞を含んでいる．骨格筋線維を刺激する特定の神経伝達物質は**アセチルコリン**acetylcholine（ACh）である．神経終末と筋線維の膜は非常に近接しているが，決して接触することはない．そのすきまが**シナプス間隙** synaptic cleft であり，間隙は間質液で満たされている．

ホメオスタシスの失調 6.1

運動神経のインパルスが筋に到達できない場合もある．**筋萎縮性側索硬化症** amyotrophic lateral sclerosis（ALS．ルー・ゲーリッグ病とも呼ばれる）では，運動ニューロンが時間をかけて変性し，その結果，麻痺が徐々に悪化する．ALSの原因は不明であるが，遺伝性のものもある．共通の特徴としてミトコンドリアの機能不全，炎症があり，加えて強い紫外線のように DNA や組織を損傷するフリーラジカルの発生もある．ALS 患者の予後は，最終的に呼吸筋が侵され呼吸不全を起こすため，一般に 3〜5 年以内に死亡する．

神経筋接合部の構造を説明したので，図 6.5 のステップを順に参照しながら，そこで何が起こっているかを説明しよう．神経インパルスが軸索終末に到達すると ①，カルシウムチャネル（電位依存性チャネル）が開き，カルシウムイオン（Ca^{2+}）が軸索終末に流入する ②．Ca^{2+} が入ると，軸索終末のシナプス小胞の一部が細胞膜（シナプス前膜）と融合し，アセチルコリンを放出する ③．アセチルコリンはシナプス間隙に拡散し，筋形質膜（シナプス後膜）の高度に折り畳まれた領域にある膜受容体に結合する ④．アセチルコリンが放出されると，その時点の筋形質膜では一時的にナトリウムイオン（Na^+）に対する透過性がさらに高まり，筋線維内に Na^+ が流入する ⑤．カリウムイオン（K^+）は筋

線維外に放出される．筋線維（筋細胞）内で終板電位が生じる．終板電位はローカルポテンシャルな電位で，それ自体は大きくないが，活動電位を誘発することができる．十分な量のアセチルコリンが入り閾値を超えると，電位依存性のナトリウムチャネルが開き，どっと Na^+ が入り，出ていく K^+ よりも多くなる．この不均衡により，細胞内部は陽イオン過剰となり，筋形質膜の静止時の電気的状態が逆転する．この現象は脱分極と呼ばれる ⑤．このようなイオンの動きにより，**活動電位** action potential と呼ばれる電流が発生する．活動電位はいったん始まると止められず，筋形質膜の表面全体を伝わり，電気インパルスを細胞の端から端まで伝導する．その結果，筋線維が収縮する．

活動電位が発生しているあいだ，筋形質膜およびシナプス間隙に存在するアセチルコリンエステラーゼ（AChE）という酵素がアセチルコリンを酢酸とコリンに分解し，次の神経インパルスが来ていないのに筋線維が継続して収縮するというようなことを防ぐ ⑥．筋線維は次のアセチルコリン放出によって刺激されるまで弛緩する．1 回の神経インパルスが生み出す収縮は 1 回だけである．

この一連の出来事を，乾燥した小枝の下でマッチを点けることに例えてみよう（図 6.6）．炎による小枝の炭化は，Na^+ を細胞内に取り込む膜透過性の変化に例えることができる．小枝のその部分が十分に熱くなると（十分な量の Na^+ が細胞内に入ると）小枝は突然燃え上がり，炎は小枝に沿って移動する（活動電位は筋鞘の全長に沿って伝導される）．この一連の出来事については，神経生理学の議論（第 7 章，pp.226〜229 参照）で詳しく説明する．

細胞を静止状態に戻すイベントには，(1)K^+ の細胞外

への拡散と，(2)Na^+ と K^+ を最初の位置に戻す能動輸送機構である Na^+-K^+ ポンプの作動が含まれる．

> **確認してみよう**
> 6. 神経筋接合部で密接に関連する2つの構造とは？
> 7. 活動電位が発生する際に筋細胞に入るイオンはなにか？
> 8. 筋収縮におけるカルシウムイオンの役割はなにか？
> （解答は付録Aを参照）

筋収縮のメカニズム：フィラメント滑走説

> **学習目標**
> ● 筋細胞の収縮について説明することができる．

活動電位につながる神経筋接合部での出来事については説明した．次に興奮収縮連関（つまり，今起こったこととこれから起ころうとしていることを組み合わせること．筋における活動電位の発生から収縮までの一連の過程），および筋フィラメントがより大きく重なり合い筋節（および筋全体）が短縮するクロスブリッジ・サイクルについて説明する．

なにがフィラメントをスライドさせるのか？ 太いフィラメントの両端を取り囲むように突出しているミオシン頭部について考えてみよう．

ミオシン頭部がアクチンと結合して両者間に架橋を形成するには，Ca^{2+} とミオシン頭部に「エネルギーを与える」ATPが必要である．では，カルシウムはどこから供給されるのだろうか？ 活動電位は，筋鞘から細胞内に入り込んだ膜性細管（横行小管，T管）に沿って筋線維の奥深くに伝わる．細胞内では，興奮収縮連関と呼ばれるプロセスで，活動電位が筋小胞体を刺激して筋小胞体の中に蓄えられていた Ca^{2+} を細胞質に放出する．Ca^{2+} は収縮調節タンパク質に結合することによって，ミオシンとアクチンの結合を誘発し，フィラメントのスライディングを開始する（図6.7）．活動電位が終了すると，Ca^{2+} は直ちに筋小胞体に回収され，収縮調節タンパク質は安静時の状態に戻ってミオシン結合部位をブロックし，筋線維は弛緩して元の長さに落ち着く．この一連のイベントには数千分の1秒しかかからない．

先ほど述べたように，神経系が筋線維を活性化すると，ミオシン頭部が細いフィラメントの結合部位に付着しスライディングが始まる．各クロスブリッジ（ミオシン頭部のこと）は収縮中，数回アクチンとくっついたり離れたりして張力を発生させ，細い（アクチン）フィラメントを筋節の中心に向かって引っ張り込む．筋短縮時にはミオシン頭部が細いフィラメントに沿ってムカデの歩行のように「歩く」．「歩く」という言い方で例えるなら，一部の脚（ミオシン頭部）は常に地面（アクチン）と接触しているため，細いフィラメント（アクチンフィラメント）は後方に滑ることができない．収縮中はこのサイクル（クロスブリッジ・サイクル）が何度も繰り返される．この現象が筋線維全体の筋節で同時に起こると，筋線維は短縮する（図6.8）．筋フィラメント自体は収縮中に短縮するわけではなく，単に互いにすべり合い，弛緩時よりも重なり合っているだけである．

> **確認してみよう**
> 9. ATPと Ca^{2+}，どちらの化学物質が筋フィラメントの滑走を誘発するか？
> 10. クロスブリッジの付着は，息を合わせたボート競技のチームと，井戸からロープでバケツを引く人のどちらに似ているか？
> （解答は付録Aを参照）

6.3b 全体としての骨格筋の収縮

> **学習目標**
> ● 骨格筋に適用される次の用語，段階的反応，強縮，等張性収縮と等尺性収縮，筋緊張を定義することができる．

段階的反応

骨格筋では，筋生理学の「全か無か」の法則が筋全体ではなく筋線維に適用される．これは，筋線維は十分な刺激を受けると最大限に収縮し，部分的に収縮することはないというものである．しかし，筋全体は刺激に対して**段階的反応** graded responses，つまり異なる短縮の度合いで反応し，異なる量の力を発生させる．一般的に，段階的な筋収縮には2つの方法がある．(1)筋刺激の頻度を変えることによって，(2)一度に刺激する筋線維の数を変えることによって，である．次に，2つの方法による筋の反応を説明しよう．

急激な刺激増加に対する筋反応 筋が**単収縮** muscle twitches（単発の，短い，ぎくしゃくした収縮）を起こすのは，ある種の神経系の問題から起こることがあるものの，これは通常，筋が機能する方法ではない．ほとんどの種類の筋活動では，神経インパルスは非常に速い速度で筋に伝達される．その結果，連続する収縮の影響が「加重」され，筋の収縮はより強く，より滑らかになる．筋は短い間隔で刺激さ

骨格筋の活動 185

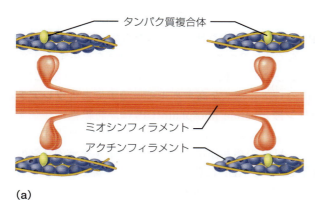

弛緩した筋細胞では，アクチンフィラメントの一部にある調節タンパク質がミオシンの結合をブロックし，妨げている（a 参照）．活動電位（AP）が筋節に沿って波及し，筋細胞が興奮すると，カルシウムイオン（Ca^{2+}）が細胞内の貯蔵領域（筋小胞体の小嚢）から放出される．

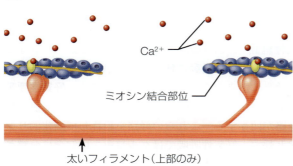

Ca^{2+}の流れが収縮の引き金となる．Ca^{2+}がアクチンフィラメント上の調節タンパク質に結合すると，調節タンパク質はその形状と細いフィラメント上の位置の両方を変化させるからである．この作用により，アクチン上にミオシン結合部位が露出し，そこにミオシン側枝が結合できるようになる（b 参照）．ミオシンとアクチンの結合はクロスブリッジを形成する．

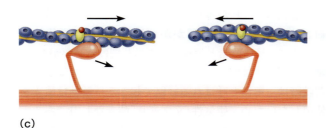

図 6.7 筋収縮機構の模式図：フィラメント滑走説

ATPのエネルギーを使って，遊離したミオシン頭部は「ロック」される．それは，漕ぐためのオールに似ている．ミオシンがアクチンに結合すると，ミオシン頭部は筋鞘の中心に向かって，漕ぐような動きで折れ曲がる．このとき，細いフィラメントは筋鞘の中心に向かってわずかに引っ張られる（c 参照）．ATPは，それぞれのミオシンヘッドを解放し，再固定するのに必要なエネルギーを供給し，細いフィラメントに沿ってより遠くにある結合部位に結合できるようにする．

れ，弛緩が起こらないうちに次の刺激が来ると，収縮が融合し，強縮という状態となる．このとき，個々の刺激に対する単収縮が区別できる場合は，**不完全強縮**（unfused tetanus あるいは incomplete tetanus），個々の単収縮が完全に融合した場合は，**完全強縮**（complete tetanus，あるいは fused tetanus* という（図 6.9）．
より強い刺激に対する筋の反応　強縮はより強い筋収縮を生じさせるが，その主な役割は筋収縮を円滑かつ長時間生じさせることである．筋がどの程度強く収縮するかは，そ

の細胞のいくつが刺激されるかに大きく依存する．数本の線維だけが刺激されると，筋全体としてはわずかに収縮するだけである．すべての運動単位が活動し，すべての筋線維が刺激されると，筋収縮は限りなく強くなる．このように，筋収縮はわずかなものから強力なものまで，行うべき仕事によってさまざまである．1枚の紙を持ち上げるのと同じ手で，本の詰まった重いバックパックを持ち上げることもできる！

---

* 強縮収縮は正常で望ましい．細菌が作る神経毒によって引き起こされる破傷風（一般にロックジョーと呼ばれる．顎 jaw がロック lock されたかのように口が開かない）病態（すなわち開口障害，横紋筋の強直性痙攣，後弓反張など）とは全く異なる．破傷風は筋が制御不能の痙攣を引き起こし，最終的に呼吸停止を招く．

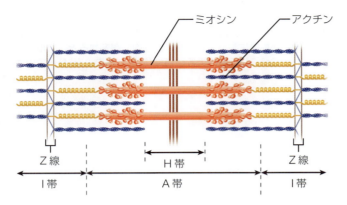

(a) 弛緩した筋節

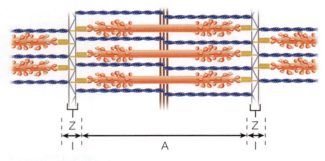

(b) 完全に収縮した筋節

図 6.8　筋節の模式図

収縮した筋節(**b**)では，筋原線維の重なりが増加した結果，A 帯中央の薄い H 帯が消失し，Z 線が太いフィラメントに近づき，I 帯がほぼみえなくなる．隣接する筋節の A 帯は互いに近づくが，長さは変わらない．

筋収縮のためのエネルギー供給

> **学習目標**
> ● 筋活動中の ATP 再生の 3 つの経路を説明することができる．

筋が収縮すると，ATP 分子の結合が加水分解され，必要なエネルギーが放出される．

> **コンセプト・リンク**
> 　ATP は固く巻かれたバネに例えることができ，「留め具」が解除されると莫大なエネルギーでほどけるようになっていることを思い出してほしい（第 2 章, p. 52 参照）．すべての結合はエネルギーを蓄え，この例の「留め具」は ATP の特徴的な高エネルギーリン酸結合である．

意外なことに，筋が蓄える ATP の量は非常に限られており，数秒しかない．ATP は筋活動に直接使用できる唯一のエネルギー源であるため，収縮を継続させるためには ATP を継続的に再生させなければならない．

　はたらく筋は 3 つの経路を使って ATP を再生する．

- **クレアチンリン酸による ADP の直接的リン酸化**（図 6.10a）　ユニークな高エネルギー分子である**クレアチンリン酸** creatine phosphate（CP）は，筋線維に存在するがほかの細胞種には存在しない．ATP が枯渇すると CP と ADP の相互作用によって高エネルギーのリン酸基が CP から ADP に移動し，ほんの一瞬でより多くの ATP が再生される．筋線維は ATP のおそらく 5 倍の CP を貯蔵しているが，CP の供給もすぐに使いはたす（15 秒以内）．

- **好気性経路**（図 6.10b）　安静時および軽度から中等度の運動時には，筋活動に使用される ATP の約 95％ が好気性呼吸に由来する．ミトコンドリアでは，**好気性呼吸** aerobic respiration が行われ，酸素を使用する一連の代謝経路が関与する．これらの経路を総称して酸化的リン酸化と呼ぶ．好気性呼吸ではグルコースは完全に分解され，二酸化炭素と水になり，結合が切れるときに放出されるエネルギーの一部は ATP 分子の結合に取り込まれる．豊富な ATP が得られるが（グルコース 1 個当たり約 32 ATP），かなり時間がかかるため，それを維持するためには筋に酸素と栄養燃料を送り続ける必要がある．

- **嫌気的解糖と乳酸生成**（図 6.10c）　グルコース分解の初期段階は，解糖と呼ばれる経路で起こる．解糖は酸素を使用しないため，嫌気性（文字通り「酸素なし」）である．細胞質で起こる解糖では，グルコースがピルビン酸に分解され，少量のエネルギーが ATP 結合に取り込まれる（グルコース 1 分子当たり 2 ATP）．十分な酸素が存在する限り，ピルビン酸はその後，ミトコンドリア内で発生する酸素を必要とする好気性経路に入り，上述のようにさらに ATP を産生する．しかし，筋活動が激しくなったり，酸素やグルコースの供給が一時的に不足したりすると，ATP の需要に遅滞した好気性経路が追いつかなくなる．このような条件下では，解糖過程で生成されたピルビン酸が**乳酸** lactic acid に変換され，全体的なプロセスは**嫌気的解糖** anaerobic glycolysis と呼ばれる．

- 嫌気的解糖は，グルコース 1 分子当たりから，好気性呼吸の約 5％ しか ATP を生成しない．しかしその速度は 2.5 倍であり，30〜40 秒間の激しい筋活動に必要な ATP のほとんどを供給することができる．嫌気的解糖には 2 つの主な欠点がある．それは，わずかな ATP を得るために大量のグルコースを使用することと，蓄積する乳酸が筋肉痛を促進することである．

骨格筋の活動　187

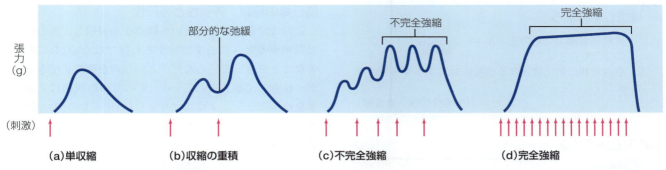

図 6.9　異なる刺激頻度に対する筋全体の反応
1回の刺激(**a**)が筋の収縮と弛緩(単収縮)を引き起こす．刺激がより頻繁に与えられると(**b**)，筋は次の刺激までに完全に弛緩する余地がなくなり，個々の単収縮の効果が合計される(加重される)ため収縮力は増大する．刺激がさらに速い速度で加えられると，単収縮はいっそう密に重なる(**c**)(不完全強縮)が起こる．完全強縮(**d**)は，弛緩がなく収縮が持続する．非常に速い速度の刺激によって生じる〔刺激が与えられた時点を赤い矢印で示す．縦軸の張力(g単位で測定)は筋収縮の相対力を示す〕．

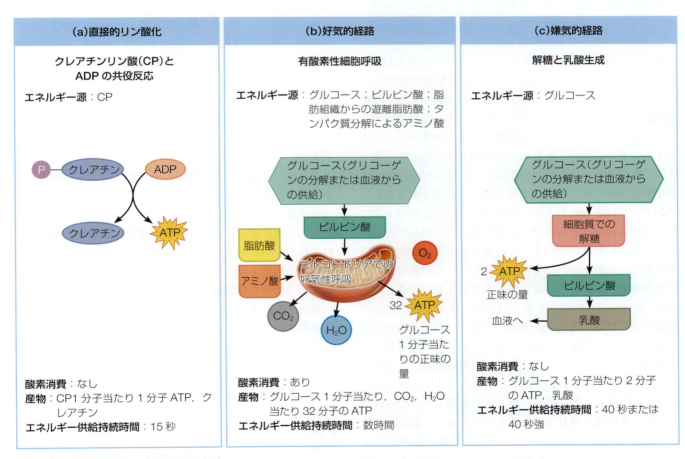

図 6.10　筋活動中の ATP 再生の方法
最も速い ATP の再生機構は(**a**)直接的リン酸化であり，最もゆっくりとした機構は(**b**)好気性呼吸である．

> **確認してみよう**
> 11. 骨格筋収縮のためのエネルギー生成に使われる3つのプロセスとは？
> 12. 筋線維が収縮に使用する直接的なエネルギー源はなにか？
>
> （解答は付録Aを参照）

筋疲労と酸素欠乏

> **学習目標**
> ● 酸素欠乏と筋疲労を定義し，筋疲労の原因として考えられるものを挙げることができる．

筋を長時間激しく動かすと，**筋疲労** muscle fatigue が起こる．筋が疲労するのは，筋が刺激を受けているにもかかわらず収縮できなくなったときである．休息をとらないと，はたらいている筋は疲れはじめ，収縮が弱くなり，ついには反応がなくなって収縮しなくなる．

筋疲労の要因は完全にはわかっていない．原因として疑われているのは，イオン（Ca^{2+}，K^+）の不均衡や神経筋接合部の問題である．しかし，長時間の筋活動中に生じる**酸素欠乏** oxygen deficit が主な要因であるという点では，多くの意見が一致している．酸素欠乏とは，酸素が完全に不足することではない．むしろ，人が激しく運動しているときに，有酸素性ATP産生を継続するのに必要な酸素をすべて筋に供給し続けるのに十分な速さで酸素を取り込むことができない場合に起こる．筋ができる仕事と疲労せずにはたらける時間は，明らかに血液供給の良し悪しに左右される．筋が好気性呼吸に十分な酸素を欠くと，嫌気性経路を経由して乳酸が筋内に蓄積しはじめる．この現象は，私たちが経験する灼熱感によって認識することができる．さらに，筋のATP供給が不足しはじめ，イオンバランスが崩れがちになる．これらの要因が重なり，筋の収縮が弱くなり，ついには収縮が完全に停止してしまうのである．

筋が完全に止まってしまう真の筋疲労は，ほとんどの人にとって起こることは稀である．しかしマラソンランナーには起こりうる．彼らの多くは，筋が疲労してはたらけなくなり，文字通り倒れる．酸素不足は，激しい筋活動中に必ずある程度発生するもので，疲労の有無にかかわらず「返済」しなければならない借金のようなものである．活動後の回復期には，呼吸を速く深くする．これは，蓄積された乳酸を筋が取り除き，ATPとクレアチンリン酸を補充するのに必要な量の酸素を受け取るまで続く．

筋収縮の種類：等張性と等尺性

これまで収縮を短縮という観点から説明してきたが，筋は収縮するときに必ず短縮するわけではない（なにを二枚舌なことを言っているんだ，という声が聞こえてきそうだが，注意して読んでほしい）．すべての筋収縮に共通する事象は，ミオシンクロスブリッジ（ミオシンの頭）が細いアクチンフィラメントを太いミオシンフィラメントに沿ってスライドさせようとすると，筋に張力（力）が発生することである．

等張性収縮 isotonic contractions（文字通り，同じ張性または張力）は，ほとんどの人にとって馴染み深いものである．等張性収縮では，筋フィラメントが滑走運動に成功し，筋が短縮し運動が起こる．膝を曲げたり，重りを持ち上げたり，笑ったりすることはすべて等張性収縮の例である．

筋が短縮しない収縮を**等尺性収縮** isometric contractions という．等尺性収縮では，ミオシンフィラメントが「空回り」し，筋の張力が増加し続ける．筋フィラメントは滑ろうとしているが，筋は多かれ少なかれ動かない物体にぶつかる．例えば，手のひらを互いに体の前で押し合わせるとき，腕と胸の筋は等尺性収縮しているのである．

筋緊張

骨格筋の活動のある側面は，意識的にコントロールすることができない．筋が自発的に弛緩しているときでさえ，その線維の一部は収縮している．最初は1つのグループが収縮し，次に別のグループが収縮する．これらの収縮は目には見えないが，そのおかげで筋は硬く，健康で，常に活動できる状態を保っている．このように部分的な収縮が続いている状態を**筋緊張** muscle tone という．筋緊張は筋中に散在するさまざまな運動単位が，神経系によって系統的に刺激された結果である．これらの運動単位は，動作が必要とされる場合に備えて「待機中」であると考えてよい．

> **ホメオスタシスの失調 6.2**
>
> 筋への神経供給が（事故などで）破壊されると，筋はもはやこのような刺激を受けなくなり，緊張を失う．やがて筋は**弛緩** flaccid，つまり柔らかくたるんだ状態になり，**萎縮** atrophy（衰えていく）しはじめ，弛緩性麻痺と呼ばれる．これを，筋がもはや制御できなくなるまで筋緊張が高まる状態—例えば細菌毒素によって引き起こされる破傷風という病気と比較してみよう．これは痙性麻痺と呼ばれる．

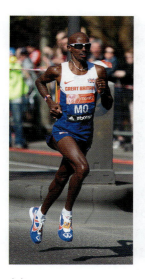 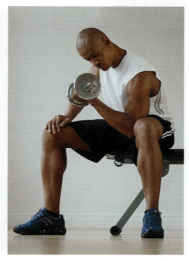

図 6.11 **有酸素トレーニングと筋肉トレーニングの効果**
(a)マラソンランナー．(b)ダンベル運動．

運動が筋に及ぼす影響

> **学習目標**
> ● 有酸素運動と無酸素運動が骨格筋やほかの身体器官に及ぼす影響を説明することができる．

　筋ははたらく量によって変化する．筋の不活動（神経供給の喪失，不動性，あるいは原因が何であれ）は，常に筋力低下と衰弱につながる．「使わなければ失う！」ということわざがあり，筋も例外ではない．逆に言えば定期的な運動は筋のサイズ，筋力，持久力を増大させる．しかし，すべての種類の運動がこのような効果をもたらすわけではなく，実際，運動の効果には重要な違いがある．

　エアロビクスやジョギング，サイクリングなどの**有酸素運動** aerobic exercise や**持久力運動** endurance exercise（図 6.11a）は，筋をより強く柔軟にし，疲労に耐性をもたらす．

　これらの変化は部分的でも筋への血液供給を増加させ，個々の筋線維がより多くのミトコンドリアを形成しより多くの酸素を貯蔵させる．有酸素運動は ATP 産生速度を安定させ，好気性呼吸の効率を向上させる．

　しかし，有酸素運動の利点は骨格筋だけではない．全身の代謝をより効率的にし，消化（および排泄）を改善し，神経筋の協調性を高め，骨格を強化する．心臓は肥大し，一拍ごとに多くの血液を送り出し，血管壁からより多くの脂肪沈着を取り除くのに役立つ．肺はガス交換がより効率的になる．これらの効果は，運動の頻度や運動量によって，永続的なものと一時的なものがある．

　有酸素運動では，何時間運動しても筋はあまり大きくならない．プロのボディビルダーの筋の膨らみは主に**筋肉トレーニング運動** resistance exercise（**等張性運動** isometric exercise）（図 6.11b）から生じる．

　筋肉トレーニング運動に必要な時間はごくわずかで，特別な器具もほとんど必要ない．通常，1日おきに数分行えば十分である．壁を押し付けることでもよいし，スーパーで列を並んでいるときでさえ，殿部の筋を強く収縮させることができる．重要なのは，筋をできるだけ大きな力で強制的に収縮させることである．その結果，筋のサイズと筋力が増大するのは，筋線維の数が増えるのではなく，個々の筋線維が太くなる（収縮性の筋フィラメントが増える）ためである．筋を補強する結合組織の量も増加する．

　持久力運動と筋肉トレーニング運動では筋反応のパターンが異なるため，自分の運動目標を知ることが重要である．ウエイトを持ち上げても，マラソンの持久力が向上するわけではない．同様に，ジョギングをしたからといって家具を持ち上げるための筋力がつくわけでもない．もちろん，ほとんどの人にとって最適な運動プログラムには，両方の運動が含まれている．

> **確認してみよう**
> 13. ゲーリーさんが木の切り株を地面から引き抜こうとしている．それはびくともしない．彼の筋はどのタイプの収縮を行っているか？
> 14. 酸素欠乏とはどういう意味か？
> 15. 大きな骨格筋を発達させるには有酸素運動と無酸素運動（筋肉トレーニング運動）のどちらのタイプに重点を置くべきか？
>
> （解答は付録Aを参照）

6.4　筋の動き，役割，および名称

> **学習目標**
> ● 筋に関連する起始，停止，主動，拮抗，相乗，固定を定義することができる．
> ● 身体の動きの種類を示す，または識別することができる．

　筋活動を理解するための5つの基本的な枠組みがある．これらを骨格筋活動の<u>5つの黄金律</u>と呼ぶが，これは筋運動を理解しやすくし，筋の相互作用を理解しやすくするためである（表 6.2）．

表6.2　骨格筋のはたらきに関する5原則

1. ほとんどの骨格筋は少なくとも1つの関節を越える
2. 主として，筋の大部分は関節の近位にある
3. すべての骨格筋は，少なくとも起始と停止の2つの付着部をもつ
4. 骨格筋は引っ張ることしかできず，押すことはできない
5. 骨格筋は収縮すると，停止は起始に向かってはたらく

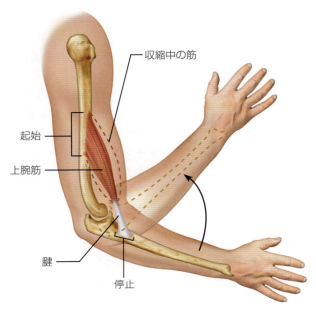

図6.12　筋の付着部（起始と停止）
骨格筋が収縮すると停止は起始に向かって動く．

6.4a　身体の動きの種類

600以上ある骨格筋は，それぞれ少なからず2点で骨や他の結合組織構造に付着している．そのうちの1つである**起始** origin は動かない，あるいはあまり動かない骨に付着している（図6.12）．起始はアンカー（テコの原理）ポイントと考えてほしい．もう一方は**停止** insertion である．停止は，可動性のある骨に付着している．筋が収縮すると，停止は起始に向かって動く．

一部の筋は，行う動作によって起始と停止が入れ替わる．例えば，大腿前面の大腿直筋は，股関節と膝関節の両方をまたぐ2関節筋である．その最も一般的な動作は膝を伸ばすことで，その場合は骨盤近位部の付着部が起始となる．しかし，膝が（ほかの筋によって）曲げられると，大腿直筋は股関節を屈曲させることができ，その場合は脚の遠位側の付着部が起始とみなされる．

一般的に，身体の動きは以下のように起こる．動きの種類は，関節の可動性と，関節に対する筋の位置によって決まる．筋が骨に作用する最もわかりやすい例は，四肢の関節で起こる動きである．しかし，自由に動かせるわけではない骨も，筋に引っ張られて動く．例えば，私たちが片側に曲がるときの椎骨の動きなどである．

次に，最も一般的な身体の動きについて説明する（図6.13）．以下の説明を読みながら，それぞれの動きをやってみよう．

- **屈曲**　屈曲 flexion とは一般に矢状面において関節の角度を減少させ，2つの骨を近づける動きのことである（図6.13a, b）．屈曲は蝶番関節（膝や肘を曲げる）に典型的であるが，球状関節（例えば股関節を前屈させる）でもよく見られる．
- **伸展**　伸展 extension は屈曲の反対で，2つの骨や身体の一部のあいだの角度，つまり距離を広げる動きである（膝や肘をまっすぐに伸ばす）．180°を超える伸展（通常の解剖学的位置よりも腕を後方に動かしたり，あごが天井を向くように頭を傾けたりする場合）は，過伸展と呼ばれる（図6.13a, b）．
- **回旋**　回旋 rotation とは縦軸を中心とした骨の動きのことである（図6.13c）．回旋は球状関節の一般的な動きで，軸を中心にした環の動きを表す（頭をノーと振るように）．
- **外転**　外転 abduction とは四肢を身体の正中線または正中面から遠ざけることである（図6.13d）．この用語は手指や足趾を広げたときの扇状運動にも当てはまる．
- **内転**　内転 adduction は外転の反対で，四肢を身体の正中線に向かって動かすことである（図6.13d）．内転とは身体の一部を体幹に近づけて「加える」ことである．
- **分回し運動**　分回し運動 circumduction（描円ともいう）は肩などの球状関節でよく見られる屈曲，伸展，外転，内転の組み合わせである．四肢の近位端は静止し，遠位端は円を描くように動く．四肢は全体として円錐の輪郭を描き（図6.13d），大きな腕の円を描くときのようになる．

特殊な動き

これまでのどのカテゴリーにも当てはまらず，いくつかの関節でのみ起こる動きがある．

- **背屈と底屈**　足首の上下運動には特別な名前がつけられている．足の上面がすねに近づくように足を持ち上げる（つま先を頭の方に向ける）のが背屈 dorsiflexion で，つま先を頭の方から離すのが底屈 plantar flexion である（図6.13e）．足の背屈は手首の伸展と手の過伸展に相当

筋の動き，役割，および名称 191

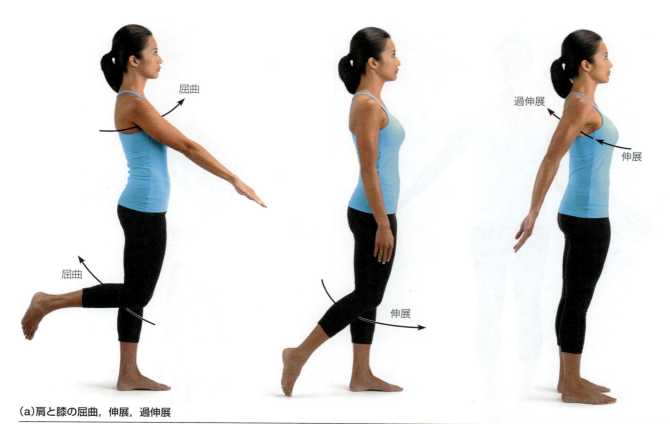

(a) 肩と膝の屈曲，伸展，過伸展

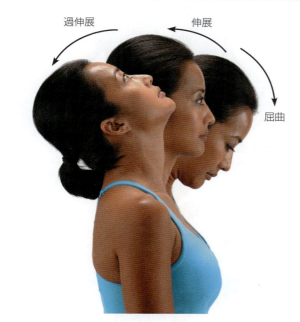

(b) 屈曲，伸展，過伸展

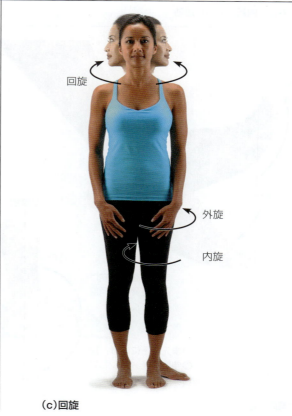

(c) 回旋

図 6.13　身体の動き

192　第6章　筋系

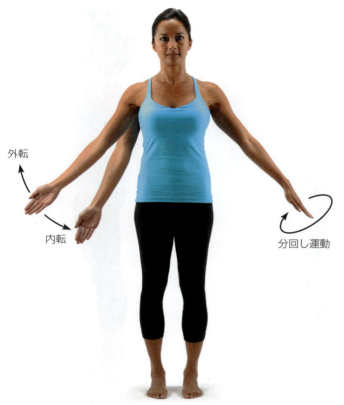

(d) 外転，内転，分回し運動

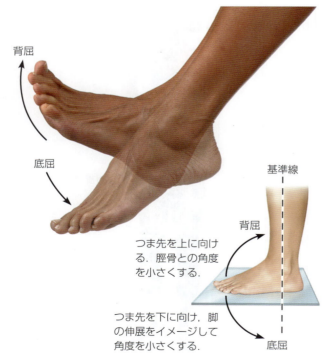

(e) 背屈と底屈

図 6.13（続き）　身体の動き

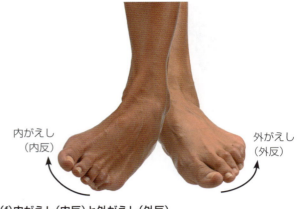

(f) 内がえし（内反）と外がえし（外反）

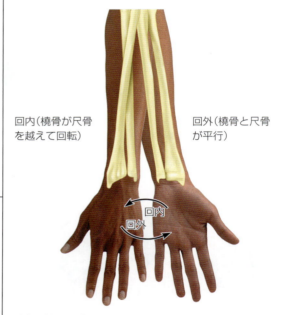

(g) 回外と回内

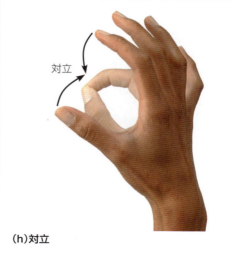

(h) 対立

し，足の底屈は手の屈曲に相当する．
- **内がえし（内反）と外がえし（外反）**　内がえし inversion と外がえし eversion も足の特殊な動きである（図 6.13f）．内がえしは，足底を見るように足底を内側に回す．外がえしは，足底を横方向（外側）に回す．
- **回外と回内**　回外 supination（「後方に回す」の意）と回内 pronation（「前方に回す」の意）という用語は，尺骨を中心とした橈骨の動きを指す（図 6.13g）．回外は解剖学的肢位と同様，手掌が前方（または上方）を向き，橈骨と尺骨が平行になるように前腕が側方に回転するときに起こる．回内は前腕が内側へ回転し，手掌が後側（または下側）を向くときに起こる．回外は橈骨を尺骨と交差させ，2つの骨が X 字を描くようになる．1つの覚え方を紹介しよう．手のひらにスープ（soup）のカップを乗せて口元に持っていくときには，supinating（回外）している（"soup"-inating）．
- **対立**　手掌では，第1中手骨と手根骨のあいだにある鞍関節が，親指の対立 opposition を可能にしている（図 6.13h）．これは，親指を動かして同じ手のほかの指の先端に触れる動作である．この独特な動作により，人間の手は物を掴み，操作するための優れた道具となっている．

6.4b　身体の骨格筋の相互作用

筋は収縮するときに骨を引っ張ることしかできない．そのため，身体の動きのほとんどは，2つ以上の筋が一緒に，あるいは互いに作用し合うことによって生じる．筋は，1つの筋（または筋群）ができることは何でも，ほかの筋が逆に作用できるように配置されている．一般に，反対の動きをする筋群は，関節の反対側にある（図 6.14）．このような配置のおかげで，筋は非常に多様な動きをすることができる．

特定の動きを引き起こす主要な責任を持つ筋は，**主動筋** prime mover と呼ばれる．運動に対抗する，あるいは運動を逆転させる筋は**拮抗筋** antagonists である．主動筋が活動しているとき，拮抗筋は伸展し弛緩する．拮抗筋は，それ自体が主動筋であることもあるが，異なる動作を行う．例えば，上腕二頭筋と上腕筋（肘関節屈曲の主動筋）は，上腕三頭筋（肘関節伸展の主動筋）と拮抗する．

協力筋 synergists（syn は「ともに」，erg は「はたらく」の意）は，同じ動きを生じさせたり，望ましくない動きを抑えたりすることで，主動筋の運動を助ける．ある筋が2つ以上の関節にわたっているとき，それらを安定させる協力筋が存在しない限り，その収縮はわたったすべての関節に動きを引き起こす．例えば，指の屈筋は手首と指の両方の関節を交差している．手首を曲げずに拳を握ることができるのは，協力筋が手首の関節を安定させ，主動筋が指の関節に作用できるようにしているからである．

固定筋 fixators は特殊な協力筋である．骨を静止させたり，主動筋の起始部を安定させたりすることで，停止している骨を動かすためにすべての張力を使うことができる．椎骨を安定させる脊柱起立筋は固定筋であり，肩甲骨を胸郭に固定する筋も固定筋である．

まとめると，特定の動きを引き起こすのは主動筋の功績が大きいように見えるが，スムーズで，協調的で，正確な動きを生み出すには，拮抗筋や協力筋のはたらきも重要である．

> **確認してみよう**
> 16. 親指を突き出してヒッチハイクをする人は，どのような動作をしているのか？
> 17. 「はい」と言うように首を上下にうなずくとき，首ではどのような動作が行われているか？
> 18. 固定筋と協力筋はどのような点で重要か？
> 　　　　　　　　　　　　　（解答は付録 A を参照）

6.4c　骨格筋の名称

> **学習目標**
> ● 筋に名前をつけるときに使われる7つの基準を列挙することができる．

骨と同じように，筋も体内での特定の仕事に合わせて，さまざまな形や大きさがある．筋は，それぞれ特定の構造的または機能的特徴に焦点を当てた基準に基づいて命名される．これらの手がかりに注意を払うことで，筋の名称と動作を覚える作業を大幅に簡略化することができる．

- **筋線維の方向**　いくつかの筋は通常，身体の正中線または四肢の骨の長軸など，ある想像上の線を基準にして名付けられる．筋の名前に直筋（真っすぐな）という言葉が含まれている場合，その筋線維や構造全体は，その想像上の線と平行に走っている．例えば，大腿直筋は太ももを真っ直ぐに走る筋である．同様に，筋名に斜筋という言葉が含まれていれば，筋線維が長軸方向を斜めに走っていることを意味する．
- **筋の相対的な大きさ**　大，小，長などがつくもの．例えば，大殿筋は大殿筋群の中で最大の筋である．

(a) 関節の前側で交差する筋は屈曲*を生じる

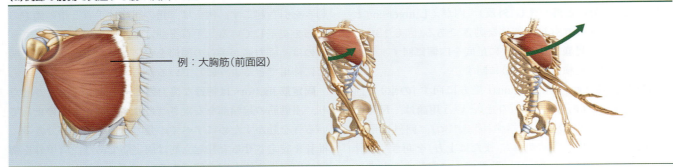

例：大胸筋（前面図）

(b) 関節の後方側で交差する筋肉は伸展をもたらす*

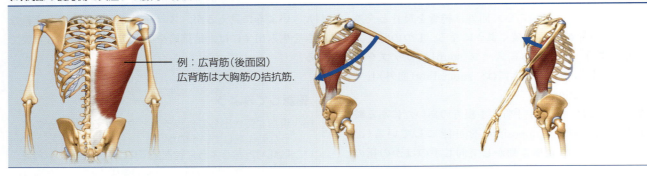

例：広背筋（後面図）
広背筋は大胸筋の拮抗筋.

(c) 関節の外側で交差する筋は外転をもたらす

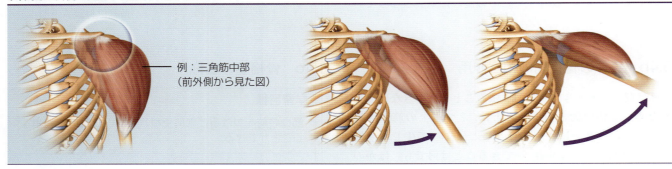

例：三角筋中部
（前外側から見た図）

(d) 関節の内側で交差する筋は内転を生じる

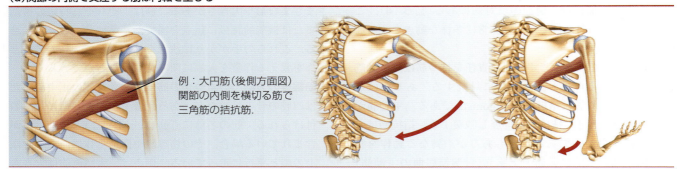

例：大円筋（後側方面図）
関節の内側を横切る筋で
三角筋の拮抗筋.

*下肢は発育過程で回旋するため，膝関節と足関節ではこれらの一般論は逆になる．これらの関節を後方に横切る筋は屈曲を，前方に横切る筋は伸展をもたらす．

図 6.14　筋の活動
筋の作用活動は，関節を横断する筋の位置から推測することができる．

筋の動き，役割，および名称　195

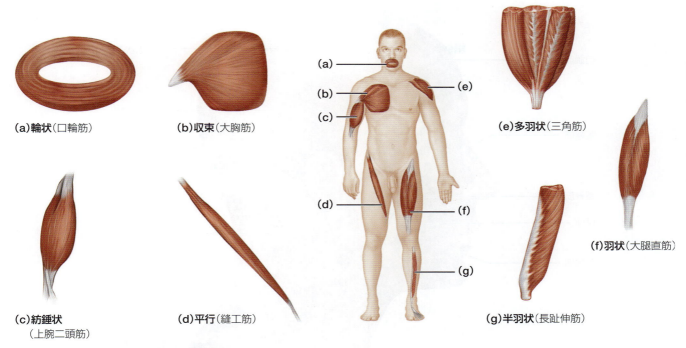

図6.15　筋束の配列と筋構造の関係

- **筋の位置**　いくつかの筋は，その筋が関連する骨にちなんで名づけられる．例えば，側頭筋と前頭筋は，それぞれ頭蓋骨の側頭骨と前頭骨の上にある．綴りに注意しよう．
- **起始の数**　二頭筋，三頭筋，または四頭筋という用語が筋名の一部を構成する場合，その筋にはそれぞれ2つ，3つ，または4つの起始があると考えることができる．例えば，二頭筋には2つの筋頭，つまり起始があり，三頭筋には3つの起始がある．
- **筋の起始と停止の位置**　筋はその付着部位にちなんで命名されることもある．例えば，胸鎖乳突筋 sternocleido-mastoid は胸骨 sternum (sterno) と鎖骨 clavicle (cleido) に起始し，側頭骨の乳様突起 mastoid process に停止する．
- **筋の形状**　筋は識別するのに役立つ特徴的な形状をもっている．例えば，三角筋はギリシャ文字のデルタ(Δ)のように，ほぼ三角形をしている (deltoid は「三角形」の意)．
- **筋の作用**　筋がその作用によって命名される場合，屈筋，伸筋，内転筋といった用語が名前に登場する．例えば，大腿の内転筋は内転運動をもたらし，手首の伸筋は手首を伸ばす運動をもたらす．

6.4d　筋の配列

骨格筋は筋束で構成されているが(図6.1)，筋の配列はさまざまであり，異なる構造と機能特性をもつ．最も一般的な筋束の配列パターンである，輪状筋，収束筋，紡錘状筋，平行型，多羽状筋，羽状筋，および半羽状筋を見てみよう．

輪状 circular 筋では，筋束は同心円状に配置される(図6.15a)．輪状筋は一般に，体外開口部を取り囲むように存在し，収縮することで閉鎖し，弁を形成する．このような筋の総称を括約筋という．例えば，目と口を囲む眼輪筋，口輪筋がそれである．

収束 convergent 筋では，筋束は単一の停止腱に向かって収束する．収束筋は前胸部の大胸筋のように三角形または扇形をしている(図6.15b)．**平行** parallel 型では，大腿前面の縫工筋のように，筋束の長さが筋の長軸と平行に走る．これらの筋は紐状である(図6.15d)．平行配置を改良した筋は**紡錘状** fusiform 筋と呼ばれ，腹部(中間部)が広がり，両端が細くなる．腕の上腕二頭筋がその例である(図6.15c)．

羽状 pennate 筋では，短い筋束が中央の腱に斜めに付着する．下腿の指伸筋では，筋束は腱の片側のみに停止し，筋は半羽状である(図6.15g)．筋束が腱の反対側に

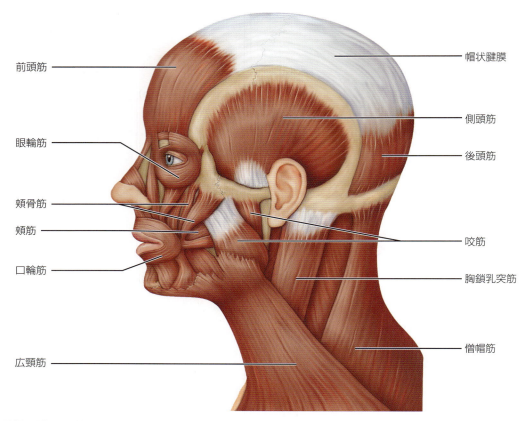

図 6.16　頭頸部の浅層の筋

停止している場合，筋は羽状になる（図 6.15f）．筋束が複数の異なる側面から停止している場合，筋は多羽状である（図 6.15e）．

　筋の筋束の配置は，その可動域と動力を決定する．筋の長軸に対して筋束が長く平行に近いほど，筋はより短縮できるが，そのような筋は通常あまり動力がない．筋の動力は，筋中の筋線維の総数に大きく依存する．がっしりした二腹筋や多腹筋は，最も多くの筋線維が集まっているため，大腿前面の大腿直筋のように，ほとんど短縮しないが非常に強固である．

確認してみよう
19. 前脛骨筋，脊柱起立筋，腹直筋，長橈側手根伸筋の名称から考えられるそれらの特徴は？
20. 口輪筋の筋膜の配置は？

（解答は付録 A を参照）

6.5　骨格筋の肉眼解剖学

学習目標
● 人体の主要な筋の名称と位置を（胴体模型，筋図）で示し，それぞれの作用を述べることができる．

　人体の何百という骨格筋について説明することは，本書の範囲を超えている．ここでは，最も重要な筋についてのみ述べる．浅層の筋については，表 6.3 と表 6.4（pp. 209〜210 参照）にまとめ，章末の身体全体図（図 6.22 と図 6.23，pp. 207〜208 参照）に示す．

6.5a　頭と頸の筋

　頭の筋（図 6.16）はとてもユニークな筋群である．これらの筋には多くの特殊な機能があるが，通常 2 つ，表情筋と咀嚼筋に大別される．表情筋は，ほかの筋や皮膚などの軟部組織に停止している点が特徴的である．表情筋が顔の皮膚を引っ張ることで，顔をしかめたり，微笑んだりといった自己表現が可能になる．咀嚼筋は食物の咀嚼を始め

る．私たちが説明する頭頸部の筋は，広頸筋，口輪筋，前頭筋，後頭筋を除き，すべて対になっている．

顔の筋

前頭筋と後頭筋　前頭骨をおおっている前頭筋 frontalis は，頭蓋骨端部から眉毛の皮膚まで走っており，そこに停止している．この筋のおかげで，驚いたように眉を上げたり，額にしわを寄せたりすることができる．帽状腱膜の後端には小さな後頭筋 occipitalis があり，頭蓋骨の後面をおおい，頭皮を後方に引っ張っている*．

眼輪筋　眼輪筋 orbicularis oculi の線維は，目の周りを円を描くように走っている．この線維によって，目を閉じたり，目を細めたり，まばたきをしたり，ウインクをしたりすることができる．

口輪筋　口輪筋 orbicularis oris は唇の輪状筋である．しばしば「キス」筋と呼ばれ，口を閉じ，唇を突出させる．

頰筋　頰を水平に横切る肉付きの良い頰筋 buccinator は，口輪筋に停止する．頰を平らにする（口笛やラッパを吹くように）．また，咀嚼時に頰を圧迫して食物を歯と歯のあいだに保持するため，咀嚼筋としても挙げられる．

頰骨筋　頰骨筋 zygomaticus は，口角から頰骨にかけて伸びている．口角を上げることから，しばしば「微笑筋」と呼ばれる．

咬筋　咬筋 masseter は側頭骨の頰骨突起から下顎骨まで伸びており，下顎の角度をおおっている．この筋は下顎骨を引き上げて顎を閉じる．

側頭筋　側頭筋 temporalis は，側頭骨の上にある扇状の筋である．下顎骨に停止し，咬筋と相乗して顎を閉じるはたらきをする．

頸の筋

ほとんどの場合，頭部と肩甲帯を動かす頸の筋は小さく，紐状である（図 6.16）．

広頸筋　広頸筋 platysma は頸部の前外側をおおう1枚の板状の筋である（図 6.16）．胸筋の結合組織に由来し，口周辺に停止する．その作用は，口角を下方に引っ張ることであり，口が下方にたるむ（「悲しいピエロ」顔）．

胸鎖乳突筋　胸鎖乳突筋 sternocleidomastoid は，頸の両側に1つずつある，2つの頭をもつ筋である．各筋の2つの頭のうち，1つは胸骨から，もう1つは鎖骨から生じている（図 6.22，p. 207 参照）．両頭は側頭骨の乳様突起に停止する前に融合する．両方の胸鎖乳突筋が一緒に収縮すると，首が曲がる（頭を下げるこの動作のために，この筋を「祈り」の筋と呼ぶ人もいる）．片方の筋だけが収縮すると，顔は反対側の肩の方に回転し，首は自分側に傾く．

> **ホメオスタシスの失調 6.3**
>
> 難産では，胸鎖乳突筋の1つが傷害され，**斜頸** torticollis を起こすことがある．このように傷ついた赤ちゃんは斜頸となり，首が片側に回ったままになる．

> **確認してみよう**
> 21. 眉を上げる筋は？
> 22. 顎を閉じるときに相乗的にはたらく2つの筋はどれか？
>
> （解答は付録 A を参照）

6.5b　体幹の筋

体幹の筋には，(1)椎骨を動かす筋（そのほとんどは脊柱起立筋），(2)肋骨，頭部，腕を動かす前胸部の筋，(3)腹壁の筋があり，自然なガードル（腹帯）を形成することで「内臓を抱え込み」，椎骨を動かすのを助ける．

前面の筋（図 6.17）

大胸筋　大胸筋 pectoralis major は，胸の上部をおおう大きな扇形の筋である．大胸筋は，胸骨，上肢帯，第1～6肋骨から起始し，上腕骨の近位端に停止する．この筋は腋窩（わきの下）の前壁を形成し，腕を内転および屈曲させるはたらきをする．

肋間筋　肋間筋 intercostal muscles は肋骨のあいだにある深層の筋である（浅層の筋のみを示した図 6.17 には示していないが，図 6.22，p. 207 に示す）．外肋間筋は胸郭の外側の端にあり，息を吸うときに胸郭を上げるのを助けるので，呼吸において重要である．内肋間筋は外肋間筋の

---

*現在の解剖学用語に関する文献では，前頭筋と後頭筋は頭蓋表筋の前頭部および後頭部と呼ぶものもあるが，ここでは引き続き<u>前頭筋</u>と<u>後頭筋</u>という用語を使用する．

もっと詳しく見てみよう

タンパク質同化ステロイド（主に増強剤として使用される）：勝つために死ぬか

見た目もパフォーマンスもベストでなければならないというプレッシャーを感じている人のなかには，パフォーマンス向上のために薬剤に手を出す人もいる．タンパク質同化ステロイド（アナボリックステロイド）はテストステロンの変種であり，少年を男らしく導く思春期の変化の原因となる性ホルモンである．最も顕著な効果は，骨量と筋量の増加である．タンパク質同化ステロイドは，1950年代に特定の筋衰弱性疾患，貧血，手術後動けない患者の筋萎縮を治療するために導入され，1980年代には一般の人々にも使用されるようになった．

ほとんどの国際的な競技大会やリーグ戦はタンパク質同化ステロイドを禁止しているが，一部のアスリートはいまだに筋量，筋力，血液の酸素運搬能力を増加させると信じている．

ステロイドがもたらすとされるわずかな利点は，そのリスクを上回るのだろうか？　あり得ない！　ステロイド使用による副作用はさまざまだが，心臓発作や脳卒中，高血圧，心臓肥大，コレステロール値の危険な変化，体液貯留，にきびなどのリスクが高まる．思春期の成長障害と思春期の早期発症を経験することになる．性別による副作用も起こり得る．男性でははげ，乳房肥大，睾丸の縮小がみられ，前立腺がんのリスクが高まる．女性は顔の毛は生えるが頭皮の毛は抜け，声が深くなり，不妊になり，骨粗鬆症のリスクが高まる．また，ステロイドには中毒性があり，うつ病，妄想，パラノイア（誇大妄想や被害妄想などをもつある種の精神疾患），「ロイド・レイジ」（筋肉増強剤のステロイド使用者に突如現れる，破壊的・暴力的な要求．「おとなしかった人が急に狂暴になる」）は深刻な心理的問題を引き起こす可能性があることが次第に明らかになってきている．

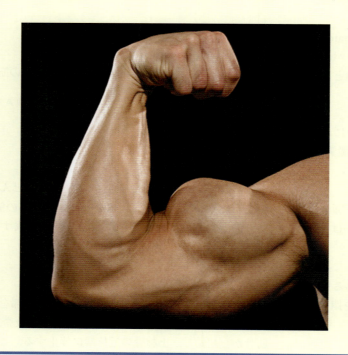

基本事項

- タンパク質同化ステロイドは男性ホルモンのテストステロンの一種である．
- ステロイド使用の重大な副作用には心臓発作や脳卒中のリスク増加が含まれる．
- 男女別のリスクとしては，男性では睾丸の縮小，女性では不妊や顔の毛が生えることなどがある．

深部で内側にあり，胸郭を押し下げ，息を吐くときに肺から空気を出すのを助ける．

腹部の筋　前腹部の筋（腹直筋，外腹斜筋，内腹斜筋，腹横筋）は，体幹を補強する天然の「ガードル（腹帯）」を形成している．それぞれの筋または筋のペアの線維が異なる方向に走っているため，これらを合わせると合板の構造に似ている．ベニヤ板が厚みの割に非常に丈夫であるように，腹筋は腹部の内容物を収納し保護するという仕事に適した筋の壁を形成している．

- **腹直筋**　対になった帯状の腹直筋 rectus abdominis は，

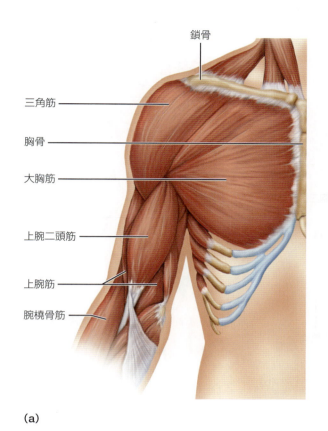
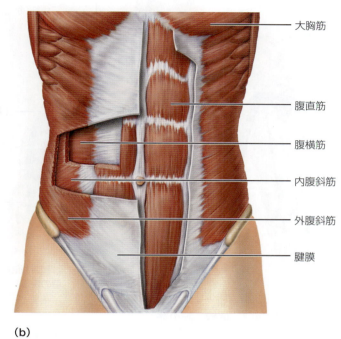

図 6.17　胸腹部前面，肩，腕の筋
(a)肩関節を横切る筋が腕の動きを引き起こす．頸部の広頸筋は除去されている．(b)腹壁の筋．右側腹部の浅層の筋の一部を切除し，深層の筋を露出させる．

腹部の最も表層にある筋である．恥骨から胸郭まであり，筋鞘に包まれている．主なはたらきは脊椎を屈曲させることである．また，排便時や出産時に腹部の内容物を圧迫し（「押す」のを助ける），強制的な呼吸にも関与する．

- **外腹斜筋**　外腹斜筋 external oblique は腹部の側壁を構成する一対の浅層の筋である．その線維は最後の8本の肋骨から下方および内側に向かって走り，腸骨に停止する．腹直筋と同様，ともに椎骨を屈曲させるが，個々に体幹を回旋させ，側方に曲げる．
- **内腹斜筋**　内腹斜筋 internal oblique は外腹斜筋の深層にある，対になった筋である．その線維は外腹斜筋の線維と直角に走る．腸骨稜から発生し，最後の3本の肋骨に停止する．その機能は外腹斜筋と同じである．
- **腹横筋**　腹壁の最も深い筋である腹横筋 transversus abdominis は，線維が腹部を水平に横切っている．肋骨下部と腸骨稜から起こり，恥骨に停止する．この筋はベルトのように腹部を圧迫する．

後面の筋（図 6.18）

僧帽筋　僧帽筋 trapezius は，後頸部および体幹上部の最も表層にある筋である．僧帽筋は，菱形または凧形の筋を形成する．その起始は非常に広い．各筋は頭蓋骨の後頭骨から椎骨を通り，胸椎の端まで伸びている．その後，肩甲棘と鎖骨に停止するために側方に広がっている．僧帽筋は頭部を伸展させる（したがって胸鎖乳突筋の拮抗筋である）．また，肩甲骨を挙上，下降，内転，固定させることができる．

広背筋　広背筋 latissimus dorsi は，腰部をおおう2つの大きく平らな筋である．広背筋は，背骨下部と腸骨から起始し，上腕骨近位端に停止するために上方へ牽引する．広背筋は上腕骨を伸展・内転させる．これらの筋は，水泳や打撃のように，大きなストロークで腕を下ろさなければならないときに非常に重要な筋である．

脊柱起立筋　脊柱起立筋 erector spinae は，背中の伸展の

200　第6章　筋系

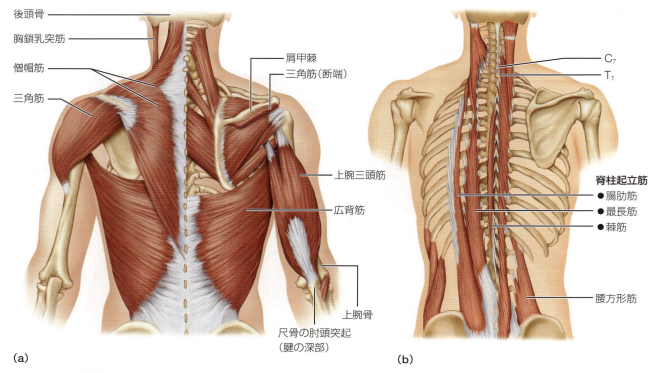

図6.18　後頸部，体幹，腕の筋
(a)背部の浅層の筋．(b)脊柱起立筋(最長筋，腸肋筋，棘筋)，背部の深層の筋．

主動筋となる．これらの一対の筋は背中の深層の筋である(図6.18b)．各脊柱起立筋は，3つの筋柱(最長筋，腸肋筋，棘筋)からなる複合筋で，全体として脊柱の全長にわたっている．これらの筋は，強力な背筋の伸展筋(起立筋)としてはたらくだけでなく，腰を反らす動作をコントロールするのに役立つ抵抗力も備えている．背部構造の損傷後，これらの筋は痙攣を起こし，腰痛の一般的な原因となる．

腰方形筋　厚みのある腰方形筋 quadratus lumborum は，後腹壁の一部を形成する．それぞれの筋は別々に作用し，脊柱を側方に屈曲させる．一緒に作用すると，腰椎を伸展させる．これらの筋は腸骨稜から生じ，上部腰椎に停止する(図6.18b)．

三角筋　三角筋 deltoid は肉厚で三角形の筋で，肩の高まりを形成している．三角筋は非常に大きいので，比較的少量(5 mL 以下)の薬剤を筋肉内に注射する場合によく使用される注射部位である(図6.19)．三角筋の起始は肩甲骨の棘から鎖骨まで上肢帯を横切っており，上腕骨近位部に停止する．三角筋は腕を外転させる主要な筋である．

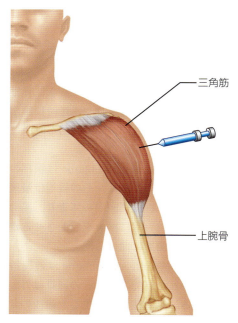

図6.19　三角筋は筋肉内注射の好適部位である

> **確認してみよう**
> 23. 背側への伸展運動の主動筋となる筋群は？
> 24. 腹筋がその厚さの割に特に強靱であるのは，どのような構造的特徴によるものか？
> 25. 腕の内転で大胸筋の協力筋となる体幹後面の筋はどれか？
>
> （解答は付録Aを参照）

6.5c　上肢の筋

上肢の筋は3群に分類される．1つ目の群は上肢帯から生じ，肩関節を横切って上腕骨に停止する筋が含まれる（図6.17と図6.18a）．これらの筋は腕を動かす筋で，大胸筋，広背筋，三角筋である．

2つ目の群は肘関節の動きをもたらす．これらの筋は上腕骨を囲み，前腕の骨に停止する．この節では，この2つ目の筋群に焦点を当てる．

上肢の筋の3つ目の群は前腕の筋であり，手の骨に停止して手を動かす．この筋群の筋は細く紡錘形をしており，その数は多い．ここでは一般的な名称と機能についての言及を除き，これらの筋については触れない．原則として，前腕の筋にはその活動を反映した名称がついている．例えば，前腕の前面にある屈筋は手首を曲げ，指を曲げる．伸筋は前腕の外側と後面にあり，手首や指などを伸展させる（表6.4と図6.23でこれらの筋のいくつかを簡単に説明する）．

肘関節の動きを引き起こす筋

上腕骨前面のすべての筋が肘関節の屈曲を引き起こす．筋強度の順に上腕筋，上腕二頭筋，腕橈骨筋が挙げられる（図6.17aと図6.22）．

上腕二頭筋　上腕二頭筋 biceps brachii は，肘を曲げたときに膨らむので，腕の筋では最もよく知られている筋である（図6.17a）．上腕二頭筋は，上肢帯から2つの頭で起始し，橈骨結節に停止する．この筋は前腕を屈曲させる強力な主動筋であり，前腕を挙上させるように作用する．上腕二頭筋の作用を覚えるには，ワインのボトルを開ける動作を思い浮かべるとよい．上腕二頭筋はコルク抜きを回すために前腕を上反させ，コルクを抜くために肘を屈曲させる．

上腕筋　上腕二頭筋の深層に位置する上腕筋 brachialis は，上腕二頭筋と同様に肘関節屈曲の主動筋となる．上腕二頭筋が橈骨を挙上するように，上腕筋は尺骨を挙上する．

腕橈骨筋　腕橈骨筋 brachioradialis はかなり弱い筋で，上腕骨から起こり，前腕遠位部に停止する（図6.22）．したがって，主に前腕に存在し，肘の屈曲を補助する．

上腕三頭筋　上腕三頭筋 triceps brachii は，上腕骨後面を補強する唯一の筋である（図6.18a）．上腕三頭筋は上肢帯と上腕骨近位部から3つの頭部を生じ，尺骨の肘頭突起に停止する．肘関節伸展の強力な主動筋であり，上腕二頭筋および上腕筋の拮抗筋である．上腕三頭筋はボクシングで強いジャブを出すときなど，腕をまっすぐに伸ばす筋である．

6.5d　下肢の筋

下肢に作用する筋は，股関節，膝関節，足首の関節，足関節の動きを引き起こす．下肢の筋は，身体の中で最も大きく強い筋の1つであり，歩行や身体のバランスをとることに特化している．下肢帯は重く癒合した骨で構成され，ほとんど動かないため，それを安定させるための特別な筋群は必要ない．これは多くの固定筋を必要とする上肢帯とは大きく異なる．

下肢の多くの筋は，2つの関節にまたがり，その両方で運動を引き起こすことができる．したがってこれらの筋に関しては，起始と停止という用語は実行される動作によってしばしば入れ替わる．

大腿に作用する筋は，重力に逆らって身体を真っすぐに保つのに役立つ巨大な筋である．また，股関節でさまざまな動きを引き起こす．下腿に作用する筋は，大腿部を形成する（解剖学的に下腿という用語は，膝と足首のあいだの部分のみを指すことを覚えておいてほしい）．大腿の筋は膝をわたり，膝の屈曲や伸展を引き起こす．大腿筋の多くは下肢帯にも付着しているため，股関節の動きを引き起こすこともある．

脚に由来する筋は，足首と足のさまざまな動きを引き起こす．ここでは3つの筋について述べるが，足首と足指の関節を伸ばしたり曲げたりする筋はほかにもたくさんある．

股関節の動きを引き起こす筋（図6.20）

大殿筋　大殿筋 gluteus maximus は，殿部の浅層の筋で，殿部の大部分を形成している（図6.20a）．大腿を骨盤と一直線に結ぶ強力な股関節の伸筋である．歩行時にはあまり重要ではないが，階段の昇り降りやジャンプなど，力が必要なときに股関節を伸展させるために最も重要な筋である．仙骨と腸骨から起こり，大腿骨の殿結節と大きな腱性

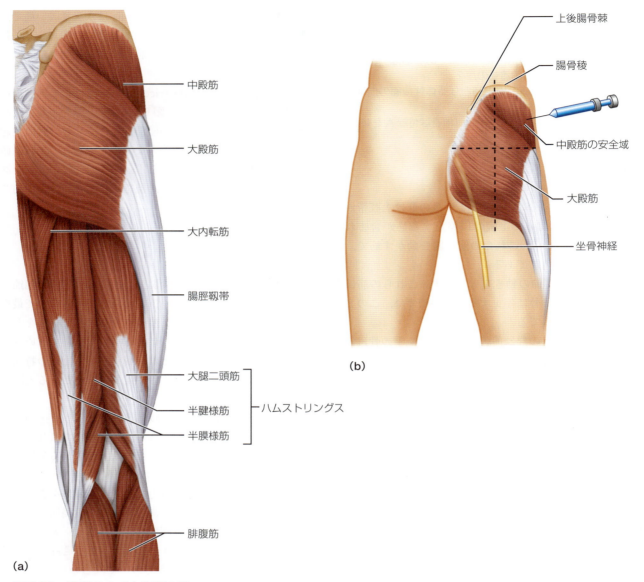

図 6.20 殿部および大腿部の筋
(a)殿部と大腿部の筋の後面図．(b)殿部の深部構造を示す図．

の腸脛靱帯に停止する．

中殿筋 中殿筋 gluteus medius は，腸骨から大腿骨まで，その長さのほとんどを大殿筋の下に通している．中殿筋は股関節の外転筋であり，歩行時に骨盤を安定させるのに重要である．また，特に5 mL 以上の筋肉内注射を行う際には重要な部位である（図 6.20b）．注射するのであれば，大きくて肉付きのよい殿部の大部分を形成する大殿筋のほうがよいように思われるかもしれないが，大殿筋の下（奥）は太い坐骨神経が走っていることに注意する必要がある．

そのためには，殿部を4等分する（図 6.20b の分割線で示す）．上側四分野は中殿筋の上にあり，通常，筋肉内注射の安全な部位である．坐骨神経やその近くへの注射は，注射針による身体的外傷や神経自体の変性につながる可能性がある．

腸腰筋 腸腰筋 iliopsoas は，腸骨筋 iliacus と大腰筋 psoas major の2つの筋からなる癒合筋である（図 6.20c）．腸腰筋は，腸骨と骨盤内の下位椎体から大腿骨の小転子上に走行している．股関節屈曲の主動筋である．また，直立時に

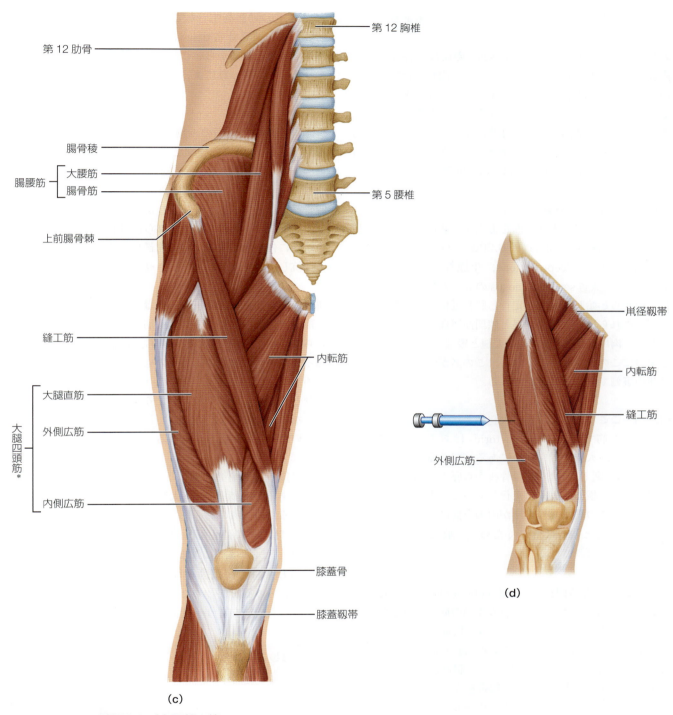

図 6.20（続き） 殿部および大腿部の筋

(c)骨盤と大腿の筋の前面図．(d)大腿外側（外側広筋）への注射の適切な部位を示す図．

＊第4の大腿四頭筋である中間広筋は大腿直筋の深部にあることに注意．

 図 6.20 Q　股関節屈曲時の大腿直筋の停止は骨盤と脛骨粗面のどちらか？　膝関節伸展時の停止はどちらか？

（解答は付録A参照）

上半身が後方に倒れないようにするはたらきもある．

内転筋 内転筋群 adductor muscles の筋は，各大腿部の内側で筋群を形成している（図 6.20c）．内転筋群はその名の通り，大腿を内転させる，つまり大腿どうしを押し付けるときの筋である．ただしその仕事の大半が重力によってまかなわれるため，内転筋群は贅肉がつきやすい．内転筋を引き締めるには，特別なエクササイズが必要となる．内転筋は骨盤に起始があり，大腿骨の近位側に停止している．

膝関節の動きを引き起こす筋（図 6.20）

ハムストリングス 大腿後面を形成する筋群はハムストリングス hamstrings である（図 6.20a）．ハムストリングスは，大腿二頭筋 biceps femoris，半膜様筋 semimembranosus，半腱様筋 semitendinosus の 3 つの筋からなり，坐骨結節から起始し，大腿を走行し脛骨近位部の両側に停止する．これらは，大腿の伸展と膝関節屈曲の主要な可動筋である．肉屋が燻製用のハム（大腿と殿部の筋で構成）を吊るすのにこの腱を使うことから，この名がついた．この腱は膝の裏側で触れることができる．

縫工筋 ここで述べたほかの大腿筋と比べると，細くてひものような筋である縫工筋 sartorius はあまり重要ではない．しかし，大腿の最も表層にある筋であるため，見逃すことはない（図 6.20c）．前腸骨稜から脛骨の内側にかけて大腿を斜めに横切るように走行している．大腿の屈筋としては弱い．この筋は，仕立屋が両脚を前に組んで座るのを助ける協力筋としてはたらくため，一般に「テーラー（縫工）の」筋と呼ばれている．

大腿四頭筋 大腿四頭筋 quadriceps femoris は，大腿直筋 rectus femoris と 3 つの広筋の 4 つの筋で構成され，大腿前面を形作る（図 6.20c では 2 つの広筋のみが見える．3 つ目の中間広筋は，その上にある大腿直筋に隠れて見えない）．広筋は大腿骨から起始し，大腿直筋は骨盤から起始する．4 つの筋はすべて膝蓋靱帯を介して脛骨結節に停止する．筋群としては，サッカーボールを蹴るときのように，膝を力強く伸ばすはたらきをする．大腿直筋は股関節と膝関節の 2 つの関節を横断しているため，股関節を屈曲させるはたらきもある．外側広筋と大腿直筋は，特に殿筋の発達が不十分な乳幼児には，筋肉内注射部位として用いられることがある（図 6.20d）．

足首と足の動きを引き起こす筋（図 6.21）

前脛骨筋 前脛骨筋 tibialis anterior は下腿の浅層の筋である．脛骨近位部から起こり，前方稜を平行に足根骨まで走り，そこで長い腱によって停止する．足の背屈と内がえしに作用する．

長趾伸筋 前脛骨筋の外側で，長趾伸筋 extensor digitorum longus は外側脛腓顆と腓骨の近位 3/4 から起こり，第 2 趾から第 5 趾の趾骨に停止する．

腓骨筋 長筋，短筋，脛骨筋の 3 つの腓骨筋 fibularis muscles は下腿の外側にある．これらは腓骨から起こり，足の中足骨に停止する．これらの筋群は全体として，前脛骨筋と拮抗し，足を底屈し，伸展させる．

腓腹筋 腓腹筋 gastrocnemius は，ふくらはぎのふくらみを形成する二腹筋である．腓腹筋は，大腿骨遠位端の両側から 1 つずつ，2 つの頭部をもち，踵骨腱（アキレス腱）を通って足の踵に停止する．足の底屈の主動筋であり，そのためしばしば「つま先立ちのダンサー」と呼ばれる．踵骨腱がひどく損傷したり切断されたりすると，歩行が非常に困難になる．つま先を「押し出す」（かかとを上げる）ことができないため，足が引きずられる．

ヒラメ筋 腓腹筋の深層には，肉付きのよいヒラメ筋 soleus がある．ヒラメ筋は（大腿骨ではなく）脛骨と腓骨から起こるため，膝の動きには影響しないが，腓腹筋と同様にアキレス腱に停止し，足の強力な底屈筋となる．図 6.22 と図 6.23 は，これまで説明した浅層の筋のほとんどを含む全身の前面図と後面図である．表 6.3 と表 6.4 は，これらの筋をまとめたものである．この章を続ける前に，これらの筋をもう一度復習する時間をとろう．

> **確認してみよう**
> 26. 上腕二頭筋が肘を屈曲するときに拮抗する筋はどれか？
> 27. ハムストリングスの拮抗筋はどの筋群か？
> 28. 成人の筋肉内注射に適した 2 つの部位はどれか？
> 29. 踵骨腱に停止する 2 つの筋はどれか？ それらはどのような動きに影響するか？
>
> （解答は付録 A を参照）

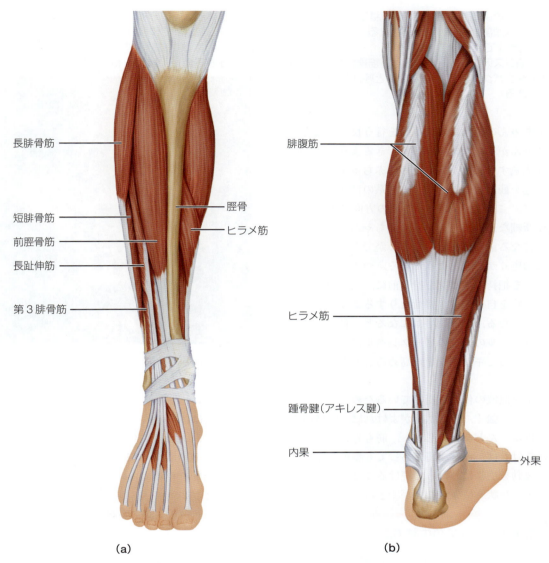

図 6.21　右下肢の浅層の筋
(a)前面図．(b)後面図．

6.6　筋系の発生・発達・老化

学習目標
- 筋の健康維持における神経供給と運動の重要性を説明することができる．
- 加齢による筋の変化について説明することができる．

　発生中の胚では筋系は分節状に形成され，各分節に神経が侵入する．胸部と腰部の筋は手足の骨をおおって動かす必要があるため，非常に広範囲になる．筋とその神経系による制御は，妊娠のかなり初期に発達する．妊婦は通常妊娠16週目までに起こる胎児の最初の動き(胎動と呼ばれる)にしばしば驚かされる．

　ホメオスタシスの失調 6.4

　先天的な筋疾患はきわめて少ない．例外は**筋ジストロフィー** muscular dystrophy で，特定の筋群を侵す遺伝性の筋破壊性疾患群である．筋は脂肪や結合組織の沈着のために肥大しているように見えるが，筋線維は変性し萎縮する．
　最も一般的で重篤なのは**デュシェンヌ型筋ジストロフィー** Duchenne's muscular dystrophy で，ほぼ男児にのみ発現する．この疾患は，通常2〜7歳のあいだに診断される．活発で正常に見える子どもたちが，筋が弱くなるにつれて不器

用になり，よく転ぶようになる．この病気は四肢から上に進行し，最終的には頭部と胸部の筋が侵される．この病気の子どもが20代前半まで生きることはまれで，一般に呼吸不全で死亡する．筋ジストロフィーの原因は，筋線維が筋鞘を維持するためのタンパク質（ジストロフィンと呼ばれる）を欠いていることである．

出生後，赤ちゃんの動きは粗大運動を行う反射的なものである．赤ちゃんが筋をコントロールできるようになるには，神経系が成熟する必要があるため，赤ちゃんの筋コントロールの発達を観察することで，神経系の機能を追跡することができる．この発達は上位/下位の方向に進み，粗大な筋運動が微細な運動に先行する．赤ちゃんは，お座りができるようになる前に頭を上げることができ，歩けるようになる前にお座りができるようになる．つまり，赤ちゃんはピンセットを把持してピンを拾う前に，「バイバイ」と手を振ったり，物を自分に引き寄せたりするような粗大運動ができるようになる．思春期半ばになると，私たちはこの自然なコントロールの発達のピークレベルに達し，運動トレーニングによってギリギリまで高めることができるようになる．

骨格筋は豊富な血液の供給を受けているため，生涯を通じて驚くほど感染に強く，栄養状態がよければ，骨格筋を苦しめる問題はほとんどない．しかし，筋も骨と同じように，使い続けなければ，正常な筋であっても萎縮してしまう．定期的な運動を生涯にわたって続けることで，全身を可能な限りベストな状態に保つことができる．

ホメオスタシスの失調 6.5

成人期に筋に影響を及ぼすまれな自己免疫疾患の1つに，**重症筋無力症** myasthenia gravis（asthenは「弱さ」，graviは「重い」の意）がある．この疾患は，上眼瞼下垂，嚥下障害，会話障害，全身の筋力低下と疲労感を特徴とする疾患である．この病気は，アセチルコリン受容体の数が減ることにより起こる．これはアセチルコリン受容体に特異的な抗体が，神経筋接合部のアセチルコリン受容体を攻撃するからである．抗体とは免疫分子のことで，この場合は患者自身の免疫システムによって作られる．筋線維が適切に刺激されないため，筋力は徐々に低下する．通常，呼吸筋が機能しなくなり，**呼吸不全** respiratory failure になると死に至る．

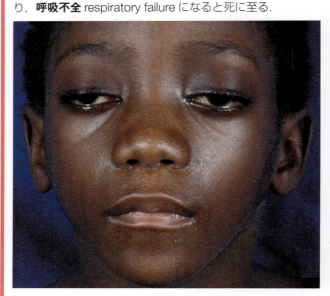

重症筋無力症の女性患者．患者の眼瞼筋に注意してほしい．

加齢に伴い，筋の結合組織の量が増え，筋組織の量が減る．骨格筋は体重の多くを占めているため，筋量の自然な減少に伴い，高齢者の体重は減少しはじめる．筋力も80歳までに約50％低下する．定期的な運動は，筋系に対する老化の影響を相殺するのに役立つ．虚弱な高齢者が「パンプ・アイアン（バーベルを持ち上げること）」を始めると，筋量が回復し，筋力が劇的に増加する．

確認してみよう

30. 赤ちゃんが筋をコントロールできるようになるには，なにが必要か？
31. 生涯の運動は，老後の骨格筋や筋量にどのような影響を与えるか？

（解答は付録Aを参照）

筋系の発生・発達・老化　207

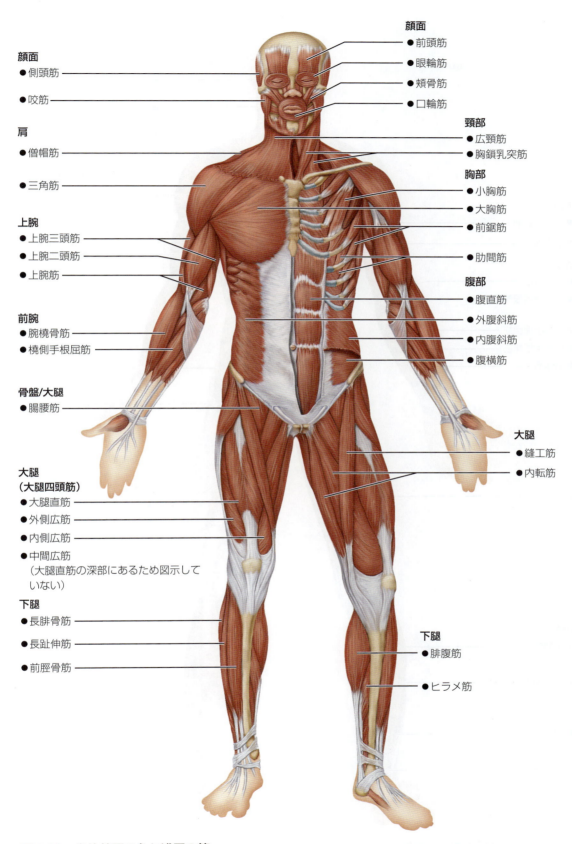

図 6.22　身体前面の主な浅層の筋

208　第6章　筋系

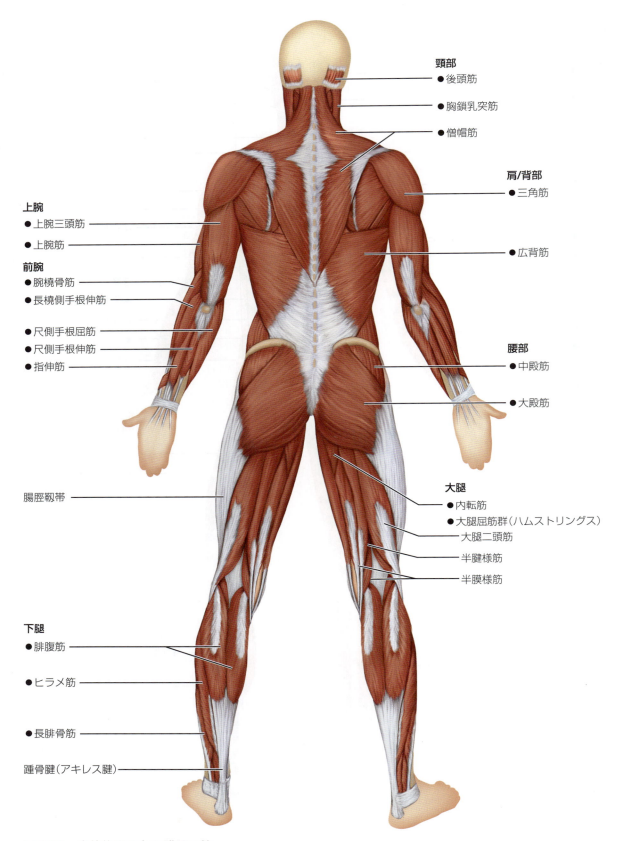

図 6.23　身体後面の主な浅層の筋

表6.3　身体前面の浅層の筋（図6.22参照）

名称	起始	停止	主な作用
頭/頸の筋			
前頭筋	帽状腱膜	眉の皮膚	眉毛を上げる
眼輪筋	前頭骨と上顎骨	目の周りの組織	まばたきと閉眼
口輪筋	下顎と上顎	口の周りの皮膚と筋	唇を閉じたり突出させたりする
側頭筋	側頭骨	下顎骨	顎を閉じる
頰筋	頰骨	口角の皮膚と筋	口角を上げる
咬筋	側頭骨	下顎骨	顎を閉じる
頰筋	上顎と下顎の臼歯部付近	口輪筋	頰を圧迫する（吸うとき）
胸鎖乳突筋	胸骨と鎖骨	側頭骨（乳様突起）	頸部を屈曲させる
広頸筋	上胸筋をおおう結合組織	口の周りの組織	首の皮膚を緊張させる（髭を剃るときなど）
体幹の筋			
大胸筋	胸骨，鎖骨，第1～6肋骨	上腕骨近位部	上腕骨を内転・屈曲させる
腹直筋	恥骨	胸骨および第5～7肋骨	脊椎の屈曲
外腹斜筋	第5～12肋骨	腸骨稜	椎骨を屈曲・回旋させる
腕/肩の筋			
上腕二頭筋	上肢帯の肩甲骨	橈骨近位部	肘の屈曲と前腕の支持
上腕筋	上腕骨遠位	尺骨近位	肘を曲げる
三角筋	表6.4参照		腕の外転
股関節/大腿/脚の筋			
腸腰筋	腸骨と腰椎	大腿骨（小転子）	股関節を曲げる
内転筋	骨盤	大腿骨近位部	大腿の内転と内旋
縫工筋	腸骨	脛骨近位部	大腿を股関節で屈曲
大腿四頭筋群（内側広筋，中間広筋，外側広筋，大腿直筋）	広筋：大腿骨 大腿直筋：骨盤	膝蓋靱帯を介して脛骨結節 膝蓋靱帯を介して脛骨結節	すべての筋が膝関節を伸張．大腿直筋は大腿を股関節で屈曲
前脛骨筋	脛骨近位部	足の第1楔状骨（足根骨）と第1中足骨	足を背屈し，反転させる
長趾伸筋	近位脛骨および腓骨	遠位足趾2～5本	足趾を伸ばす
腓骨筋	腓骨	中足骨	足底屈と足背屈

表6.4 身体後面の浅層の筋(一部の前腕の筋も示す)(図6.23参照)

名称	起始	停止	主な作用
頭/頸/体幹/肩の筋			
後頭筋	後頭骨および側頭骨	帽状腱膜	筋膜とつなぎ頭を固定し,後方にたおす(後屈)
僧帽筋	後頭骨,すべての頸椎と胸椎	肩甲棘と鎖骨	肩甲骨の挙上,収縮,回旋
広背筋*	下部脊柱および腸骨稜	上腕骨近位部	上腕骨の伸展と内転
脊柱起立筋*	腸骨稜,第3〜12肋骨および椎骨	肋骨,胸椎,頸椎	脊柱の伸展と側屈
腰方形筋	腸骨稜,腰筋膜	上部腰椎の横突起	脊柱を側方に屈曲させ,脊柱を伸展させる
三角筋	肩甲棘と鎖骨	上腕骨(三角筋結節)	上腕骨を外転させる
上腕/前腕の筋			
上腕三頭筋	肩甲帯と上腕骨近位部	尺骨の肘頭突起	肘の伸展
橈側手根屈筋	上腕骨遠位端	第2および第3中手骨	手首を曲げ,手を外転させる(図6.22参照)
尺側手根屈筋	上腕骨遠位および尺骨後部	手首の手根骨と第5中手骨	手首を曲げ,手を内転させる
浅指屈筋**	上腕骨遠位端,尺骨,橈骨	第2指から第5指の中指節骨	手首と指を曲げる
橈側手根伸筋	上腕骨	第2および第3中手骨基部	手首を伸ばし,手を外転させる
指伸筋	上腕骨遠位端	第2指から第5指の遠位指骨	指を伸ばす
殿部/大腿/下腿の筋			
大殿筋	仙骨および腸骨	大腿骨近位部(殿結節)	股関節を伸ばす(力強い伸展が必要な場合)
中殿筋	腸骨	大腿骨近位部	大腿を外転させる
ハムストリングス(大腿二頭筋,半腱様筋,半膜様筋)	坐骨結節	脛骨近位部(大腿二頭筋の場合は腓骨頭)	膝の屈曲と股関節の伸展
腓腹筋	大腿骨遠位部	踵骨(踵骨腱を介して踵部)	足を底屈し,膝を屈曲する
ヒラメ筋	脛骨近位部と腓骨	踵骨	足の底屈

* 脊柱起立筋と腰方形筋は深層の筋である(図6.23には示されていない.図6.18b参照).
** その名称から浅層筋であることがわかるが,浅指屈筋は橈側手根屈筋の深くにあり,表層からは見えない.

器官系の協調

ホメオスタシスからみた筋系と他の器官系との関係

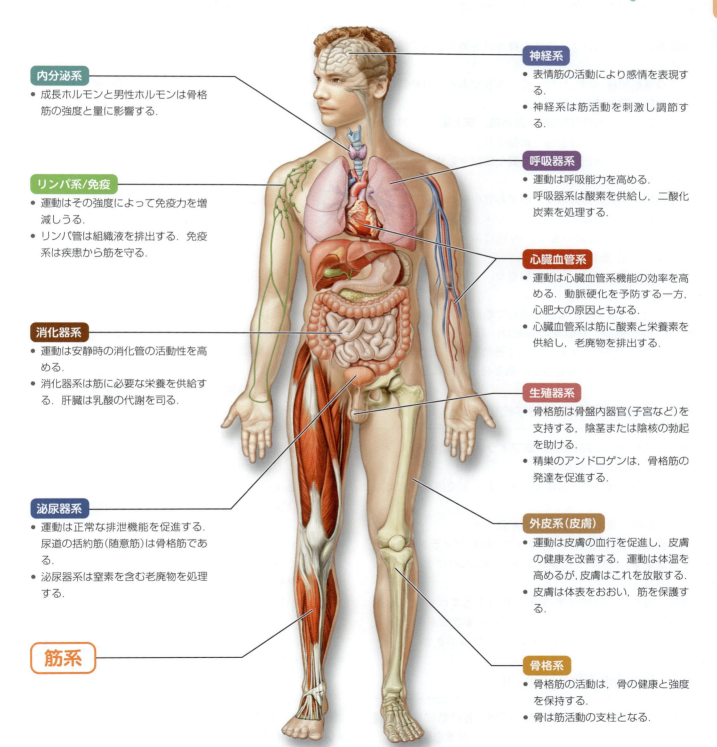

内分泌系
- 成長ホルモンと男性ホルモンは骨格筋の強度と量に影響する．

リンパ系/免疫
- 運動はその強度によって免疫力を増減しうる．
- リンパ管は組織液を排出する．免疫系は疾患から筋を守る．

消化器系
- 運動は安静時の消化管の活動性を高める．
- 消化器系は筋に必要な栄養を供給する．肝臓は乳酸の代謝を司る．

泌尿器系
- 運動は正常な排泄機能を促進する．尿道の括約筋（随意筋）は骨格筋である．
- 泌尿器系は窒素を含む老廃物を処理する．

筋系

神経系
- 表情筋の活動により感情を表現する．
- 神経系は筋活動を刺激し調節する．

呼吸器系
- 運動は呼吸能力を高める．
- 呼吸器系は酸素を供給し，二酸化炭素を処理する．

心臓血管系
- 運動は心臓血管系機能の効率を高める．動脈硬化を予防する一方，心肥大の原因ともなる．
- 心臓血管系は筋に酸素と栄養素を供給し，老廃物を排出する．

生殖器系
- 骨格筋は骨盤内器官（子宮など）を支持する．陰茎または陰核の勃起を助ける．
- 精巣のアンドロゲンは，骨格筋の発達を促進する．

外皮系（皮膚）
- 運動は皮膚の血行を促進し，皮膚の健康を改善する．運動は体温を高めるが，皮膚はこれを放散する．
- 皮膚は体表をおおい，筋を保護する．

骨格系
- 骨格筋の活動は，骨の健康と強度を保持する．
- 骨は筋活動の支柱となる．

要約

6.1 筋組織の概要(pp. 175〜179)

6.1a. 筋の種類：3種類の筋は，その構造，位置，制御方法が異なる．

- **骨格筋**：骨格に付き，四肢や身体の各部を動かす筋を形成する．
  - **骨格筋線維**(細胞)は細長く，多核である．骨格筋は**横紋筋**，**随意筋**とも呼ばれる．
  - 結合組織の被膜(**筋内膜**，**筋周膜**，**筋上膜**)が筋線維を包んで保護し，骨格筋を補強する．
    - 筋上膜の末端は癒合して**腱**や**腱膜**を形成し，筋を身体に付着させる．
- **平滑筋**：単核の紡錘形で，中空器官の壁に直交して層状に配置されている．
  - 不随意的な制御のもと，内腔に沿って物質(食物，尿，胎児)を移動させる．
- **心筋**は節状に枝分かれした細胞で，密に接し，心臓壁をらせん状に束に配列している．
  - 不随意に収縮し，血管を通して血液を送り出す．

6.1b. 筋の機能：筋組織の機能は，収縮(短縮)して張力を発生させ，それによって運動を起こし，姿勢を保持し，関節を安定させ，熱を発生することである．

6.2 骨格筋の顕微鏡解剖学的構造(pp. 179〜181)

- 骨格筋線維には**筋原線維**(**筋フィラメント**が重なり合ってできた小器官)がある．
  - 筋原線維は，端から端まで並んだ筋節で構成されている．
    - **筋節**：骨格筋の最小機能単位．
  - 筋原線維の配列は，筋節の中で**細いフィラメント(アクチン)**と**太いフィラメント(ミオシン)**によって作られる．
- 筋原線維は，**筋小胞体(SR)**にゆるく包まれている．SRはカルシウムイオンの貯蔵と放出に重要な役割をはたす．
  - カルシウムイオン：筋収縮を決定する引き金．

6.3 骨格筋の活動(pp. 181〜189)

6.3a. 単一骨格筋線維の刺激と収縮：骨格筋細胞は**神経筋接合部**で運動ニューロンからの刺激を受ける．

- 運動ニューロンとそれが神経支配するすべての筋線維を**運動単位**と呼ぶ．
- 神経インパルスが**軸索終末**に到達すると，ニューロンは**神経伝達物質(アセチルコリン)**を放出し，**筋鞘**が変化する．
  - イオンが筋線維に入り，**活動電位**が筋鞘全体に流れ，その結果，カルシウムイオン(Ca^{2+})がSRから放出される．
- カルシウムは細いフィラメント上の収縮タンパク質に結合し，ミオシン結合部位を露出させる．
  - ミオシンの頭部がアクチンに結合し，**クロスブリッジ**を形成する．結合した頭部が回転すると，細いフィラメントが筋節の中央に向かってスライドし，収縮が起こる．
  - ATPがスライディングプロセスのエネルギー源となり，Ca^{2+}が存在する限りこのプロセスは続く．

6.3b. 全体としての骨格筋の収縮：個々の筋細胞は適当な刺激を受けると完全に収縮するが，筋全体(臓器)は段階的な応答をする．

- 刺激の頻度や刺激される運動単位の数を変えることで，**段階的反応**が起こる．
  - 骨格筋の収縮のほとんどは，急速な神経インパルス(刺激)による筋緊張の型を示し，筋収縮間の弛緩時間を減少させる．
    - **不完全強縮**：刺激間の部分的弛緩．
    - **完全強縮**：刺激間の弛緩がない．
  - 筋全体の収縮の強さは，収縮している筋線維の相対的な数を反映する(多い＝強い)．
- ATPは筋収縮のエネルギーとなり，筋線維に少量貯蔵される．
- ATPは3つの方法で再生される(最も速いものから遅いものまで)．
  - **クレアチンリン酸(CP)**がADPにリン酸を供与する．
  - **乳酸**が生成される**嫌気的解糖**．
  - 酸素を必要とし，最も多くのATPを生成する**好気性呼吸**．
- 長時間の激しい運動は**筋疲労**を引き起こす．
  - イオンバランスの乱れ，乳酸の蓄積，ATP供給の減少が原因．
  - 運動後，**酸素欠乏**は急速で深い呼吸によって補われる．
- 筋収縮は**等張性収縮**(筋が短縮し，運動が起こる)または

等尺性収縮(筋は短縮せず，張力が増加する)である．
- **筋緊張**は健康で準備の整った状態．
  - 神経系によって刺激され，異なる線維が異なる時期に「待機中」になる．
  - 神経が供給されないと筋は緊張を失い，麻痺し，萎縮する．
- 不活発な筋は**萎縮**する．
  - **筋肉トレーニング運動**は筋をより大きく，より強くする．
  - **持久力運動**は筋をより効率的に，より強く，疲労しにくくする．ほかの系統にも効果をもたらす．

6.4 筋の動き，役割，および名称 (pp. 189〜196)

6.4a. **身体の動きの種類**：筋は2つ以上の点で骨に付着する．
- **起始**：動かせない(またはあまり動かない)付着部．
- **停止**：可動性の骨付着部．
- 停止は収縮時に起始に向かって動く．
- 身体の動きには，屈曲，伸展，外転，内転，分回し運動，回旋，回内，回外，前屈，上倒，倒立，背屈，底屈，対立がある．

6.4b. **身体の骨格筋の相互作用**：機能に基づいて，筋は**主動筋**，**拮抗筋**，**協力筋**，**固定筋**に分類される．

6.4c. **骨格筋の名称**：筋の名前は，大きさ，形，起始の数と位置，関連する骨，作用など，いくつかの機能的，構造的特徴から導き出すことができる．

6.4d. **筋の配列**：筋束の配置は，筋が生み出す力と短縮の程度に影響する．
- 筋束の配置には，**輪状**，**収束**，**紡錘状**，**平行**，および**羽状**(多羽状，羽状，半羽状)がある．

6.5 骨格筋の肉眼解剖学 (pp. 196〜205)

6.5a. **頭と頸の筋**：表情と咀嚼を司る．
- 表情筋：前頭筋，口輪筋，眼輪筋，頬骨筋．
- 咀嚼筋：咬筋，側頭筋，頬筋(顔の表情も助ける)．

6.5b. **体幹の筋**：体幹と頸部の筋は，頭部，肩甲帯，体幹を動かし，腹帯を形成する．
- 前頸部および体幹の筋：胸鎖乳突筋，広頸筋，大胸筋，外肋間筋，内肋間筋，腹直筋，外腹斜筋，内腹斜筋，腹横筋．
- 後頸部および体幹の筋：僧帽筋，広背筋，三角筋，腰方形筋．
- 背部深層の筋：脊柱起立筋．

6.5c. **上肢の筋**：腕と前腕の筋は，肩，肘，手の動きを引き起こす．
- 肘を動かす筋：上腕筋，上腕二頭筋，腕橈骨筋，上腕三頭筋．

6.5d. **下肢の筋**：大腿と下腿の筋は，股関節，膝，足の動きを引き起こす．
- 股関節を動かす筋：腸腰筋，大殿筋，中殿筋，内転筋．
- 膝を動かす筋：大腿四頭筋，ハムストリングス，縫工筋．
- 足首と足を動かす筋：腓腹筋，前脛骨筋，腓骨筋，ヒラメ筋，長趾伸筋．

6.6 筋系の発生・発達・老化 (pp. 205〜210)

- 筋制御の増大は神経系の成熟を反映する．
  - 筋の制御は上から下，近位から遠位方向に発達する．
- 筋は定期的な運動がなければ萎縮する．
- 加齢とともに筋量は減少する．
- 運動は筋量と筋力の維持に役立つ．

復習問題

▶選択問題
正解が複数の場合もある.

1. 弛緩した骨格筋線維と完全に収縮した筋線維の画像を比較しなさい．弛緩した筋線維にのみみられるのは次のどれか？

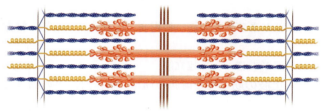

弛緩時の筋節

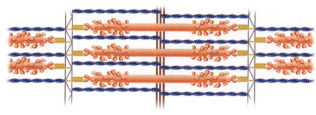

収縮時の筋節

   a. Z 線
   b. 筋節
   c. I 帯
   d. A 帯
   e. H 帯

2. ACh が神経筋接合部で受容体に結合すると，次に起こるのはどれか？
   a. ナトリウムチャネルが開く
   b. カルシウムが細いフィラメント上の調節タンパク質に結合する
   c. クロスブリッジがかかる
   d. ATP が加水分解される

3. 重いソファを持ち上げる力は，どのような運動によって強化されるか？
   a. 有酸素運動
   b. 持久力運動
   c. 筋肉トレーニング運動
   d. 水泳

4. つまむ動きは＿＿＿動作である．
   a. 伸展
   b. 外転
   c. 内転
   d. 対立

5. 筋の名称の由来はどれか？
   a. 起始，停止の場所
   b. 大きさ
   c. 作用
   d. 位置

6. 寛骨に付く筋はどれか？
   a. 腹直筋
   b. 大腿直筋
   c. 内側広筋
   d. 外側広筋

7. 大腿の筋で股関節を動かすのはどれか？
   a. 大腿直筋
   b. 大腿二頭筋
   c. 外側広筋
   d. 半腱様筋

8. 上腕に停止するのはどれか？
   a. 上腕二頭筋
   b. 上腕三頭筋
   c. 僧帽筋
   d. 広背筋

▶記述問題

9. 骨格筋，平滑筋，心筋について，顕微鏡的構造，体内器官における位置と配置，体内での機能を比較しなさい．

10. 骨格筋を包む結合組織の被膜はなぜ重要か？ これらの結合組織の被膜の名称を最も微細なものから順に挙げなさい．

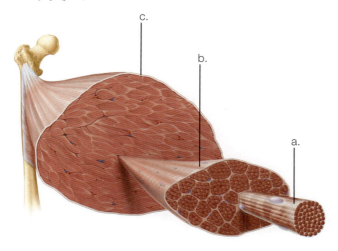

11. <u>神経筋接合</u>，<u>運動単位</u>，<u>強縮</u>，<u>段階的反応</u>，<u>好気性呼吸</u>，<u>嫌気的解糖</u>，<u>筋疲労</u>，<u>神経伝達物質</u>を定義しなさい．
12. 神経筋接合部でカルシウムイオンが軸索終末に入ってから筋細胞の収縮が起こるまでの過程を説明しなさい．
13. 筋緊張は筋を健康に保つ．筋緊張とはなにか？ どうすると筋緊張は失われるか？

14. 背骨を曲げ，腹部の内容物を圧縮するはたらきに加え，腹筋は腹部の内臓を保護し，収納する上で非常に重要である．これらの筋の配置のどこが，その仕事に適しているのか？

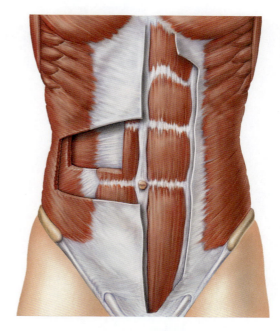

15. ハムストリングスと大腿四頭筋群は互いに拮抗筋であり，主動筋である．それぞれの筋群はどのようなはたらきをするか？
16. 手首を曲げたり伸ばしたりする筋の一般的な関係を，身体上の位置も含めて説明しなさい．

クリティカル・シンキングと臨床応用の問題

17. 筋肉内注射の部位として使用される筋または筋群を3つ挙げよ．そのうち乳幼児で最もよく使われるのはどれか？
18. ジョギング中，アーマディさんはスピード違反の車に跳ね飛ばされた．その時，右下ふくらはぎに痛みが走った．腫れたふくらはぎと踵のあいだに隙間が見え，その足を底屈させることができなかった．なにが起こったか？
19. エリックさんはジョギングから戻ると，呼吸が荒く，大量の汗をかいていた．筋のエネルギー代謝について学んだことに基づいて，以下の質問に答えなさい．

　a. エリックさんはなぜ呼吸が荒いのか？
　b. このような呼吸パターンになるのは，彼の作動筋がATP回復にどのような経路を使っているからか？
　c. 彼の筋肉痛や筋力低下の感覚は，どのような代謝産物によるものか？

20. 化学薬品Aは筋細胞のアセチルコリン受容体をブロックする．化学薬品Bは筋細胞の細胞質にカルシウムイオンで満たす．どの化学薬品が最良の筋弛緩剤になるか，またその理由は？

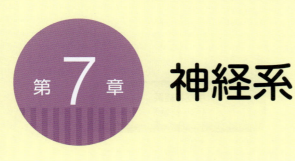

第7章 神経系

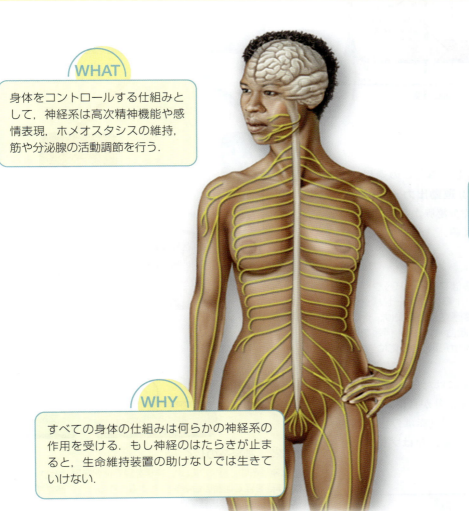

WHAT
身体をコントロールする仕組みとして，神経系は高次精神機能や感情表現，ホメオスタシスの維持，筋や分泌腺の活動調節を行う．

HOW
神経系の伝達には電気信号と化学信号が用いられる．

WHY
すべての身体の仕組みは何らかの神経系の作用を受ける．もし神経のはたらきが止まると，生命維持装置の助けなしでは生きていけない．

　あなたが高速道路を車で走っていて突然左から警笛が鳴ったら，右に寄る．友達としゃべっていて，その会話をぼんやり聞いていたとしても，あなたの名前が出てくるとすぐに耳をそばだてる．これらの出来事ではなにが共通しているのだろうか．これらの出来事は日々みられる神経系の機能によるものである．

　神経系 nervous system は身体の隅々に情報を伝えコントロールする最も大切な系である．あらゆる思考や行動，感情は神経系によって作り出される．神経系は電気的な興奮を用いて，身体の細胞に瞬時に特異的な反応を引き起こす．

　神経系だけでは身体のホメオスタシス（恒常性）を維持することができず，内分泌系が2番目に大切な系となる．神経系は素早い電気信号を神経で伝えているが，内分泌系は血中に放出されるホルモンを用いて信号を伝えるため，内分泌系は神経系よりゆるやかに作用する．内分泌系についての詳細は第9章で述べる．

　神経系が正常な機能をはたすためには，相互に作用する3つのしくみが必要である（図 7.1）．(1) 数百万に及ぶ感覚受容体が身体の内外の変化をモニターするしくみ．これらの変化は刺激と呼ばれ，集められた情報は**感覚入力** sensory input と呼ばれる．(2) 感覚情報を翻訳処理し，

218　第 7 章　神経系

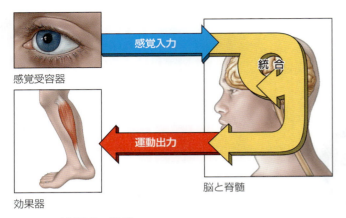

figure 7.1　神経系の機能

刻々どう応答すべきか判断するしくみ．この過程は**統合** integration と呼ばれている．(3) **運動出力** motor output として，効果器である筋の活動や分泌腺からの分泌を促進させるような応答を生み出すしくみ．

> **コンセプト・リンク**
>
> これらの 3 つの神経系のしくみはフィードバック回路に似ている（第 1 章，p. 18 参照）．1 章のフィードバック回路を思い出してみよう．受容器は感覚入力を受け，その情報は脳（調節中枢）に送られ分析（統合）される．情報を解析後適切な出力を決定する．この出力が運動の反応に当たる．

これらの機能がどのように一緒にはたらいているかを 1 つの例で示そう．運転していて赤信号が目に入ったら（感覚入力），神経系はこの情報を統合し（赤は停止を意味する），運動出力が足の筋に伝えられる．足はブレーキペダルを踏むことになる（応答）．

7.1　神経系のしくみ

> **学習目標**
> - 神経系の一般的な機能を挙げることができる．
> - 神経系を構造と機能の観点から分類することができる．
> - 中枢神経系と末梢神経系を説明でき，それぞれを構成する主要な部分を挙げることができる．

私たちの身体に神経系は必ずあるが，非常に複雑なため，まずは神経系の構造と機能を区別して説明する．それぞれについては以下に簡単に説明するが，図 7.2 にそれをフローチャートで示してみた．この図を覚える必要はないが，本章を勉強するに当たり常にこの図を思い起こし，どの部分を説明しているのかを確認しながら，神経系の全

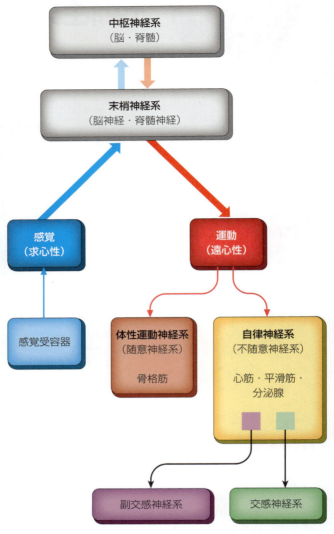

図 7.2　神経系のしくみ
中枢神経系は，感覚（求心性）神経を経て情報を受けとり，運動（遠心性）神経を経て運動の命令を出力する．このときの感覚系も運動系も末梢神経系の神経線維である．

体像を把握するようにしてほしい．なお，図に示した用語やその意味は後に詳しく解説する．

7.1a　構造に基づく区分

神経系は，構造的に中枢神経系と末梢神経系の 2 つに区分される（図 7.2）．
中枢神経系 central nervous system (CNS) は頭蓋腔と脊柱管のなかにある脳と脊髄からなり，情報の統合と司令場所としてはたらく．脳と脊髄は入ってくる感覚情報の意味を解析し，それに過去の情報と現状に基づいてどのように反応するか決定する．

末梢神経系 peripheral nervous system（PNS）は，中枢神経系（脳と脊髄）の外にある神経系のすべてをさす．主には脊髄と脳から伸びている神経である．脊髄から伸びる脊髄神経は脊髄へあるいは脊髄からの情報の入出力を担い，脳から伸びる脳神経は脳へあるいは脳からの情報の入出力を担う．脳神経や脊髄神経はまさに末梢と中枢をつなぐ電線のように機能しており，全身の感覚受容器からの信号を中枢に伝えるだけでなく，中枢からの情報を末梢の分泌腺や筋に伝える役割をもっている．

7.1b 機能に基づく区分

末梢神経系に関してのみ機能的区分に触れる．主に感覚系と運動系に分類している（図7.2）．

感覚神経系 sensory division あるいは **求心性神経系** afferent division（afferent は「より中心へ向かう」の意）は，末梢の感覚受容器から中枢神経系へ神経情報を伝える．感覚神経系は生体の内外の情報を常に中枢神経系に伝達している．皮膚・骨格筋・関節などからの情報は**体性感覚線維** somatic sensory fibers（soma は「身体」の意）によって伝えられ，内臓臓器からの情報は**内臓感覚線維** visceral sensory fibers によって伝えられる．

一方，**運動神経系** motor division あるいは **遠心性神経系** efferent division（efferent は「中心からより離れる」の意）は，中枢神経系の情報を末梢の効果器，筋や分泌腺へ伝えることにより，運動応答を引き起こす．

運動系はさらに2つに分類される（図7.2）．

- **体性運動神経系** somatic motor nervous system は，骨格筋を随意的（意識的）に動かすための神経系である．ただ，すべての骨格筋の活動はこの随意運動によってなされるわけではなく，骨格筋の**伸展反射** stretch reflex のような反射運動（後に述べる）は不随意で生じる．
- **自律神経系** autonomic nervous system（ANS）は，平滑筋や心筋，分泌腺などによる無意識のうちに生じる不随意運動をコントロールする．自律神経系は不随意神経系とも呼ばれ，さらに交感神経系と副交感神経系に分類することができる．交感神経系と副交感神経系は通常，逆の作用を効果器に引き起こす．つまり一方が促進する方向で作用すれば，もう一方は抑制の作用を行う．これについては後ほど述べる．

ここまで述べてきたように神経系を区別すると，いかにも単純であるように見えるが，これらの区分はあくまでも便宜的なものであり，複雑に関連しあって作用していることを忘れてはならない．

> **確認してみよう**
> 1. 中枢神経系を構成する構造と末梢神経系を構成する構造は？
> （解答は付録A参照）

7.2 神経組織：構造と機能

> **学習目標**
> ● ニューロンとグリア細胞の構造と機能を説明することができる．

神経組織は複雑な構造を有しているが，支持細胞と神経細胞（ニューロン）*の2つの種類の細胞群から構成されている．

7.2a 支持細胞（グリア細胞）

中枢神経系における支持細胞はまとめて**神経膠細胞** neuroglia と呼ばれる．neuroglia は neuro（神経）と glue（膠あるいは糊）をつないだ言葉であり，ニューロンを支持・絶縁・保護している（図7.3）．神経膠細胞は**グリア細胞** glial cells あるいは**グリア** glia とも呼ばれる．また，異なるタイプのグリア細胞はそれぞれ特異的な機能を有している．中枢神経系に存在するグリア細胞には次のような種類がある．

- **アストロサイト** astrocytes（星状膠細胞）：多数の突起を有する細胞で，神経組織の中の細胞のうち半分近くを占める（図7.3a）．アストロサイトの多数の突起はその先端が膨らんで平らになり，毛細血管と神経細胞体やその突起のあいだにあり，血管から神経への栄養供給にはたらく．さらにアストロサイトは血管とニューロンのあいだにバリア（血液脳関門）を作り，血管の透過性を調節し，血管と神経の物質交換を調節している．このように，アストロサイトは血中を流れるかもしれない有害な物質からニューロンを保護している．またアストロサイトは，例えば神経興奮によって細胞外に流出したカリウムイオンやシナプス伝達によって放出された神経伝達物質（例えばグルタミン酸）を取り込んで，脳内の化学物質の環境を調整している．
- **ミクログリア** microglia（小膠細胞）：小さな細胞体から

---

* 訳者注：解剖学用語では英語の neuron は神経細胞となっているが，最近の日本語の多くのテキストではニューロンとするものが増えている．特に英語版のテキストを翻訳するに当たり，神経細胞よりはニューロンとしたほうがその意図を伝えやすい部分が多く，本書ではニューロンという言葉を用いた．基本的にはニューロン＝神経細胞と読み替えていただいても良い．

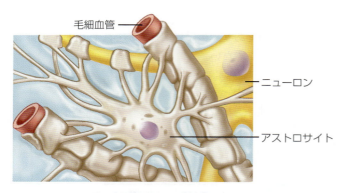

(a) アストロサイトは最も数が多く多機能なグリア細胞である

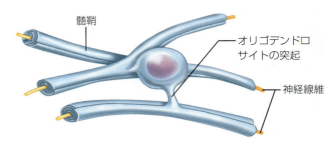

(d) オリゴデンドロサイトは中枢神経系の髄鞘を形成する

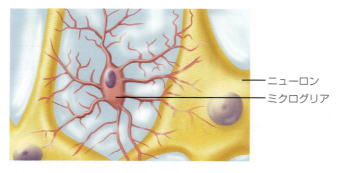

(b) ミクログリアは中枢神経系を守る貪食細胞である

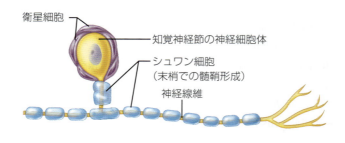

(e) 衛星細胞と末梢で髄鞘を形成するシュワン細胞は末梢神経の細胞体と神経線維をそれぞれおおっている

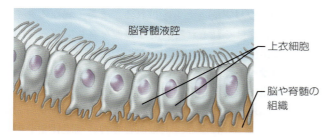

(c) 上衣細胞は脳脊髄液で満たされる脳室の壁面をおおっている

図 7.3　神経組織の支持細胞（グリア細胞）

伸びる複数の突起を有する．突起の先端は伸びたり縮んだりしてニューロン周辺の環境を常に監視している．貪食能を有し，細胞死に至ったニューロンの残骸や侵入したバクテリアを捕食する（図 7.3b）．

- **上衣細胞** ependymal cells：脳室や脊髄中心管の内腔面をおおう一層のグリア細胞である（図 7.3c）．脳脊髄液（CSF）の産生と循環に関与しており，細胞表面にある繊毛を動かすことにより，脳室内を脳脊髄液で満たし循環させるほか，クッションのように脳を守るはたらきもある．

- **オリゴデンドロサイト** oligodendrocytes（稀突起膠細胞）：オリゴデンドロサイトは，複数ある突起の先端がそれぞれシート状に広がり中枢神経系の神経軸索の周りを何重にも隙間なく巻き付いて，髄鞘（ミエリン鞘）を形成する．髄鞘は脂質の膜で構成されており，絶縁体としてはたらく．

これらのグリア細胞は細胞の突起をもつ点ではニューロンと似ているが，ニューロンの機能である活動電位を伝達することはできない．もう1つの重要な違いは，ニューロンは分裂能をなくしているが，グリア細胞は分裂能を維持し続けている点である．したがって，ほとんどの脳腫瘍はグリア細胞により形成されたグリオーマ(腫瘍)である．

末梢神経系の支持細胞は2つに大別できる．シュワン細胞と衛星細胞である(図7.3e)．**シュワン細胞** Schwann cells は末梢神経の軸索(突起)に髄鞘を形成し，**衛星細胞** satellite cells は末梢の神経細胞体の周りに存在し，神経細胞の保護や維持にはたらく．

> **確認してみよう**
> 2. 体内で最も多いグリア細胞は？ ミエリンと呼ばれる絶縁体を構成する細胞は？
> 3. 脳の腫瘍はどうしてニューロンではなくグリア細胞からできるのか？
>
> (解答は付録A参照)

7.2b　ニューロン(神経細胞)

ニューロンの構造

> **学習目標**
> ● ニューロンの一般的な構造を説明することができる．また，神経細胞の解剖的構造の名称を挙げることができる．
> ● 白質と灰白質を構成するものを説明することができる．

ニューロン neuron (**神経細胞** neuronal cells) は，メッセージ(神経信号)をある場所から別の場所へ伝達するために高度に分化している．ニューロンは多様な構造をもつが，基本的な共通の構造がある(図7.4)．すなわち細胞核が存在する細胞体と，細胞体から伸びる細い突起である．

細胞体　**細胞体** cell body は神経細胞が生存し機能するための栄養代謝の中心の場である．核を取り巻く細胞質には通常の細胞体と同じ細胞内小器官が存在するが，中心小体だけは存在しない．このことは，ニューロンは有糸分裂しないことを示している．神経細胞体には粗面小胞体が集まった**ニッスル小体** Nissl bodies や細胞骨格を維持する中間径線維である**ニューロフィラメント(神経原線維)** neurofibrils が豊富に存在する．

突起　細胞体からは**突起** processes あるいは**線維** fibers と呼ばれる構造が伸びており，その長さは短いもので数ミクロン(μm)，長いものでは腰からつま先に至る1m近くもの長さがある．神経突起には2通りあり，入力情報(電気信号)を細胞体の方向に伝えるものを**樹状突起** dendrite (dendr は「樹」の意)と呼び，神経信号を発生させ神経細胞体から遠い方向(遠位)に伝えるものを**軸索** axon と呼ぶ．一部のニューロンは数百本にも分岐した樹状突起を有するものもあるが，軸索は通常1本のみである．軸索は，細胞体の一部に錐体状の構造をした**軸索小丘** axon hillock から伸びる．

軸索のなかには1本の軸索から枝が出る軸索側枝を有するものもあるが，通常は1本の軸索が目的地近くに行ってから分岐を多数出して数百数千の**軸索終末** axon terminals を形成する．これらの神経終末には，**神経伝達物質** neurotransmitters と呼ばれる化学物質を含んだ小胞が豊富に含まれる(第6章の神経筋接合部でのイベントを参照)．軸索は細胞体から遠く離れた軸索終末まで神経情報を伝える．興奮が軸索終末に到達したときに，神経終末では電位変化に応答して小胞内の神経伝達物質が標的細胞や次のニューロンに向けて放出される．

軸索終末と標的細胞あるいは次のニューロンとのあいだは**シナプス間隙** synaptic cleft と呼ばれ，この興奮が伝達される場を**シナプス** synapse と呼ぶ(syn は「留める・つなぐ」の意)．この隙間は狭いけれども決して接触していない．このシナプスとその伝達機構については後述する．

髄鞘　多くの長い神経軸索は，蝋のように見える白っぽい脂質(**ミエリン** myelin と呼ばれる)に包まれている．ミエリンは軸索を保護・絶縁し，神経伝導速度を速くする．家々に電力を送る電線は何層もの絶縁体で包まれているように，ミエリンは軸索を包み絶縁している．末梢神経系の軸索はシュワン細胞が形成するミエリンにおおわれている．シュワン細胞はその突起が軸索を巻くのではなく，細胞体全体が平たく延びてロールケーキのように1つの軸索を巻く(図7.5)．シュワン細胞が髄鞘を形成する際には最初は細胞質が緩く軸索を巻くが，徐々に細胞質が押しやられ細胞膜どうしが接するようになる．最終的には，軸索に密接した何層もの膜構造の**髄鞘** myelin sheath となり，軸索を包む．シュワン細胞の細胞質は外側の層に残る．この細胞質のある層を**神経線維鞘** neurilemma と呼ぶ．末梢神経では1つの髄鞘は1つのシュワン細胞からなり，髄鞘と髄鞘のあいだには隙間ができ，この隙間を**ランビエ絞輪** node of Ranvier と呼ぶ．ランビエ絞輪は1つの軸索上に一定の間隔ごとに見られる(図7.4)．

髄鞘を有する有髄神経は中枢神経系にも見られる．オリ

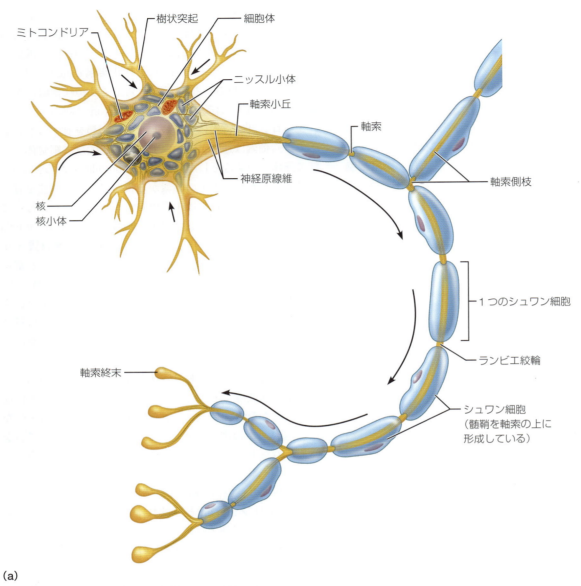

図 7.4 典型的な運動ニューロンの構造
(a)模式的に運動ニューロンを示した図. (b)細胞体と樹状突起の電子顕微鏡写真(615倍).

神経組織：構造と機能　223

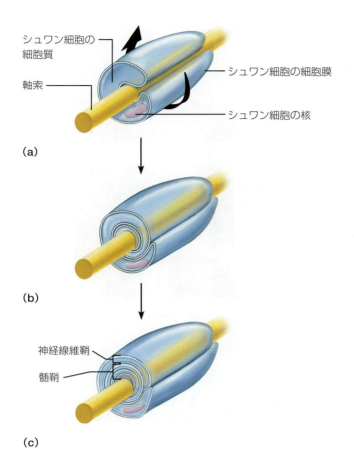

図 7.5　末梢神経系でのシュワン細胞と軸索
(a～c)上から下へと図に示すように，シュワン細胞は軸索の一部に接し凹みに軸索を入れ巻きついていく．シュワン細胞の細胞質は一番外層の表面の細胞膜の直下に集まる．軸索に近い側の密に巻きついている部分は髄鞘と呼ばれ，一番外側の細胞質を含む部分は神経線維鞘と呼ばれる．

> **図 7.5 Q**　シュワン細胞により軸索上に形成される髄鞘には一定間隔おきに隙間があるのはなぜか？
> （解答は付録 A 参照）

オリゴデンドロサイトが中枢での髄鞘形成を担う（図 7.3d）．末梢神経系では 1 つのシュワン細胞は 1 つの髄鞘を形成するが，中枢神経系では 1 つのオリゴデンドロサイトが多数の突起を伸ばし，60 個あまりの髄鞘を同時に形成する．オリゴデンドロサイトが形成する髄鞘とシュワン細胞が形成する髄鞘は大変よく似ているが，中枢神経系の髄鞘には神経線維鞘が見られない．末梢神経系の神経が損傷した場合，残存した神経線維鞘（髄鞘をもたないシュワン細胞）が軸索再生に重要な役割をはたす一方，神経線維鞘がない中枢神経系ではこのような再生はほとんど見られない．

 ホメオスタシスの失調 7.1

髄鞘の重要性は，それがなくなったときになにが起こるかを見れば理解しやすい．**多発性硬化症** multiple sclerosis（MS）では中枢神経系の髄鞘が徐々に破壊され，硬化という変化が起こっている．このとき，神経線維を流れる電流がショートして，電気信号は必ずしも目的通りには伝わらなくなる．その結果，視覚や構音障害あるいは多くの筋の運動障害などの症状が増悪する．MS は自己免疫疾患で，自己抗体が髄鞘の構成成分のタンパク質を攻撃する．治療法はまだ確立されていないが，インターフェロン β（免疫系の細胞から分泌されるホルモン様分子）の注射が進行を抑制あるいは症状を軽減する．また，自己免疫応答を抑制する薬剤も用いられているが，その効果の持続性などについては今後の研究を待たねばならない．

用語　神経系には，神経細胞体が集まっている場所と神経線維が集まっている場所があり，これらは中枢神経系と末梢神経系では異なった名称で呼ばれる．中枢神経系の脳や脊髄の中で，類似の神経細胞体が集積している領域を**神経核（核）** nucleus（複数形は nuclei）と呼ぶ．神経核は脳や脊髄の中にあり，当然頭蓋や脊柱により守られている．神経細胞体は神経細胞の代謝活動の源であり，障害を受けて死に至っても再生することはない．末梢神経では神経細胞体が集まっている場所はいくつかの場所に見られ，これらの場所を**神経節** ganglion（複数形は ganglia）と呼ぶ．

中枢神経系の中で神経線維あるいは神経突起が束になって走行する場所を**神経束**あるいは**線維束** fiber tract と呼び，末梢神経系では**神経** nerve と呼ぶ．中枢神経系で，白質と灰白質は有髄神経の多い場所と無髄神経の多い場所をそれぞれ示す．一般的には**白質** white matter には有髄神経の束である神経束が多く，**灰白質** gray matter には無髄神経や細胞体が多く存在する．

ニューロンの分類

> **学習目標**
> ● 構造と機能によって神経細胞を分類することができる．
> ● 一般的な知覚受容器のタイプを挙げ，その機能を説明することができる．

ニューロンはその形態によって，あるいは機能によって分類できる．

機能による分類　ニューロン（神経細胞）を機能的に分類すると，神経情報が伝えられる方向に基づいて，感覚ニューロン，運動ニューロン，介在ニューロンに分けられる（図

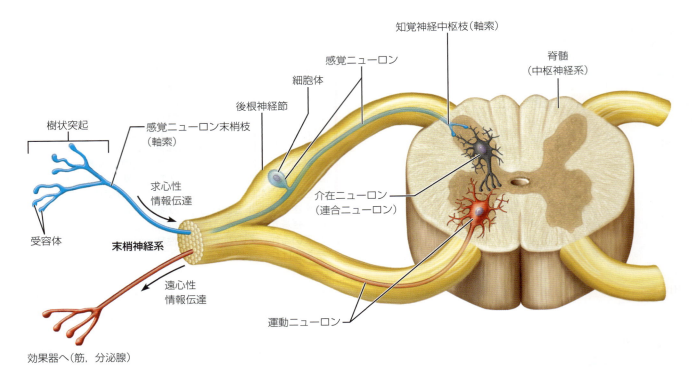

図 7.6 機能に基づく神経細胞の分類
感覚ニューロン（求心性ニューロン）は皮膚や内臓筋などの感覚受容器からの情報を中枢神経系に伝える．感覚ニューロンの細胞体は末梢神経系の神経節に存在する．運動ニューロン（遠心性ニューロン）は情報を中枢神経系（脳や脊髄）から末梢の効果器に伝える．介在ニューロン（連合ニューロン）は感覚ニューロンと運動ニューロンのあいだの連絡を行う．運動ニューロンと介在ニューロンの細胞体は中枢神経系の中に存在する．

7.6）．臓器や皮膚の知覚受容器からの信号を中枢神経に伝える神経が**感覚ニューロン** sensory neurons である．あるいは**求心性ニューロン** afferent neurons ともいう．感覚ニューロンの細胞体は常に中枢神経系の外の神経節に存在する．感覚ニューロンは身体の内外でなにが起こっているかを常に中枢に伝え続けている．

感覚ニューロンの情報を受け取る突起（樹状突起に当たる）の先端は，周辺で生じる特定の変化を検知する特定の受容器と接している（本書では，視覚，聴覚，平衡感覚，味覚，嗅覚などの特殊感覚について第8章で紹介している）．より単純な受容器として，皮膚には**皮膚受容器** cutaneous sense organ があり，筋や腱関節には**固有感覚受容器** proprioceptor がある（図 4.3，p.109 参照，図 7.7）．痛覚受容器は最も小さな特殊な受容器で，神経終末が裸の状態で存在し自由神経終末と呼ばれ，最も多く存在する．痛覚とは，身体に起こりつつあるあるいは起こりそうな侵害刺激の警告とも考えられる．また，皮膚への強い熱刺激や寒冷刺激（温度刺激），過剰な機械刺激（触覚刺激や圧刺激など）はすべて痛みとして感じる．

固有感覚受容器は筋の伸展，腱や関節の張力を感知する．これらの情報は脳に伝えられ，バランスや姿勢を保つのに役立っている．propria（固有）はラテン語の「自分自身」に由来するように，固有感覚受容器は自分自身の動きを常に脳に伝えている．

次に，中枢神経系から内臓，筋，分泌腺へ情報を送るのが**運動ニューロン** motor neuron である．**遠心性ニューロン** efferent neuron とも呼ばれている（図 7.6）．運動ニューロンの細胞体は通常，中枢神経系の中に存在する．

第3のタイプのニューロンは**介在ニューロン** interneuron あるいは**連合ニューロン** association neuron と呼ばれる．感覚ニューロンと運動ニューロンとのあいだに存在し，情報処理を担う．通常，この介在ニューロンの細胞体は中枢神経系内に存在する．

構造による分類　構造によるニューロン（神経細胞）の分類では，樹状突起と軸索を含めて，細胞体から伸びる突起の数とその形態によって分けられる（図 7.8）．樹状突起が多数見られる場合は**多極ニューロン** multipolar neuron と呼

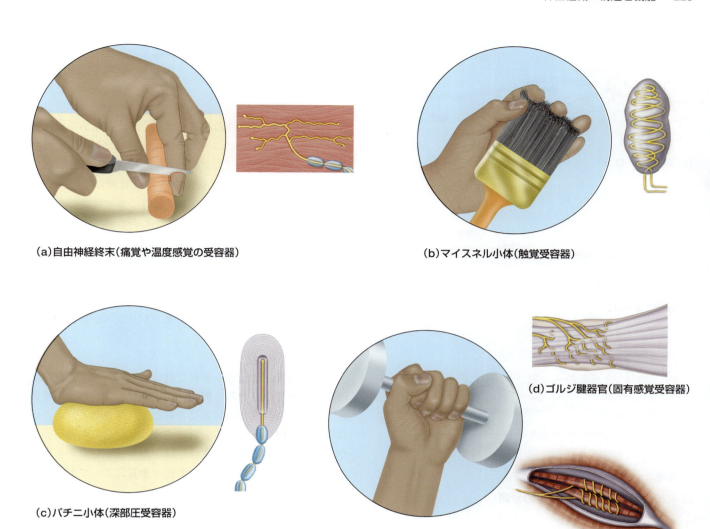

図 7.7 感覚受容器の種類
(d)と(e)は2種類の固有感覚受容器を示す．

ばれる．運動ニューロンや介在ニューロンの多くはこのタイプに分類され，最も多くのニューロンがこれに属する．1つの樹状突起と1つの軸索，計2つの突起を有するニューロンは**双極ニューロン** bipolar neuron と呼ばれる．このタイプのニューロンは稀で，目や嗅粘膜上皮など特殊感覚の受容器官に存在する．これらの特殊感覚器官では，双極ニューロン自身が感覚受容細胞である場合，あるいは感覚受容細胞からの情報を受け取る細胞にこのタイプのものが見られる．まるで袋小路から1本の道が表通りに伸びるように，細胞体から1本の突起のみが伸びる神経細胞を**単極ニューロン** unipolar neuron と呼ぶ．この1本の突起は通常大変短く，すぐに二股に分かれ末梢組織へ伸びる末梢枝と中枢に向かう中枢枝に分かれる．末梢枝の先端での分岐が樹状突起に当たり，末梢枝の幹と中枢枝全体が軸索として機能している．したがってこの場合の軸索は，細胞から遠ざかる電気信号も，細胞体へ向かう電気信号も伝えることになる．知覚神経節に存在するニューロンは単極ニューロンである*（図7.6）．

* 訳者注：このように単極ニューロンの突起は，一見1本しか見えないので「単極」という名がついたが，実際には，2本の突起（軸索に相当する突起と樹状突起に相当する突起）が合わさったものである．このため「偽」という名が取り入れられ，「偽単極ニューロン」と名付けられている．この細胞は感覚（知覚）ニューロンであり，知覚神経節に存在する．

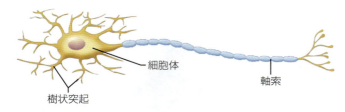

(a) 多極ニューロン

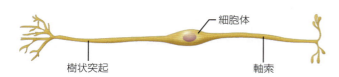

(b) 双極ニューロン

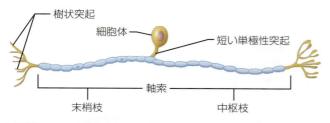

(c) 単極ニューロン

図 7.8　構造に基づいた神経の分類

> **確認してみよう**
> 4. 神経束と神経の違いはなに？
> 5. 神経節と神経核の違いはなに？
> 6. 多極ニューロンや双極ニューロンではどの部分が細胞体へ向けての信号を伝えるのか？　また，どの部分が神経伝達物質を放出するか？
> 7. 「あるニューロンの神経伝導速度は 1 m/秒であり，別のニューロンの神経伝導速度は 40 m/秒である」と言われたときに，どちらが有髄の軸索か？
>
> （解答は付録 A 参照）

7.2c　生理学：神経活動電位

> **学習目標**
> - 神経活動電位の発生のメカニズムとニューロン間の伝達様式を説明することができる．
> - 反射弓とその構成要素について説明することができる．

ニューロンは 2 つの主要な機能がある．1 つは刺激に対して活動電位を発生させる被刺激性で，もう 1 つはその活動電位をほかの神経細胞や筋，分泌腺へ伝える伝導性である．

静止状態の神経細胞膜の電気的状態　静止状態あるいは興奮していないときのニューロンの細胞膜は**分極** polarized している（静止膜電位）．すなわち，膜の外側に比べると内側にはより少ない正の電荷が存在する状態になっている（図 7.9①）．細胞膜の内側の主要な陽イオンはカリウムイオン（K^+）であり，細胞外の主要な陽イオンはナトリウムイオン（Na^+）である．静止状態で分極している膜では，K^+ のほうが Na^+ に比べてより透過性が高いので，K^+ は外に一部漏れ出る．その結果，膜の外より内側の陽イオンが少なくなり相対的に負になる．神経細胞が興奮してない場合は，このような膜内外のイオンバランスが維持されている．

活動電位の発生と伝導　多彩な刺激がニューロンを刺激し活動電位を発生させる．例えば光は網膜の光受容細胞を興奮させる，音は内耳の聴覚受容細胞を興奮させる，あるいは圧力は皮膚の圧受容体を刺激する．しかしこの後述べるが，圧倒的多数の神経細胞は，ほかのニューロンから放出された神経伝達物質と呼ばれる化学物質によって刺激を受ける．

刺激の種類がなんであろうと，結果的には細胞膜のイオン透過性の瞬間的な変化が生じることになる．細胞外に多い Na^+ は通常，細胞内へは流入できないが，ニューロンが適切に刺激された場合には細胞膜内に存在するナトリウムチャネルと呼ばれるゲートが開口する．Na^+ は細胞外に高い濃度で存在するので，ナトリウムチャネルが開くと Na^+ は細胞内へ流入する．この内向きのイオンの流れが局所的に膜の電位極性を変化させる．これが**脱分極** depolarization と呼ばれる現象である（図 7.9②）．脱分極が生じている場所では膜内はより多くの正の電荷（陽イオン）をもち，膜外の正の電荷は少なくなる．この状態を**緩徐電位** graded potential と呼ぶ．もし，強い刺激が来て Na^+ の流入が増加して，脱分極が徐々に大きくなり一定レベル以上に達すると，長距離の伝達が可能な**活動電位** action potential あるいは**神経インパルス** nerve impulse と呼ばれる短時間の電位変化信号が発生する（図 7.9③）．初期の刺激の大きさに比例する緩徐電位は次第に減弱あるいは途中で消滅し長距離の伝導は生じない．一方，活動電位は「全か無の法則」に従って，軸索に沿ってずっと伝わることができ，途中で減弱あるいは消滅しない（図 7.9④）．

神経組織：構造と機能　227

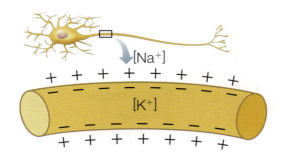

① 静止膜電位は細胞内が膜の外側が正（＋）に膜の内側が負（－）になっている（分極している）．細胞外の主要なイオンはナトリウムイオン（Na⁺）であり，細胞内の主要なイオンはカリウムイオン（K⁺）である．細胞膜は通常これらのイオンを通しにくい状態になっている（透過性が低い）が，K⁺はNa⁺より通過しやすい．このため，一部K⁺が外に出るので，細胞内の陽イオンが少なくなり相対的に膜の内側は負になる．

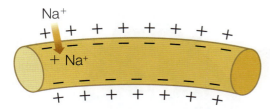

② 刺激により脱分極へ向かう．刺激は膜の局所的領域のイオンの透過性を変化させ，Na⁺が急速に細胞内に流入する．この現象により膜の内側がより陽イオンが多くなり，膜の外側と陽イオンの量の差が減少する．

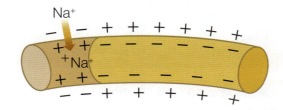

③ 脱分極と活動電位の発生．刺激が一定以上に強いときには脱分極が進み膜電位は完全に逆転し，活動電位が発生する（もし刺激が一定の強さがない場合，電位はすぐに元に戻り活動電位は発生しない）．

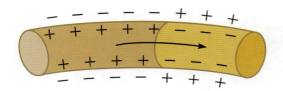

④ 活動電位の伝播．最初に局所的に生じた脱分極は隣接部の膜の透過性の変化を引き起こし，これが次々と伝わっていく．このように活動電位の伝播はドミノ倒しのように，あるいはスポーツ観戦時の「ウェーブ」のように軸索上を伝わっていく．

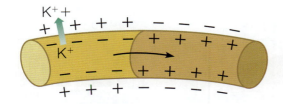

⑤ 再分極．膜の透過性が再び変化し，今度はK⁺が細胞外へ流出する．これにより内側の陽イオンが減少し相対的に細胞膜の外側のほうが陽イオンが多くなる．このような再分極は脱分極と同様の方向に伝播していく．

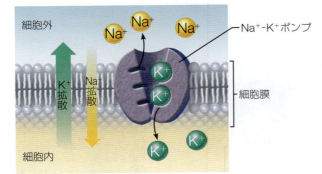

⑥ 細胞内イオンの状態が静止膜電位の状態に戻る．細胞膜上のナトリウム-カリウムポンプ（Na⁺-K⁺ポンプ）と呼ばれる分子が作動し，3分子のNa⁺を細胞外へ移動させ同時に2分子のK⁺を細胞内へ入れる．これにより，静止膜電位に戻った細胞膜は再び発火する準備が完了する．

図7.9　神経の興奮

Na$^+$ が急激に細胞内に流れ込むと同時に，膜の透過性は Na$^+$ が内に入りにくく，K$^+$ が外に出やすい状態に変化する．この結果，K$^+$ は細胞外に拡散する．このことは正の電荷を持つ陽イオンが内から外に出ることになり，膜電位は再び負の方向すなわち**再分極** repolarization に向かう（図 7.9⑤）．再分極の後には，膜上の**ナトリウム-カリウムポンプ**（Na$^+$-K$^+$ ポンプ）sodium-potassium pump と呼ばれる分子がイオンの状態を元の静止膜電位の状態に戻す（図 7.9⑥）．この Na$^+$-K$^+$ ポンプは，生体のエネルギーである ATP を用いて Na$^+$ を外に汲み出し，K$^+$ を内に戻す．再分極に至るまでは，神経細胞は次の活動電位を伝えることができない．いったん脱分極による活動電位が生じると，活動電位は神経線維に沿って次々に伝導されていく．

無髄神経での活動電位の伝播は上述のように生じるが，有髄線維では活動電位がランビエ絞輪から次のランビエ絞輪へとジャンプして伝わるため，ずっと速い速度で伝わっていく．これは，髄鞘が絶縁性の高い脂質で構成されているため，その部分を飛び越して電位が伝わるためである．この有髄神経の速い活動電位の伝達を**跳躍伝導** saltatory conduction と呼ぶ．

ホメオスタシスの失調 7.2

神経活動電位の伝達速度はさまざまな要因によって影響を受ける．例えば鎮静薬や麻酔薬は主に Na$^+$ の透過性を変化させ，活動電位を抑制する．先に示したように，Na$^+$ の流入がなければ活動電位は生じない．寒冷状態や持続的な圧刺激はニューロンへの血流（酸素や養分の供給）を妨げるため，伝導速度が抑制される．例えば，冷蔵庫の氷を数秒間指でつまむと指は麻痺し，正座すると足が痺れてくる．この後，指を温めたり正座を止めたりすると，活動電位が再び正常に伝達され，不快なチクチクする痛みを感じる．

シナプスでの信号伝達　ここまで神経機能のうち興奮性について述べてきたが，伝導性についてはどうだろう．どのようにして電気活動は 1 つのニューロンからシナプスを介して次のニューロン（効果器）へ興奮を伝えるのだろうか？

答えは電気信号がそのまま伝わるのではなく，化学物質である神経伝達物質がニューロンからニューロンへ，あるいはニューロンから標的細胞への信号を伝えるのである（第 6 章で紹介した神経筋接合部と同じように）．活動電位が軸索終末に到着したとき（図 7.10①），電気的変化はカルシウムチャネルを開く．流入したカルシウムイオン（Ca^{2+}）は神経活性物質を含んだ小胞をシナプス側の膜に融合させ（図 7.10②），**シナプス間隙** synaptic cleft に神経伝達物質を放出する（図 7.10③）．放出された神経伝達物

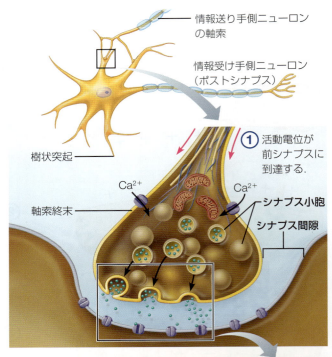

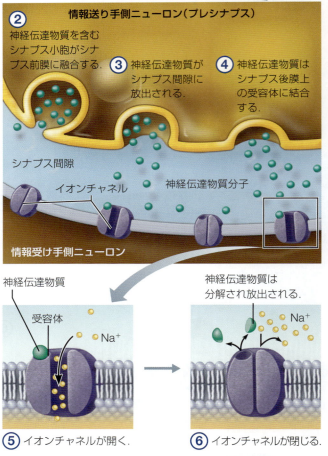

図 7.10　化学シナプスにおける神経情報の伝達
シナプスで順次生じる状態を番号順に示した．

質はシナプス間隙内を拡散し*，次のニューロンの膜上にある受容体に結合する(図7.10④)．十分な神経伝達物質が放出されれば，先に述べたNa^+の流入(図7.10⑤)，脱分極の発生，緩徐電位の発生，さらには活動電位が発生し，興奮が次の神経細胞へ伝わることになる．神経活性物質が受容体に結合して生じる電気変化はきわめて短い．放出された神経活性物質は直ちにシナプス間隙から取り除かれるからである．放出された伝達物質はシナプス間隙で速やかに拡散するか，軸索に再取り込みされる．あるいは酵素による分解を受ける(図7.10⑥)．このような伝達の停止の仕組みがあるので，活動電位が次のニューロンに伝わる時間は瞬きするよりずっと短い．

> **コンセプト・リンク**
> ニューロンと筋の接点である神経筋接合部(図6.5，p.182参照)での伝達とニューロン間のシナプスでの伝達は基本的には大変似ている．神経筋接合部では，結合相手が筋であることと，神経伝達物質はアセチルコリンであるほかは同じである．

ここで理解していただきたいことは，活動電位の伝達は電気化学的な現象であるということである．軸索を伝わるのは電気的現象であり，次のニューロンへの伝達は神経伝達物質による，つまり化学的現象である．1つのニューロンは多数の神経から情報を受けとり，多数のニューロンへ情報を伝える．すなわち，多くのニューロンと同時にコミュニケーションをとっていることになる．さらに，誰が(どの神経細胞が)なにを伝えようとしているのか(興奮なのか抑制なのか)，異なる神経活性物質が随所に使われており，より高度なコミュニケーションが行われている．

7.2d　生理学：反射

神経細胞同士のコミュニケーションにはさまざまなタイプがあるが，日常の動作や応答に対しては**反射** reflex というプログラムされたものがたくさんある．反射は迅速に決まった反応がみられ，不随意的に生じる．これはあたかも一方通行の道路のようなもので，反射がはじまると必ず同じ方向に進むことになる．反射は複数の神経細胞が構成

---

*ほとんどのニューロン間の神経伝達は化学分子を用いた化学シナプスにより行われるが，一部には電気シナプスと呼ばれるシナプスもある．これは，神経細胞が物理的にギャップ結合と呼ばれるパイプ様構造でつながっており，そこを電流が通って隣のニューロンに流れる構造をしている(訳者注：電気シナプスでつながったニューロンどうしは，同じタイミングで興奮することができる)．

する**反射弓** reflex arc に沿って生じ，中枢と末梢にまたがった反応である．反射はある特定の刺激に対してあらかじめプログラムされた反応とも考えられる．

身体の中で見られる反射は体性反射と自律反射の2つに分けられる．**体性反射** somatic reflexes は骨格筋の応答である．骨格筋は通常随意運動を行うが，一部には反射のように不随意運動も行う．熱いものに触れたとき，すぐに手を引っ込めるが，これが体性反射である．**自律反射** autonomic reflexes は平滑筋や心筋，分泌腺の腺分泌にかかわる反射である．唾液の分泌(唾液反射)や瞳孔のサイズの変化(瞳孔反射)は自律反射の例である．自律反射は消化，排泄，血圧，発汗などの機能を調節している．

反射弓は少なくとも以下に挙げる5つの要素から構成されている(図7.11a)．①刺激に反応する受容器，②受容器の情報を中枢に伝える感覚ニューロン，③感覚ニューロンと運動ニューロンをつなぐ介在ニューロン(統合中枢)，④効果器への運動ニューロン，⑤刺激に応答して最終的に作動する効果器．

最も単純な膝蓋腱反射は2つのニューロンで反射弓が構成される(図7.11b)．膝蓋腱反射(膝蓋腱がハンマーでたたかれて伸びるとその筋である大腿四頭筋が収縮する)は，臨床で運動系の検査としてよく用いられている．

反射の多くはより複雑で，1ないし2つの介在ニューロンが中枢に存在する．屈曲反射は3つのニューロンからなる反射弓で，突然痛みを感じるとそこから四肢を素早く引き離す応答である(図7.11c)．この3つのニューロンが構成する反射弓も，先の5つの要素(受容器，感覚ニューロン，介在ニューロン，運動ニューロン，効果器)からなる．シナプス伝達は神経伝達物質が拡散する時間を要するので必ず一定の時間を要する．したがって，シナプスの数が多ければ多いほど反射には時間がかかる．

脊髄反射には脊髄のニューロンが関係し，上位の脳の関与はない．脊髄が機能している限りは屈曲反射のような脊髄反射は見られるが，一部の反射には脳が関わる．多くの情報が一度に入ってきた場合，的確な判断をするためには脳の判断が必要であるからである．光が目に入ったときに見られる瞳孔反射はこのタイプに当たる．

前にも述べたが，反射の検査は脳の状態を把握する上でよい方法である．反射の亢進・抑制・消失は神経系の損傷や疾患の症状である．また，反射の変化は疾患の主要症状が現れる前に見られることがある．

230　第7章　神経系

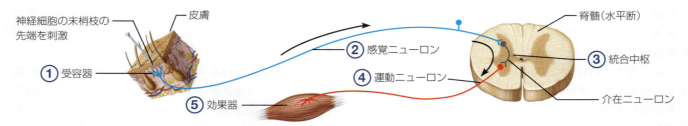

(a) 反射弓を構成する5つの基本的要素

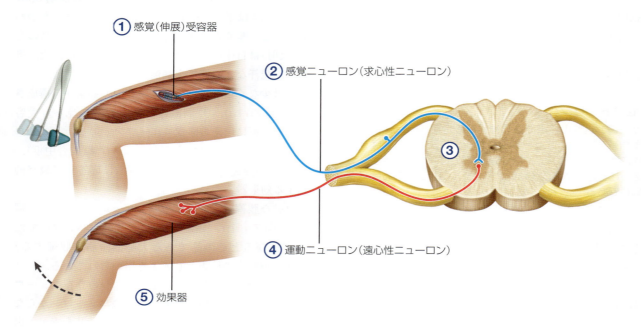

(b) 2つのニューロンによる反射弓

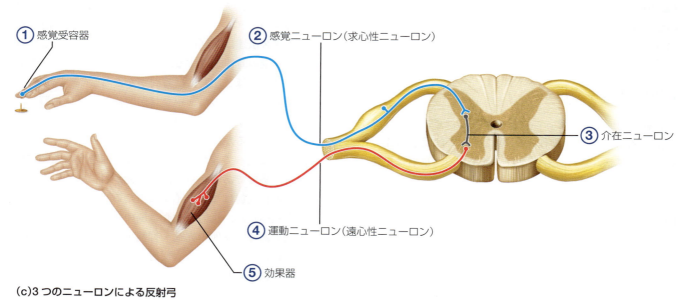

(c) 3つのニューロンによる反射弓

図 7.11　単純な反射弓の例

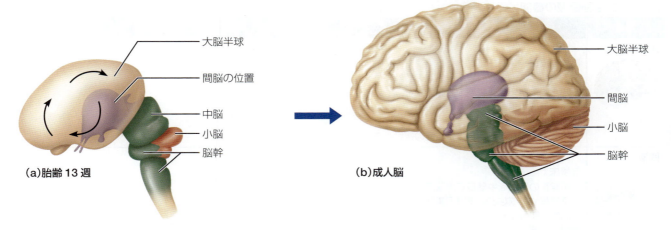

図7.12　ヒト脳の発達と脳の区分
脳は大脳半球・間脳・脳幹・小脳の4つに区分される．(a)発生途中の脳では大脳は平滑で，大きくなるにつれて頭蓋骨の影響もあり，まず上方から後方へ次に外側下方へと大きく発達していく．これにより他の脳部位をおおうように発達していく．(b)成人の脳では，大脳半球は間脳と脳幹の多くをおおう．図は脳を左側から見たところで，通常は見えない間脳や脳幹の一部を見えるように半透明にしてある．

> **確認してみよう**
> 8. 緩徐電位と活動電位の違いはなにか？
> 9. シナプス間隙とシナプスの違いを説明できるか？刺激はどのようにシナプスを超えて伝わるか？
> 10. ニューロンのどの部分が感覚受容体や感覚器から情報をもらうか？
> 11. 反射とはなにか？
>
> （解答は付録A参照）

7.3　中枢神経系

7.3a　脳の機能解剖学

> **学習目標**
> ● ヒトの大脳半球，間脳，脳幹，小脳の主要な領域の場所と機能を説明することができる．

　成人の脳の外見からは脳の機能を推し量ることはできない．握り拳2つより大きく，ややピンクがかった灰白色．クルミのようなシワがあり，冷えきったオートミールのような肌触りである．重さは1,300～1,500gほどである．脳は生体の中で最も大きな神経組織の塊であり，大脳半球，間脳，脳幹，小脳の4つの領域に分けて紹介する（図7.12，表7.1）．

大脳半球

　左右1対をなす**大脳半球** cerebral hemispheres は**大脳** cerebrum とも呼ばれ，脳の最も表面に位置し他の3つの部分を合わせたよりも大きい．実際，大脳半球は発達に伴って大きくなって脳幹のほとんどの部分をおおい尽くすようになり，脳幹部分は脳を矢状断でもしなければ見えない．マッシュルームの傘が茎の部分をおおい尽くすのを思い描いてもらうと，大脳半球が間脳や脳幹の上の部分をおおい尽くしていることがイメージしやすい（図7.12）．

　大脳の表面には**回** gyrus（複数形は gyri）と呼ばれる盛り上がった部分が見られ，**溝** sulcus（複数形は sulci）と呼ばれる深い落ち込みで隔てられている．なかでもより深く大きな落ち込みは**裂** fissures と呼ばれる（図7.13a）．この回や溝は解剖学的に重要な目印になる．左右の大脳半球は深い切れ込みである大脳縦裂で分けられ，ほかの裂や溝により4つの**葉** lobes（前頭葉，頭頂葉，側頭葉，後頭葉）に分けられる（図7.13a，b）．これらの葉をおおう頭蓋骨にも同じ名称が付いている．

　大脳半球の内部の構造は3つの部分（層）からなる．最も表層は灰白質と呼ばれ灰色に見える．2番目の層は白質であり，最も深いところには大脳基底核がある．大脳基底核は灰白質の神経細胞体の集団が塊になって大脳皮質の下に存在する．次にこれらを見てみよう．

大脳皮質　言語・記憶・思考・感情・意識・感覚情報の処理・自発行動，これらの機能はすべて**大脳皮質** cerebral

表 7.1　主な脳領域の機能

領域	機能
大脳半球	■**大脳皮質——灰白質**： ・入力した体性感覚の場所と感覚の認識． ・随意的で精巧な骨格筋の運動の制御． ・高次機能や情動に関する情報処理． ■**大脳基底核**： ・皮質下の運動中枢として骨格筋の運動を支援する（図 7.15 参照）．
間脳 	■**視床**： ・感覚系の情報を中継して大脳皮質へ送る． ・基底核や小脳などの皮質下運動中枢からの情報を大脳運動野へ送る． ・記憶に関与する． ■**視床下部**： ・自律神経系（不随意神経系）の最高中枢． ・体温・摂食・水バランス・渇きの調節の中枢． ・下垂体前葉系からのホルモン分泌を制御し，下垂体後葉ホルモン〔バソプレシン（ADH）とオキシトシン〕の産生の場であり，内分泌系の最高中枢． ■**辺縁系——機能的な器官**： ・大脳から間脳にまたがる広い領域（視床下部や視床前核も含まれる）． ・情動行動や記憶の処理にも関係する．
脳幹	■**中脳**： ・視反射や聴反射の中枢がある． ・皮質下の一部の運動中枢がある． ・脳神経の動眼神経と滑車神経の起始核がある．大脳皮質から脊髄へ向かう線維束である大脳脚などがある． ■**橋**： ・大脳皮質から小脳への情報の中継核がある． ・延髄と協調して呼吸数やその深さを制御する． ・脳神経のうち三叉神経や顔面神経の主要な起始核がある．錐体路も橋を通過する． ■**延髄**： ・皮膚の体性感覚や固有感覚の情報を上位脳へ送る中継核がある． ・心拍数・血管収縮・呼吸数・嘔吐などの中枢がある． ・小脳へ感覚情報を伝える神経核がある． ・脳神経の内耳神経（Ⅷ）から舌下神経（Ⅻ）まで 5 つの神経核がある． ・錐体交叉がある． ■**網様体——機能的な器官**： ・覚醒を持続する．単調に繰り返す刺激を取り除く． ・骨格筋や内臓平滑筋の活動を調節する．
小脳	■**小脳**： ・大脳皮質運動野，固有感覚受容器，視覚や平衡覚からの情報を処理する． ・大脳皮質運動野や皮質下運動中枢に運動の記憶情報を伝え，滑らかで協調した骨格筋運動を可能にする． ・身体の平衡や姿勢を調節する．

中枢神経系　233

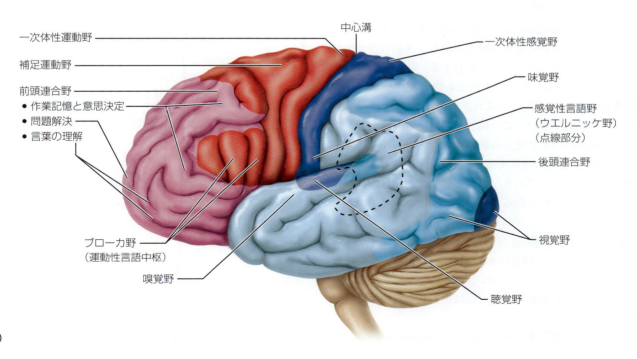

図 7.13　脳の外観（左半球）
(a)主要な構造．(b)実際の脳（左半球）．(c)大脳半球の機能局在．濃い赤と青の領域がそれぞれ一次体性運動野と一次体性感覚野である．ピンクや淡い青の領域が大脳皮質の連合野である．

神経系

cortex が司っている．大脳皮質のなかの機能局在の多くはすでに知られており（図7.13c），**一次体性感覚野** primary sensory area は**中心溝** central sulcus のすぐ後ろの**頭頂葉** parietal lobe に存在する．身体中の感覚受容器から集められた体性感覚（聴覚や視覚などの特殊感覚を除く）は大脳のこの部分に伝えられ処理される．この一次体性感覚野で痛み，温度の違い，触覚などを認知する．

「感覚の小人」sensory homunculus と呼ばれる脳の領域図は，一次感覚野のどの領域が身体のどの部分の感覚の入力があるかを模式的に示したものである．脳の役割をみていくと，あたかも脳の中に小人（ホムンクルス）がいるように思える（図7.14．この小人は頭部が下にくるように配置されている）．唇や指先の感覚は一次感覚野のかなり広い部分を占めている．

さらに，感覚情報は左右交差して伝えられるので，左半球の一次感覚野には右の身体の知覚情報が入力される．特殊感覚の受容器からの情報は大脳のほかの場所に伝えられる（図7.13b, c）．例えば，視覚野は**後頭葉** occipital lobe の後ろのほうに，聴覚野は**側頭葉** temporal lobe の上部で外側溝に接する領域に，また嗅覚野は側頭葉内側の深い領域に存在する．

一次体性運動野 primary motor area は骨格筋の随意運動を司っており，**前頭葉** frontal lobe の最も後ろで中心溝の前に位置する．この領域にある大型の錐体細胞は出力のための軸索の束を作り，（**錐体路** pyramidal tract あるいは**皮質脊髄路** corticospinal tract）脊髄に向けて下行する．一次運動野も一次体性感覚野のように逆さになった「**運動の小人** motor homunculus」が示されており，顔面や口，手を動かす領域が最も広い領域を占める．運動の情報を伝える軸索の束も交叉性に脊髄に下行する．

言葉を話す（構音）ときにはたらく特別な運動領域は**ブローカ野** Broca's area と呼ばれ，運動性言語中枢とも呼ばれている（図7.13c）．この領域のニューロンは言葉を話すときに使う口の形を変える筋に投射している．この領域は中心前回（中心溝の前にある回）の前下方に位置する．この領域は通常優位脳である左に存在し，この領域が障害されると言葉を話せなくなる．話そうとはするが発語できないのである．

高度な思考や認知機能，社会的行動をコントロールする領域は前頭葉の前の部分にある**前頭連合野** anterior association area にあると考えられている．前頭葉には複雑な言葉を理解する領域があり，記憶は側頭葉や前頭葉に蓄積されると考えられている．

後頭葉にある**後頭連合野** posterior association area は，図形や顔を認識したり，いくつもの異なる情報を統合して状況を理解したりする場所でもある．特に側頭葉から頭頂葉，後頭葉にまたがる連合野にはブローカ野とは別の，聞いたり読んだりした言葉の意味を理解する**言語中枢** speech area がある（**ウエルニッケ野** Wernicke's area）．

大脳白質　大脳半球の灰白質の下の層は**白質** white matter と呼ばれる神経線維束からなる層であり，大脳皮質への入出力の情報を伝える神経線維の束でできている（図7.13aと図7.15）．大きく太い線維束の例として，左右の大脳半球をつなぐ**脳梁** corpus callosum がある（図7.15）．脳梁は左右をつなぐ交連線維の通り道で，脳幹の上に広がり大脳皮質間を連絡している．脳の機能局在がどちらか一方の半球にしかない場合があり，このような左右をつなぐ交連線維は大切である．連合線維は一方の半球のなかで連絡している線維であり，投射線維は大脳皮質と脳幹など下位の中枢の領域とをつなぐ線維である．

大脳基底核　灰白質の多くは大脳皮質の表層にみられるが，その下の白質のさらに下に灰白質がいくつかの島状にまとまって存在する場所がある．**大脳基底核** basal nuclei と呼ばれる場所である（図7.15）．大脳基底核は一次運動野から骨格筋に送られる随意運動の微調整（特に運動の開始や停止）に関係している．大脳皮質からの投射線維がまとまった線維束は**内包** internal capsule と呼ばれ，大脳基底核と視床のあいだを通過している．

> **ホメオスタシスの失調 7.3**
>
> 大脳基底核の失調があると，しばしば正常に歩くことができなかったり，ほかの随意運動が正常にできなくなったりする．ハンチントン病（Huntington's disease）やパーキンソン病（Parkinson's disease）はその代表的な例である（「もっと詳しく見てみよう」p. 242 参照）．

> **確認してみよう**
>
> 12. 大脳の3つの主要部分はどこか？
> 13. 脳の白質を構成しているものはなにからできているか？
>
> （解答は付録A参照）

間脳

間脳 diencephalon（interbrain）は脳幹の一番先端にあり大脳におおわれている（図7.12）．間脳は視床，視床下部，視床上域（視床上部）からなる（図7.16）．**視床** thala-

中枢神経系 235

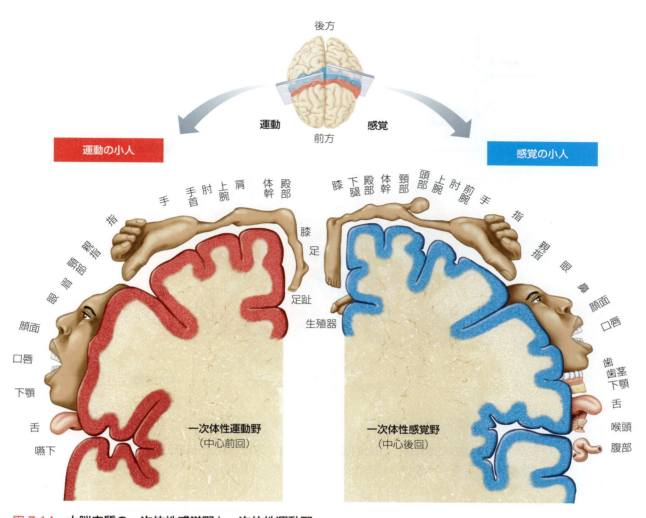

図7.14　大脳皮質の一次体性感覚野と一次体性運動野
一次体性感覚野と一次体性運動野のどの領域に身体のどの部分を支配する領域があるかを模式的に示したもの．デフォルメした身体は感覚あるいは運動の小人（ホムンクルス）とも呼ばれる．一次体性運動野は左に，一次体性感覚野は右に示す．

mus は狭い第三脳室を挟んで視床下部の上にあり，感覚情報を大脳皮質へ送る中継場所である．感覚情報が視床に達すると，その感覚が不快な情報か快い情報かを認識することができる．しかし，その感覚が具体的にどこからやってきてどのような感覚かは，大脳皮質の感覚野で判断される．

視床下部 hypothalamus は文字通り視床の下にあり，間脳の底部の構造である．視床下部は自律神経系の中枢であり，体温調節や体液バランス，代謝を司る．また，視床下部はさまざまな欲求や情動の中枢でもあり，いわゆる**辺縁系** limbic system あるいは情動脳の一部である．例えば口渇・食欲・性欲・疼痛・快感などの中枢は視床下部にある．加えて，視床下部は内分泌系器官の**下垂体** pituitary gland を制御している．下垂体から分泌されるホルモンのうち2つ（下垂体後葉ホルモン：オキシトシンとバソプレシン）は，視床下部内の細胞が産生している．下垂体は視床下部の前方で細い茎を介して視床下部とつながっている（下垂体の機能については9章で述べる）．**乳頭体** mammillary body は視床下部底の最も後方で左右2つの膨らみを形成しており，嗅覚の反射に関係している．

視床上域 epithalamus は第三脳室の天井を形成している．視床上域の重要な構造は，**松果体** pineal gland（内分泌腺の一部）と第三脳室に張り出した**脈絡叢** choroid plexus である．脈絡叢は第三脳室をはじめ側脳室や第四脳室にもあり，脳室壁の上衣細胞の一部に沿って毛細血管の塊が張り出したものであり，脳脊髄液を産生する場所である．

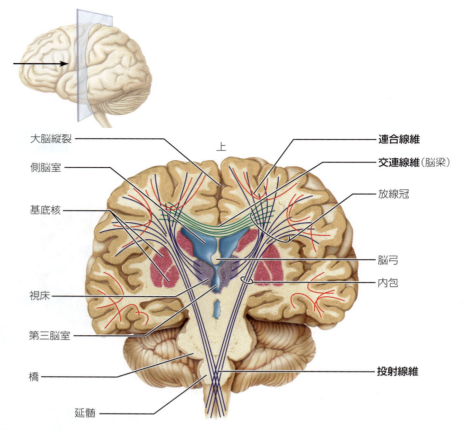

図 7.15 大脳の交連線維，連合線維，投射線維の走行（脳の前額断）
視床と基底核のあいだの線維束は内包と呼ばれ，各種線維の通り道となっている．

脳幹

脳幹 brain stem は親指ぐらいの直径で長さが 7.5 cm ほどのサイズであり，中脳・橋・延髄が含まれる．上行性や下行性の線維束（投射路）があるほか，多数の神経核からなる灰白質領域がある．これらの神経核は厳密にプログラムされ，生存に必須の自律行動の中枢である．以下に述べる脳幹の各領域については（図 7.16）を参照すること．

中脳

中脳 midbrain は視床下部の乳頭体と橋に挟まれた領域である．中脳の中心には**中脳水道** cerebral aqueduct と呼ばれる狭い管（脳室）が間脳の第三脳室と橋・延髄にある第四脳室をつないでいる．中脳の前方底部には左右に大きく張り出した線維束である**大脳脚** cerebral peduncles がある．大脳皮質からの下行線維や上行性の線維が通過する．中脳の背側には丸い 2 対の丘が前後に並んでおり**四丘体** corpora quadrigemina と呼ばれ，前方（吻側）の 1 対（上丘）は視覚に関係し，後方（尾側）の 1 対（下丘）は聴覚に関係している．

橋

橋 pons は中脳の尾側で腹側に大きく膨らんだ構造を有する．Pons は橋を意味し，腹側の膨らんだ部分では多くの神経束が通過している．一方，呼吸の調整に関わるような重要な神経核なども存在する．

延髄

延髄 medulla oblongata は脳幹の最も後方（尾側）に位置し脊髄につながる．橋と同じように延髄の中を多くの線維束が通過している．特に腹側部には皮質からの下行性の運動線維束（錐体路）が通過しており，延髄の最も尾側で左右が交叉している（錐体交叉）．延髄には生命の維持に不可欠な呼吸・心拍・血圧・嚥下・嘔吐などの中枢がある．
第四脳室 fourth ventricle は中脳水道からつながり，橋と延髄の背側で小脳の腹側に位置している．

網様体

中脳から延髄に至る広い範囲で，ニューロンが比較的疎に分布する灰白質を**網様体** reticular formation と呼ぶ（図 7.16b）．網様体の一部のニューロンは消化管の平滑筋運動のような内臓臓器の運動性調節に関わる．また，

中枢神経系 | 237

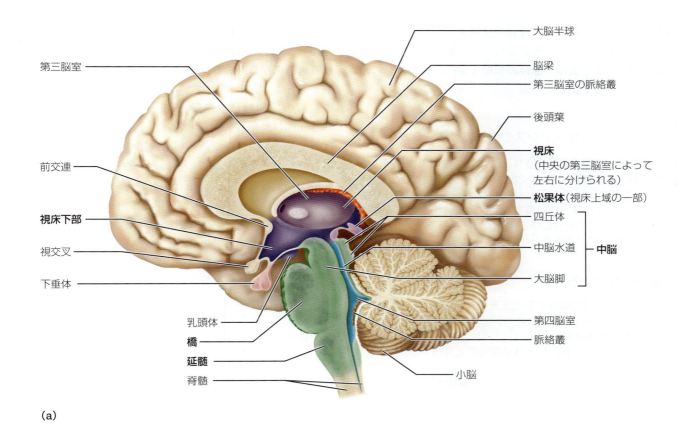

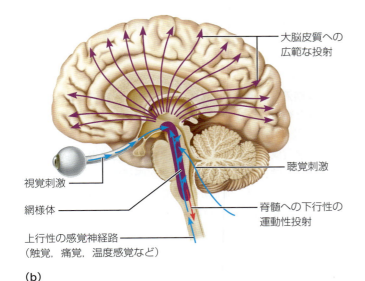

図7.16　間脳と脳幹の構造
(a)脳の正中矢状断．間脳(紫)，脳幹(緑)．(b)網様体は脳幹の全長にわたって見られる．上行性の矢印(紫)は大脳への入力を，下行性の矢印(赤)は網様体からの出力を示す．網様体への視覚刺激，聴覚刺激，上行性感覚刺激は青で示す．

別の特定の領域のニューロンは上行性の**網様体賦活系** reticular activating system (RAS)と呼ばれ，意識の持続や睡眠覚醒サイクルに作用している．網様体賦活系は脊髄や脳幹からやってくる大量の感覚情報の選別にも機能している．微弱な，あるいは繰り返される感覚情報は除外されるが，強い感覚情報は意識レベルを向上させる．この領域の障害により意識障害が継続する昏睡が生じる．

小脳

小脳 cerebellum は，カリフラワーのような外観を呈し後頭葉の下に位置し，脳幹とつながっている．小脳は大脳と同じく2つの半球があり，多数のヒダが詰まっている．また，大脳と同様に表層には灰白質が，その深層には白質がある．

小脳は骨格筋の微細な筋収縮のタイミングを調整し，バランスの保持に当たる．このためスムーズな運動が可能になる．ただ，飲酒によるアルコールの影響があるとうまく機能できないこともある．内耳の平衡感覚器や眼，骨格筋や腱の固有感覚受容器など多くの領域から情報が集まる．小脳は機械の自動制御装置のような役割をはたしていると

も考えられる．小脳は常に身体の位置や筋の収縮の度合いや張力をモニターすることによって，大脳が考えて行おうとしていることと実際の身体の状態を常に比較し，その差を調整する命令を出している．

ホメオスタシスの失調 7.4

　頭部の外傷や腫瘍，梗塞などにより小脳が障害を受けると，筋の協調運動ができなくなり**アタキシア(失調)** ataxia と呼ばれる状態になる．患者は筋の協調が保てなくなり，酩酊状態のようにバランスが保てなくなる．このようなときには，眼をつぶって自分の手で自分の鼻をさわるという，健常な人では簡単にできることができなくなる．

確認してみよう
14. 生存に不可欠な呼吸や血圧をコントロールしている脳の領域は，大脳，脳幹，小脳のうちどこか？
15. 小脳の機能はなにか？
16. 視床や視床下部，松果体は脳の何と呼ばれる部分にあるか？

（解答は付録 A 参照）

7.3b　中枢神経系を保護する組織

学習目標
- 3つの髄膜の名称とその機能を説明することができる．
- 脳脊髄液と血液脳関門について，それを構成するものや機能を説明することができる．

　神経組織は大変柔らかく，ほんのわずかの力でも傷ついて元に戻らなくなる．第5章で見たように，脳や脊髄は頭蓋骨や椎骨の中に保護されている．このような骨に加えて中枢を保護する仕組みである髄膜・脳脊髄液・血液脳関門について理解しよう．

髄膜

　脳や脊髄をおおい保護している3層の結合組織からなる膜が**髄膜** meninges である（図 7.17）．最も外層の皮のように硬い膜が**硬膜** dura mater（dura mater は「じょうぶで強い母」の意）である．硬膜は2葉の膜からなり，外葉の層は頭蓋骨に結合し**骨膜** periosteum を形成し，内葉は脳の最外層の膜となる．内葉と外葉はほとんどの部分で癒合しているが，脳の中で3箇所離れて隙間があり，そこに上矢状静脈洞のような<u>硬膜内の静脈洞</u>が存在する．

　いくつかの場所では，内葉が脳のあいだに深く入り込み，頭蓋内の脳の位置を安定化させている．これらは，**大脳鎌** falx cerebri，**小脳テント** tentorium cerebelli と呼ばれる構造を作る．大脳鎌は左右の大脳半球のあいだに，小脳テントは大脳と小脳のあいだに入り込んでいる（図 7.17）．

　髄膜の中間層は**クモ膜** arachnoid mater と呼ばれる．arachnoid は「蜘蛛の巣」の意（図 7.17）．クモ膜からは糸状の突起が多数伸びて最内層の**軟膜** pia mater とつないでいる．このクモ膜と軟膜のあいだを**クモ膜下腔** subarachnoid space と呼ぶ．Pia mater は「優しい母」の意味で，軟膜は柔らかく脳や脊髄の表面の構造に沿って密着している．

　クモ膜下腔は脳脊髄液で満たされている．脳室の脈絡叢が脳脊髄液を産生していることを思い出してほしい．クモ膜の一部には密着する硬膜の内葉を貫いてクモ膜顆粒と呼ばれる構造を硬膜内の静脈洞内に形成している．脳脊髄液はこの**クモ膜顆粒** arachnoid granulations を介して静脈洞内に流している*．次に，脳脊髄液の産生とその流れについて見てみよう．

ホメオスタシスの失調 7.5

　髄膜の炎症である**髄膜炎** meningitis は，細菌やウイルス性の髄膜炎が中枢神経系に広がるので脳にとっては脅威である．このような脳の炎症は**脳炎** encephalitis と呼ばれる．髄膜炎の診断には腰椎のクモ膜下腔から採取する脳脊髄液を用いる．

脳脊髄液

　脳脊髄液 cerebrospinal fluid（CSF）は，血液の成分である血漿と類似した成分からなる液体である．ただ，血漿成分と比較すると，タンパク質が少なくビタミンCが多く，電解質成分も異なる．毛細血管のかたまりが筋状に一部の脳室内腔に突出している構造が**脈絡叢** choroid plexus と呼ばれるもので，血液から脳脊髄液を絶え間なく産生している．脳脊髄液は脳や脊髄を衝撃から守る役割をしているほか，脳が脳自身の重みで傷つかないように脳を浮かせるのに役立っている．

　脳の中では脳脊髄液は常に流れている（図 7.18c に示すようにいくつかのルートで）．大脳半球の左右の側脳室から間脳の第三脳室へ，中脳水道を経て橋や延髄の背側にある第四脳室へと流れる．第四脳室から一部は脊髄の中心管へ，多くは第四脳室からクモ膜下腔へ3つの開口部を経て流出する．3つの開口部は正中にある正中口（マジャン

---
*訳者注：最近はクモ膜顆粒以外に硬膜内にリンパ管があることが知られており，脳脊髄液はこのリンパ管に直接流入することも知られている．

中枢神経系 239

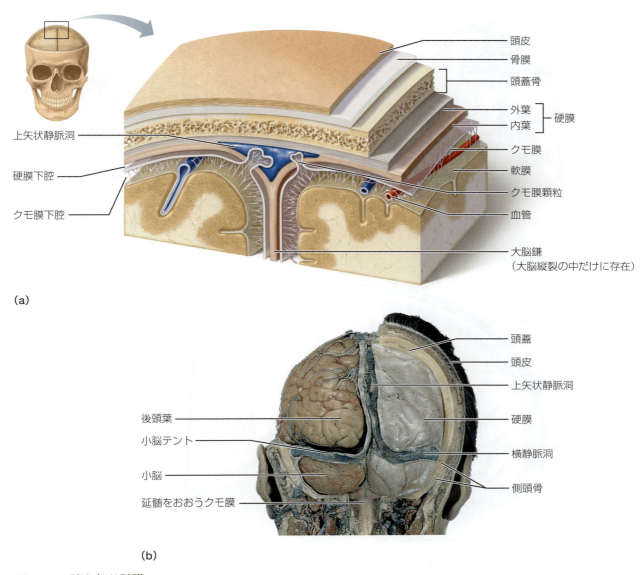

図 7.17 脳を包む髄膜

(a)硬膜，クモ膜，軟膜の3つの髄膜の3次元的模式図．これらの膜は脳を包み保護している．硬膜と大脳鎌，硬膜内の矢状静脈洞の関係も同時に示す．(b)硬膜に包まれた脳（後頭からの写真）．左は硬膜を外した状態，右は硬膜がついた状態．静脈洞が青く見える．

> **図7.17 Q** クモ膜顆粒が障害されるとなにが起こるか？（訳者注：この問題は最近の事情を反映しておらず良い質問とは言えない）
> （解答は付録A参照）

ディ孔）と第四脳室の外側に左右1対ある外側口（ルシュカ孔）である．脳脊髄液は，クモ膜下腔から硬膜内の静脈洞に飛び出したクモ膜顆粒と呼ばれる構造を経て，静脈中に放出される*．このように，脳脊髄液は常に入れ替わっている．

通常，脳脊髄液の産生量と排出量は一定に保たれており，脳室内圧と脳室容量（150 mL程度）は一定である．脳脊髄液の組成の変化や血球が見られると，髄膜炎のほか腫瘍や多発性硬化症などの疾患が疑われる．腰椎穿刺と呼ばれる方法で脳脊髄液を採取し検査する．脳脊髄液の採取による脳脊髄液の減少や漏れでの脳脊髄液圧の低下により腰

---
* 訳者注：最近，硬膜内のリンパ管へクモ膜下腔から流出することも報告されている．

240　第 7 章　神経系

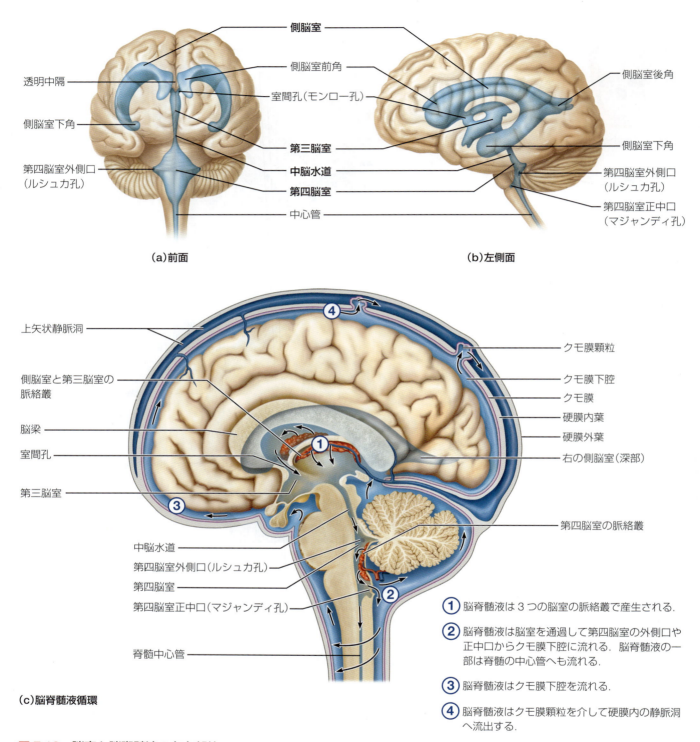

図 7.18　脳室と脳脊髄液の存在部位

(a, b) 脳室の形と位置を示す 3 次元的模式図．(c) 脳脊髄液循環．矢印で脳室内やクモ膜下腔での流れを示す．脳梁の奥にある右の側脳室の位置を薄い青色で示している．

椎穿刺後頭痛が起こることを防ぐために，腰椎穿刺の後は6〜12時間安静に臥床させる．

ホメオスタシスの失調 7.6

脳腫瘍などが起こって，脳脊髄液の流れが障害されると，脳脊髄液は溜まりはじめ脳を圧迫する．この症状は**水頭症** hydrocephalus と呼ばれる．文字通り，「脳内の水」である．新生児で見られる水頭症では頭が大きく膨らむ．新生児の頭蓋骨は閉じていないため，脳脊髄液の蓄積とともに脳と一緒に頭が膨らむからである．一方，成人では頭蓋骨が閉じて硬くなっており，蓄積した脳脊髄液により脳は頭蓋骨に押し付けられ，柔らかな脳組織が傷害を受けたり，脳への血流が障害される．現在，水頭症の治療は，外科的にプラスチックのシャント用チューブを留置することにより，脳脊髄液を頸部や腹部の静脈へ逃すことが行われている．

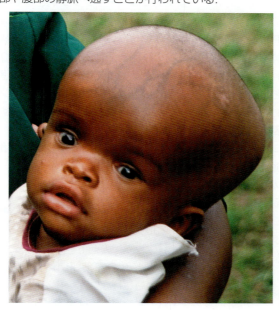

新生児の水頭症．

血液脳関門

脳ほど一定の環境が完全に維持されている臓器はない．人体のほかの器官や組織は，食事や運動に伴う水や電解質，栄養，ホルモンなどのわずかな変化が生じる．もし脳がこのような化学物質の変化に曝露されたら，神経活動は制御できなくなる．ナトリウムやカリウムなどのイオンの変化により神経活動は生じるし，アミノ酸は神経伝達物質として用いられているからである．

このために，脳のニューロンは血管由来の物質から**血液脳関門** blood-brain barrier と呼ばれる構造で隔離されている．脳の毛細血管は身体の中で最も透過性が低い．毛細血管を構成する内皮細胞はタイト結合と呼ばれる構造で隙間なく閉じている．水溶性の物質のうち，水・グルコース（ブドウ糖）・特定のアミノ酸は毛細血管の壁を容易に通過することができる一方，尿素のような代謝産物やタンパク質，ほとんどの薬物は脳へ入り込むことができない．非必須アミノ酸や K^+ は入り込めないだけでなく，積極的に毛細血管へ排出されている．血液脳関門にとって，アストロサイトの扁平な終足が毛細血管に接触していることも重要であるが，毛細血管の透過性の低さが血液脳関門の機能には最も重要である．

血液脳関門は水溶性の分子に対しては有効に作用するが，脂溶性の物質，例えば脂質・呼吸ガス・脂溶性のほかの分子に対してはバリアとして機能しにくい．アルコールやニコチン，麻酔薬などが脳に作用するのはこのためである．

確認してみよう

17. 脳脊髄液で満たされた脳の中の構造は何と呼ぶか？
18. 脳に毒性のある分子が侵入できないように脳を守っているバリアを何と呼ぶか？
19. 3つの髄膜層（硬膜，クモ膜，軟膜）のうちどの層に脳脊髄液を血中に流出させる仕組みがあるか？

（解答は付録A参照）

7.3c 脳の障害

学習目標

- 脳血管障害の症状とほかの疾患の症状を比較することができる．例えばアルツハイマー病や脳震盪，脳挫傷などの症状と比較することができる．
- 脳波とはなにか説明することができる．また脳波によってどのような神経機能が評価できるか説明することができる．

ホメオスタシスの失調 7.7

脳の障害は実にさまざまなものがある．そのうちのいくつかについては「もっと詳しく見てみよう」の「脳の3大疾患」で説明した．脳の発生過程での障害についてはこの章の最後に述べる．ここでは，脳の外傷や脳血管障害について述べる．脳の障害を診断するのに使われる検査法については，後で出てくる「もっと詳しく見てみよう」(p. 258参照)で説明する．

脳外傷

頭部外傷は事故死の原因として米国では最も多い．例えばシートベルトをせずに車を運転していて，別の車に後ろから激しく追突されたとき，どうなるだろうか．あなたの頭部は前方

もっと詳しく見てみよう：脳の3大疾患

アルツハイマー病 Alzheimer's disease (AD) は脳の進行性の変性疾患で，認知症，記憶障害（特に短期記憶），集中力の低下や見当識障害が生じ，さらには言語喪失に至る．

ADはアセチルコリンレベルの低下や脳の構造変化と関係している．顕微鏡での観察では<u>老人斑</u>と呼ばれる構造が現れる．この老人斑はアミロイドβと呼ばれる分子が凝集したもので，ニューロン間に凝集体が散在している．このアミロイドβが本当にニューロンに障害を与えるのかは，残念ながらわかっていない．なぜなら，正常なヒトにもこのアミロイドβの凝集体は少ないながらも存在するからである．このアミロイドβは特定のニューロンにカルシウムの流入を引き起こすことが知られており，細胞内の高カルシウムはアポトーシスなどの細胞死を引き起こす．

別の研究ではタウタンパク質の関与を指摘している．タウはニューロンの中で微小管（分子や小器官が移動する際に線路の役割をはたす）の軌道に関与するらしい．タウがほかのタウ分子を捕捉し，まるでスパゲッティーのように神経原線維に絡まるこのような変性は何年もかけて進行し，その間家族は，愛する人が「いなくなってしまう」のを目のあたりにする．幹細胞研究を中心とした研究の成果が治療に結実することが期待されているが，現時点ではアセチルコリンの分解を阻害することで症状を緩和する薬が有効とされている．

パーキンソン病 Parkinson's disease は基底核障害の代表的な例であり，50代から60代で発症する．俳優のマイケル・J・フォックス Michael J. Fox は不幸にも30代で発症した例である．原因は中脳の黒質からドパミンを基底核に供給している特定のニューロン群（黒質）の変性による．基底核のドパミンは随意運動の活動を調節しているため，その欠乏は，この疾患の症状である過剰な活動を引き起こす．安静時に規則的な不随意運動（振戦：頭部の頷き運動や指のすり合わせ運動）の持続や，前屈みになって歩行する姿勢，引きずり歩行，硬い表情が患者には見られる．さらに患者は運動を起こそうとするときに症状が現れる．

パーキンソン病の原因はまだ不明である．脳の中でドパミンに代謝されるL-ドパ投与は一部の症状を緩和するが，根本的な治療にはならない．神経変性が進行すればするほどL-ドパは効かなくなる．さらにL-ドパは副作用もあり，ひどい吐き気やめまい，一部では肝障害も現れる．2015年にはFDAはより作用の長いL-ドパ製剤を承認した．これらの薬剤により，持続的にドパミンのレベルを保つことができ，症状のコントロールがより良くできるようになった．

さまざまな治療法が試されているが，そのなかで最も有効な治療法は胎児の黒質を患者の脳に移植するものだが，胎児組織を用いるので法的倫理的問題があり，実際には難しい．

ハンチントン病 Huntington's disease は中年期に発症し，広い範囲の基底核が変性し，やがて大脳皮質にまで変性が広がる疾患である．初期症状は<u>舞踏病</u>（chorea：ギリシャ語で「踊り」の意）とも呼ばれるように，荒々しくギクシャクし羽ばたくような不随意運動が見られる．末期には明らかな精神障害が生じ，集中力が欠如し疲労感やイライラ感が出現する．ハンチントン病は進行性で，予後は発症から10〜30年と考えられている．

最初期のハンチントン病の徴候は基本的にはパーキンソン病と逆である（運動の抑制というよりは過剰促進）．ハンチントン病の治療薬はドパミンの作用を活性化するというよりは抑制するものである．ただ，疾患後期ではドパミンレベルはパーキンソン病で見られるように逆に低下する．パーキンソン病と同じように，胎児の組織や幹細胞の移植が将来治療に使われるかもしれない．

基本事項

- アルツハイマー病はアセチルコリンレベルの低下と異常なアミロイドβの蓄積が関係しているかもしれない．
- パーキンソン病は大脳基底核でのドパミンレベルの異常な低下による異常な不随意運動が生じ，振戦を伴う．
- ハンチントン病は遺伝病で，大脳基底核や大脳皮質の変性を伴う．
- 胎児組織や幹細胞の移植による治療が有効であると考えられるが，これらの細胞を用いることは法的あるいは倫理的問題がある．

に投げ出され，フロントガラスにぶつかる．このとき，脳は頭蓋腔内で激しく揺さぶられ，脳の衝突面だけでなく，反動で後ろの部分も頭蓋骨にぶつかり，障害を受ける．

脳震盪 concussion は脳の外傷が軽度のときの症状である．患者はフラフラしたり，星が見えると感じたり，しばらく意識がなくなったりすることもある．しかしこのときは脳実質の障害はほとんど生じていない．**脳挫傷** brain contusion は脳組織の明らかな破壊が伴う．大脳皮質の損傷の場合は意識があるかもしれないが，脳幹の重篤な脳挫傷では脳幹網様体からの賦活系が障害されるため，昏睡が数時間から一生続くことがある．

頭頸部の外傷の場合は，**頭蓋内出血** intracranial hemorrhage（血管からの出血）や**脳浮腫** cerebral edema（脳の損傷による炎症で脳が腫れる）が生じ，死に至る場合もある．頭部外傷後，最初は意識が清明であったとしても，しばらくしてから神経症状が出たり意識障害が現れたりすることがある．これは頭蓋内出血や少し遅れて発症する脳浮腫によって引き起こされる．これらの場合は脳組織が圧迫されることにより生じるので，直ちに医療処置する必要がある．

脳血管障害

脳血管障害 cerebrovascular accidents (CVA) は脳卒中 stroke とも呼ばれ，米国では死因第5位の疾患である．脳血管障害は脳血流が血栓や出血によって傷害され，それにより脳組織が死に至る．脳血管障害による症状の大きさは，脳卒中が生じる場所やそれによりどの程度脳が障害を受けるかによって決まる．したがって，脳血管障害では，ほとんど脳の障害がない場合もあれば，重篤な障害が生じる場合，あるいは死に至る場合もある．例えば患者に左半身の麻痺（一方のみの麻痺が生じる場合，**片麻痺** hemiplegia という）が見られる場合，右の前頭葉の運動野で卒中が起こっていることが考えられる．**失語症** aphasias が見られれば，言語中枢のある左半球が障害されている可能性がある．失語症にはいくつかのタイプがあるが，最もよく起こるのが運動性の失語であり，話すことができなくなる．この場合，左半球前頭葉の運動性言語中枢であるブローカ野の障害で生じる．また，書かれた言葉や話される言葉の意味が理解できなくなる感覚性の失語は感覚性言語中枢（ウエルニッケ野）が障害された場合に生じる．失語は患者の精神状態にも影響を及ぼす．なぜなら通常，患者の知性は障害されていないからである．

脳の障害は性格をも大きく変えることがある．例えば明るかった性格が陰険な性格になる場合がある．このような場合は脳血管障害のほかに脳腫瘍を疑う必要がある．患者によっては失われた機能を一部取り戻すことがある．これは，障害を受けた脳の領域の中に一部生き残っている神経細胞があり，それらが一部の機能の代償をするからであると考えられている．脳の損傷後に機能が回復するのは，ほとんどがこのような代償機能によると考えられる．

脳卒中はいつも完全な虚血状態になるとは限らない．一時的な脳虚血あるいは血流の一時的な減少は**一過性脳虚血発作** transient ischemic attack (TIA) と呼ばれる．これはしびれや麻痺，言語障害などが5〜50分程度一過性に生じ，回復するものである．症状は一過性であるが，より重篤な脳血管障害が生じる警告（レッドカード）である．

確認してみよう
20. 野球のボールが頭に当たってすぐに意識を失った．これは脳震盪を起こしたのか，あるいは脳挫傷になったのだろうか？

（解答は付録A参照）

7.3d 脊髄

学習目標
- 脊髄の重要な役割を2つ挙げることができる．
- 脊髄の構造を説明することができる．

脊髄 spinal cord は細長く延髄から続いており，白質が表面にあり白っぽく見える．脊髄には脳への上行性と脳からの下行性の伝導路があり，脊髄反射の中枢がある（脊髄反射は脊髄レベルでの反射である）．脊柱管の中にあり，後頭骨の大後頭孔のレベルから始まり1〜2番目の腰椎の高さで終わる（図 7.19）．

脳と同じく脊髄は髄膜でおおわれ，脳脊髄液に囲まれて保護されている．髄膜は第2腰椎（L_2）の高さで終わらずに，脊柱管の中で脊髄の下のほうまで続いている．第3腰椎の高さより下で脳脊髄液の採取・検査のための腰椎穿刺を行えば，脊髄がないので脊髄を傷つけることはない．

ヒトでは31対の脊髄神経が脊髄から起こり脊柱管から出て行く．脊髄は全長にわたりおよそ母指ぐらいの太さであるが，上肢および下肢へ伸びる神経が出ている頸部と腰部の一部は太くなっている（頸膨大と腰膨大と呼ばれる）．脊椎は脊髄より先に速く成長するため，脊髄は脊椎の先端にまでは辿りつかない．このため，脊髄神経の一部は脊髄が終わった後も脊柱管の中を走ってから出て行く．この脊髄が終わった後，脊柱管の中を走る脊髄神経の束は**馬尾** cauda equina と呼ばれている．馬の尻尾に似ているからである．

脊髄の灰白質と脊髄神経根

脊髄の灰白質は蝶が羽を広げたような形あるいはアルファベットのHのような形をしている（図 7.20）．一対の後方に伸びた部分を**後角** dorsal horn (posterior horn)，前方に伸びた部分を**前角** ventral horn (anterior horn) と呼ぶ．灰白質の中心には脳脊髄液で満たされる**中心管** central canal がある．

灰白質にはさまざまな特定の機能を有するニューロンが局在している．後角には知覚に関係する介在ニューロンが存在する．感覚神経が脊髄に入力する神経を**後根** dorsal root と呼び，後根の膨らんだ部分は**後根神経節** dorsal root

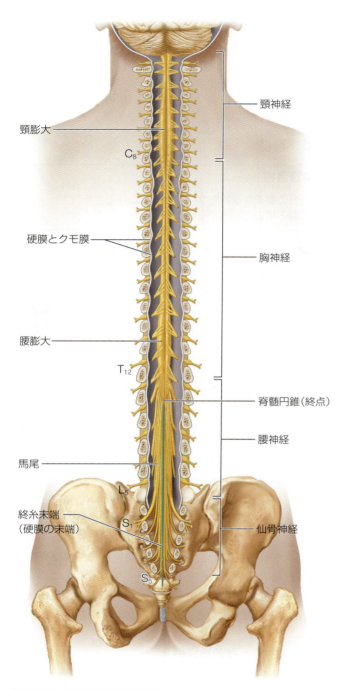

図 7.19 脊髄の構造（後面）

し筋へ投射する．脊髄の別のところから出てくる後根と前根は融合して，1本の**脊髄神経** spinal nerve となる．

> ### ホメオスタシスの失調 7.8
>
> 前根の障害は筋の**弛緩性麻痺** flaccid paralysis を起こし，第6章で述べたように，神経情報は筋にまで届かなくなり随意運動ができなくなる．この結果，筋には神経からの興奮刺激が届かなくなり，筋は萎縮しはじめる．

脊髄の白質

脊髄の白質は有髄神経の線維束で構成されている．一部の線維束は上行性に，一部は下行性に，また一部は左右をつないでいる（図 7.21）．

灰白質には後角や前角があるため，これにより白質は3つの領域に分けられる．すなわち，**後索** dorsal funiculus，**側索** lateral funiculus，**前索** ventral funiculus である．これらの白質には，同じ機能を有し同じ領域に投射する神経軸索の束がいくつも局在する．このうち感覚情報を脳に伝える神経束は感覚路あるいは上行路（求心路）と呼ばれ，脳から骨格筋への情報を伝える神経束は運動路，下行路（遠心路）と呼ばれている．後索には感覚情報を脳に伝える上行路のみが存在するが，側索と前索には上行（感覚）路と下行（運動）路の両方が存在する．

> ### ホメオスタシスの失調 7.9
>
> 脊髄が切断あるいはクラッシュすると，**痙性麻痺** spastic paralysis が生じる．この場合，麻痺した筋は脊髄反射の反射弓が保たれて神経刺激を受けるので，萎縮することはなく筋収縮が可能である．しかし，第6章に述べたように筋収縮は随意的でなくコントロールできない．この状態は筋が完全に動かないより悪い状態である．また，脊髄は感覚性と運動性の両方の情報を伝えるので，損傷部より下方からの感覚が失われる．医師は尖ったピンを用いて脊髄損傷の患者が痛みを感じられるかどうかを診察する．これにより，脊髄損傷の位置やその状態，回復の度合いを検査することができる．この場合，痛みを感じることは希望がもてる徴候である．もし，脊髄損傷が脳に近い高いレベルで生じると，四肢はすべて麻痺（四肢麻痺 quadriplegic）してしまう．もし下肢のみが麻痺している場合は対麻痺 paraplegic となる．

ganglion と呼ばれ，一次の感覚ニューロンが存在する．後根神経節ニューロンから出る神経線維は後根を経由して脊髄後角へ入力している．後根や後根神経節が障害を受けると，体表などからの感覚情報の入力が失われる．灰白質の前角には随意運動に関わる運動ニューロンの細胞体がある．運動ニューロンからの軸索は**前根** ventral root を通過

確認してみよう

21. 脊髄の灰白質にはなにがあるか？
22. 脊髄の上行路と下行路のどちらが感覚路か？
23. なぜ脊髄の末端の神経がヒモ状の束になっている部分が馬尾と呼ばれるのか？

（解答は付録A参照）

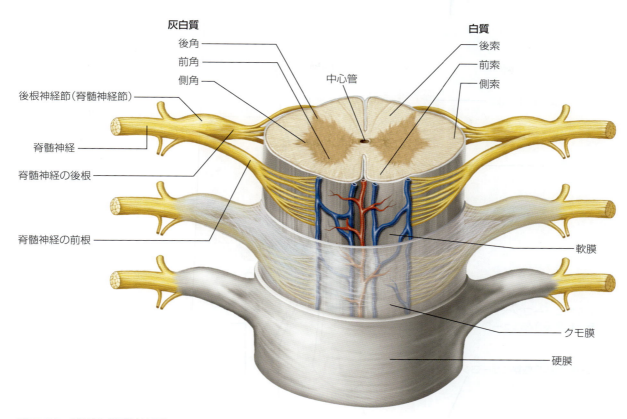

図 7.20　脊髄と髄膜（前面）

7.4　末梢神経系

末梢神経系 peripheral nervous system（PNS）は，中枢の外に点在するニューロンの集団である**神経節** ganglion（複数形 ganglia）と神経からなる．脊髄の後根神経節も末梢神経系の神経節の1つである．このほか自律神経系の神経節もあるが，これについては自律神経系で述べるので，ここでは神経節以外の神経について述べる．

7.4a　神経の構造

学習目標
● 神経の一般的な構造を説明することができる．

この章でも述べたが，末梢神経（いわゆる**神経** nerve）は中枢神経系の外にあり，ニューロンの細胞体から伸びる神経線維の束のことである．この神経の中では，神経線維（神経突起）が結合組織でおおわれ保護されている．それぞれの神経線維は**神経内膜** endoneurium と呼ばれる比較的疎な結合組織の筒でおおわれている．その神経線維が束になったものが，密な結合組織の**神経周膜** perineurium で包まれている．さらに周膜で包まれた複数の束，すなわち**神経線維束** fascicles が最終的には**神経上膜** epineurium と呼ばれるかなりしっかりした膜でおおわれ，ケーブルのような神経となる（図 7.22）．

コンセプト・リンク

神経をおおっている結合組織の名称については，類似の名称が筋においても用いられている（図 6.1，p. 177 参照）．筋の場合，筋…という用語が神経では，神経…という言い方になる．例えば，筋線維をおおう筋内膜に当たるのが，神経では個々の神経をおおう神経内膜である．

神経細胞と同様に，神経は興奮信号の伝わる方向によって分類される．中枢の方向にだけ信号を送るような神経は**感覚（求心性）神経** sensory（afferent）nerves と呼ばれ，中枢から末梢の方向に運動情報を送る神経のみからなるものを**運動（遠心性）神経** motor（efferent）nerves と呼ぶ．感覚性と運動性の神経の両方を含むものは**混合性神経** mixed nerves と呼ぶ．脊髄神経はすべて混合性である．

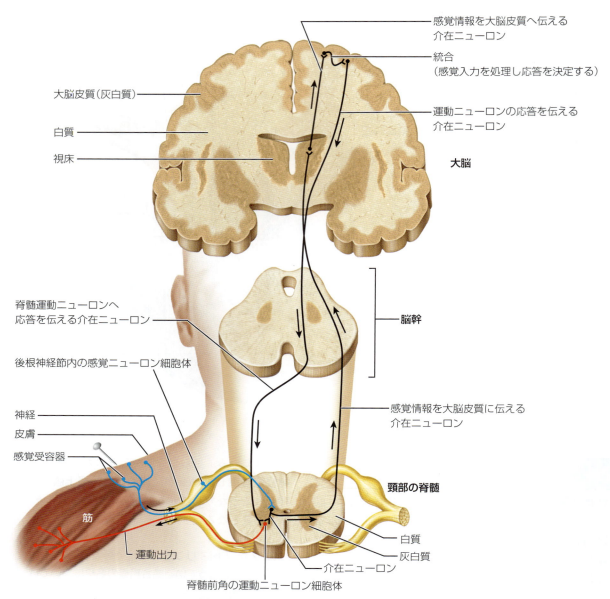

図 7.21 脳と脊髄をつなぐ上行(感覚)路と下行(運動)路

7.4b 脳神経

学習目標
- 脳神経の番号と神経の名称を述べ、それぞれの主要な機能が説明することができる.

12対の**脳神経** cranial nerves が主に頭頸部を支配している. 例外として第Ⅹ番の迷走神経は胸腔や腹腔へも投射している. 脳神経は第Ⅰから第Ⅻ番まで順に番号がついており、その名称は最も主要な投射先の構造に因んで命名されている. 表7.2 には脳神経の番号と名称、それらの起始と走行、機能、検査法についてまとめた. このうち最後の検査法は神経学的な診断に用いられるもので重要である. この検査法については覚える必要はないが、脳神経の機能を理解する上で助けとなる. この表を見るときには、図7.23 に示した脳底の脳神経の位置も確認してほしい*.

---

* 訳者注:日本語での覚えるための語呂合わせとして「嗅いで視る動く車の3つの外、顔聴く咽の迷う副舌」などが知られている. 嗅神経(嗅いで)、視神経(視る)、動眼神経(動く)、滑車神経(車)、三叉神経(3つ)、外転神経(外)、顔面神経(顔)、内耳神経(聴く)、舌咽神経(咽の)、迷走神経(迷う)、副神経(副)、舌下神経(舌).

末梢神経系 **247**

前根と後根の突起が結合して脊髄神経になるが，そこから1～2cmですぐに脊髄神経は**後枝** dorsal ramus と**前枝** ventral ramus に分かれる．前枝と後枝は脊髄神経と同様に感覚神経と運動神経を含む．したがって脊髄神経あるいはその前枝や後枝の損傷は，その投射先の感覚と筋の弛緩性麻痺が生じる．短い後枝は背中の皮膚や筋を支配する．一方前枝は，例えば胸髄の1番（T_1）から12番（T_{12}）までの前枝は肋間神経あるいは肋下神経となり，胸部からから腹部にかけての皮膚や筋を支配する．胸髄以外の頸髄（C），腰髄（L），仙髄（S）の脊髄神経前枝は複雑な**脊髄神経叢** plexuses を形成する．これらの脊髄神経叢からの神経は四肢や肢帯の運動や感覚に関係する（4つの脊髄神経叢については表7.3にまとめてある．また，図7.25ではそのうちの3つの脊髄神経叢の位置が確認できる）．

> **確認してみよう**
> 24. 神経上膜はどこにあるか？
> 25. 脳神経のうち頭頸部以外を支配する神経はなにか？
> 26. 脊髄神経叢とはなにか？
> 27. ロンさんは右の殿部・大腿部・下腿に強い痛みを感じており，坐骨神経痛と診断された．どの脊髄神経とどの神経叢が関与しているか？
> （解答は付録A参照）

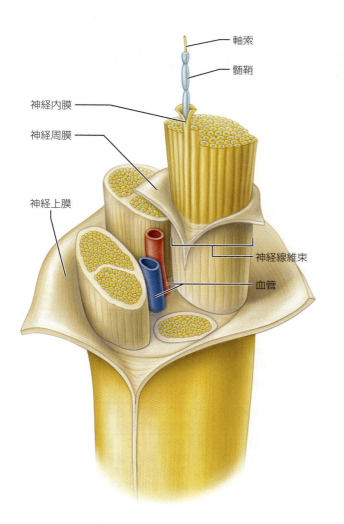

図7.22　末梢神経の構造
神経線維は3つの結合組織性の膜でおおわれている．

7.4c　脊髄神経と脊髄神経叢

> **学習目標**
> ●(1)前根と後根を通過する神経の種類とその起始，(2)脊髄神経を通過する神経の種類と起始，(3)脊髄神経の前枝と後枝を通過する神経の種類と起始について説明することができる．
> ●4つの脊髄神経叢の名称を挙げ，それらから出る主要な神経とその支配領域について説明することができる．

脊髄神経 spinal nerves は前根と後根からの突起（運動神経と感覚神経）が一緒になったもので，31対ある．脳神経の場合はそれぞれの名前が付けられていたが，脊髄神経は脊髄のどの場所から出ているかで名称がついている（図7.24にはどのように名称が付けられているかを示してある）．

7.4d　自律神経系

> **学習目標**
> ●自律神経系の交感神経と副交感神経の節前線維の位置を示し，その機能について説明することができる．

自律神経系 autonomic nervous system（ANS）は末梢神経系のうち運動性の神経系であり，自律的に（不随意的に）身体をコントロールしている．心筋（心臓），平滑筋（内臓臓器や血管の壁），分泌腺をコントロールする特殊な神経である．ホメオスタシスの維持にはすべての臓器が関係しているが，自律神経系はその主要な役割を担っている．内臓臓器の情報は常に中枢神経系に伝えられ，自律神経系がそれらの臓器を最適な状態に保つための命令を伝える．例えば必要な領域に血流が十分行き渡らない場合は，心拍や呼吸を変化させ血圧を調節する．また状況に応じて胃液の分泌を増やしたり減らしたりしている．これらの微調整は意識に上ることなく行われている．私たちは瞳孔が広がったり動脈が収縮したりすることを全く意識していない．したがって自律神経系は<u>不随意神経系</u>とも呼ばれている．

表7.2 脳神経

番号/名称	起始/走行	機能	検査法
Ⅰ. 嗅神経	鼻腔嗅粘膜上皮にある嗅覚受容細胞から伸びた神経線維が嗅球でシナプスし，情報を嗅皮質へ伝える．	嗅覚を伝える感覚神経のみからなる．	バニラやチョウジ油などの芳香がわかるかどうかで検査する．
Ⅱ. 視神経	眼球内の網膜の視神経節細胞の軸索が視神経を構成する．左右の視神経は視交叉で半分が対側へ半分が同側へ分かれる．視交叉以降の神経は視索と呼ばれるようになり視床へ至る．視床からは大脳の視覚野へ投射する．	視覚を伝える感覚神経のみからなる．	視力と視野は視力表と視野計で測定される．眼球内(眼底)は検眼鏡で観察される．
Ⅲ. 動眼神経	中脳から眼球・眼窩に至る．	運動性神経(体性運動神経と副交感神経)からなる．体性運動神経としては，6つの外眼筋のうち4つ(内側直筋，上直筋，下直筋，下斜筋)と眼瞼の上眼瞼挙筋を支配する．副交感神経としては，眼内で水晶体の厚みを調節する毛様体筋と，瞳孔の収縮(縮瞳)を行う瞳孔括約筋を支配する．	瞳孔のサイズや形，特に左右差を検査する．ペンライトで対光反射を検査する(光を当てると縮瞳する)．眼球の動きや輻輳反射を検査する．
Ⅳ. 滑車神経	中脳の滑車神経核から眼球へ至る．	運動神経のみからなり，外眼筋のうちの上斜筋のみを支配する．	動眼神経の検査と同様に眼球運動を検査する．
Ⅴ. 三叉神経	橋から起こり3つに分岐し，顔面の前頭部，上顎部，下顎部を支配する．	運動と感覚の混合性の神経．顔面の皮膚や鼻・口腔・角膜の粘膜や上皮の感覚を伝える．咀嚼筋を支配する運動神経も含まれる．	感覚の検査としては，顔面の痛覚・触覚・温度感覚など，また角膜反射を見る．運動の検査としては下顎を挙上・下制させてその動きを検査する．
Ⅵ. 外転神経	橋に運動核があり，眼球に向けて投射する．	運動のみからなる．外眼筋のうち外転神経のみを支配し，眼球を耳側へ向ける(外転)．	それぞれの眼球を外側へ向けられるかどうかの動きを検査する．
Ⅶ. 顔面神経	橋から出て主には顔面へ向けて投射する．一部は口腔内の舌や唾液腺および涙腺へ投射する．	運動・感覚・副交感の混合性の神経．顔の表情を作る表情筋の運動，舌前2/3の味覚，涙腺や顎下腺，舌下腺の分泌を行う．	味覚検査として，舌前2/3の領域で甘味・塩味・酸味・苦味などの感覚を検査する．運動成分の検査としては，目を閉じる・笑う・口をすぼめるなどの動きを検査する．涙腺の検査として，アンモニア臭などの刺激により流涙を検査する．
Ⅷ. 内耳神経	側頭骨内の前庭感覚器や聴覚器から脳へ向かう．	前庭感覚と聴覚の感覚が主であるが，感覚の感度を調整する遠心性の成分が一部混ざった混合神経である．	音叉で空気伝導や骨伝導を検査する．
Ⅸ. 舌咽神経	延髄から舌後部と咽頭へ至る．	運動・感覚・副交感の成分を有する混合性神経．咽頭の筋を支配し嚥下などの運動に関わる．舌後ろ1/3の味蕾からの味覚情報や総頸動脈の圧受容器や化学受容器からの感覚を受ける．また，副交感成分は耳下腺からの唾液分泌を行う．	嘔吐・嚥下反射，構音や空咳で咽頭の運動や感覚を検査する．味覚検査は舌後部で行う．
Ⅹ. 迷走神経	延髄の外側部から起こり，咽頭・後頭から胸腔・腹腔臓器へ向かう．	運動・感覚・副交感の成分を有する混合性神経．咽頭・喉頭・胸腔腹腔内臓への運動と感覚を司る．胸腔腹腔内臓への運動は副交感神経系で心臓の運動制御のほか平滑筋の運動・消化吸収などに関与する．	舌咽神経と同様に嘔吐・嚥下反射，構音や空咳で運動機能を検査する．
Ⅺ. 副神経	副神経は頸髄のC_1〜C_5に起始があり，いったん大後頭孔から頭蓋腔内に入ってから再び頸静脈孔から頭蓋の外に出て，頸部や背中の筋を支配する*．	運動機能のみの神経．胸鎖乳突筋と僧帽筋を支配する．	頸を左右に回旋させたり肩をすぼめたりして検査する．
Ⅻ. 舌下神経	延髄から舌に向けて投射する．	運動機能のみの神経で舌の動きを支配する．	舌をまっすぐ前に出させる．異常があると左右に偏位する．

* 副神経には延髄根があると多くの教科書に記載されている．この延髄根は延髄から出てすぐに迷走神経に合流するため，延髄根の中を通過する神経はすべて迷走神経の一部となる．したがって，頭蓋から出ていく副神経は，頸髄に起始をもつもののみとなる．このことから副神経は脳神経に含めるのかどうか議論がある．

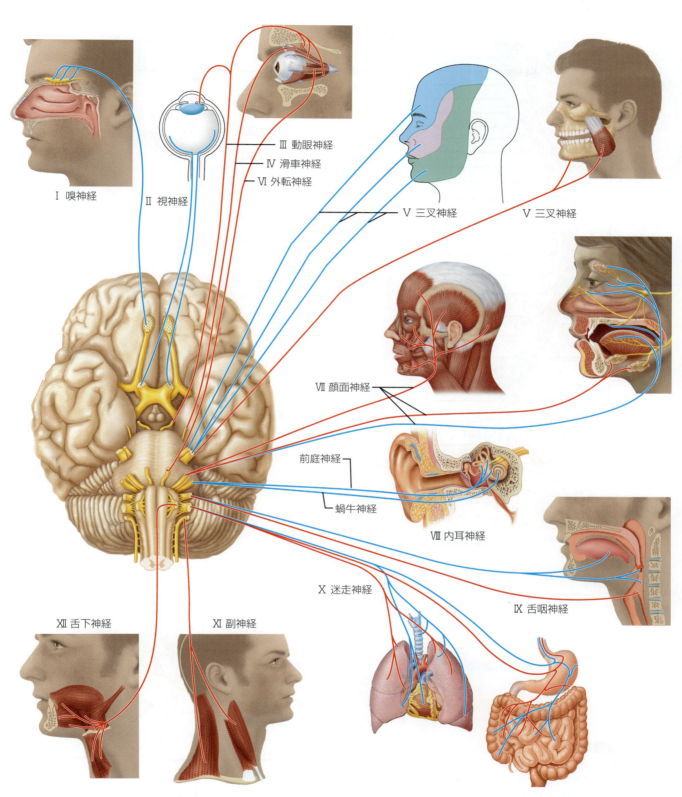

図 7.23 脳底から出る主な脳神経とその支配領域
感覚系神経は青で，運動系神経は赤で記載している．内耳神経にはわずかに運動成分が存在するが，この神経はほとんどが感覚神経（前庭感覚と聴覚）なので赤の神経は省いてある．

250　第7章　神経系

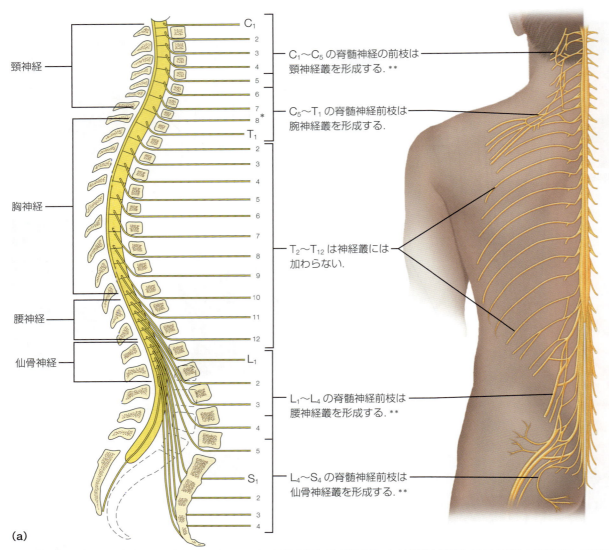

*C_8の頸神経は7番目の頸椎(C_7)の下を通過するが，ほかのC_1〜C_7の頸神経はそれぞれ同じ番号のついた頸椎の上を通過している（訳者注：頸椎は7つ，頸神経は8本あるため）．
**訳者注：原本では頸神経叢はC_1〜C_5となっているが，国内の教科書では，頸神経叢はC_1〜C_4，腕神経叢はC_5〜T_1，腰神経叢はT_{12}〜L_4，仙骨神経叢はL_4〜S_3と記載しているものが多い．

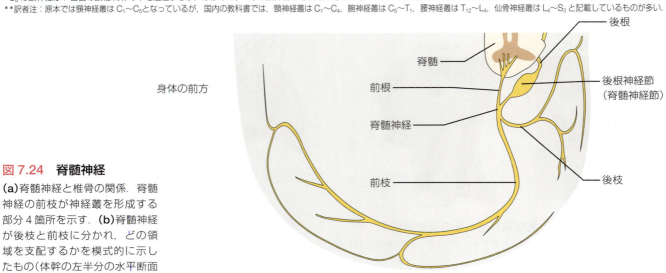

図7.24　脊髄神経
(a)脊髄神経と椎骨の関係．脊髄神経の前枝が神経叢を形成する部分4箇所を示す．(b)脊髄神経が後枝と前枝に分かれ，どの領域を支配するかを模式的に示したもの（体幹の左半分の水平断面を示す）．

表7.3 脊髄神経の神経叢

神経叢	起始根	主な神経	支配領域	神経障害
頸神経叢	C_1〜C_5*	横隔神経	横隔膜，後頭部・頸部から肩にかけての皮膚感覚	呼吸障害（人工呼吸管理が必要）
腕神経叢	C_5〜C_8とT_1	腋窩神経	三角筋と小円筋，肩から胸上部領域の皮膚感覚	三角筋の麻痺と萎縮
		橈骨神経	上腕三頭筋，前腕の伸筋，上肢背側の皮膚	下垂手（手根関節を伸展できない）
		正中神経	前腕橈側の屈筋群，母指球の筋，同領域の皮膚，手掌母指側2/3と手背側第2指と3指	母指を使ってものを握ったりつまんだりできない
		筋皮神経	上腕の屈筋，前腕外側（橈側）の皮膚	肘の屈曲ができなくなる
		尺骨神経	前腕尺側の筋，小指球の筋，母指球の深部の筋，尺側の手指の皮膚	鷲手（尺側の指を伸ばすことができない）
腰神経叢	L_1〜L_4	大腿神経	下腹部，大腿の前面と内側の筋（股関節の屈曲と膝関節の伸展），大腿から下腿の一部の皮膚	膝を伸ばしたり，股関節を屈曲したりできない．支配領域の皮膚感覚の喪失
		閉鎖神経	大腿内側の筋，大腿内側の皮膚感覚	大腿を内転できない
仙骨神経叢	L_4〜L_5およびS_1〜S_3	坐骨神経（最も太い神経で，膝のやや上のレベルで総腓骨神経と脛骨神経に分岐する）	殿部大腿後面（股関節の伸筋と膝の屈筋），感覚は膝の後面から下腿の皮膚感覚	股関節の伸展と膝の屈曲ができなくなる
		・総腓骨神経（浅腓骨神経と深腓骨神経に分かれる）	下腿や足背	下垂足（足を背屈できない）
		・脛骨神経（内外側足底神経・腓腹神経に分岐する）	下腿前面や足底	足を底屈できない
		上殿神経・下殿神経	殿筋群	股関節の伸展や外転ができない

＊訳者注：頸神経叢はC_1〜C_4とする教科書が多い．

体性運動神経系と自律神経系の比較

　末梢神経系のうち運動（遠心性）神経系については，これまでは骨格筋を中心とした体性運動神経系を主に扱ってきた．自律神経系の解剖について述べる前に，末梢神経系における体性運動神経系と自律神経系の主要な違いについて示す．これらは効果器や神経伝達物質が異なるほか，投射経路も異なっている．体性運動神経系では運動ニューロンの細胞体は脳や脊髄の中にあり，その軸索は脊髄神経やその枝を通って標的の骨格筋に至る．一方，自律神経系の運動ニューロンは2つの運動ニューロンが2段階につながっている．1段目のニューロンは節前ニューロンとも呼ばれ，脳や脊髄の中に細胞体がある．このニューロンの軸索は脳や脊髄を離れ，末梢に存在する2段階目のニューロン（節後ニューロン）が存在する神経節のニューロンとシナプスを有している．この節後ニューロンの軸索が標的の臓器を支配している（図7.26にこれらの違いをまとめて示す）．

　自律神経系は**交感神経系** sympathetic division と**副交感神経系** parasympathetic division の2つに区分される（図7.27）．両方の神経系は同時に同じ臓器を支配するがその役割は通常逆であり，交感神経系と副交感神経系のバランスにより臓器や器官は制御されている．交感神経系は恐怖や怒りや激しい運動などの極限状態のようなときに身体ではたらいている．一方，副交感神経系は休息しゆったりした状態やエネルギーを蓄えるような状態のときにはたらいている．これらについてはすぐ後に述べるが，その前に2つの自律神経系における構造上の特徴について見てみよう．

副交感神経系の構造的特徴

　副交感神経系の節前ニューロンは脳や脊髄内に存在する．脳では，脳神経第Ⅲ，Ⅶ，Ⅸ，Ⅹの起始核に存在し，脊髄では仙髄のS_2〜S_4のレベルに存在する（図7.27）．このため，副交感神経系は**脳仙髄系** craniosacral division とも呼ばれる．脳内の副交感節前ニューロンは脳神経を介して脳の外へ投射し，頭頸部の器官を支配する．標的臓器近くで副交感神経節内の節後ニューロンにシナプスし，節後ニューロンは標的臓器や器官へ短い軸索を投射する．仙髄では仙髄から出た節前ニューロンの軸索は骨盤内臓神経あるいは骨盤神経となり骨盤腔の神経節へ向かう．副交感節後ニューロンが存在する副交感神経節は骨盤臓器表面やごく近傍にあり，節後ニューロンが支配する．

交感神経系の構造的特徴

　交感神経系は**胸腰系** thoracolumbar division とも呼ばれる．これは，交感神経の節前ニューロンが胸髄のT_1から腰

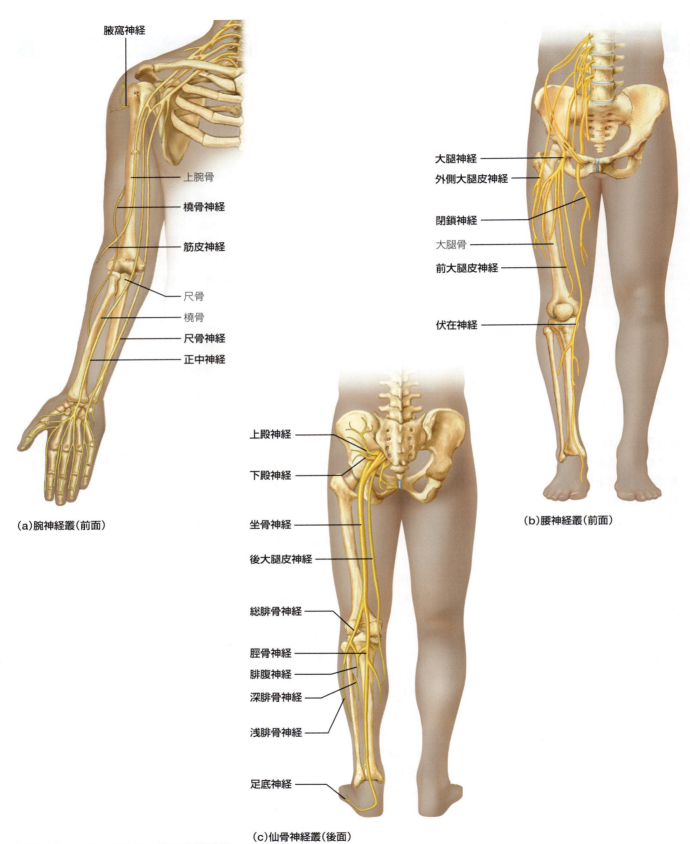

図 7.25　上肢・下肢の主要な末梢神経

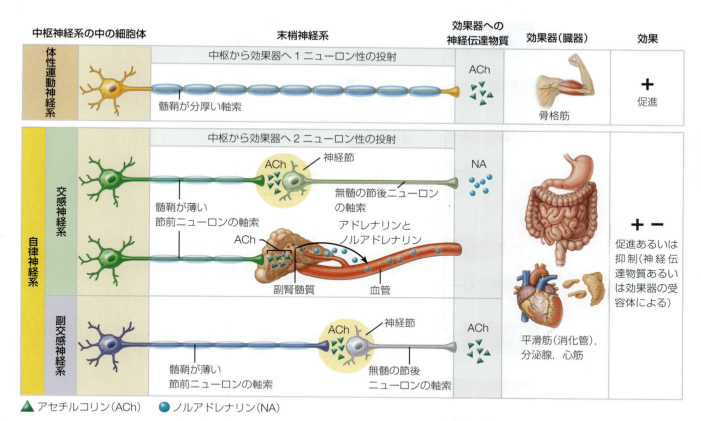

図 7.26 体性神経系と自律神経系の比較

髄の L_2 までの領域に存在するからである（図 7.27）．交感神経の節前ニューロンは脊髄の側角に存在し，軸索は前根を経て脊髄神経に至り，さらに**交通枝** ramus communicans を通って脊柱の両脇に沿って走る**交感神経幹** sympathetic trunk の神経節に至る（図 7.28）．節前ニューロンの軸索は同じ高さの神経節の節後ニューロンにシナプスするものもあれば（図 7.28a），異なるレベルの神経節の節後ニューロンにシナプスするものもある（図 7.28b）．交感神経の節後ニューロンの軸索は再び脊髄神経に戻り，皮膚などへ投射する．一部の節前ニューロンの軸索は神経節でシナプスを形成することなく，神経節を素通りして**内臓神経** splanchnic nerves を形成する（図 7.28c）．内臓神経は椎体の前の大動脈表面にある**側副神経節** collateral ganglion（**椎前神経節**）に至り，そこにある節後ニューロンにシナプスする．主要な椎前神経節には腹腔神経節 celiac ganglion，上腸間膜動脈神経節 superior mesenteric ganglion，下腸間膜動脈神経節 inferior mesenteric ganglion がある．これらの神経節の節後ニューロンは腹腔および骨盤腔の臓器を支配する．

自律神経の構造的な特徴を述べたが，ここからは自律神経系の機能的側面について詳細に見ていこう．

自律神経系の機能

> **学習目標**
> ● 心臓，肺，消化器系，血管について，交感神経系と副交感神経系の役割について比較して説明することができる．

自律神経系によって調整されている臓器には交感神経系と副交感神経系の両者が支配している．ただし，多くの血管や皮膚，一部の分泌腺，副腎髄質は例外で，交感神経のみで支配されている（表 7.4）．交感と副交感の二重支配の場合，それぞれ異なる神経伝達物質により逆の作用を行う（図 7.26）．副交感神経の節後神経はアセチルコリン acetylcholine を分泌し，コリン作動性 cholinergic 神経と呼ばれ，交感神経の節後線維はノルアドレナリン noradrenaline（あるいはノルエピネフリン norepinephrine）を分泌し，アドレナリン作動性 adrenergic 神経と呼ばれる．一方，交感，副交感の節前線維は両者ともアセチルコリンを神経伝達物質として分泌する．2つの自律神経系をよりわかりやすくするために，それぞれが実際にはたらいている例を以下で考えてみよう．

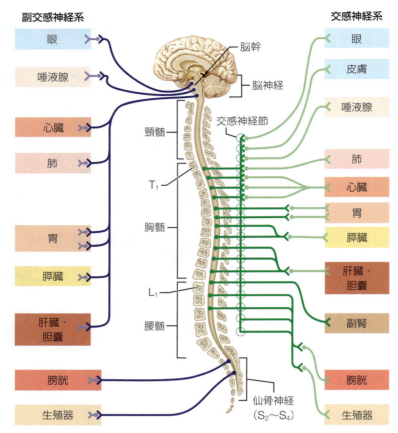

図7.27　自律神経系の分布
副交感神経系は紫で交感神経系は緑で示す．それぞれの濃色の線は節前ニューロンの神経線維を，淡色の線は節後ニューロンの神経線維を示す．副腎は節前ニューロンが直接支配している（副腎髄質細胞が節後ニューロンに当たる）．

交感神経系　交感神経系は「闘争か逃走」のシステムと呼ばれ，深夜路上で見知らぬ人に驚かされるときのように，緊急や緊張の状態のときに顕著に作動している．ドキドキする心臓，速く深い呼吸，冷たく汗ばんだ皮膚，鳥肌，瞳孔の散大は，いずれも交感神経が優位にはたらいている証拠である．このような状況下では，交感神経は心拍・血圧・血糖を上昇させ，肺の気管支を拡張させ，あるいはストレスに対応するための多様な応答を引き起こす．別の応答として，より速く走り戦うために骨格筋内の血管を拡張し，心臓や脳や骨格筋でより多くの血液を消費するために消化器の血液を減らすことが生じる．

交感神経は感情的に興奮したときだけでなく，運動などの身体的ストレス時もフルスピードではたらく．例えば，手術を受けたりマラソンのような長距離を走ったりしたときには，交感神経の刺激を受けた副腎からアドレナリン（エピネフリン）やノルアドレナリンが大量に放出される（図7.26参照）．交感神経系の興奮はこれらの副腎から放出されたホルモンが肝臓で分解されるまで継続する．したがって，交感神経の興奮が一瞬であったとしても，ホルモンの効果はずっと長く続く．このように交感神経の効果は長く広く作用するので，ストレスが強い状態から落ち着くまでには時間がかかる．

交感神経はホメオスタシスが脅かされたときに，身体が迅速かつ積極的に反応できるように準備しており，ある種の脅威に対して最善の応答を発揮するためにはたらくのが交感神経系である．

　ホメオスタシスの失調 7.10

疾病には交感神経の過活動によるものもある．タイプA行動パターンと呼ばれる人はいつも休む暇もなくはたらき，時間的切迫感がある．このようなタイプの人は虚血性心疾患や高血圧症，消化管潰瘍にかかりやすい．これらの人では，交感神経の絶え間ない活動がこれらの疾患を増悪していると考えられる．

末梢神経系 255

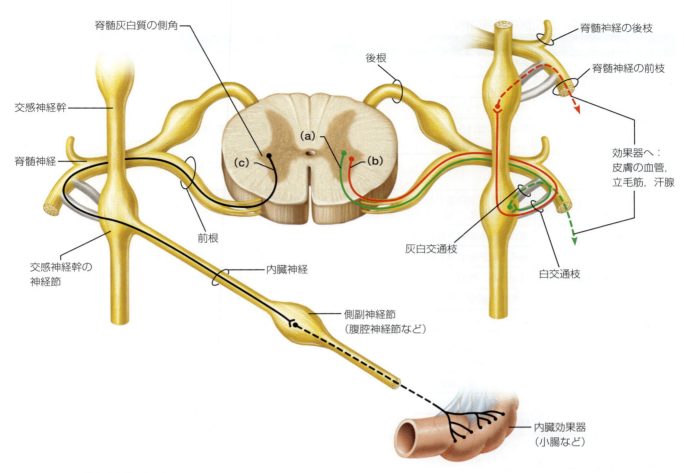

図 7.28 交感神経系の経路
(a)緑：脊髄側角の節前ニューロンの軸索は，脊髄と同じ高さにある交感神経幹の神経節内の節後ニューロンとシナプスする．(b)赤：一部の脊髄側角の節前ニューロンの軸索は異なる高さの交感神経幹の節後ニューロンとシナプスする．(c)黒：一部の節前ニューロンは，交感神経幹の神経節を通過して側副神経節（椎前神経節）内の節後ニューロンにシナプスする．

副交感神経系　副交感神経系は，休息の状態や脅威に感じるものがない状態で活発に機能する神経系である．副交感神経系は「休息と消化吸収」の系とも呼ばれ，食物の消化を促進し便や尿を排出し，心臓血管系の活動が低下することによりエネルギー節約モードにする．例えば，食事の後リラックスし新聞でも読んでいる状態で，この神経系は活発にはたらいていると考えられる．血圧や心拍呼吸数も正常な範囲で低いレベルに保たれる．一方，消化管は活発に食物の消化を促進し皮膚温は温かくなる（これは，血流を骨格筋などへ大量に送る必要がなくなるからである）．瞳孔は過剰な光刺激から網膜を保護するため縮瞳する．水晶体（レンズ）は毛様体による牽引がなくなり厚くなり，近いところに視点がセットされる．このように副交感神経系は身体の「ハウスキーピング」のために作用しているとも考えられる．

交感神経系と副交感神経系の機能を英語で覚えるには，英語の **D** と **E** を頭文字にする言葉に関連させると良い．副交感神経系は **D** で，消化 digestion・排便 defecation・排尿 diuresis などではたらく．一方，交感神経系は **E** で，運動 exercise・興奮 excitement・緊急事態 emergency・当惑 embarrassment などの際にはたらく．このように単純化すると，一方がはたらけば他方ははたらかないといった「全か無」のように思えるが，実際はそのようなことはめったにない．両者は互いにバランスをとりながら常に微調整を行なっている．また，副交感神経系は「休息」状態ではたらくと述べたが，ほとんどの血管は「警告」や「休息」の状態にかかわらず交感神経系のみで支配されている．

副交感神経系と交感神経系の効果器と作用については**表7.4**にまとめる．

表7.4 交感神経系と副交感神経系の作用

標的臓器/器官	副交感神経系の作用	交感神経系の作用
脂肪組織	作用しない	脂肪分解を促進する
副腎髄質	作用しない	アドレナリンやノルアドレナリンの分泌を亢進させる
立毛筋	作用しない	収縮させ，鳥肌を立たせる
血管	多くの血管は作用しない	内臓や皮膚の血管を収縮させ，骨格筋や心臓内の血管を弛緩させる．血圧を上昇させる
細胞代謝	作用しない	代謝を亢進させ，血糖値を上げる，脂肪の分解を促進する
消化器系	消化管の平滑筋運動を促進し分泌腺からの消化液の分泌を亢進する．消化管の括約筋を弛緩させる	消化器系の活動を抑制する．括約筋群を収縮させる（肛門括約筋の収縮など）
眼（毛様体筋）	毛様体筋を収縮させ水晶体を厚くし近くに焦点を結ぶ	毛様体筋を弛緩させ水晶体を薄くし遠くに焦点を結ぶ
眼（虹彩）	瞳孔括約筋を収縮し縮瞳する	瞳孔散大筋を収縮し散瞳する
分泌腺（唾液腺，涙腺，胃腺）	分泌促進．唾液や涙の分泌，胃腺分泌などの促進	分泌抑制．眼や口が乾く（ドライアイ，ドライマウス）
心臓	心拍数を減少させ，ゆっくり安定させる	心拍数を亢進させ，拍出力を増加させる
腎臓	作用しない	尿量を減少させる
肝臓	作用しない	血糖を上昇させる
肺	気管支を収縮させる	気管支を弛緩させる
陰茎	血管拡張により勃起させる	射精させる
皮膚の汗腺	作用しない	発汗を促す
膀胱・尿道	括約筋を弛緩させ排尿を促進する	括約筋を収縮させ蓄尿する

確認してみよう

28. 自律神経系と体性運動神経系で支配されているのはそれぞれどのような臓器や器官か？
29. 自律神経系と体性運動神経系による遠心性の経路はどのように異なるか？
30. 自律神経系で「闘争か逃走」に関係するのはどちらの神経系か？

（解答は付録A参照）

7.5 神経系の発生・発達・老化

学習目標

- 脳の発生に悪い影響を及ぼす要因を挙げることができる．
- 二分脊椎，無脳症，脳性麻痺などの先天性の疾患の原因，症状，予後について簡単に説明することができる．
- 加齢とともに脳の大きさや重量が低下する疾患について説明することができる．
- 老化について説明し，その原因を挙げることができる．

ヒトの脳は胎児期の最初の1か月で大きく発達するので，妊娠初期の妊婦の感染は胎児の神経系に大きな影響を与える．例えば，妊婦の麻疹や風疹感染は難聴をはじめとした中枢神経系の障害を引き起こす．また，神経組織は身体のなかで最も代謝が亢進した組織なので，少しでも酸素が欠乏すると神経細胞は死んでしまう．喫煙は血液で送られる酸素の量を低下させるので，母親の喫煙は脳に障害を与えることになる．同様に，放射線の被曝やアルコール・オピオイド・コカインなどの薬物使用も胎生初期の胎児の発達を障害する．

ホメオスタシスの失調 7.11

分娩困難で新生児への酸素供給が一時的に障害されると，**脳性麻痺** cerebral palsy を起こす可能性がある．脳性麻痺は脳が障害を受けることによって，随意筋の運動障害や痙性麻痺などが生じる．さらにその患者の約半数は痙攣・精神発達遅滞・聴覚障害・視覚障害を呈している．脳性麻痺は小児の身体障害のうち最も多い疾患である．このほか，遺伝や中枢神経系に影響を及ぼす先天性障害もあり，水頭症（p.241参照）・無脳症・二分脊椎などがその代表的な疾患である．**無脳症** anencephaly は大脳が発達しないものである．無脳症児は視覚聴覚をはじめ感覚情報を処理することができない．また，無脳症児は生後すぐに死に至る場合が多い．**二分脊椎** spina bifida は脊椎（典型的には腰髄と仙髄のレベル）の形成が不完全な状態である．軽症では，局所の皮膚が歪んだり異

常な毛が生えたりする場合があるが，特に神経症状は見られない．重症の場合は，髄膜や神経根あるいは脊髄の一部が脊椎から突出する．このような場合は下肢の麻痺や排尿排便障害が起こる．

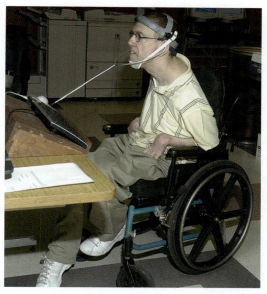

この成人患者は脳性麻痺のため，パッドを押してスピーカーを介して会話する．

中枢神経系で最後に発達するのが，体温中枢などを含む視床下部である．このため，低出生体重児では体温を注意深く監視しなければならない．神経系は子どもの時期を通して発達・成熟を続けるが，この間は神経の髄鞘形成が進行している．髄鞘形成の程度を示す良い例が，神経による筋の運動制御が身体のどのレベルまで広がっているかである．神経による運動の制御は第6章で述べたように頭側から尾側へ，近位から遠位へと発達する．

脳の重さは青年期に最大に達する．その後の60年はニューロンが障害を受け細胞死を起こすことにより，徐々にニューロンは減少する．しかし，ほとんど無限の神経連絡路を構築することで脳は発達し，生涯を通じて学び続けることができる．

年をとるにつれて，交感神経系のはたらきが悪くなると，血管を収縮させる力が低下する．例えば，高齢者が急に立ち上がると，立ちくらみやめまいを起こすことがある．これは，立ち上がったときに交感神経が素早く反応して血管を収縮させ，重力に抗して血液を頭部に送ることができないためである．この症状は**起立性低血圧** orthostatic hypotension と呼ばれ，体位を急激に変化させたときに生じる低血圧である．交感神経のはたらきが間に合うようにゆっくりと体位を変化させることにより立ちくらみやめまいは防ぐことができる．

神経系の障害は循環系の問題に起因することが多い．例えば，血管のしなやかさがなくなる**動脈硬化** arteriosclerosis や高血圧は脳の神経細胞への酸素供給に障害を起こす．加齢の過程で徐々に脳への酸素供給が減少することで，健忘・イライラ・集中力低下・思考力低下・混乱などの症状に代表される**老化** senility を起こす．一方で，突然の血流あるいは酸素供給の低下は脳卒中となる．しかしながら，多くの人は生涯にわたって知的活動や精神的活動を継続している．実際，65歳以上の人でいわゆる知的レベルでの老化を呈しているのは5％未満である．

残念ながら，薬剤・低血圧・便秘・低栄養・抑うつ・脱水・ホルモンバランスの障害などによる一時的な症状が老化として誤診されている場合がある．高齢になったときに精神機能を維持する最もよい方法は，定期的に健康診断によりチェックすることかもしれない．

加齢に伴い脳がゆっくりと萎縮していくことは普通の人でも避けられないが，ボクサーやアルコール依存症などでは萎縮のスピードが速くなる場合がある．ボクサーが試合で勝とうが負けようが，一発パンチを受けるごとに脳に障害が生じ萎縮が生じる．引退したボクサーにしばしば見られる，不明瞭な発音・手指の震え・歩行異常・認知障害は，「パンチ・ドランク punch drunk」と呼ばれている．多くの人はアルコールが精神的にも肉体的にも深刻な影響を及ぼすことを知っているが，アルコール依存症の人の脳をCTで見てみると，比較的若いにもかかわらず脳の萎縮が見られる．先のボクサーの例のように，アルコール依存症患者でも，加齢とは異なる精神障害が起こりやすい．

確認してみよう

31. 視床下部がある程度発達するまで低出生体重児が保育器に入れられなければならないのはなぜか？
32. 起立性低血圧とはなにか？ なぜ多くの高齢者は起立性低血圧が起こりやすいのか？

（解答は付録A参照）

中枢神経系の障害部位を見つけ出す

医師が打診器で膝蓋腱を叩いたとき，膝の筋が収縮し膝蓋腱反射が起こる．この反射は脊髄とその上位の中枢が正常に機能していることを示している．もしこの反射テストが異常の場合，問題の脳部位を特定するために，より詳細な検査が必要となる．

<u>脳波検査</u> electroencephalography は，てんかんによる障害・腫瘍・膿瘍など診断や脳の障害部位の診断に昔から今も引き続き使われている．正常な脳では神経細胞の電気的興奮が常に生じている．**脳波** electroencephalogram（EEG）は頭部や顔面に多くの電極を付け，脳の電気活動を記録するものである．電気的活動は波として表されるため<u>脳波</u>と呼ばれる．人はそれぞれ遺伝的な背景も異なるし，過去に経験した情報が脳に痕跡として残されており，脳波は指紋のように個人により異なる．4つのよく見られるタイプの脳波を図に示した．

脳波が早すぎたり遅すぎたりするのは，大脳皮質に障害があることを示している．睡眠や昏睡ではゆっくりとした波になる．一方，てんかんや薬物中毒では速い波が見られる．脳波は昏睡状態でも出現するので，脳波が完全にフラットになるのは医学的な死を意味している．

新たなイメージング技術（第1章，pp. 10〜11に記載）は脳損傷の診断に革命を起こした．特に**CT**（computed tomography）と**MRI**（magnetic resonance imaging）は脳腫瘍や脳内の損傷部位，多発性硬化症の脱髄部位，細胞死を起こした脳の部位などを直ちに同定できる．さらに最近では**PET**（positron emission tomography）を用いると，てんかんを起こす原発部位までも同定することができる．

例えば救急救命室（ER）に脳卒中の患者が到着したときに，CTにより脳梗塞なのか脳出血なのか判断できる．造影剤を用いた**脳血管造影** cerebral angiography により脳血栓が生じている部位を可視化できるし，薬剤を梗塞部位に直接注入できる．血管造影よりさらに侵襲の少ない方法として**超音波イメージング** ultrasound imaging も用いられており，血栓ができている部位や血流量までも計測することができる．また，別の新たなイメージング技術としてドパミントランスポーターシンチグラフィー（DaT Scan）が開発されており，パーキンソン病のようにドパミンが関わる神経変性疾患が診断できるようになった．DaT Scan ではドパミンレベルの異常を検出し，ほかの神経変性疾患とパーキンソン病を区別できる．

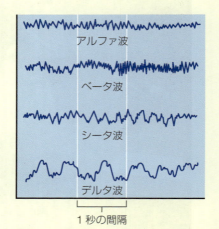

脳波と脳波検査

典型的な脳波．アルファ波は覚醒しリラックスした状態でみられる．ベータ波は覚醒し緊張した状態でみられる．シータ波は子どもによくみられるが成人では通常みられない．デルタ波は深い睡眠の状態でみられる．

基本事項

- 神経学的検査では脳や脊髄の反射，脳波を検査する．
- ドパミントランスポーターシンチグラフィー（DaT Scan）では，脳内のドパミンの局在位置や量を検出することができる．
- CT，MRI，PET，血管造影，超音波検査は，脳の腫瘍・障害部位・多発性硬化症の脱髄部位，さらには脳組織のうち死んでいる部位も検出できる．

器官系の協調

ホメオスタシスからみた神経系と他の器官系との関係

神経系

内分泌系
- 交感神経系は内分泌臓器である副腎髄質を刺激する．視床下部は下垂体前葉を介して副腎皮質や甲状腺などの内分泌臓器を刺激する．
- ホルモンは神経細胞の代謝に影響を及ぼす．

リンパ系/免疫
- 神経はリンパ系臓器を支配し，免疫系機能を調節している．
- リンパ管は神経系を取り巻く組織液を輸送する．免疫系は病原物質から生体を守っている（中枢神経系には一般の免疫系とは異なるしくみが作動している）．

消化器系
- 自律神経系のうち特に副交感神経系は消化器系の活動を制御している．
- 消化器系は正常な神経細胞に必要な栄養を供給している．

泌尿器系
- 自律神経系は膀胱の収縮や弛緩，腎臓の血圧を調節している．
- 腎臓は代謝老廃物を処理し，血中の電解質組成やpHを調整し，神経機能を維持している．

筋系
- 体性運動神経系は骨格筋を収縮させ，同時に筋の維持に関わる．
- 骨格筋は体性運動系の効果器に当たる．

呼吸器系
- 神経系は呼吸のリズムや深さを調整している．
- 呼吸器系は生命を維持するための酸素供給と二酸化炭素の排出を担っている．

心臓血管系
- 自律神経系は心臓の拍動と血圧を調節している．
- 心臓血管系は酸素や養分を豊富に含んだ血液を神経系に供給し，神経系から不要な代謝産物を取り除いている．

生殖器系
- 自律神経系は男性では勃起や射精を調節し，女性では陰核の勃起を調節している．
- テストステロン（男性ホルモン）は脳を男性化し性行動や男性的な行動を起こす．

外皮系（皮膚）
- 交感神経系は発汗を調節するほか，皮膚の血管を調節して体温の低下や維持に機能する．

骨格系
- 神経は骨を支配している．
- 骨は神経機能に重要なカルシウムの貯蔵にはたらくほか，中枢神経系の構造を保護している．

要約

7.1　神経系のしくみ(pp. 218〜219)

7.1a.　構造に基づく区分：**中枢神経系(CNS)**：脳と脊髄，**末梢神経系(PNS)**：神経と神経節．

7.1b.　機能に基づく区分：**感覚神経系(求心性神経系)**と**運動神経系(遠心性神経系)**．

- 運動神経系はさらに骨格筋を支配する**体性運動神経系**と平滑筋や心筋あるいは分泌腺を支配する**自律神経系(ANS)**に分けられる．
  - 自律神経系は，「闘争か逃走」機能に代表される交感神経系と，「休息と消化吸収」機能で代表される副交感神経系に分けられる．

7.2　神経組織：構造と機能(pp. 219〜231)

7.2a.　支持細胞(グリア細胞)

- グリアは中枢神経系では神経細胞を支持し保護する．
  - 中枢神経系：**ミクログリア**(小膠細胞)は貪食能を有している．**オリゴデンドロサイト**(稀突起膠細胞)は神経突起に髄鞘を形成する．**上衣細胞**は脳脊髄で満たされた脳室の表面をおおっている．**アストロサイト**(星状膠細胞)は神経細胞の隙間を埋め，栄養分子を血管から神経細胞へ受渡しする．
  - 末梢神経系：**シュワン細胞**は末梢神経で髄鞘を形成する．**衛星細胞**は細胞体を保護する．

7.2b.　ニューロン(神経細胞)

- 構造：**ニューロン**は**細胞体**と2種類の突起である**樹状突起**と**軸索**からなる．
  - **樹状突起**(細胞当たり1本〜多数存在)は電気的興奮を細胞体へ向けて伝える．
  - **軸索**(細胞当たり1本)は活動電位を発生させ，それを細胞体から遠位へと伝達する．
    - **神経伝達物質**は軸索終末から放出される．
    - ほとんどの太い軸索は有髄である．**髄鞘**は神経伝達速度を速くする．
  - ニューロンの集合を中枢神経系では**神経核**と呼ぶ．末梢神経系で細胞体が集まっている部分を**神経節**と呼ぶ．
  - 神経線維の束を中枢神経系では**神経束**，末梢神経系では**神経**と呼ぶ．
- 活動電位の伝達方向に基づいた機能的分類．
  - **感覚ニューロン(求心性ニューロン)**，**運動ニューロン(遠心性ニューロン)**，**介在ニューロン(連合ニューロン)**．
    - 感覚神経の末梢端はそのまま(自由神経終末)か，感覚受容器に接している．
- 細胞体から伸びる突起の数に基づく構造的分類．
  - **単極ニューロン(偽単極ニューロン)**，**双極ニューロン**，**多極ニューロン**．
    - 運動神経細胞や介在神経細胞は通常，多極ニューロンである．ほとんどの感覚神経細胞は単極ニューロンである．聴覚や視覚の一部感覚神経細胞は双極ニューロンである．

7.2c.　生理学：神経活動電位

- ニューロンの膜は静止状態では**分極**している．膜の外側に比べ内側が負に帯電している．膜の外側にはナトリウムイオン(Na^+)が多く，膜の内側にはカリウムイオン(K^+)が多い．
  - この状態は，K^+が細胞の外へ漏れ出ることによって陽イオンが内側で少なくなることにより維持されている．
- 興奮刺激が加わると，ニューロンの細胞膜の透過性が変化する．
  - Na^+が細胞の中に流入する(**脱分極**)．
  - 全か無の法則で**活動電位**が生じると，活動電位は軸索の膜上を伝わって広がる．
  - K^+が細胞外に流出することにより，電位は低下し静止膜電位近くに戻る(**再分極**)．
  - **Na^+-K^+ポンプ**によって，細胞内外のイオン状態は静止膜電位のときに戻る．
  - 再脱分極過程が完了するまでは，ニューロンは別の活動電位を発生させることができない．
- ニューロンは神経伝達物質を放出することにより，ほかのニューロンや組織に情報を伝達することができる．
  - 神経伝達物質は**シナプス間隙**内を拡散しシナプス後膜の受容体に結合し，特異的なイオンチャネルを開口し興奮情報か抑制情報を伝える．興奮か抑制は神経活性物質の種類や受容体の種類によって決まる．

7.2d.　生理学：反射

- **反射**は刺激に対する迅速で決まった応答である．
  - **体性反射**と**自律反射**がある．
  - **反射弓**は少なくとも以下の5つのパートからなる：受容器，感覚ニューロン，中枢の統合(介在)ニューロ

ン，運動ニューロン，効果器．
- 正常な反射は神経系が正常に機能していることをあらわしている．

7.3 中枢神経系 (pp. 231〜245)

7.3a. 脳の機能解剖学：大脳半球，間脳，脳幹，小脳．
- **大脳半球**：脳の最も大きな部分．浅層が灰白質で深層は白質からなる．
  - **大脳皮質**の表層には**回**（隆起）と**溝**あるいは**裂**と呼ばれる構造が複雑に入り組んで形成されている．
  - 大脳皮質には高次精神機能，思考，感情，感覚の認知，随意運動を起こす場所が局在している．
  - **大脳基底核**（大脳灰白質の下にある白質の中に存在する灰白質）は随意運動を調整する．
    - パーキンソン病やハンチントン病は基底核の失調である．
- **間脳**：脳幹の上部にあり，大脳皮質におおわれている部分である．
  - **視床**：脊髄や脳幹からの感覚情報を大脳の感覚野へ送るための中継をする部分．
  - **視床下部**：自律神経系の最高中枢（電解質バランスや代謝，渇き，体温などを調節）．
  - **視床上域**：内分泌腺である**松果体**や第三脳室の**脈絡叢**が存在する．
- **脳幹**：視床下部の尾側から脊髄の吻側までの領域．
  - **中脳**：中枢神経系をつなぐ神経線維束が通過している．
  - **橋**：中脳の下にあり神経線維束や呼吸中枢がある．
  - **延髄**：脳幹の最も下（尾側）に位置する．呼吸や心拍血圧などの生命活動を制御する自律神経系の神経核や神経線維束が通過する．
  - **網様体**：脳幹の全長にわたって存在する．内臓の運動や意識，睡眠覚醒に関係している．
- **小脳**：骨格筋の活動や身体のバランスを調節する．

7.3b. 中枢神経系を保護する組織
- 頭蓋骨と椎骨が脳と脊髄を保護している．
- **髄膜**：結合組織からなる3つの膜が脳を保護している．
  - **硬膜**（強靱な膜で最外層），**クモ膜**（中間層にありクモの巣状），**軟膜**（最内層にあり柔らかい）．
- **脳脊髄液（CSF）**：液体でクッションの役割を担い，中枢神経系を保護する．
  - **脈絡叢**で産生され，**クモ膜下腔**，**脳室**や**中心管**内に存在する．
  - 脳脊髄液は絶え間なく作られており，硬膜の静脈洞へ**クモ膜顆粒**などを介して排泄される．
- **血液脳関門**は厳密な選択的透過性を有する血管やアストロサイトで形成される．

7.3c. 脳の障害
- 脳の外傷により，修復できる障害の**脳震盪**，あるいは修復できない**脳挫傷**が生じうる．
  - 脳幹の障害は一時的あるいは生涯にわたる意識の喪失が生じる可能性がある．
  - 脳の外傷は**脳内出血**や脳浮腫を引き起こし，脳組織の圧迫や脳血流の遮断に至る場合がある．
- **脳血管障害（CVA）**あるいは脳卒中：脳の神経細胞への血液循環の障害は脳組織の変性を起こす．
  - 脳のどこで脳血管障害が生じるか，あるいはどの程度の障害かにもよるが，脳血管障害は視覚障害，麻痺，**失語症**を起こす．
  - **一過性脳虚血発作（TIA）**：一時的な脳血流の減少．組織の変性（死）は生じない．
- **アルツハイマー病（AD），パーキンソン病，ハンチントン病**：中枢神経系の疾患．
  - アルツハイマー病では認知症と記憶障害が見られ，異常タンパク質の蓄積が見られる．
  - パーキンソン病は基底核の障害疾患で，ドパミンレベルが低下し運動の制御が困難になる．
  - ハンチントン病は遺伝病で，基底核や大脳皮質の変性がみられる．運動障害とともに精神障害が生じる．

7.3d. 脊髄
- **脊髄**：反射中枢と伝導路．大後頭孔から腰椎 L_1 あるいは L_2 レベルまで存在する．
  - 脊髄は中心に蝶の形をした灰白質があり，その周りは白質である．
  - **前根**と**後根**が一緒になり**脊髄神経**となる．

7.4 末梢神経系 (pp. 245〜256)

7.4a. 神経の構造：**神経**はニューロンの突起の束であり，**神経内膜**，**神経周膜**，**神経上膜**と呼ばれる結合組織の膜で被われる．

7.4b. 脳神経：12対の脳神経が脳から出て，頭頸部を支配している．
- この例外は迷走神経で，迷走神経は胸腔や腹腔にまで伸びている．

7.4c. 脊髄神経と脊髄神経叢：後根と前根が一緒になった脊髄神経は31対ある．
- 脊髄神経はすぐに脊髄神経の前枝と後枝に分かれる．

- 後枝は背中の領域を支配する.
- T_2〜T_{12} 以外の**前枝**は**神経叢**(頸神経叢, 腕神経叢, 腰神経叢, 仙骨神経叢)を形成し, 四肢を支配する.
  - T_2〜T_{11}(T_{12})の前枝は肋間あるいは肋下神経を形成し, 肋間筋や身体の前面や側面の皮膚を支配する.

7.4d. 自律神経系:末梢神経の一部. 平滑筋や心筋, 分泌腺を支配する神経からなる.

- 体性運動神経系とは異なり, 中枢から末梢の効果器に至るまでに2段階の運動神経が存在する.
- 1つの臓器を異なる2つの自律神経系(副交感神経系と交感神経系)が支配し, 異なる作用をもたらす.
  - **副交感神経系**:「ハウスキーピング」あるいは「休憩と消化吸収」に代表されるような機能を司る.
    - ホメオスタシスの維持. 消化吸収と排泄を調整し, エネルギーを蓄える役割をもつ.
    - 1段目の運動ニューロン(節前ニューロン)は脳や仙髄に存在する. 2段目の運動ニューロン(節後ニューロン)は標的臓器の近くの副交感神経節に存在する.
    - 副交感神経系の節後ニューロンの軸索からはアセチルコリンが放出される.
  - **交感神経系**:「闘争か逃走」で代表される機能を司る. 身体を脅威に対応する状態にするときに作用する.
    - 心拍数と血圧を上昇させる.
    - **節前ニューロン**は脊髄の灰白質に存在する. 節後ニューロンは**交感神経幹**内あるいは**側副神経節(椎前神経節)**にある.
    - 節後ニューロンは神経伝達物質としてノルアドレナリンを軸索終末から放出する.

7.5 神経系の発生・発達・老化 (pp. 256〜258)

- 母体や胎児の環境因子が胎児の脳の発達に影響する.
  - 酸素の欠乏は脳の神経細胞を破壊する.
  - 先天性の重篤な神経障害には**脳性麻痺, 無脳症, 二分脊髄**などがある.
- 視床下部は最も遅れて発達する部分であり体温調節の中枢があるので, 低出生体重児は体温調節ができない.
- 神経系の髄鞘の発達とその成熟により運動の発達が進行する.
  - 青年期に脳の発達は停止する. 以後ニューロンは徐々に死んでいき, 新しいニューロンと置き換わることはない. 脳の重量は加齢とともに減少する.
- 健康な高齢者は通常, それなりに高次機能を維持している.
  - 心臓血管系の障害が精神機能を低下させる主要な原因である.

復習問題

▶選択問題
(正解が複数の場合もある)

1. 神経系の統合と呼ばれるはたらきの例はどれか?
   a. 風が寒いと感じる感覚
   b. 寒さに対する震えや鳥肌
   c. 音で雨が降ってきたとわかること
   d. 傘をとりに帰ろうと決心すること
2. 灰白質はどの部位に位置するか?
   a. 脊椎の左右
   b. 脳の深部
   c. 脊髄の中央部
   d. 感覚受容器の中
3. 髄膜のうち最も内側にあり柔らかい膜は図のa〜dのどれか?

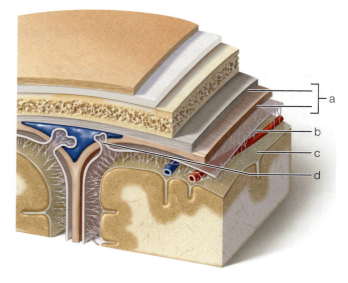

4. 一部の神経組織の切片を顕微鏡で観察すると，束状の神経線維が複数の突起をもつ細胞の突起に包まれて髄鞘を形成していた．これはどの神経組織と考えられるか？
   a. 神経核
   b. 神経節
   c. 神経
   d. 神経束
5. 松果体はどこに存在するか？
   a. 視床下部
   b. 中脳
   c. 視床上域
   d. 脳梁
6. 以下の 1〜7 の内容を示す脳の部分は a〜h のどれか？
   a. 小脳
   b. 四丘体
   c. 脳梁
   d. 視床下部
   e. 延髄
   f. 中脳
   g. 橋
   h. 視床
   ____ 1. 下行性の錐体路が大きく交叉する脳の領域
   ____ 2. 体温，自律神経反射，摂食行動，水バランスなどを調節する領域
   ____ 3. 黒質や中脳水道のある領域
   ____ 4. 中脳で視覚や聴覚の中継核がある場所
   ____ 5. 心拍，呼吸，血圧の中枢
   ____ 6. 感覚情報を大脳皮質に伝えるための中継部位
   ____ 7. 平衡，姿勢，運動調節を主に行なっている部位
7. 脊髄のうち上肢を支配している部分はどれか？
   a. 腕神経叢
   b. 腕膨大部
   c. 頸膨大
   d. 灰白質側角

8. 運動（遠心性）ニューロンの線維のみを含んでいるのは図の a〜d のうちどれか？

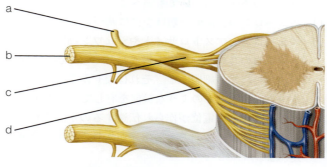

9. 視機能に関係した脳神経はどれか？
   a. 滑車神経
   b. 三叉神経
   c. 外転神経
   d. 顔面神経
10. 次のうちどの神経が障害した場合，上腕・前腕・指のすべての伸展が影響を受けるか？
    a. 橈骨神経
    b. 腋窩神経
    c. 尺骨神経
    d. 正中神経
11. 脳に細菌感性が起こった場合，感染した領域で最も多くみられるグリア細胞はどれか？
    a. オリゴデンドロサイト
    b. アストロサイト
    c. 上衣細胞
    d. ミクログリア
12. 自律神経系には当てはまるが体性運動神経系には当てはまらないものはどれか？
    a. 神経伝達物質がアセチルコリンである
    b. 軸索は有髄である
    c. 効果器は骨格筋である
    d. 神経節に遠心性の運動ニューロンを含む

▶記述問題

13. 神経系の構造的および機能的分類について述べよ．それぞれの小区分についても述べよ．
14. ニューロンの機能的分類はなにに基づいているのか？
15. ニューロンとアストロサイトやシュワン細胞のような支持細胞の2つが神経系を構成している．どちらがいわゆる神経系の細胞か？ それはなぜか？ また，もう一方の細胞はどのような機能を有しているのか？
16. どのように活動電位が作られ伝達するのか，またなぜシナプスでは一方向のみの伝達が生じるのか，簡単に述べよ．
17. 橋には伝導路が通過するほか，どのような主要な機能があるか？ 延髄にはなぜ脳の最も基本的生命機能が存在すると言われているのか？
18. 何対の脳神経があるか？ 感覚神経のみからなるのはどの脳神経か？ どの脳神経が咀嚼筋を動かすか？ 心拍数を調整したり消化吸収を促進する神経はどれか？
19. 脊髄神経の後枝は身体のどの部分を支配しているか？ また，前枝は身体のどの部分を支配しているか？
20. 脊髄神経前枝で形成される4つの神経叢を挙げよ．それらはそれぞれどの領域を支配しているか？

クリティカル・シンキングと臨床応用の問題

21. 70代前半のジョゼフさんはものを噛むのに困難を覚えた．検査で彼は医師から舌を真っ直ぐに前に伸ばすように言われた．ジョゼフさんの舌は右に偏位し右が萎縮していた．この場合どの脳神経が障害を受けていると考えられるか？
22. 屋根から落ちて意識を失った若い女性を友人が病院に連れてきた．落ちた直後，意識ははっきりしていた．しばらくしてから，彼女の意識は混濁し反応しなくなった．彼女になにが起こっていると考えられるか？
23. チェン夫人は繰り返してんかん発作を起こしている彼女の赤ちゃんを診療所に連れてきた．問診すると，チェン夫人の出産は難産で時間がかかったとのことだった．赤ちゃんになにが起こったと考えられるか．この子の症状はだんだん悪くなるだろうか？
24. 一過性脳虚血発作の病歴のある高齢のクラレンスさんは激しい頭痛を娘に訴えた．少ししてクラレンスさんは昏睡状態に陥った．彼は病院で脳出血と診断された．脳出血によって脳のどの部分が損傷したのか？
25. 妊婦が有毒物質に曝露したとき，なぜ妊娠初期の曝露が後期よりも胎児の神経障害の可能性が高くなるのか？

第8章 特殊感覚

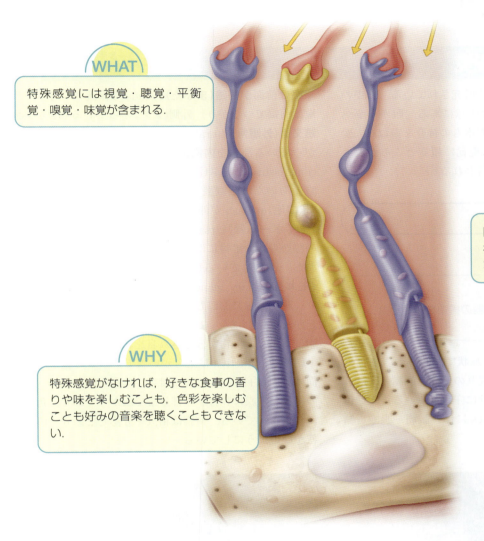

WHAT
特殊感覚には視覚・聴覚・平衡覚・嗅覚・味覚が含まれる．

HOW
眼・耳・鼻に存在する多様な受容器が周囲の多様な刺激を検知する．

WHY
特殊感覚がなければ，好きな食事の香りや味を楽しむことも，色彩を楽しむことも好みの音楽を聴くこともできない．

　ヒトはいろいろなものに興味をもつ生物である．出来立ての朝ごはんが目の前に出されると唾が出る．突然雷が鳴るとびっくりする．朝食や雷をはじめ多くの刺激は常に周りにあり，神経系で解析し解釈され続けている．
　身の周りで起こっていることを認知するために，私たちにはいわゆる五感と呼ばれる触覚・味覚・嗅覚・視覚・聴覚の感覚をもっている．このうち，触覚は第7章で示した皮膚の温度感覚・圧覚・痛覚と筋や関節の固有感覚の混ざったものと考えることができる．残りの4つの感覚(嗅覚・味覚・視覚・聴覚)は**特殊感覚** special senses と呼ばれている．また，平衡覚は聴覚器と関連しており，両方とも内耳に存在する．ほかの一般の受容器と異なり，**特殊感覚受容器** special sense receptors は眼や耳のような大きな複雑な器官となっているものもあれば，味蕾や嗅粘膜上皮のように小さな受容器が特定の場所に散らばっている程度のものもある．
　この章ではそれぞれの特殊感覚器の機能的構造に焦点を当てる．外界を「感じ取る」ということは，さまざまな刺激を脳の中で統合し認識した結果にほかならない．

コンセプト・リンク

神経系の3つの基本的な機能を思い出してみてほしい（図7.1, p. 218参照）．それぞれの特殊感覚は特定の感覚情報を集めること，統合すること，その結果を運動出力に含ませることである．例えば，もしボールが頭をめがけて飛んできたとしたら，感覚入力の結果として身体をそらしてボールに当たらないように運動するだろう．もう1点思い出してほしいのは，各種の感覚情報は大脳のそれぞれ特定の領域で処理されることである（図7.13c, p. 233参照）．

第1部　眼球と視覚

特殊感覚のうち視覚が最もよく研究されている．体中の感覚受容細胞のうち70％近くは眼球にある．眼から脳へ視覚情報を伝える視神経は100万本もの神経を束ねた大変太い神経の束である．私たちは視覚に頼るところが大きく，「百聞は一見に如かず」とも言われる（図8.1）．

8.1　眼球の構造

8.1a　外眼部と付属器

学習目標
- 眼の模式図を見て，眼球付属器の構造を示しそれらの機能を説明することができる．

成人の眼は直径2.5cmほどの球状で，眼球の表面は外からは1/6程度しか見えない．残りの部分は眼窩と呼ばれる骨のくぼみの中で脂肪組織と骨に守られている．眼球**付属器**（副眼器）accessory structures には外眼筋・眼瞼・結膜・涙腺が含まれる．

眼は前面が**眼瞼**（まぶた）eyelidsで保護されている．眼瞼は両端でつながり，外側のつながっている部分を**外側眼瞼交連（外眼角）**lateral palpebral commissure，内側でつながっている部分を**内側眼瞼交連（内眼角）**medial palpebral commissureと呼ぶ（図8.1）．目を開けたときの眼瞼と眼瞼のあいだは眼瞼裂と呼ばれ，上下の瞼の端からは**睫毛**（まつ毛）eyelashが伸びている．脂腺の一種である**瞼板腺（マイボーム腺）**tarsal glandsが眼瞼の端にある．これらの腺からの分泌物には脂が多く含まれ，眼球の表面を薄くおおい保護している（図8.2a）．汗腺の一種である**睫毛腺（モル腺）**ciliary glandsがまつ毛とまつ毛のあいだにあり，睫毛毛包に開口している．両方の眼の一番内側には涙丘があり（図8.1），ここには脂腺と汗腺があり，白っぽい脂に富んだ分泌物が分泌され目を保護している．

結膜conjunctivaは柔らかい膜で，眼瞼の裏から眼球表面の強膜（白目）の一部をおおっている（図8.2a）．眼球側の結膜は角膜に移行する部分まで広がっており，角膜上皮につながっている．結膜は粘液を分泌しており，眼を潤い乾かないようにしている．

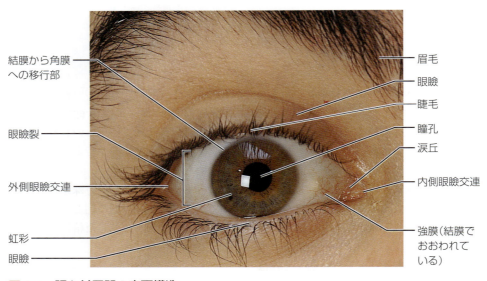

図8.1　眼と付属器の表面構造

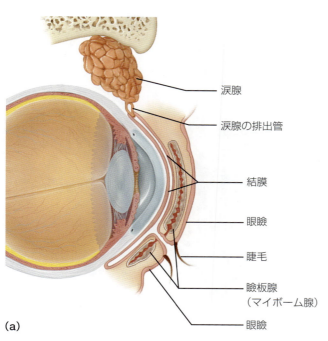
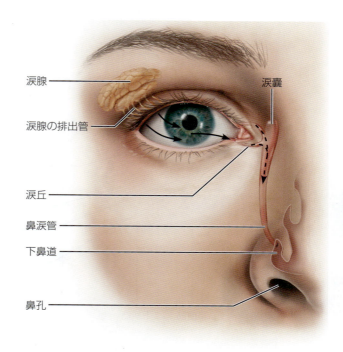

図 8.2　眼の付属器の構造
(a)前眼部の付属器の矢状断．(b)涙器構造（前方からの観察）．

ホメオスタシスの失調 8.1

結膜の炎症である**結膜炎** conjunctivitis では結膜部分が赤くはれ痛みが生じる．**流行り目** pinkeye は細菌やウイルスの感染により生じ，感染しやすい疾患である．

涙器 lacrimal apparatus（図 8.2b）は涙腺と涙を鼻腔に流す管からなる．**涙腺** lacrimal glands は左右の眼の外側端の上方にある．涙腺からはいくつかの管に分かれて涙が常に分泌され，眼球表面を流れている．涙は眼球表面を内側に向かって横切り，**涙小管** lacrimal canaliculi に至り**涙嚢** lacrimal sac に入る．涙は涙嚢から最終的には**鼻涙管** nasolacrimal duct を通って鼻腔の下鼻道に流れ出る（図 8.2b）．涙には粘液，抗体，細菌を分解する**リゾチーム** lysozyme が含まれており，眼球表面を湿らせて潤滑にするだけでなく清潔に保ち保護している．涙腺からの涙の分泌が非常に多くなると，涙は眼瞼からあふれ鼻腔を満たす．その結果，鼻が詰まり鼻をすることになる．このような状態は，異物が目に入って痛くなるときや感情が高ぶったときに起こる．目が痛くなったとき，涙は原因となる異物を取り除くのにはたらく．感情の高まりによりなぜ涙が出るかはまだよくわかっていないが，泣くことはストレスを減じるのに効果があるのではないかと言われている．このような経験をした人には理解してもらえるかもしれないが，科学的に証明するのは難しい．

ホメオスタシスの失調 8.2

鼻腔粘膜は鼻涙管とつながっているので，鼻腔に冷たい空気が流れ込むあるいは炎症が生じると，涙路の粘膜も炎症を起こし腫れることがある．その結果，涙の流れが障害され「涙目」になる．

6つの**外眼筋** extra-ocular muscles は眼球の表面に停止しており，眼球を動かす．これにより，目の前で動くものを眼が追いかけ注視することができる．図 8.3 に，これらの外眼筋の名称・位置・機能・脳神経支配を示す．

確認してみよう

1. 眼瞼の役割はなにか？
2. 眼を潤わせるための4つの付属腺や構造はなにか？
3. 涙に含まれるリゾチームの役割はなにか？
4. 視機能において外眼筋はどのような役割をはたしているか？

（解答は付録A参照）

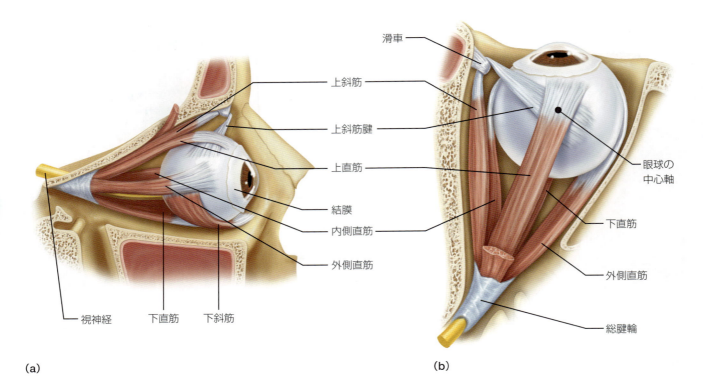

図 8.3 外眼筋
(a)右眼を外側(耳側)から見たところ．(b)右眼を上方から見たところ．眼窩の後方の総腱輪から4つの直筋が始まっている．(c)外眼筋を支配する脳神経のまとめ．

8.1b 眼球の構造

学習目標
- 眼球の壁の層構造を示し，それらの機能について説明することができる．
- 錐状体と桿状体の機能の違いを説明することができる．
- 盲点，白内障，緑内障について説明することができる．
- 眼球の中で網膜に至るまでの光路について説明することができる．
- 検眼鏡検査の大切さについて議論することができる．

通常眼といえば眼球をさすが，**眼球** eyeball は中空の球体である(図8.4)．眼球の壁は3つの膜(層)からなり，中身は硝子体と呼ばれる液体で満たされその形態を維持している．レンズ(水晶体)は焦点を合わすための装置で，眼球内の前方に位置し，眼球内はレンズより前の部分(前眼部)と後ろの部分(後眼部)に分けられる．

眼球の壁を構成する層

眼球の外観について説明したので，ここからは各部分をより詳細に見てみよう．

第 1 部 眼球と視覚—眼球の構造　269

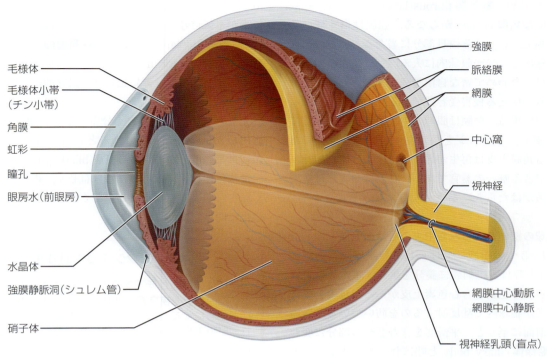

(a)

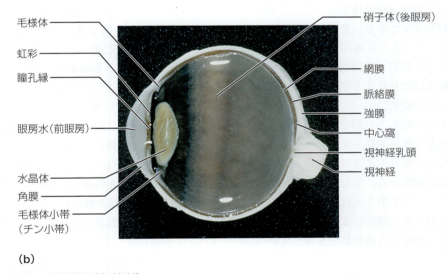

(b)

図 8.4　眼球の内部構造（矢状断）
(a)眼球の構造の模式図．(b)実際の眼球．

 図 8.4 Q　涙の分泌が障害されると眼のどの部分が最初に影響を受けるか？　　　　（解答は付録 A 参照）

特殊感覚

線維層　最も外層は**線維層** fibrous layer と呼ばれ，**強膜** sclera と透明な**角膜** cornea からなる．強膜は白く硬い結合組織性の膜で，いわゆる白目部分に当たる．眼球の前面の中央には透明で，光が眼球内に入る「窓」に当たる角膜がある．角膜にはきわめて密な自由神経終末が存在し，これらは主に痛覚を伝える侵害受容器であるため，角膜を触ると瞬きして涙が出る．角膜は眼球の中で最も外界に接している部分であり，ダメージを受けやすい脆弱な部分である．幸いにも角膜上皮は再生が起こりやすく，また拒絶反応なく移植できる唯一の器官である．これは角膜には血管がなく免疫系がはたらきにくいからである．

血管層　眼球の壁の3層のうち中央の層は**血管層** vascular layer であり，3つの領域に分けられる．眼球の後面は**脈絡膜** choroid と呼ばれ，網膜に養分を供給するための豊富な血管と真っ黒な色素を含む色素上皮がある．色素上皮は入ってきた光が眼球内で乱反射するのを防いでいる．脈絡膜が眼球の前面に至ると，平滑筋を含む2つの部分に変わる．1つは**毛様体** ciliary body と呼ばれ，水晶体を引っ張る**毛様体小帯（チン小帯）** ciliary zonule というヒモ状の組織がレンズとつながっており，水晶体を引っ張って支持している．もう1つは**虹彩** iris である．色素を含む虹彩は丸く中央に**瞳孔** pupil があり，ここを通って光が眼球内に入る．虹彩には，瞳孔の周りに沿って環状に走行する平滑筋（瞳孔括約筋）と，放射線状に存在する平滑筋（瞳孔散大筋）がある．これらの2つの平滑筋によってカメラの絞りのように瞳孔のサイズを変化させることができる．これにより光の量を調節することができ，少ない光量でも見ることができる．明るいときや近くを見るときは環状に走る瞳孔括約筋を収縮させ，瞳孔を縮瞳する．また，遠くや暗いものを見るときには，光の量を多く取り入れるために放射線状に走る瞳孔散大筋を収縮させ，瞳孔を広げる．脳神経のうち動眼神経がこの縮瞳に関係する括約筋を支配している．

感覚層　眼球の最も内層である**感覚層** sensory layer は柔らかい2層の膜があり，前方の毛様体につながっている．外側は**網膜色素上皮層** pigmented layer of retina で，脈絡膜に似た色素細胞があり光の乱反射を防いでいる．またこの細胞は貪食能を有し，障害を受けたあるいは死んだ光受容細胞を貪食している．また，視機能に必要なビタミンAを蓄えている．

2層のうち内側の膜は透明な**網膜** retina の層であり，**錐状体（錐体）** cones（色の検出）と**桿状体（桿体）** rods（光の明暗・強弱を検出）と呼ばれる光に応答する**光受容細胞** photoreceptors がぎっしりと並んでいる（図8.5）．光受容細胞で光が電気信号に変えられ，その信号は2つのニューロン（**双極細胞** bipolar cells と**視神経節細胞** ganglion cells）を介して**視神経** optic nerve へと送られる．視神経からは視床をへて大脳の視覚野に送られ，最終的に視覚として認識される．

光受容器は網膜内に広く分布するが，**視神経乳頭（視神経円板）** optic disc と呼ばれるところには存在しない．その結果この部分がいわゆる**盲点** blind spot となる．

錐状体と桿状体は均一には分布せず，桿状体は周辺に多く局在し中央に向かうほど少なくなる．明暗を主に感じ周辺視に関与している．

> **ホメオスタシスの失調 8.3**
>
> 桿状体の機能が低下すると暗いところでの視力が低下する．この症状を**夜盲症** night blindness と呼び，夜間の運転などがしにくくなる．この主要な原因はビタミンAの欠乏で，網膜の光受容細胞の機能を低下させる（p.272の「もっと詳しく見てみよう」参照）．光受容細胞が変性する前にビタミンAのサプリメントを用いれば有効である．

錐状体は明るいときに色や細かいものを見るときにはたらき，網膜の中心部で最も多く，端に行くほど少なくなり，桿状体の場合と逆である．盲点の外側に**中心窩** fovea centralis と呼ばれる領域がある（図8.4）．この部分には錐状体だけが集まっているため，最もはっきり見える（**視力** visual acuity が最も高い）部分で，なにかを注意深く見るときにはこの部分に焦点が当っている．

錐状体には3種類の細胞があり，それぞれは特定の波長に最も敏感である（図8.6）．青の光の波長に反応するものを青錐状体，緑の光の波長に反応するものを緑錐状体と呼ぶ．3番目は赤と緑の波長の両方を含む範囲の光に反応する．ただし，赤の光波長に反応するのはこの錐状体だけなので，「赤錐状体」と呼んでいる．複数の種類の錐状体から同時に信号が大脳の視覚野へ送られると，大脳では中間の色として認識する．これは2つの色の絵の具を混ぜたときと同じである．3種の錐状体が同時に活動したときは白く見える．赤と緑の光が同時に入ったときは黄色に見える．このように混ざった色が認識されるのは網膜のレベルではなく，脳で起こる現象である．

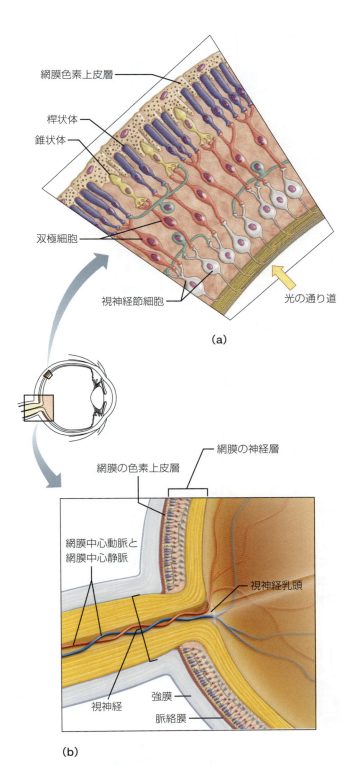

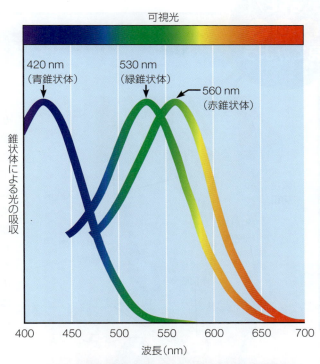

図 8.6 異なる波長に応答する 3 種類の錐状体細胞の応答

図 8.5 網膜の主要な 3 つのニューロン
(a)光は網膜を通過して網膜の外層にある桿状体や錐状体を刺激する．これらの光受容細胞の情報は光と逆方向に進み，双極細胞を経て視神経節細胞へと伝達される．視神経節細胞は活動電位を発生させ視神経を通って脳へ伝えられる．(b)眼球の後部を示した模式図．視神経節細胞の軸索が集まって視神経になる様子を示す．この視神経節細胞の軸索が集まる網膜上の場所が視神経乳頭で盲点となる．

 ホメオスタシスの失調 8.4

　3 つの錐状体がないと全く色が認識できない**色覚異常** color blindness となり，どれか 1 種の錐状体の異常は部分的な色覚異常を呈する．最も多くみられるのは，赤または緑の色覚異常で赤と緑を区別できないものである．多くの色覚障害者は案外気が付いていない．例えば信号の赤と緑を，彼らは同じ色の強弱として区別しているからである．このような色覚異常の原因遺伝子は X 染色体上にあるため，色覚異常は伴性的に遺伝し，男性で生じる例が多い．

水晶体

　眼に入ってくる光は，柔らかく凸状の水晶体（レンズ）によって網膜状に焦点を合わせる．水晶体はその周りにある毛様体から伸びる毛様体小帯で支えられている（図 8.4）．

 ホメオスタシスの失調 8.5

　若いとき，水晶体は完全に透明でゼリーのように柔軟であるが，加齢とともに固く白濁していく．**白内障** cataracts は水晶体が白濁して生じ，眼がかすんで見えづらくなる症状を呈する．白内障の危険因子には，糖尿病，強い日光にたびたび曝露すること，多量の喫煙がある．白内障の治療は濁った水晶体を取り除いて特殊なメガネをかけるか，人工の水晶体

視物質：光受容分子

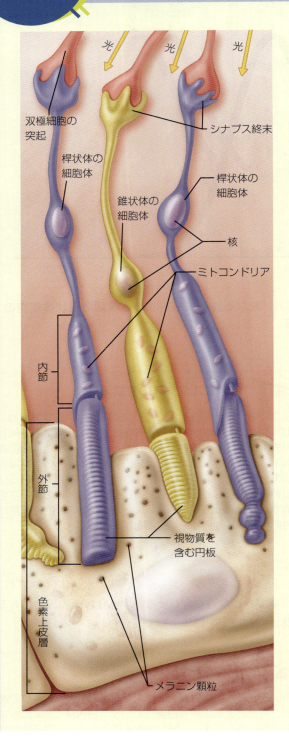

網膜に分布している小さな視細胞（光受容細胞）はその形から名前が付けられており，左図に示すように桿状体（ロッド）は桿のように細くて長い細胞であり，錐状体（コーン）は円錐状の尖った部分が先にある細胞である．両者の光受容細胞の先端には<u>外節</u> outer segment と呼ばれる部分がある．外節は光を捕まえる樹状突起に当たり，視物質と呼ばれる光感受性分子が入った円板が多数詰まっている．

この視物質が光によりその形をダイナミックに変化させる．光が視物質に当たると視物質は脱色し，しばらくしてから元の色に戻る．光の吸収と色素の脱色が光受容細胞の電気的な興奮を起こし，最終的には脳への活動電位となる．色素の再合成により継続的にものを見ることができるが，あまりにも強い光が当たったときは，しばらく見ることができなくなることは経験したことがあると思う．

この理由は**ロドプシン** rhodopsin の構造と機能を理解するとよく理解できる．桿状体の視物質は紫色をしたロドプシンと呼ばれる分子で（下図），**オプシン** opsin と呼ばれる分子と**レチナール** retinal（ビタミンA誘導体）が結合した分子である．光がロドプシンに当たるとレチナールはまっすぐな形状に変化し，オプシンから離れる．これにより紫の色が脱色しレチナールの黄色に変化する．さらにレチナールがビタミンAに変化することにより無色に変化する．このように，光により色素が漂白されるような変化が起こっている．ビタミンAが再びレチナールに変化しオプシンに結合すると，色素は再生する．この再生過程はATPが使われる反応によって行われる．錐状体の色素にもオプシンの仲間が使われて，同じような反応が起こっている．

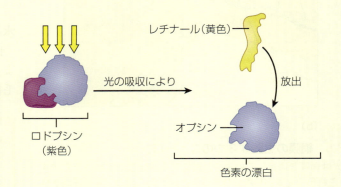

第 1 部 眼球と視覚—眼球の構造　273

> **基本事項**
> - ロドプシン(桿状体の視物質)はオプシンと呼ばれる分子がビタミンAの誘導体のレチナールに結合した分子である．
> - 光がロドプシンに当たるとロドプシンはオプシンとレチナールに分かれる．レチナールはすぐに形を変化させ，ビタミンAになる．
> - ロドプシンは見た目には紫に見えるが，光が当たるとレチナールの黄色に，さらにビタミンAの無色に変化する．この過程は色素の「漂白」と呼ばれる．

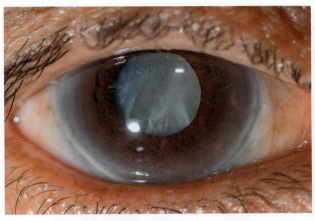

を移植する．

この写真ではミルクのように曇った水晶体が瞳孔いっぱいに観察される．

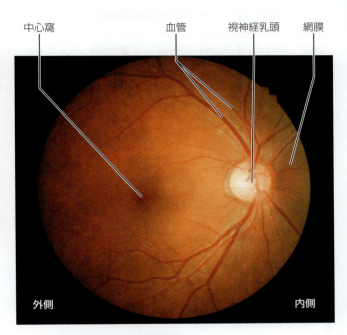

図 8.7　眼底鏡による眼底観察
血管が視神経乳頭部から放射状に伸びている．

　水晶体は眼球内を前後の 2 つの領域(前房部と後房部)に分ける．さらに，前房部のうち虹彩より前の部分は<u>前眼房</u>，虹彩と水晶体とのあいだは<u>後眼房</u>と呼ばれている．水晶体の前の前房部には**眼房水** aqueous humor と呼ばれる透明な漿液を含み，水晶体の後ろの後房部は**硝子体** vitreous body と呼ばれるゲル状の物質で満たされている(図 8.4)．硝子体は眼球の形を維持する機能がある．眼房水は血漿と同じ成分で常に毛様体上皮から分泌されており，硝子体と同様に<u>眼内圧</u> intraocular pressure を一定にしている．眼房水は血管のない水晶体や角膜に養分を供給している．眼房水は強膜と角膜の移行部近くにある**強膜静脈洞** scleral venous sinus (**シュレム管** canal of Schlemm)から静脈へ排出される．

> **ホメオスタシスの失調 8.6**
>
> もし眼房水の排出がうまくいかないと，眼房水は眼内に溜まってしまい，眼圧が上昇し，眼圧が一定程度を超えると網膜や視神経を圧迫してしまう．その結果，**緑内障** glaucoma が生じ，早期に発見できないと失明に至る場合もある．緑内障は高齢者の失明の多くの原因である．緑内障は全く症状もなく徐々に進行し，視野障害が生じて初めて気が付く．進行した緑内障の症状は，光の周りに輪が見えたり霞目や頭痛が生じたりする．眼圧の測定には<u>眼圧計</u>が用いられ，40 代を過ぎたら毎年の検査を推奨する．緑内障の治療には眼房水の排出を上げるための点眼薬が用いられる．時には眼房水の排出口を外科的に拡張することもある．

　<u>眼底鏡</u> ophthalmoscope は眼球内の**眼底** fundus を検査するために用いられる．眼底鏡により眼底の網膜や視神経板，眼底血管を検査することができる(図 8.7)．この検査により，糖尿病・動脈硬化症・視神経萎縮・網膜変性症などが診断できる．

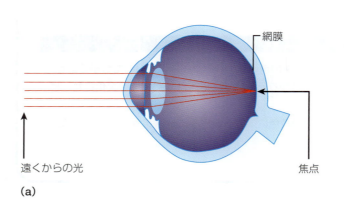
(a)

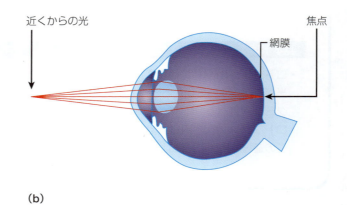
(b)

図 8.8　遠くや近くを見るときの水晶体の厚みの変化
(a)遠くのものからの光は目には平行に入り，眼はレンズの調節なしに焦点を合わせることができる．(b)近くのものからの光は広がって入るので，網膜上で焦点を合わせるために水晶体は厚くなる．

図 8.8 Q　あなたがこの図を見ているときは，水晶体は厚くなっているか？　あるいは薄くなっているか？
（解答は付録 A 参照）

確認してみよう
5. 眼の盲点の意味は？
6. 眼の血管層の脈絡膜と網膜の色素上皮層の共通機能はなにか？
7. 錐状体と桿状体はなにが異なるか？
（解答は付録 A 参照）

8.2　視覚のしくみ

8.2a　眼における光の透過と屈折

学習目標
- 網膜上の像を説明することができる．
- 以下の言葉を説明することができる：視調節，乱視，正常視，遠視，近視，屈折．

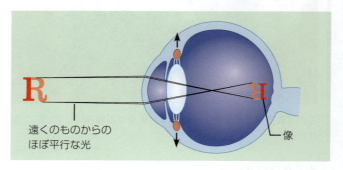

図 8.9　実際に網膜上に映し出される像（左右上下逆）
遠くのものは小さく，近くのものは大きく網膜上に映っている．

ある物質から密度の異なる別の物質を光が通過するとき，光は**屈折** refracted する．目に入る光は角膜・眼房水・水晶体・硝子体を通過するたびに屈折が起こっている．

角膜や眼房水や硝子体は常に一定なので，これらでの光の屈折は安定しているが，水晶体はその厚みを変えることができるので，屈折を変化させ網膜に正しく焦点を合わせることができる．水晶体の厚みが増せばより大きく屈折させることができ，逆に薄くなれば屈折を小さくすることができる．

眼は遠いところを見る状態に本来できており，通常 6 m 程度以上の距離のものを見るときは光線は平行にやってくるので，水晶体は厚みを変えなくても網膜に焦点が合うようになっている（図 8.8a）．一方，光線が近くの物体から来るときは，光は拡散するので水晶体を厚くして屈折力を大きくして，近くのものに焦点を合わせようとする．このように約 6 m 以内の近くのものを見られるように調節することを**視調節** accommodation と呼ぶ．実際には，網膜に投影された像は左右上下逆で実物よりはかなり小さい（図 8.9）．正常な眼は適切な視調節が行えるが，水晶体が固くなったり縮んだりすると，あるいは眼球の形が変形すると，はっきりとものを見ることができなくなる．近視や遠視については「もっと詳しく見てみよう」で解説する．

8.2b 視野と視覚情報の脳への伝達

> **学習目標**
> ● 視覚路を網膜から大脳視覚野まで説明することができる.

網膜の視覚情報が電気信号に変えられ，それを伝える視神経節細胞の軸索は網膜の後方で束になり視神経となって網膜から出ていく．視神経は**視交叉** optic chiasma で半分が交叉する．すなわち網膜の内側（鼻側）からの情報を伝える視神経は対側へ交叉し，網膜の外側（耳側）からの情報を伝える視神経は同側に進む．交叉した後，視神経は**視索** optic tract と名称を変える．例えば右の視索には右眼の外（耳）側の網膜情報と，左目の内（鼻）側の網膜情報を伝える神経が通過することになる．視索は視床に至って別のニューロンにシナプスを介して情報を伝え，この視床のニューロンの軸索は**視放線** optic radiation を形成して後頭葉の視覚野に至る．視覚野に入った情報は脳内（連合野）で広く処理され実際に「見える」と認識できるようになる（図 8.10 には視覚経路が記載してある）．

左右の脳は左右の眼球からの視覚情報を受け取ることになる（脳の片側は一方の眼球の外側の視覚情報ともう一方の眼球の内側の視覚情報を受け取ることになる）．それぞれの眼球は少し異なる視野を脳に伝えることになるが，左右の視野は中央部分でかなり重なることになる．実はこの重なりによりヒトは両眼視ができる．この両眼視により，物体の位置の深さ浅さなど物体を3次元的に捉えることができるようになっている．

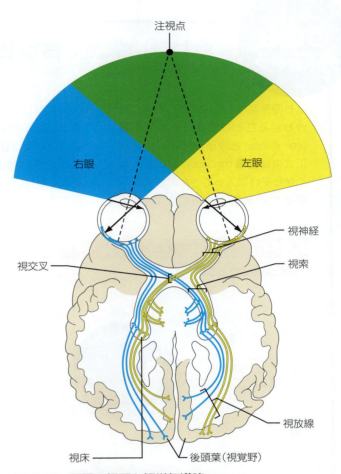

図 8.10 両眼の視野と視覚伝導路
左右の眼の視野がかなり重なっている．この領域が両眼視できる領域である．両眼で針先のような小さなものを見るときは網膜のどこに実像が映っているか確認しよう.

 ホメオスタシスの失調 8.7

半盲 hemianopia は左右の目の同じ側の視野が見えない状態で，視索から後頭葉視覚野のあいだでの障害で生じる（例えば脳卒中などによる）．左か右の視覚野に脳梗塞が生じると，ある物体が視野を横切ったときに左右のどちらかを通過しているときにものが見えない状態になる．このような患者に対しては患側のものが見えないので，食事や私物などは常に健常側に置かないと見えていないことになる.

8.2c 眼の反射

> **学習目標**
> ● 輻輳や対光反射を説明することができる.

眼内筋と外眼筋は正常な視機能を発揮するために不可欠である．自律神経系が眼内筋を制御する．前述のように，毛様体筋は水晶体の屈折率を変化させ，虹彩にある瞳孔括約筋や瞳孔散大筋は瞳孔のサイズを変化させる．外眼筋には6つの直筋や斜筋が眼球の外側に停止しており（図 8.3 参照），眼球を動かして動くものを見続けることができる．また外眼筋により，近くのものを見る際に眼球が内側に寄る**輻輳** convergence が起こる．輻輳が起こるとき，両方の眼が対象のものに向けられる．外眼筋は，脳神経Ⅲ，Ⅳ，Ⅵの体性運動神経の支配を受ける（図 8.3 参照）．

突然明るい光の中に出たとき，瞳孔はすぐに縮瞳する．これが**対光反射** photopupillary reflex と呼ばれる反射である．この反射により，網膜の光受容器は強い光から守られている．瞳孔は近くのものを見るときにも反射的に縮瞳する．この**瞳孔の調節反射** accommodation pupillary reflex は物体をよりはっきりと見るために役立っている．

合わない焦点を合わせるには

ものを見たときにきちんと焦点を合わせることができる状態を**正視** emmetropia と呼ぶ〔図**(a)**〕．近眼は正式には**近視** myopia と呼ぶが，遠くから平行に入ってきた光が網膜の前で焦点を結ぶために生じる〔図**(b)**〕．しかし近くの物体を見ようとすると水晶体が厚くなり形を変えるため屈折が変わり，焦点を合わせることができる（視調節）．近視を補正して遠くが見えるようにするには凹レンズのメガネをかけると，眼に入る前に光路を広げるため焦点を後方で合わせることが可能になる〔図**(b′)**〕．

遠視 hyperopia は遠くから来る平行に進む光が，レンズを通して網膜よりも後ろに焦点を結ぶ状態である〔図**(c)**〕．遠視の人は遠くのものははっ

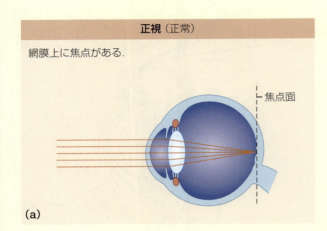
(a) 正視（正常）：網膜上に焦点がある．

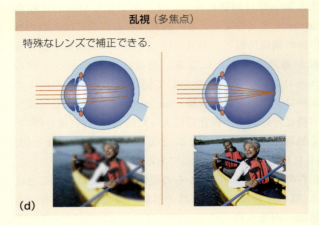
(d) 乱視（多焦点）：特殊なレンズで補正できる．

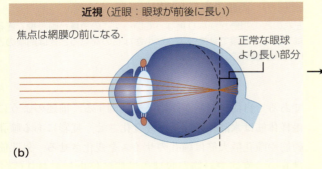
(b) 近視（近眼：眼球が前後に長い）：焦点は網膜の前になる．正常な眼球より長い部分

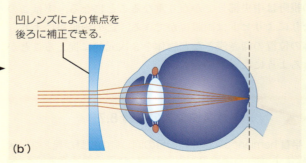
(b′) 凹レンズにより焦点を後ろに補正できる．

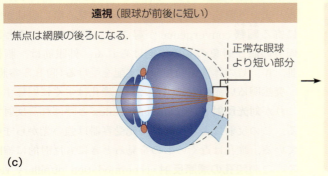
(c) 遠視（眼球が前後に短い）：焦点は網膜の後ろになる．正常な眼球より短い部分

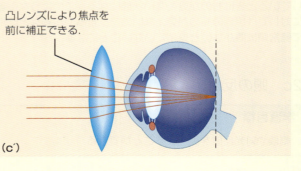
(c′) 凸レンズにより焦点を前に補正できる．

きりと見ることができる．これは水晶体が厚くなり，焦点を前方の網膜上に結ぶことができるからである．ただ，水晶体が厚くなり続けているあいだは毛様体が緊張し続けており，眼の疲労が蓄積する．遠視を補正するには凸レンズを用い，光をより屈折させ焦点を網膜上に結ぶようにする〔図(c′)〕．角膜の厚みが一定ではなく例えば円錐状になっている場合（円錐角膜），あるいは水晶体が歪んでいる場合は**乱視** astigmatism となる．乱視では焦点が複数の点で合っており，部分的には焦点が合っているがほかはぼやけて見える〔図(d)〕．乱視を補正するためには特殊なレンズやコンタクトレンズが用いられる．

> **基本事項**
> - ものがはっきりと見えるためには，光は網膜上に焦点を合わせなければならない．
> - 近視の人は近くのものははっきり見えるが，遠くのものを見るためには補正のためのレンズが必要になる．
> - 遠視の人は遠くのものははっきり見えるが，近くのものを見るためには補正のためのレンズが必要になる．
> - 乱視は角膜や水晶体の弯曲が歪んでいる場合に見られ，焦点が複数に合ってしまう状態になりぼやけて見える．

このように眼内筋も外眼筋も常にはたらいている．毛様体筋は水晶体を厚くし視調節を行い，虹彩の筋は瞳孔の調節反射（対光反射）を行う．また，外眼筋は輻輳や字面を追いかけるときは常に収縮している．このような絶え間ない眼内筋や外眼筋の緊張により眼は疲れて，いわゆる「疲れ目（眼精疲労）」を起こす．長時間の読書では，時々遠くを見て眼の中や周りの筋を休めてあげると，そのあいだに今読んだ内容を反芻でき，よりよく理解できるのではないだろうか．

> **確認してみよう**
> 8. 眼で光を透過する構造はどこか？
> 9. 近くのものに焦点を合わせるための仕組みはなにか？
> 10. 視神経と視索の違いはなにか？
> 11. 対光反射はどのようにして眼を守るか？
> 12. 乱視は近視や遠視となにが異なるか？
> （解答は付録A参照）

第2部　耳：聴覚と平衡覚

聴覚や平衡覚は視覚などに比べて大雑把な感覚のように思えるかもしれないが，これらの感覚は耳の受容器を液体が振動させることが刺激になっている．音の振動は液体の振動に代わって聴覚受容器を振動させる．また，頭部の動きにより平衡覚器の周りの液体が動くことが刺激となる．これらの受容器は物理的な力（液体の振動）に応答するので，**機械受容器** mechanoreceptors と呼ばれている．

私たちの聴覚器は広汎な音を感知することができるし，平衡覚器は常に頭部の位置や動きを，神経を介して脳に伝え続けている．この感覚なしでは，身体のバランスを保ち続けることができなくなり，どちらが上か方向がわからなくなってしまう．聴覚器と平衡覚器は内耳の中に一緒にあるが，それらの機能は全く別で異なる刺激に応答している．

8.3　耳の構造

学習目標
- 外耳，中耳，内耳の構造を示し，それらの機能を説明することができる．

耳は外耳，中耳，内耳3つの主要部分に分けることができる（図8.11）．外耳と中耳の構造は聴覚にのみ関係するが，内耳の構造は聴覚と平衡覚の両方に関係する．

8.3a　外耳

外耳 external ear は耳介と外耳道からなる．**耳介** auricle, pinna は一般に耳と呼ばれている部分で，外耳口を取り巻く貝殻のような形をしている．多くの動物では音の方向へ向けたり音を集めたりする役割があるが，ヒトではこ

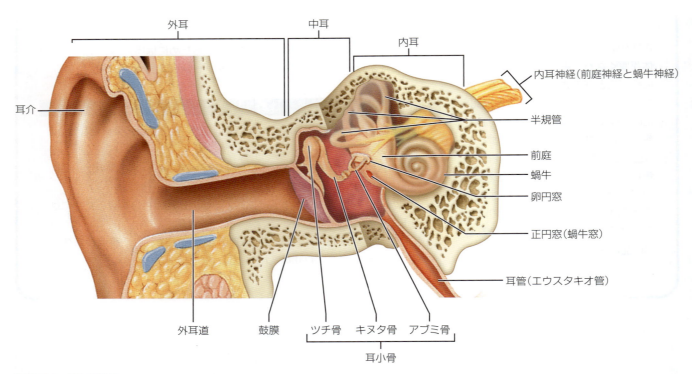

図 8.11　耳の構造
内耳の構造（前庭，蝸牛，半規管）は，骨迷路と呼ばれるそれらの形と同じ形をした骨の空洞の中にある．

れらの機能はほとんど失われている．

外耳道 external acoustic meatus は長さ 2.5 cm，幅 0.6 cm 程の短い管で側頭骨の中に入り込んでいる．外耳道の皮膚には**耳道腺** ceruminous gland があり，黄色いワックス状の**耳垢** cerumen, earwax を分泌する．耳垢は耳に入ってきた異物や虫をくっつけて奥に入らないようにする役割もある．

外耳道に入ってきた音の波は中耳と外耳のあいだにある**鼓膜** tympanic membrane, eardrum を振動させる．

8.3b　中耳

中耳 middle ear は**鼓室** tympanic cavity とも呼ばれ，側頭骨の中で粘膜におおわれた空気が入った空洞である．中耳の外側の端には鼓膜があり，内側には**卵円窓（前庭窓）** oval window とその下に膜でおおわれた**正円窓（蝸牛窓）** round window の骨に開いた2つの穴に接している．**耳管（エウスタキオ管）** pharyngotympanic tube が咽頭と中耳を斜めにつないでおり，耳管と中耳の粘膜層はつながっている．通常耳管はふさがっているが，物を飲み込んだりあくびをしたりすると一瞬開口し，外耳と中耳の空気圧を同じにする作用がある．このはたらきによって，鼓膜の内側と外側の圧力が一定になり，鼓膜が自由に振動できるよう

になる．もし，鼓膜の内外で圧力の差があると，鼓膜は圧力の低い側に引っ張られ音が聞こえにくくなり耳が痛くなる．このような状態は飛行機に多く乗る人はよく経験しているのではないだろうか．

> **ホメオスタシスの失調 8.8**
>
> 中耳の炎症である**中耳炎** otitis media は，喉の痛みとともに経験したことのある人が多いのではないだろうか．特に子どもで多くみられるが，これは子どもの耳管は比較的水平に位置しているからである．中耳炎では鼓膜が腫れ，炎症を起こす．大量の体液や膿が中耳に溜まったときは，除圧のために緊急の鼓膜切開 myringotomy を行う場合がある．小さな管を鼓膜に留置し膿を外耳側へ出す．挿入した管は1年以内に自然に脱落することが多い．

乳児では耳管が水平なので，仰臥位でミルクを与えたりすると喉から耳管を経て中耳に入ってしまうことがある．

鼓室には3つの小さな**耳小骨** auditory ossicles がつながっており，鼓膜の振動を増幅し内耳のリンパ液にその振動を伝える役割がある．3つの耳小骨はその形から，**ツチ骨** malleus，**キヌタ骨** incus，**アブミ骨** stapes と呼ばれる．ドミノ倒しのように，鼓膜の振動はツチ骨を振動させ，ツチ骨はキヌタ骨を介してアブミ骨を振動させる．最後のア

ブミ骨は内耳の窓である卵円窓を振動させる．卵円窓で受け取った振動は中のリンパ液を振動させ，その振動は聴覚受容器を興奮させる．

8.3c　内耳

内耳 internal ear は側頭骨の奥深くにあり，眼窩の後方の側頭骨の深くに位置する**骨迷路** bony labyrinth, osseous labyrinth と呼ばれるアリの巣のような骨の空洞内にある．内耳は3つの部分からなり，それぞれラセン状の豆粒大の**蝸牛** cochlea，**前庭** vestibule，**半規管** semicircular canals と呼ばれる．前庭は蝸牛と半規管のあいだにある．図 8.11 に示す形は，実際には側頭骨の骨迷路に石膏を流し込み，後で骨を削って中の形を映し取ったものである．

骨迷路は**外リンパ液** perilymph と呼ばれる血漿様の液体で満たされている．この外リンパ液につつまれて**膜迷路** membranous labyrinth が存在する．膜経路の中は，より濃い**内リンパ液** endolymph が満たしている．

> **確認してみよう**
> 13. 外耳・中耳・内耳のうちどの部分が聴覚のみに関係しているか？
> 14. 鼓膜から卵円窓まで音の振動を伝えるものはなにか？
> 　　　　　　　　　　　　　　（解答は付録A参照）

8.4　聴覚

> **学習目標**
> ● コルチ器と呼ばれるラセン状器官の役割はなにか，説明することができる．
> ● 感音性難聴と伝音性難聴を区別して説明し，それらが起こる原因について説明することができる．
> ● ヒトはどのようにして音のする場所を特定すること（音響定位）ができるか，説明することができる．

内リンパ液を含む**蝸牛管** cochlear duct には**コルチ器（ラセン器）** spiral organ of Corti があり，そのなかに**有毛細胞** hair cells という聴覚受容細胞が存在する（図 8.12a）．蝸牛管の上と下には外リンパ液を含み骨と接する前庭階と鼓室階がある．音の波は鼓膜から耳小骨を経て卵円窓に伝わる．音の強さ（波の振幅）は耳小骨のテコの原理で増幅される．このように，卵円窓には鼓膜の振動よりずっと大きな音の力が伝えられる（図 8.13）．さらに，この振動はリンパ液を介してコルチ器の**基底膜** basilar membrane の振動となって伝わっていく．コルチ器の基底膜の上に並んでいる受容細胞は基底膜の振動を受けて上下し，受容細胞の天井をおおっているゲル状の**蓋膜** tectorial membrane に触れる．受容細胞の先端の有毛部分は蓋膜に触れており，基底膜が振動したときに有毛は蓋膜に当たって曲げられる（図 8.12b）．蝸牛管に沿って並んでいる基底膜線維は場所によって特定の周波数に応答する．周波数の短い音（高音）は卵円窓近くの短く硬い線維の基底膜を振動させ，その付近の受容体細胞を刺激する．一方，低音は蝸牛の先端（頂部）に近い長く柔らかい線維からなる基底膜を振動させ，その近傍の有毛細胞を興奮させる（図 8.14）．

有毛細胞に興奮が起こると，その興奮は**蝸牛神経** cochlear nerve（脳神経Ⅷ）により脳へ伝えられ，最終的には側頭葉の聴覚野へ伝えられる．脳では音情報の処理が行われ「聴こえる」ことになる．音は実際には左右の耳に少し異なった音として入ってくるので，「ステレオ」として聞こえている．機能的には，このことにより周辺のどこから音がやってくるか判別できる．また，同じ音がずっと続いて聴こえるときには，音の受容体は順化してその音を聞こえにくくするので，いつの間にかその音が気にならなくなっている．このことはドローンのモーター音が数秒経つと気にならなくなることの理由である．その一方で，聴覚は眠るときや麻酔にかかったときに最後まで残っている感覚であり，目覚めるときに最初に入ってくる感覚である．

> **確認してみよう**
> 15. 体外からの音はどのようにして蝸牛の感覚受容細胞にまで伝わるか？
> 16. コルチ器の興奮情報を脳に伝えるのは何と呼ばれる神経か？
> 17. 高音が検知されるのは卵円窓の近くか遠くか？
> 　　　　　　　　　　　　　　（解答は付録A参照）

8.5　平衡覚

> **学習目標**
> ● 静的平衡覚と動的平衡覚の違いを説明することができる．
> ● 平衡覚器はどのようにバランスを取るのに役立っているか，説明することができる．

平衡覚は「見たり」「聞いたり」「感じたり」できないので，説明しにくい感覚である．実際，平衡覚は無意識のうちに

280 第8章 特殊感覚

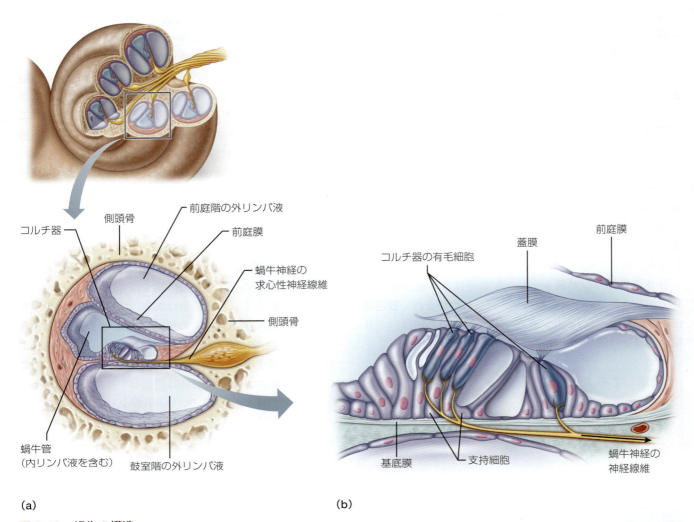

図8.12 蝸牛の構造
(a)蝸牛の一部の断面図で，コルチ器の位置を示す．骨迷路内には外リンパ液が存在する．蝸牛管（膜迷路）の中にはリンパ液が満たされている．**(b)**コルチ器の詳細図．受容細胞（有毛細胞）は基底膜の上に固定されている．有毛細胞の有毛は蓋膜に接している．

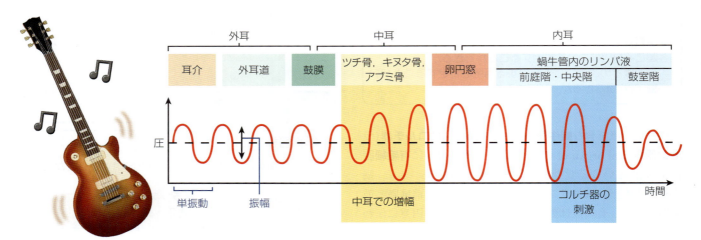

図8.13 音の波が通過する経路
内耳のコルチ器内の有毛細胞を興奮させるため，音の波の振動は空気から，鼓膜，耳小骨，リンパ液へと伝えられる．

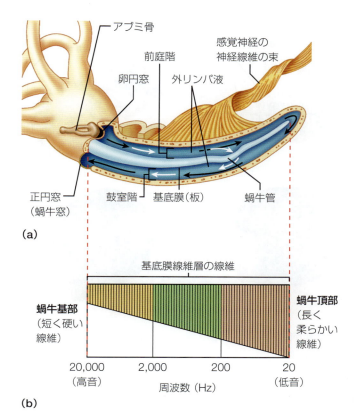

図 8.14　蝸牛有毛細胞の活性化

(a)ラセン状の蝸牛を簡易的に引き伸ばして直線状にした模式図．可聴域より低い周波数の音は有毛細胞を刺激せずに蝸牛管を通り抜ける（黒矢印）．可聴域の周波数の音は，蝸牛管から鼓室階へ振動が抜ける（白矢印）．これにより，音の周波数により決まった領域の基底膜が最も大きく振動することになる．このため周波数ごとに刺激する有毛細胞の領域が異なることになる．このような特定の周波数による特定の有毛細胞の刺激が，脳で特定の音として認識される．(b)基底膜（板）の線維層の線維の性質（厚みや硬さ）が場所により異なるため，特定の周波数により特定の位置の基底膜が振動する．20,000 Hzまでの高い音は線維が短く硬く狭い基底膜を振動させ，20 Hzの低い音は蝸牛頂部近くの長く柔らかい線維層で広い基底膜により検出される．

さまざまな頭部の動きを感じとる感覚である．内耳にある平衡覚器は**前庭器官** vestibular apparatus と呼ばれ，2つの部分に分けられる．1つは<u>静的平衡覚</u>を検知し，もう1つは<u>動的平衡覚</u>を検知する．

8.5a　静的前庭覚（平衡覚）

前庭の膜迷路には2つの**平衡斑** maculae と呼ばれる構造があり，これが**静的平衡覚** static equilibrium を感知するうえで重要な役割をはたす（図 8.15）．平衡斑は身体が静止している状態でも頭部が重力に対してどちらを向いているかを知らせてくれるので，頭を常に起こした体勢をとることができる．ダイバーが暗い水中を潜るとき，方向を示す目印がなくても，どちらが水面の方向かわかるのは平衡斑のおかげである．平衡斑は有毛細胞がパッチ状に集まった構造で，有毛細胞の有毛が**耳石膜** otolithic membrane と呼ばれるゼラチン状基質の中に埋まっている．このゼラチンの層の上にはカルシウム塩でできた**耳石** otolithic が「重し」として乗っている．頭部が動くと，耳石が重力や遠心力で動き，それに合わせて耳石膜も一緒に動く．その結果，耳石膜の中の有毛が曲り，有毛細胞が興奮する．この興奮情報は内耳神経（脳神経Ⅷ）の一部である**前庭神経** vestibular nerve により小脳に伝えることで，空間の頭の位置を脳に伝える．

8.5b　動的平衡覚

動的平衡覚 dynamic equilibrium の受容器は半規管にあり，水平面や鉛直方向の運動ではなく，頭部の回転運動（角加速度）に応答する．ダンスで回転するときや遊園地で回転する乗り物に乗ったときには，この受容器がはたらく．半規管は1.3 cmほどの半リング状の管3つからなり，互いに直交する3つの面にそれぞれ面している．頭をどの方向に動かしても，どれかの受容体が動きを検知する．

それぞれの半規管の基部には**膨大部稜** crista ampullaris と呼ばれる稜状の部分がある（図 8.16a）．膨大部稜には**クプラ（小帽）** cupula（図 8.16b）と呼ばれるゼリー状の物質が帽子のように載っており，そのなかに有毛細胞の有毛が埋まっている．頭部を前後・左右あるいは回転させると，半規管の中の内リンパ液が一瞬逆の方向に動く（図 8.16c）．ダイバーが水中で足ヒレを動かしたときに，ヒレはキックしたほうとは逆に曲がる状態に似ている．この内リンパ液の動きでクプラが曲り，同時に有毛細胞の有毛も曲がることにより興奮が前庭神経を介して小脳へ伝わる．クプラが逆方向に曲がると有毛細胞の興奮は逆に抑制される．一定の速さで動いているときは，加速度がないので内リンパ液の流れは静止し，脳へ信号はいかなくなる．次に速度を変化させるか運動方向を変えない限り，この感覚は感じなくなる．

半規管と前庭の感覚受容器は，それぞれ動的平衡覚と静的平衡覚に別々に関わるが，通常は一緒に機能する．実際，身体のバランスを取るには，平衡覚に加えて視覚や筋や腱の伸びや張力を感じ取る固有感覚の情報も，小脳で同時に処理されなければならない．

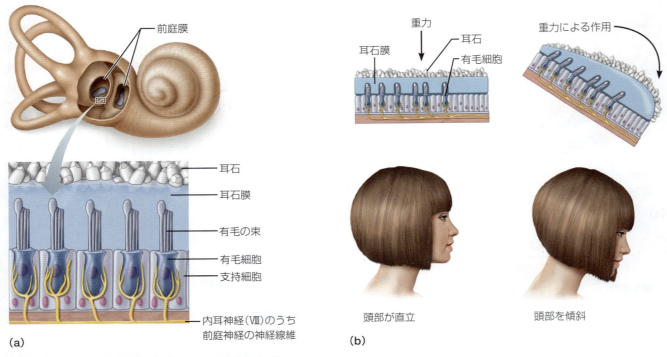

図 8.15　平衡斑（静的平衡覚受容器）の構造と機能
(a)平衡斑の一部の模式図．(b)頭が傾くとゼラチン状の耳石膜の上に乗っている耳石が重力で引かれ，平衡斑の有毛細胞が刺激される．

確認してみよう

18. 前庭や半規管はどのような感覚を受容しているか？
19. 静的平衡覚と動的平衡覚の違いと，それらの受容器はどこにあるか？
20. 耳石とはなにか？　平衡覚での耳石の役割はなにか？

（解答は付録 A 参照）

8.5c　聴覚や平衡覚の障害

ホメオスタシスの失調 8.9

耳や聴覚に障害がある子どもは，時々耳を引っ張る仕草をしたり話しかけたりしたときに反応しないことがある．このようなときは，診断のために音叉や聴力検査機を用いた検査を行う．**難聴** deafness には程度はいろいろあるが，<u>音が聞こえなくなることである</u>．難聴には伝音性と感音性の2つの難聴がある．**伝音性難聴** conduction deafness は音の振動が内耳のリンパ液に伝わるまでのどこかで障害がある状態である．一時的な難聴もあれば生涯続く難聴もある．単に耳垢が詰まって生じる場合もある．このほかの原因には耳小骨の動きが悪くなる**耳硬化症**（せんこう）otosclerosis，鼓膜が破れる（鼓膜穿孔），中耳の炎症（<u>中耳炎</u>）などがある．

感音性難聴 sensorineural deafness はコルチ器の感覚受容細胞（有毛細胞）変性や障害により生じる．例えば長時間大音量の音を聴き続けると起こる．このように，伝音性難聴は物理的な原因で生じるが，感音性難聴は神経系の構造の問題によって起こる．

伝音性難聴で空気伝導性の音が全く聞こえなくなったとしても，骨伝導によって音の振動を伝えることができれば，聞こえることがある．伝音性難聴の人には骨伝導を利用する補聴器が有効であるが，感音性難聴の場合は効果がない．前庭障害の症状は明瞭である．吐き気やめまい，身体のバランスが保てなくなるなどの症状がよく見られる．特に，前庭器官からの神経情報と視覚から来る情報が一致しない場合などに症状が見られる．眼の動きに異常が見られ，眼振などが起こる場合もある．

内耳の異常の重篤なものに**メニエール病** Ménière's disease がある．メニエール病の原因はわかっていないが，動脈硬化や内耳神経の障害，内リンパ液の内圧上昇などが考えられる．メニエール病では患者は吐き気をもよおすほか，音が大きく反響して聞こえ，**めまい** vertigo が起こる．また，進行性の難聴も起こる．これらの激しい症状により立っていることができなくなる．乗り物酔い止めの薬がこれらの不快な症状を和らげるためによく用いられる．

確認してみよう

21. 感音性難聴と伝音性難聴はどのように異なるのか？

（解答は付録 A 参照）

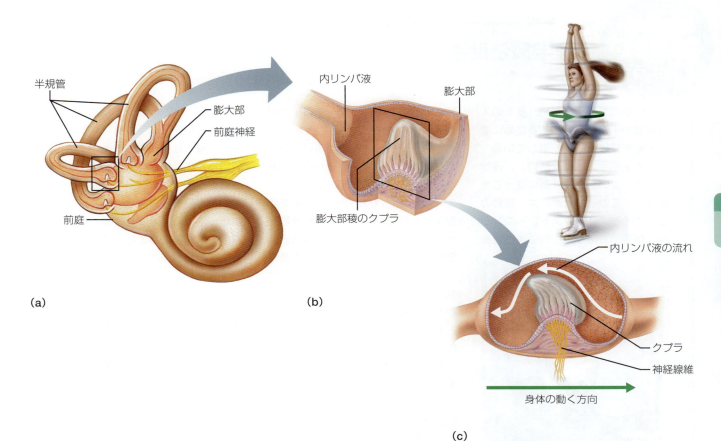

図 8.16 膨大部稜（動的平衡覚受容体）の構造と機能
(a)互いに異なる3軸方向に向いている半規管の基部には，膨大部と呼ばれる膨らみがある．(b)3つの膨大部にはそれぞれ膨大部稜があり，そこにある有毛細胞の有毛の束がクプラと呼ばれるゼラチン状の帽子の中に伸びている．(c)頭部が回旋して回転角速度が生まれると，慣性力がはたらいて半規管内の内リンパ液がクプラを動かす．これが有毛を動かすことになり有毛細胞の興奮を引き起こし，感覚神経に伝える．頭部の動きが一定になり角加速度がなくなると，すぐにクプラは戻り有毛細胞の活動は停止する．

第3部　化学受容：嗅覚と味覚

学習目標
- 嗅覚受容体と味覚受容体の局在・構造・機能について説明することができる．
- 基本的な5つの味覚を挙げ，味覚に影響のある因子を挙げることができる．

味覚と嗅覚の受容体は，溶液中の化学物質に反応することから，**化学受容体** chemoreceptors と分類される．味覚受容体は5種同定されているが，嗅覚受容体は，もっと幅広い化学物質に感受性があると考えられている．味覚と嗅覚の受容体はそれぞれ補完して，同じ刺激に反応することが多い．

8.6　匂いの感覚と嗅覚受容器

ヒトの嗅覚はほかの動物より大きく劣るというが，ヒトは匂いの微妙な違いを嗅ぎ分けることがそれほど下手ではない．一部の人はこの能力を利用して，お茶やコーヒーのブレンダー，調香師，ワインテイスターなどを職業としている．数千の匂いを感じ取る**嗅覚受容体** olfactory receptor が，鼻腔の天井部分の切手ほどの大きさの領域に集まっている（図 8.17）．鼻腔に入る空気は，呼吸器系へ行くには鼻腔内で流れる方向を90°変えなければならない．匂いを嗅ぐという行為は，より多くの空気を吸って上方の嗅覚受容器に向けて流すことによって，匂いが強く感じられる．

嗅粘膜上皮内の嗅覚受容細胞である**嗅細胞** olfactory re-

関連職種をのぞいてみよう：理学療法助手

世の中の高齢化に伴い，多くの人は傷害や手術から回復するために家で治療を受ける必要が増している．理学療法助手は患者を訪問し，理学療法士が書いた治療計画に従って治療する．この治療計画には，運動の強度や動き，バランストレーニングなどが書いてあり，これにより運動能の回復，痛みの減少，あるいは障害者の機能を補助することができる．バージェスさんの仕事は治療計画に基づいた治療を患者が行うのを助けることである．そのため，週に2～3回の割合で6～8週間患者を訪問する．時には，彼女は神経や筋を刺激するために電気刺激や超音波刺激を行うこともある．もし，患者が新たに杖や歩行器などを使うことになったら，彼女はその使い方をあらかじめ勉強しそれを患者に教えることもする．また，患者が処方された薬をきちんと服用しているかチェックし，家の中の電気コードなどで患者がつまずかないように家族とともに安全を確認することもある．最終的には，患者が治療のためのトレーニングを一人でずっと行えるよう，患者に教えることが大切である．

理学療法の仕事には解剖の知識が不可欠である．「さまざまな運動ではどのような骨と筋が使われているかを理解しておく必要があり，運動機能の回復にはどの筋を強化すれば良いかを患者に教えてあげなければならない」と，バージェスさんは言っている．理学療法助手は病院や養護施設，診療所など理学療法士が活躍しているところには必ず理学療法助手も活躍している．理学療法助手は理学療法士の指導のもとに患者に直接関わっている．米国では多くの州で理学療法助手になるには資格試験に合格する必要があり，さらに資格取得後もずっと新たな勉強を続けていかなければならない．

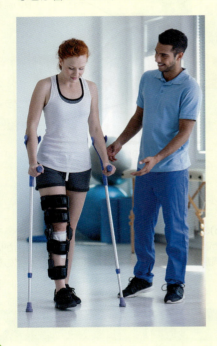

基本事項

- 理学療法助手 physical therapy assistants（PTA）は患者の治療に直接関わるので，解剖学の知識は必須である．
- 理学療法助手は病院・養護施設・診療所あるいは患者宅で活躍している．
- 理学療法助手の仕事は，患者に運動療法などを指導し，補助器具の正しい使い方を教え，患者の治療の進行を見守ることである．

---

ceptor cells はニューロンの一種で，長い線毛をもつ．嗅覚受容細胞は，粘膜上皮から分泌される粘液層（鼻腔側）の中に**嗅毛（嗅線毛）**olfactory hair を伸ばしている．逆方向（基底側）には，軸索を中枢（脳）に向かって伸ばす．軸索は束になって**嗅神経** olfactory nerve（脳神経Ⅰ）を形成する．嗅線毛に存在する嗅覚受容体が粘液の中を拡散してきた匂い分子によって刺激されると，嗅覚情報は嗅神経を通って脳（嗅皮質）に伝えられる．そこでは匂い分子は匂いのスナップショットとして捉えられる．嗅覚伝導路は直接大脳辺縁系につながっており，嗅覚は長く記憶に残り，情動に大きな影響を及ぼす．例えば，チョコレートチップクッキーの匂いはおばあさんを思い出させる．また，特定のオーデコロンの匂いは父親を思い出させる．ヒトは匂いに対して何かの印象を付け加え，決してそのまま受け取らない．匂いそのものに加えて匂いには好き嫌いなどの情動が加わる．ヒトは自分たちの好みに合わせて香水を変え・止め・追加する．

嗅覚受容体は高い感度ではたらく．ほんの数分子の匂い分子だけで受容体を興奮させる．ただ，聴覚受容体のように嗅覚受容体は同じ匂い分子の刺激が続くとすみやかに順化し，匂わなくなる．このため，女性が自分自身の香水の匂いをしばらくすると感じなくなり，別の人の香水の匂いは感じることができる．

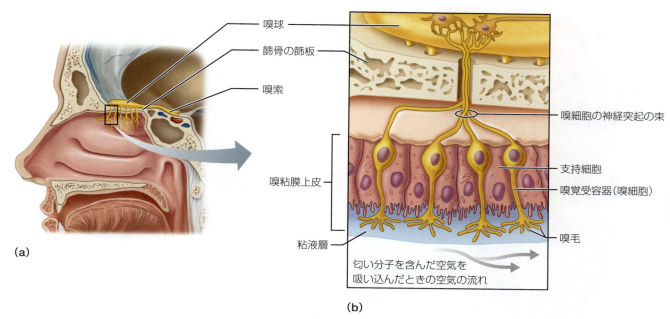

図 8.17　嗅粘膜上皮の場所と細胞構築

 図 8.17 Q　どうして匂いを嗅ぐ動作が嗅覚につながるのか？

（解答は付録 A 参照）

ホメオスタシスの失調 8.10

　味覚障害や嗅覚障害は起こりうるが，特に**嗅覚障害** anosmias の場合はほとんどの人が病院で受診する．嗅覚障害は頭部の外傷，風邪・アレルギー・喫煙によって起こる鼻腔の炎症の後遺症，加齢などで生じる．脳の障害の中には匂いの感覚がなくなるか逆に異常な匂いの感覚が生じる場合がある．例えば，一部のてんかんの患者は**嗅覚性前兆（幻嗅）** olfactory auras, olfactory hallucinations を感じることがある．

8.7　味蕾と味覚

　味を意味する英語 taste は，「触れる，推しはかる，判断する」という意味であるラテン語の taxare に由来する．なにかを味わうということは，実際に味わうことのほかにじっくりと環境を吟味することも意味する．味覚は特殊感覚のなかで最も楽しい感覚でもある．

　味蕾 taste buds あるいは味覚受容器は口腔に広く散らばって存在する．ヒトにある約 10,000 の味蕾のうち多くは舌にある．一部は軟口蓋，咽頭の上部，頰の内側に存在する．

　舌の表面は**乳頭** papilla と呼ばれる突起がぎっしりとおおっている．味蕾は，大きく丸い**有郭乳頭** vallate papillae, circumvallate papillae の側面や，数多くある**茸状乳頭** fungiform papillae の先，あるいは舌の側面にある**葉状乳頭** foliate papillae に存在する（図 8.18）．唾液に混ざっている化学物質に反応する味覚受容細胞は，**味細胞** gustatory cells と呼ばれる．**味細胞毛** gustatory hairs と呼ばれる味細胞の長い線毛は味孔を通って味蕾の外に出ており，これが味物質によって刺激されると細胞は脱分極し，脳へ信号を伝える．3 つの脳神経〔顔面神経（Ⅶ），舌咽神経（Ⅸ），迷走神経（Ⅹ）〕が舌のいろいろな領域の味蕾の情報を味皮質へ伝達する．**顔面神経** facial nerve は舌前 2/3 の情報を伝える．**舌咽神経** glossopharyngeal nerve は舌後ろ 1/3 の情報を，**迷走神経** vagus nerve は喉頭蓋の味覚情報を伝える．味細胞は舌の表面にあるため，さまざまな機械刺激や熱刺激がやってきて傷害を受けやすい．しかし味細胞は再生能に優れ，7～10 日ごとに味蕾の基底にある幹細胞から新たに生まれ置き換わっている．

　味覚には 5 種類の感覚がある．甘味受容体は砂糖，サッカリン，アルコール，いくつかのアミノ酸，さらには鉛塩の刺激に応答する．酸味受容体は水素イオン（H^+）や溶液中に含まれる酸に応答し，苦味受容体はアルカロイドに，塩味受容体は溶液中の金属塩などに応答する．日本で発見された「うま味」はグルタミン酸やアスパラギン酸などのア

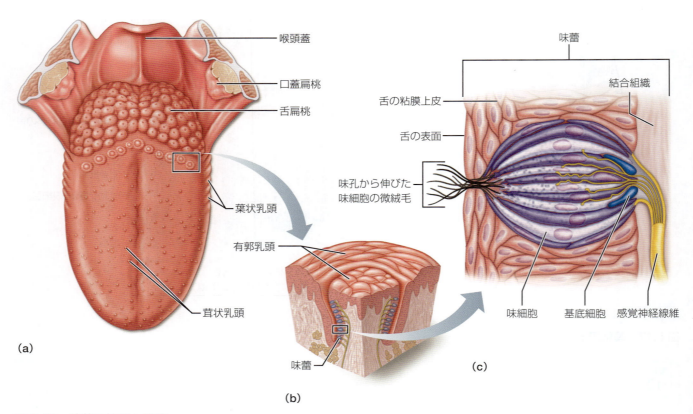

図 8.18　味蕾の位置と構造
(a)舌にある味蕾は一部の舌乳頭にある．舌乳頭は舌の粘膜上皮の構造が変化したものである．(b)有郭乳頭の断面図．味蕾は側壁にある．(c)1つの味蕾を拡大したもの．

ミノ酸によって引き起こされる．うま味受容体はビーフステーキの肉の味や調味料のグルタミン酸ナトリウムに応答している．

　以前は舌の先端は甘味や塩味に最も敏感で，舌の側面は酸味，舌の後方は苦味を感じ取ると考えられてきた．実際のところ，それぞれの味覚の受容体の分布にはそれほど偏りは見られない．ただ苦味受容体だけはより舌の奥のほうに集まっていると考えられる．ほとんどの味蕾は複数の味に応答し，2～4つあるいは5つすべての味に応答するものもある．

　味の好き嫌いはホメオスタシスを保つためには重要な役割をはたす．砂糖や塩を好むのは，身体が炭水化物やミネラル，アミノ酸を欲しているからである．酸味を好むのは，通常オレンジやレモン，トマトなどビタミンCが豊富な酸性の食物を摂りたいからである．うま味を好むのはタンパク質を摂取したいからである．また，自然の毒素や腐った食物は苦いので，苦味を嫌うのは生体を守るためでもある．

　多くの要因が味覚に影響を及ぼす．匂い分子による嗅覚受容体の刺激が味に大きな影響を及ぼす．例えば，風邪を引いて鼻が詰まったときは，味がよくわからなくなる．匂いの感覚がなかったら，朝飲むコーヒーは単に苦いだけである．さらに食物の印象や食感は，食物の味を濃くしたりなくしたりする．例えば，アボカドのようなペースト状の食感や豆のようなザラザラした食感のもの，特に冷たい脂っこいハンバーガーのようなものは食べたくないだろう．唐辛子のような辛い食物は，実際には口の中の痛みの受容体を刺激している．

> **確認してみよう**
> 22. 味覚と嗅覚受容体を一緒にしてどのような受容体と言われるか？　また，それはなぜか？
> 23. 味蕾はどのような臓器のどこに存在するか？
> 24. 匂いを嗅ぐ動作でなぜ嗅覚が刺激されるのか？
> 　　　　　　　　　　　（解答は付録A参照）

第 4 部 特殊感覚の発生・発達・老化

学習目標
- 特殊感覚器の加齢による変化を説明することができる．

神経系組織の一部である特殊感覚器は胎生初期に形成される．例えば，眼は胎生 4 週までに脳の一部が，脳から突き出てきて発達する．すべての特殊感覚器は遅くとも誕生までには機能するように出来上がっている．

ホメオスタシスの失調 8.11

先天的な眼の障害は稀であるが，いくつかの例を紹介する．**斜視** strabismus は外眼筋が均等に牽引しておらず，視線がまっすぐ向かない状態であり，赤ちゃんの両眼の協調運動ができなくなる．引きの弱い筋をトレーニングして強くしようとしても無駄で，通常手術によって視線を正しい位置に修正することになる．もし，そのままにしておくと，脳は視線が傾いた側の眼球からの情報を認識できず，機能的に見えなくなってしまう．別の例としては，妊娠初期に風疹 rubella, German measles に罹患すると，先天的な失明や白内障になることがある．もし母親が性感染症の淋病 gonorrhea に罹患していたら，淋菌は出産時に胎児の眼に感染し，胎児は結膜炎の仲間の**新生児眼炎** ophthalmia neonatorum に罹患しまぶたが赤く腫れて膿が出る．これを防ぐために，米国の全州では新生児の眼に硝酸銀水や抗菌薬を点眼することが法律で義務付けられている．

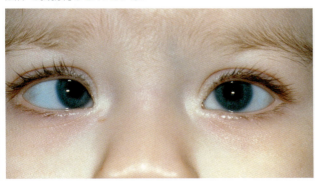

この新生児には斜視があり，両眼で同時に 1 つのものに焦点を合わせることができない．

視覚は新生児が生まれたときには完全には機能していない唯一の特殊感覚であり，十分に発達するには何年もの「学習」が必要である．眼球は 8～9 歳まで大きく成長するが，水晶体（レンズ）は生涯成長する．生まれたときには眼球は前後にやや扁平で，新生児は遠視である．眼球が成長するにつれて，遠視はなくなる．新生児はグレートーンでものを見ており両眼の動きは協調しておらず，片方の眼でものを見る傾向がある．また，涙腺が生後 2 週までは十分発達していないので，一生懸命泣いていてもこの時期は涙が少ない．

5 か月までには，近くのものを見つめたりものを追視したりすることができるようになるが，視力はまだ十分でない．例えば，成熟した視力では 200 フィート（約 61 m）先まで見えるとすると，乳児は 20 フィート（約 6.1 m）先でしか見えていない．これを 20/200 と米国では記載する．5 歳になるまでには色覚が十分に発達する．視力も 20/30 にまでよくなり，深度がわかるようになる．これによって本を読むことができるような状態にまで発達する．学校に行くようになるまでには，遠視はなくなり正視の状態になる．40 歳以降に水晶体が硬くなり**老眼** presbyopia が現れるまでは，正視の状態が維持される．水晶体の弾性が失われて水晶体が厚くなりにくくなると，近くに焦点を合わせることができなくなる．この状態は実際には遠視の状態に近い．おばあさんが腕を伸ばして雑誌を遠くに置いて読んでいるのは，老化にともなう老眼の例である．

老化に伴って，涙腺からの涙の分泌も低下する．結果としてドライアイが生じ，細菌感染や炎症が起こりやすくなる．また，水晶体は透明性が低下し混濁する．その結果，光が水晶体内で散乱し，まぶしく感じ，夜の運転がしづらくなる．さらに，虹彩の瞳孔散大筋は収縮しにくくなり，瞳孔は収縮しがちになる．この水晶体の白濁と瞳孔の縮瞳は光が網膜に届く量をますます少なくし，70 代までには視力が急激に低下する．これらの変化に加えて高齢者では緑内障や白内障，動脈硬化，糖尿病などになりやすく，視力が大きく低下しやすい．

ホメオスタシスの失調 8.12

耳の先天的な異常は比較的多い．例えば，耳介が完全になかったり外耳道が閉鎖したりする場合がある．妊娠中の感染が耳の発達を大きく障害する．妊娠初期に風疹にかかると感音性難聴になることがある．

新生児は産声とともに聞こえるようになるが，最初は音に対する反射であることがほとんどである．例えば，大きな音に対しては泣いたり眼をつぶったりする．3～4 か月までには音がどこから聞こえるかわかるようになり，家族の声のする方向に振り向くことができる．幼児はしっかりと聴くことができるようになり真似をすることができる．言語能力の獲得には聴く能力の発達が重要である．

子どもや成人では，細菌感染やアレルギーによる中耳炎などの耳の炎症性疾患を除けば，耳の障害はほとんど起こらない．しかし 60 代にもなるとコルチ器の障害と萎縮が徐々に生じ，高い音や声を聞き取ることができなくなる．この状態

は**老人性難聴（加齢性難聴）**presbycusis と呼ばれる感音性難聴である．また**耳硬化症** otosclerosis と呼ばれる，耳小骨が固着して音を鼓膜から前庭窓へ伝えられなくなる伝音性難聴もある．老人性難聴は高齢者の障害と考えられていたが，最近は若い人にもよく見られるようになってきた．これは，最近ますます世の中に騒音が増えているからであると考えられる．過度な大音量は進行的・蓄積的に耳を障害する．大きな音で音楽を演奏したり聴いたりすることは明らかに聴覚受容器に障害を与える．

　味覚や嗅覚の化学受容器は生まれたときには鋭い感覚である．新生児は成人が味を感じないようなものの味がわかる．新生児が母親の乳房を探すために，匂いの感覚は触覚と同じくらい重要であるという研究者もいる．一方，乳児は尿や便の臭いに対しては鈍感であるようにも思える．成長するにつれて特定の匂いに対する感情反応が強くなる．

　化学受容に関しては小児期から青年期のあいだはあまり問題が起こらない．一方，40代中頃からは，味覚や嗅覚の受容細胞の数の減少とともにこれらの感覚は劣ってくる．80歳を超えると半分ほどの人は匂いがわからなくなり味もわからなくなる．このため，高齢者の一部は変な臭いに気づかなくなり，味の濃いものを好んだり食欲が全くなくなったりする場合がある．

確認してみよう

25. 50歳のベイトさんが，新聞を読むときは腕を伸ばして遠ざけないと字が読めないと訴えている．彼女にはなにが起こっているのだろうか？　またその原因はなにか？
26. 生まれたときに最も発達していない特殊感覚は？
27. 老人性難聴とはなにか？

（解答は付録A参照）

要約

第1部：眼球と視覚(pp. 266〜277)

- **光受容体**が光に応答する．

8.1　眼球の構造(pp. 266〜274)

8.1a. 外眼部と付属器
- **眼瞼**は眼を守る．眼瞼の端には**睫毛**がついている．
  - 汗腺の**睫毛腺**と脂腺で油分を分泌する**瞼板腺（マイボーム腺）**が眼の潤いを保っており，これらは眼瞼の端に開口している．
- **結膜**は眼瞼の内側と眼球の前面の一部をおおう粘膜で，粘液を分泌している．
- **涙器**は涙腺と涙管からなり，涙腺は生理食塩水に似た成分の涙を分泌し眼球表面を潤わせる．また，涙には抗体や**リゾチーム**が含まれ保護的作用もある．
- **外眼筋**はものを追視するときや輻輳のときに眼球を動かす．

8.1b. 眼球の構造
- **眼球**の壁は3つの層からなる．
  - 最外層は**線維層**と呼ばれ，**強膜**と角膜が含まれる．
    - **角膜**は光を眼内に透過させるほか，移植が可能な組織である．
  - 中間の**血管層**は3つの部分に分けられる．
    - **脈絡膜**には血管と黒い色素があり，光の乱反射を防いでいる．
    - **毛様体**には毛様体筋と呼ばれる平滑筋があり，**水晶体**と**毛様体小体（チン小帯）**で結ばれている．毛様体筋が収縮したとき，水晶体は毛様体に牽引されなくなるため，水晶体は厚くなり近くを見ることができる．
    - **虹彩**には平滑筋がある．虹彩の色素のある部分の中央には**瞳孔**があり，虹彩は平滑筋を収縮させることにより瞳孔のサイズを変え，眼に入る光の量を調節している．
  - **感覚層**には網膜色素上皮層と**網膜（神経層）**の2つの層がある．
    - 外側の**色素上皮層**は光の散乱を防ぐため大量の黒色の色素を有する．
    - 内側の網膜には**光受容細胞（錐状体と桿状体），双極細胞，視神経節細胞**があり，入力した光情報を視神経に伝える．
- **視神経乳頭（視神経円板）**は網膜につながっており，視神経節細胞の軸索が集まるところで，光受容体がなく**盲点**となる場所である．
- **中心窩**は錐状体細胞のみが密集している場所で，最もよく見える場所である．
- **水晶体**は透明な組織で光を屈折させ網膜上に焦点を合わせる．毛様体小体で毛様体とつながっており，眼球内を前方と後方に分ける．
  - 網膜上で光の焦点が合わない状態は，**近視，遠視，乱視**と呼ばれる状態で，適切なレンズ（めがね）を用いることにより補正できる．
- 前眼部には**眼房水**が，後眼部には**硝子体**がある．
  - 眼房水は血漿と似た成分であり，透明で水晶体の前面にある．脈絡膜で作られ角膜や水晶体に養分を供給する．**強膜静脈洞（シュレム管）**から眼外に排出される．
  - 硝子体はゲル状の液体で水晶体の後ろにあり，眼球の形を保つのに役立っている．

8.2　視覚のしくみ(pp. 274〜277)

8.2a. 眼における光の透過と屈折
- 光は角膜から眼房水，瞳孔，水晶体，硝子体を経て網膜に至る．
  - 水晶体の形は視調節により変化する．毛様体筋の収縮により毛様体小体が弛み，水晶体が厚くなる．これにより近くのものに焦点が合う．

8.2b. 視野と視野情報の脳への伝達
- 左右の眼の視野は中央で重なっており，左右の網膜から左右の大脳皮質へ情報が送られることにより，両眼視・立体視が可能になる．
  - **視交叉**は左右の視神経が交叉する場所で，両方の視神経の内側の神経は交叉し，外側の神経は交叉せずに脳へ投射する．
  - 網膜からの神経情報の伝達路は，視神経→視交叉→**視索**→視床（外側膝状体）→**視放線**→後頭葉の視覚野の順である．

8.2c. 眼の反射
- 視覚反射には**対光反射**，瞳孔の調整反射，輻輳がある．

第2部：耳：聴覚と平衡覚(pp. 277〜283)

- **機械受容器**は物理的な動きに応答し，動きをとらえ電気信号に変換する．

8.3 耳の構造(pp. 277〜279)

- 耳は外耳，中耳，内耳の3つの主要な領域に分けられる．
- 8.3a. **外耳**には**耳介・外耳道・鼓膜**があり，音の伝導のみを行う．
- **耳道腺**は外耳道を守るためネバネバした**耳垢**を分泌する．
- 外耳道に入った音は，鼓膜を振動させる．
- 8.3b. **中耳**には，**耳小骨・耳管**がある．これらも音の伝導にのみ関与している．
- 耳小骨(**ツチ骨，キヌタ骨，アブミ骨**)は鼓膜から**卵円窓**へ音の振動を増幅して伝える．
- 耳管(エウスタキオ管)によって，鼓膜の外耳側と中耳側の気圧を同じにすることができる．
- 8.3c. **内耳**(骨迷路)は**蝸牛，前庭，半規管**を含み，聴覚と前庭覚に関与している．
- 蝸牛には聴覚受容体があり，前庭には静的平衡覚受容体と動的平衡覚受容体がある．
- 骨迷路には**外リンパ液**が満たされ，骨迷路に沿って存在する膜迷路には**内リンパ液**が満たされている．

8.4 聴覚(p. 279)

- **蝸牛管**には**コルチ器**があり，コルチ器には**有毛細胞**と呼ばれる聴覚受容細胞が存在する．
  - 有毛細胞は**基底膜**上に固定されており，有毛細胞の毛は**蓋膜**に接している．
  - 鼓膜に伝わった音の振動は耳小骨を介して卵円窓に伝えられ，蝸牛のリンパ液を振動させる．
    - 基底膜の振動は蓋膜に接している毛を曲げ，それにより電気信号が発生し脳に伝えられる．この過程により聴覚が発生する．

8.5 平衡覚(pp. 279〜283)

- **前庭器官**(内耳にある前庭感覚受容器)は内耳にあり，重力に対する頭部の運動に応答する．
- 8.5a. **静的前庭覚(平衡覚)**は身体が動いていないときの頭部の運動を伝える．
- 前庭の受容器は**平衡斑**と呼ばれる．
- 平衡斑には有毛細胞が集まっており，有毛細胞の有毛は**耳石膜**に埋まっている．
  - 耳石は耳石膜の表面に固定されており，重力に対する身体の動きに合わせて動く．
  - 身体の移動により耳石は耳石膜を動かし，耳石膜内の有毛を曲げる．
- 8.5b. **動的平衡覚**は頭部の回転(角速度)を伝える．
- 半規管の膨大部には**膨大部稜**と呼ばれる構造がある．
  - 膨大部稜には有毛細胞が固定されており，有毛細胞の上部の有毛は**クプラ**と呼ばれるゲル状の帽子のような構造の中に埋まっている．
    - 身体(頭部)の動きにより，半規管内の内リンパ液は身体の動きと逆向きに流れ，クプラを押して曲げる．これにより，クプラ内の有毛が曲げられ電気信号が発生する．
- 8.5c. 聴覚や平衡覚の障害
- **難聴**は一部の音あるいはすべてが聞こえなくなることである．
  - **伝音性難聴**は音の波の伝導がどこかで障害され，生じなくなる現象である．
    - **耳硬化症**は中耳の耳小骨が癒合することにより生じる伝音性難聴である．
  - **感音性難聴**は聴覚受容体自身か受容体からの聴覚信号の脳への伝達が障害している状態である．
- 平衡覚障害により吐き気やめまいが生じ，身体のバランスが保てなくなる．
  - **メニエール病**では難聴の進行や**めまい**が生じる．

第3部：化学受容：嗅覚と味覚(pp. 283〜286)

- **化学受容器**は溶媒に溶けた化学分子に応答する．

8.6 匂いの感覚と嗅覚受容器(pp. 283〜285)

- **嗅覚受容器**は鼻腔の上部に局在している．
  - 匂いを嗅ぐ行為は，匂い分子を含む空気をより多く鼻腔の嗅粘膜上皮に送ることである．
- 嗅覚伝導路は辺縁系に関係している．匂い分子は記憶を呼び覚ましたり情動反応を引き起こしたりする．

8.7 味蕾と味覚(pp. 285〜286)

- **味細胞**は味蕾に存在する．
  - 味蕾は舌の**乳頭**の上部や側面に存在する．

- 舌には**茸状乳頭**，**葉状乳頭**，**有郭乳頭**がある．
  ○ 甘味，塩味，酸味，苦味，うま味が主要な味覚である．
    - 味覚や食事の味は匂いや温度，舌触りや歯ごたえによって影響する．

第4部：特殊感覚の発生・発達・老化 (pp. 287~288)

- 特殊感覚器は胎生の早い時期に形成される．妊娠5~6週での妊婦の感染は，視覚障害や感音性難聴を起こす可能性がある．
  ○ **斜視**は外眼筋の緊張平衡が崩れることによって生じる生まれつきの障害で，左右の視軸がずれる．
  ○ 外耳道閉鎖症は最も重要な先天性の耳の障害である．
- 視覚の発達には学習が必要である．乳児の視力は未発達で，色の識別や立体視ができない．眼の8~9歳まで発達が続く．
  ○ 視覚の発達・加齢に関する障害には**老眼**，**緑内障**，**白内障**，眼底血管硬化症などがある．
- 新生児は音が聞こえるが，初期の反応は反射的である．幼児では音を注意深く聞いて真似ることができるようになり，言語の発達が始まる．
  ○ **老人性難聴**（感音性難聴）は加齢ではしばしば生じる．
- 味と匂いは生まれたときには最も正確な感覚である．40歳を過ぎるとこれらの感覚は鈍くなっていくが，これは味細胞や嗅細胞が脱落して減少するからである．

復習問題

▶ 選択問題
正解が複数の場合もある．

1. 味細胞について正しいのはどれか？
   a. 双極ニューロンである
   b. 多極ニューロンである
   c. 単極ニューロンである
   d. 上皮細胞である
2. アルカロイドに応答する味細胞はどこにあるか？
   a. 舌の先端
   b. 舌の奥
   c. 有郭乳頭
   d. 茸状乳頭
3. 味覚を伝える脳神経はどれか？
   a. 三叉神経
   b. 顔面神経
   c. 舌下神経
   d. 舌咽神経
4. どの脳神経が虹彩の瞳孔括約筋を収縮させるか？
   a. 三叉神経
   b. 顔面神経
   c. 動眼神経
   d. 外転神経
5. 角膜を栄養するのは？
   a. 角膜の血管
   b. 眼房水
   c. 硝子体
   d. 強膜の血管
6. 遠くを見るときは，どのような変化が起こるか？
   a. 水晶体は最も薄くなっている
   b. 毛様体筋は収縮している
   c. 光線はほぼ平行である
   d. チン小帯が緩んでいる
7. 輻輳について正しいのはどれか？
   a. 両眼の内側直筋が収縮する
   b. 近くを見るときにはたらく
   c. 外転神経が収縮の命令を送っている
   d. 眼精疲労の原因になる
8. 次の組み合わせのうち誤っているのはどれか？
   a. 蝸牛管—クプラ
   b. 前庭—平衡斑
   c. 膨大部—耳石
   d. 半規管—膨大部

9. 図のコルチ器の振動する部分はどこか？　また直接有毛細胞の毛を屈曲させる部分はどこか？

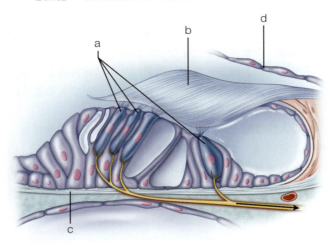

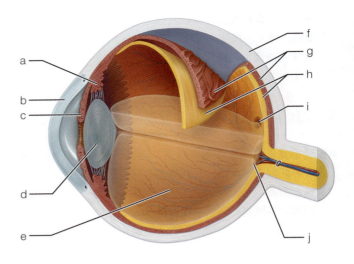

10. 外耳道に入った音が最終的に電気信号に変えられるまでの一連の過程に含まれるのはどれか？
    a. 鼓膜の振動
    b. 耳小骨から卵円窓に伝わる振動
    c. コルチ器の有毛細胞の刺激
    d. クプラの共振

11. 以下の1～10までの説明は図のa～jまでの構造のどれのことか？
    1. 視神経が集まる部分で盲点となる
    2. 眼球の後部でゲル状の物質で満たされている部分
    3. 水晶体の厚みの調節のために収縮する平滑筋がある部分
    4. 色素が含まれる血管層で線維層の内側の層
    5. 透明な構造をしており，光の屈折を行って焦点を網膜上に合わせる
    6. 色覚のみを検出する感覚層の領域
    7. 透明で光が眼球に入る窓に当たる構造
    8. 強靭な線維膜で白い部分
    9. 感覚層で色素上皮と光受容細胞が存在する
    10. 眼球を前から見たときに色がついている部分で，平滑筋を含む

▶記述問題

12. 眼の付属器のうち眼球表面を潤すはたらきをしているものを挙げ，それぞれなにを分泌しているか述べよ．
13. 正視・遠視・近視の違いを述べよ．また，それらを補正するためにはどのようなレンズが必要か？
14. 眼球運動に関する外眼筋の名称を述べよ．
15. 角膜を通過した光が錐状体細胞や桿状体細胞を興奮させるまでの光の通過経路を述べよ．
16. 外耳・中耳・内耳にある構造の名称を挙げ，3つの場所のまとまった機能と3つの場所内にある個別の機能を述べよ．
17. 鼓膜に達した音の振動が，コルチ器にある有毛細胞を刺激するまでの振動の伝わる経路を述べよ．
18. 正常な平衡覚はいくつも感覚受容器から伝えられる情報の統合の結果である．これらの感覚器の名称を少なくとも3つ挙げよ．
19. 以下の説明でどれが平衡斑あるいは膨大部稜に当てはまるか？
    ・半規管の中にある
    ・耳石を有する
    ・直線的な加速や減速に応答する
    ・クプラを有する
    ・回転の加速や減速に応答する
    ・前庭にある

クリティカル・シンキングと臨床応用の問題

20. 同じ日に同じ学童クラブに参加した9人の子どもが充血と炎症を眼と瞼に発症した．この原因はなにか？また，この症状は何と呼ばれるか？
21. シルビア・マルクスさん(70歳)は耳硬化症の手術を行った．手術はうまくいかず症状は良くならなかった．この手術の目的はなにか？　また，どのような症状を改善しようとしていたのか？
22. ガールソンさんはドライマウスを起こす免疫系の疾患に罹患した．彼女は医師に味覚がなくなったと訴えた．彼女の疾患について説明せよ．
23. 視覚におけるビタミンAの役割を説明せよ．

第9章 内分泌系

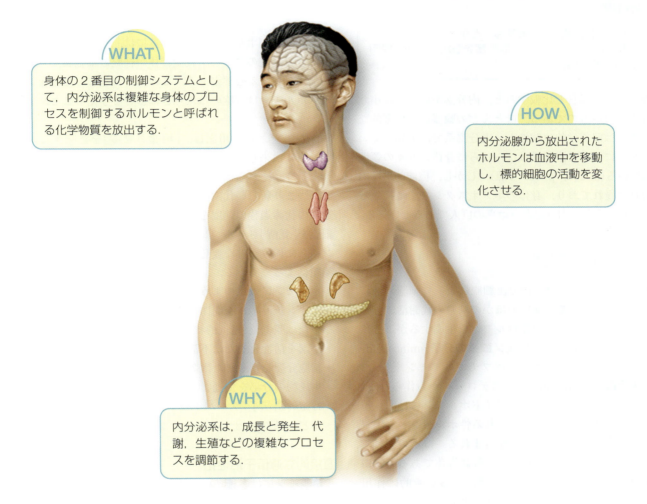

WHAT
身体の2番目の制御システムとして，内分泌系は複雑な身体のプロセスを制御するホルモンと呼ばれる化学物質を放出する．

HOW
内分泌腺から放出されたホルモンは血液中を移動し，標的細胞の活動を変化させる．

WHY
内分泌系は，成長と発生，代謝，生殖などの複雑なプロセスを調節する．

　あなたの身体の細胞は，常に顕微鏡レベルでダイナミックな冒険をしている．例えば，インスリン分子が血液から出て，近くの細胞のタンパク質受容体にしっかりと結合すると，その反応は劇的である．血液由来のグルコース分子が細胞に入りはじめ，細胞活動が加速する．これが，身体の2番目の偉大な制御システムである**内分泌系** endocrine system の力である．神経系とともに，身体の細胞の活動を調整し，指示する．

　これら2つの調整システムの制御速度は大きく異なる．神経系は「スピードを重視して作られている」のである．神経インパルスを使用して筋肉と腺を刺激し，即座に活動を開始させ，身体の内側と外側の両方で発生する変化に応じて迅速に調整できるようにする．対照的に，内分泌系は血液中に放出されて身体全体に運ばれるホルモンと呼ばれる化学メッセンジャーを使用することにより，よりゆっくりと作用する．

　ホルモンは広範な影響を及ぼし，いくつかの主要なプロセスを制御する．すなわち生殖，成長，発生を制御する．ストレス要因に対する身体の防御を動員する．血液の電解質，水分，栄養素のバランスを維持する．細胞の代謝とエネルギーバランスを調節する．ご覧のとおり，内分泌系は比較的長期間，場合によっては継続的に続くプロセスを制

御する．ホルモンと内分泌器官の科学的研究は**内分泌学** endocrinology と呼ばれる．

9.1 内分泌系とホルモン機能：概要

> **学習目標**
> - ホルモンと標的器官を定義することができる．
> - ホルモンが体内でどのような影響をもたらすかを説明することができる．

体内のほかの器官と比較すると，内分泌系の器官は小さく，目立たないものである．ほとんどの臓器系に典型的な構造的または解剖学的連続性も，内分泌系では欠如している．代わりに，内分泌組織はばらばらに身体の別々の領域に隠れている（図 9.3, p. 299 参照）．しかし，機能的には内分泌器官は優れており，身体のホメオスタシスを維持する役割を考慮すると，内分泌器官は真の巨人であるといえる．

9.1a ホルモンの化学

ホルモン hormones は，内分泌細胞によって細胞外液に分泌される化学物質で，体内のほかの細胞の代謝活動を調節する．身体は多くの異なるホルモンを生成するが，それらのほぼすべては化学的に**アミノ酸系の分子** amino acid-based molecules（タンパク質，ペプチド，アミンを含む）または**ステロイド** steroids（コレステロールから作られる）のいずれかに分類できる．ステロイドホルモンには，生殖腺（卵巣および精巣）によって作られる性ホルモンと，副腎皮質によって作られるホルモンが含まれる．ほかのすべてのホルモンは非ステロイド性アミノ酸誘導体である．**プロスタグランジン** prostaglandins と呼ばれる局所的に作用するホルモンも考慮すると，3 番目の化学的分類を追加する必要がある（プロスタグランジンについては，この章の後半で説明する．表 9.2, p. 316 参照）．プロスタグランジンは，ほぼすべての細胞膜から放出される高活性脂質から作られる．

9.1b ホルモン作用

ホルモンは血液を介して身体のすべての器官に循環するが，特定のホルモンが**標的細胞** target cells または**標的器官** target organs と呼ばれる特定の組織細胞または器官にのみ影響する．

> **コンセプト・リンク**
> ホルモンとその標的細胞の関係は，酵素とその基質の関係に似ている．酵素はその基質と非常に特異的に相互作用することを思い出そう（第 2 章, pp. 48〜49 参照）．ホルモンと標的細胞受容体との相互作用も非常に特異的であり，パズルの 2 つのピースのように組み合わされる．

標的細胞がホルモンに応答するには，そのホルモンが結合できる特定のタンパク質受容体が細胞の細胞膜上または内部に存在する必要がある．この結合が起こった場合にのみ，ホルモンは細胞のはたらきに影響を与えることができる．

ホルモンという用語は，「興奮させる」を意味するギリシャ語に由来している．実際，身体のホルモンはまさにそれを行う．それらは主に細胞活動を変化させることによって，つまり新しい代謝過程の遂行を刺激するのではなく，通常の代謝過程の速度を増減させることによって，身体の細胞を「覚醒」させる，つまりその効果をもたらす．ホルモン結合に伴う正確な変化は，特定のホルモンと標的細胞の種類によって異なる．

ホルモンには次のようなはたらきがある．
- イオンチャネルを開閉することにより，細胞膜の透過性または膜電位（電気的状態）を変化させる．
- 酵素を活性化または不活性化する．
- 細胞分裂を刺激または阻害する．
- 生成物の分泌を促進または阻害する．
- 特定の遺伝子（タンパク質や調節分子をコードするものなど）の転写をオンまたはオフにする．

直接的な遺伝子活性化

ホルモンには多種多様な種類があるが，ホルモンが細胞の変化を引き起こすメカニズムは実際には 2 つだけである．ステロイドホルモン（そして奇妙なことに，甲状腺ホルモン）は，直接的な遺伝子活性化のメカニズムを利用することができる（図 9.1a）．ステロイドホルモンは脂溶性分子であるため，標的細胞の細胞膜を通って拡散できる①．ステロイドホルモンは核内に入ると②，特定のホルモン受容体③ に結合する．この特定の例では，ホルモン受容体複合体が細胞の DNA 上の特定の部位に結合し④，特定の遺伝子を活性化してメッセンジャー RNA（mRNA）を転写する⑤．mRNA は細胞質⑥ で翻訳され，新しいタンパク質が合成される．あるいは，ステロイドホルモンが細胞質内の受容体に結合し，その後複合体が核内に移動して特定の遺伝子を活性化することもある．一部の

内分泌系とホルモン機能：概要　297

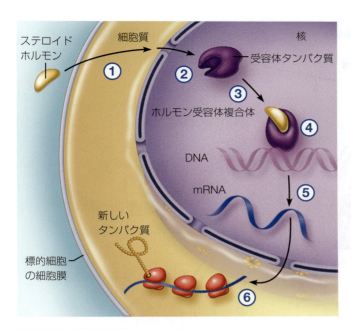

(a)直接的な遺伝子活性化

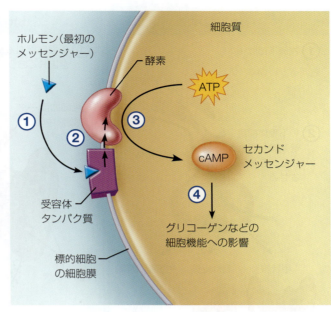

(b)セカンドメッセンジャーシステム

図9.1　ホルモン作用のメカニズム
ステロイドホルモンは，**(a)**直接的な遺伝子活性化または**(b)**セカンドメッセンジャーシステムのいずれかを介して作用する．アミノ酸ベースのホルモンは通常，セカンドメッセンジャーシステムを通じて作用する．

> **図9.1 Q**　ホルモンが特定の体細胞に影響を与えるかどうかはなにによって決まるか？
> （解答は付録A参照）

ホルモンは，ステップ4で遺伝子をオンにするのではなく，遺伝子をオフにする．

セカンドメッセンジャーシステム
　ステロイドホルモンは，直接的な遺伝子活性化またはセカンドメッセンジャーを活性化する間接的な経路によって細胞活性に影響を与える可能性がある．しかし，タンパク質およびペプチドホルモンは通常水溶性であり，標的細胞に直接侵入することができない．代わりに，標的細胞の細胞膜にあるホルモン受容体に結合し，**セカンドメッセンジャー** second-messenger システムを使用する．これらの場合（図9.1b），ホルモン（最初のメッセンジャー）は膜上の受容体タンパク質に結合し①，活性化された受容体は酵素を活性化する一連の反応（カスケード）を開始する②．この酵素は次に，セカンドメッセンジャー分子③〔この場合，cAMP（サイクリック AMP，環状アデノシン一リン酸）〕を生成する反応を触媒し，ホルモンに対する標的細胞の典型的な反応を促進する追加の細胞内変化を監督する④．郵便局の職員（最初のメッセンジャー）がキャンパスに手紙を配達し，大学の郵便室の職員（セカンドメッセンジャー）が大学の郵便受け（細胞膜）から寮の郵便受け（DNA）まで手紙を運ぶことを考えよう．想像のとおり，同じホルモンには刺激された組織の種類に応じて，さまざまなセカンドメッセンジャー〔環状グアノシン一リン酸（cGMP）やカルシウムイオンなど〕や，多くの標的細胞反応が考えられる．

> **確認してみよう**
> 1. あなたが裸足で歩いているとき，割れたガラスの破片を踏んでしまったら，あなたはすぐに足を引っ込める．この動きを引き起こす信号が内分泌系ではなく神経系から来ることがなぜ重要か？
> 2. ホルモンとはなにか？　標的器官とはどういう意味か？
> 3. なぜcAMPはセカンドメッセンジャーと呼ばれるのか？
>
> （解答は付録A参照）

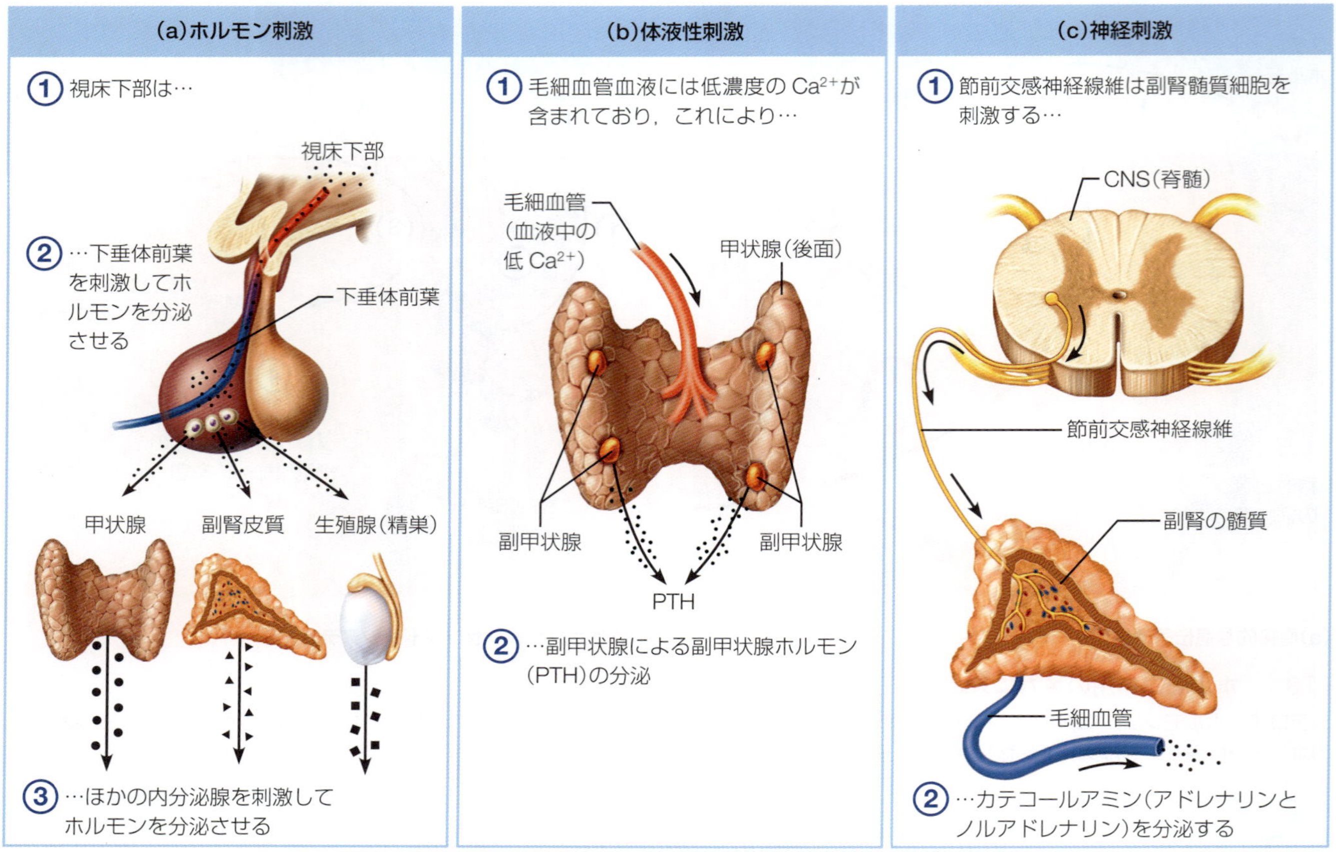

図9.2 内分泌腺の刺激

(a) ホルモン刺激
① 視床下部は…
② …下垂体前葉を刺激してホルモンを分泌させる
③ …ほかの内分泌腺を刺激してホルモンを分泌させる

（視床下部、下垂体前葉、甲状腺、副腎皮質、生殖腺（精巣））

(b) 体液性刺激
① 毛細血管血液には低濃度のCa²⁺が含まれており，これにより…
② …副甲状腺による副甲状腺ホルモン（PTH）の分泌

（毛細血管（血液中の低Ca²⁺）、甲状腺（後面）、副甲状腺、PTH）

(c) 神経刺激
① 節前交感神経線維は副腎髄質細胞を刺激する…
② …カテコールアミン（アドレナリンとノルアドレナリン）を分泌する

（CNS（脊髄）、節前交感神経線維、副腎の髄質、毛細血管）

9.1c ホルモン放出を制御するための刺激

学習目標
- さまざまな内分泌腺がどのように刺激されて，ホルモン産物を放出するかを説明することができる．
- <u>負のフィードバック</u>を定義し，さまざまなホルモンの血中濃度の調節におけるその役割について説明することができる．

ホルモンのはたらきについて説明したが，次の問題は，「内分泌腺がホルモンを放出する，または放出しないように促すものは何であるか？」である．見てみよう．

負のフィードバック negative feedback 機構が，ほぼすべてのホルモンの血中濃度を調節する主な手段であることを思い出そう（第1章，p. 18参照）．このようなシステムでは，何らかの内部または外部の刺激がホルモン分泌を引き起こす．その後，ホルモンのレベルが上昇すると，（標的器官の反応を促進しながらも）さらなるホルモン放出が抑制される．その結果，多くのホルモンの血中濃度は非常に狭い範囲内で変動する．ホルモンは「少量でよく効く」のである！

内分泌腺を活性化する刺激は，ホルモン性，体液性，神経性の3つの主要な種類に分類される（図9.2）．これら3つのメカニズムは，ホルモン放出を制御する最も一般的なシステムを表しているが，それらのすべてを説明できるわけではない．一部の内分泌器官はさまざまな刺激に反応する．

ホルモン刺激

最も一般的な刺激は<u>ホルモン刺激</u>で，内分泌器官がほかのホルモンによって刺激されて活動する．例えば，視床下部のホルモンは下垂体前葉を刺激してホルモンを分泌させ，多くの下垂体前葉ホルモンはほかの内分泌器官を刺激して血液中にホルモンを放出する（図9.2a）．最終的な標的腺によって生成されるホルモンが血中で増加すると，それらは「フィードバック」して下垂体前葉ホルモンの放出を抑制し，ひいては自らの放出を抑制する．このメカニズムによって促進されるホルモン放出は律動的になる傾向があ

り，ホルモンの血中濃度は上昇と下降を繰り返す．

体液性刺激

特定のイオンや栄養素の血中濃度の変化も，ホルモンの放出を刺激する可能性がある．このような刺激は，同じく血液由来の化学物質であるホルモン刺激と区別するために，体液性刺激と呼ばれる．体液性という用語は，さまざまな体液（血液，胆汁など）を指すためにhumorという言葉が古代に使用されたことを示す．例えば，副甲状腺に機能する毛細血管内の血中カルシウムイオン（Ca^{2+}）レベルが低下すると，副甲状腺ホルモン（PTH）の放出が促進される．PTHはその低下を逆転させるためにいくつかの経路で作用するため，血中 Ca^{2+} レベルはすぐに上昇し，PTH放出の刺激が終了する（図9.2b）．体液性刺激に反応して放出されるほかのホルモンには，甲状腺から放出されるカルシトニンや，膵臓から生成されるインスリンなどがある．

神経刺激

孤立したケースでは，神経線維がホルモン放出を刺激し，内分泌細胞が神経刺激に反応するといわれている．古典的な例は，ストレス時にカテコールアミンであるノルアドレナリンとアドレナリンを放出する副腎髄質の交感神経系の刺激である（図9.2c）．

> **確認してみよう**
> 4. 内分泌腺が刺激されてホルモンが分泌される3つの方法はなにか？
> （解答は付録A参照）

9.2 主な内分泌器官

> **学習目標**
> - 内分泌腺と外分泌腺の違いを説明することができる．
> - 適切な図上で，主要な内分泌腺と組織を特定することができる．
> - 内分泌腺によって生成されるホルモンを列挙し，その一般的な機能について説明することができる．
> - ホルモン作用の例を挙げて，ホルモンが身体のホメオスタシスを促進する方法について考察することができる．
> - この章で考察するホルモンの過剰分泌と分泌不足による主な病理学的影響について説明することができる．

身体の主要な内分泌器官には，下垂体，松果体，甲状腺，副甲状腺，胸腺および副腎，膵臓，生殖腺（卵巣およ

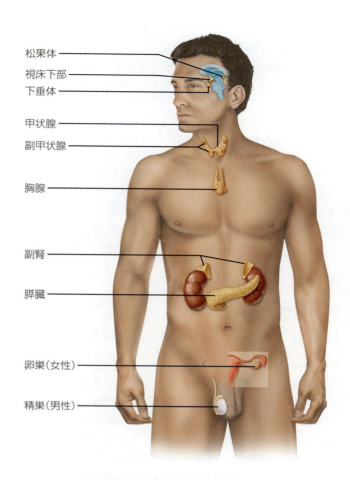

図9.3 身体の主要な内分泌器官の位置
副甲状腺は，この図では甲状腺の前面にあるように見えるが，通常は甲状腺の後面にある．

び精巣）が含まれる（図9.3）．神経系の一部である**視床下部** hypothalamus は，いくつかのホルモンを生成するため，主要な内分泌器官としても認識されている．一部のホルモンを産生する腺（下垂体前葉，甲状腺，副甲状腺，副腎）は純粋に内分泌機能をもっているが，その他の腺（膵臓と生殖腺）は内分泌機能と外分泌機能の両方を備えている．どちらのタイプの腺も上皮組織から形成されるが，内分泌腺は血液またはリンパ中に放出するホルモンを生成する**導管をもたない腺** ductless glands である（想像のとおり，内分泌腺には豊富な血液供給がある）．逆に，外分泌腺は生成物を体表面または管を通じて体腔内に放出する（外分泌腺には出口がある）．これら2種類の腺の形成と，それらの違いと類似点についてはすでに説明した（第3章で学んだことを思い出そう）．ここでは内分泌腺に焦点を当てる．内分泌器官とそのホルモンの主な作用と調節因子の概要は，表9.1，pp.314～315に記載されている．

> **確認してみよう**
> 5. 内分泌腺と外分泌腺の2つの重要な違いはなにか？
> （解答は付録A参照）

9.2a 下垂体と視床下部

下垂体 pituitary gland は，エンドウ豆ほどの大きさである．それは脳の視床下部の下面から茎でぶら下がっており，そこで蝶形骨のトルコ鞍にぴったりと囲まれている（図5.10，p.143参照）．下垂体には，下垂体前葉（腺組織）と下垂体後葉（神経組織）という2つの機能的な葉がある．

下垂体と視床下部の関係

> **学習目標**
> ● 視床下部と下垂体の機能的関係を説明することができる．

比較的小さいサイズにもかかわらず，下垂体前葉はほかの多くの内分泌腺の活動を制御しているため，「マスター内分泌腺」と呼ばれることもある．その除去または破壊は身体に劇的な影響を与える．副腎，甲状腺，生殖腺が萎縮し，これらの腺による分泌不全の結果がすぐに明らかになる．ただし，下垂体前葉は見た目ほど万能ではない．その各ホルモンの放出は，視床下部によって生成される**放出ホルモン** releasing hormones と**抑制ホルモン** inhibiting hormones によって制御される．視床下部は，これらの調節ホルモンを門脈循環の血液中に放出する．門脈循環は視床下部の血液供給を下垂体前葉の血液供給に接続する（**門脈循環**では，2つの毛細血管床が1つ以上の静脈によって接続されている．この場合，視床下部の毛細血管は，下垂体前葉の毛細血管に注ぐ静脈によって排出される）．

視床下部はさらに2つのホルモン，**オキシトシン** oxytocin と**抗利尿ホルモン** antidiuretic hormone も生成する．これらは視床下部の**神経分泌細胞** neurosecretory cells の軸索に沿って下垂体後葉に輸送され，保存される（図9.4）．その後，視床下部からの神経インパルス（神経刺激，神経の興奮）に反応して血液中に放出される．

下垂体後葉ホルモンおよび視床下部ホルモン

下垂体後葉は，そこから放出されるペプチドホルモンを生成しないため，厳密な意味では内分泌腺ではない．代わりに，視床下部ニューロンによって生成されるホルモンの保管場所として機能する．

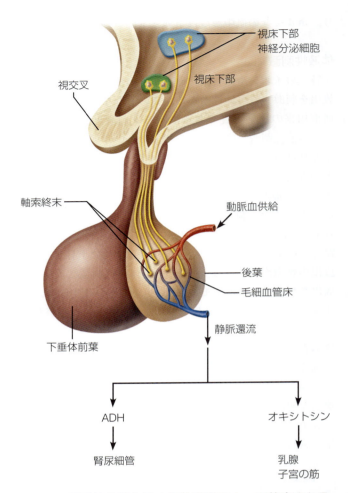

図9.4　下垂体後葉とその標的器官によって放出されるホルモン
視床下部の神経分泌細胞は，オキシトシンと抗利尿ホルモン（ADH）を合成し，軸索を通って下垂体後葉に輸送する．そこでは，視床下部からの神経インパルスがホルモンの放出を引き起こすまで，ホルモンが保管される．

オキシトシン oxytocin は，出産と授乳中にのみ大量に放出される．性行為中，出産中，授乳中に子宮の筋肉の強力な収縮を刺激する．また，児の吸啜刺激の女性に母乳の射出（射乳反射）を引き起こす．天然および合成の分娩促進薬はどちらも，分娩を誘発したり，ゆっくりとしたペースで進行している分娩を早めたりするために使用される．頻度は少ないが，分娩後の出血を止めたり（胎盤部位で破裂した血管を収縮させることにより），射乳反射を刺激したりするために，オキシトシンが使用される．

下垂体後葉から放出される2番目のホルモンは，**抗利尿ホルモン** antidiuretic hormone（ADH）である．利尿とは尿の生成のことである．したがって，抗利尿薬は尿の生成を阻害または防止する化学物質である．ADHは，腎臓が

生成する尿からより多くの水を再吸収させる．その結果，尿量が減少し，血液量が増加する．水はADH放出の強力な阻害剤である．ADHが大量に存在すると，細動脈（細い動脈）の収縮を引き起こし，血圧も上昇させる．このため，**バソプレシン** vasopressin と呼ばれることもある．

アルコール飲料を飲むとADHの分泌が阻害され，大量の尿が排出される．「翌朝」に経験される口の渇きと激しい喉の渇きは，アルコールのこの脱水効果を反映している．利尿薬として分類される特定の薬は，ADHの作用に拮抗し，身体から水を排出する．これらの薬剤は，うっ血性心不全に典型的な浮腫（組織内の水分貯留）を管理するために使用される．

ホメオスタシスの失調 9.1

ADHの分泌不全は，**尿崩症** diabetes insipidus と呼ばれる過剰な尿量の状態を引き起こす．この問題を抱えている人は常に喉が渇き，大量の水を飲む．

確認してみよう

6. 下垂体前葉と下垂体後葉は両方ともホルモンを放出するが，厳密には下垂体後葉は内分泌腺ではない．それはなにか？
7. バリーさんは大量の尿を排泄している．彼は内分泌系に問題を抱えているが，同様の徴候がある糖尿病ではない．彼に考えられる問題はなにか？

（解答は付録A参照）

下垂体前葉ホルモン

下垂体前葉は，多くの身体器官に影響を与えるいくつかのホルモンを生成する（図 9.5）．図にある6つの下垂体前葉ホルモンのうち2つ（成長ホルモンとプロラクチン）は，非内分泌標的に大きな影響を及ぼす．残りの4つ，卵胞刺激ホルモン，黄体化ホルモン，甲状腺刺激ホルモン，副腎皮質刺激ホルモンはすべて**刺激ホルモン** tropic hormones である．刺激ホルモンは，内分泌腺でもある標的器官を刺激してホルモンを分泌させ，その結果，ほかの身体の器官や組織に影響を及ぼす．すべての下垂体前葉ホルモンは，(1)タンパク質（またはペプチド）であり，(2)セカンドメッセンジャーシステムを通じて作用し，(3)ホルモン刺激およびほとんどの場合，負のフィードバックによって制御される．

成長ホルモン growth hormone（GH）は一般的な代謝ホルモンである．しかし，その主な効果は身体の骨格筋と長骨の成長に向けられているため，最終的な身体のサイズを決定する上で重要な役割をはたす．GHは，タンパク質へのアミノ酸の構築を引き起こし，ほとんどの標的細胞のサイズの成長と分裂を刺激するタンパク質保存性および同化ホルモンである．同時に，グルコースを節約しながら脂肪を分解してエネルギーとして使用し，血糖のホメオスタシスを維持するのに役立つ．

ホメオスタシスの失調 9.2

未治療の場合，GHの不足と過剰の両方が構造異常を引き起こす可能性がある．小児期のGHの分泌不全は，**下垂体性小人症** pituitary dwarfism につながる．身体の比率はほぼ正常であるが，身体の全体としては生きたミニチュアである（成人の最大身長は約122 cm）．小児期の過剰分泌は**巨人症** giantism を引き起こす．その人は非常に背が高くなる．身長は約244〜274 cm が一般的である．繰り返すが，身体の比率はほぼ正常である．

長骨の成長が終了した後に過剰分泌が起こると，**先端巨大症** acromegaly が生じる．顔の骨，特に下顎と眉の下の骨の隆起は，足や手と同様に非常に大きくなる．軟組織が肥厚すると，顔の特徴が粗くなったり奇形になったりする．内分泌器官（下垂体およびその他の内分泌器官）による過剰分泌のほとんどの場合は，影響を受けた腺の腫瘍が原因で発生する．腫瘍細胞は，正常な腺細胞とほぼ同じように機能する．つま

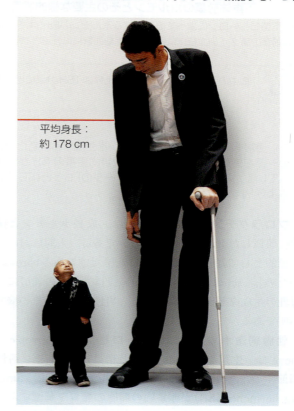

平均身長：約178 cm

下垂体成長ホルモンの障害．巨人症を示すヒト（右）の身長は約246 cm．下垂体性小人症（左）は身長約75 cm．

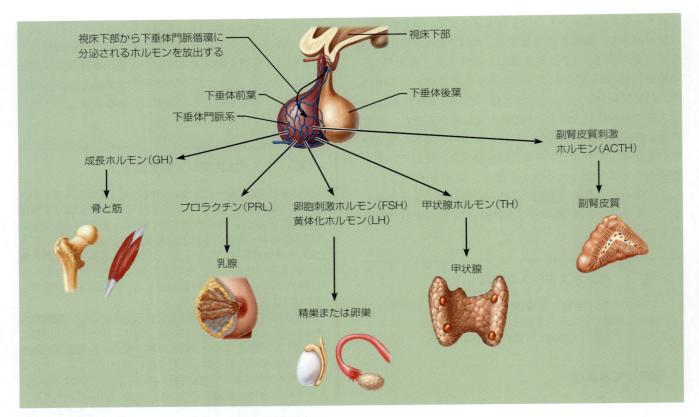

図 9.5　下垂体前葉のホルモンとその主要な標的器官
視床下部ニューロンによって分泌されるホルモンの放出は，下垂体前葉ホルモンの分泌を刺激する．放出ホルモンは，下垂体門脈を介して下垂体前葉の第 2 毛細血管床に接続する毛細血管網に分泌される．

 図 9.5 Q　血中の甲状腺ホルモン濃度の上昇は TSH 分泌にどのような影響を及ぼすか？

（解答は付録 A 参照）

り，通常その腺で作られるホルモンを生成する．老化の影響の一部を逆転させるために，薬理学的用量の GH が使用されている．これについては，次ページの「もっと詳しく見てみよう」を参照しよう．

プロラクチン prolactin（PRL）は，成長ホルモンと構造的に類似したタンパク質ホルモンである．人間におけるその標的として知られているのは乳房だけである（pro は「〜のため」，lact は「乳」の意）．出産後は，母親の乳房による母乳の生成を刺激し，維持する．男性におけるその機能は不明である．

性腺刺激ホルモンゴナドトロピン gonadotropic hormone は，**生殖腺** gonads（卵巣と精巣）のホルモン活性を調節する．女性では，**卵胞刺激ホルモン** follicle stimulating hormone（FSH）が卵巣内の卵胞の発育を刺激する．卵胞が成熟するとエストロゲンが生成され，卵子は排卵の準備が整う．男性の場合，FSH は精巣による精子の発達を刺激する．**黄体化ホルモン** luteinizing hormone（LH）は，卵巣から卵子の排卵を引き起こし，破裂した卵胞がプロゲステロンと一部のエストロゲンを生成する．男性では，LH は精巣の間細胞によるテストステロン生成を刺激する．

> **ホメオスタシスの失調 9.3**
>
> FSH または LH の分泌不全は，男性と女性の両方で**不妊症** sterility，つまり生殖能力の欠如につながる．一般に，分泌過剰は問題を引き起こすことはない．しかし，生殖能力を促進するために使用される一部の薬は性腺刺激ホルモンの放出を刺激するため，その使用後は多胎（通常の毎月 1 回の排卵ではなく，同時に複数の排卵が起こること）になることが比較的一般的である．

甲状腺刺激ホルモン thyroid-stimulating hormone（TSH）は，甲状腺の成長と活動に影響を与える．**副腎皮質刺激ホルモン** adrenocorticotropic hormone（ACTH）は，副腎の

主な内分泌器官　303

もっと詳しく見てみよう　成長ホルモンの潜在的な用途

成長ホルモン（GH）は，GHが自然に生成されない子どもたちに合法的に投与され，通常に近い身長まで成長できるようになる．

成長ホルモン欠乏症の成人にGHを投与すると，体脂肪が減少し，骨密度と筋肉量が増加する．GHはまた，心臓の機能と筋肉量を増加させ，血中コレステロールを減少させ，免疫システムを高め，そしておそらく人の心のもちようを改善するようである．このような効果（特に筋肉量の増加と体脂肪の減少を伴う効果）は，ボディビルダーやアスリートによるGHの乱用につながった．これらの効果に基づいて，GHは禁止されたパフォーマンス向上薬であり，その使用は依然として制限されている．

高齢患者にGHを投与すると，典型的な除脂肪体重*の減少が増加に転じるとされた．しかし，臨床研究では，投与されたGHが高齢患者の筋力や運動耐性を増加させないことが明らかになり，GHの投与量の増加は死亡率の増加と関連していることがわかってきた．

GHは，「消耗」と呼ばれる体重減少により死亡する危険性があるエイズ患者を助けるかもしれない．GHの注射は実際にエイズ中の消耗を逆転させ，体重増加と引き締まった筋肉の増加につながる．

たとえ明らかに有益な場合でも，GHは特効薬ではない．GH治療は高価であり，望ましくない副作用もある．体液貯留や浮腫，関節痛や筋肉痛，高血糖，耐糖能異常，女性化乳房（男性における乳房の肥大）を引き起こす可能性がある．高血圧，心臓肥大，糖尿病，結腸がんなども高用量のGHの結果として考えられ，最低用量でも浮腫や頭痛を伴う．

---
* 訳者注：除脂肪体重：体重から体脂肪を除いた筋肉，骨，内臓などの重さのことで，その約7割は筋である．除脂肪体重が減少する場合は低栄養状態が考えられ，高齢者によくみられる（高齢者のやせ）．

基本事項
- 成長ホルモン（GH）は，高齢の患者でも筋肉量と骨密度を増加させることができる．
- GHには，浮腫，痛み，高血糖，高血圧，糖尿病，結腸がんなどのさまざまな副作用がある．

皮質部分の内分泌活動を調節する．

確認してみよう
8. 刺激ホルモンとはなにか？
（解答は付録A参照）

9.2b　松果体

松果体 pineal gland は，脳の第三脳室の屋根からぶら下がっている小さな円錐形の腺である（図9.3参照）．この小さな腺の内分泌機能はまだ謎の部分が多い．松果体では多くの化学物質が確認されているが，ホルモンの**メラトニン** melatonin だけが大量に分泌されているようである．メラトニンの分泌量は，昼と夜の過程で増減する．分泌が最大レベルになるのは夜で，眠気を引き起こす．最低レベルになるのは正午頃の日中の時間帯である．メラトニンは，身体の睡眠と覚醒のサイクルを確立する際に重要な役割を果たす「睡眠トリガー」であると考えられている．生殖能力のホルモンを調整し，身体が成熟するまで生殖器系（特に女性の卵巣）を抑制すると考えられている．

9.2c　甲状腺

甲状腺 thyroid gland は喉の付け根，喉仏のすぐ下に位置しており，身体検査で簡単に触診できる．それは，中央の峡部によって結合された2つの葉からなるかなり大きな腺である（図9.6a）．甲状腺は2つのホルモンを生成する．1つは甲状腺ホルモンと呼ばれ，もう1つはカルシトニン（濾胞傍細胞によって生成される）と呼ばれる．甲状腺の内部は，**濾胞** follicles と呼ばれる中空構造で構成されており（図9.6b），この中に粘液性のコロイド物質が蓄えられている．甲状腺ホルモンはこのコロイドから供給される．

甲状腺ホルモン thyroid hormone は，身体の主要代謝ホルモンと呼ばれることが多いが，実際には**サイロキシン**（チロキシン）thyroxine または T_4 と，**トリヨードサイロニン**（トリヨードチロニン）triiodothyronine または T_3 という2つの活性ヨウ素含有ホルモンである．サイロキシンは，甲状腺濾胞によって分泌される主要なホルモンであ

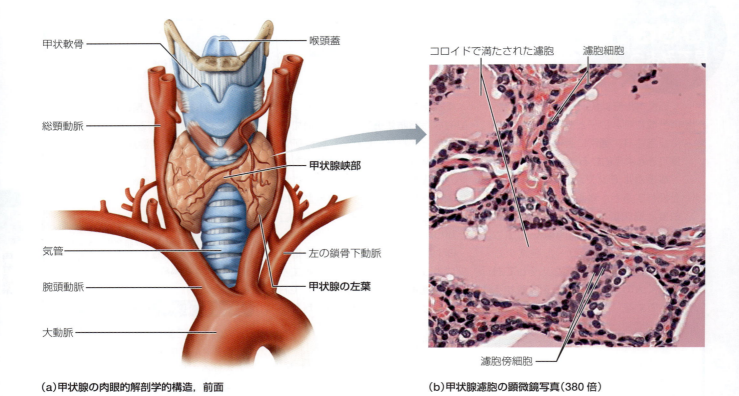

(a) 甲状腺の肉眼的解剖学的構造，前面

(b) 甲状腺濾胞の顕微鏡写真（380倍）

図9.6　甲状腺

る．ほとんどのトリヨードサイロニンは，サイロキシンからトリヨードサイロニンへの変換によって標的組織で形成される．これら2つのホルモンは非常によく似ている．それぞれは2つのチロシンアミノ酸が結合して構成されているが，サイロキシンには4つの結合ヨウ素原子があるのに対し，トリヨードサイロニンには3つの結合ヨウ素原子がある（したがって，それぞれ T_4 と T_3）．

甲状腺ホルモンは，グルコースが「燃焼」，つまり酸化され，体温と化学エネルギー（ATP）に変換される速度を制御する．すべての体細胞は活動を強化するためにATPの継続的な供給に依存している．このために体内のすべての細胞が標的となる．特に生殖系や神経系における正常な組織の成長と発達に重要である．

 ホメオスタシスの失調 9.4

ヨウ素がなければ，機能的な甲状腺ホルモンを作ることができない．ヨウ素の供給源は私たちの食事であり，ヨウ素を最も多く含む食品は魚介類である．昔，アメリカ中西部のような，海岸（新鮮な魚介類の供給源）から遠く離れたヨウ素欠乏土壌の地域に住んでいた多くの人々が**甲状腺腫** goiters を発症した．そのため，この国のその地域は「甲状腺腫帯」として知られるようになった．甲状腺腫は，食事中のヨウ素が不足している場合に生じる甲状腺の肥大である（図参照）．TSHはサイロキシンの放出を刺激するが，サイロキシンのペプチド部分として分子が作られても，タンパク質はヨウ素なしでは機能しないため，甲状腺が肥大する．この不活性型のサイロキシンは，TSH放出を阻害するための負のフィードバックを提供できず，その結果ペプチド成分が継続的に産生され，甲状腺腫が大きくなる．塩のほとんどがヨウ素添加されているため，今日の米国では単純性甲状腺腫はまれであるが，世界のほかの地域では依然として問題となっている〔訳者注：日本では，逆にヨウ素（ヨウ化物）は食品添加物として認められていない〕．

サイロキシンの分泌低下は，TSHによる刺激の欠如など，ヨウ素欠乏以外の問題を示している可能性がある．幼児期に発症すると，**クレチン症** cretinism になる．クレチン症は小人症を引き起こし，成人の体の比率が子どものようなまま，正常な成人と比較して胴体が長く，脚が比例して短くなる．治療を受けていないクレチン症患者は知的障害をもっている．患者の髪は少なく，肌は乾燥している．分泌不全が早期に発見されれば，ホルモン補充により精神障害やその他の欠乏症の徴候や症状が予防される．成人に発生する甲状腺機能低下症は，**粘液水腫** myxedema を引き起こす．これは，身体的および精神的倦怠感を特徴とする（ただし，精神障害は生じない）．その他の徴候としては，顔のむくみ，疲労，筋肉の緊張の低下，低体温（常に冷えている），肥満，皮

主な内分泌器官　305

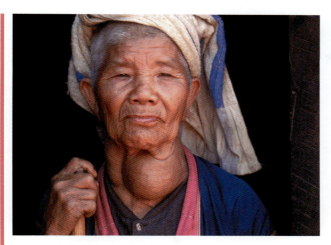

甲状腺肥大（甲状腺腫）のある女性．

膚の乾燥などがある．この症状を治療するには，経口サイロキシンが処方される．

　甲状腺機能亢進症は通常，甲状腺の腫瘍が原因で起こる．サイロキシンが極度に過剰産生されると，高い基礎代謝率，暑さへの耐性，心拍数の上昇，体重減少，神経質で興奮した行動，および一般的なリラックス不能（訳者注：不安感，眠れないなど）が生じる．**バセドウ病** Graves' disease は甲状腺機能亢進症の一種である．前述の甲状腺機能亢進症の症状に加えて，甲状腺が肥大し，眼球が膨らんだり前方に突出したりすることがある．**眼球突出** exophthalmos と呼ばれるこの状態を図に示す．甲状腺機能亢進症は，甲状腺の一部（および/または存在する場合は腫瘍）を切除することによって外科的に治療するか，甲状腺細胞の一部を破壊する甲状腺阻害薬または放射性ヨウ素を使用して化学的に治療する．

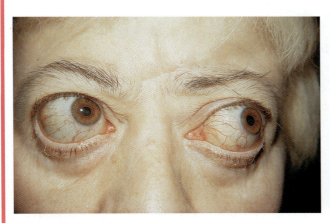

バセドウ病の眼球突出．

　甲状腺の2番目に重要なホルモン生成物である**カルシトニン** calcitonin は，骨にカルシウムを沈着させることで血中カルシウムイオン（Ca^{2+}）レベルを低下させる．それは，副甲状腺によって産生されるホルモンである副甲状腺ホルモンに対して拮抗的に作用する．サイロキシンは血中に放出される前に濾胞内で生成され貯蔵されるのに対し，

カルシトニンは濾胞間の結合組織にある**濾胞傍細胞** parafollicular cells によって生成される（図 9.6b）．血中 Ca^{2+} 濃度の上昇に反応して，血液中に直接放出される．カルシトニンの分泌低下または過剰分泌による影響はほとんど知られておらず，成人ではカルシトニンの産生がわずかであるか，完全に停止している．これは，加齢に伴う骨の進行性脱灰を（少なくとも部分的に）説明するのに役立つ可能性がある．

> **確認してみよう**
>
> 9. ヨウ素が甲状腺の適切な機能にとって重要なのはなぜか？
> 10. 「睡眠ホルモン」と呼ばれるホルモンはなにか？　また，それを生成する内分泌器官はどれか？
>
> （解答は付録 A 参照）

9.2d　副甲状腺

　副甲状腺 parathyroid gland は，甲状腺の後面に最もよく見られる小さな腺組織の塊である（図 9.3 参照）．通常，各甲状腺葉には2つの副甲状腺があり，合計4つの副甲状腺がある．しかし，8つあるという例も報告されており，一部は頸のほかの領域や胸部にある可能性もある．副甲状腺は，血液の Ca^{2+} のホメオスタシスの最も重要な調節因子である．**副甲状腺ホルモン** parathyroid hormone（PTH）を分泌する．血中 Ca^{2+} 濃度が一定レベル以下に低下すると，副甲状腺は PTH を放出し，これが骨破壊細胞（破骨細胞）を刺激して骨基質を破壊し，Ca^{2+} を血中に放出する．したがって，PTH は高カルシウム血症ホルモン（つまり，血中 Ca^{2+} レベルを増加させる作用がある）であるのに対し，カルシトニンは低カルシウム血症ホルモンである（若年期の血中 Ca^{2+} レベルを制御する，これら2つのホルモン間の負のフィードバック相互作用を図 9.7 に示す）．骨格は主な PTH のターゲットであるが，PTH はまた腎臓と腸を刺激して，より多くの Ca^{2+} を吸収する（それぞれ尿濾過物と食品から）．

> **ホメオスタシスの失調 9.5**
>
> 　血中 Ca^{2+} レベルが低下しすぎると，神経細胞が極度に過敏になり，過剰活動になる．それらは非常に急速に筋肉に衝撃を与えるため，筋肉は制御不能なけいれん（**テタニー** tetany）に陥り，致命的になる可能性がある．外科医は甲状腺の裏側にある小さな副甲状腺の重要性を知る前は，甲状腺機能亢進症の患者の甲状腺を完全に切除していた．多くの場合，

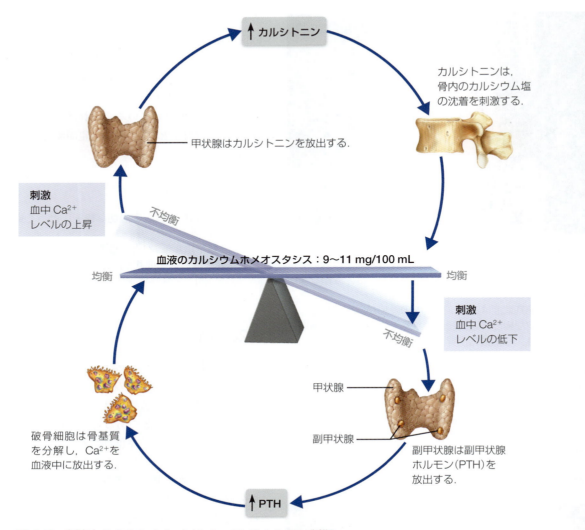

図 9.7 血液中のカルシウムイオンレベルのホルモン制御
PTH とカルシトニンは，相互に影響を与える負のフィードバック制御システムで動作する．

 図9.7 Q　副甲状腺を切除すると，血中 Ca^{2+} レベルにどのような影響があるか？
（解答は付録 A 参照）

これにより死に至った．副甲状腺が甲状腺とは機能的に大きく異なることが明らかになると，外科医は血中の Ca^{2+} のホメオスタシスを維持するために，（可能であれば）少なくとも一部の副甲状腺を含む組織を残すようになった．

重度の副甲状腺機能亢進症は，大規模な骨破壊を引き起こす．骨のX線検査では，骨基質に大きな穴が開いていることがわかる．骨は非常にもろくなり，自然骨折が起こりはじめる．

確認してみよう

11. 甲状腺と副甲状腺は解剖学的にどのように関連しているか？
12. 血中 Ca^{2+} レベルを上昇させるホルモンはなにか？このホルモンを生成する内分泌腺はどれか？
13. 血中 Ca^{2+} レベルを低下させるホルモンはなにか？このホルモンを生成する内分泌腺はどれか？

（解答は付録 A 参照）

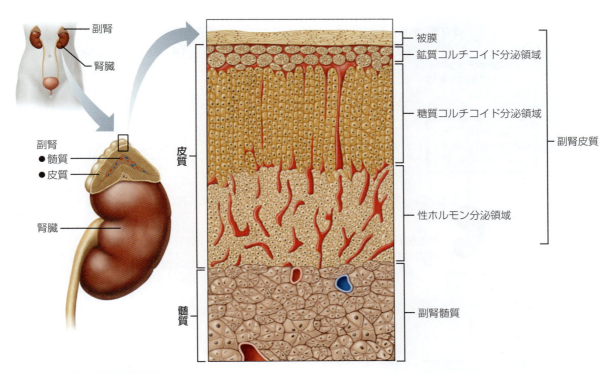

図 9.8 副腎の顕微鏡構造
副腎皮質の3つの領域と副腎髄質の一部の図.

9.2e 胸腺

胸腺 thymus は胸部の上部，胸骨の後ろに位置する．乳児や小児では大きくなるが，成人になると小さくなる．老年期までには，大部分が線維性結合組織と脂肪で構成される．胸腺は，**サイモシン** thymosin と呼ばれるホルモンや，特定の白血球（Tリンパ球）の正常な発達と免疫応答に不可欠であると思われるホルモンを生成する（免疫における胸腺とそのホルモンの役割については，第12章で説明する）*．

9.2f 副腎

2つの**副腎** adrenal glands は，三角形の帽子のように腎臓の上で弯曲している．それぞれの副腎は単一の器官のように見えるが，構造的および機能的には2つの内分泌器官が1つになっている．下垂体と同様に，腺（皮質）と神経組織（髄質）で構成される部分がある．中央の髄質領域は副腎皮質によって囲まれており，副腎皮質にはそれぞれ異なるホルモンを産生する3つの別々の細胞層が含まれている（図9.8）．

副腎皮質のホルモン

副腎皮質 adrenal cortex は，まとめて**コルチコステロイド** corticosteroids と呼ばれる，鉱質コルチコイド，糖質コルチコイド，性ホルモンという3つの主要なグループのステロイドホルモンを生成する．

鉱質コルチコイド mineralocorticoids，主に**アルドステロン** aldosterone は，最も外側の副腎皮質細胞層によって産生される．その名前が示すように，鉱質コルチコイドは，血液のミネラル（または塩）含有量，特にナトリウムイオンとカリウムイオンの濃度を調節するのに重要である．これらのホルモンは，ミネラルを選択的に再吸収したり，ミネラルを尿として体外に排出したりする腎尿細管を標的とする．アルドステロンの血中濃度が上昇すると，尿細管細胞は増加する量のナトリウムイオン（Na^+）を再吸収し，より多くのカリウムイオン（K^+）を尿中に分泌する．ナトリウムが再吸収されると，水も再吸収される．したがって，鉱質コルチコイドは，体液中の水分と電解質の両方のバランスを調節するのに役立つ．アルドステロンの放出は，血液中の Na^+ が少ない，または K^+ が多い（および程

---
* 訳者注：胸腺は若干のホルモンを分泌するが，免疫系の臓器だと捉えるほうが良い．

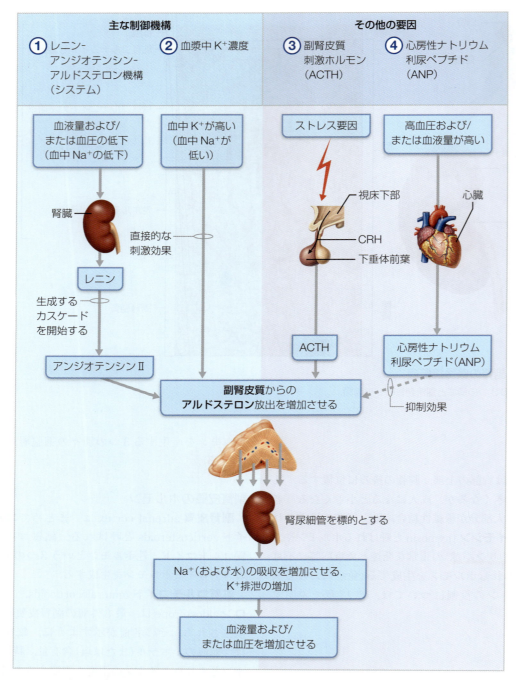

図9.9　副腎皮質からのアルドステロン放出を制御する主な機構

度は低いが，ホルモン刺激であるACTHによる)といった，体液性因子によって刺激される(図9.9)．血圧が低下すると腎臓によって生成される酵素である**レニン** renin も，アルドステロン放出の強力な刺激物質である**アンジオテンシンⅡ** angiotensin Ⅱ を形成する一連の反応を引き起こすことにより，アルドステロンの放出を引き起こす．心臓から放出されるホルモンである**心房性ナトリウム利尿ペプチド**

atrial natriuretic peptide (ANP) はアルドステロンの放出を防ぎ，その目的は血液量と血圧を下げることである．

皮質の中間層は主に，**コルチゾン** cortisone や**コルチゾール** cortisol などの**糖質コルチコイド** glucocorticoids を生成する．糖質コルチコイドは，主に血糖値を上昇させることにより，正常な細胞代謝を促進し，長期的なストレス要因に身体が抵抗できるようにする．糖質コルチコイドの血中

濃度が高いと，脂肪やタンパク質さえも体細胞によって分解されてグルコースに変換され，血液中に放出される．このため，糖質コルチコイドは高血糖ホルモン（血糖値を上げるホルモン）であると言われている．糖質コルチコイドはまた，浮腫を軽減することによって炎症のより不快な影響を制御し，痛みの原因となるプロスタグランジンを阻害することによって痛みを軽減すると考えられる（表9.2，p. 316参照）．糖質コルチコイドはその抗炎症作用により，関節リウマチ患者の炎症を抑える薬として処方されることがよくある．糖質コルチコイドは，血中ACTHレベルの上昇に反応して副腎皮質から放出される．

男性でも女性でも，副腎皮質は生涯を通じて比較的少量の男性と女性の**性ホルモン** sex hormones を生成する．皮質の最内層で生成される性ホルモンの大部分は**アンドロゲン** androgens（男性ホルモン）であるが，一部の**エストロゲン** estrogens（女性ホルモン）も生成される．

ホメオスタシスの失調 9.6

すべての副腎皮質ホルモンの全般的な分泌不全は，日焼けに似た独特の青銅色の肌を特徴とする**アジソン病** Addisson's disease を引き起こす．アルドステロンレベルが低いため，ナトリウムと水分が身体から失われ，電解質と水分のバランスに問題が生じる．その結果，筋肉が弱くなり，ショック状態になる可能性がある．アジソン病のその他の徴候や症状は，低血糖，ストレスに対処する能力の低下（燃え尽き症候群），免疫系の抑制（それによる感染症への感受性の増加）など，糖質コルチコイドの欠乏レベルに起因する．糖質コルチコイドが完全に欠乏すると，生命は維持できなくなる．

分泌過剰の問題は，下垂体のACTH放出腫瘍または副腎皮質腫瘍に起因する可能性がある．結果として生じる状態は，関係する皮質領域によって異なる．皮質の最も外側の領域の活動亢進は**高アルドステロン症** hyperaldosteronism を引き起こす．過剰な水分とNa^+が保持され，高血圧や浮腫を引き起こす．K^+は，心臓や神経系の活動が混乱するほど失われる．腫瘍が皮質の中央領域にある場合，または患者が炎症性疾患に対抗するために糖質コルチコイドの薬理学的用量（体内に放出される量よりも多い量）を受けている場合，**クッシング症候群** Cushing's syndrome が発生する．糖質コルチコイドが過剰になると，腫れた「満月様顔貌」が現れ，背中上部に脂肪の「バッファローのこぶ」が現れる．その他の一般的かつ望ましくない影響としては，高血圧，高血糖（ステロイド糖尿病），骨の弱化（グルコースに変換するためにタンパク質が除去されるため），および免疫系の重度の低下が挙げられる．

性ホルモンが過剰に分泌されると，性別に関係なく**男性化** masculinization が起こる．成人男性の場合，これらの影響は隠蔽されている可能性があるが，女性の場合，結果はしばしば劇的なものになる．ひげが生え，体毛の分布が男性的な

パターンになるなどの影響がある．

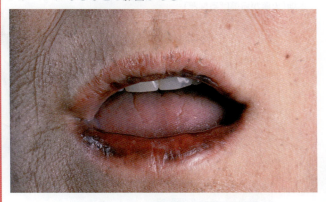
この人の唇にはアジソン病による色素沈着過剰がみられる．

確認してみよう
14. サイモシンやその他の胸腺ホルモンは，身体の保護にどのように役立つか？
15. より多くのNa^+を再吸収するように腎臓を刺激するホルモンはなにか？
16. 副腎皮質によって生成されるホルモンのグループのうち，抗炎症作用があり，長期的なストレス反応に関与するのはどれか？

（解答は付録A参照）

副腎髄質のホルモン

副腎髄質 adrenal medulla は，下垂体後葉と同様，神経組織の塊である．延髄が交感神経系ニューロンによって刺激されると，その細胞は**アドレナリン** adrenaline（**エピネフリン** epinephrine とも呼ばれる）と**ノルアドレナリン** noradrenaline（**ノルエピネフリン** norepinephrine とも呼ばれる）という2つの類似したホルモンを血流に放出する．これらのホルモンは総称して**カテコールアミン** catecholamines と呼ばれる．一部の交感神経系の神経細胞神経伝達物質としてノルアドレナリンを放出するため，副腎髄質は「誤って配置された交感神経系神経節」と考えられることがよくある．

身体的または感情的に脅かされている（または感じている）と，交感神経系がストレスの多い状況に対処するために「闘争か逃走」反応を引き起こす．刺激する器官の1つは副腎髄質で，文字通りそのホルモンを血流に送り込んで，交感神経系の神経伝達物質の効果を強化し，持続させる．カテコールアミンは心拍数，血圧，血糖値を上昇させ，肺の細い通路を拡張する．これらの現象により，血液中の酸素とブドウ糖が増加し，身体の臓器（最も重要なのは，脳，筋肉，心臓）への血液循環が速くなる．したがって，当面の仕事が戦うこと，炎症プロセスの開始，またはより

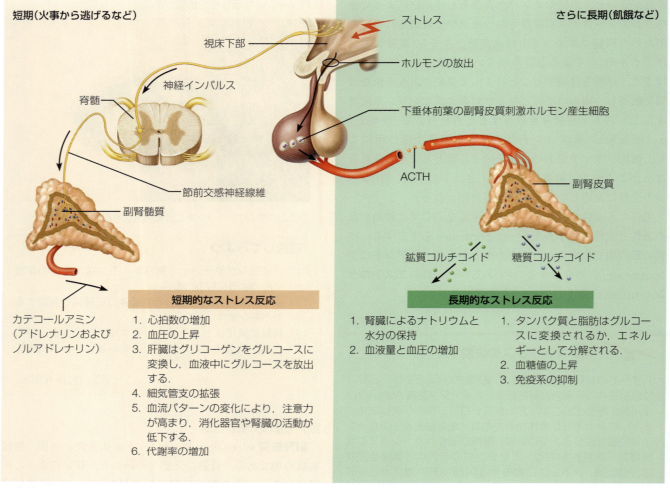

図 9.10　ストレス反応における視床下部，副腎髄質，副腎皮質の役割
通常の条件下では，ACTH は鉱質コルチコイド放出の弱い刺激物にすぎないことに注意する．

明確に考えるように警告することであるかどうかにかかわらず，身体は短期的なストレス要因にうまく対処できるようになる（図9.10）．

　副腎髄質のカテコールアミンは，短期的なストレスの多い状況に対処できるように身体を準備し，ストレス反応のいわゆる<u>警報の段階</u>を引き起こす．対照的に，糖質コルチコイドは副腎皮質によって生成され，家族の死や大手術など，長期または継続するストレス要因に対処するときに重要である．糖質コルチコイドは主にストレス反応の<u>抵抗の段階</u>で機能する．身体を保護することに成功すれば，問題は最終的には長続きするダメージを与えることなく解決される．ストレスが継続的に続くと，副腎皮質が単に「燃え尽きて」しまう可能性があり，これは通常致命的である（ストレス応答における糖質コルチコイドの役割も図9.10 に示す）．

 ホメオスタシスの失調 9.7

　副腎髄質の損傷または破壊は，交感神経系神経細胞が正常に機能し続ける限り，大きな影響はない．しかし，カテコールアミンの過剰分泌は，心拍数の上昇，高血圧，発汗傾向，非常にイライラしやすいなどの症状を引き起こす．カテコールアミン分泌細胞を外科的に除去すると，この状態が修正される．

9.2g　膵島

腹腔内で胃の近くに位置する**膵臓** pancreas（図9.3, p. 299 参照）には内分泌腺の部分と外分泌腺の部分がある．**ランゲルハンス島** islets of Langerhans とも呼ばれる**膵島** pancreatic islets は，膵臓の外分泌（酵素生成）組織のあいだに点在する内分泌（ホルモン生成）組織の小さな塊である．膵臓

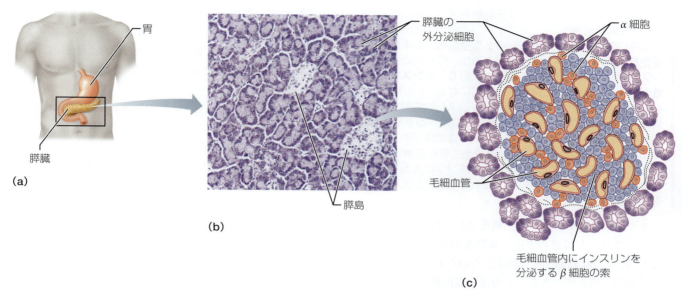

図 9.11　膵臓組織
(a) 胃および小腸に対する膵臓の位置. (b) 外分泌および内分泌(島)領域がはっきりと見える膵臓の顕微鏡写真(140倍). (c) 膵島の概略図. β細胞(青)はインスリンを生成する. α細胞(オレンジ色)はグルカゴンを生成する.

の外分泌部分，または腺房部分は，消化器系の一部として機能する(第14章を参照). ここでは膵島のみを考慮する.

外分泌細胞によって隔てられた島が100万個以上あるが，これらの小さな細胞の塊のそれぞれは，ホルモンを忙しく製造しながら臓器内の器官のように機能する. 膵島細胞によって産生される2つの重要なホルモンは，**インスリン** insulin と **グルカゴン** glucagon である.

膵島細胞は燃料センサーとして機能し，摂食状態および絶食状態中に適切にインスリンとグルカゴンを分泌する. 血液中のグルコース濃度が高いと，膵島の **β細胞** beta cell (図9.11)からのインスリンの放出が刺激される. インスリンはほぼすべての体細胞に作用し，細胞膜を通ってグルコースを取り込む能力を高める. 細胞内に入ると，グルコースはエネルギーとして酸化されるか，貯蔵のためにグリコーゲンまたは脂肪に変換される. インスリンはまた，これらの「使用する」または「保管する」活動を加速する. インスリンは血液中のブドウ糖を一掃するため，その効果は血糖値の低下であると言われている. 血糖値が低下すると，インスリン放出の刺激が終了する. これも，負のフィードバック制御の典型的なケースである. 多くのホルモンには血糖上昇作用があるが(いくつか例を挙げると，グルカゴン，糖質コルチコイド，アドレナリンなど)，血糖値を下げるホルモンはインスリンだけである. インスリンは体細胞によるグルコースの利用に絶対に必要である.

それがなければ，本質的にグルコースは使用される細胞に入ることができない.

ホメオスタシスの失調 9.8

インスリンがないと，血糖値(通常，血液100 mL 当たり80〜120 mg の範囲)は劇的に高いレベル(例えば，血液100 mL 当たり600 mg)に上昇する. このような場合，尿細管細胞がブドウ糖を十分に早く再吸収できないため，ブドウ糖が尿中にこぼれはじめる. ブドウ糖が身体から排出されると，水分も追随して脱水症状を引き起こす. この症状の臨床名は **糖尿病** diabetes mellitus で，文字通り，甘いもの(mel は「蜂蜜」の意)が身体から通過する，または吸い上げられる(diabetes はギリシャ語で「サイフォン」の意)ことを意味する. 細胞はグルコースを利用できないため，脂肪やタンパク質さえも分解されて，身体のエネルギー要件を満たすために使用される. その結果，体重が減少しはじめる. 体内タンパク質の損失は感染症と戦う能力の低下につながるため，糖尿病患者は良好な衛生状態を維持し，たとえ小さな切り傷や打撲傷であっても手当てしなければならない. エネルギーとして(糖の代わりに)大量の脂肪が使用されると，ケトン体(脂肪分解の中間生成物)が血液中に現れるため，血液は非常な酸性になる(**アシドーシス** acidosis). このタイプのアシドーシスは **ケトーシス** ketosis と呼ばれる. 修正しない限り，昏睡状態や死に至る可能性がある. 糖尿病の3つの主要な徴候は次のとおりである. (1) **多尿** polyuria：グルコースとケトン体を洗い流すための過剰な排尿. (2) **多飲** polydipsia：水分の喪失による過度の喉の渇き. (3) **多食** polyphagia：砂糖を摂取できず，体から脂肪やタンパク質が失われることによる飢餓．

軽度の糖尿病患者（ほとんどの2型糖尿病，つまり成人発症型糖尿病）はインスリンを生成するが，何らかの理由でインスリン受容体がそれに反応できなくなり，**インスリン抵抗性** insulin resistance と呼ばれる状況になる．2型糖尿病患者は，鈍化した膵島の活動を促し，インスリンに対する標的組織の感受性やグルコースの刺激効果に対するβ細胞の感受性を高める特別な食事療法または経口血糖降下薬で治療される．より重篤な1型（若年性）糖尿病患者の血糖値を調節するには，外部に装着したインスリンポンプによってインスリンを継続的に注入するか，慎重に計画したインスリン注射を1日中投与する．

グルカゴンはインスリンの拮抗薬として作用する．つまり，インスリンとは逆の方法で血糖値の調節に役立つ（図9.12）．膵島の**α細胞** alfa cells（図9.11c）による．その作用は基本的に高血糖である．その主な標的器官は肝臓であり，肝臓を刺激して，貯蔵されたグリコーゲンをグルコースに分解し，血液中にグルコースを放出する．グルカゴンの分泌低下または過剰に起因する重要な障害は知られていない．

> **確認してみよう**
> 17. ベラミーさんの夫が心臓発作を起こして入院している．彼女の血糖値は高いと予想されるか，正常であるか，それとも通常より低いと思うか？　それはなぜか？
> 18. インスリンとグルカゴンは両方とも膵臓ホルモンである．グルコースの細胞取り込みを刺激するのはどちらか？
>
> （解答は付録A参照）

9.2h 生殖腺

女性と男性の生殖腺（図9.3，p.299参照）は性細胞（外分泌機能）を生成する．また，副腎皮質細胞によって生成されるものと同じ性ホルモンも生成する．副腎性ホルモン生成との主な違いは，生成されるホルモンの供給源と相対量である．

卵巣のホルモン

女性の生殖腺，つまり**卵巣** ovaries は対になっており，アーモンドよりわずかに大きい器官で，骨盤腔内にある．卵巣は，女性の性細胞（卵）を生成することに加えて，**エストロゲン** estrogen と**プロゲステロン** progesterone という2つのグループのステロイドホルモンを生成する．

エストロゲンは単独で，女性の性的特徴の発達（主に生殖器官の成長と成熟）と，思春期における二次性徴（例えば，陰部や腋窩部の毛）の出現に関与する．エストロゲンはプロゲステロンと作用して，乳房の発育と子宮内膜の周期的変化（**月経周期** menstrual cycle，または**月経** menstruation）を促進する．

すでに述べたように，プロゲステロンはエストロゲンと作用して月経を引き起こす．妊娠中は，移植された胎児が流産しないように子宮の筋肉を静め，乳房組織を授乳に向けて準備するのに役立つ．

卵巣は，下垂体前葉の性腺刺激ホルモンによって刺激されて，エストロゲンとプロゲステロンを周期的に放出する．このフィードバックサイクルと卵巣の構造，機能，制御については第16章で詳しく説明するが，卵巣ホルモンの分泌不足は女性の妊娠および出産能力を著しく妨げることに留意しよう．

精巣のホルモン

男性の一対の卵形の**精巣** testis は，骨盤腔の外にある嚢，陰嚢の中に吊り下げられている．男性の性細胞，つまり精子に加えて，精巣は男性ホルモン，つまり**アンドロゲン** androgens も生成するが，そのなかで**テストステロン** testosterone が最も重要である．思春期になると，テストステロンは生殖器の成長と成熟を促進し，若者の生殖に向けた準備を整える．また，男性の二次性徴（ひげの成長，太い骨や筋肉の発達，声の低さ）が現れ，男性の性欲が刺激される．

成人では，テストステロンは精子の継続的な生産に必要である．分泌不全の場合，男性は不妊になる．このような場合は通常，テストステロン注射によって治療される．テストステロンの生成は，LHによって特異的に刺激される（生殖器系を扱う第16章には，精巣の構造と外分泌機能に関する詳細な情報が含まれている）．

表9.1は，主要な内分泌腺とそのホルモンの一部をまとめたものである．

> **確認してみよう**
> 19. 思春期に少女の生殖器官を成熟させる生殖腺ホルモンはどれであるか？　エストロゲンかプロゲステロンか？
>
> （解答は付録A参照）

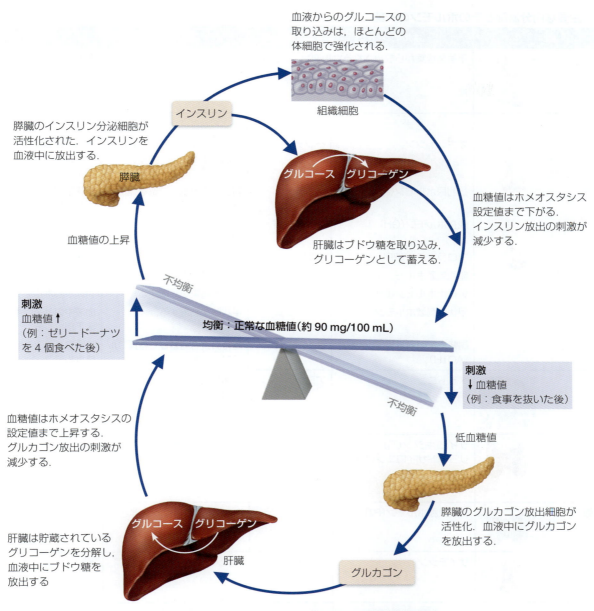

図 9.12 膵臓ホルモンが関与する負のフィードバック機構による血糖値の調節

> **図 9.12 Q** グルカゴンの血中濃度が上昇すると，肝臓のグリコーゲンの合成および貯蔵能力はどうなるか？
> （解答は付録 A 参照）

表9.1 主要な内分泌腺とそのホルモンの一部

腺	ホルモン	化学的な分類*	主な作用	調節因子
視床下部	下垂体後葉から放出されるホルモン．下垂体前葉を調節するホルモンの放出と抑制（下記参照）．			
下垂体				
• 後葉（視床下部によって作られるホルモンを放出する）	オキシトシン	ペプチド	子宮の収縮と母乳の射乳反射を刺激する．	子宮の伸張や赤ちゃんの授乳に反応する神経系（視床下部）
	抗利尿ホルモン（ADH）	ペプチド	腎臓による水分貯留を促進する．	視床下部，水分と塩分のアンバランスに反応
• 前葉	成長ホルモン（GH）	タンパク質	成長（特に骨と筋肉）と代謝を刺激する．	視床下部の放出および抑制ホルモン
	プロラクチン（PRL）	タンパク質	乳汁生産を刺激する．	視床下部ホルモン
	卵胞刺激ホルモン（FSH）	タンパク質	卵と精子の生成を刺激する．	視床下部ホルモン
	黄体化ホルモン（LH）	タンパク質	卵巣と精巣を刺激する．	視床下部ホルモン
	甲状腺刺激ホルモン（TSH）	タンパク質	甲状腺を刺激する．	血液中のサイロキシン．視床下部ホルモン
	副腎皮質刺激ホルモン（ACTH）	タンパク質	副腎皮質を刺激して糖質コルチコイドを分泌させる．	糖質コルチコイド，視床下部ホルモン
松果体	メラトニン	アミン	生体リズム（1日および季節）に関係する．	明暗サイクル
甲状腺	サイロキシン（T$_4$）およびトリヨードサイロニン（T$_3$）	アミン	新陳代謝を刺激する．	TSH
	カルシトニン	ペプチド	血中の Ca^{2+} レベルを低下させる．	血中の Ca^{2+} 濃度
副甲状腺	副甲状腺ホルモン（PTH）	ペプチド	血中の Ca^{2+} 濃度を上昇させる．	血中の Ca^{2+} 濃度
胸腺	サイモシン	ペプチド	Tリンパ球の「プログラム」**．	不明
副腎				
• 副腎髄質	アドレナリンとノルアドレナリン	アミン	血糖値を上げる．代謝率の増加．特定の血管を収縮させる．	神経系（交感神経系）
• 副腎皮質	糖質コルチコイド	ステロイド	血糖値の上昇．	ACTH
	鉱質コルチコイド	ステロイド	腎臓における Na$^+$ の再吸収と K$^+$ の排泄を促進する．	血液量または血圧の変化．血中の K$^+$ または Na$^+$ レベル
	アンドロゲンとエストロゲン（生殖腺の項目を参照）			
膵臓	インスリン	タンパク質	血糖値を下げる．	血中の血糖値
	グルカゴン	タンパク質	血糖値を上げる．	血中の血糖値

表 9.1（続き） 主要な内分泌腺とそのホルモンの一部

腺	ホルモン	化学的な分類*	主な作用	調節因子
生殖腺				
・精巣	アンドロゲン	ステロイド	精子の形成をサポートする．男性の第二次性徴の発達と維持．	FSHとLH
・卵巣	エストロゲン	ステロイド	子宮内膜の成長を刺激する．女性の第二次性徴の発達と維持．	FSHとLH
	プロゲステロン	ステロイド	子宮内膜の成長を促進する．	FSHとLH

* ステロイドとして示されていないホルモンの分類はアミノ酸が主体である．
** 訳者注：サイモシンは胸腺以外からも分泌され，さまざまな作用をもつと考えられている．

9.3 ほかのホルモン産生組織および器官

学習目標
- 腎臓，胃と腸，心臓，胎盤の内分泌の役割を示すことができる．

主要な内分泌器官のほかに，ホルモン生成細胞の場所は脂肪組織や小腸，胃，腎臓，心臓の壁などにも存在する．これらの臓器の主な機能はホルモン生成とはほとんど関係がない．これらのホルモンのほとんどについては後の章で説明するため，その主な特徴のみを**表 9.2**にまとめてある．

胎盤 placenta は，妊婦の子宮内に一時的に形成される注目すべき器官である．胎児への呼吸器，排泄器官，栄養供給器官としての役割に加えて，妊娠を維持し，赤ちゃんの出産への道を開くのに役立ついくつかのタンパク質ホルモンやステロイドホルモンも生成する．

妊娠の非常に初期には，**ヒト絨毛性ゴナドトロピン** human chorionic gonadotropin（hCG）と呼ばれるホルモンが発育中の胚によって産生され，次に胎盤の胎児部分によって産生される．LHと同様に，hCGは卵巣を刺激してエストロゲンとプロゲステロンの生成を継続し，月経中に子宮内膜が剝がれ落ちないようにする（市販されている家庭用妊娠検査薬は，女性の尿中のhCGの存在を検査する）．3か月目では，胎盤がエストロゲンとプロゲステロンを生成する仕事を引き継ぎ，卵巣は残りの妊娠期間中活動しなくなる．エストロゲンとプロゲステロンの血中濃度が高いと，子宮内膜が維持され（つまり妊娠），乳房が母乳を生産する準備が整う．**ヒト胎盤ラクトゲン** human placental lactogen（hPL）は，乳房の授乳準備においてエストロゲンおよびプロゲステロンと協力してはたらく．別の胎盤ホルモンである**リラキシン** relaxin は，母親の骨盤靱帯と恥骨結合を弛緩させてより柔軟にし，出産を容易にする．

9.4 内分泌系の発生・発達・老化

学習目標
- 老化が内分泌系と身体のホメオスタシスに及ぼす影響を説明することができる．

内分泌腺の胚の発達はさまざまである．下垂体は，口腔の上皮および視床下部の神経組織突起に由来する．松果体は完全に神経組織である．ほぼすべての上皮腺は，消化管の粘膜の小さな袋状の突起として発達する．これらは，甲状腺，胸腺，膵臓である．生殖腺，副腎，副甲状腺の形成ははるかに複雑なので，ここでは考慮しない．

内分泌腺の完全な機能不全を除けば，ほとんどの内分泌器官は老年になるまで順調に機能しているようである．中年後期になると，卵巣の効率が低下しはじめ，**閉経** menopause（「人生の変化」）が起こる．この期間中，女性の生殖器官は萎縮しはじめ，子どもを産む能力が失われる．エストロゲン欠乏に関連する問題としては，動脈硬化，骨粗鬆症，肌の弾力性の低下，「ほてり」を引き起こす交感神経系のはたらきの変化などが起こりはじめる．さらに，疲労，神経過敏，うつ病などの気分の変化もよく見られる．男性にはそのような劇的な変化は起こらないようである．実際，多くの男性は生涯を通して生殖能力を維持しており，テストステロンが依然として十分な量で生成されていることを示している．

内分泌系全体の効率は，高齢になると徐々に低下する．加齢に伴う女性の顕著な変化は，女性ホルモンのレベルの低下によるものであり，下垂体前葉からの成長ホルモンの分泌が低下することに疑いの余地はなく，これが高齢者の筋萎縮を部分的に説明する．高齢者はストレスや感染症に

表9.2 主要な内分泌器官以外の器官によって産生されるホルモン

ホルモン	化学組成	分泌器官・組織	分泌の刺激	対象器官・効果
プロスタグランジン(PG).文字A～I(PGA～PGI)で示されるいくつかのグループ	脂肪酸分子由来	ほぼすべての体細胞の細胞膜	さまざま(局所の刺激,ホルモンなど)	ターゲットは多数あるが,放出部位では局所的に作用する.効果の例は次のとおりである.血管収縮薬として作用することにより血圧を上昇させる.気道の狭窄を引き起こす.子宮の筋肉を刺激し,月経痛や陣痛を促進する.血液凝固を促進する.炎症と痛みを促進する.胃による消化分泌物の排出量を増加させる.発熱を引き起こす.
ガストリン	ペプチド	胃	食物	胃:腺を刺激して塩酸(HCl)を放出する.
腸ガストリン	ペプチド	小腸の十二指腸(最初の部分)	食物,特に脂肪	胃:胃腺と運動性を刺激する.
セクレチン	ペプチド	十二指腸	食物	膵臓:重炭酸塩を豊富に含む膵液の放出を刺激する. 肝臓:胆汁の放出を増加させる. 胃:分泌物と運動性が低下する.
コレシストキニン(CCK)	ペプチド	十二指腸	食物	膵臓:酵素が豊富な液体の放出を刺激する. 胆嚢:貯蔵された胆汁の排出を刺激する. 十二指腸乳頭(小腸の入口点):括約筋を弛緩させ,胆汁と膵液が十二指腸に入るようにする.
エリスロポエチン	糖タンパク質	腎臓	低酸素症(低酸素レベル)	骨髄:赤血球の生成を刺激する.
活性型ビタミンD_3	ステロイド	腎臓(表皮細胞によって作られるプロビタミンDを活性化する)	PTH	腸:腸の細胞膜を通過する食事性Ca^{2+}の能動輸送を刺激する.
心房性ナトリウム利尿ペプチド(ANP)	ペプチド	心臓	心臓の心房の伸張	腎臓:ナトリウムイオンの再吸収とレニンの放出を阻害する. 副腎皮質:アルドステロンの分泌を阻害し,血液量と血圧を低下させる.
レプチン	ペプチド	脂肪組織	脂肪の多い食物	脳:食欲を抑制し,エネルギー消費を増加させる.
レジスチン	ペプチド	脂肪組織	未知	脂肪,筋,肝臓:肝細胞に対するインスリンの作用に拮抗する.

対する抵抗力が低下している.

　この抵抗力の低下は,防御ホルモンの過剰生産または過少生産が原因である可能性がある.どちらもストレス防御の平衡を「狂わせ」,全身の代謝を変化させるためである.さらに,殺虫剤,工業用化学物質,ダイオキシン,その他の土壌および水の汚染物質への曝露により内分泌機能が低下し,これが国内の特定地域における高齢者のがん発生率の高さを説明している可能性がある.高齢者は軽度の甲状腺機能低下症であることがよくある.すべての高齢者はインスリン産生がある程度低下しており,2型糖尿病はこの年齢層で最も一般的である.

> **確認してみよう**
> 20. 消化に関連するホルモンの重要な供給源となる2つの消化器系器官はどれか？
> 21. 卵巣と同じホルモンを生成する一時的な器官はなにか？
> 22. 女性の閉経につながる内分泌器官の不全はどれか？
> 23. 高齢者では,どのホルモンのレベルの低下が筋萎縮に関連しているか？ 女性の骨粗鬆症では？
>
> （解答は付録A参照）

器官系の協調

ホメオスタシスからみた内分泌系と他の器官系との関係

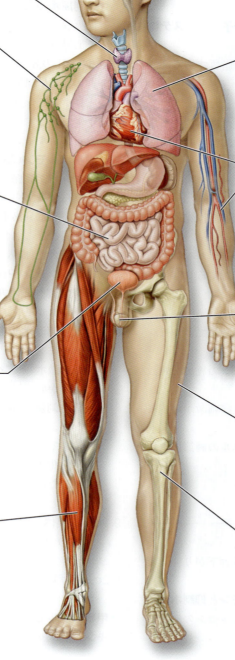

内分泌系

リンパ系/免疫
- 胸腺ホルモンによって「プログラム」されたリンパ球がリンパ節に播種する。糖質コルチコイドは免疫反応と炎症を抑制する。
- リンパはホルモンの輸送経路を提供する。

消化器系
- 局所の胃腸(GI)ホルモンはGI機能に影響を与える。食事からカルシウムを吸収するために、活性型ビタミンDが必要である。カテコールアミンは消化器系の活動に影響を与える。
- 消化器系は内分泌器官に栄養を供給する。

泌尿器系
- アルドステロンとADHは腎機能に影響を与える。腎臓から放出されるエリスロポエチンは赤血球の形成を促進する。
- 腎臓はビタミンD(ホルモンと考えられている)を活性化する。

筋系
- 成長ホルモンは正常な筋肉の発達に不可欠である。ほかのホルモン〔サイロキシン(T_4)やカテコールアミン〕は筋肉の代謝に影響を与える。
- 筋肉系は一部の内分泌腺を機械的に保護する。筋肉活動はカテコールアミンの放出を促進する。

神経系
- 多くのホルモン(成長ホルモン、T_4、性ホルモン)が神経系の正常な成熟と機能に影響を与える。
- 視床下部は下垂体前葉の機能を制御し、2つのホルモンを分泌する。

呼吸器系
- アドレナリンは換気に影響を与える(細気管支を拡張する)。
- 呼吸器系は酸素を供給する。二酸化炭素を処分する。肺の変換酵素はアンジオテンシンIをアンジオテンシンIIに変換する。

心臓血管系
- いくつかのホルモンが血液量、血圧、心臓の収縮性に影響を与える。エリスロポエチンは赤血球の生成を刺激する。
- 血液はホルモンの主な輸送媒体である。心臓は心房性ナトリウム利尿ペプチドを生成する。

生殖器系
- 視床下部、下垂体前葉、生殖腺ホルモンは生殖システムの発達と機能を指示する。オキシトシンとプロラクチンは出産と授乳に関与する。
- 生殖腺ホルモンがフィードバックして内分泌系の機能に影響を与える。

外皮系(皮膚)
- アンドロゲンは皮脂腺を活性化する。エストロゲンは肌の水分量を増加させる。
- 皮膚はビタミンDの前駆体(コレカルシフェロールまたはプロビタミンD)を生成する。

骨格系
- PTHは血中カルシウム濃度の調節に重要である。成長ホルモン、T_3、T_4、および性ホルモンは、正常な骨格の発達に必要である。
- 骨格は一部の内分泌器官、特に脳、胸部、骨盤の内分泌器官を保護する。

要約

9.1 内分泌系とホルモン機能：概要(pp. 296〜299)

- **内分泌系**：身体の主要な制御システム．生成物を血液中に直接分泌する一連の**導管をもたない腺**で構成されている．
  - **ホルモン**の作用を通じて，成長と発育，代謝，生殖，身体防御を制御する．

9.1a. ホルモンの化学
- ほぼすべてのホルモンは**アミノ酸系の分子**または**ステロイド**である．
- **プロスタグランジン**は局所的に作用する脂質である．

9.1b. ホルモン作用
- ホルモンは，なにかをオンまたはオフにしたり，イオンチャネルを開閉したり，酵素を活性化または不活化したりすることによって，**標的細胞**または**標的器官**の代謝活動を変化させる．
  - アミノ酸系のホルモン(甲状腺ホルモンを除く)は**セカンドメッセンジャー**を通じて作用する．
  - ステロイドホルモンは，直接的な遺伝子活性化またはセカンドメッセンジャーを介して作用する．
- 標的器官がホルモンに応答する能力には，ホルモンが結合する細胞内または細胞上にホルモンに対する受容体が存在する必要がある．

9.1c. ホルモン放出を制御するための刺激
- ホルモン刺激：ホルモンが別の臓器を刺激してホルモンを放出する．
- 体液性刺激：なにかの血中濃度がホルモンの放出を刺激する．
- 神経刺激：交感神経ニューロンによる直接刺激がホルモン放出を知らせる．
- **負のフィードバック**は血中ホルモンレベルの調節に重要である．

9.2 主な内分泌器官(pp. 299〜315)

9.2a. 下垂体と視床下部
- **下垂体**は茎によって脳の**視床下部**から垂れ下がり，骨で囲まれている．
  - 視床下部によって作られる**放出ホルモン**と**抑制ホルモン**は，下垂体前葉によって作られるホルモンの放出を調節する．
  - 視床下部はまた，視床下部**神経分泌細胞**の軸索に沿って下垂体後葉に輸送され，貯蔵され，後に放出される2つのホルモンを生成する．
- 下垂体後葉は視床下部ホルモンを貯蔵し，指令に応じて放出する神経組織である．
  - **オキシトシン**：強力な子宮収縮を刺激し，授乳中の女性の母乳の射出を引き起こす．
  - **抗利尿ホルモン(ADH)**：尿細管細胞に体内の水分を再吸収させて保存させ，血管を収縮させることで血圧を上昇させる(**バソプレシン**とも呼ばれる)．
    - ADHの分泌低下は**尿崩症**を引き起こす．
- 下垂体前葉は腺組織である．
  - 成長ホルモンとプロラクチンを除いて，下垂体前葉のホルモンはすべて**刺激ホルモン**であり，ほかの腺を刺激してホルモンを分泌させる．
  - **成長ホルモン(GH)**：全身の成長を促進する同化作用とタンパク質保存ホルモン．主な影響は骨格筋と骨に向けられる．
    - 小児期に分泌不全を治療しないと，**下垂体性小人症**が引き起こされる．過剰分泌は**巨人症**(小児期)と**先端巨大症**(成人期)を引き起こす．
  - **プロラクチン(PRL)**：母乳の生成を刺激する．
  - **副腎皮質刺激ホルモン(ACTH)**：副腎皮質を刺激してそのホルモン，主に糖質コルチコイドを放出する．
  - **甲状腺刺激ホルモン(TSH)**：甲状腺を刺激して甲状腺ホルモンを放出する．
  - **性腺刺激ホルモン**には，FSHおよびLHが含まれる．どちらかの分泌不全は**不妊症**を引き起こす．
    - **卵胞刺激ホルモン(FSH)**：卵胞の発育と女性の卵巣によるエストロゲンの産生(思春期)を刺激する．精巣での精子の生成を促進する．
    - **黄体化ホルモン(LH)**：排卵(思春期)を刺激し，破裂した卵胞にプロゲステロンを生成させる．精巣を刺激してテストステロンを生成する．

9.2b. 松果体
脳の第三脳室の後方に位置し，睡眠と覚醒のサイクルに影響を与える**メラトニン**を放出する．

9.2c. 甲状腺
喉の前部に位置し，甲状腺ホルモンとカルシトニンという2つのホルモンを生成する．
- 甲状腺ホルモンは甲状腺**濾胞**によって産生され，**サイロキシン(T_4)** と**トリヨードサイロニン(T_3)** の2つの形態

がある．どちらも活性化するにはヨウ素が必要である．
- サイロキシンは身体の主要な代謝ホルモンであり，細胞がグルコースを酸化する速度を高める．正常な成長と発達に必要である．
- ヨウ素の欠乏は，不活性な甲状腺ホルモンの蓄積によって生じる**甲状腺腫**を引き起こす．
- サイロキシンの分泌不全は，小児では**クレチン症**，成人では**粘液水腫**を引き起こす．
- 分泌過剰は，**バセドウ病**（しばしば**眼球突出**を特徴とする）またはほかの形態の甲状腺機能亢進症によって引き起こされる．
- **カルシトニン**は，高い血中カルシウムイオン（Ca^{2+}）レベルに反応して，甲状腺濾胞を取り囲む**濾胞傍細胞**によって放出される．その結果，カルシウムが骨に沈着する．

9.2d. 副甲状腺：甲状腺の後面に位置する4つの小さな腺．
- 血中 Ca^{2+} レベルの低下に反応して**副甲状腺ホルモン（PTH）**を放出する副甲状腺．
  - 破骨細胞が刺激されて，骨からカルシウムが血液中に放出される．
- PTHの分泌不足は**テタニー**を引き起こす．
- 過剰分泌は極度の骨の消耗と骨折を引き起こす．

9.2e. 胸腺：胸部の上部にある．身体防御のためにTリンパ球の成熟を促進するホルモンという**サイモシン**を分泌する（訳者注：サイモシンはほかの臓器でも分泌され，種々の機能があることがわかっている）．

9.2f. 副腎：腎臓の上にある一対の腺．各腺には皮質と髄質という2つの機能的な内分泌部分がある．
- **副腎皮質**は，総称して**コルチコステロイド**と呼ばれる次のようなステロイドホルモンを生成する．
  - **鉱質コルチコイド：アルドステロン**は，腎臓によるナトリウムイオン（Na^+）の再吸収とカリウムイオン（K^+）の分泌を制御する．
    - 放出は主に血中の低 Na^+ および/または高 K^+ レベルによって刺激される．
    - レニン-アンジオテンシンⅡシステムによっても放出が刺激され，血液量と圧力が増加する．
    - **心房性ナトリウム利尿ペプチド（ANP）**に拮抗し，血液量と血圧を低下させる．
    - ナトリウムが行くところには水が続く．
  - **糖質コルチコイド**：血糖値を上昇させ，炎症反応を抑制することで，身体が長期的なストレスに抵抗できるようにする．
    - **コルチゾン**と**コルチゾール**は，このカテゴリーの主要なホルモンである．
  - **性ホルモン**（主に**アンドロゲン**と一部のエストロゲン）は生涯を通じて少量生成される．
  - 副腎皮質の全般的な活動低下は**アジソン病**を引き起こす．
  - 分泌過剰は**高アルドステロン症，クッシング症候群，男性化**を引き起こす可能性がある．
- **副腎髄質**は，交感神経系の刺激に反応して**カテコールアミン（アドレナリンとノルアドレナリン）**を生成する．
  - ホルモンは，短期的なストレスに対する「闘争か逃走」（交感神経系）反応の影響を強化し，延長させる．
  - 過剰分泌は交感神経系の過剰活動に典型的な症状を引き起こす．

9.2g. 膵島：ランゲルハンス島とも呼ばれる**膵島**は，胃に近い腹部に位置する膵臓の内分泌細胞である．**膵臓**は混合腺（訳者注：内分泌部分と外分泌部分がある，という意味）である．
- 膵島はインスリンとグルカゴンを血液中に放出する．
  - **インスリン**は，血糖値の上昇に反応して**β細胞**によって放出される．
    - 体細胞によるグルコースの取り込みと代謝の速度を高める．
    - インスリンの分泌不全により**糖尿病**が引き起こされ，身体の代謝に重大な支障をきたす．基本的な徴候は**多尿，多飲，多食**である．
    - 糖尿病の管理が不十分だと，**アシドーシス**の一種である**ケトーシス**を引き起こす可能性がある．
  - **グルカゴン**は，血糖値の低下に反応して**α細胞**によって放出される．
    - 肝臓を刺激してブドウ糖を放出し，血糖値を上昇させる．

9.2h. 生殖腺
- 女性の**卵巣**は2つのホルモンを放出する．
  - **エストロゲン**：FSHの刺激を受けて，思春期以降，卵胞から放出される．
    - 女性の生殖器官の成熟と二次性徴を刺激する．
    - プロゲステロンと協力して**月経周期**，または**月経**を引き起こす．
  - **プロゲステロン**：血中LHレベルの上昇に反応して卵巣から放出される．
    - エストロゲンと協力して月経周期を引き起こす．
- 男性の**精巣**は，思春期にLH刺激に反応して**テストステロン**を生成しはじめる．
  - テストステロンは，男性の生殖器官の成熟，男性の二

次性徴，精巣による精子の生成を促進する．
- 生殖腺ホルモンの分泌不全は，女性と男性の両方に不妊をもたらす．

9.3 ほかのホルモン産生組織および器官(p. 315)

- 胃，小腸，腎臓，心臓など，全体的な機能において一般に内分泌機能をもたないいくつかの臓器には，ホルモンを分泌する細胞がある．
- **胎盤**は妊婦の子宮内に形成される一時的な臓器である．
  - 主な内分泌の役割：エストロゲンとプロゲステロンを生成し(**ヒト絨毛性ゴナドトロピン**によって刺激される)，妊娠を維持し，乳房の授乳準備を整える(**ヒト胎盤ラクトゲン**と併用)．
  - **リラキシン**：骨盤靱帯と恥骨結合関節を弛緩させ，出産経路を容易にする胎盤ホルモン．

9.4 内分泌系の発生・発達・老化(pp. 315〜316)

- **閉経**期における女性の卵巣機能の低下は，骨粗鬆症，動脈硬化の可能性の増加，気分の変化などの症状を引き起こす．
- すべての内分泌腺の効率は加齢とともに徐々に低下する．
  - 糖尿病の発生率，免疫系の低下，代謝率の低下，がんの発生率の増加につながる．

復習問題

▶ **選択問題**
（正解が複数の場合もある）

1. 身体の主要な内分泌器官に当てはまるのはどれか？
   a. 非常に大きな臓器になる傾向がある
   b. 互いに密接に関係している
   c. すべてが同じ機能(消化)に寄与する
   d. 身体の正中線近くに位置する傾向がある
2. ホルモンに関して一般的に当てはまるのはどれか？
   a. 外分泌腺がそれらを生成する
   b. それらは血液に乗って体中を巡る
   c. それらはホルモンを産生しない器官にのみ影響を与える
   d. すべてのステロイドホルモンは，体内で非常によく似た生理学的効果を引き起こす
3. 次のホルモンのうち，ニューロンによって分泌されるものはどれか？
   a. オキシトシン
   b. インスリン
   c. ADH
   d. コルチゾール
4. 心臓から分泌されるホルモンであるANPと全く逆の機能をもち，副腎皮質の最も外側のゾーンから分泌されるホルモンはなにか？
   a. アドレナリン
   b. コルチゾール
   c. アルドステロン
   d. テストステロン
5. 血糖値を上昇させるために直接的または間接的に作用するホルモンには，次のうちどれが含まれるか？
   a. GH
   b. コルチゾール
   c. インスリン
   d. ACTH
6. 高血圧は，次のどの物質の過剰分泌が原因である可能性があるか？
   a. サイロキシン
   b. コルチゾール
   c. アルドステロン
   d. ADH
7. ミネラル(塩)レベルを調節するホルモンは次のうちどれか？
   a. カルシトニン
   b. アルドステロン
   c. 心房性ナトリウム利尿ペプチド
   d. グルカゴン

8. 炎症を抑える薬として投与されるのは次のうちどれか？
   a. アドレナリン
   b. コルチゾール
   c. アルドステロン
   d. ADH
9. 甲状腺の機能に必要な要素は次のうちどれか？
   a. カリウム
   b. ヨウ素
   c. カルシウム
   d. マンガン
10. 図に示されているホルモンシグナル伝達経路では，＿＿＿は最初のメッセンジャーであり，＿＿＿は細胞活動の変化を知らせるセカンドメッセンジャーである．

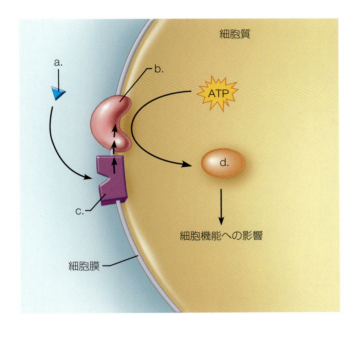

▶記述問題

11. この画像でどのようなホルモン作用のメカニズムが起こっているのか説明しなさい．どのように機能するか？ このメカニズムを利用するホルモンの例を挙げなさい．

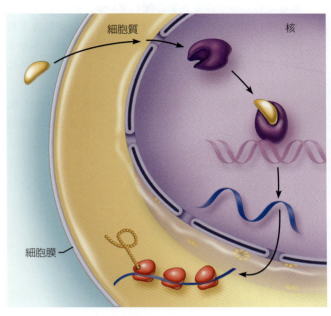

12. ホルモンの化学的性質について説明しなさい．
13. 内分泌腺が刺激されてホルモンが放出されるそれぞれの方法について，1つの例を示しなさい．
14. 以下の内分泌器官のそれぞれの身体の位置を説明しなさい．
    ［下垂体前葉，松果体，胸腺，膵臓，卵巣，精巣］
    次に，各臓器について，そのホルモンの名前と，身体のプロセスに対するその影響を答えなさい．最後に各ホルモンについて，その分泌過剰または分泌不足による重要な結果を列挙しなさい．
15. ストレス反応において重要な内分泌を生成する腺（または領域）を2つ挙げて，それらが重要である理由を説明しなさい．
16. 下垂体前葉はマスター内分泌腺とよく呼ばれるが，これにも「マスター」が存在する．下垂体前葉によるホルモンの放出を制御しているのはなにか？
17. インスリンのホルモン拮抗薬を3つとPTHのそれを1つを挙げなさい．
18. 2つのホルモンは，身体の体液と電解質のバランスの調節に密接に関与している．それらに名前を付けて，それらが共通の標的器官に及ぼす影響を説明しなさい．

クリティカル・シンキングと臨床応用の問題

19. 14歳のミーガンさんの両親は，ミーガンさんの身長がわずか約 122 cm で，両親の身長が約 182 cm 近くあるため，彼女の身長を心配している．医師による検査の後，ミーガンさんには特定のホルモンが処方された．考えられる診断はなにか？ どのようなホルモンが処方されたか？ なぜミーガンさんは通常の身長に達するかもしれないと予想されるか？

20. フローレスさんは妻の緊張，動悸，過度の発汗を心配して妻をクリニックに連れて行った．検査では高血糖と高血圧が示された．どのホルモンが過剰に分泌されていると考えられるか？ 原因はなにか？ 甲状腺の問題を除外できる物理的要因はなにか？

21. 40歳のメリッサさんは，顔の腫れと背中と腹部の異常な脂肪の沈着に悩みクリニックを訪れた．彼女はあざができやすいと報告した．血液検査では血糖値の上昇が示された．あなたの診断はなにか？ またどの内分泌腺が問題の原因となっている可能性があるか？

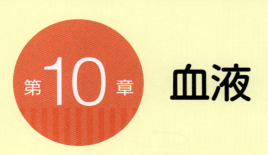

第10章 血液

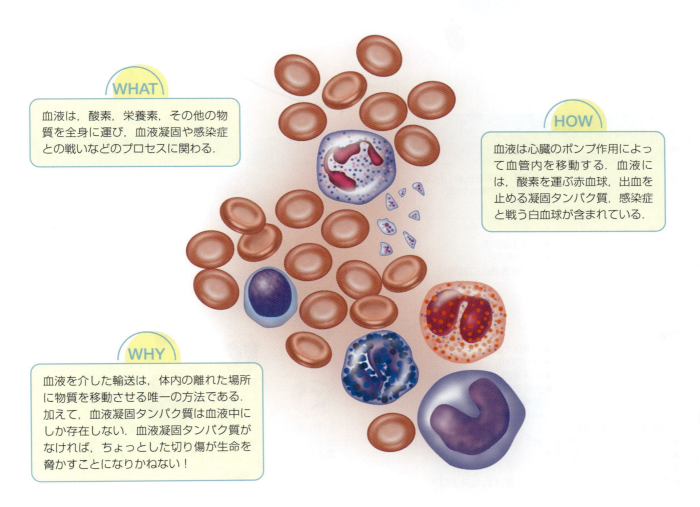

WHAT
血液は，酸素，栄養素，その他の物質を全身に運び，血液凝固や感染症との戦いなどのプロセスに関わる．

HOW
血液は心臓のポンプ作用によって血管内を移動する．血液には，酸素を運ぶ赤血球，出血を止める凝固タンパク質，感染症と戦う白血球が含まれている．

WHY
血液を介した輸送は，体内の離れた場所に物質を移動させる唯一の方法である．加えて，血液凝固タンパク質は血液中にしか存在しない．血液凝固タンパク質がなければ，ちょっとした切り傷が生命を脅かすことになりかねない！

　血液 blood は「生命の川」のように，私たちの身体の中を流れ，栄養，老廃物（体内からの除去のため），体温など，生命の維持に必要なあらゆる物質を，血管を通して運搬している．現代医学が発達するずっと前から，血液には魔力があると考えられていた．なぜなら，血液が体内から失われると，命までも失われてしまうからである．
　この章では，生体を維持するのに必要不可欠な血液の組成と機能について学ぶ．血液の循環については第11章で説明する．

10.1 血液の組成と機能

学習目標
- 血液全体の成分と量を説明することができる．
- 血漿の成分と，生体における血漿の重要性を説明することができる．

　血液は唯一，身体内で流動性をもつ特別な組織である．血液は均質な濃い液体にみえるが，顕微鏡で観察すると，有形成分と液体成分から成り立っていることがわかる．

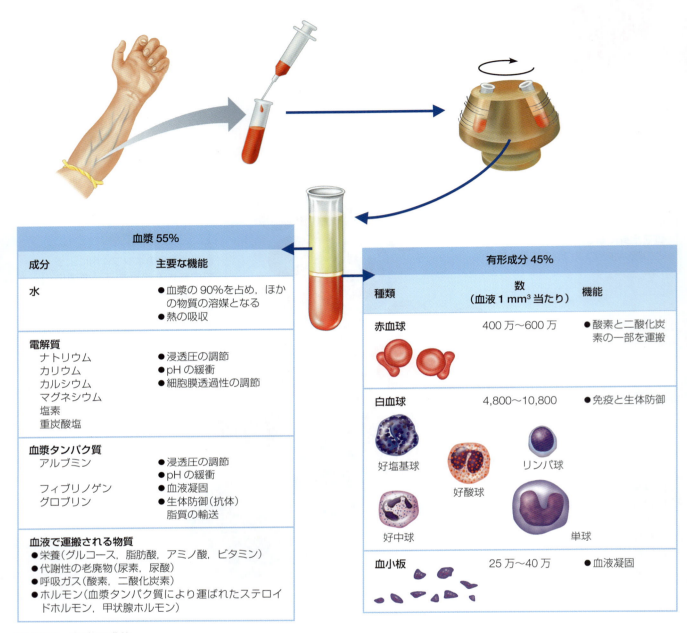

図10.1 血液の成分

 図10.1 Q　血漿タンパク質の低下は，血漿量にどう影響するか？

（解答は付録A参照）

10.1a　血液の成分

血液は，生きた血液細胞や**有形成分** formed element が，**血漿** plasma と呼ばれる無生物性の液状基質の中に浮遊しているという点において，本質的には結合組織である．ただ，ほかの結合組織にみられる典型的な膠原線維や弾性線維は血液中には存在しない．しかし，血液が凝固するときには，溶解していたタンパク質がフィブリンの線維として現れるのである．

血液を遠心分離すると，血漿は上部に集まり，より重い有形成分は底に沈む（図10.1）．底に沈んだ部分は赤みがかっており，そのほとんどは赤血球である．赤血球は有形

成分で，酸素を運搬する．図10.1 で，赤血球の赤い部分と血漿のあいだにかろうじてみえる白いうすい層は**バフィコート** buffy coat と呼ばれ，血液中の残りの有形成分である白血球と血小板を含む．白血球はさまざまな方法で生体を防御する．血小板は細胞の断片で，血液凝固に関与している．赤血球は，血液全体の 45％を占める．この割合を**ヘマトクリット**＊ hematocrit という．白血球と血小板は合わせて 1％以下であり，残りの 55％は血漿からなる．

10.1b 血液の物理的特性と量

血液はどろりとした不透明な液体であり，有形成分を含むため水よりも重く，粘稠度は水の 5 倍以上である．血液の色は酸素の含有量によって，鮮紅色（酸素に富む）から暗赤色（酸素に乏しい）まで変化する．血液は金属性でしょっぱい特有の味がする（子どもの頃からこの味はしばしば味わったものだ）．血液は弱アルカリ性に傾いており，pH は 7.35〜7.45 である．血液の温度は，血液が血管内を流れるときに生じる摩擦のために，体温よりも常に少し高い（38℃）．

血液量は体重の 8％を占め，健康な成人では 5〜6 L ほどである．

10.1c 血漿

血漿は血液中の液体成分で，約 90％は水である．淡黄色の液体の中に，100 種類以上の物質が溶解している．血液中にはそのほか，栄養物，塩（電解質），呼吸ガス，ホルモン類，老廃物や細胞の代謝産物，血漿タンパク質などが含まれている（血漿に含まれるほかの物質は図10.1 に示した）．

血漿中に最も多い成分は，血漿タンパク質である．抗体とタンパク質ホルモンを除いて，ほとんどの血漿タンパク質は肝臓で生成される．血漿タンパク質はさまざまな役割をもつ．例えば，**アルブミン** albumin は特定の分子を体内に循環させる運搬体としてはたらき，また重要な血液緩衝物でもある．さらに血液の膠質浸透圧を作り出し，水分を血管内に保持するはたらきを担っている．凝固タンパク質は傷ついた血管からの血液喪失を防ぎ，抗体は生体を病原体から防御する．しかしこれらの血漿タンパク質は，グルコース（ブドウ糖）や脂肪酸，酸素のように，細胞に取り込まれて栄養や熱源として用いられることはない．

血漿の成分は，細胞が物質を取り込んだり放出したりし

＊訳者注：正確には，全血液に占める血球の割合．血球成分のほとんどが赤血球であり，赤血球の割合とほぼ同じとされている．

て，変化し続けている．しかし，身体のホメオスタシス（恒常性）によって，健康な食生活を送っている人では血漿成分は比較的一定である．例えば，血漿中のタンパク質が極度に低下すると，肝臓が刺激されて血漿タンパク質の産生が増加する．また，血液があまりに酸性に傾いたり（アシドーシス），またはアルカリ性に傾いたりする（アルカローシス）と，正常な pH（弱アルカリ性で pH 7.35〜7.45 の範囲）を保つように呼吸器系や泌尿器系で調節が行われる．身体のさまざまな器官は日々いくつもの調節を行って，血漿中の物質が生命維持レベルに保たれるようにはたらいている．血漿は，多彩な物質を運搬するだけでなく，細胞代謝に伴って生じる熱を身体にくまなく分散する．

> **確認してみよう**
> 1. 血液タンパク質を産生する主な臓器は？
> 2. 血液中の 3 つの有形成分はなにか？
> 3. 血液が鮮紅色（明るい赤色）または暗赤色になる理由は？
>
> （解答は付録 A 参照）

10.1d 有形成分

> **学習目標**
> - 有形成分を作っている細胞の種類を挙げ，その主な機能を述べることができる．
> - 貧血，赤血球増加症，白血球減少症，白血球増加症を定義し，それぞれについて考えられる原因を挙げることができる．

血液の塗抹標本を染色して（基本はギムザ染色）顕微鏡下で観察すると，円板状の赤血球や，さまざまな色にあざやかに染色された球状の白血球，細胞の断片のように散らばった血小板をみることができる（図10.2）．なかでも赤血球は，ほかの細胞と比べて圧倒的に多い．p. 329 の表10.2 に有形成分の特徴をまとめた．

赤血球

赤血球 erythrocyte（erythro は「赤」の意．red blood cell, RBC）の主な機能は，酸素を組織細胞に運ぶことである．赤血球の構造と機能は密接に関係している．ほかの細胞と異なり，赤血球には核がなく，細胞内小器官もほとんどない．成熟した赤血球は，**ヘモグロビン** hemoglobin（Hb）分子をつめ込んだ袋のようなものである．ヘモグロビンは，鉄を含んだタンパク質で，血液で運ばれるほとんどの酸素

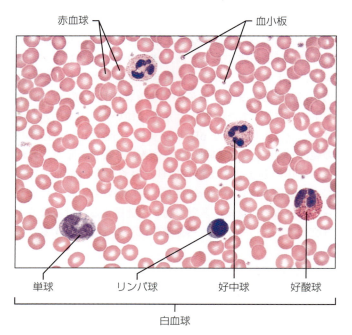

図10.2　血液塗抹標本の顕微鏡写真
視野にあるほとんどの細胞は赤血球である．このほか，4種類の白血球（単球，リンパ球，好中球，好酸球）がみられる．好塩基球は白血球の約0.5％しか存在しないので，塗抹標本では見つけにくい．血小板にも注目してほしい．

と結合する（少量の二酸化炭素とも結合するが，酸素が結合する部位と同じではない）．

コンセプト・リンク

ヘモグロビンが球状タンパク質の1つであることを思い出してみよう（図2.19b, p. 47参照）．球状あるいは機能タンパク質と呼ばれるタンパク質は，少なくとも三次構造をもつ．このことは，タンパク質が特異的な形に折り畳まれていることを意味する．ヘモグロビンの折り畳み構造は，四次構造を形成し，酸素と結合し運搬するという特定の機能を発揮することを可能にしている．一方でpHの変化にはきわめて脆弱で，pHが高すぎるとき（塩基性）あるいは低すぎるとき（酸性）は，球状タンパク質の構造は変性する（折り畳みが解ける）．変性したヘモグロビンは，酸素とは結合できない．

さらに，赤血球にはミトコンドリアがなく，嫌気的にATPを生産する．このため，運搬中の酸素を使いはたすことはなく，非常に効率のよい酸素の担体（キャリア）となっている．

赤血球は小さい円板状の細胞で，両側とも中心に向かってくぼんでいる（次ページの図参照）．柔らかいので自在に形を変えることができる．円板の中央部が薄いため，顕微鏡下では小さいドーナツのように見える．この小さくて特有な形は，体積に比べて広い表面積を提供し，気体の交換には理想的である．

赤血球数は白血球数の約1,000倍であり，血液の粘性のもととなっている．循環している赤血球数には変動があるが，通常は1 mm³中におよそ500万個存在する．赤血球数が増加すると血液の粘性あるいは濃さは増加し，赤血球数が減少すると粘性も減少してより速く流れるようになる．

赤血球の数は重要ではあるが，赤血球がいかにうまく酸素を運搬するかということを実際に決定づけているのは，血中のヘモグロビン量である．赤血球中のヘモグロビン分子が多いほど，赤血球は多くの酸素を運搬できる．1個の赤血球には，2億5000万個のヘモグロビン分子が含まれている．ヘモグロビン分子1個で4個の酸素分子を運搬するので，小さな1個の赤血球が，10億個の酸素分子を運搬することになる！　しかし臨床上重要なことは，正常な血液では100 mL中に12～18 gのヘモグロビンを含むということである．男女でみてみるとヘモグロビンは女性では12～16 gで，男性ではやや多く，13～18 gである．

ホメオスタシスの失調 10.1

理由のいかんを問わず，酸素運搬能力が低下した状態を**貧血** anemia という．貧血は，①赤血球数の減少，②赤血球内のヘモグロビン量の減少，のいずれでも生じる．貧血を分類して，表10.1にまとめた．このうち**鎌状赤血球症** sickle cell anemia（SCA）は，米国では救急外来で遭遇することが多い遺伝性疾患である．

鎌状赤血球症では図(a)のような形をした正常なヘモグロビンは作られない．代わりに異常なヘモグロビンが作られ，酸素を担いでいないときや酸素濃度が通常の値より下がるときに赤血球はとんがり細く変形する〔図(b)〕．このヘモグロビンの変化は，赤血球が鎌状（三日月状）になる原因となる．三日月状に変形した赤血球はこわれやすく，細い血管に詰まる．すると，酸素の供給が阻害されて酸素不足で息苦しくなり，激しい痛みを生じるようになる．驚くべきことに，ヘモグロビン分子がもつ4本中2本のポリペプチド鎖のうち，たった1個のアミノ酸がほかのものと置き換わっただけで，このような激しい症状を起こすのである．

鎌状赤血球症は，アフリカのマラリアの多い地域に住んでいる黒人やその子孫に多くみられる．赤血球を鎌状にする遺伝子をもつ人にマラリアを起こす寄生虫（マラリア原虫）が侵入した場合，赤血球は毛細血管壁に付着し，寄生虫の生育に必要なカリウムが赤血球から失われるため，マラリア原虫は赤血球中で増殖できない．このため，鎌状赤血球症の遺伝子をもつ人はマラリアに罹患しにくく，マラリアの多い地域での生存確率が高くなる．常染色体の1対の両方に遺伝子の異常がある場合に，鎌状赤血球症を発症する．1対の染色体の一方にのみ異常がある人は**鎌状赤血球質** sickle cell trait（SCT）といわれ，症状はないが，子孫に遺伝子を伝達する可能性がある．

赤血球が異常に増加する疾患を**赤血球増加症** polycythemia という．骨髄のがんの一種では赤血球増加をきたす(<u>真性赤血球増加症</u>)．正常な身体であっても高地など酸素濃度の低いところで生活すると，生理的〔ホメオスタシス(恒常性)の〕反応として生じる(<u>続発性赤血球増加症</u>)．時折スポーツ選手が，あらかじめ保存しておいた自分自身の赤血球を血流に注入し，人工的に酸素運搬能力を高めるという違法の「血液ドーピング」を行うことがある．赤血球の増加は血流粘性を高め，血流を鈍らせ，循環不全を引き起こすことになる．

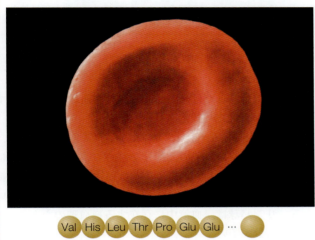

(a) 正常な赤血球はβ鎖に正常なヘモグロビンのアミノ酸配列をもっている

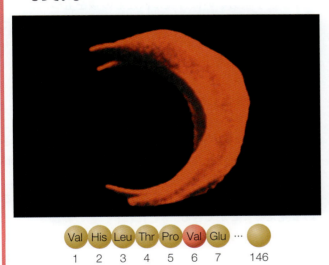

(b) 鎌状赤血球はヘモグロビン鎖にある1つのアミノ酸が変化することによって生じる

正常な赤血球(a)と鎌状赤血球(b)(6,550倍)の比較．

白血球

白血球 leukocyte (leuko は「白」の意．white blood cell, WBC)は，赤血球よりも数はずっと少ないが，生体防御に非常に重要な役割をはたしている．白血球数は通常 1 mm^3 当たり 4,800〜10,800 で，容量としては血液全体の1%以下である．白血球は血液のなかでは唯一，核や細胞内小器官があり，細胞としてのすべての要素を備えている．

白血球は，細菌やウイルス，寄生虫，腫瘍細胞などから身体を守る防御機構の一端を担っている．そのため，非常に特殊な性質をもつ．赤血球は血管内を循環して機能するが，白血球は血管外に**漏出** diapedesis して炎症反応や免疫応答などに関与する(第12章参照)．白血球にとって血流は，目的の組織に到達するための移動路なのである．

さらに白血球は，傷害された組織や感染部位の細胞から出される化学物質(走化因子)を感知して，傷害部位まで移動する．これを**正の走化性** positive chemotaxis という．白血球は**アメーバ運動** amoeboid motion により，自身の細胞質を伸展しつつ組織間隙を通り抜けて，目的地まで到達する．白血球は走化因子の濃度勾配に従って正確に傷害部位まで移動し，傷害組織を取り囲んで微生物を破壊し，壊死組織を除去する．

白血球が防御部隊として動員されると，身体は白血球の生成量を増やす．多いときには数時間で通常の2倍もの白血球が血液中に現れることもある．白血球数が 11,000/mm^3 を超える場合は**白血球増加症** leukocytosis という (cytosis とは「細胞の増加」の意)．一般的に白血球増加症は，体内でウイルス感染や細菌感染が起こりつつあることを示している．白血球数が極端に減ると**白血球減少症** leukopenia といわれ (penia は「減少・消失」の意)，薬剤(抗がん剤など)で起こることが多い．

ホメオスタシスの失調 10.2

白血球の増加は，感染に対する防御機構に必要な生体反応の1つである．しかし，伝染性単核球症や白血病のように，異常な白血球が過剰に産生されることがある．**白血病** leukemia では，骨髄細胞ががん化して血中中に無数の白血球があらわれ，文字どおり「白い血」となる．これらの白血球は未熟であり，通常の防御機能をもたないため，細菌やウイルスなどの感染から身体を守ることができない．さらに，ほかの血球系の細胞が骨髄で十分に生成されず，高度の貧血や凝固異常をきたす．

白血球は，細胞質に含まれる顆粒が顕著であるかないかによって，<u>顆粒球</u>と<u>無顆粒球</u>の大きく2つに分類される．それぞれの特徴と顕微鏡像を図 10.2 に示した．

顆粒球 granulocyte は顆粒を含んだ白血球である(ライト染色* Wright stain で細胞質に顆粒がみえることから名

---

* 訳者注：ライト染色　血液塗抹標本の観察によく使われる染色法の1つで，固定と染色を同時に行う．簡便であり，短時間で結果が出る．

表10.1 貧血の種類

直接の原因	病態	疾患名
赤血球数の減少	突然の出血	出血性貧血
	溶血：細菌感染による	溶血性貧血
	ビタミンB_{12}の欠乏による（ビタミンの吸収に必要な内因子の不足によることが多い．内因子は胃粘膜の細胞で産生されている）	悪性貧血
	がんや放射線，薬剤による骨髄の抑制・破壊	再生不良性貧血
赤血球内のヘモグロビンの減少	不適切な食事や慢性的な出血（重い月経や出血性潰瘍）による鉄不足のため，ヘモグロビンの産生が激減する．赤血球はヘモグロビンの欠乏により小さく，色も薄い	鉄欠乏性貧血
ヘモグロビンの構造異常	遺伝的欠損により異常なヘモグロビンが産生される．体内の酸素の使用が高まると，赤血球は鋭い鎌状に変形する．一般に，低酸素レベルはアフリカ系の人に多くみられる	鎌状赤血球症

付けられた）．核は分葉し，それぞれが核系でつながっている．細胞内の顆粒はとくにライト染色で染まる．顆粒球には，好中球，好酸球，好塩基球がある．

- **好中球** neutrophil は，白血球のなかで最も多い．分葉した核と，酸性染料にも塩基性染料にも染まる非常に細かい顆粒をもつ．全体としては細胞質はピンク色になる．好中球は急性感染が起こった部位で活発に貪食細胞として機能する．とくに細菌と真菌を好んで貪食し，好中球の呼吸（酸素消費）が急激に増加するという呼吸バーストが起こる．このときに生じた酸化物質〔次亜塩素酸塩（漂白剤の原料）や過酸化水素など〕で，貪食した異物を殺すのである．
- **好酸球** eosinophil の核は，イヤーマフ（ヘッドホーンのような形をした耳あて）のような形で，青赤色をしている．細胞質には，酸性染料（赤色）によく染まる粗く大きめの顆粒がみられる．生魚などの食物や皮膚から寄生虫（条虫や吸虫など）が侵入しアレルギー反応や感染を引き起こすと，好酸球は急速に増加することが知られている．好酸球は寄生虫に出会うと，その周りに集まり，細胞質の顆粒から酵素を寄生虫の表面に向けて放出し，これを消化する．
- **好塩基球** basophil は，白血球のなかでは最も数が少なく，ヒスタミンを含む大型の顆粒（暗紫色に染まる）を有する．**ヒスタミン** histamine は炎症物質で，血管の透過性を亢進して，ほかの白血球を炎症部位に遊走させる．

白血球のもう1つのグループは**無顆粒球** agranulocyte で，染色標本では細胞質内に明瞭な顆粒を認めない．核は円形，または楕円や腎臓の形をしており，ほかの組織細胞の核に近い形をしている．無顆粒球にはリンパ球と単球がある．リンパ球（白血球の1つ）と白血球（すべての白血球）を混同しないように．よい記憶の仕方として，「すべてのリンパ球は白血球だけれど，すべての白血球はリンパ球ではない」というのがある．

- **リンパ球** lymphocyte には，大きな深紫色の核があり，この核が細胞の容積の大部分を占めている．リンパ球は赤血球よりも少し大きい．多くは扁桃などのリンパ組織内にあり，免疫応答において重要な役割をはたしている．リンパ球は，血液中に存在する白血球のなかでは2番目に数が多い．
- **単球** monocyte は白血球のなかでは，最も大きい細胞である．リンパ球に比べて細胞質の割合がやや多く，特徴的なU字状あるいは腎臓に似た形の核をもつ．組織内に侵入すると，マクロファージ macrophages となって活発に貪食する（macro は「大きい」，phage は「食べるもの」，したがって macrophages は「大食い」という意）．マクロファージは，結核などの慢性感染症と戦う際にリンパ球を活性化することにおいて重要な役割をはたす．

白血球を数の多い順に並べよという試験問題がよく出される．それぞれ英語の頭文字をとって，**N**ever **l**et **m**onkeys **e**at **b**ananas（N：好中球，L：リンパ球，M：単球，E：好酸球，B：好塩基球．訳：猿にバナナを食べさせるな）と覚えることができる．

血小板

血小板 platelet は厳密には細胞ではない．**巨核球** megakaryocyte という奇妙な形をした多核細胞がこわれたものである．数千個の血小板（核をもたない細胞質の断片）が巨核球の細胞質からちぎれたとたんに，血小板細胞膜は閉じて1つのまとまりを作り，周囲の液体（血漿）の流入を防ぐ．血小板は深紫色に染色され，不規則な形をしており，ほかの血球細胞の周りに散在している．血液中の正常な血小板数は，約30万/mm^3である．**表10.2**に示すとおり，

表10.2 有形成分の特徴

名称	1 mm³ 当たりの細胞数	構造*	機能
赤血球	400万〜600万	赤色で，両凹の円板状をしている．無核．ヘモグロビンの入った袋である．細胞内小器官は失われている．	ヘモグロビン分子と結合した酸素を運搬している．少量の二酸化炭素も運搬する．
白血球	4,800〜10,800		
顆粒球			
・好中球	3,000〜7,000（白血球の40〜70％）	細胞質は淡いピンクに染色される．細かい顆粒を含んでいるがほとんどみえない．深紫の核は3〜7つに分葉しており，細いひも状の核糸でつながっている．	活発な食細胞である．感染症の急性期には短期間で数が増加する．
・好酸球	100〜400（白血球の1〜4％）	細胞質には赤く粗い顆粒がみられる．核は青赤色に染色され，数字の8の字または2つに分葉している．	消化酵素で寄生虫を殺し，感染を防ぐ．アレルギー反応が起こると増加する．
・好塩基球	20〜50（白血球の0〜1％）	細胞質にはいくつかの大きな暗紫色の顆粒がある．核はU字またはS字状で，暗青色に染色される．	炎症部位に集積してヒスタミン（血管拡張作用のある物質）を放出する．抗凝固作用をもつヘパリンも含む．
無顆粒球			
・リンパ球	1,500〜3,000（白血球の20〜45％）	細胞質は淡い青色で，核のまわりをうすく縁どるように存在する．核は深紫色の球状である（一部陥凹していることもある）．	免疫細胞の一種．抗体を産生するBリンパ球と，移植片を拒絶したり，ウイルス，腫瘍細胞を攻撃したりするTリンパ球がある．
・単球	100〜700（白血球の4〜8％）	灰青色の細胞質に富む．濃い青紫色の核はUの字や腎臓のような形をしていることが多い．	組織ではマクロファージに分化する活発な食細胞で，長期にわたって貪食する．結核などの慢性感染症で増加する．
血小板	15万〜40万	不規則な形をした細胞片．深紫色に染色される．	正常な血液凝固に不可欠である．傷害部位に粘着して，凝固の連鎖反応を起こす．

*ライト染色で染めた場合の形態．

血小板は破綻した血管から血液の流出を止めるプロセスに不可欠である（止血機構については pp. 331〜333 を参照してほしい）．

確認してみよう
4. 赤血球に含まれるヘモグロビンの役割は？
5. 生体の免疫反応のなかで最も重要な役割をはたす白血球は？

6. 重篤な感染症に罹患した場合の白血球数は，次のうちどれか？
   [5,000/mm³, 10,000/mm³, 15,000/mm³]
7. リサさん（5歳）は，皮膚が青白く，だるそうにしている．赤血球のどのような病気が考えられるか？

（解答は付録A参照）

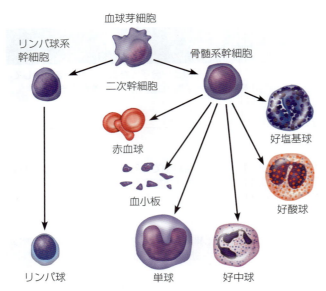

図10.3 血球の分化
血液細胞は，いずれも赤色骨髄に存在する血球芽細胞から分化する．幹細胞の数自体は，有糸分裂によって補充されている．幹細胞から分化した娘細胞の一部はリンパ球系となり，免疫応答ではたらく2種類のリンパ球（BリンパTリンパ球）に分化する．残りは骨髄系幹細胞となり，その他の血液細胞に分化する．

10.1e 造血（血球形成）

学習目標
● 血球芽細胞の役割を説明することができる．

血球形成または造血 hematopoiesis は，赤色骨髄または骨髄性の組織で起こる．この組織は，成人では主に軸骨格，肩帯，骨盤帯と上腕骨と大腿骨の近位骨端でみられる．各血液細胞は，生体の必要に応じてさまざまな刺激を受け，骨髄で産生される．血液細胞は，成熟してから骨髄を取り囲む血管内に放出される．平均すると，赤色骨髄が1日に産生する約30 mLの血液中には，1000億の新しい血球細胞が含まれている．

造血幹細胞 stem cell（血球芽細胞 hemocytoblast）はすべての種類の血球を作る．分化の過程はそれぞれ異なるが，いちど分化される細胞系が決定すると，変更することはできない．図10.3に示すとおり，幹細胞の分化は大きく2つある．リンパ球系幹細胞と骨髄系幹細胞である．

赤血球の産生

赤血球には核がなく，タンパク質を合成したり，増殖・分化したりすることができない．赤血球はしだいに硬くなり，部分的に欠けたり割れたりする．100～120日ほどでこわれ，脾臓，肝臓，その他の組織で貪食される．赤血球の構成成分の一部は回収され再利用/リサイクルされる．鉄はタンパク質に結合してフェリチンとして蓄えられ，後に再利用される．ヘム基はビリルビンに分解される．このビリルビンは肝臓から小腸に分泌され，ステルコビリンと呼ばれる茶色の色素となり，大便とともに排泄される．グロビンはアミノ酸まで分解され血液循環に放出される．

失われた血液細胞は，赤色骨髄での幹細胞が絶え間なく分裂することによって，常に一定の数が補充される．赤血球は，幹細胞から分化する過程で何度も分裂し，多量のヘモグロビンを産生する．必要十分なヘモグロビンが蓄積されるやいなや，核と細胞内小器官は細胞外に放出され，細胞膜は内側に落ち込んで細胞は円板状になる．この時点ではまだ網状の小胞体を含んでいるため，この若い赤血球を網状赤血球と呼ぶ．その後，網状赤血球は血液中に入り，酸素を運搬しはじめる．骨髄から放出されて2日以内に，残った小胞体も細胞外に排出され，赤血球は成熟する．幹細胞から成熟赤血球が産生されるまでの期間は，3～5日である．

赤血球の産生は，エリスロポエチン erythropoietin と呼ばれるホルモンによって調節される．通常，微量のエリスロポエチンが血液中に常に存在し，一定数の赤血球が産生されている．エリスロポエチンは肝臓でも産生されるが，そのほとんどは腎臓で産生される．なんらかの理由で血液中の酸素濃度が低下すると，腎臓はより多くのエリスロポエチンを放出し，骨髄に作用して，赤血球の成熟過程を促進する（図10.4の一連の経過をたどる）．

コンセプト・リンク
負のフィードバック機構による制御を思い出そう（第1章, pp. 18～19）．エリスロポエチンは血中酸素濃度が低くなると反応して放出され，骨髄での赤血球産生を促す．赤血球の数が増加すると酸素が増加する．そうなると，今度は最初の刺激が減少する．

赤血球数が多すぎたり，血中酸素濃度が上がりすぎたりすると，エリスロポエチンの産生は抑えられ，赤血球の産生量も減少する．ここで大切なのは，赤血球の数に合わせて調節されるのではなく，身体の酸素需要に合わせて必要な数の赤血球が産生されるという点である．

白血球と血小板の産生

赤血球の産生と同様に，白血球や血小板の産生もホルモンによって刺激される．このホルモンはコロニー刺激因子

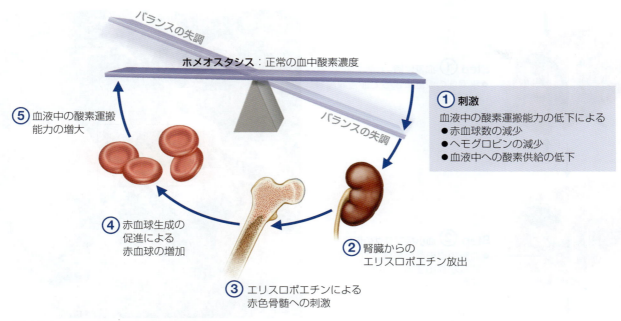

図10.4　赤血球産生速度の調節機序

図10.4 Q　腎不全の患者はなぜ貧血になりやすいのか？
（解答は付録A参照）

（CSFs）と呼ばれ，インターロイキンとともに赤色骨髄で白血球への分化を促進する．それだけではなく，身体防御のために成熟した白血球の生体防御機能を高める．こうした物質は，炎症物質，特定の細菌やその細菌毒素などの特殊な化学信号に反応して放出される．例えば，トロンボポエチンというホルモン（肝臓で作られる）は，巨核球の成長と破壊を引き起こすことによって血小板の産生を促す．しかしその詳しい機序はいまだ解明されていない．

再生不良性貧血や白血病などの骨髄疾患が疑われる場合，体表に近い扁平骨（胸骨や腸骨など）に特殊な針を刺して，少量の骨髄を採取する．その骨髄を顕微鏡下で観察する検査法を骨髄生検という．

確認してみよう
8. すべての血球成分を産生する幹細胞は？
9. 赤血球の寿命はなぜ120日しかないのか？
10. 血小板とほかの血液の有形成分の生成の違いは？
（解答は付録A参照）

10.2　止血機構

学習目標
- 血液の凝固過程を説明することができる．
- 血液凝固を阻害あるいは促進する要素を挙げることができる．

通常，血液は内皮細胞でおおわれた血管内をなだらかに流れている．しかし，いったん血管壁が損傷すると，**止血機構** hemostasis（hem は「血液」，stasis は「静止」の意）がはたらく．この反応には血漿内に存在する物質や血小板の他，傷害された組織から放出された物質が関与し，止血は迅速かつ局所的に行われる．

10.2a　止血機構の段階

止血の過程には**血管攣縮** vascular spasm，**血小板プラグ（白色血栓）の形成** platelet plug formation，**凝固** coagulation（blood clotting）の3段階があり，これらが次々とすばやく行われる．

以下にこの過程を順に説明する（図10.5）．

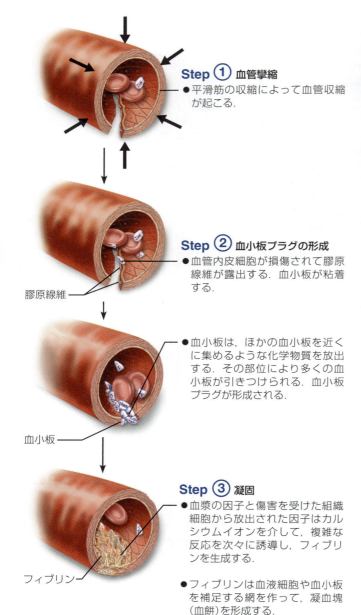

図10.5 止血機構

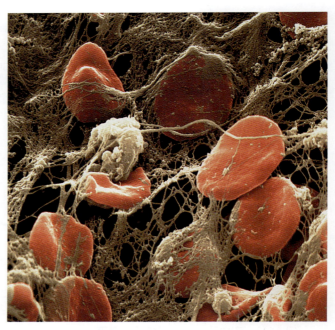

図10.6 凝血塊（血餅）
フィブリン線維によって捕捉された赤血球の走査電子顕微鏡像（人工的に着色してある）．

① **血管攣縮**：血管壁の損傷に対する最初の反応は血管収縮である．血管収縮により血管が狭くなるので，凝固するまでのあいだ，一時的に出血を抑える（平滑筋の直接的な傷害や，局所の痛み受容器に対する刺激，凝集した血小板から放出されるセロトニンでも血管攣縮は起こる）．

② **血小板プラグの形成**：血小板は正常な内皮細胞には粘着しない．しかし血管の損傷により内皮細胞下の膠原線維が露出すると，血小板は粘着質になり，損傷部位にしっかりとつく．固着した血小板は血管攣縮を強め，ほかの血小板をその部位に呼び込み，次々に粘着していく．やがて血小板は，血小板プラグまたは白色血栓というかたまりとなる．

③ **凝固**：凝固イベントが起こる．同時に傷害された組織から**組織因子** tissue factor（TF）が放出される．組織因子は血小板の表面をおおっているリン脂質である血小板第3因子（**PF₃**）へ結合する．この複合体とほかの血液凝固因子はカルシウムイオン（Ca^{2+}）の存在下で**トロンビン** thrombin の生成を活性化する．言い換えると血液凝固因子と Ca^{2+} はトロンビン生成を誘導するため，血液凝固には不可欠なものである．トロンビンは可溶性の**フィブリノゲン** fibrinogen を不溶性の**フィブリン** fibrin に変換する．フィブリンは細長い線維状の分子で，集まって網目状になり，赤血球を捕捉して凝血塊（血餅）の基になる（図10.6）．1時間以内に，凝血塊は**血清** serum（血漿から凝固タンパク質を除いたもの）を絞り出しながら収縮しはじめ，結果的に破綻した血管の断端が引っ張られて合わさり，血管は閉じられる．

通常，血液は3〜6分以内に凝固する．ひとたび凝固機構がはたらきはじめると，凝固系誘発物質は急速に不活性化されて，凝固がそこら中で起こらないように制御する．最終的には内皮が再生されて，凝血塊は取り除かれる．凝

固系の機序が解明されたことで，出血部位に滅菌ガーゼを押し当てることの意味が明らかになった．つまり，ガーゼの粗い表面には血小板が付着しやすく，押さえつけられることで組織の細胞がこわれて，局所的に組織因子が放出され，止血されやすくなるというわけである．

10.2b 止血機構の異常

ホメオスタシスの失調 10.3

止血機構の主な異常は，凝固系の亢進と出血性疾患の2つである．

凝固系の亢進

身体には，過剰な血液凝固を防ぐ機構があるにもかかわらず，正常な(損傷していない)血管内で血液が凝固してしまうことがある．とくに下肢で起こりやすい．損傷していない血管内でみられる凝血塊を，**血栓** thrombus という．大きな血栓ができると，血管をふさいで血流が障害される．例えば，肺の血管が閉塞すると(肺血栓塞栓症，参照)，肺組織の壊死や致命的な低酸素症をまねく(体組織への酸素供給が不十分となる)．血管壁に付着していた血栓が剥離して血流に乗って流れてしまうと，**塞栓** embolus が生じる．塞栓は浮遊しているあいだは問題ないが，通り抜けられないほど狭い血管にとどまると問題が生じる．脳血管でこれが起こると，いわゆる脳卒中の原因となり，脳組織は死ぬことになる．

重症熱傷，打撲，動脈硬化などで血管の内皮細胞の表面が粗くなると，血小板の凝集をまねくこともある．血流の停滞やうっ血なども血液凝固を促進する．とくに寝たきりの患者では，凝固因子が局所に蓄積しやすく血栓を生じやすい．抗凝固薬は多数あるが，血栓を生じるリスクの高い患者には，アスピリンやヘパリン，ワルファリンなどが投与される．

出血性疾患

出血性疾患はたいていの場合，血小板の減少や，肝障害，遺伝性の疾患による凝固因子の不足によって生じる．

血小板減少症 thrombocytopenia

血液中の血小板数が不足している状態をさす．日常生活を送っているなかで，自然に小血管から出血することがあり，**点状出血** petechia という小さな紫色の出血斑が発疹のように皮膚に生じる．血小板減少症は，骨髄腫瘍，放射線治療や薬剤による骨髄障害でみられる．

肝臓で通常量の凝固因子が合成されないと，異常な，時に重篤な出血がみられる．凝固因子の産生に必要なビタミンKが不足すると凝固因子も産生されなくなるが，ビタミンKの投与により簡単に治療できる．しかし，肝炎や肝硬変などで肝機能が障害された場合にあらわれる出血傾向には，輸血で対応するしかない．濃厚血小板の輸血は，一時的ではあるが止血効果がある．

血友病 hemophilia は，遺伝的に凝固因子が欠損する疾患である．出生直後から出血傾向をきたし，さまざまな症状や徴候を認めるようになる．ちょっとした傷でも出血が遷延し，致命的になることがある．関節腔内で出血すると，強い痛みが生じて関節を動かせなくなる．血友病患者で出血が起こると，新鮮血漿の輸血や不足している凝固因子の投与が必要となる．このため，血友病患者のなかには肝炎やHIVなど血液を介して感染するウイルス性疾患の犠牲者となった者もいる(AIDS，すなわち後天性免疫不全症候群は免疫不全を伴う疾患で，第12章で述べる)．現在では，遺伝子工学の技術によって凝固因子が作られたり，肝炎のワクチンが利用できるようになったりしたため，このような問題を生じることはほとんどない．

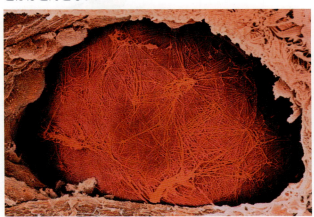

肺の小血管を閉塞させている血栓あるいは粒状の血塊．

確認してみよう

11. 正常な血管であるにもかかわらず，血栓を形成するリスク因子にはなにがあるか？

（解答は付録A参照）

10.3 血液型と輸血

学習目標
- ABOとRhの血液型について説明することができる．
- 輸血反応の基礎について説明することができる．

これまでみてきたとおり，血液は体内の物質輸送に不可欠なものである．血液を喪失すると，血管は血液循環を保つために収縮し，骨髄はより多くの血液細胞を産生する．しかしこの代償機構にも限りがある．15〜30％の血液が失われると，患者は蒼白になりぐったりする．30％以上の血液を失うとショック状態に陥り，死亡することもある．

大量出血をきたした場合や重篤な貧血および血小板減少患者では，全血輸血が行われる．一般に，血液センターでは提供された血液に抗凝固薬を加えて保存している．処理された血液は，4℃で保管すれば約35日間使用可能である．

334　第10章　血液

表10.3　ABO血液型

血液型	赤血球抗原(凝集原)	図解	血漿中の抗体(凝集素)	輸血可能な血液型	米国人における頻度(%)* 白人	黒人	アジア系	ラテン系
AB	A B		なし	A, B, AB, O どの血液型でも輸血を受けられる	4	4	7	2
B	B		抗A(a)	B, O	11	19	25	10
A	A		抗B(b)	A, O	40	26	28	31
O	なし		抗A(a) 抗B(b)	O どの血液型の人にも輸血できる	45	51	40	57

* 訳者注：日本人では，おおよそA型40％，B型20％，O型30％，AB型10％である．

10.3a　血液型

　全血輸血により救われる命がある一方で，違う型の血液を輸血されると死にいたることがある．それはなぜだろう？

　赤血球の細胞膜には，遺伝的に決定された，人それぞれに特異的なタンパク質(抗原)が存在する．**抗原** antigen とは身体が異物として認識する物質である．抗原は，免疫系を刺激して抗体を放出させたり，抗原に対する防御反応を引き起こしたりする．抗原の大部分は，体内に侵入したウイルスやバクテリアの一部など，異種タンパク質である．私たちは，それぞれがもつ自己の抗原に対しては許容できるが，血液型の異なる他人の血液が輸血されると(不適合輸血)，それは異物として認識される．血液型の異なる赤血球の表面に**抗体** antibody が結合しかたまりを作る．これを**凝集反応** agglutination* という．このかたまりが細い血管につまる．輸血された異物である赤血球は数時間以内に溶血し，ヘモグロビンが血液中に放出される．

　輸血された血液の酸素運搬能力は保持されず，一部の組織領域では血液が奪われることもある．最も重篤な輸血反応は，放出されたヘモグロビンによる腎臓の尿細管の閉塞である．この結果，腎不全をきたし，時に死につながる．不適合輸血による反応にはこのほかに発熱，悪寒戦慄，悪心・嘔吐などがある．腎不全さえ起こらなければ，これらの反応で死亡することはまれである．治療としては，補液を行い，血液中のヘモグロビンを希釈・溶解して利尿を促進し，腎不全を予防する方法がある．

　ヒトの赤血球には30を超える抗原があり，これらによって血液型の分類が行われる．しかし不適合輸血としてよく問題になるのは，ABOとRh抗原である．ここではその2つについて解説する．

　ABO血液型 ABO blood groups は，A抗原とB抗原の有無で決まる(表10.3)．どちらももっていなければO型，どちらも保有していればAB型である．A抗原のみの場合はA型，B抗原のみの場合はB型となる．自分の型以外のABO抗原に対する抗体は，乳児期に作られる．表に示すとおり，O型の乳児はA，B抗原の両方に対して抗体をつくり，A型の乳児は抗B抗体を作る．この考えを正しく理解するために，本人の血液型に対する抗体は生成されないことを知っておかなければならない．

　Rh血液型 Rh blood groups のRhは，8つあるRh抗原のうちの1つが，最初にアカゲザル**Rh**esus monkey で発見されたことに由来する．後に，同じ抗原がヒトにもある

---

* 異型赤血球の凝集を促す赤血球膜の抗原を**凝集原** agglutinogen，赤血球凝集原に対する抗体を**凝集素** agglutinin という．

ことがわかった．米国人のほとんどはRh陽性（+）である．つまり赤血球の表面にRh抗原をもつ．ABOと異なり，Rh陰性（−）の人は自然に抗Rh抗体を作ることはないが，Rh抗原陽性の血液を輸血されると，免疫系が反応して外来の抗原に対する抗Rh抗体を作る．

すなわちRh陰性患者がRh陽性血液を輸血されても，最初の輸血では**溶血** hemolysis（赤血球膜の破裂）は起こらない．抗体の形成には時間がかかるためである（まだ抗体はない）．しかし2回目からは典型的な不適合輸血反応が起こり（すでに抗体ができている），患者の抗体が輸血されたRh陽性の赤血球を攻撃し破壊する．

Rh不適合が重大な問題になるのは，Rh陰性の母親がRh陽性の児を妊娠したときである．最初の妊娠は問題なく経過する．しかし，分娩の際に胎児のRh抗原が胎盤を通過して母親の血液中に流れ循環系に入ると，妊娠後第28週までにRhoGAM薬が投与され，かつ再び生後すぐにRhoGAM薬が投与されないかぎり，母親は感作されて抗Rh抗体を産生する．RhoGAM薬は，感作および以後の免疫反応を防ぐ免疫血清である．もし母親がこの処置を受けず再びRh陽性の児を妊娠すると，母親の抗体が胎盤を通過して胎児の赤血球を破壊する．この胎児は，出生時に貧血があり低酸素状態とチアノーゼ（皮膚が蒼白に見える）を伴う．出生前に，胎児に赤血球を輸血して酸素運搬能力を改善しておかないと，脳障害を起こして死亡することもある．

10.3b　血液型の判定

輸血する前に，血液の提供者と受血者の血液型を調べる必要があることはいうまでもない．一般に血液型は，血液を抗A抗体または抗B抗体を含む血清とそれぞれ混合して判定する（図10.7）．A型の血液は抗A抗体を含んだ血清と混合されると凝集するが，抗B抗体を含んだ血清とでは凝集しない．同様に，B型の血液は抗B抗体の血清とのみ凝集する．さらに，適合性を再確認するために（輸血が可能かどうかを判断するために），クロスマッチ試験（血液交差適合試験）もまた行われる．クロスマッチ試験は，提供者の赤血球が患者の血清で凝集するか，逆に患者の赤血球が提供者の血清で凝集するのかをみるものである．Rhの血液型の判定も，ABOに準じて行われる．

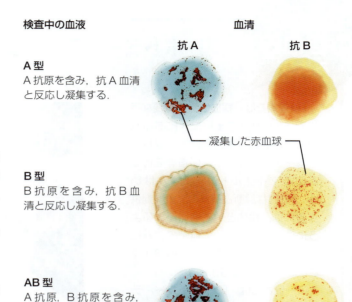

図10.7　ABO血液型の判定
抗A抗体または抗B抗体を含んだ血清と，生理食塩水で希釈した血液検体をそれぞれ混合したとき，抗原とそれに対応する抗体があれば反応して血液は凝集する．

図10.7 Q　B型の血液型の人に輸血できるのは，何型の血液か？
（解答は付録A参照）

確認してみよう

12. 血液型を決めているものはなにか？
13. 血液型の異なる血液を輸血すると，なにが起こるか？
14. クレイさんは自転車で帰宅途中でトラックにはねられ，大量に出血している．病院で看護師は彼に自分の血液型を知っているか尋ねた．彼は「最も多い血液型です」と答えた．彼のABO血液型はなにか？
15. 抗原と抗体との違いはなにか？

（解答は付録A参照）

関連職種をのぞいてみよう

フレボトミー・テクニシャン　Phlebotomy technician

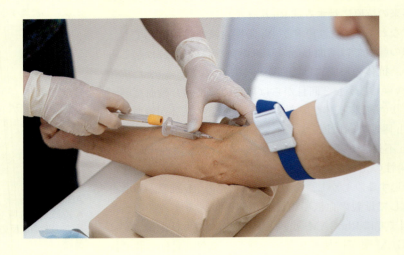

「検査室では，採血は最も重要な手技です」とカリフォルニアにあるパロ・アルト退役軍人病院で，フレボトミー・テクニシャンの指導を行っているマイケル・コーテさんはいう．「的確な診断と最善の治療を提供するには，検体として適切となるように注意して採血し，無菌の容器に移し替え，検査室で正確に処理することが求められます」

コーテさんは，「フレボトミー・テクニシャンのトレーニングでは，解剖学が鍵となります」と述べている．「なぜなら，身体中の動脈と静脈の位置を学んでおく必要があるからです．針を刺すにはどこがよいのか知っていなくてはなりません．採血の90％は肘の内側に当たる肘前部で行われますが，前腕の橈側皮静脈や手背の静脈からも採血します」

「脱水状態の患者は血圧が低く，静脈還流が十分ではないので採血が難しくなります．血行不良の患者はもっと大変です．血液は体幹部にとどまり，冷え切った四肢には流れて行かないので，静脈内に針を刺しても，血液があがってきません．がん患者は痛みに敏感なことが多く，なるべく細い注射針でやさしく採血する必要があります」

コーテさんは，優れたフレボトミー・テクニシャンには，効果的な対人関係スキルがあると話す．「針を刺されるのはだれにとっても怖いものです．忍耐強く接し，できるかぎり苦痛なく採血しなくてはなりません」

基本事項
- 採血は検査室で行われる最も重要な手技である．
- フレボトミー・テクニシャンには解剖学の知識が鍵となる．血管に針を刺入する部位を決定できるからである．
- フレボトミー・テクニシャンにとってよい人間関係を築くことは，患者を安心させることを助けるであろう．

10.4　血液の発生・発達・老化

学習目標
- 新生児にみられる生理的黄疸の機序を説明することができる．
- 加齢とともに増加する血液疾患を挙げることができる．

血液循環は胚の時期に開始される．胎児期には，肝臓や脾臓をはじめさまざまな部位で血液細胞が作られる．胎齢7か月頃までには，骨髄が造血機能のほとんどを担うようになり，その後一生を通じて血液はここで作られる．胎齢28日には，胎児の産生した血液細胞が，形成されたばかりの血管の中を循環しているのが認められる．胎児ヘモグロビン（HbF）は出生後産生されるヘモグロビンとは種類が異なり，強い酸素親和性（酸素と結合しやすい）をもつ．そのため，胎児ヘモグロビンは，母親の血液から酸素を受け取るのに好都合である．出生後，乳児の赤血球はしだいに成人ヘモグロビン（HbA）を含んだものに置き換わっていく．胎児型赤血球が急速に破壊され，肝臓によるヘモグロビン分解物の代謝が追いつかないと，新生児に黄疸が生じる．これを**生理的黄疸** physiologic jaundice といい，黄疸をきたす他疾患とは異なり，問題を起こすことはない．

ホメオスタシスの失調 10.4

　血友病や鎌状赤血球貧血など，遺伝によってさまざまな先天性疾患が起こる．また新生児溶血性疾患のように，母親の血液との相互作用によっても生じる．栄養障害によっても，血液細胞の産生やヘモグロビンの生成に異常をきたすことがある．女性は月経のたびに血液を失うので，鉄欠乏性貧血に陥りやすい．小児や高齢者は，成人と比べて白血病の罹患率が高い．

　加齢とともに，慢性の白血病や貧血，凝固能の亢進による疾患が増加する．しかしこれらは，通常心臓血管系や免疫系の疾患に続発するものである．ところが高齢者はビタミンB_{12}欠乏による悪性貧血に陥るリスクが高い．ビタミンB_{12}の吸収に必要な内因子を産生する胃粘膜が，加齢によって萎縮してしまうからである．

確認してみよう
16. 胎児ヘモグロビンと成人ヘモグロビンとの違いは？
17. 高齢者に多くみられる血液疾患は？

（解答は付録 A 参照）

要約

10.1　血液の組成と機能 (pp. 323〜331)

10.1a.　血液の成分：**血漿**（無生物性の液状基質）と**有形成分**（細胞と血小板）を含む．
- **バフィコート**：白血球（WBC）と血小板を含む分画．
- **ヘマトクリット**：赤血球（RBC）で構成される分画で，血液全体の45％を占める．
- 色は鮮紅色から暗赤色で，酸素の含有量による．

10.1b.　血液の物理的特性と量
- 血液のpHは7.35〜7.45．
- 摩擦の結果，体温よりわずかに高い38℃になる．
- 成人の正常な血液量は5〜6Lである．

10.1c.　血漿は90％が水で，栄養物，呼吸ガス，ホルモン，老廃物，タンパク質，塩類を含んでいる．
- 血漿タンパク質：**アルブミン**，抗体，凝固タンパク質を含む最も豊富な溶質．
- 血漿組成は，体細胞が血漿中の物質を除去したり添加したりすることで変化するが，ホメオスタシスがはたらいて比較的一定に保たれる．
- 血漿は血液全体の55％を占める．

10.1d.　有形成分：全血の約45％を占める生きた血液細胞である有形成分には，以下のようなものがある．
- **赤血球（RBC）**：中央部が凹んだ円板状，無核，ヘモグロビンと結合して酸素を運搬する．
  - 寿命：100〜120日．
  - **貧血**は血液の酸素運搬能力の低下である．
    - 考えられる原因は，出血，機能的赤血球数の減少，または細胞当たりのヘモグロビン量の減少である．
    - **鎌状赤血球症（SCA）**：低酸素条件下で細胞が鎌状化する遺伝的疾患で，鎌状化した細胞は容易に破裂したり，細い血管に巻き込まれたりする．**鎌状赤血球質（SCT）**をもつ人は一般的に症状がないが，遺伝子が子孫に受け継がれる可能性がある．
  - **赤血球増加症**とは，骨髄がんや，空気中の酸素が少ない場所（高地など）への移動が原因で起こる，赤血球の過剰な増加のことである．
- **白血球（WBC）**：身体の保護に関与する細胞．**アメーバ運動**により，損傷細胞から放出される化学物質（**正の走化性**）に反応して損傷組織に向かって移動し，**漏出**によって血流から出ることができる．
  - 細菌やウイルスなどの異物が体内に侵入すると，白血球はその数を増やして（**白血球増加症**），さまざまな方法で異物と戦う．
    - WBCの異常増加は，伝染性単核球症や**白血病**（造血骨髄のがん）でみられる．
  - 白血球数の異常な減少は**白血球減少症**である．
  - **顆粒球**には**好中球**，**好酸球**，**好塩基球**がある．好塩基球の顆粒には，炎症過程の原因物質である**ヒスタミン**が含まれている．
  - 無顆粒球には単球とリンパ球が含まれる．
- **血小板**：**巨核球**から産生される細胞片．血液凝固に関与する．

10.1e.　造血（血球形成）：**血球芽細胞**：すべての形成要素を産生する血液幹細胞．
- 赤色骨髄で発生し，異なる細胞タイプの成熟には異なる経路が存在する．
- **造血**の刺激はホルモンである．
  - **エリスロポエチン**は赤血球産生を刺激する．
  - その他の化学物質（コロニー刺激因子，インターロイキン，トロンボポエチン）は，白血球と血小板の産生を刺激する．

10.2 止血機構 (pp. 331〜333)

10.2a. 止血機構の段階：出血を止める．
- **血管攣縮**，**血小板プラグの形成**，**凝固**の3段階．
  - **組織因子**(TF)，**PF₃**，**トロンビン**，**フィブリノゲン**が関与する複雑なカスケードにより，ほかの細胞や粒子を捕捉して凝血塊を形成する網目状の**フィブリン**が生成される．凝血塊が収縮して**血清**が絞り出され，破裂した血管の端が引き寄せられる．
- 血管が修復されると血栓は消化される．

10.2b. 止血機構の異常
- 破断していない血管では望ましくない凝固が起こることがある．
  - 付着した凝血塊は**血栓**である．
  - 剥離した凝血塊で血流に乗って移動するものは**塞栓**である．
- 出血性疾患．
  - **血小板減少症**：血小板の不足．自然出血や点状出血（発疹に似る）を起こすことがある．
  - 肝臓が凝固因子を十分に作れない．
    - **血友病**：血液凝固因子の欠乏による遺伝性疾患．

10.3 血液型と輸血 (pp. 333〜335)

10.3a. 血液型は赤血球膜上に異なる**抗原**(タンパク質)をもつ．
- 血液中にABO群に対する**抗体**は存在するが，Rh群には自然に存在する抗体はない．
- 抗体とその抗体が特異的に結合する抗原が混在すると，**凝集原**(赤血球抗原)と**凝集素**(凝集原と結合する抗体)が相互作用して**凝集反応**(塊状化)が起こり，抗原をもつ細胞は溶血(破裂)の目印となる．
- **ABO血液型**は，患者の血液で最も一般的にチェックされる．
  - O型が最も多く，AB型が最も少ない．
  - ABO抗原は，非自己血液抗原に対するあらかじめ形成された抗体を伴う(A型の人は抗B抗体をもつ)．
- **Rh血液型**：ほとんどの米国人はRh＋である．
  - Rh－の人はRh＋のRBCに対する抗体をあらかじめもっていないが，Rh＋の血液に曝露(感作)されると抗体ができる．

10.3b. 血液型の判定には，既知の抗体を患者の血液に混ぜることが必要である．例えば，B型の血液と抗B抗体を混ぜたときのように，凝集すると陽性である．

10.4 血液の発生・発達・老化 (pp. 336〜337)

- 胎児ヘモグロビン(HbF)はHbA(成人ヘモグロビン)よりも酸素との親和性が高い(結合しやすい)．
- 新生児の**生理的黄疸**は，肝臓の未熟さを反映している．
- 白血病は非常に若い人や高齢者に多い．
- 高齢者は貧血や血液凝固障害のリスクがある．

復習問題

▶ **選択問題**
（正解が複数の場合もある）

1. 赤血球を増加させるものはどれか？
   a. 慢性の出血性潰瘍
   b. 酸素供給量の低下
   c. 身体活動レベルの低下
   d. 腎臓への血液循環量の減少

2. 鎌状赤血球症において赤血球を鎌状化させる要因はどれか？
   a. 失血
   b. 激しい運動
   c. ストレス
   d. 発熱

3. 子どもが鎌状赤血球症と診断された．これはなにを意味するか？
   a. 片方の親が鎌状赤血球症であった
   b. 片方の親が鎌状赤血球遺伝子をもっていた
   c. 両親ともに鎌状赤血球症であった
   d. 両親ともに鎌状赤血球遺伝子をもっていた

4. 真性赤血球増加症でみられるのは次のどれか？
   a. 白血球の産生過剰
   b. 循環血液量の顕著な増加
   c. 血液の粘性の異常な上昇
   d. ヘマトクリット値の低下
5. 白血球のもつ特徴として適切でないのはどれか？
   a. アメーバのように走行する
   b. 食作用をもつ（ものがある）
   c. 核をもつ
   d. 血液細胞のなかで最も数が多い
6. ヒスタミンなどの炎症物質を放出する白血球はどれか？
   a. 好塩基球
   b. 単球
   c. 好酸球
   d. 好中球
7. 以下の血球のうち食作用をもつのはどれか？
   a. 赤血球
   b. 好中球
   c. 単球
   d. リンパ球
8. 血小板減少症によって起こる病態はなにか？
   a. 血栓の形成
   b. 塞栓の形成
   c. 点状出血
   d. 血友病
9. 輸血によって生じる可能性があるものは，次のどれか？
   a. 輸血する血液中の抗体が輸血を受ける患者の赤血球を攻撃する
   b. 赤血球の凝血塊が小血管を塞ぐ
   c. 輸血された血液の赤血球が溶解する
   d. 尿細管が詰まる
10. Rh陰性の女性が妊娠した場合，生まれた児が新生児溶血性疾患にならないのは，次のどの場合か？
    a. 児がRh陰性の場合
    b. 児がRh陽性の場合
    c. 父親がRh陽性の場合
    d. 父親がRh陰性の場合
11. 血漿から凝固因子が除かれるとなにになるか？
    a. 血清
    b. 全血
    c. フィブリン
    d. 組織因子
12. アルブミンの特徴として当てはまるものはどれか？
    a. 血液内の緩衝剤の役割をもつ
    b. 血液の浸透圧を保つのに役立つ
    c. 生体で発生した熱を体内に分散する
    d. 特定の分子を運搬する
13. 以下の状態を，止血機構において起こる順番に並べなさい．

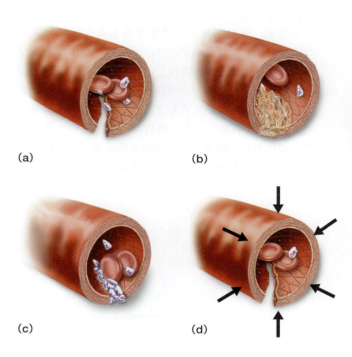

(a)　　　(b)

(c)　　　(d)

▶記述問題
14. 血漿中の物質を思いつくだけ挙げなさい．
15. 貧血とはなにか．貧血の原因を3つ挙げなさい．
16. 骨髄系幹細胞に由来する血液の有形成分を挙げなさい．また，リンパ球系幹細胞から生じる有形成分はなにか？
17. 肝機能障害によって凝固異常が生じるのはなぜか？
18. ABO血液型の4つの型を述べなさい．
19. 不適合輸血による反応はどうして生じるか．またどのような症状および徴候を示すか？
20. Rh陰性の人が，Rh陽性の血液を輸血されても，1回目は問題はなく，2回目から不適合輸血の反応が生じるのはなぜか？
21. ヘマトクリット値が高いと，ヘモグロビン濃度は高くなるか低くなるか．その理由も説明しなさい．

クリティカル・シンキングと臨床応用の問題

22. 長期間化学療法を受けているリーさんは，骨髄生検の結果，骨髄が線維化し，造血細胞はほとんどみられなかった．この病態を説明しなさい．また，かなりの症状があるとすると，短期的・長期的にどのような治療を行ったらよいか？

23. 易疲労感，呼吸困難感，悪寒を訴える女性が来院した．血液検査では貧血があり，出血性の胃潰瘍がみつかった．この患者の貧血はどのように生じたか？

24. ボストン出身の中年の大学教授が，天文学の研究をするため，1年間スイスアルプスに滞在することになった．2日前に到着したが，到着以来，階段を上るだけで息切れがし，以前よりも疲れやすくなっているのに気がついた．しかし，これらの症状はしだいによくなり，2か月後には完全に消失した．1年後，米国に戻って健康診断を受けたところ，赤血球数が正常よりも増加しているといわれた．(1)なぜ赤血球の増加がみられたか．(2)赤血球数は高値のままか．それはなぜか？

25. ブリタニーさんは，健康な若い女性である．新しい仕事のために，一連の健康診断を受けた．赤血球数の値は正常範囲の上限にあった．しかし，4週間後には，この値を大幅に上回った．なにか環境が変わったかどうかを尋ねたところ，彼女は煙草を吸いはじめたことを認めた．彼女の新しい習慣は，赤血球の増加をどのように説明するか？

第11章 心臓血管系

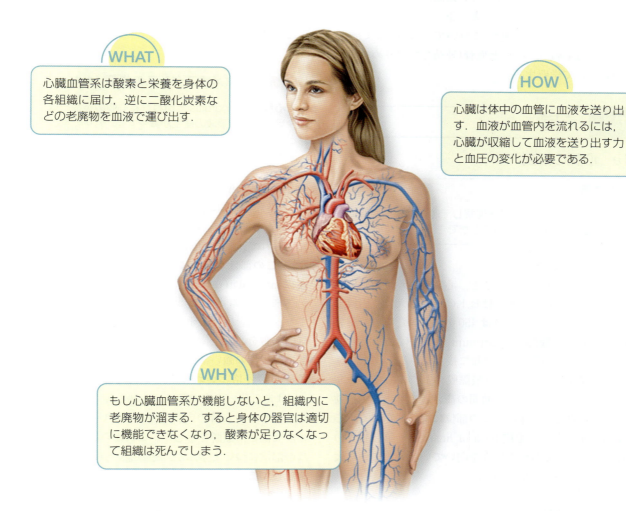

WHAT
心臓血管系は酸素と栄養を身体の各組織に届け，逆に二酸化炭素などの老廃物を血液で運び出す．

HOW
心臓は体中の血管に血液を送り出す．血液が血管内を流れるには，心臓が収縮して血液を送り出す力と血圧の変化が必要である．

WHY
もし心臓血管系が機能しないと，組織内に老廃物が溜まる．すると身体の器官は適切に機能できなくなり，酸素が足りなくなって組織は死んでしまう．

　心臓血管系 cardiovascular system と聞くと，ほとんどの人がすぐに心臓を思い浮かべる．緊張したときに心臓が「どきどきする」のを感じることもある．心臓がいかに重要かは昔からよく認識されている．しかし，心臓血管系は心臓だけでなりたっているのではない．なぜ心臓と血管がともに直接生命にかかわるのかを理解するのは，科学そして医学の見地から重要である．
　昼も夜も，私たちの中の数十兆個もの細胞は休むことなくはたらき続け，栄養を取り入れ老廃物を排出している．睡眠中はこのはたらきはゆっくりになるものの，やはり休みなく行われなくてはならない．なぜなら，このはたらきがとまると私たちは死んでしまうからである．細胞のこうした活動は，細胞が間質液(組織液)に取り囲まれていなければ行えない．したがって，これらの間質液を常に交換し「リフレッシュ」して老廃物の蓄積を防ぐ，なんらかの手段が必要とされる．すなわち忙しい工場と同様，生体はいろいろな貨物を運び込んだり運び出したりする運搬システムを必要としている．道路や鉄道線路，地下鉄のかわりに，生体内で運搬路の役割をはたしているのが中空の血管なのである．
　単純な言いかたをすると，心臓血管系の役目は運搬にある．血液が輸送車となり酸素，栄養，細胞からの老廃物や

ホルモンをはじめ，生体のホメオスタシス(恒常性)の維持に必要な多くの物質を，細胞に運び込んだり細胞から運び出したりしている．この血液を循環させているのが拍動する心臓と，血圧といわれる血管内の圧である．

心臓血管系は，一方通行弁のついた筋肉でできたポンプに，大小の血管が連結しているようなものである．このなかを血液が流れている(血液については第10章で学んだ)．ここでは心臓(ポンプ)と血管(連結して張りめぐらされた管)について学習する．

11.1　心臓

11.1a　心臓の解剖

> **学習目標**
> ● 人体における心臓の位置を理解し，適切な模型や図によって各部の名称を述べることができる．

位置と大きさ，向き

心臓の大きさと重さを考えると，心臓がいかに力強い臓器であるかがわかる．大きさはヒトのこぶし大で，円錐形をしており中空である．重さは450gにも満たない．胸郭の中心に位置する**縦隔** mediastinum の下部にぴったりとおさまっている．心臓の両側は肺に接している(図11.1)．とがった**心尖** apex of heart は横隔膜の上にのってやや左下を向いている．ここは第5肋間の高さになり，心尖拍動から心拍数を数えるときにはこの部位に聴診器をおく．心臓の後部上面すなわち**心底** base of heart は，第2肋骨の裏側あたりにあって右肩のほうを向いている．ここから大血管が全身に向かって出ている．

心臓の被覆と心臓壁

心臓は，二重壁構造の嚢(袋)である**心膜(心嚢)** pericardium の中に包まれている．心膜は3層からなる：外層は線維性の膜でその内側に漿膜が2層ある．心膜の最外側にある疎性結合組織は**線維性心膜** fibrous pericardium といわれる．この線維層は，心臓の保護とともに胸骨や横隔膜に心臓をつなぎとめるはたらきをしている．線維性心膜よりも深い(心臓本体に近い)位置には，2層のよく滑る**漿膜性心膜** serous pericardium がある．その壁側は**壁側心膜** parietal pericardium と呼ばれ，線維性心膜の内側(深部)を裏打ちしている．心臓の表面では，壁側心膜が心臓から出ていく大血管の表面まで広がり，そこでUターンして心臓表面の内側(深部)をおおっている．漿膜性心膜の臓側

あるいは**臓側心膜** visceral pericardium は**心外膜** epicardium とも呼ばれ，実際には心臓壁の一部を構成する(図11.2)．なめらかな潤滑液(漿液)が心囊の漿膜性心膜から分泌される．心臓を包む壁側および臓側の漿膜性心膜は，心臓が拍動するたびに互いになめらかに滑り合うが，それらの膜のあいだに漿液が存在することで，心臓の拍動はさらに容易となる．

> **ホメオスタシスの失調 11.1**
>
> **心膜炎** pericarditis といわれる心膜の炎症では，もともと少量しかない漿液の産生が減少する．このため，心膜の内側どうしがくっつきやすくなり，痛みを伴う癒着を起こして心臓の動きを障害する．

心臓自体の壁は3層からなる．一番外側は上記の臓側心膜(心外膜)，次に心筋層，そして内側は心内膜である(図11.2)．**心筋層** myocardium は筋の太い線維束がらせん状によられて，輪状の配列になっている(図6.2b, p.178参照)．この部分が実際に収縮する層となる．心筋細胞は介在板 intercalated discs によって連結している．介在板はデスモソームとギャップ結合 gap junction からなる．ギャップ結合は，イオン分子が自由に細胞間を移動し，電気的興奮を心臓全体に広がりやすくしている．心筋層の内部は線維性の強い結合組織で補強されている．この結合組織は心臓骨格といわれることもある．**心内膜** endocardium は光る薄い内皮の膜で，心房心室をおおい，心臓から出入りする大血管の内膜と連続している．図11.3 に心臓の前面像と前額断を示した．これから心臓の構造やそれぞれの部位について学ぶが，その際いつも，この図に戻って確認してほしい．

11.1b　心房・心室と大血管

> **学習目標**
> ● 血液が，心臓を中心にどのように循環するかを述べることができる．
> ● 肺循環系と体循環系を比較し，それぞれの特徴を述べることができる．

心臓は4つの部屋，すなわち2**心房** atrium と2**心室** ventricle に分かれている．それぞれの内面は心内膜でおおわれており，血液の流れをなめらかにするのに役立っている．上部に位置する心房は，基本的には血液が戻ってくる場所であり，心臓のポンプ作用には直接かかわっていな

心臓 343

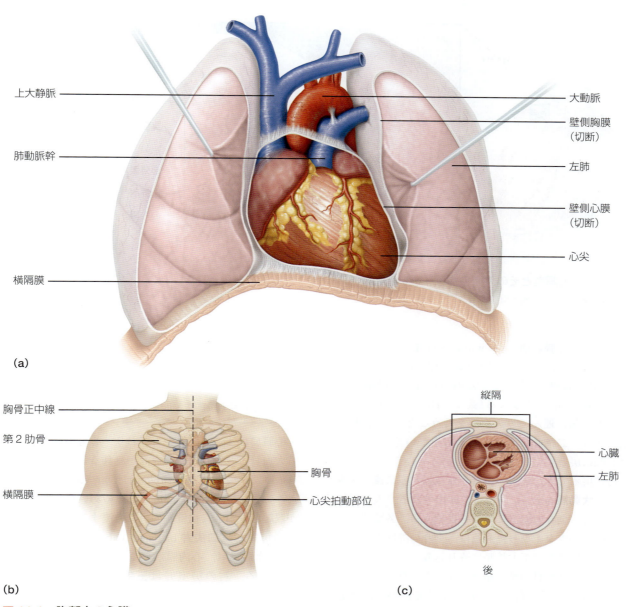

図11.1 胸郭内の心臓
(a)心臓・大血管と肺との関係．(b)心臓と胸骨・肋骨の関係．(c)胸郭内の心臓の位置関係を示す横断図(下面)．

い．代わりに，心室に血液が充満するのに役立っている．血液は低圧の静脈系から心房に流れ込み，続いてその下にある心室を満たす．この厚い筋でできた心室が血液の<u>送出室</u>で，心臓のポンプに当たる部分である．心室が収縮すると血液は駆出され，全身に送り出される．図11.3a に示すとおり，心臓の前面はほとんど右心室で形成されるが，心尖は左心室によってできている．心臓を縦に分割している隔壁は，心房を分ける部位は**心房中隔** interatrial septum，心室を分ける部位は**心室中隔** interventricular septum という．

心臓は1個の臓器であるが，2個のポンプを有している．すなわち動脈によって血液を送り出すためのポンプと，静脈によって血液を心臓に受け入れるためのポンプである．右側は肺循環のためのポンプである．全身の静脈から戻ってくる比較的酸素濃度の低い血液が，**上大静脈** superior vena cava・**下大静脈** inferior vena cava を通って右心系に入り，肺動脈幹に駆出される．**肺動脈幹** pulmonary trunk は左・右の**肺動脈** pulmonary arteries に分かれて肺内に血液を運んでいく．そこで血液中の二酸化炭素は除かれ，酸素が血液に受け渡される．酸素が豊富になっ

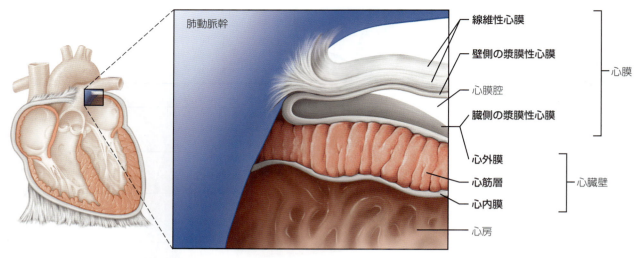

図 11.2　心臓壁とその外側の構造
臓側心膜である心外膜と壁側心膜は同じ構造である．

た血液は 4 本の**肺静脈** pulmonary vein を通って左心系に戻る．このように，右の心室（ポンプ）から肺を通って左の心房（一時貯留槽）に戻ってくる循環路は，**肺循環** pulmonary circulation と呼ばれる（図 11.4）．その唯一の機能は，血液を肺に運んでガス交換を行うことにある（酸素は血液に入り，二酸化炭素は血液から出ていく）．そして血液は心臓に戻ってくる．

左房に戻ってきた酸素の豊富な血液は左室に流れ込み，そこから**大動脈** aorta に向かって駆出される．大動脈は枝分かれして，全身の臓器に血液を供給する．各臓器で使用されて酸素が少なくなった血液は，全身の静脈系から最終的に上大静脈または下大静脈に流れ込み，そこから右心房に戻る．この 2 つ目の循環路，すなわち，左心室から出て全身の組織を通って右心房に戻ってくる回路は，**体循環** systemic circulation と呼ばれる（図 11.4）．体循環によって酸素や栄養の豊富な血液が各器官に運ばれる．このように，左心室は全身に張りめぐらされる長い血管路に向かって血液を駆出しなくてはならないので，右心室に比べて厚い筋でできており（図 11.5），強力なポンプとしてはたらいている．

> **確認してみよう**
> 1. 心臓は胸郭の中のどこに位置しているか？
> 2. 心房・心室のうち，壁が最も厚いのはどれか？　また，この構造は，心臓のどのような機能を反映したものか？
> 3. 体循環と肺循環の機能の違いはなにか？
> （解答は付録 A 参照）

11.1c　弁

> **学習目標**
> ● 心臓の弁の役割を説明することができる．

心臓には 4 つの弁がついており，心房から心室，心室から大血管と一方向にのみ血液が流れるように機能している（図 11.3b）．**房室弁** atrioventricular valve（または **AV 弁** AV valve）は，両側の心房と心室のあいだにあって，心室が収縮したときに血液が心房に逆流するのを防いでいる．左の房室弁は**二尖弁** bicuspid valve または**僧帽弁** mitral valve と呼ばれ，心内膜からつづく 2 枚の弁あるいは弁尖よりなる．右の房室弁は**三尖弁** tricuspid valve と呼ばれ，3 枚の弁尖からなっている．房室弁には**腱索** chordae tendineae が付着しており，文字どおり，腱状のコード（ひも）となっている（著者としては，歌に出てくるような「心の琴線」こそこれだと考えたい）．これによって弁は心室壁につながれている．心臓がリラックスして血液が心室内に流れ込んでいるときには，房室弁は心室のほうにたれている（図 11.6a）．

心室が収縮を始めると，心室内の血液が圧迫されて心室内の圧（心室内圧）は上昇し，房室弁は上方に押し上げられて閉鎖する．このとき腱索は，弁が閉じた状態を保つようにはたらく．もし弁が腱索によって心室壁とつながれていなければ，強い風で裏返った傘のように心房内に飛び出してしまい，血液も心室から心房に逆流することになる．

心臓にはこのほか，各心室から出ている大血管の起始部

心臓 345

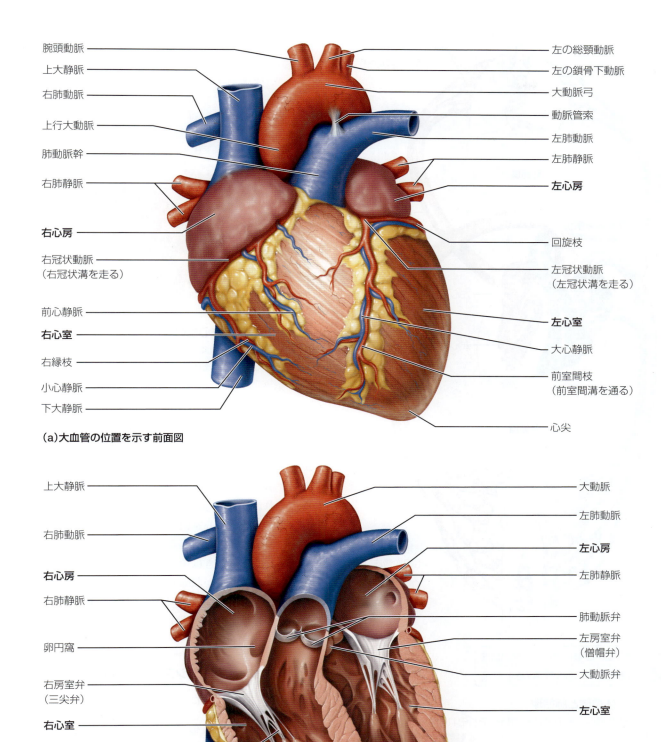

(a) 大血管の位置を示す前面図

(b) 心房・心室と弁を示す前頭断の図

図 11.3　心臓の肉眼解剖

346　第11章　心臓血管系

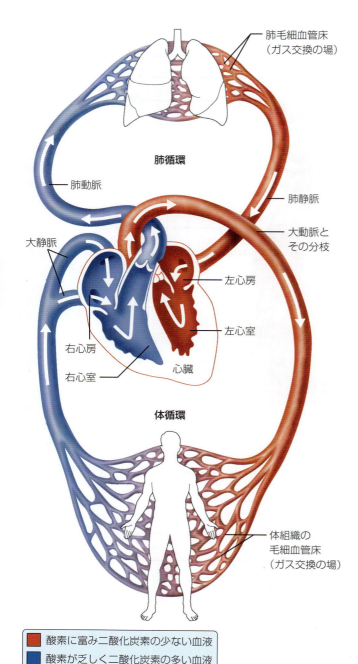

図11.4　体循環と肺循環
左心系は体循環へ，右心系は肺循環へそれぞれ血液を駆出するポンプとして機能する（実際は，肺を出入りする動静脈は複数あるが，簡単にするために図では1本にしてある）．

にある**半月弁** semilunar valve と呼ばれる弁がある．それぞれ**肺動脈弁** pulmonary valve，**大動脈弁** aortic valve と名づけられている（図11.3b）．各半月弁には3枚のポケット状の弁尖があり，閉鎖時にはぴったりと合うようになっている．心室が収縮するときには，流れ出る血液の圧

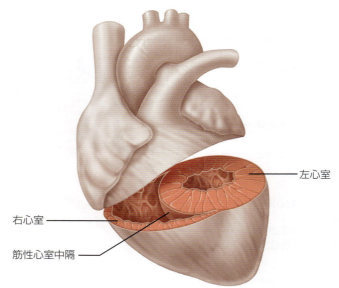

図11.5　右心室と左心室の解剖学的な違い
左心室の心室壁はより厚く，腔は円筒状をしている．右心室の腔は三日月形をしていて左心室のまわりを包んでいる．

力で弁尖は動脈壁に押しつけられて開口する（図11.6b）．心室が拡張しはじめると血液は心室内に戻ろうとする．このため各弁尖に血液が充満して，例えばパラシュートの傘に空気が入ったような状態となる．結果的に弁尖部はふくらんで互いにぴったりとくっつき，弁は閉鎖する．それによって血流は一方向にのみ流れることになり，血液が動脈から心室内に逆流することはない．

　各弁の開閉は，同時に起こるわけではない．房室弁は心室が収縮しているときは閉じており，拡張を始めると開放する．半月弁は心室が収縮しているときは血流によって押し開けられ，拡張を始めると閉鎖する．弁は圧の変化によって開閉し，血液が逆流するのを防いでいる．

> **ホメオスタシスの失調 11.2**
>
> 　心臓の弁は基本的には単純な構造物で，多少の漏れがあっても，心臓は機能することができる．しかし弁の変形がひどいと，心臓の機能は大幅に障害される．例えば，弁がきちんと閉鎖しないと血液は逆流し，心臓に戻ってくるので，心臓は同じ血液をなんども駆出しつづけることになる．弁尖がかたくなって**弁狭窄**をきたすこともある．これは，**心内膜炎** endocarditis といわれる細菌性の感染を繰り返すときによくみられる．弁が狭窄していると，血液を駆出する十分な圧を作り出すために心臓は通常よりも強力に収縮しなければならない．いずれの場合にも心臓の仕事量は増し，最終的には疲弊して心不全をきたすことがある．そのような場合には，人工弁（**写真**参照）や凍結保存されたヒトの弁膜，化学的に処理

(a) 房室弁（AV弁）の動き

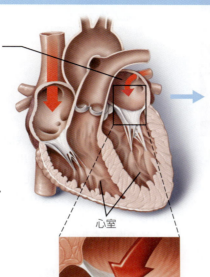

① 心臓に戻った血液が心房に充満すると，房室弁に圧がかかり，その圧によって房室弁が開放する．

② 心室に血液が充満する際には，弁は心室の中にたれさがっている．

③ 最後に心房が収縮して，心室にさらに血液を送り込む．

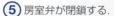

心室

房室弁開放：
心房圧は心室内圧より高い

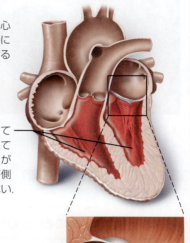

④ 心室が収縮すると，心室内の血液が房室弁に心室側から圧をかけることになる．

⑤ 房室弁が閉鎖する．

⑥ 房室弁は腱索によってしっかりと固定されているので，房室弁がひっくり返って心房側に飛び出すことはない．

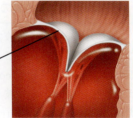

房室弁閉鎖：
心房圧は心室内圧より低い

(b) 半月弁の動き

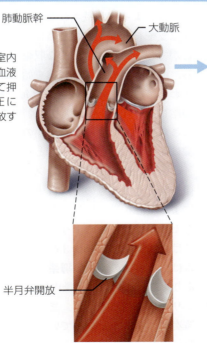

肺動脈幹　大動脈

① 心室が収縮して心室内の圧が高まると，血液は半月弁に向かって押し出され，その圧によって半月弁が開放する．

半月弁開放

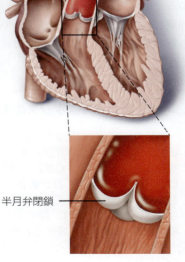

② 心室が弛緩して心室内の圧が低下すると，大動脈に送り出された血液が心室側に向かって戻ろうとするため，袋状になっている半月弁に血液が充満して半月弁を閉鎖する．

半月弁閉鎖

図11.6　心臓弁のはたらき
(a)房室弁（AV弁）．(b)半月弁

されたブタの生体弁を用いて弁置換術が行われる．

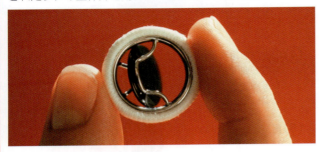

人工大動脈弁．

確認してみよう
4. 心臓の弁はどのような役割をはたしているか？
5. なぜ冠状動脈の塞栓が突然死につながるのか？

（解答は付録A参照）

11.1d 心臓の生理学

心臓が収縮するたびに血液は全身に送り出され，また心臓に戻ってきて全身に送り出されるということが繰り返される．心臓の仕事量は信じられないほど多い．1日のうち，人体のもつ6Lあまりの血液を1,000回以上も全身に駆出している．ということは，たった1日で6,000Lを超える量の血液を送り出していることになる！

心臓に分布する血管（冠循環）

学習目標
● 心臓を栄養する血管の名前を挙げることができる．

心臓の内部は常に血液で満たされているが，心臓自体はこの血液で栄養されることはない．心筋に栄養と酸素を送るのは左右の**冠状動脈** coronary artery である．冠状動脈は大動脈起始部から分岐し，心房と心室のあいだにある**冠状溝** coronary sulcus (atrioventricular groove) を通って心臓の周りを走っている（図11.3a）．冠状動脈とその主要な枝，すなわち左から出ている**前室間枝（前下行枝）** anterior interventricular branch と**回旋枝** circumflex branch，右から出ている**後室間枝（後下行枝）** posterior interventricular branch と**右縁枝** right marginal branch は，心室が収縮しているときには圧排される（血流はゆっくりになるが，完全に止まることはない）．そして，心室が拡張を始めると血液で満たされる．心筋を栄養した血液は，**心臓の静脈（大・小・前心静脈）** cardiac vein から心臓の後側にある**冠状静脈洞** coronary sinus に注ぎ，右心房に戻っていく．

ホメオスタシスの失調 11.3

心拍数が著明に増加すると心室の拡張時間も短くなり，冠状動脈内に十分な血液が流れず，心筋を栄養する血液が不足することもありうる．心筋に十分な酸素が供給されないと激しい胸痛が生じる．これを**狭心症** angina pectoris と呼ぶ．この痛みは心臓が送っているシグナルで，決して無視してはならない．なぜならば，酸素不足が続くと心筋は死にはじめ，**梗塞** infarct を形成するからである．これを**心筋梗塞** myocardial infarction という．一般の人が「心臓発作」と呼ぶものである．

心臓の刺激伝導系：基本リズムの設定

学習目標
● 心臓の刺激伝導系の名称を挙げ，刺激が伝わる経路を説明することができる．
● 心電図からどのような情報が得られるかを説明することができる．

心拍はなにによってもたらされるのだろうか？　骨格筋は神経によって刺激されないと収縮することはないが，心筋は支配神経がすべてだめになってもみずから収縮することができる．この自発的な収縮は，規則正しくつづけられる．心筋のどの部位が収縮を始めるかで，収縮のリズムは変わってくる．心房の細胞は毎分約60回収縮し，心室の細胞は20～40回とよりゆっくりである．したがって心臓にこれらを調整するなんらかの制御システムがないと，心臓はかってに動いてポンプとして十分に作用しなくなる．

心臓の活動を制御するシステムには2つある．1つは自律神経を介するもので，自律神経のどの部位がはたらくかによって心拍数は増加したり減少したりする．ちょうどアクセルやブレーキのようなものである．このテーマについては後に説明する（pp. 352～353参照）．もう1つのシステムは，心臓内の**刺激伝導系** conducting system of heart であり，これは心臓の組織内に形成され（図11.7），基本となるリズムを刻んでいる．まるでロックバンドのドラマーが演奏曲のリズムを刻んでいるようである．この内因性の刺激伝導系は，心臓にのみ認められる特殊なもので，筋と神経の中間のような組織である．この刺激伝導系により，心筋は心房から心室へと一方向に脱分極を起こす．

さらに収縮回数は毎分75回程度に設定されており，心

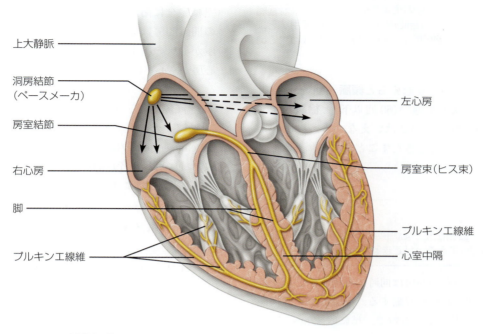

図 11.7 刺激伝導系
脱分極は洞房結節から始まり，心房の心筋を伝わって房室結節に達する．そこから房室束（ヒス束），左右の脚，プルキンエ線維を経て，心室壁に到達する．

臓は調節されたうえで収縮している．

> **コンセプト・リンク**
>
> これは，ニューロン（もしくは神経細胞）の軸索を活動電位が波のように伝わる際に，一方向にのみその刺激が流れるのとよく似ている（第 7 章，pp. 226～229）．心筋を収縮させる電気信号も内因性の刺激伝導系を一方向のみに伝わる．

刺激伝導系の機能を担うのは，順番に，右心房にある**洞房結節** sino-atrial（SA）node，心房と心室のあいだにある**房室結節** atrioventricular（AV）node，**房室束** atrioventricular（AV）bundle（**ヒス束** bundle of His），心室中隔内の左・右の**脚** bundle branch と，左右の心室壁の心筋内で枝分かれして広がる**プルキンエ線維** Purkinje fiber である．

洞房結節はちっぽけな細胞集団であるが，偉大な仕事をしている．刺激伝導系のなかでは最も頻回に脱分極を起こすことができ，心拍数を決定している．そのため**ペースメーカ** pacemaker ともいわれる．洞房結節から出された刺激は，心房壁を通って房室結節に伝えられ，心房の収縮を引き起こす．房室結節に伝えられた刺激は，やや遅れてヒス束に伝えられる．このあいだに心房は収縮を完了する．ヒス束に伝えられた刺激は，右脚と左脚からプルキンエ線維へとすばやく伝えられ，心室は心尖部から心房のほうに向かって収縮を始める．このため心臓は上方の大血管に向かって，血液を「しぼり出すように」効率よく送り出すことができる．p. 352 の「もっと詳しく見てみよう」では，心臓の電気的活動をあらわす心電図について概説した．

 ホメオスタシスの失調 11.4

心房と心室のあいだには結合組織があって絶縁体のようなはたらきをしているので，心房の興奮は直接心室には伝わらず，刺激は房室結節を介してのみ心室に伝えられる．このため房室結節に異常が起こると，洞房結節から心室に伝わる刺激は部分的にあるいは完全にブロックされる．この状態を**房室ブロック** heart block といい，心室（つまり心臓）はこれまでよりもずっとゆっくりとしたペースで，かってに収縮するようになる．

洞房結節に異常が起こっても刺激の伝達がうまくいかなくなり，心拍数が低下することがある．このようなときには人工的な心臓ペースメーカを手術によって埋め込むことがある．

心筋への血液の供給の低下，すなわち**虚血** ischemia が起こると，**心室細動** ventricular fibrillation が起こることがある．心筋線維がかってに不規則な速い収縮を繰り返している状態で，心臓を外からみるとまるでうごめく毛虫が詰まった袋のようにただふるえるのみで，ポンプとしての機能をまっ

たく失ってしまう．心筋梗塞による死亡の主要な原因は心室細動である．そのため，多くの企業で従業員に自動体外式除細動器 automatic external defibrillators（AED）の使用法を訓練している．実際，それによって多くの人の命が救われている．

心拍数が1分間に100回を超えると頻脈 tachycardia といい，心拍数が正常よりも遅い（60回以下）と徐脈 bradycardia という．いずれも病的とはいえないが，頻脈があまりにも長くつづくと細動をきたすことがある．

心周期と心音

学習目標
- 収縮，拡張，一回拍出量，心周期，心音，心雑音の各用語の意味を説明することができる．

正常な心臓では，左右の心房は同時に収縮し，心房が拡張しはじめると今度は心室が収縮する．心臓のポンプ機能のほとんどは心室が担っているので，単に収縮 systole と拡張 diastole（心臓がリラックスした状態）というときは，とくにことわらないかぎり心室の収縮と拡張をさす．

心周期 cardiac cycle は，1回の拍動で心房と心室が収縮し拡張するまでの過程をさす．平均的な心拍数は1分間に約75回なので，心周期の長さは通常0.8秒程度である．以下，心周期を5つの段階に分けて説明する（図11.8）．

① 心房拡張期（心室充満期）atrial diastole（ventricular filling）：心臓が完全に弛緩している状態から心周期の説明を始めよう．心臓内の圧は低く房室弁は開いていて，血液は心房を経由して心室に流入する．半月弁は閉じているときとする．

② 心房収縮期 atrial systole：心房が収縮を始めるが心室は拡張したままで，血液は心室に流入し続け心室に充満する．

③ 等容性収縮期 isovolumetric contraction：心房収縮が終わり，心室の収縮が始まる．初期の心室内の圧上昇により房室弁が閉鎖し，血液の心房への逆流を防ぐ．一瞬，心室は完全に閉鎖される．

④ 心室収縮期（駆出相）ventricular systole（ejection phase）：心室は収縮を続け，心室内の圧が心臓から出ていく大血管（大動脈・肺動脈幹）内の圧よりも高くなる．すると，半月弁が開いて血液は心室から駆出される．このあいだに，心房は弛緩し心房内に血液が流入を始める．

⑤ 等容性弛緩期 isovolumetric relaxation：心室拡張が始まると，心室内の圧は大血管の圧よりも低くなり，半月板が閉じて血液の逆流を防ぐ．このときも一瞬，心室は完全に閉鎖され，心室内の圧は下がり続ける．この間，心房は拡張期にあり，血液が充満する．心室の圧が心房の圧よりも下がると，房室弁が開いて血液が心房から心室に流入して，心周期がまた①から始まる．

聴診器を使うと，各心周期に2つのはっきりした音を聞くことができる．ラブ・ダップ lub-dap とも聞こえる2つの心音 heart sound のはじめの音（Ⅰ音）は房室弁の閉じる音で，2つ目の音（Ⅱ音）は収縮期の終わりに半月弁が閉じる音である．Ⅰ音はより強く長い．Ⅱ音は短く鋭く聞こえる．

ホメオスタシスの失調 11.5

異常なあるいはふつうでない心音は，**心雑音** heart murmur といわれる．血流の流れは通常，非常になめらかで静かである．しかし血流がなにかにさえぎられたり，ぶつかったりすると，流れは乱れて雑音を生じ聴診器で聞こえるようになる．全く正常な心臓であっても，小児や高齢者で心雑音が聴取されることがある．これはおそらく，心臓の壁が比較的薄く血流によって振動しやすいためではないかと思われる．しかし小児や高齢者以外で心雑音を聴取するときには，しばしば弁の異常が存在する．弁の閉鎖不全があると，弁の閉鎖につづいて，部分的に開いているところから血液が逆流するときにシューッという音を生じる．狭窄した弁口を血液が通るときもはっきりした音が聞こえる．

確認してみよう
6. 心臓の内刺激伝導系の役割はなにか？
7. 4つに分かれている心臓の各部分のうち，収縮・拡張という用語で説明されるのはどれか？
8. 心周期における等容性収縮期において，収縮している，あるいは拡張している部位はどこになるか？
9. 聴診器で心臓の音を聴いたとき，「ラブ・ダップ」と聞こえる音はなにによって生まれているか？

（解答は付録A参照）

心拍出量

学習目標
- 以下のそれぞれの因子により心拍数がどう変化するかを述べることができる：迷走神経による刺激，運動，アドレナリンおよび各種の電解質．

心拍出量 cardiac output（CO）は1分間にそれぞれの心室から拍出される血液量で，**心拍数** heart rate（HR）と**一回拍出量** stroke volume（SV）の積で表わされる．一回拍出量は，心臓が収縮するたびに拍出される血液量である．

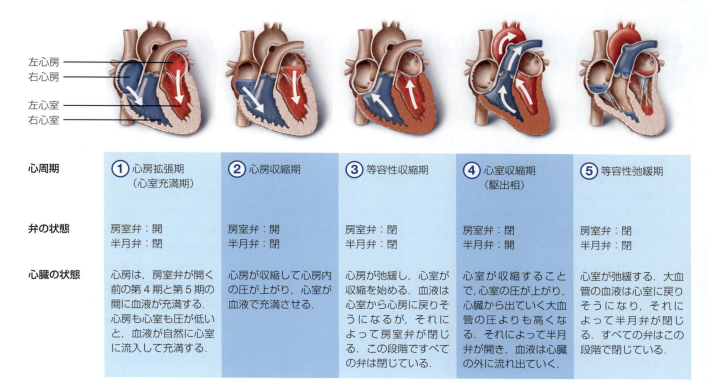

図11.8 心周期のあいだに起こる心臓の動き
太い白の矢印は血流の方向を示す．③・⑤の等容期（文字どおり容量が等しいまま変化しない）には，心室は閉鎖した部屋となり，中の血液量はまったく変化しない．

図11.8 Q ③のとき，心室の心筋細胞は，等尺性に収縮しているか，等張性に収縮しているか？
（解答は付録A参照）

一般に，心収縮力が増すと一回拍出量も増す．平均的な成人の心拍数は1分間に75回，一回拍出量は70 mLなので，心拍出量は次のように計算できる．

CO = HR (75回/分) × SV (70 mL/回)
　　= 5,250 mL/分 = 5.25 L/分

成人の循環血液量はほぼ6,000 mLなので，1分間にほぼすべての血液が全身をまわることになる．心拍出量は，生体の需要に応じて変化する．一回拍出量または心拍数が増加すれば，心拍出量は増加し，逆にその一方または両方が減れば心拍出量も減少する．ここで，これら一回拍出量と心拍数を調節するものはなにかを考えてみよう．

一回拍出量の調節　健康な心臓は，心室内にある血液の約60％を拍出する．その量は前に述べたとおり1回約70 mLである．拍出量に影響する3つの要因がある：前負荷，収縮力，後負荷である．

スターリングの心臓の法則によると，心臓の筋細胞が収縮直前に心室に充満した血液によってどれだけ引きのばされたかによって，拍出量は変わってくる．それを**前負荷** preload という．筋細胞がより引きのばされるほど筋収縮力は増し，拍出量が増える．前負荷に影響する因子には2つある．静脈還流（心臓に戻る血液量）と心室が弛緩し血液が充満するまでの時間の長さ（心拍数によって変わる）である．静脈還流の量またはスピードが増せば，心収縮力が増し，一回拍出量も増加する（図11.9）．心拍がゆっくりであれば，心室内に血液が充満する時間が増加して，拍出量も増す．運動は心拍数と収縮力を増し，結果的に静脈還流量が増加する．骨格筋が収縮することで，筋内の静脈は押されて血液は心臓に戻っていく．このいわゆる「筋ポンプ」も静脈還流量を増す．一方，大量出血で静脈還流量が減ったり，極端な頻脈では一回拍出量が減り，心臓の収縮力は低下する．

心収縮力 contractility は，心筋が創出できる張力のこと

もっと詳しく見てみよう

心電図：私のハートを確かめて

心臓に電気刺激が流れると電流が発生し，その変化は身体のほかの部位にも伝わる．これらの電気的な活動は，身体の表面でも心電図計を用いて記録することができる．それが**心電図** electrocardiogram（ECG）といわれるもので，その波形は心臓における電流の流れをあらわしている．

図には正常な心電図波形を示した．
典型的な心電図には，洞房結節の興奮につづいて生じる3つの波形がある．最初の小さい波はP波と呼ばれ，心房が収縮する直前に脱分極している状態を記録している．大きなQRS波は心室の脱分極によって生じるもので，やや複雑な波形をしている．心室の収縮に先立って記録される．T波は心室の再分極に伴う電流の流れによって生じる（心房の再分極によって生じる電気的な変化は，QRS波と重なって隠れてしまっている）．

心電図波形の各波の形や出現のタイミングの異常は，刺激伝導系のどこかで異常が起こっていること，あるいは心筋梗塞の既往や現在出現していることを意味する．心筋梗塞とは，虚血により心臓の筋肉の一部が壊死した状態をさす．不整脈の一種である心室細動が起こると，心電図の正常なパターンは完全に失われ，心臓のポンプとしての機能は停止する．

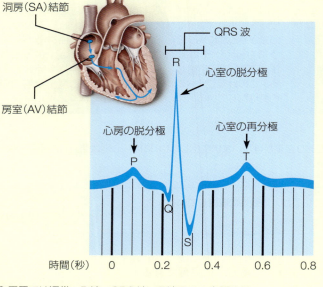

心電図では通常，P波，QRS波，T波の3つを認める．

基本事項

- 心電図は心臓での筋肉収縮を刺激する電気的な活動を示す．3つの正常な波を認める．
- P波は心房の脱分極を示す．
- QRS波は心室の脱分極を示し，心房の再分極は隠す．
- T波は心室の再分極を示す．

をいう．心収縮力に影響する因子は，筋の伸長のみならず，筋内のカルシウムイオン（Ca^{2+}），交感神経の刺激，アドレナリンや甲状腺ホルモンなどのホルモンの影響を受ける．収縮力が増すと，一回拍出量も増す．

後負荷 afterload は，心室が血液を駆出する際に抵抗となる圧のことをさす．肺動脈幹と大動脈において半月弁を押し戻す血圧によって決まる．心室から血液を駆出するには，後負荷よりも高い圧力を創出する必要がある．後負荷が増加すると，心室が血液を駆出するのが困難になり，心拍出量は低下する．

心拍数に影響する要因 健康な人では，一回拍出量はほぼ一定である．しかし，循環血液量が突然低下したり，心臓が極端に弱ったりすると一回拍出量は低下し，心拍数が増加することで心拍出量を維持しようとする．心臓の収縮自体は神経系に支配されることはないが，心拍数は自律神経系によって一過性に変化しうる．実際，心拍数に最も影響する外部因子は自律神経系の活動である．その他数種の化学因子やホルモン，電解質なども心拍数に影響する．いくつかの要因について以下に説明する（図11.9 も参照）．

1. **神経性調節** 身体的あるいは精神的ストレスが加わると，自律神経系の交感神経系が洞房結節，房室結節や心筋自体を普段よりも強く刺激する．結果として心拍数は増加する．こわい思いをしたり，バスに乗り遅

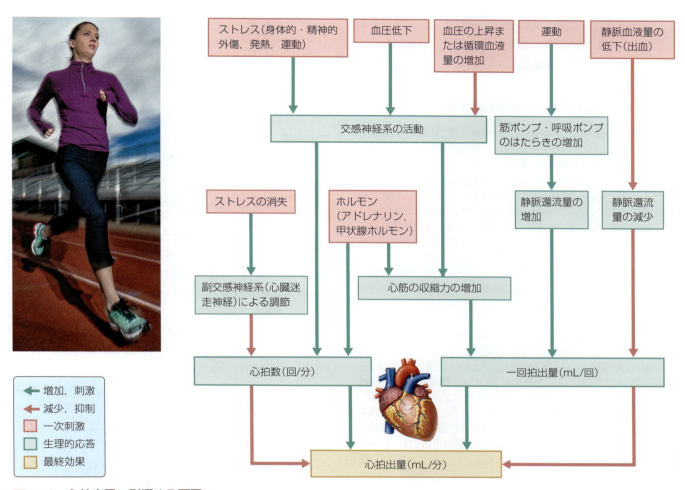

図 11.9　心拍出量に影響する要因
心拍数あるいは一回拍出量の減少は心拍出量の低下につながる．

ないように走ったりした経験のある人ならだれでも思い当たるであろう．ストレスにより心拍数が増して血流の速度も増加すると，それだけ新鮮な血液が組織に到達し，酸素やグルコース（ブドウ糖）が細胞に供給されることになる．一方，身体の需要が減ると心臓もそれに合わせる．副交感神経系，主には心臓迷走神経が心拍数を減少させ，必要のないときには心臓が休息するようにはたらいている．加齢や高血圧性心疾患，その他の病的な変化により，心臓が「くたびれはてて」動けなくなると，うっ血性心不全をきたす．そのような患者では，心臓の収縮力は著しく減弱している．

2. **ホルモンと電解質**　各種のホルモンや電解質は，実にさまざまな影響を心臓に与える．交感神経による刺激に反応して放出され，交感神経と同じはたらきをもつアドレナリンや甲状腺ホルモンは，心拍数と収縮力を増加させる．電解質の異常は，心臓に致命的な影響を与える．例えば筋収縮にはカルシウムイオンが必要である．カルシウムイオンの低下は心拍を抑制する．一方，血中のカルシウムイオンが高すぎると，心臓の収縮時間が著明に延長し，ついには心停止をきたすこともある．ナトリウムやカリウムなど，刺激伝導系に必須な電解質の異常も心機能を障害する．カリウムの低下は，心収縮を弱め不整脈を引き起こす．

3. **生理的要因**　生理的な要因，例えば年齢や性別，運動，体温なども心拍数に影響する．胎児の心拍数は非常に速く，140～160回/分もある．加齢とともに心拍数は徐々に低下する．心拍数は女性（72～80回/分）のほうが，男性（64～72回/分）よりも多い．発熱により心筋細胞の代謝率は上がり，心拍数も増加する．高い熱を出したときに，動悸を感じるのはこのためである．運動で心拍数が上がる理由の1つとしても，運動による発熱が挙げられる．寒冷はその反対に心拍数を

低下させる．運動は前に述べたとおり，交感神経を刺激することで心拍数を増し，また筋ポンプがはたらくことで一回拍出量を増加している．

ホメオスタシスの失調 11.6

健康な心臓では，心拍出量と静脈還流量のバランスは保たれている．しかし収縮力が減弱し，組織の需要に応じられなくなると，**うっ血性心不全** congestive heart failure（CHF）が生じる．うっ血性心不全は，冠状動脈の動脈硬化や高血圧性心疾患，あるいは繰り返す心筋梗塞によって生じた線維化が原因となり，しだいに心臓のはたらきが弱まって生じる．これらの患者では，心臓の収縮は弱々しく，ほぼ「疲れはてた」状態である．うっ血性心不全において心臓の収縮力が低下すると，一回拍出量も低下する．このような患者には，しばしばジギタリスが処方される．ジギタリスは心臓の収縮力や一回拍出量を高め，結果的に心拍出量をおおいに増加させる．

心臓には2個のポンプがあるので，どちらか片方の機能のみが障害されることもある．左心機能が障害されると，右心が駆出しただけの血液を左心が送り出すことができず，肺に血液が「滞留」してしまう．肺内の血管は血液で充満し，圧が上がって，ついには血管外に漏出して**肺水腫** pulmonary edema を起こす．治療されなければ窒息することもある．

右心不全では，血液は体循環系にうっ滞し，末梢に浮腫を生じる．浮腫は足背や下腿，手指などの診察で容易に認められる．片側の心不全でも他側に過大な負荷がかかり，結果的には両側の心不全を生じることになる．

確認してみよう

10. 心拍出量とはなにか？
11. 発熱時に心拍数はどうなるか？　また，それはなぜか？
12. 一回拍出量に影響する最も重要な要素はなにか？

（解答は付録A参照）

11.2　血管

学習目標
- 動脈，静脈および毛細血管の構造と機能を比較し，それぞれの特徴を述べることができる．

血液は，**血管系** vascular system と呼ばれる閉鎖した輸送系の中を流れている．血液が身体の中を「循環している」という考えかたが提唱されたのは，300年ほど前にすぎない．古代ギリシャでは，波が引いては寄せるように，血液は心臓から出ると同じ血管の中を行ったり来たりし，肺で不純物が取り除かれていると考えられていた．17世紀になってはじめて，イギリス人の医師ウィリアム・ハーヴェイが，血液は身体の中をぐるぐるまわっていることを証明した．

道路と同じように，血管系には高速道路もあれば普通道路や路地もある．心臓が拍動すると，血液は大きな血管から全身に送り出される．そして大血管が次々に分かれて細くなった動脈の中を流れ，**細動脈** arteriole に達し，組織の**毛細血管** capillaries に流れていく．血液は，毛細血管が集まっている毛細血管床から**細静脈** venule に流れ込み，静脈 vein を通って最後には静脈が集まってできる大静脈を通って心臓へ戻っていく．動脈は心臓から血液を運び出し，静脈は組織から血液を集めて心臓に戻すという導管の役割をはたしている．これらは高速道路や一般道路に当たる．組織に張りめぐらされている非常に細い毛細血管が細動脈と細静脈をつなぎ，組織の細胞の需要にこたえている．これらは細胞と細胞のあいだを走っている脇道や路地のようなもので，最終的にそれぞれの「うち」にたどりつかせてくれる毛細血管壁を通してのみ，血液と細胞間の交換が行われる．

本書では，基本的に動脈を赤色，静脈を青色で表現している．これは通常，赤色が酸素化された血液，すなわちほぼあらゆる動脈の中の血液を意味し，青色は相対的に酸素が不足し，二酸化炭素を多く含む血液，つまり静脈血を示しているからである．しかし，この規則には例外もある．例えば，動脈である肺動脈幹には酸素に乏しい血液が流れ込み，一方，酸素化された血液は肺静脈を通って，心臓に戻る．その違いを覚えるのに，「静脈のじょうは，群青色のじょう，動脈は赤，でも肺の動静脈は例外」というのはどうだろう．ほかにも例外があるが，それについては関連する章で説明する．

11.2a　血管の顕微解剖

血管壁の構造

毛細血管は2層からなり，それ以外の血管は3層からなっている（図11.10）．**内膜** tunica intima は血管の一番内側をおおい，非常に薄く，1層の内皮細胞からできている．内皮細胞は基底膜の上に位置する．内皮細胞どうしはぴったりと密着しており，表面は非常になめらかで，血液の流れをスムーズにしている．

中膜 tunica media はかなり厚い中間層で，平滑筋と弾性線維でできている．太い血管の中膜には弾性板が存在する．散在する弾性線維に加えて弾性組織がシート状になっているものである．平滑筋は交感神経系の支配を受けており，血管を収縮・拡張させる．血管壁が収縮・拡張することで，血圧が上下する．

外膜 tunica externa は血管の最外層で，大部分は線維性の結合組織からできている．これは血管を支持し保護するはたらきをもつ．

動脈・静脈・毛細血管の構造上の違い

動脈壁は通常，静脈壁よりも厚い．とくに中膜がしっかりしている．動静脈の構造の違いは，機能の違いを表しているともいえる．動脈は心臓から駆出された血液が直接流れ込むところなので，血液が流れ込んだときには拡張（伸展）し，血液がより末梢に移動するにつれ，受動的にもとに戻る弾性が必要である．動脈壁にはこうした圧の変化に耐えられるような強度と伸展性が求められ，永久に伸びたままでは機能しない（図11.19，p.365 参照）．

一方で，静脈は血液を心臓に戻す役割がある．循環系のなかでは心臓からは遠く圧も常時低い．このため静脈壁は薄くできている．しかしたいてい，静脈内の圧は血管内の血液を心臓に押し戻すには低すぎ，また血液は心臓に戻るまでのあいだ，しばしば重力に抗して流れている．そのため，静脈には特別な構造が備わっていて，心臓に戻る血液量（静脈還流量）が，心臓から拍出される血液量（心拍出量）と常に等量となるようになっている．静脈の内腔は同じ部位に存在する動脈の内腔より格段に大きく，中膜は薄くて外膜が厚いという構造になっていることが多い．大きめの静脈内腔には**弁** valve が存在し，血液の逆流を防いでいる（図11.10）．

- 静脈弁の機能をみるために，次のことをやってみよう．まず，一方の手を1〜2分たらしておく．手背静脈は血液が充満してふくれてくる．そのうちの1つの静脈を選び，2本の指をそろえて血管に直角となるようにその上を押さえる．次に近位側の指を心臓に向かって移動させて静脈をしごく．そこでその指を放しても静脈は平坦なままである．それは，血液が弁よりも上流まで押し上げられたからである．しかし遠位側の指を放すと，あっという間に血液が充満し静脈はふくれてくる．

骨格筋による動きを<u>筋ポンプ</u>と呼ぶ．これは静脈内の血液が心臓に戻るのを助けている．静脈の周りにある筋の収縮と弛緩によって，静脈内の血液は筋でしごかれて心臓に向かって移動する（図11.11）．私たちが息を吸う直前に胸腔内圧が下がるため，心臓近くの大静脈は拡張して血液が充満する．このような<u>呼吸ポンプ</u>も，静脈が還流するのを助けている（図11.9）．

細い毛細血管の透明な壁は，細胞1層分の厚さしかない．内膜のみがあるのと同じである．この極端な薄さのために，血液と組織細胞のあいだの交換は容易に行われる．小さな毛細血管は網の目のようにつながり合い，毛細血管床と呼ばれるネットワークを形成している．細動脈から毛細血管床を経て細静脈に注ぐ血液の流れを，**微小循環** microcirculation という．身体のほとんどの部位で，**終末細動脈** terminal arteriole は10〜20の毛細血管に分かれる．これらは，交換が行われる脈管となり，**毛細血管後細静脈** postcapillary venule に流れ込んでいく（図11.12）．毛細血管床の血流は，終末細動脈やそこに流れ込む細動脈の収縮によって調節される．もし終末細動脈が拡張していたら，血液は毛細血管床に流れて，そこで組織とのあいだに交換が起こる．終末細動脈が収縮しているときには，毛細血管床には血液は流れない．

腸間膜（腸を固定している繫膜）には，特別な形態の毛細血管床が存在する．この毛細血管床には**毛細血管前括約筋** precapillary sphincter があり，毛細血管床を流れる血液を調節している．**血管シャント** vascular shunt といわれるものも存在する（図11.12c）．この血管シャントは，毛細血管床を挟んで反対側の細動脈と細静脈をつないでいる．もし，毛細血管前括約筋が弛緩（開放）していれば，血液は毛細血管に流れ込み，そこで組織細胞での物質交換が行われる．しかし，この平滑筋が収縮（閉鎖）していると，血液は組織細胞とは無関係に血管シャントを通過する．

ホメオスタシスの失調 11.7

長期間立って仕事をする人（たとえばレジ係や美容師）や肥満の人（あるいは妊婦）には，下肢の**静脈瘤** varicose vein がよくみられる．足を動かさず同じ姿勢でいたときに下肢や足部に血液がうっ滞し，静脈に圧がかかって静脈還流が阻害された結果である．静脈弁に圧がかかりすぎると弁はこわれ，静脈は蛇行し拡張する．静脈瘤の深刻な合併症は**血栓性静脈炎** thrombophlebitis である．血液がうっ滞したために血栓を生じ，それによって静脈に炎症が起こる．すべての静脈血は体循環に戻る前に必ず肺を通過するため，血栓性静脈炎の部位から血栓が剥がれると**肺塞栓症** pulmonary embolism を起こす危険がある．肺塞栓症は致命的となることもある*．

---

* 訳者注：肺塞栓症を起こすような静脈血栓は，膝窩静脈よりも近位の深部静脈に生じるといわれている．通常よくみられる下腿の表在静脈瘤に生じた血栓で致命的な肺塞栓症を生じることは，まずないと考えてよい．

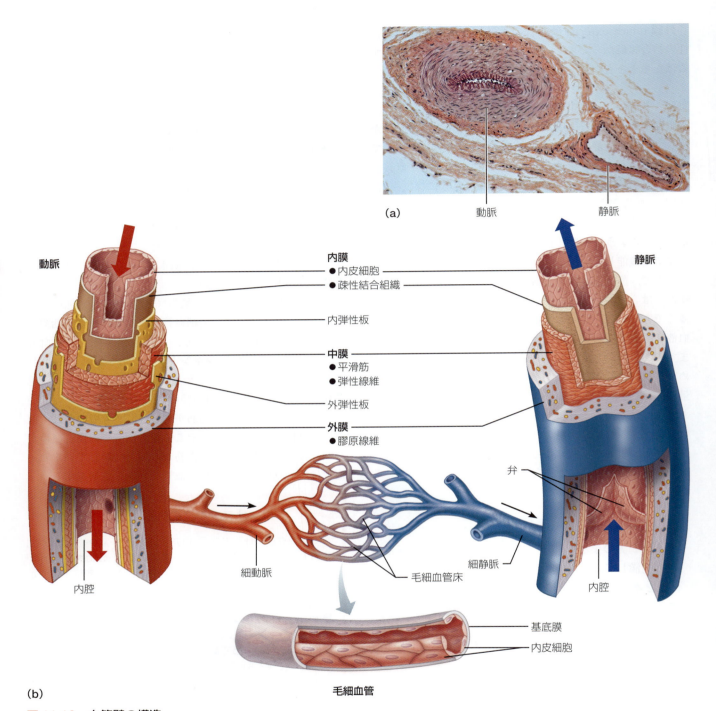

図 11.10 血管壁の構造
(a)筋性動脈とそれに対応する静脈の横断面を示した光学顕微鏡像(85倍).(b)動脈および静脈壁は3層からなっている.内膜(内皮細胞とその下にある基底膜からなる),中膜(平滑筋と弾性線維),外膜(ほとんどが膠原線維)の3層である.毛細血管は動脈と静脈のあいだをつないでいる.毛細血管は内膜のみからなる.動脈の中膜は厚く,静脈では比較的薄いことに注意.

血管 357

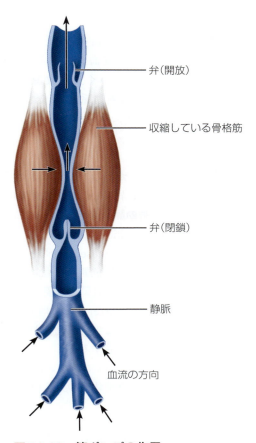

図 11.11 筋ポンプの作用
骨格筋が収縮して柔らかい静脈を押すと，その部位より近位側の弁が開き，歯みがきチューブのペーストのように血液が心臓のほうに送られる．遠位側にも血液が流れるため，下方の静脈弁は閉鎖する．

> **確認してみよう**
> 13. 顕微鏡でみたときに，大きな内腔はひしゃげていて外膜はやや厚く，中膜が比較的薄い血管はどれか？
> 14. 動脈には弁はなく，静脈にはある．この構造上の違いは血圧とどう関係しているか？
> 15. 毛細血管の構造は，その機能にどう関係しているか？
>
> （解答は付録 A 参照）

11.2b 血管の肉眼解剖

> **学習目標**
> ● 人体の主要な動脈および静脈を挙げ，それぞれどこを循環しているかを述べることができる．

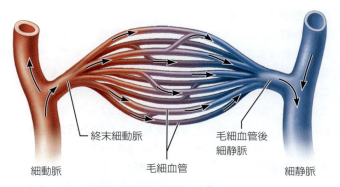

(a) 細動脈の拡張：血液は毛細血管を流れる

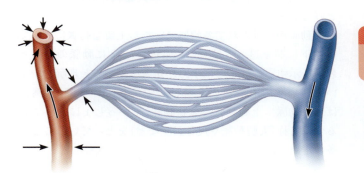

(b) 細動脈の収縮：毛細血管床には血液は流れない

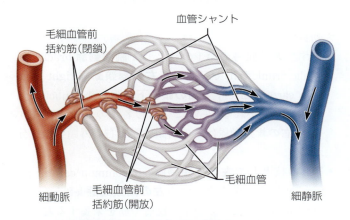

(c) 特別な腸間膜毛細血管：毛細血管前括約筋が血流を調節する

図 11.12 毛細血管床の構造
毛細血管に血液が流入するのを調節している毛細血管前括約筋が収縮していると，血液は毛細血管床を流れず血管シャントを流れる．

> 上図に示す毛細血管床があなたの腕の二頭筋に存在するとしよう．あなたが腕立て伏せをしているときに，(a)と(b)のどちらの状態となるか？
>
> （解答は付録 A 参照）

主要動脈と体循環

　大動脈 aorta は人体の中で最も太い動脈である．成人では大動脈は水まきホースと同じくらいのサイズで，内腔は親指の太さほどある．大動脈は左心室から出て，走行するに従ってその径はやや細くなるが，ほとんど変わらない．大動脈は，部位ごとにその位置や形状によって名がつけられている．左心室から上方に走るところは**上行大動脈** ascending aorta，左に向かってアーチをつくっているところは**大動脈弓** aortic arch，脊椎に沿って胸腔内を下行している部位は**胸大動脈** thoracic aorta，横隔膜を越えて腹腔，骨盤腔内に到達するまでが**腹大動脈** abdominal aorta と呼ばれる（図 11.13）．

　大動脈から分かれて各臓器にいたる主要な動脈については以下に順を追って解説する．図 11.13 に動脈の位置と名称を示す．これまでに学んだ知識を用いると理解しやすい．というのも動脈の名称は，栄養している臓器（例えば，腎動脈，上腕動脈，冠状動脈）やいっしょに走っている骨の名称（大腿動脈や尺骨動脈など）をとっていることが多いためである．

上行大動脈の枝

- 枝としては，左右の**冠状動脈** coronary artery があるだけである．これらは心臓を栄養する．

大動脈弓の枝

- まず，大動脈弓の第 1 の枝として**腕頭動脈** brachiocephalic trunk が出て，これが**右の総頸動脈** right common carotid artery と**右の鎖骨下動脈** right subclavian artery に分かれる（左側にも同じ名称の血管が存在する）．右の総頸動脈は右の内頸動脈と右の外頸動脈に分かれる．
- 第 2 の枝として**左の総頸動脈** left common carotid artery が出て，脳に分布する**左の内頸動脈** left internal carotid artery と，頭頸部の皮膚や筋を栄養する**左の外頸動脈** left external carotid artery に分かれる．
- 第 3 の枝として**左の鎖骨下動脈** left subclavian artery が出て，そこから脳の一部に分布する重要な枝である**椎骨動脈** vertebral artery が出る．鎖骨下動脈は腋窩では**腋窩動脈** axillary artery と名称が変わり，さらに上腕部では**上腕動脈** brachial artery となって上腕の筋を養う．肘窩で**橈骨動脈** radial artery と**尺骨動脈** ulnar artery に分かれ前腕を栄養する．

胸大動脈の枝

- 10 対の**肋間動脈** intercostal artery を出し，胸壁の筋を栄養する．その他，肺の栄養血管である**気管支動脈** bronchial branches，食道にいく**食道動脈** esophageal branches，横隔膜にいく**横隔動脈** phrenic artery が出ている．これらは図 11.13 には描かれていない．

腹大動脈の枝

- まず**腹腔動脈** celiac trunk が出る．これは無対で，さらに 3 つの枝に分かれる．①胃にいく**左胃動脈** left gastric artery，②脾臓にいく**脾動脈** splenic artery，③肝臓にいく**総肝動脈** common hepatic artery である．
- 無対の**上腸間膜動脈** superior mesenteric artery は小腸のほとんどを栄養し，大腸の近位側半分も栄養する．
- 左・右の**腎動脈** renal artery は腎臓を栄養する．
- 左・右の**性腺動脈** gonadal artery は生殖腺を栄養する．女性では<u>卵巣動脈</u>，男性では<u>精巣動脈</u>が左右から出ていて，卵巣または精巣を栄養する．
- <u>腰動脈</u>は，図 11.13 には描かれていないが，いくつかの対になった枝を出し，腹壁や体幹の大きい筋肉を栄養している．
- **下腸間膜動脈** inferior mesenteric artery は小さい無対の動脈で，大腸の遠位側半分を栄養している．
- 左右の**総腸骨動脈** common iliac artery は腹大動脈が最後に分かれてできたものである．それぞれ膀胱・直腸などの骨盤内臓器を栄養する**内腸骨動脈** internal iliac artery と，大腿部にいく**外腸骨動脈** external iliac artery に分かれる．外腸骨動脈は大腿部で**大腿動脈** femoral artery と名称が変わる．大腿動脈とその枝である**大腿深動脈** deep artery of thigh は大腿部を栄養する．膝窩部で大腿動脈は**膝窩動脈** popliteal artery となり，その後，**前脛骨動脈** anterior tibial artery と**後脛骨動脈** posterior tibial artery に分かれて下腿と足部を栄養する．前脛骨動脈は，最終的には**足背動脈** dorsalis pedis artery となり，**弓状動脈** arcuate artery を通って，足背部を栄養する．この動脈は体表からも触知でき，足部の末端まで十分に循環しているかを判断する指標となる．

主要静脈と体循環

　一般に，動脈は身体の深いところに位置して保護されているが，多くの静脈は体表に近いところを走り，表面から容易にみたり触れたりできる．深部を走る静脈はたいてい動脈と併走し，一部の例外を除いて動脈と同じ名称がつけられている．主な動脈は大動脈から分かれて出ているが，

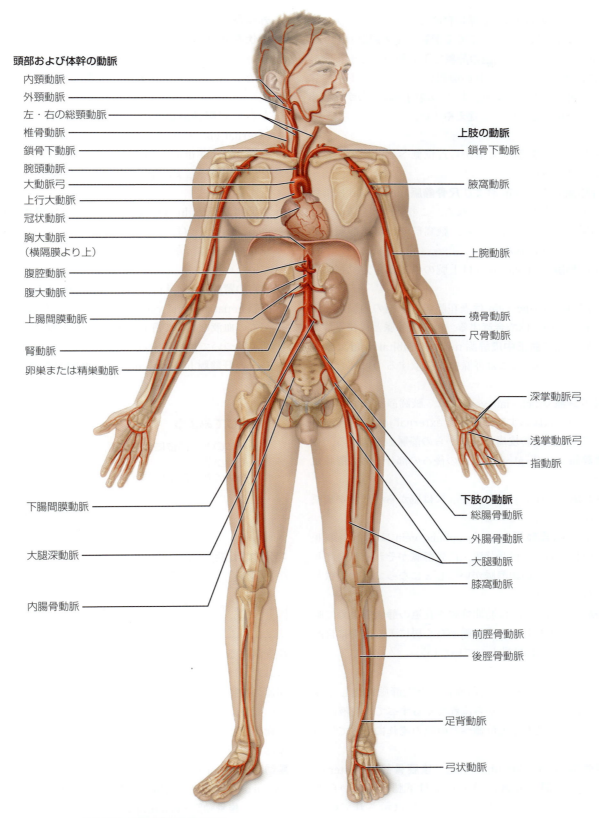

図 11.13 体循環の主要動脈（前面像）
この図には両側同じように描かれていないかもしれないが，すべての動脈はとくに記載がない限り左右に存在する．

静脈の場合は最終的に大静脈に合流して，右心房に戻ってくる．頭部や上肢から戻ってくる静脈は**上大静脈** superior vena cava に流れ，その他の静脈は**下大静脈** inferior vena cava に注ぎ込む．それぞれの静脈については図 11.14 に示した．動脈のときと同様，以下の説明を読みながら該当する静脈を指さしていくと覚えやすい．

上大静脈に注ぐ静脈　末梢から近位側へと静脈の流れに沿って挙げていく．

- **橈骨静脈** radial vein および**尺骨静脈** ulnar vein は前腕から戻ってくる静脈血が流れる．この 2 つは合流して**上腕静脈** brachial vein となる．腋窩部では**腋窩静脈** axillary vein と呼ばれる．
- **橈側皮静脈** cephalic vein は上腕の外側部を走り腋窩静脈に注ぐ．
- **尺側皮静脈** basilic vein は表在静脈で上腕の内側部を走り上腕静脈の近位で合流する．橈側皮静脈と尺側皮静脈は，肘窩部で**肘正中皮静脈** median cubital vein によって吻合している（ここは静脈血を採取するのに都合がよい）．
- **鎖骨下静脈** subclavian vein には，腋窩静脈を流れてくる上肢の静脈血および**外頸静脈** external jugular vein を流れてくる頭部の皮膚や筋肉からの静脈血が集まる．
- **椎骨静脈** vertebral vein は頭の後ろの部分からの静脈血が流れる．
- **内頸静脈** internal jugular vein には脳からの血液が硬膜静脈洞を経て注いでいる．
- 左・右の**腕頭静脈** brachiocephalic vein は大きい静脈で，鎖骨下静脈・椎骨静脈・内頸静脈がそれぞれ合流してくる．左右の腕頭静脈がいっしょになって上大静脈となり右心房に注ぐ．
- **奇静脈** azygos vein は肋間静脈や食道の静脈を集めて胸椎に沿って上行し，上大静脈が右心房に入る直前に合流する（図 11.14 には描かれていない）．

下大静脈に注ぐ静脈　下大静脈は，上大静脈に比して長く，横隔膜から下の器官から流れてくるすべての血液が注ぐ．ここでも末梢から近位側へと静脈の流れに沿って説明する．

- **前脛骨静脈** anterior tibial vein，**後脛骨静脈** posterior tibial vein，**腓骨静脈** fibular vein は下腿と足部からの血液が流れる（腓骨静脈は図 11.14 には示されていない）．後脛骨静脈は**膝窩静脈** popliteal vein となり，大腿では**大腿静脈** femoral vein となる．骨盤腔に入ると**外腸骨静脈** external iliac vein と名称が変わる．
- **大伏在静脈** great saphenous vein は，身体の中で最も長い静脈である．**足背静脈弓** dorsal venous arch of foot に始まり，下腿および大腿の内側を上行して大腿静脈に注ぐ．
- 左右の**総腸骨静脈** common iliac vein は，外腸骨静脈 external iliac vein と，骨盤内からの血液が注ぐ**内腸骨静脈** internal iliac vein が合流してできる．左右の総腸骨静脈がいっしょになって下大静脈となり，腹腔内を上行する．
- **右卵巣静脈** right ovarian vein または**右精巣静脈** right testicular vein は，下大静脈に注ぐ．左卵巣静脈または左精巣静脈は，左の腎静脈に注ぐ（図 11.14 には描かれていない）．
- 左右の**腎静脈** renal veins には腎臓からの血液が流れる．
- **門脈** hepatic portal vein は，腹腔内の消化器官からのすべての血液を集めて肝臓に運ぶ無対の静脈である．門脈循環については後述する．
- 左右の**肝静脈** hepatic veins は，肝臓からの血液が流れる．

> **確認してみよう**
> 16. 身体のどの部位に大腿動脈，膝窩動脈，弓状動脈はあるか？
> 17. 身体のどの部位に腋窩静脈，橈側皮静脈，尺側皮静脈はあるか？
>
> （解答は付録 A 参照）

特別な循環路

> **学習目標**
> - 脳動脈および門脈の循環の特徴について議論することができる．

脳を流れる動脈とウィリス動脈輪　脳への血流が数分間とぎれただけで，繊細な脳細胞は死にはじめる．そのため脳血流の維持は非常に重要である．脳は，内頸動脈と椎骨動脈の両方から栄養されている（図 11.15）．

総頸動脈の枝である**内頸動脈** internal carotid artery は頸部を走行し，側頭骨から頭蓋内に入る．頭蓋内では**前大脳動脈** anterior cerebral artery と**中大脳動脈** middle cerebral artery となり，大脳のほとんどを栄養する．

左右の**椎骨動脈** vertebral artery は鎖骨下動脈から枝分かれして上方に走り，頭蓋腔に入ったところで合流して**脳底動脈** basilar artery となる．脳底動脈は脳幹や小脳を栄

血管　361

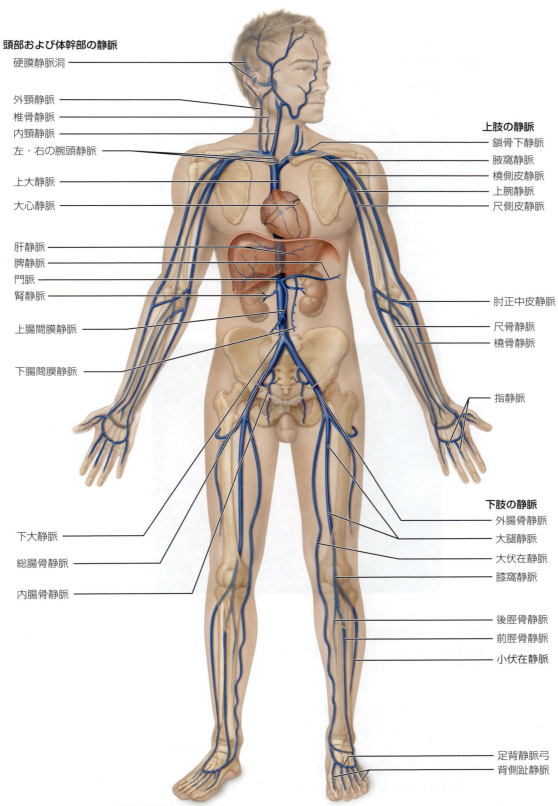

図 11.14　体循環の主要静脈（前面像）
図では，肺循環の血管は描かれていない．心臓から出る血管が不自然なのはそのためである．すべての静脈は，とくに記載がない限り左右対称である．

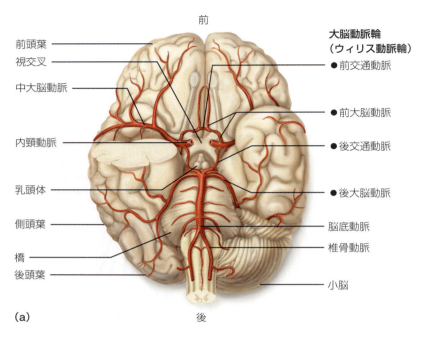

(a)

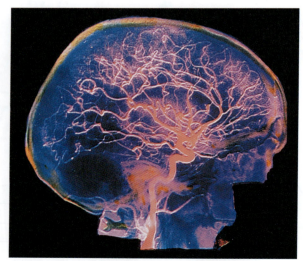

(b)

図11.15 脳を栄養する動脈
(a)主な脳動脈．ウィリス動脈輪を構成する4つの動脈に中点記号をつけた（小脳は左側のみ図示した）．(b)脳動脈造影カラー画像．

養する枝を出しながら上行する．脳底動脈は，脳底部で左右の**後大脳動脈** posterior cerebral artery に分かれて大脳後部を栄養する．

　前・中大脳動脈と後大脳動脈は，細い交通動脈で輪状に連結している．これを**大脳動脈輪** cerebral arterial circle または**ウィリス動脈輪** circle of Willis という．大脳動脈輪は脳底部を囲んでおり，どこかに血栓ができて血流が遮断されても，別のルートから脳組織に血液を供給することができるので，脳を保護するのに重要な役割をはたす．

門脈循環　**門脈循環** hepatic portal circulation の静脈は，腹腔内の消化器官，脾臓，膵臓からの静脈血をすべて集めて門脈を通って肝臓に運んでいる（図11.16）．**門脈** hepatic portal vein の血液には，食後すぐに大量の栄養分が取り込まれる．肝臓は，適当量の糖質や脂質，タンパク質が血液中に維持されるようにはたらいている重要な器官の1つであ

血管　363

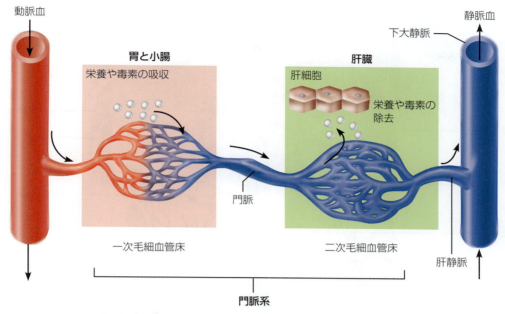

図 11.16　門脈系の基本的構造
門脈系には 2 つの毛細血管床がある．栄養や不要な物質は，胃や腸の毛細血管によって吸収され，肝臓に運ばれる．血液は，その後肝の類洞から先に進み，肝静脈から下大静脈に流れる．

る．栄養分は体循環に流れ出す前に必ず肝臓を通って処理される必要があり，門脈は，栄養分を含む血液を残らず肝臓へ運ぶための迂回路のようなものである．肝臓は，また胃や腸から吸収された有害物質を除去したり処理したりして，血液を浄化するはたらきをする．血液が肝臓の中をゆっくり流れるあいだ，栄養分のうちのいくらかは保存用に取り除かれたり，将来血液中に再放出されて利用されるように加工されたりする．肝臓の血液は肝静脈に流れ込み，下大静脈に合流する．

コンセプト・リンク

脳で視床下部と下垂体前葉を循環している下垂体門脈系（第 9 章，p. 300 参照）と同様に，門脈循環は非常に特異な構造と機能をもつ．通常は動脈血が毛細血管床に流れて栄養を提供し，老廃物を取り込んだ静脈血として戻ってくるが，門脈循環では静脈血が肝臓に栄養を提供している（図 11.16）．

門脈循環を流れる主要な脈管には，下・上腸間膜静脈，脾静脈，左胃静脈がある（図 11.17）．**下腸間膜静脈** inferior mesenteric vein は，大腸の遠位側から戻る血液を集めて**脾静脈** splenic vein に合流する．脾静脈には脾臓，膵臓，胃の左側からの血液が流れる．小腸と大腸の近位側からの血液が流れる**上腸間膜静脈** superior mesenteric vein は，脾静脈といっしょになって門脈を形成する．胃の右側からの血液が戻る**左胃静脈** left gastric vein は，門脈に直接合流する．

> **確認してみよう**
> 18. 食後，最も栄養に富んだ血液が流れるのは，門脈，肝静脈，肝動脈のうちのどれか？
> 19. 肺循環と体循環の大きな違いを 2 つ述べなさい．
> （解答は付録 A 参照）

11.2c　血管の生理学

> **学習目標**
> ● 脈拍を定義し，身体のどこで脈拍を触れられるかを述べることができる．

心臓血管系がしっかりと機能しているかどうかは，血圧を測り脈をみるだけでかなりわかる．血圧と脈拍および呼吸数と体温を，臨床では**バイタルサイン** vital signs と呼ぶ．

脈拍

左心室が収縮するたびに動脈壁に伝わる圧力の波が全身の動脈に広がり，血管の拍動すなわち**脈拍** pulse となる．通常，脈拍数は心拍数と等しい．健康成人の安静時の脈拍数は平均 70〜76 回/分である．脈拍数は，身体の活動度や

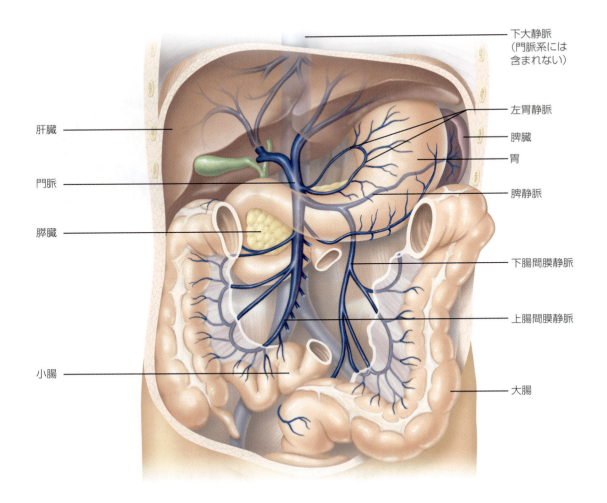

図 11.17 門脈循環

姿勢の変化，感情によっても変わる．

　動脈が身体の浅いところを走っていれば，硬い組織に向かって動脈を押しつけることで拍動を触れることができる．これで簡単に心拍数を計測できる．最も容易に触れるのは橈骨動脈であるが，ほかにも何箇所か，脈を触れる臨床的に重要な部位がある（図 11.18）．これらの場所は，激しい出血のときに遠位側への血流を止めるのに圧迫される部位なので，**止血点** pressure point ともいわれる．例えば，手に深い傷を負ったときは橈骨動脈か上腕動脈を圧迫すると，出血をある程度抑えることができる．

- 図 11.18 に示した部位に片手の示指と中指を置いて，脈を実際に触れてみよう．母指（親指）を用いると，それ自体の拍動を感じてしまうためよくない．最初は少し強く押さえて，それから少し指を浮かすようにするとよく触れる．それぞれの部位で，規則正しい拍動とその強さを感じてみよう．

> **確認してみよう**
> 20. 手首で脈が触れるのはどの動脈か？　鼡径部，側頸部で触れる動脈はなにか？
> 　　　　　　　　　　　　　　（解答は付録 A 参照）

血圧

> **学習目標**
> - 血圧を定義し，血圧に影響する，あるいは血圧を規定する因子を挙げることができる．
> - 高血圧およびアテローム性動脈硬化について定義し，これらによって，結果的にどのようなことが身体に起こりうるかを説明することができる．

血管　365

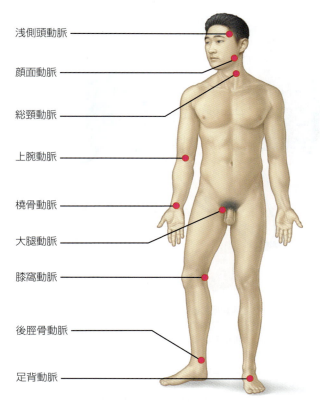

図11.18　容易に脈拍が触知できる部位
（図の動脈の主なものについては p.359 に述べられている）

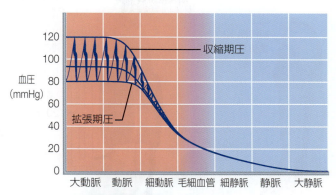

図11.19　循環系の各部位における圧の変化

　一方向性の閉鎖回路の管に液体を送り出すポンプは，それがどのような種類のものであろうと圧力に抗してはたらいている．ポンプに近づけば近づくほどその圧は高くなる．**血圧** blood pressure は，血液が血管壁に対して作り出す圧である．この圧があるからこそ，心臓が拡張しているときも血液は全身を循環するのである．とくにことわらないかぎり，<u>血圧</u>というと心臓に近い太い動脈系の圧をさす．

血圧の圧較差　心室が収縮すると，心臓に近い壁の厚い大きい弾性動脈内に血液が押し出され，血管壁はふくらむ．

コンセプト・リンク
　第3章(p.75)で学んだように，濾過は物質が圧の高いところから低いところに受動的に動いていく現象である．血流も同様に圧の違いによって血液が動くことで生じるが，フィルターは存在しない点が異なる．

　この血管内の圧が高いため，血液はより圧の低い末梢側の動脈へと流れていく．血圧は心臓に近い大きい動脈で最も高く，体循環を流れるにつれて圧は下がり，右心房では圧はゼロになる（図11.19）．血液は，前に述べたように小さい動脈から細動脈，毛細血管，細静脈から静脈を通って大静脈に還流し右心房に戻ってくる．毎日毎日，血液は血管内の圧の高いほうから低いほうへと流れつづけ，循環する．大きな静脈内の弁機構や骨格筋による搾り出し（筋ポンプ），呼吸に伴う胸腔内の圧の変化はとても重要である．それによって全身から戻ってきた血液が心臓に入り，再び全身に向かって送り出されるからである．動脈と静脈の圧較差は，それぞれの血管が切れたところを考えると明らかである．静脈からは持続的に血液が流れ出すが，動脈からは瞬間的に血液が吹き出してくる．同様の圧の変化は肺循環でも認められる．

　血液が間断なく全身を循環するのは，大血管の壁の伸展と，それがもとに戻ろうとする弾性によるところが大きい．これらによって，常に血管内の圧が保たれるからである．比較的壁の厚い水まきホースを想像してみよう．水道の栓が開かれると勢いよく水が出てくる．しかし水道栓を閉じると，途端に水は出なくなる．これは水まきホースの壁には，水を押し出す圧力をもたらすような弾性がないからである．動脈の血管壁の弾性がいかに重要かは，動脈硬化によってそれが失われると最もよくわかる．早期の動脈硬化は**アテローム性動脈硬化** atherosclerosis といわれる．p.369 の「もっと詳しく見てみよう」で解説している．

確認してみよう
21. 体循環のなかで，血圧はどのように変化するか？
　　　　　　　　　　　　　　（解答は付録A参照）

血圧の測定　心臓は収縮と拡張を繰り返しているので，心臓から血管に送られる血流は，出たり止まったりしている．このため血圧も各心拍のなかで上がり下がりする．血圧には，心室が最も強く収縮したときに生じる**収縮期血圧**

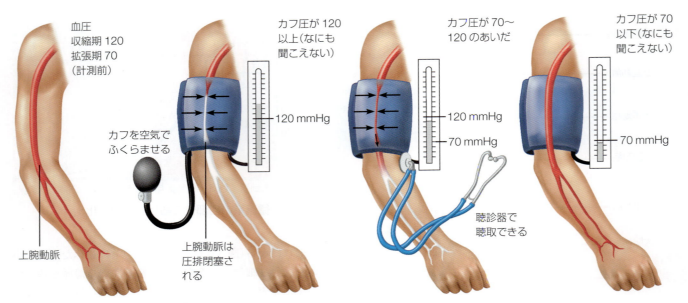

(a) 上腕動脈の走行を示してある．血圧120/70の健康な成人の血圧を測定すると仮定しよう．

(b) 血圧計のカフを，肘より少し上のところで上腕にきちんと巻きつける．収縮期血圧よりも高い圧が得られるまでカフをふくらませる．このとき上腕への血流はストップするので，上腕動脈の脈は触れないし，聴診しても聞こえない．

(c) 聴診器で上腕動脈の音に注意しながら，カフ内の空気をゆっくり抜いていく．最初の音が聞こえはじめたところの圧（このとき，少量の血液が収縮した血管の中を流れはじめる）が収縮期血圧である．

(d) カフ内の圧が下げられるに従って，動脈の音はより強くはっきり聞こえる．しかし，圧が十分下がって動脈壁への圧迫がとれ，血液が自由に流れるようになると，この音は消失する．この音が消失した時点での圧が，拡張期血圧である．

図11.20　聴診法による血圧の測定

systolic pressure と，心室が拡張しているときの**拡張期血圧** diastolic pressure の2つがある．血圧の単位は水銀柱の高さ（mmHg）であらわされ，収縮期血圧，拡張期血圧の順に書かれる．120/80と書かれると収縮期血圧は120 mmHg，拡張期血圧は80 mmHg ということである．収縮期血圧は，多くの場合聴診器を用いて間接的に測定される（**聴診法** auscultatory method）．この方法は上腕動脈の圧を測定するときに用いられる（図11.20）．

血圧に影響する要因　血圧は，心拍出量（1分間に心室から駆出される血液量）と末梢血管抵抗によって規定される．式であらわすと，血圧＝心拍出量×末梢血管抵抗となる．心拍出量に影響する要因についてはすでに詳しく述べた．ここでは末梢血管抵抗がどのような要因で変わってくるかを考えよう．

末梢血管抵抗 peripheral resistance は，血液が血管を流れる際に生じる摩擦，あるいは流れに対する抵抗の総量と考えられる．さまざまな原因で抵抗は増加するが，最も重要なのは血管壁（とくに細動脈）の収縮あるいは内腔の狭窄であろう．交感神経の刺激により動脈は収縮する．また内腔の狭窄をきたすものとしては動脈硬化が挙げられる．循環血液量の増加，または血液の粘性の増加も末梢抵抗の増大を起こす．心拍出量や末梢抵抗を増加させるものは，即血圧を上げる．この他にも血圧を変化させるものはかぎりなくある．ほんの1例を挙げると，年齢，体重，1日のうちの時間帯，運動，姿勢，感情や種々の薬剤などによって血圧は変動しうる．血圧に影響するいくつかの因子について以下に述べる．

- **神経因子：自律神経系**　副交感神経系はあまり血圧の調節には関与しない．しかし，交感神経系は重要である．交感神経の作用の主なものは**血管収縮** vasoconstriction で，このため血圧は上がる．図11.21に示すとおり，延髄にある交感神経系の中枢はいろいろな状況で賦活化されて，血管壁の収縮を起こす．例えば，臥位から突然立ち上がると，重力の影響で血液はごく短いあいだ下肢の静脈にたまり血圧は低下する．すると頸部や胸部の大きい血管にある圧受容器が反応して警告信号を発し，結果的に反射性に血管壁が収縮して，すぐに血圧はもとの

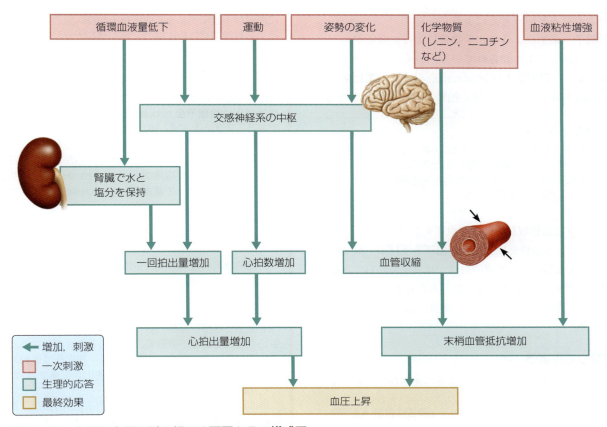

図11.21　血圧の上昇を引き起こす要因とその模式図

レベルに戻る．

　出血などにより循環血液量が突然低下すると，血圧は低下し心拍数は増加する．そうすることで残った血液をすばやく循環させることができ，状態を補おうとするのである．しかし静脈還流量が減少しているので，心拍出量も減少していてあまり効果がない．このような場合には交感神経系が血管壁の収縮を起こして血圧を上げ，うまくいけば静脈還流量も増して循環が保たれる．激しい脱水時にも同様のことが起こる．

　そのほか交感神経系がはたらくのは，私たちが激しく運動したり，恐怖で逃げ出したりするようなときである．このようなときには，骨格筋を除いたすべての血管が収縮する（心臓と脳の血管は例外である）．骨格筋では，むしろ血管は拡張して筋肉が効率よくはたらけるように血液を供給する（繰り返すが，交感神経は，心臓と脳の血管を収縮させることは決してない）．

- **腎性因子：腎臓**　腎臓もまた，血圧の調節に関与している．血圧（あるいは循環血液量）が上昇し正常域を超えると，腎臓はより多くの水分を尿中に排泄する．この水分は腎血流から除かれるものなので，結果的に循環血液量は減少し，血圧は低下する．もし血圧が低下すると，腎臓は水分の排泄を抑制して循環血液量を保ち血圧を下げないようにする（図11.21）．循環血液量と血圧を上げるためには，経口で水分摂取するか経静脈的に補液する必要がある．

　血圧が低いと，腎臓はレニン renin という酵素を分泌する．レニンは一連の化学反応を引き起こし，その結果アンジオテンシンⅡが生成される．アンジオテンシンⅡは強力な血管収縮物質である．アンジオテンシンはまた，副腎皮質にはたらいてアルドステロンを分泌させる．アルドステロンはホルモンの一種で，腎臓でナトリウムの再吸収を促進する．ナトリウムが生体内に残ると，それとともに水分もとどまるので，アルドステロンに反応して循環血液量ひいては血圧が上昇する．

- **温度**　一般に，寒いときには血管は収縮する．冬の寒い日に肌が冷たいのはそのためである．また打撲したところの腫れをとるために冷やすのも同じ理由である．一方，熱は血管拡張作用がある．運動すると皮膚は赤みを増すが，これは体温が上昇することで血管が拡張したためである．炎症部位を温めるのも，血管拡張によって循

環がよくなるという考えによる.
- **化学因子** 薬剤のような化学物質によって血圧が上下することは非常によく知られている. いくつかの例を以下にあげよう. **アドレナリン** adrenaline（または**エピネフリン** epinephrine とも呼ぶ）は心拍数も血圧も増加させる.

> **コンセプト・リンク**
> 第9章（p. 309）で, アドレナリンは,「闘争か逃走」ホルモンだと学んだことを覚えているだろうか. アドレナリンは副腎髄質から放出され, 私たちが短期間のストレスに対処できるように助けてくれる.

ニコチンは血管収縮を起こし血圧を上げる. アルコールもヒスタミンも血管を拡張させ, 血圧を下げる. 酔っ払って顔が赤くなるのは, 皮膚の血管が拡張するからである.
- **食事** 専門家の意見は変わることもあるが, 一般に, 塩分制限, 低脂肪・コレステロール食は高血圧を予防するとされる.

> **確認してみよう**
> 22. 出血は血圧にどのような影響を与えるか？ それはなぜか？
> （解答は付録A参照）

血圧の変動 健康な成人の血圧は, 安静時でもある程度変動し, その幅は収縮期血圧で110〜140 mmHg, 拡張期血圧で70〜80 mmHg 程度である. しかし, 血圧は個人差がある. また, 1日のなかでも周期的に変わり, 朝の血圧が最も高い. 各人の血圧の差はそれ以上で, あなたにとって正常な血圧でも, あなたのおじいさんにとっては異常ということもありうる. 血圧は, 年齢, 体重, 人種, 気分, 運動の程度, 姿勢などで変動する. これらのほとんどは, すでに述べたような血圧に影響する要因で説明できる.

収縮期血圧が100 mmHg 以下である場合に**低血圧** hypotension, または血圧が低いといわれることがある. しかしほとんどの場合, 各人にとっては正常範囲であり深刻な問題にはならない. 実際, 血圧が低い人ほど元気に長生きすることが多い.

> **ホメオスタシスの失調 11.8**
> 高齢者が仰臥位や半座位から突然立ち上がったときに, 一時的に血圧が下がりめまいを感じることはよくある. これは**起立性低血圧** orthostatic hypotension といわれる状態である. 加齢とともに交感神経の反応が鈍くなり, 姿勢の変化についていけないのが原因である. 立ち上がったとき, 一時的に血液が下肢に溜まって血圧が下がり, 脳血流の減少が生じる. これを防ぐためには, 交感神経が十分反応できるようにゆっくりと立ち上がるようにする.

慢性的な低血圧（体調によって説明できないもの）は, 低栄養による低タンパク血症でもみられることがある. 血液の粘性が低下しているので, 血圧も正常よりは低くなる. 突然の血圧低下は**循環不全** circulatory shock の重要な徴候の1つである. 原因として多いのは大量の出血である.

発熱や運動, 怒ったり恐怖を感じたりしたときに血圧が軽度上昇するのは, 正常な反応である. しかし高い血圧が持続するのは病的で, 収縮期血圧が140 mmHg 以上, 拡張期血圧が90 mmHg 以上で**高血圧** hypertension と定義される.

> **ホメオスタシスの失調 11.9**
> 持続的な高血圧は非常に危険な状態である. 最初は無症状で10年20年と経過するが, 心臓と血管には確実に負荷がかかり障害されている. 高血圧が「静かな殺し屋」といわれるのはこのためである. 心臓は抵抗の増した血管に向かって血液を駆出しなければならないので, 仕事量は増し, 心肥大を生じることもある. 許容範囲を超えて負荷がかかると, 心臓は拡張して十分に収縮できなくなる. 高血圧は血管も障害する. 内皮に細かい亀裂が入り動脈硬化を促進する（動脈硬化の初期段階）.
>
> 高血圧と動脈硬化はたいてい同時にみられるが, 高血圧の原因をはっきりと証明することはむずかしい. 高血圧症の90％は, いわゆる**本態性高血圧** primary hypertension, essential hypertension といわれるもので, その器質的な原因はわかっていない. しかしながら, 食事や肥満, 遺伝的な素因, 人種, ストレスなどが関与しているのではないかと考えられている. 例えば, 女性よりも男性のほうが, 白人よりも黒人のほうが高血圧になりやすいことが知られている. 高血圧の両親をもつ者は, もたない者に比して2倍高血圧を発症しやすく, 遺伝的な素因があると考えられる. 高血圧は肥満の者に多い. 脂肪が身体についていると, そのぶんそれを養う血管も必要で, 脂肪1 kg あたり, 何km もの血管が必要になるといわれている. 心臓はより長い距離にわたって血液を送らなくてはならず, 仕事量は莫大になる.

毛細血管におけるガスと栄養の交換

> **学習目標**
> - 毛細血管壁を通して行われる交換について説明することができる.

毛細血管は, 組織細胞を取り囲むように複雑で入り組んだネットワークを形成しており, 血管から細胞に移行したり細胞から出ていったりする物質は, それほど遠い距離を拡散によって移動する必要はない. 毛細血管から組織細胞へ, あるいは細胞内から毛細血管への物質の移動は, 細胞間を満たす**間質液** interstitial fluid（**組織液** tissue fluid）を

動脈硬化？：血管用のパイプ洗浄ワイヤーがあれば！

もっと詳しく見てみよう

動脈硬化（アテローム性動脈硬化ともいう）は，血管壁に脂肪や線維性の付着物が溜まって，血管が詰まってきている状態を指す．血管が目詰まりする変化は，内部から始まる．すなわち，血管（通常は動脈）の壁が厚くなり，内腔に突き出てくる．一度それが始まると，流れてきた血栓や動脈の攣縮によって，血管は完全に閉塞してしまう．

アテローム性動脈硬化の始まりと進行

西欧諸国では間接的に死亡原因の半分に影響するというこの血管への災いは，どのように始まるのであろうか？

1. **血管内皮が傷つく**：血管の内膜が血液由来の一酸化炭素のような化学物質や，細菌，ウイルス，あるいは血圧の急激な上昇や慢性的な高血圧などの物理的な因子で傷害されることもある．
2. **脂質の蓄積と酸化**：一度内膜が傷つくと，その部位に血小板が凝集して血液を凝固させ，血液が血管外に漏れ出るのを防ぐ．傷害された内皮細胞は，局所の炎症反応を惹起し，白血球を呼び寄せて傷ついた部位を修復しようとする．一方，そこでは脂肪やコレステロールが内膜下に蓄積しやすくなる．この炎症反応部位では，蓄積した脂質が酸化して近辺の細胞を傷害する．結果として，さらに白血球が集積してくる．白血球のなかのマクロファージなどは，脂質を貪食しすぎて機能を失い，「泡沫細胞」となる．

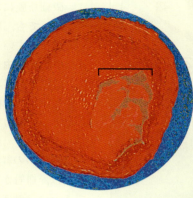

動脈硬化プラークがほとんど血管を閉塞している．黒枠の下の部分にのみ血液が流れている．

3. **平滑筋の線維化**：血管壁の中膜から平滑筋細胞も遊走してきて，近辺の膠原線維や弾性線維を蓄積し，さらに脂肪も溜め込んで泡沫細胞となる．これらの泡沫細胞は，死滅したり破れかかったりしている泡沫細胞が集まったものを，**動脈硬化プラーク** atherosclerotic plaques あるいは**線維性プラーク** fibrous plaques と呼ぶ．平滑筋のなかの小さい脂肪の盛り上がりが血管壁（そして血管内腔）に突出し始めた状態を**動脈硬化** atherosclerosis という（写真）．
4. **これらのプラークはしばしば不安定**：プラークの中央部にある細胞が死滅し始めると弾性線維が乱れてきて，次第に弾力のない瘢痕組織に置き換わる．そこにカルシウム塩が沈着して，**複雑性プラーク** complicated plaques を形成する．炎症が進むと，このプラークは破綻しやすくなり，剥がれたプラークが血中を漂って大量の凝血塊を形成し，致命的な心臓発作を起こす．こうした変化が重なり，血管はもろくなり潰瘍性変化をきたして，血栓を生じやすくなる．血管が硬くなると血圧が高くなり，両方が相まって心筋梗塞や脳卒中，動脈瘤のリスクが増加する．

治療と予防

このような心臓血管系の状況改善には，ライフスタイルが非常に大事である．定期的な運動や飽和脂肪をあまり含まない食事，煙草を吸わないこと，また例えばマインドフルネス瞑想を用いるなどしたストレスの緩和が非常に役立つ．薬物療法としては，抗炎症薬，脂質異常症治療薬，抗凝固薬などが用いられる．血管壁に形成したプラークを押しつぶして内腔を広げるために，バルーンを用いた血管形成術も行われる．このとき，血管内腔が広がった状態に保たれるように，金属製のステントを挿入することもある．冠動脈バイパス術を行うときには，それに用いる血管は患者の足から採取して，冠動脈の狭窄部位を回避して血液が流れるように植えつけられる．

基本事項

- 動脈硬化において，血管壁は肥厚し瘢痕組織ができて血圧が高くなる（高血圧となる）．
- 動脈硬化プラークでは動脈壁肥厚をきたし，血栓を形成しやすくなる．
- 動脈硬化のある患者は，心臓発作や脳卒中，動脈瘤の発症リスクが高い．

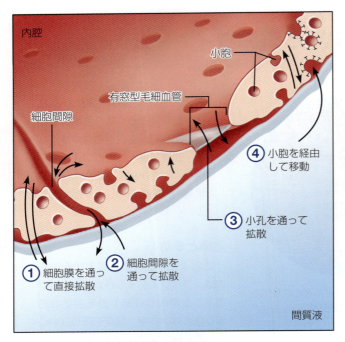

図11.22 毛細血管の輸送システム
毛細血管の内皮細胞を通って移動する物質の4つの経路を示す（内皮細胞は断面で描かれている）.

物質が拡散することによって生じる.

　物質の移動が細胞内に向かうか細胞から離れる方向に起こるかは，物質の濃度の差によって決まる．すなわち，酸素や栄養は血管内から組織細胞に移動し，二酸化炭素と老廃物は細胞から出ていって血管内に移動する．基本的に，血管に入るあるいは血管から出ていく物質は，毛細血管壁を構成する1層の血管内皮細胞の細胞膜を通過することになる．この経路には4つあり，いずれかの経路をとる（図11.22）.

1. **細胞膜を通って直接拡散**　脂溶性物質（例えば酸素や二酸化炭素）であれば，直接拡散によって細胞膜を通過できる.
2. **細胞間隙を通って拡散**　毛細血管壁の内皮細胞の細胞膜どうしのあいだに，**細胞間隙** intercellular cleft を有する構造となっている場合は，わずかながら水分や溶解物がその間隙を通って移動することがある．脳の毛細血管にはすべてタイト結合が形成されているのでそのようなことはないが，他の部位の毛細血管にはたいていの場合，細胞間隙が存在する（血液脳関門の基本的な事項については，第7章を参照）.
3. **有窓型毛細血管** fenestrated capillary というものもあり，小さな溶解物や水分が自由に通過する．このユニークな毛細血管は，どんどん物質を吸収しなくてはならない部位（腸管や内分泌腺内など）や，腎臓のように濾過を行っている部位に存在する.

　卵円形をした小孔をもち，その開口部位はたいてい微細な膜におおわれている（図11.22）．しかし，膜があっても，細胞のほかの部位よりも物質は圧倒的に通過しやすい.

4. **小胞を経由して移動**　脂溶性でない物質の場合，小胞に包まれてエンドサイトーシスやエキソサイトーシスといわれる機序で血液や内皮細胞内外から細胞膜を横切って移動する.

　この4つの経路のいずれによっても細胞膜を通過しない物質は，血管から出ていくことも血管内に流入することもできない．例えば間質液および血漿中のタンパク質分子や血球は，細胞間質や血管内にとどまる.

毛細血管床における液体の移動

　受動的な拡散による物質の移動は，内皮細胞の細胞膜を横切ったり，細胞間隙や小孔を通ったり，あるいは小胞を経由したりして起こるが，さらにその移動を促進する能動的な力が毛細血管床には存在する．細胞間隙や有窓型内皮細胞があると毛細血管は漏れやすくなり，血圧は水分（や溶解物）を血管内から水分を一度に押し出す方向にはたらく．一方，膠質浸透圧（水分をとどめておく力）は水分を血管内にとどめる方向に作用する．なぜなら血液には血漿タンパク質が存在するため，溶解物の濃度が間質液に比べてかなり高いからである．この2つの圧の較差によって，水分が毛細血管から出ていくのか，毛細血管内に入ってくるのかが決まる．一般的に，毛細血管床の動脈端では血圧のほうが高く，静脈端では膠質浸透圧のほうが高い．そのため，毛細血管床のはじまりでは液体成分は毛細血管から出ていき，細静脈に流入するあたりで再び毛細血管内に戻ってくる（図11.23）．しかし，血液から出ていく液体のすべてが細静脈で回収されるわけではない．組織内に残された水分は，リンパ系によって回収され血管内に戻ってくる（第12章に述べる）.

> **確認してみよう**
> 23. 毛細血管床の静脈端で液体成分が毛細血管から外に出たり，逆に戻ってきたりということが起こるだろうか？
>
> （解答は付録A参照）

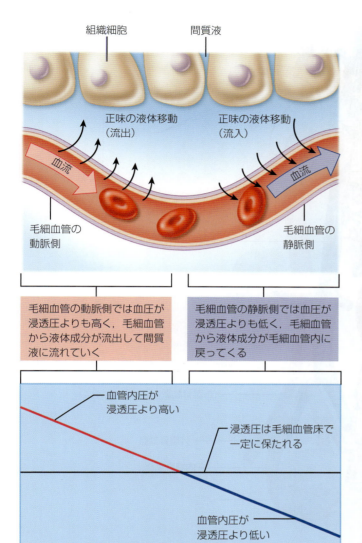

図 11.23　毛細血管床における液体の移動と浸透圧
毛細血管床の各部分における血管内の圧と浸透圧の違いによって，液体の流れは主に変わる．

図 11.23 Q　間質液に細菌感染が生じたとしよう．その部位で，毛細血管壁を越えて出てくる液体の流れに，感染はどのような影響を及ぼすか？
（解答は付録 A 参照）

11.3　心臓血管系の発生・発達・老化

学習目標
- 心臓血管系の臓器の発生について簡単に説明することができる．
- 胎児の血液循環における特徴（シャント）を理解し，出生前のその役割について説明することができる．
- 加齢に伴う心臓血管系の変化を説明し，健康を保つのに役立つ要素を列挙することができる．

心臓は胚のなかでは単純な1本の管にすぎない．胎齢4週頃より，心臓は拍動し血液を全身に送り出す．その後3週間，心臓は休むことなく拍動をつづけながらその形を変化しつづけ，最終的には4つの部屋に分かれ，2つのポンプ機能を有するようになる．胎児では，肺も消化管もまだ機能していないため，すべての栄養や排泄，ガス交換は胎盤を介して行われる．栄養分や酸素は胎盤を通して，母親の血液から胎児の血液に渡される．胎児の老廃物は逆に母親の血液に移行する．図 11.24 に示すとおり，臍帯には3本の血管が含まれる．1本の太い**臍静脈** umbilical vein と，2本の細い**臍動脈** umbilical artery である．臍静脈には，栄養と酸素に富んだ血液が流れ，胎児側に運ばれる．臍動脈には二酸化炭素や老廃物が多く含まれ，胎児側から胎盤に運ばれる．胎児のなかで，末梢から心臓に向かって血液が流れるときには，未熟な肝臓は通らずに，**静脈管** ductus venosus を通って下大静脈に直接流れ込む．

胎児の肺は広がっておらず機能していないため，肺もバイパスするように2つの短絡経路（シャント）がある．1つは心房中隔に弁状に開いている**卵円孔** foramen ovale で，血液は右心房から左心房へと直接流れ込む．また，右心室から肺動脈幹に駆出された血液は，2つ目の短絡経路である**動脈管** ductus arteriosus と呼ばれる太い血管から，大動脈弓に向かって流れていく．広がっていない肺内の圧は高いので，血液はより低圧の体循環へと動脈管を通って流れていく．大動脈から各器官に運ばれた血液は，最終的には臍動脈から胎盤へと戻っていく．

出生時あるいは出生直後に，卵円孔は閉じる．そのなごりの**卵円窩** fossa ovalis は右心房でみることができる（図 11.3b, p. 345 参照）．大動脈管はつぶれ，やがて線維性の**動脈管索** ligamentum arteriosum に置き換わる（図 11.3a, p. 345 参照）．血流がこなくなると，臍帯血管は閉塞し，循環パターンは成人と同じになる．

372　第11章　心臓血管系

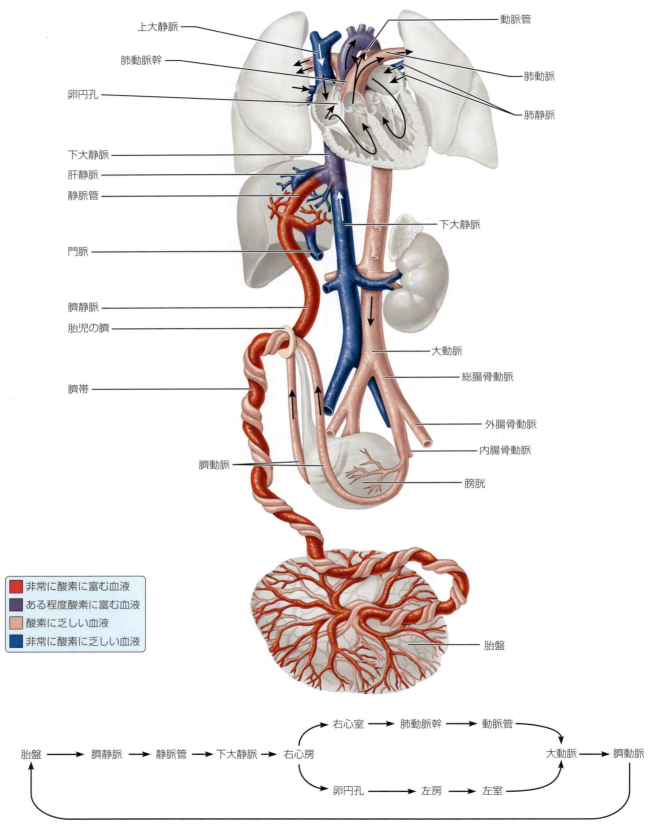

図11.24　胎児循環の概略図

ホメオスタシスの失調 11.10

　先天的な奇形による乳児死亡の約半分は，心臓の奇形による．心奇形の原因として母体の感染や，心臓が形成される妊娠初期(3か月)に内服された薬剤の影響などが挙げられる．心奇形には動脈管開存や中隔欠損などの心臓の構造異常があり，これらは通常外科的に治療される．

　先天的な心臓の異常がなければ，ほとんどの人の場合，心臓は長い人生にわたって実によくはたらきつづける．情況に応じて心臓の仕事量は変化するが，私たちがその変化に気がつかないほど非常によく調節され，ホメオスタシスが保たれている．通常よりも高い心拍数を必要とする有酸素性の運動を長期間にわたって続けると，心筋は増大し，心拍出量は有意に増加する．こうした運動は，心臓のポンプ作用を高めるだけでなく心拍数および血圧を下げるので，心臓はより効率よくはたらくようになる．また有酸素性の運動は，血管壁に沈着した脂肪を取り除く効果があるので，動脈硬化の予防に役立つ．しかし，いきなり運動をはじめても，心臓はそれに対応できるような強さと耐久力を備えていないので，激しすぎる運動はかえって害になる．ふだん運動していない人が突然雪かきをしたり，週末にのみテニスをしたりして心筋梗塞(心臓発作)を起こすことがあるのはそのためである．

　年をとるほど心臓血管系の異常が目立ってくる．静脈弁の不全によって起こる静脈瘤もその1つである．静脈瘤は，まるで紫色をした蛇のようにもみえる．静脈瘤はすべての人に起こるわけではないが，進行性の動脈硬化は例外なく全員に認められる．生まれたときから動脈硬化のプロセスははじまっているといい，子どもに動脈硬化プラークを認めることさえあるという．「血管年齢が本当の年齢」と昔からいわれているのも，動脈硬化が年齢とともに進むものだということをあらわしている．動脈が硬化するとその弾性は失われ，高血圧や高血圧性心疾患の原因となる．冠状動脈内に脂肪に富んだ石灰化した沈着物が溜まると**冠状動脈疾患** coronary artery disease を発症する．第10章で述べたとおり，血管内の平滑性が失われると血栓を生じやすくなる．米国人の少なくとも30％が50歳になるまでに高血圧を発症し，65歳以上の米国人の死亡原因の半数以上を心臓血管系疾患が占める．最近の研究では，加齢よりも食事のほうが循環器疾患の発症に関与しているといわれている．動物性脂肪，コレステロール，塩分の摂取が少なければ動脈硬化は起こりにくいとされている．また，ストレスを減らし喫煙を避けて定期的にほどよい運動をすることも動脈硬化のリスクを下げるといわれている．

器官系の協調

ホメオスタシスからみた心臓血管系と他の器官系との関係

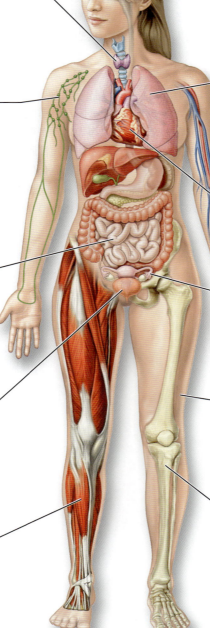

内分泌系
- 心臓血管系は酸素と栄養を供給し，老廃物を排出する．ホルモンは血液によって運ばれる．
- 血圧に影響するいくつかのホルモンがある（アドレナリン，心房性ナトリウム利尿ペプチド，甲状腺ホルモン，抗利尿ホルモン）．エストロゲンは女性において心臓血管系を健康に保つ作用がある．

リンパ系/免疫
- 心臓血管系は酸素と栄養を免疫系細胞が集まっているリンパ系臓器に供給する．リンパ球や抗体を運搬し，老廃物を排出する．
- リンパ系は血管から漏れ出た水分や血漿タンパク質を回収し，心臓血管系に戻す役割をはたしている．免疫細胞は心臓血管系を特定の病原体から守っている．

消化器系
- 心臓血管系は酸素と栄養を供給し，老廃物を排出する．
- 消化器系は赤血球（とヘモグロビン）の産生に必要な鉄分やビタミンB群をはじめ，血液に栄養を供給している．

泌尿器系
- 心臓血管系は酸素と栄養を供給し，老廃物を排出する．
- 泌尿器系では，尿量を変えレニンを分泌することで血液量や血圧の調節に関与している．

筋系
- 心臓血管系は酸素と栄養を供給し，老廃物を排出する．
- 有酸素性の運動は，心臓血管系の効率を増し動脈硬化を防ぐ．筋ポンプは静脈還流に寄与している．

神経系
- 心臓血管系は酸素と栄養を供給し，老廃物を排出する．
- 自律神経系は心拍数や心収縮力を調節している．交感神経系は血圧を保ち，臓器の必要に応じて血流量を調節している．

呼吸器系
- 心臓血管系は酸素と栄養を供給し，老廃物を排出する．
- 呼吸器系ではガス交換が行われ，血液に酸素を供給し血中の二酸化炭素を除去している．呼吸ポンプは静脈還流に寄与している．

心臓血管系

生殖器系
- 心臓血管系は酸素と栄養を供給し，老廃物を排出する．
- エストロゲンは女性において心臓血管系を健康に保つ作用がある．

外皮系（皮膚）
- 心臓血管系は酸素と栄養を供給し，老廃物を排出する．
- 皮膚の血管は血液の重要な貯蔵場所となっており，生体から熱を放散する機能も有している．

骨格系
- 心臓血管系は酸素と栄養を供給し，老廃物を排出する．
- 骨は造血の重要な部位である．胸郭によって心臓血管系の臓器を保護している．カルシウムの貯蔵所ともなっている．

要約

11.1　心臓(pp. 342〜354)

11.1a.　心臓の解剖：心臓は胸郭の**縦隔**内にある．両側には肺があり，複数の層からなる**心膜**で包まれている．
- 心膜は3層からなり，浅層から深層にかけて以下の通りである．
  - **線維性心膜**は心臓を守り固定する．
  - **壁側心膜**は線維性心膜を裏打ちする．漿膜性心膜の壁側部分．
  - **臓側心膜**は心臓の表面をおおう．心外膜とも呼ばれる．漿膜性心膜の臓側部分．
- 心臓壁は3層からなる：**心外膜**(臓側心膜とも呼ばれる)，**心筋層**，**心内膜**．

11.1b.　心房・心室と大血管：心臓は4つの部屋，すなわち2**心房**と2**心室**からなる．心臓は縦に隔壁で分割されており，心房を分けるのは**心房中隔**，心室を分けるのは**心室中隔**と呼ばれる．
- 心臓は2つのポンプとしてはたらく．右心室は肺循環(右心室→肺→左心房)のポンプで，左心室は体循環(左心室→全身→右心房)のポンプである．
- 右心室は**肺動脈幹**に血液を駆出する．肺動脈幹は左右の**肺動脈**に分かれ血液が流れる．左心室は**大動脈**に血液を駆出する．
- **上大静脈・下大静脈**を通って全身の血液は右心房に戻る．肺から左心房に血液が戻るときには**肺静脈**を流れる．

11.1c.　弁：4つの弁が血液の流れを一方向のみとするようはたらき，心臓内での逆流を防いでいる．
- **房室弁**(**僧帽弁**と**三尖弁**)は心室が収縮するときに血液が心房内に戻るのを防いでいる．
- **半月弁**(**肺動脈弁**と**大動脈弁**)は心臓が拡張しているときに血液が心室内に逆流するのを防いでいる．
- 弁は，心臓の圧の変化に応じて開閉する．
- 心筋は，大動脈から枝分かれした**冠状動脈**によって栄養されている．心筋の血液は**心臓の静脈**から**冠状静脈洞**に流れ込む．

11.1d.　心臓の生理学：**刺激伝導系**が基本的リズムを刻む．
- **洞房結節**はペースメーカである．これによって1分間に約75回の心拍が生じる．
  - 刺激伝導系のほかの構成要素として，**房室結節**，**房室束**，**脚**，**プルキンエ線維**がある．
  - 心拍数に影響する外因性の因子として，神経系やホルモンの刺激がある．
- **心周期**は1回の拍動で起こる心臓の一連の動きである．
  - 心房は心室を血液で充満させ，心室は主要な血管へ血液を駆出する．
  - **心音**は弁の閉鎖により生じる(ラブ・ダップ)．
    - 弁に欠陥があると心臓のポンプ機能は障害され，異常な心音(心雑音)が聴取される．
- **心拍出量(CO)**：1分間に心室によって駆出される血液量．
  - 心拍出量 = **心拍数(HR)** × **一回拍出量(SV)**．
    - SVは，心臓が1回収縮するときに心室によって駆出される血液量である．
- 一回拍出量を左右する3つの因子．
  - **前負荷**：心筋がどれくらい引きのばされたか．静脈還流量によって変わる．
    - 静脈還流量が多いほど，心筋収縮が強くなり，一回拍出量も増える．
  - **心収縮力**：心筋が創出する張力．
    - カルシウムイオンの量，サイロキシンなどのホルモン，交感神経刺激の影響を受ける．
    - カルシウムイオンやサイロキシンがより多く存在すると，神経がより強く刺激され，さらに強い収縮が起こり，一回拍出量は増加する．
  - **後負荷**：血液を駆出するために心室が超えなければならない，半月弁にかかる血圧．
    - 主要な血管の血圧が高いほど，後負荷が高くなり，一回拍出量は少なくなる．
- 心拍数はさまざまな因子の影響を受ける：神経調節，ホルモン類，イオン，さらに年齢や性別，体温などの身体的特徴などによって変化する．

11.2　血管(pp. 354〜371)

- **動脈**は心臓から血液を運び出す．
- **静脈**は心臓へと血液を戻す．
- **毛細血管**は交換の場となる血管である．

11.2a.　血管の顕微解剖：動静脈は3層からなる．
- **内膜**：内皮細胞．摩擦を減らす．
- **中膜**：筋と弾性線維からなる中間層．
- **外膜**：保護的な，最外の結合組織層．
- 毛細血管壁は内膜のみからなる．
- 動脈壁は厚く強く，圧の変化にも耐えられるようにでき

- ている．
  - 心臓の拍動に伴い，拡張したり広がったり反動で戻ったりする．
- 静脈壁は動脈壁よりも薄いが，管腔は広い．また静脈には弁がある．
  - 静脈系は低圧である．
- **終末細動脈**は毛細血管に枝分かれする．それらの毛細血管は**毛細血管後細静脈**に流れ込む．
- 特殊な毛細血管床には2種類の血管がある．すなわち**血管シャント**と毛細血管である．
  - 毛細血管への血流は**毛細血管前括約筋**によって調節されている．
  - 毛細血管前括約筋が閉じると，血液は血管シャントを通して直接流れる．
- **静脈瘤**：静脈弁の不全による構造的な変形．
  - 肥満の人や長時間立って仕事をする人によくみられる．
  - 血栓性静脈炎の要因．血栓性静脈炎は静脈の炎症で，循環不全により血栓形成が起こる．

11.2b. 血管の肉眼解剖
- 体循環の主要な動脈はすべて大動脈の枝である．その枝はしだいに細く枝分かれし，細動脈となって各組織の毛細血管に流れ込む（主要な動脈の名称と位置については pp. 358〜359 を参照）．
- 体循環の主要な静脈は，最終的には大静脈に合流する．
  - 横隔膜より上の静脈は上大静脈に合流する．
  - 横隔膜より下の静脈は下大静脈に合流する．
    - （主要な静脈の名称と位置については pp. 358〜361 を参照）．
- 脳の動脈系は，1対の**内頸動脈**と**椎骨動脈**の分枝よりなる．
  - **ウィリス動脈輪（大脳動脈輪）**は，一部の脳動脈が詰まっても別の経路から血液が流れて循環が保たれるように機能している．
- **門脈循環**は，消化器系から還流してくる静脈血が**門脈**に注ぐ循環路である．

11.2c. 血管の生理学：**脈拍**は，心臓の拍動に伴って血管壁が拡張し，それが弾性でもとに戻るときの圧の変化によって生じる．
- 動脈が体表近くを走行している**止血点**では，容易に脈を触れることができる．
- **血圧**：血液が血管に対して作り出す圧である．
  - 血管に沿った圧較差に従って血液は流れる．
  - 圧は動脈で高く，毛細血管で低い．最も低いのは右心房である．
  - 血圧を計測する際には**収縮期血圧**と**拡張期血圧**の両方を記録する．
- 動脈圧は以下の因子によって直接影響を受ける．
  - 心拍出量．心拍数によっても心拍出量は変わる．
  - **末梢血管抵抗**：高い抵抗は血流を妨げる．
    - 末梢血管抵抗を高くする最も重要な要因は，動脈や細動脈における径や弾性の減少，さらに血液の粘性の増加である．
    - 血圧は数多くの因子が影響する：交感神経系の活動度，腎機能，薬剤や食物など．
- **高血圧**は末梢血管抵抗の増加を意味し，心臓に負荷をかけ血管を障害する．
- 物質は主に拡散により毛細血管壁を通過して血管内に入ったり，組織細胞に移行したりする．
  - 内皮細胞の細胞膜を直接通過するもの，**細胞間隙**を通過するもの，有窓型毛細血管の小孔を通過するもの，さらに細胞膜によって包み込まれ，小胞として細胞内を移動して細胞外に放出される形式もある（エンドサイトーシス・エキソサイトーシス）．
  - 血管内の水分は，血圧によって血流から外に向かって押し出されるが，膠質浸透圧によって再び血管内に逆戻りする．

11.3　心臓血管系の発生・発達・老化 (pp. 371〜373)

- 心臓はもともと1本の管のような構造をしているが，胎齢2か月頃までに拍動を開始して血液を駆出しはじめる．
- 胎児循環は，胎児にのみ存在する一過性の循環路であり，特別な機能を有する3本の血管がある．
  - 1本の**臍静脈**が栄養や酸素を胎盤から胎児（の心臓側）へ運ぶ．
  - 2本の**臍動脈**が二酸化炭素や老廃物を胎児（の心臓側）から胎盤へ運ぶ．
  - 肺と肝臓をバイパスする短絡経路がある．肺（動脈管）・肝臓（静脈管）．
  - 卵円孔を通じて右心房から左心房へ直接血液が通ることによっても，肺はバイパスされる．
- **動脈硬化**では血管壁の弾性がしだいに失われ，脂質プラークが蓄積する．**アテローム性動脈硬化**は，動脈硬化の最初の段階で血管壁が厚くなり瘢痕組織が生じた状態を指す．
  - 動脈硬化は高血圧，**冠状動脈疾患**，脳卒中の原因となる．
  - 低脂肪，低コレステロール，減塩などの食事療法，および禁煙や定期的な有酸素性の運動によってアテローム性動脈硬化は改善し，寿命を延ばせるであろう．

復習問題

▶選択問題
（正解が複数の場合もある）

1. 肺静脈は酸素化されたばかりの血液を肺からどこへ供給するのか？
   a. 右心室
   b. 左心室
   c. 右心房
   d. 左心房
2. 拡張終期の心室容積が150 mL，収縮終期の心室容積が50 mL，心拍数が毎分60回のとき，心拍出量はいくらか？
   a. 600 mL/分
   b. 6,000 mL/分
   c. 1,200 mL/分
   d. 3,000 mL/分
3. 房室結節につづいて脱分極するのは次のどれか？

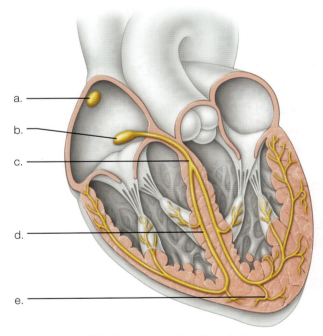

4. 心房の収縮期に起こるのは次のどれか？
   a. 心房圧が心室圧より高くなる
   b. 心室が70％充満する
   c. 房室弁が開く
   d. 弁が閉じて上大静脈への逆流を防ぐ
5. 心房の再分極と同時に生じているのは次のどれか？
   a. P波
   b. T波
   c. QRS波
   d. PQ間隔
6. 心室収縮の開始直後にみられるのはどれか？
   a. 房室弁が閉じる
   b. 半月弁が開く
   c. 心音のⅠ音が聴かれる
   d. 大動脈圧が上昇する
7. 心底は心臓のどの部位のことをいうか？
   a. 横隔膜部
   b. 後側
   c. 前側
   d. 下部
8. 併走する動脈と静脈を比較し，正しいものを選びなさい．
   a. 血管壁は動脈のほうが厚い
   b. 直径は動脈のほうが大きい
   c. 内腔は動脈のほうが小さい
   d. 内皮は動脈のほうが厚い
9. 左右対称に対となって走行する血管は次のどれか？
   a. 内頸動脈
   b. 腕頭動脈
   c. 奇静脈
   d. 上腸間膜静脈
10. 脳血管発作により後大脳動脈が閉塞した．最も障害されやすいのはどの機能か？
    a. 聴覚
    b. 視覚
    c. 嗅覚
    d. 高次精神機能
11. 脳血管をつなぐ交通動脈を作るのはどれか？
    a. 腕頭動脈
    b. 鎖骨下動脈
    c. 内頸静脈
    d. 内頸動脈

12. 動脈硬化症において最も肥厚するのは動脈壁のどの層か？
    a. 中膜
    b. 内膜
    c. 外膜
13. 加齢に伴って起こるのはどれか？
    a. 血圧の上昇
    b. 静脈弁の脆弱化
    c. 動脈硬化
    d. 動脈管の虚脱
14. 1つを除いて，以下のすべてが血圧上昇をきたす．その1つとはどれか？
    a. 一回心拍出量の増加
    b. 心拍数の増加
    c. 出血
    d. 細動脈の収縮
15. 心膜の最も外層にあるのはどれか？

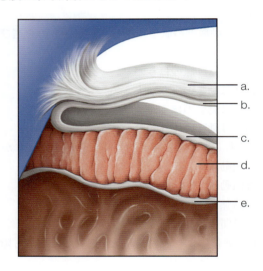

16. 最も高い圧で血液を送り出すのは，4つの部屋のうちのどれか？
    a. 右心房
    b. 右心室
    c. 左心房
    d. 左心室
17. 右の房室弁には，弁尖はいくつあるか？
    a. 2
    b. 3
    c. 4
    d. 6

18. 心臓壁を構成する次の構造のうち，内皮でできている層はどれか？
    a. 心内膜
    b. 心筋
    c. 心外膜
    d. 心膜（心嚢）
19. この図を用いて，最も抵抗の高い血管はどれか選べ．

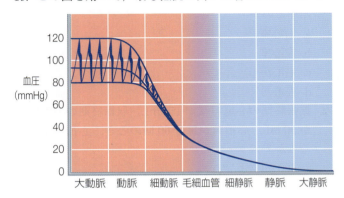

    a. 動脈
    b. 静脈
    c. 毛細血管
    d. 細動脈
    e. 細静脈

▶記述問題
20. 心臓の壁を形成する3層と心臓内の4つの部屋をイラストで示し，それぞれの名称を書き込みなさい．房室弁と半月弁の位置と名称を示しなさい．心臓から出る，あるいは心臓に戻る血管の位置と名称を示しなさい．
21. 血液が右心房に入ってから左心房に入るまでの経路を示し，この循環路が何と呼ばれるか答えなさい．
22. 心臓の筋肉が収縮する機序は，身体のほかの部位の筋肉と比べてどのように異なるか？
23. 心拍数を増加させる，異なる機序の因子を3つ挙げなさい．
24. 静脈還流の促進に重要なはたらきをしている因子を3つ挙げなさい．
25. 門脈循環の機能を述べなさい．ほかの部位の循環と際立って異なるのはどのような点か？
26. 胎児では，肝臓と肺にはほとんど血流がない．これはなぜか？ 肝臓のバイパス路をなんと呼ぶか？ 肺の2つのバイパス路はなにか？ 臍帯にある3本の血管のうち，酸素と栄養に富んだ血液を運んでいる血管はどれか？
27. 血圧は，心拍出量と末梢血管抵抗の2つの因子によって規定される．心拍出量を増加するものを2つ，末梢血管抵抗を増加するものを2つ挙げなさい．

クリティカル・シンキングと臨床応用の問題

28. ジョンさんは太りすぎの30歳男性で，喫煙もしている．すでに高血圧と動脈硬化症と診断された．それぞれの状態を定義しなさい．この2つはどのように関連しているか．また，高血圧が「静かな殺し屋」と呼ばれるのはなぜか．さらに，あなたが年をとったときに循環器疾患に罹患しないよう，変えることが望ましい生活習慣を3つ挙げなさい．

29. 中年の女性，ハマドさんが，心筋梗塞による左心室不全で集中治療室に入院してきた．病歴によると，この患者は深夜に激しい胸痛で目が覚めたとのことである．患者の皮膚は冷たく青ざめており，肺水腫による湿性の肺音が両側下肺に聴取される．このような症状・徴候が，どのようにして左室不全から生じるのか説明しなさい．

30. リーズさんは，交通事故のため救急外来に運び込まれた．出血しており，脈拍は速く微弱であった．しかし血圧は正常範囲に保たれている．出血にもかかわらず血圧を正常に保つためにはたらいている機序を説明しなさい．

31. グリマルディさんは下垂体後葉の腫瘍により，抗利尿ホルモン（ADH）の過剰産生がみられると診断された．彼は血圧測定のため定期的に外来を受診している．彼の血圧は慢性的に高いと考えられるか，低いと考えられるか．またそれはなぜか？

第12章 リンパ系と生体防御

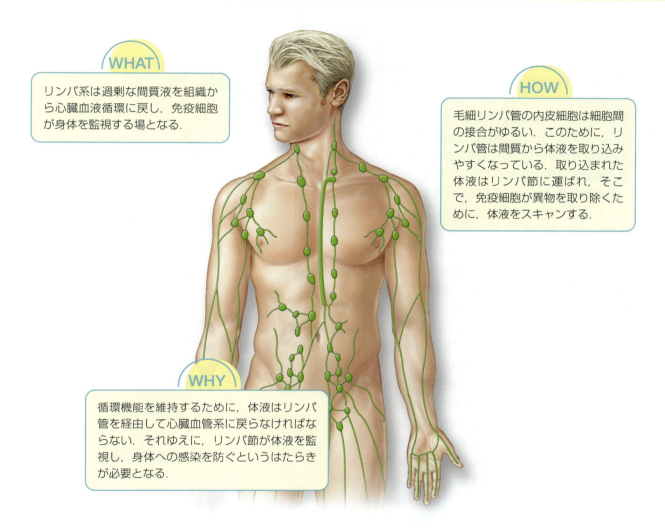

WHAT
リンパ系は過剰な間質液を組織から心臓血液循環に戻し、免疫細胞が身体を監視する場となる。

HOW
毛細リンパ管の内皮細胞は細胞間の接合がゆるい。このために、リンパ管は間質から体液を取り込みやすくなっている。取り込まれた体液はリンパ節に運ばれ、そこで、免疫細胞が異物を取り除くために、体液をスキャンする。

WHY
循環機能を維持するために、体液はリンパ管を経由して心臓血管系に戻らなければならない。それゆえに、リンパ節が体液を監視し、身体への感染を防ぐというはたらきが必要となる。

第1部 リンパ系

学習目標
- リンパ系が心臓血管系や免疫防御系とどのように関連しているかを説明することができる。
- リンパ系を構成する主な2つの構造を挙げることができる。
- リンパ液がどのように生成されているか、またその構成と運搬について説明することができる。

身体の器官名を挙げていくとき、リンパ系はまず思い浮かばないだろう。しかしこのシステムがなければ、心臓血管系のはたらきは停止し、免疫機構も絶望的に障害されてしまう。**リンパ系** lymphoid system は2つの部分から構成される。(1)曲がりくねって走る一連のリンパ管と(2)体内に散在しているさまざまなリンパ組織やリンパ器官である。リンパ管は血管外に出た水分を心臓血管系に戻す役割がある。リンパ組織やリンパ器官は、貪食細胞やリンパ球を含んでおり、生体防御や疾病に対する抵抗力に関して重要な役割をはたしている。

12.1 リンパ管

血液が体内を循環しているとき，血液と間質液のあいだでは栄養や老廃物，酸素や二酸化炭素の交換が行われる．

> **コンセプト・リンク**
> 水分は，静水圧と浸透圧により，毛細血管床の動脈側（上流側）から血管外へ押し出され（upstream），その大半は，静脈側（下流側）から再吸収される（downstream）．
> （第11章，p. 370参照）

血管内に戻らず組織間隙に残る水分は，1日当たり3Lにもなり，この漏れ出た水分は間質液（組織液ともいう）の一部となる．血管内から出たこの過剰な組織液と血漿タンパク質は，必ず血管内に戻る必要がある．これは，心臓血管系がきちんと機能し続けるように十分な血液量を維持するためである．血管内に戻らない場合には，水分が組織内に貯留し，**浮腫** edema や**腫脹** swelling が生じる．重度の浮腫では，組織細胞と間質液，最終的には血液との物質の交換が阻害されてしまう．**リンパ管** lymphatic vessel の機能は，この余分な間質液を回収し，血液に戻す精巧な排水システムを形成することである．リンパ管に入れば，間質液は**リンパ** lymph（lymph は「きれいな水」の意）と呼ばれる（図12.1）．

リンパ管の中は一方通行であり，リンパは心臓に向かってのみ流れる．微細な毛細リンパ管は，疎性結合組織と毛細血管のあいだを縫うように走り，間質の液体を回収する（図12.2a）．毛細リンパ管は毛細血管とよく似た構造だが，透過性は比較にならないほどよい．以前は，ストローのように先端が開いていて水分を吸収していると考えられていたほどである．実際は，内皮細胞がゆるく重なり合い，一方向にしか開かないスウィングドアのような弁状の可動片 flap を作っている（図12.2b）．可動片は細いコラーゲン（膠原線維）によって周囲の構造物に繋留されている．間質圧が高まると，可動片が開いて液が毛細リンパ管の中に流れ込む．しかし，リンパ管の中の圧のほうが高くなると，内皮細胞はぴったりと重なり，リンパが外に漏れ出すことはなく，リンパ管にとどまる．

> **コンセプト・リンク**
> この機能は，静脈内の弁のはたらきとよく似ている．静脈内は血圧が低いにもかかわらず，弁が機能することにより，確実に血液を心臓に送り込むことができるからである．
> （第11章，p. 355参照）

タンパク質や細胞の破片，細菌やウイルスが毛細血管内に入ることはないが，リンパ管の中へは簡単に入り込む．

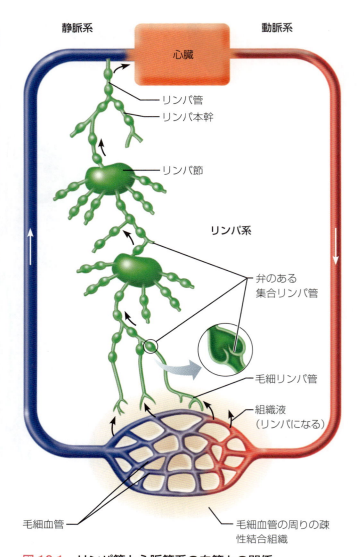

図12.1　リンパ管と心脈管系の血管との関係
この図を理解するために，まず図の下方にある毛細リンパ管を見つける．毛細血管から漏出した組織液が，毛細リンパ管に入り，リンパ管を通ってリンパ節に流れ込む．次いで頸部のつけ根で血流に入り，大静脈を経由して心臓に帰る．

とくに炎症が起こっている組織では侵入しやすい．ここで問題なのは，いったんリンパ管内に侵入した細菌やウイルス，がん細胞は，リンパ管を伝って身体中を移動するということである．しかし，この難問は部分的に解決されるだろう．白血球もリンパ管の中を移動できるということと，リンパはリンパ節に「寄り道」し，そこでごみを洗い流し，免疫系の細胞がリンパを検査しているという事実があるからである．この詳細については後述する．

リンパは毛細リンパ管に入り，**集合リンパ管** lymphatic collecting vessel と呼ばれるようになる．次第に太くなる

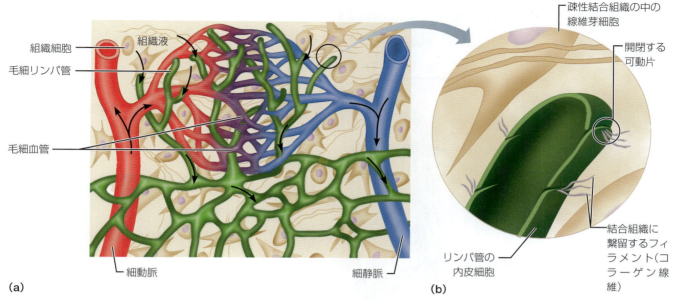

図12.2 **毛細リンパ管の構造上の特徴**
(a)毛細血管と毛細リンパ管の位置関係．矢印は液体の流れを示す．(b)毛細リンパ管は一端が閉じた管状構造(盲管)である．壁を構成している内皮細胞は，互いに重なり合って可動片を形成している．

リンパ管に集まり，最終的には胸腔内に2本ある太い管を通って，静脈循環に戻る．**右リンパ本幹** right lymphatic duct は右上肢，右頭部と右胸部から流れてきたリンパを受け，リンパを静脈に排出する．身体のその他の部位から流れてきたリンパは，太い**胸管** thoracic duct に流入する．右リンパ本幹は右の，胸管は左の鎖骨下静脈に合流する．

リンパ管の壁は心臓血管系の静脈のようにとても薄く，大きいリンパ管には弁がついている．リンパ系は低圧で，ポンプ機能に乏しいため，リンパ液は静脈と同じしくみで運ばれる．すなわち，骨格筋のミルキングアクションと，呼吸に伴う胸腔内圧の変化である(それぞれ「筋ポンプ」，「呼吸ポンプ」といわれる)．また，大きなリンパ管壁にある平滑筋は規則正しく収縮し，リンパが先へ押し進むのを助けている．

確認してみよう

1. リンパ管の機能はなにか？
2. 毛細リンパ管と毛細血管の構造はどのように違うか？
(解答は付録A参照)

12.2 リンパ節

学習目標

● リンパ節，扁桃，胸腺，パイエル板，脾臓の機能について説明することができる．

リンパ系は，組織液を血液循環に戻すだけではなく，免疫系に大きな役割をはたす．とくに**リンパ節** lymph nodes は，リンパ流に乗って移動する細菌や腫瘍細胞などの異物を除去し，免疫応答の活性化に関与するリンパ球を産生することにより身体を守る．

リンパは，リンパ管に沿って存在している数千というリンパ節で濾過されながら，心臓に向かう(図12.1)．リンパ節がとくに集まっているのは，鼠径部，腋窩，および頸部である(図12.3)．リンパ節のなかでは，**マクロファージ** macrophage がリンパ流で運ばれてきた細菌やウイルスその他の異物を食べ込み，破壊して，血液中への侵入を防いでいる．**リンパ球** lymphocytes(白血球の1つ，第10章参照)はリンパ節に効率よく配置されており，リンパ流に存在する異物に対応している．私たちはリンパ節の防御機能についてあまり意識しないが，感染症を起こしているときには「リンパ腺が腫れた」状態になっている．しかし実際に腫れているのは腺ではなく，リンパ節が捕捉機能の結果として腫れているのである(腫れたリンパ腺という言葉

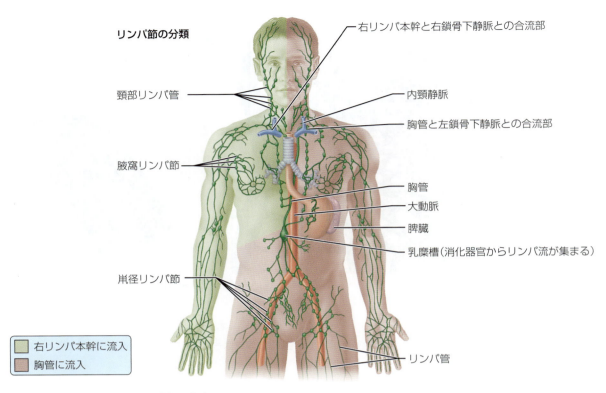

図 12.3　リンパ管とリンパ節の分布
最近まで，科学者は中枢神経系（CNS）にはリンパ管はないと考えていた．しかし，CNSのリンパは硬膜静脈洞の近くのリンパ管から排出されていることがわかってきた．

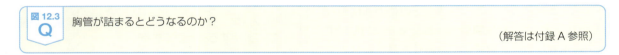

図12.3 Q　胸管が詰まるとどうなるのか？　　　　　　　　　　　　　　　　　　　　　　　　　　（解答は付録A参照）

は誤用である）．
　リンパ節の形や大きさはさまざまである．多くは1cmくらいのソラマメのような形をしており*，結合組織の中に埋まっている．それぞれのリンパ節は線維性の被膜でおおわれている．この被膜は結合組織できており，そこから梁柱と呼ばれる索状の束がリンパ節の内部に向かって伸びて，不完全ながらも内部をいくつかの区画に分けている（図12.4）．リンパ節の内部では，細網細胞とそれが産生した細網線維（コラーゲン細線維の小束）が疎な網状の枠組み（細網組織という）を作っている．この枠組みは，絶えず入れ替わるリンパ球の集団に，リンパ流を監視するための「席」を提供している．リンパ球自体は赤色骨髄でつくられるが，その後リンパ節やリンパ器官に移動し，そこでさら

に増殖する（第10章参照）．
　リンパ節の外側部は**皮質** cortex と呼ばれ，多数の**リンパ小節** lymphoid nodules が並んでいる．リンパ小節には単にリンパ球の集団である一次小節 primary nodule と，その芯に光学顕微鏡で明るく見える**胚中心** germinal center をもつ二次小節 secondary nodule がある．胚中心は，特定のリンパ球（B細胞）が形質細胞と呼ばれる娘細胞を生産するときに増大する．形質細胞には，抗体を放出する役割がある．残りの皮質細胞は，T細胞と呼ばれる「移動中 in transit」のリンパ球である．T細胞は，血液，リンパ節，リンパ流のあいだを絶えまなく循環し，異物の侵入を監視する役割を担っている．髄索 medullary cords は，皮質組織が内側へ伸びてきたもので，B細胞とT細胞の両方を含む．リンパ節の中心部は**髄質** medulla と呼ばれ，貪食性マクロファージが存在している．
　リンパはリンパ節の凸面から**輸入リンパ管** afferent lymphatic を経由してリンパ節に入る．その後，**リンパ洞**

---

*訳者注：大きさは，大きいもので1cm，小さいものでは顕微鏡でないと見つけにくいものまであり，形は肉眼観察では卵形，光学顕微鏡観察では一部が若干凹んだソラマメ形をしている．

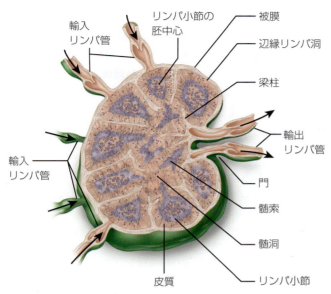

図 12.4 リンパ節の構造
リンパ節とリンパ節に結びつくリンパ管の断面．輸入リンパ管の数のほうが輸出リンパ管よりも多いことに注目しよう．

図 12.4 Q 輸出リンパ管のほうが，輸入リンパ管よりも数が少ないことの利点は？
（解答は付録 A 参照）

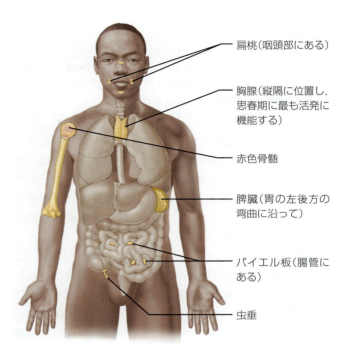

図 12.5 リンパ器官
扁桃，脾臓，胸腺，パイエル板と中枢の位置を示す．

sinus の中を蛇行しながら流れ，**門** hilum と呼ばれる凹面から出ている**輸出リンパ管** efferent lymphatic に流れ込む．輸出リンパ管は輸入リンパ管より数が少なく，砂時計の砂が下に落ちるかのように，リンパ節内の流れはきわめてゆったりしたものになる．これにより，リンパ球とマクロファージが捕捉機能を発揮する時間が確保される．

> **ホメオスタシスの失調 12.1**
>
> 　リンパ節は本来，病原体や腫瘍細胞を除去しているが，敵が多すぎると打ちのめされることもある．例えば，捕捉した細菌やウイルスの数が多すぎると，リンパ節は炎症を起こして腫大し，激しい症状が生じ，触ると圧痛を生じる．また，リンパ節は腫瘍細胞の増殖の場となり，ここからリンパ管を通じて全身に広がることもある．リンパ節の腫脹が一時的な場合は感染が疑われるが，リンパ節の腫脹や肥大が長く続く場合には，悪性腫瘍が疑われる．

12.3 その他のリンパ器官

　リンパ節は，身体の**リンパ器官** lymphoid organ の 1 つに過ぎない．その他のリンパ器官には，脾臓や胸腺，扁桃，腸管のパイエル板，虫垂（図 12.5），上皮や結合組織内に散在するリンパ組織がある．これらの器官は，どれも細網組織とリンパ球が豊富であるという共通点がある．リンパ器官はすべて身体の防御機構をもつが，リンパを濾過する機能をもつのはリンパ節のみである．

　脾臓 spleen は腹腔の左側，左上腹部の後方で横隔膜のすぐ下に位置する．血液を多く含んだ柔らかい器官である．脾臓はリンパを濾過する代わりに血液を濾過し，細菌やウイルス，残骸を取り除き，血液を浄化している．ほかのリンパ器官と同様に，脾臓もリンパ球の増殖と免疫監視の場を提供するが，最も重要な機能は，使い古された赤血球を破壊し，その分解産物の一部を肝臓に戻すことである．例えば鉄はヘモグロビンを作るのに再利用され，その他の成分は胆汁内に分泌される．

　このほかにも，脾臓は肝臓と同様に血小板を貯蔵し，血液の貯水池としての役割をはたしている．出血時には脾臓と肝臓は収縮して，貯めていた血液を放出し循環させる．これは失った血液を補い，血液量を正常化するためである．胎児では脾臓は重要な造血器官であるが，成人では脾臓で作られるのはリンパ球だけである．

　胸腺 thymus は，思春期において最高レベルで機能するリンパ球の集合体である．前縦隔の中に位置し，心臓をおおうように存在する．

> **コンセプト・リンク**
> 胸腺はサイモシンなどのホルモンを分泌しており，これらのホルモンは，Tリンパ球のプログラミングにはたらきかけ，それらを生体防御機構としてはたらかせていることを思い出そう（第9章, p.307 参照）．

扁桃 tonsil は，咽頭を囲むようにして粘膜の深いところにある小さなリンパ球の集合体である．扁桃の機能は，咽頭に入ってくる細菌や異物を捕らえて除去することである．非常に効率よく細菌を除去するので，扁桃が細菌でいっぱいになり，赤く腫れて痛みを伴う**扁桃炎** tonsillitis を生じることがある．

パイエル板 Peyer's patch は扁桃に形が似ているが，この器官は小腸の遠位部分，つまり回腸の腸管壁に見られる．またリンパ小節は，結腸の近位で結腸から管状に伸び出た突起，すなわち**虫垂** appendix の壁にも存在している．パイエル板と虫垂のマクロファージは，有害な細菌（腸内に常に莫大な数が存在する）を捕らえて破壊するのに理想的な位置にあり，それによって細菌が腸壁に侵入するのを防いでいる．パイエル板や虫垂，扁桃などのリンパ組織の集合は，一般に**粘膜関連リンパ組織** mucosa-associated lymphoid tissue（MALT）と呼ばれる．MALT は集まって，上鼻道や消化器に絶え間なく侵入してくる異物や病原体を食い止める歩哨の役割をはたしている．

> **確認してみよう**
> 3. 身体の中でリンパ節が最も密集している場所を3つ挙げなさい．
> 4. リンパ節の中でリンパ流がゆっくり流れるのは，どのような解剖学的特徴によるものか？
> 5. 古くなった赤血球を取り除くリンパ器官はなにか？
> 6. 粘膜関連リンパ組織（MALT）とはなにか？
> （解答は付録A参照）

第2部 生体防御機構

微生物の大群は絶え間なく私たちの皮膚の上に群がり，内部に侵入しようとしている．それにもかかわらず，私たちはほとんどの場合驚くほど健康でいられる．微生物の中には病気の原因となるものも含まれているが，これらの敵に対し，私たちの身体は「お前たちは敵だ」と言っているかのように，断固たる決意をもって立ち向かう．

身体は，こうした小さいが脅威となる敵に対して，2つの防御機構，つまり<u>自然免疫</u>（先天性免疫，非特異的免疫ともいう）と<u>獲得免疫</u>（後天性免疫，特異的免疫ともいう）をもっている（<u>図12.6</u>）．この2種類の防御機構を合わせて，**免疫系** immune system という．特定の器官（リンパ器官や血管）は免疫反応と密に関与しているが，免疫系は解剖学的な意味でいう器官系ではなく，むしろ<u>機能システム</u>と考えてよい．この「構造」は，リンパ組織や臓器に生息し，そして体液中を循環する多様な分子と数兆個の免疫細胞である．なかでも最も重要な免疫細胞は，<u>リンパ球</u>，<u>樹状細胞</u>，<u>マクロファージ</u>である．マクロファージは自然免疫機構と獲得免疫機構の両方に対し重要な役割をはたしている．**自然免疫系** innate defense system は**非特異的免疫系** nonspecific defense system ともいわれ，どんな異物にも直ちに対応して身体を守る．私たちは，正常な皮膚や粘膜，炎症反応，身体の細胞が作る多くのタンパク質など，十分な自然免疫をもって生まれてきている．このことは，病原体への身体への侵入や拡散の多くを防ぐことになり，ひいては次の防御システムである獲得免疫の負担を減らすことにもなる．

獲得免疫系 adaptive defense system あるいは**特異的免疫系** specific defense system は，自然防御機構を突破した侵入者に対し，集中的に攻撃するものである．

免疫系が効果的にはたらいているかぎり，私たちはたいていの細菌やウイルス，移植細胞や移植片，あるいは自分自身を敵視する自己の細胞（がん細胞）から守られている．免疫機構は，細胞が異物を攻撃する直接的な方法と，化学物質や防衛的にはたらく抗体分子の産生による間接的な方法の2つで効果を発揮する．このように疾患に対して高度な特異的抵抗力を示すことを**免疫** immunity（immun は「免除」の意）と呼ぶ．

常に身体を守る準備をしている自然免疫と異なり，獲得免疫がはたらくためには，まず体内で異物（抗原）曝露によって感作される必要がある．また獲得免疫には，一度戦ったことのある異物を記憶しておくという役割もある．つまり獲得免疫反応には，特異性と記憶がある．したがって，獲得免疫は迅速に応答するのは苦手だが，的確に敵を攻撃できる．自然免疫と獲得免疫のはたらきを分けて考えがちだが，この2つは互いに緊密に関係しあいながら，身体を防御しているのである．

図12.6 生体防御機構のまとめ

```
免疫系
├── 自然免疫（非特異的防御機構）
│   ├── 第1の防御ライン
│   │   ● 皮膚
│   │   ● 粘膜
│   │   ● 皮膚と粘膜の分泌物
│   └── 第2の防御ライン
│       ● 食細胞
│       ● NK細胞
│       ● 抗菌タンパク質
│       ● 炎症反応
│       ● 発熱
└── 獲得免疫（特異的防御機構）
    └── 第3の防御ライン
        ● リンパ球
        ● 抗体
        ● マクロファージやその他の抗原提示細胞
```

確認してみよう
7. 自然免疫と獲得免疫の違いは？
（解答は付録A参照）

12.4 自然免疫

ある種の疾患に対する抵抗力は，先天的に備わっている．例えば，鳥類が罹患する特定の結核菌がヒトに罹患することはない．しかし，自然免疫あるいは非特異的生体防御機構という言葉は，一般に体表面をおおう機械的バリアと，病原体 pathogen（有害または疾患を引き起こす微生物）の侵入を最前線で防ぐ細胞や化学物質をさす．表12.1 に，自然免疫の重要なものを詳しくまとめた．

12.4a 第1の防御ライン：表面バリア

学習目標
● 皮膚と粘膜の防御機能について説明することができる．

皮膚と粘膜は，疾患を引き起こす病原体の侵入を防ぐ最前線にある．皮膚に傷などがなければ，角化した上皮が強固なバリアとなって，体表に群がった細菌が体内に侵入することはない．体内では，粘膜が同様の役割をはたす．体外に開口するあらゆる体腔を思い出してみよう．消化器，呼吸器，泌尿器，生殖器の表面はすべて粘膜でおおわれている．皮膚・粘膜は，物理的なバリアとしてのはたらき以外にも，次に挙げるような防衛物質を分泌している．

- 酸性の皮膚（酸性のマント）や正常時の尿は酸性で（pH 4.5〜6）であり，細菌の増殖を抑制する．また，皮脂は細菌にとって毒性のある化学物質を含んでいる．成人女性の腟分泌物も強酸性である．
- 消化器系や呼吸器系で産生されている粘稠な粘液は，多くの微生物を捕捉する．
- 胃の粘膜からは，病原体を殺す塩酸とタンパク質分解酵素を含んだ胃液が分泌される．
- 唾液と涙液（涙）には**リゾチーム** lysozyme という酵素が含まれ，細菌を破壊している．

粘膜のなかには，異物の侵入を防ぐために，特徴のある構造をしているものもある．例えば，鼻腔の内側にある粘液におおわれた鼻毛は，吸入した粒子を捕らえるはたらきがある．また，呼吸器系の粘膜上皮には線毛がある．線毛は，粘着トラップのように粉塵や細菌を含んだ粘液を捕捉し，それを口腔へと排出する．また線毛は細菌の増殖に理想的な条件，すなわち温かく湿った環境を提供している肺へ細菌が侵入するのを防いでいるのである．

体表のバリアは非常に有効であるが，髭剃りや紙の端で小さな切り傷ができると，そこから微生物が侵入してしまう．このような場合には，体表バリア以外の自然免疫がはたらきはじめる．

12.4b 第2の防御ライン：細胞と化学物質

第2の防衛ラインは，身体は自分自身を守るために，非常に多くの細胞と化学物質を動員する．つまり，食細胞やNK細胞と呼ばれる細胞の破壊力や炎症反応など，種々の化学物質によって病原体を殺して組織の修復を助けている．発熱も非特異的防御反応の1つとして挙げられる．

表12.1 自然免疫

防御機構の要素	防御機序
生体表面の機械的バリア：第1の防御ライン	
正常な皮膚（表皮） ・酸性のマント ・ケラチン	病原体や有害な物質の体内への侵入を阻止する機械的バリアとなる． 皮膚の分泌物は表皮の表面を酸性に保ち，細菌の発育を阻害する．皮脂には殺菌作用を有する物質が含まれている． 酸や塩基，細菌由来の酵素に対して強い保護作用をもつ．
正常な粘膜 ・粘液 ・鼻毛 ・線毛 ・胃酸 ・腟内の酸性環境 ・涙や・唾液	病原体の侵入を防ぐ機械的バリアとなる． 気道や消化管で微生物を捕捉する． 鼻腔を通る微生物やその他の空気中の物質をフィルターにかけ，捕捉する． 塵芥を含んだ粘液を気道から外へ押し出す． 高濃度の塩酸とタンパク質分解酵素を含み，胃に侵入した病原体を破壊する． 女性生殖器の細菌や真菌の増殖を抑制する． 眼や口腔内を持続的にうるおし，浄化する．いずれも，微生物を分解するリゾチームという酵素を含む．
細胞性および化学的防御機構：第2の防御ライン	
食細胞	粘膜から侵入した病原体を貪食し破壊する．マクロファージは免疫応答にも関与する．
NK細胞	ウイルスに感染した細胞やがん細胞を直接攻撃して融解する．抗原を特異的に認識する必要はない．
炎症反応	傷害性物質が近隣の組織に広がるのを防ぐ．病原体や組織の破片を処理し，治癒過程を促進する．食細胞や成熟した免疫細胞を組織に引き付け，走化因子を放出する．
抗菌タンパク質 ・補体 ・インターフェロン ・尿	微生物を溶菌する血漿タンパク質の総称．オプソニン化により食細胞による食作用を増強する．炎症反応を強める． ウイルスに感染した細胞が放出し，ほかの細胞を感染から守る．免疫系を動員する． 通常，酸性に保たれているので細菌は発育しない．排尿時には尿路下部は浄化される．
発熱	発熱物質によって全身性の反応が起こる．高体温により細菌の増殖が抑制され，治癒過程を促進する．

ナチュラルキラー（NK）細胞

> **学習目標**
> ● NK細胞の役割を説明することができる．

　NK細胞 natural killer（NK）cellは，血液やリンパ液の中を放浪している．リンパ球のなかでも好戦的なグループに属し，獲得免疫がはたらく前から，がん細胞やウイルスに感染した細胞，その他の非特異的な標的を融解（破裂），あるいは破壊する．獲得免疫ではたらくリンパ球は，ある特定のウイルスに感染した細胞や特定のがん細胞だけを認識して排除するが，NK細胞はリンパ球よりはるかに選り好みは少なく，どんな侵入者でもその表面にある特定の糖鎖を認識し，自分の細胞には，そのような表面分子が欠如していることを確認して，自発的に自分でないものを攻撃する．NK細胞は食細胞ではなく，ターゲットとする細胞の細胞膜を攻撃し，融解反応を起こすパーフォリンや，標的細胞を分解させるグランザイム（酵素）という化学物質を放出する．すると間もなく，細胞膜や核が崩壊することにより標的細胞は死滅していく．NK細胞は強力な炎症性化学物質も放出する．

炎症反応

> **学習目標**
> ● 炎症過程について説明することができる．

　炎症反応 inflammatory responseは，身体が傷ついたときに必ず引き起こされる，非特異的な一連の反応である（図12.7）．例えば，外傷や熱傷，薬物による刺激，ウイルスや細菌による感染などに反応して起こる．急性炎症の4つの徴候として，発赤・熱感・疼痛・腫脹（浮腫）が挙げられる．炎症反応の過程を理解すると，これらの症状や徴候がなぜ起こるかが理解できる．

　炎症反応の一連の過程は，化学因子による「警報」から始まる．細胞が傷害されると，まず**ヒスタミン** histamineや**キニン** kininなどの炎症性物質が放出される．これらの物質は，(1)その領域の血管を拡張させ，(2)毛細血管を脆弱にして透過性を高め，(3)食細胞と白血球をその領域に引き寄せる（シグナル伝達物質の濃度が高いほうに向かって細胞が移動する．この現象を**正の走化性** positive chemotaxisという）．血管の拡張により，炎症部位の血流が増加して，発赤と熱感を生じる．また毛細血管の透過性が増したために，液体が血管内から組織間隙へ流出して局所性の

第2部 生体防御機構—自然免疫　389

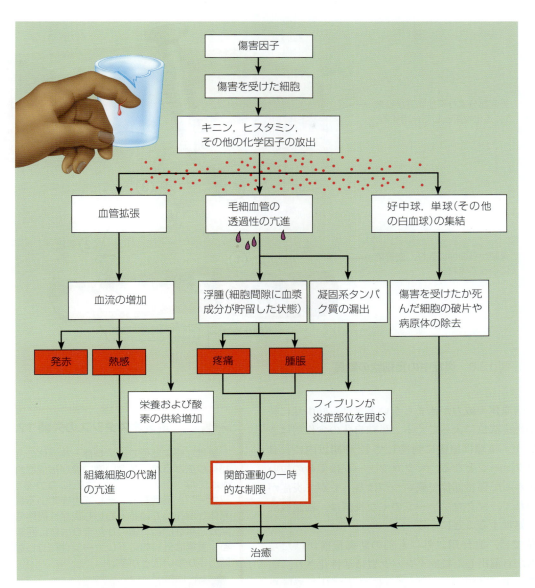

図12.7　炎症反応の起こる過程
炎症反応の主な4徴候（最もよく用いられている）を，赤い四角で示した．関節可動域の制限（赤枠）を認める場合もあり，これを含めて炎症反応の5徴候ということもある.

浮腫（腫脹）が生じる．同時に，組織内の圧力が高まり痛みの受容器も活性化する．腫れて痛みが生じる部位が関節の場合，そのはたらきが一時的にできないことになる．これにより傷害部位は休むことを余儀なくされ，治癒が促進される．関節の動きが制限されることを，5番目の炎症徴候と呼ぶ.

　炎症反応は損傷物質の拡散を防ぎ，細胞の残渣や病原体を処理し，回復（治癒）のお膳立てをする．それでは，どのように食細胞を動員してこれらが行われるかみてみよう（図12.8）.

炎症反応は，以下の順で進んでいく.

① 好中球は，拡散する炎症性化学物質の勾配に反応して骨髄から血中に入り，化学物質からの信号を追いかけながら血管壁（内皮細胞）に沿って流れる.

② 化学物質からの信号が最も強くなる箇所では，好中球は平らになり，毛細血管内皮細胞の細胞と細胞のあいだを身をよじって通り抜ける．この過程を**漏出** diapedesis という.

③ 炎症性化学物質の濃度勾配に従って，好中球は傷害を受けた部位に集まり（正の走化性），1時間以内に食作用によってそこにあるすべての異物が取り込まれる.

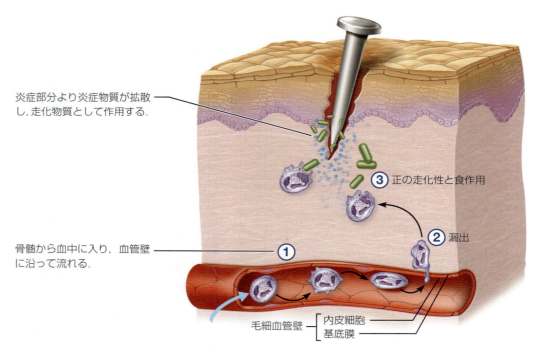

炎症部分より炎症物質が拡散し，走化物質として作用する．

③ 正の走化性と食作用

骨髄から血中に入り，血管壁に沿って流れる．

① ② 漏出

毛細血管壁 ─ 内皮細胞
基底膜

図 12.8　炎症中の食細胞の動員

　それでも病原体の威力が治まらないときは，好中球に続いて単球が炎症部位に入ってくる．単球自体の食作用はきわめて弱いが，単球は組織に到達して12時間以内に大食漢のマクロファージとなる．マクロファージは寿命の短い好中球に代わって傷害部位で戦いつづける．やがて炎症が治まるにつれて，マクロファージの主な役割は，細胞残渣(ざんさ)を最終的に処理することになる．

　炎症部位では，食作用以外にも別の防御機構がはたらく．血管内から漏出した凝固タンパク質は活性化され，病原体や有害な物質が広がらないようにフィブリンで壁を作って炎症部位を取り込む．また一方で，フィブリンメッシュ（小さな魚網のようなもの）は，恒久的な修復に向けて細胞の足場を提供する．炎症部位の局所的な温度上昇は代謝を促進し，防御機構や修復過程の速度を高める．

　損傷部位が過去にも体内に侵入した病原体を含むときには，「第3の防御ライン」として，リンパ球による免疫反応が起こる．

 ホメオスタシスの失調 12.2

　重篤な感染部位では，身体と病原体のあいだで激しい戦いがくり広げられ，黄色い濃い膿が形成されることがある．**膿** pus には，死んだあるいは死につつある好中球とマクロファージ，細胞残渣，そして生きている病原体と息絶えた病原体が混在している．もしも炎症性機序の過程で膿が完全に除去されないと，膿のかたまりは壁に囲まれて膿瘍を形成する．膿瘍は外科的にドレナージ（排出）しないと，治癒機構がはたらかないことが多い．

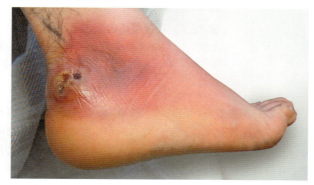

足部の膿瘍．

確認してみよう

8. 炎症の4徴候とはなにか．

（解答は付録A参照）

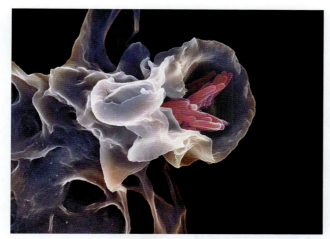

(a) マクロファージ（紫）の細胞質が伸び，食作用により桿状のバクテリア（ピンク）を取り込もうとしている

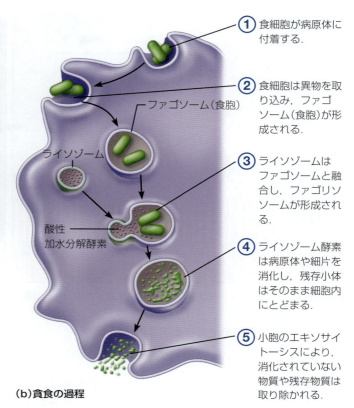

① 食細胞が病原体に付着する．
② 食細胞は異物を取り込み，ファゴソーム（食胞）が形成される．
③ ライソゾームはファゴソームと融合し，ファゴリソームが形成される．
④ ライソゾーム酵素は病原体や細片を消化し，残存小体はそのまま細胞内にとどまる．
⑤ 小胞のエキソサイトーシスにより，消化されていない物質や残存物質は取り除かれる．

(b) 貪食の過程

図 12.9　マクロファージによる食作用

食細胞

> **学習目標**
> ● 食細胞の重要な役割について説明することができる．

　機械的バリアを通過して体内に侵入してきた病原体は，侵入先がどこであろうとも，**食細胞** phagocyte の攻撃を受ける．マクロファージや好中球のような食細胞は，食作用の過程において，異物を捕食する（図 12.9．第 3 章の学習内容を思い出そう）．食細胞は細胞膜の一部を伸ばして異物を取り囲み，細胞膜とともに異物を細胞体内に引き込んで，食胞（ファゴソームとも呼ばれる）を形成する．やがて食べ込み小体は加水分解酵素に富んだライソゾーム（リソソームとも呼ばれる）と融合し加水分解が進み，異物は消化される．

抗菌タンパク質

> **学習目標**
> ● 生体防御に関わる抗菌物質の名前を挙げることができる．

　体内には，微生物を直接攻撃したり増殖を阻害したりするようなさまざまな**抗菌タンパク質** antimicrobial protein が存在しており，自然免疫を強化している．これらのなかで最も重要なのは，補体とインターフェロンである．

補体　補体 complement は生体防御に関わる，血液中の少なくとも 20 種類以上のタンパク質の総称であり，不活性型凝固タンパク質の場合とよく似ている．補体は，細菌や真菌，血液型の異なる赤血球などに付着または固着すると，活性化し，これらの異物を攻撃しはじめる（図 12.10）．
補体結合 complement fixation は補体のタンパク質が，外来細胞表面に存在する特定の糖やタンパク質（例えば抗体）と結びつくことにより生じる．補体結合の結果，① 外来細胞の細胞膜表面に穴をあける**膜侵襲複合体** membrane attack complex（MAC）が形成される．② 穴からは水分がどんどん細胞内に流れ込み，③ 外来細胞を破壊，または溶解する．また，活性化した補体は炎症反応の増幅作用をもち，あるものは血管拡張因子として，またあるものは好中球，マクロファージの走化性を促進する走化因子としてはたらく．このほか，外来細胞の細胞膜に結合し細胞膜を粘着性にする．このことによって外来細胞は，貪食細胞に取り込まれやすくなる．この作用（食されやすくする）を**オプソニン化**という．補体は，抗体が特異的に認識して結合

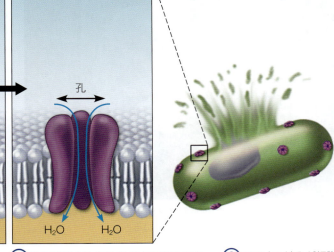

① 活性化された補体タンパク質は病原体の膜に順次付着し，膜侵襲複合体（MAC）を形成して攻撃する．
② 膜侵襲複合体（MAC）が水を素早く流入させるために膜に小孔を空ける．
③ この水の流入が細胞融解を起こす．

図 12.10　標的細胞を融解する補体の作用

した微生物を攻撃することが多い．しかし補体自体は，自然免疫および獲得免疫の両方のはたらきを「補完」する非特異的な防御物質である．補体タンパク質は，バラバラに活性化されないように<u>カスケード</u>と呼ばれる特定の順序で活性化されなければならない．

インターフェロン　ウイルスは基本的には，タンパク質の被膜でおおわれた核酸で，ATPやタンパク質は作らないユニークで無細胞の微粒子である．そのため身体の標的細胞内（ウイルスごとにその細胞は異なる）に入り込み，その細胞の機能と栄養を使って自分自身が増殖するという，「汚い手段」を実行する．ウイルスに感染された細胞は，自身を救う力は残っていないが，**インターフェロン** interferons と呼ばれるタンパク質を分泌し，まだ感染していないほかの細胞を防御するようにはたらく．インターフェロン分子は拡散して隣接する細胞の細胞膜受容体（レセプター）に結合する．この結合体は，ウイルスが健康な細胞の内部で増殖する能力を「妨害 interfere」するタンパク質の合成を促進し，ウイルスの拡散を防ぐ．インターフェロンは細菌や真菌感染との戦いには役立たない．

発熱

> **学習目標**
> ● 発熱がどのように生体防御に役立つか，説明することができる．

発熱 fever，あるいは異常な体温上昇は，侵入してきた病原体に対する全身反応である．体温は身体のサーモスタットとも呼ばれる視床下部で制御されている．サーモスタットは通常，体温はほぼ37℃に設定されているが，**発熱物質** pyrogen（pyro は「火」の意）に反応して上方にリセットされることがある．発熱物質は主に，細菌やその他の異物を発見したマクロファージ，白血球から分泌される化学物質である．

急激な体温上昇はタンパク質の構造を破壊（スクランブル）することにより，酵素やほかのタンパク質を変性させ，その機能を奪う．身体には危険であるが，軽度〜中等度の発熱は有益であるようだ．細菌が増殖するためには大量の鉄や亜鉛が必要だが，発熱時には，肝臓や脾臓がこれらの栄養物を集めるため，細菌が利用しにくくなる．発熱はまた，一般的に組織細胞の代謝率を高め，治癒プロセスを加速する．

> **確認してみよう**
> 9. 補体はどのようにして病原性微生物を溶解させるか？
> 10. 感染性微生物のなかで，インターフェロンレベルの上昇を引き起こすものはなにか？
> （解答は付録A参照）

12.5 獲得免疫

もし，どんな場面にもピッタリあう，帽子から靴まですべてひとそろえのファッションを，1軒の店で見つけることができたらどんなに便利だろう．実際，そのような店を見つけるのは不可能に近い．ところが私たちには，体内に侵入した病原菌を追跡し，その1つひとつを複数の手段で正確に排除する獲得免疫が組み込まれているのである．

外界からの脅威に対する**免疫反応** immune response は，体内の非特異的な防御（炎症反応など）を劇的に増強させるとともに，特異的な抗原に対してはその標的に絞った防御も提供する．さらに，抗原が初めて体内に侵入（感作）したときには，次にその抗原が侵入したときに，より活発に反応できるように準備をする．

時に「第3の防御ライン」ともいわれる獲得免疫（または特異的免疫とも呼ばれる）は，外来分子である異物（抗原）を認識し不活性化するか，あるいは破壊する機能をもつシステムである．ふだんは，さまざまな病原体や体内で生じた異常な細胞から私たちを守っている．もしこの機構が十分に機能しないと，がんや関節リウマチ，エイズといった深刻な病気が発症することになる．

免疫学はまだ確立した学問ではなかったが，古代ギリシャ人は，ヒトは一度かかった病気には罹患しにくいことを知っていた．この免疫学の基礎が明らかになったのは，1800年代後半のことで，重篤な感染症を起こした動物は，将来，同じ病原体から身を守るための物質を血液中にもっていることが明らかにされた（後にこの物質は，抗体といわれる特有のタンパク質であることがわかった）．さらに，感染から回復した動物の抗体を含んだ血清（免疫血清，抗血清）を，同じ病原体に曝露されていない動物に投与すると，感染を予防することも証明された．この発見は，エキサイティングなニュースであった．しかし1900年代半ばに，感染から回復したドナーの抗体を含んだ血清を投与しても，必ずしも感染から守られるわけではないことが発見された．しかしそのような場合でも，ドナーのリンパ球を投与すると，免疫能が得られることもわかった．

この歴史的な発見は，以下に示す獲得免疫の3つの特徴をよくあらわしている．

- **抗原に特異的である**：特定の病原体や異物に対してのみはたらく．
- **全身的な反応である**：免疫力は，感染部位に限定されない．
- **記憶をもつ**：以前に曝露された抗原に対しては，より強く，そして早い攻撃を仕掛ける．

ジグソーパズルのピースがはまっていくようにいろいろな事実が明らかになるにつれ，獲得免疫には大きく分けて2通りの反応があり，それぞれが協調してはたらいていることがわかってきた．1つは，**液性免疫** humoral immunity（**抗体介在性免疫** antibody-mediated immunity とも呼ばれる）で，身体の「体液」内に存在する抗体（免疫タンパク質）が担っている．もう1つは，リンパ球そのものが，身体を守るときにはたらく，**細胞性免疫** cellular immunity（**細胞介在性免疫** cell-mediated immunity とも呼ばれる）である．細胞性というのは，防御のためにはたらいているのが生きた細胞だからである．標的はウイルスに感染した細胞，がん細胞，移植された組織細胞などである．リンパ球はこれらの細胞に直接はたらいて細胞を破壊したり，また炎症反応を強化する物質やほかの免疫細胞を活性化する物質を放出したりして，間接的に細胞を攻撃する．液性免疫や細胞性免疫について詳しく学ぶ前に，これらの免疫反応を引き起こす抗原について学ぼう．

12.5a 抗原

> **学習目標**
> ● 抗原やハプテンについて定義し，また，完全抗原としてはたらく物質を挙げることができる．

私たちの免疫系を動員し，免疫反応を誘発する物質を**抗原** antigen という．外来抗原は，体内には通常存在しない大きくて複雑な分子であり，免疫系には異物や**非自己** nonself として認識される．抗原として作用する物質は無数に存在する．ほとんどすべての外来タンパク質，核酸，分子量の大きい炭水化物，脂質の一部が抗原になりうる．このうち，タンパク質は最も強い反応を引き起こす．花粉や細菌・真菌・ウイルスなどは表面に異質な分子があり，抗原として作用する．

私たち自身の細胞表面にも，さまざまなタンパク質分子や炭水化物分子が豊富に存在している．しかし免疫系が発

達する過程で，なんらかの方法ですべての分子をリストアップして自己として認識し，免疫反応を引き起こさないようにプログラムされる．この自己抗原 self-antigen は，自分自身の体内においては免疫反応を引き起こさないが，他者には強い抗原性をもつ．移植の際，特別な薬剤や方法を用いないと拒絶反応が起こるのはそのためである．自己抗原が免疫反応を引き起こす特別な場合としては，自己免疫疾患が挙げられる．

コンセプト・リンク

同様にこれは，なぜ適合する血液型の人々のあいだだけで輸血が可能であるのかを説明している．血液抗原のところで学んできたことを思い出してみよう（第 10 章，p. 333 参照）．個々の血液型は抗原のタイプで決まり，1 つまたはそれ以上のタイプの抗原をもつが，その他の抗原はもたない．例えば，A 型の血液型の人は A 型の血液抗原をもち，B 型の血液抗原はもたない．しかし，AB 型の人は A 型と B 型の両方の抗原をもつ．

一般に，小さい分子は抗原性をもたない．しかし，それらが体内のタンパク質と結合すると免疫機構は異物として認識し，攻撃性を高める．このため，身体を守るというよりは，害を与えてしまうのである．このような抗原となりうる小分子を**ハプテン** hapten あるいは**不完全抗原** incomplete antigen という．ハプテンとなるものには，ウルシの樹液，ある種の洗剤，石けん，髪の染色液，化粧品，その他の家庭内で使われるさまざまな物品や工業製品などがある．

ホメオスタシスの失調 12.3

ハプテンとして作用し，激しい反応を引き起こすものとして最もよく知られている薬剤はペニシリンであろう．血液中のタンパク質とペニシリンの結合体は異物として認識され，**ペニシリンショック** penicillin reaction を引き起こすことがある．この場合，免疫システムは非常に狂暴な攻撃を開始し，生命は危険に曝され死亡することもある．

確認してみよう

11. 抗原と自己抗原の違いはなにか？

（解答は付録 A 参照）

12.5b 獲得免疫の細胞：概観

学習目標

- 獲得免疫の主要な 2 通りの防御反応を示し，それぞれのなかで，B 細胞と T 細胞がどのようにはたらいているかを述べることができる．
- B 細胞と T 細胞がどのように産生されるか，比較対照して説明することができる．
- B 細胞，T 細胞の役割を述べることができる．
- 免疫における抗原提示細胞（APC）の重要性について説明することができる．

獲得免疫に関わる細胞で最も重要なはたらきをしているのは，リンパ球と抗原提示細胞（APC）である．自然免疫のところで，NK 細胞と呼ばれるユニークなリンパ球についてすでに学んだように，リンパ球には 2 種類ある．**B リンパ球** B lymphocyte または **B 細胞** B cell は，抗体を産生し液性免疫を司る．一方，**T リンパ球** T lymphocyte または **T 細胞** T cell は，獲得免疫の細胞媒介性の部分に関与し，抗体は産生しない．T 細胞は特異的な感染性ウイルスやがん細胞を認識して取り除き，B 細胞は特異的な細胞外の抗原を標的とする．一方，抗原提示細胞は抗原に特異的に反応するのではなく，抗原に特異的に反応するリンパ球を活性化するということにおいて重要な役割を担う．

リンパ球

すべての血液細胞と同様に，リンパ球は赤色骨髄の血球芽細胞に由来する．骨髄で産生されたばかりのリンパ球はナイーブ（未熟，未経験）と呼ばれるリンパ球と本質的に同一のものである．これらが B 細胞に分化するか T 細胞に分化するかは，体内のどの部位で細胞が「教育」され，免疫担当細胞に成熟するかによる．リンパ球の成熟は，そのリンパ球表面にあらわれるレセプター（受容体）が，特異的な抗原を認識して結合する**免疫能** immunocompetence を獲得したかどうかにかかってくる．T 細胞は，胸腺（thymus）に移動した未熟なリンパ球から生じる（図 12.11 ①）．胸腺では，サイモシンなどのホルモンの影響を受けて，T 細胞は 2，3 日で成熟する．未熟な T 細胞は，胸腺内で急速に分裂し大幅に増加するが，外来抗原を認識する能力が最も鋭い成熟 T 細胞のみが生き残る．自己抗原を認識し自己を攻撃するリンパ球は，1 つ残らず取り除かれ，破壊される．したがって，体内の自身の細胞に対する**自己寛容** self-tolerance の発達は，リンパ球の「教育」において重要な部分である．これは，B 細胞にもあてはまる．B 細胞は，骨髄（**b**one marrow）で免疫能を獲得するが，B

第 2 部 生体防御機構—獲得免疫　395

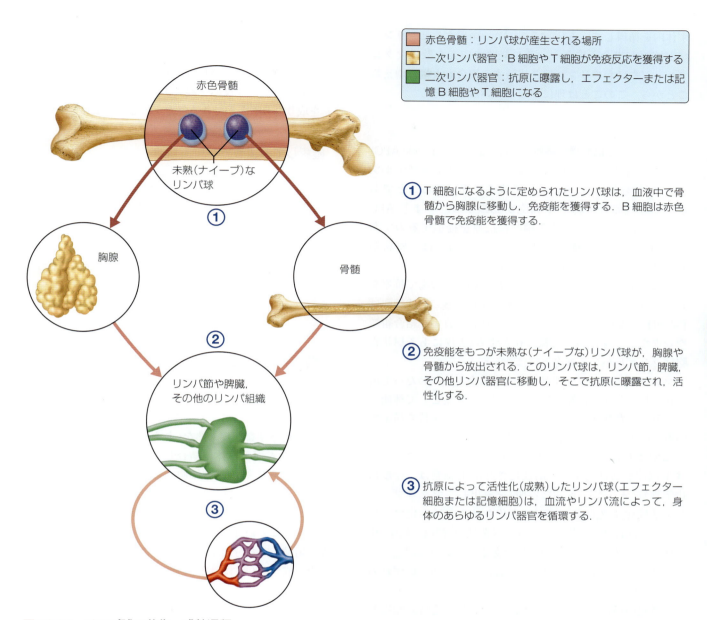

図 12.11　リンパ球の分化・成熟過程

細胞の分化を抑制する因子についてはほとんど解明されていない．

　いったんリンパ球が免疫能をもつと，リンパ球の外表面にある抗原受容体は皆同じである．すなわち，1 つのリンパ球は 1 つの抗原だけを特異的に認識することになる．例えば，A 型肝炎ウイルスの一部にのみ反応するリンパ球もあれば，肺炎球菌だけを特異的に認識するリンパ球もあるわけである．

　成熟過程の詳細についてはまだまだ解明されていないところもあるが，リンパ球は攻撃してくる可能性のある抗原に出会う前に，免疫能をもつことはわかっている．つまり，どの異物を認識し，攻撃するかの決定は，抗原ではなく私たちの遺伝子に組み込まれているのである．リンパ球が認識するようにプログラムされた抗原のうち，実際に体内に侵入してくるのはごく一部である．すなわち，一生のうち防御反応に動員される免疫細胞はほんの一部で，残りは使われることはない．

　通常，免疫能をもった T 細胞，B 細胞はリンパ節や脾臓（および疎性結合組織内）へ移動し，そこで抗原に出会う（図 12.11②）．リンパ球が特異抗原を認識し結合すると，リンパ球がナイーブ細胞からさらに成熟へ分化し，成熟過程は完了する．成熟したリンパ球，特に T 細胞は，絶え

ず体内を循環している(図12.11③).循環すると,リンパ球が抗原と出会う機会や,その経路で膨大な数のマクロファージやほかのリンパ球と接触する機会も大幅に増えることから,このことは理にかなっているといえる.

抗原提示細胞

免疫における**抗原提示細胞** antigen-presenting cell(APC)の主な役割は,抗原を飲み込み,その一部をシグナルフラッグ(信号旗)のように細胞の表面に提示することである.その抗原の一部をT細胞が認識する.つまりAPCは,実際に抗原を除去する細胞に抗原を提示するのである.APCとして機能する細胞の主な種類には,樹状細胞,マクロファージ,B細胞がある.

これらすべての細胞は,抗原と出会い,その場で抗原を処理することができる最適な場所に存在する.樹状細胞は移動可能な歩哨としてはたらくのに都合の良い,結合組織や表皮など,身体の最前線に存在する(表皮にある樹状細胞はランゲルハンス細胞と呼ばれる).

マクロファージは,リンパ器官や結合組織にわたって広く存在しており,自然免疫において,食細胞として機能している.またマクロファージは,まるで抗原を待ち構えているかのようにリンパ管にとどまる傾向がある.

APCが抗原を提示すると,樹状細胞とマクロファージはT細胞を活性化する.活性化されたT細胞は,今度は化学物質(表12.3,p.403参照)を放出し,マクロファージを活性化マクロファージに変化させる.活性化マクロファージは貪欲な食細胞であり,殺菌性の(細菌を殺す)化学物質を分泌する真の「殺し屋」である.リンパ球同士,またはリンパ球とAPCの相互作用は,免疫反応のいずれの段階においても行われている.

T細胞の循環と,抗原のリンパ流による受動的輸送という2つの運搬機能に加え,二次性リンパ器官への樹状細胞の移動 migration という第3の運搬システムがある.樹状細胞は,その長くか細い突起を使い,効率よく抗原を捕捉する.樹状細胞が食作用により抗原を食べ込むと,近くのリンパ管に入り,リンパ器官に到達し,そこでT細胞に抗原を提示する.このように,樹状細胞は既知のなかで最も効果的な抗原提示者であり,それが樹状細胞の唯一の仕事である.樹状細胞は自然免疫と獲得免疫をつなぐ意味で重要であり,特に遭遇した病原体のタイプにピッタリあった獲得免疫を開始する手がかりとなる.

要約すると,獲得免疫は二刀流の防御システムであり,液性免疫と細胞性免疫の2つの刀をもつ.リンパ球,抗原提示細胞(APC)および特定の物質を動員して,生物・非生物を問わず,体内に存在するが自己として認識されないすべての物質を同定し,破壊する.このような免疫反応は,①異物(抗原)を認識し結合する能力,②免疫系全体がその抗原に特異的な反応を起こすように細胞同士が互いに連絡を取り合うことができる能力,の2つに依存している.

> **確認してみよう**
> 12. 獲得免疫ではたらくリンパ球を2つ挙げ,相違点を述べなさい.
> 13. T細胞が免疫能を獲得する「プログラミング」はどこで行われているか?
> 14. 獲得免疫におけるマクロファージや樹状細胞の役割はなにか?
>
> (解答は付録A参照)

12.5c 液性免疫(抗体介在性免疫)

> **学習目標**
> ● 液性免疫について説明することができる.
> ● 形質細胞の役割について述べることができる.

免疫能がありながら未熟な(ナイーブな)B細胞は,抗原がB細胞の表面受容体に結合したときに活性化され,未熟な細胞から成熟したB細胞への発達を遂げる.この結合はリンパ球を感作あるいは活性化し,リンパ球のスイッチを入れることになり,**クローン選択** clonal selection が行われる.この過程において,リンパ球は成長しはじめ,急速に増殖し,自分と全く同じ抗原特異的受容体をもった集団を形成する(図12.12).その結果,同じ祖先細胞から派生した同一ファミリーはクローンと呼ばれる.クローン形成がその抗原に対する**一次応答** primary humoral response である(後述するように,ヘルパーT細胞とよばれる特殊なT細胞群もB細胞の活性化に影響を与える).

B細胞のクローン,あるいは子孫細胞のほとんどは**形質細胞** plasma cell となる.形質細胞となってからやや遅れて,1秒間に2,000個という驚異的な速さで同一の抗体を産生しはじめる.しかしこの慌ただしさは4〜5日間しか続かず,その後,すぐ形質細胞は寿命を終える.一次応答において,血中の抗体量は反応が開始して10日ほどでピークを迎え,その後はゆっくり減少する(図12.13).

B細胞のクローンのうち形質細胞にならなかった細胞は,より寿命の長い**記憶細胞** memory cell となって,次に同じ抗原が体内に侵入してきたときに反応する.記憶細胞は,**免疫記憶** immunological memory を担っている.

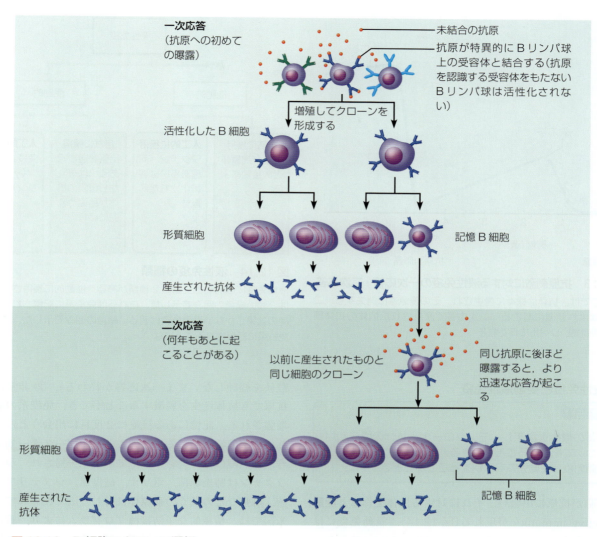

図12.12　B細胞のクローン選択

抗原に初めて曝露されたB細胞は急速に増殖し（一次応答），自分と同じ細胞をたくさん複製する（クローン選択）．これらの細胞のほとんどは抗体を産生する形質細胞となる．形質細胞に分化しなかったB細胞は，記憶細胞（メモリー細胞）と呼ばれ，次に抗原が侵入してきたときに反応するようにあらかじめ指示されている．また次回曝露時には，記憶細胞は複製と同時に，同じ抗原に対して特異的な形質細胞を大量に生産する．記憶細胞によって引き起こされる一連の過程を二次応答という．

このような記憶細胞の反応を**二次応答** secondary humoral responses という．二次応答は一次応答よりさらに速く反応し，長期にわたって効果的に作用する．これは準備万端の状態で敵を待ち構えているため，「宿敵」の抗原を認識するやいなや数時間以内に新しい形質細胞の「軍隊」を作って，産生した抗体を血液中にどっと流し込む．2，3日のうちに血中抗体価は最大となり（一次応答のときよりもはるかに高いレベルとなる），その後数週間から数か月にわたって高いレベルを維持する．次に，抗体の生体防御機構について学んでいこう．

> **確認してみよう**
>
> 15. スージーさんは去年の冬にインフルエンザに罹ったが，今年もまた罹ってしまった．彼女の医師から，今年のインフルエンザは新しい種類との説明があった．スージーさんの身体は一次応答または二次応答を開始しているか？
>
> （解答は付録A参照）

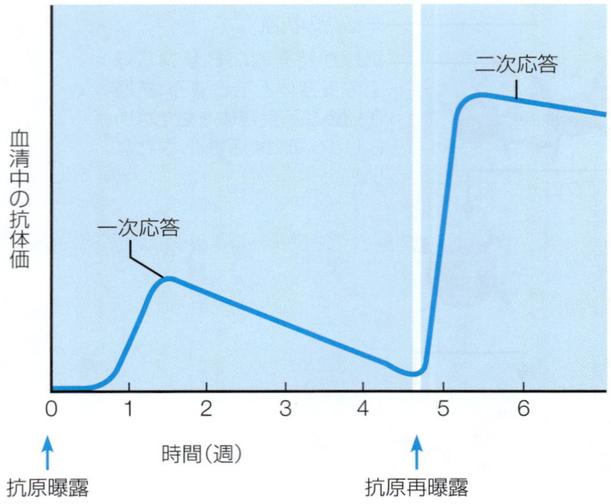

図12.13 抗原刺激に対する液性免疫の一次応答・二次応答
一次応答では，抗体は徐々に産生され，その後急速に消失する．二次応答はより急激に起こる．二次応答で産生された抗体の抗体価は，長期間高いレベルに保たれる．

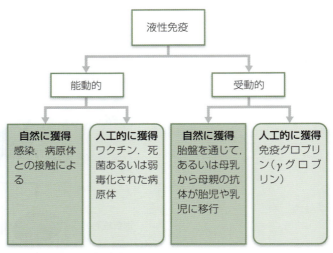

図12.14 液性免疫の種類
液性免疫には能動と受動の2種類がある．能動的に獲得された免疫は，濃い緑色の囲みで示した．これらは免疫系に記憶される．短期間の効果しかない受動免疫は明るい緑色の囲みで示した．これらは免疫系に記憶されることはない．

能動液性免疫と受動液性免疫

> **学習目標**
> - 抗体の機能を説明し，モノクローナル抗体の臨床利用について記述することができる．
> - 能動免疫と受動免疫を区別することができる．

B細胞が抗原に出会い，それに対する抗体を作ると**能動免疫** active immunity が現れる（図12.14）．能動免疫には次の2通りがある．① 細菌やウイルスに実際に感染したときに，自然に免疫が獲得されるもので，その間に感染の症状や徴候が現れ，少し（あるいはかなり）苦しむことがある．② **ワクチン** vaccine の予防接種により人工的に免疫が獲得されるもので，抗原が病原体としてそれ自身の力で体内に侵入した場合と，意図的にワクチンとして注入された場合とでは，免疫系の反応はさほど変わらない．実際，二次応答は非常に強く活発であることがわかってくると，さまざまな抗原との出会い（初回曝露）を提供することで，免疫反応を刺激するワクチンが開発できるということに焦点が当てられるようになった．こうしてワクチンの開発競争が始まった．ほとんどのワクチンは，死菌または弱毒化されている（生きているが病気を起こす能力が極端に低いか，あるいは引き起こすことができない）病原体でできている．

ワクチンによる予防接種の利点は2つある．① ワクチンがあれば，実際に罹患しても一次応答中に起こるであろう病気の症状や徴候を免れることができる（罹患しても症状や徴候を経験しないまま一次応答が終わる）．② 非常に弱い抗原でも抗体産生を刺激することができ，免疫系の記憶は増強される．記憶にある抗原に2度目に出会うと，さらに強い一次応答が起こる．このことを，ブースター効果という．天然痘はワクチンによって事実上一掃され，現在ではワクチンは肺炎球菌，ポリオ，破傷風，ジフテリア，百日咳，麻疹などの多くの病原体に対して広く使われている．米国では，積極的な予防接種プログラムにより，重篤な小児疾患の発生率が劇的に低下している．ワクチン接種を受ける子どもの数が多いほど，集団免疫が向上する．集団免疫とは，特定の集団のほとんどが病気や感染症に対して免疫をもっているため，その集団は一般的に保護されているという現象である．集団免疫は，病気や感染症の大流行を防ぎ，免疫をもたない人を守るのに役立つ．

受動免疫 passive immunity は，抗体の由来やその効果の点で能動免疫とはきわめて異なる．抗体は自分自身の形質細胞で作られるのではなく，ドナーであるほかの人または動物の血清からもらい受ける．したがってあなたのB細胞は抗原の挑戦を受けず，免疫学的記憶は残らない．「もらった抗体」による生体防御の効果は一時的であり，やがて防御能は自然に消失する．

母親の抗体は，抗体が胎盤を通過して胎児循環に入るときや，出産後に母乳を与えるときに，子に渡される．つまり，子は自然に受動免疫を得るわけである．このおかげで，生後数か月間は，母親がこれまで曝されたことのあ

る，すべての抗原から子は守られることになる．

受動免疫はまた，免疫血清やγグロブリン（投与された抗体）を受け取ることにより，人工的に付与される．γグロブリンは，肝炎ウイルスに曝露されたあとなどによく投与される．その他，毒ヘビ咬傷（抗毒素），ボツリヌス症，狂犬病，破傷風（抗毒素）の治療にも，免疫血清が用いられる．これらの疾患では，能動免疫が確立する前に人が死亡することがある．「もらった抗体」はすぐに防御効果を発揮するが，その効果は短期間（2〜3週間）である．しかし，そのあいだに自分自身の防御機構が回復する．

抗体は受動免疫に使用されるだけでなく，研究用，診断検査用，特定のがんの治療用として市販もされている．**モノクローナル抗体** monoclonal antibody は単一細胞に由来し，1つの抗原にのみ特異性をもつ．がん細胞に抗がん剤を選ぶときやがんの早期発見，体内の奥深くに隠れているがんの追跡にもモノクローナル抗体が利用されている．その他，妊娠や肝炎，狂犬病の診断にも用いられている．

抗体

> **学習目標**
> - 単量体（モノマー）の抗体について説明することができる．
> - 抗体を5種類挙げ，免疫におけるそれぞれの役割について述べることができる．
> - 抗体が抗原に作用するいくつかの方法を説明することができる．

抗体 antibody は**免疫グロブリン** immunoglobulin（IG）とも呼ばれ，血液タンパク質のうちのγグロブリン分画を構成する．抗体は，活性化されたB細胞やその子孫である形質細胞が，抗原の刺激を受けて作られる可溶性タンパク質である．抗体は抗原と特異的に結合することができる．

抗体は，さまざまな抗原に応答して，B細胞により作られる．抗体はバラエティに富んでいるが，基本的な構造は類似しており5種類のIgクラスに分けられる．それぞれ少しずつ構造と機能に違いがある．

抗体の基本構造　どのクラスの抗体も，基本構造は4本のアミノ酸（ポリペプチド）鎖がジスルフィド結合（S-S結合）によって形成された1つの分子である（図12.15）．4本鎖のうち2本は全く同じで，**H鎖**（重鎖）という約400個のアミノ酸であり，残り2本はH鎖の半分の長さで，**L鎖**（軽鎖）といわれるアミノ酸である．このL鎖も，互いに同一である．4本の鎖が結合するとき，H鎖とL鎖，H鎖

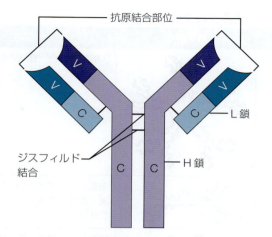

図12.15　抗体の基本的構造
簡略図．各抗体は，4本のポリペプチド鎖（L鎖2本とH鎖2本）がジスフィルド結合（S-S結合）により接合している．それぞれの鎖は，可変領域（V；抗体によって異なる抗原結合部位）と，定常領域（C；同じクラスの抗体では同一である）からなる．

とH鎖のあいだでS-S結合する．このため，全体としてはT字型またはY字型となる．

科学者が抗体の構造について研究しはじめたとき，大変奇妙なことに気がついた．抗体を形成する4本の鎖はすべて，一方の端に**可変領域** variable［V］region を，他方には**定常領域** constant［C］region をもっていたのである．異なる抗原に反応する抗体の可変領域には違いがあるが，定常領域は全く同じかほとんど変わらない．図12.15に示すように，H鎖とL鎖の可変領域が協力し抗原結合部位 antigen-binding site となって，特定の抗原がぴったりと結合するような構造をとる．すなわち1つの抗体には，抗原と結合する部位が2か所あるわけである．

抗体の「幹」を作る定常領域は，例えば玄関の鍵をかけたりしめたりするハンドル部分とみなしてよい．この部分の機能はどんな鍵でもほぼ同じで，それは，タンブラー可動部分を錠に差し込むことができるということである．同様に，抗体の定常領域はすべての抗体で共通の機能をはたす．定常領域は抗体の種類（抗体クラス）を決定し，さらにその抗体が体内でどのような免疫機能をはたすか，またどのような細胞や化学因子と結合するかを決定する．

> **確認してみよう**
> 16. 抗体の可変領域はどのようなはたらきをしているか？
> （解答は付録A参照）

抗体の分類　抗体にはIgM，IgA，IgD，IgG，IgEの5つ

表12.2 免疫グロブリンの分類

クラス	基本構造	局在	機能
IgM		B細胞に結合．血清中に遊離．	B細胞膜では抗原受容体として機能する．一次応答の際に，最初に血漿中に放出される．凝集能が高い．補体と結合する．
IgA		血漿中では単体として存在する．唾液・涙液・腸液・母乳中に二量体として分泌される．	粘膜表面を保護し，病原体が結合しないようにする（病原体の侵入を防ぐ）．
IgD		ほとんどの場合，B細胞に結合．	免疫応答をもつB細胞の表面受容体として機能するとみられている．B細胞の活性化に必要．
IgG		血漿中で最も多い抗体で，75〜85%は循環している．	一次応答，二次応答の両方に中心的な役割をはたす．胎盤を通過し，胎児に受動免疫を与える．補体と結合する．
IgE		皮膚・消化管・気道粘膜・扁桃に存在する形質細胞から分泌される．	肥満細胞や好塩基球細胞に結合し，炎症やアレルギー反応を起こしてヒスタミンやその他の化学物質が放出される．

のクラスがある．IgD，IgG，IgEはいずれも，モノマー（単体）と呼ばれるY字型の構造をもつ（表12.2）．IgAは，モノマーとダイマー（二量体，モノマーが2個結合したもの）の2通りの構造をもつ（表にはダイマーのみ示した）．IgMは，モノマー5個が連結したペンタマー（五量体）の構造をとっているため，ほかの抗体に比べて巨大である．

各クラスの抗体は生物学的にやや異なった役割をもち，体内でも異なる部位に存在する．例えば，IgGは血漿内に最も多く存在し，胎盤を通過できる唯一の抗体である．したがって，母親が胎児へ伝える受動免疫はIgGによって行われる．IgGとIgMのみが補体と結合する．IgAの二量体は分泌型IgAとも呼ばれ，粘液や涙液など，体表面をおおう分泌液の中に多くみられる．病原体の体内への侵入を防ぐ重要な役割をはたしている．IgEはアレルギー反応に関与する「トラブルメーカー」抗体である．

確認してみよう
17. 唾液や涙液の中にみられる抗体はなにか？
（解答は付録A参照）

抗体の機能 抗体は，補体結合・中和・凝集・オプソニン化・沈降など，さまざまな方法で抗原を不活性化する（図12.16）．このうち，身体の防御機構に最も重要なのが，補体結合と中和である．

補体は細菌や血液型の異なる赤血球といった細胞性の抗原に対しては，砲弾となって攻撃する．前述のとおり，補体が自然免疫としてはたらくが，標的細胞に付着した抗体と一緒に抗原に結合すると補体は活性化され作用はより強力になる．抗体が抗原に結合することは，抗原が食細胞に食べられやすくするための目印として，抗原にタグをつけることを意味する．このプロセスは**オプソニン化** opsonization と呼ばれる．

中和 neutralization は，細菌外毒素（細菌によって分泌される有毒タンパク質）や細胞傷害を引き起こすウイルスの特定部位（通常は細胞が結合する部位またはその付近）に抗体が結合することで生じる．このようにして，抗体が外毒素やウイルスが体細胞に結合することを防ぎ，有害な影響を阻止するのである．

抗体には，抗原結合部位が1つ以上あるので，一度に1つ以上の抗原と結合できる．したがって，抗原-抗体複合体は大きな架橋のようになる．抗原が細胞の場合には，異物である細胞が群をなす．この過程を**凝集** agglutination という．この種の抗原抗体反応は，血液型不適合の赤血球が輸血された場合にみられる（輸血した外来の赤血球が塊となる）．また血液型の判定にもこの反応が用いられる（図10.7, p.335参照）．可溶性の抗原分子と架橋すると，抗原-抗体複合体は非常に大きくなるため不溶性となり，溶

第 2 部 生体防御機構—獲得免疫　401

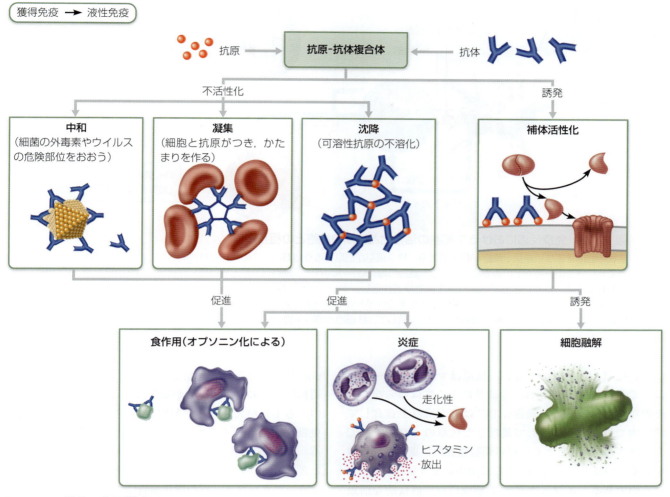

図 12.16　抗体の作用機序
抗体が食細胞のために抗原を認識するオプソニン化については，この図には描かれていない．

 図 12.16 Q　補体結合と抗体による凝集は，異なる機序で食作用を助ける．その違いはなにか？
（解答は付録 A 参照）

液が沈澱する．この架橋反応を厳密には precipitation（沈降）という．自由に動きまわる抗原よりも，凝集した細菌や沈降した抗原のほうが，食細胞に貪食されやすいことは想像に難くない．

確認してみよう
18. 抗体の作用の 1 つで，「中和」とはなにか？
19. 沈澱・凝集・オプソニン化の違いはなにか？
（解答は付録 A 参照）

12.5d　細胞性免疫（細胞介在性免疫）

学習目標
● ヘルパー T 細胞，制御性 T 細胞，細胞傷害性 T 細胞（キラー T 細胞）の役割の違いを述べることができる．

　B 細胞は抗体という武器を分泌するが，T 細胞は細胞間の戦いにおいて抗原と直接戦う．これが 2 つの適応反応の大きな違いである．B 細胞と同様，免疫能をもった T 細胞も「認識された」抗原と結合することで活性化され，クローンを形成する．一方で B 細胞と異なり，認識されて

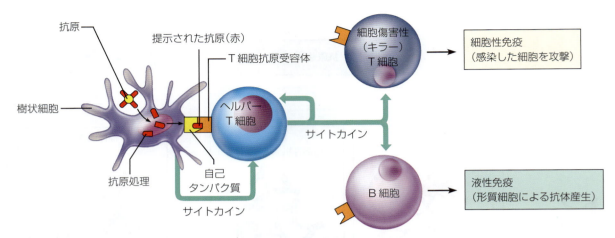

図 12.17　免疫反応における T 細胞の活性化とほかの細胞との相互作用
樹状細胞は重要な抗原提示細胞（APC）である．樹状細胞が抗原を取り込むと，その抗原に特異的なヘルパー T 細胞が認識できるように抗原の一部をその表面に提示する．結合の際には，ヘルパー T 細胞は抗原と同時に抗原提示受容体の自己タンパク質にも結合する．これによってヘルパー T 細胞が活性化し，クローンが形成される（図示していない）．抗原提示細胞がマクロファージの場合には，ヘルパー T 細胞を活性化するサイトカインを放出する．活性化したヘルパー T 細胞もサイトカインを放出し，ほかのヘルパー T 細胞の増殖や活動を刺激して，B 細胞や細胞傷害性 T 細胞を活性化させる．

いない抗原とは結合できない．抗原はマクロファージによって T 細胞に提示され，認識されなくてはならない．そのために，抗原提示細胞（APC）はまず抗原を貪食して細胞内で処理する．そして処理した抗原の一部が，APC の自己タンパク質とともに提示細胞膜表面に提示されるのである．つまり，APC が「ここに敵がいますよ」と言っているのである．エフェクター T 細胞には，直接的な活動を行うさまざまなクラスがあることに注目しよう．活性化過程に関与する T 細胞には，ヘルパー T 細胞と細胞傷害性 T 細胞と呼ばれる 2 つのタイプがある（図 12.17）．これらの細胞の機能については，学習を進めていく過程でもっと詳しく説明する．これまで，液性免疫（抗体介在性免疫）と細胞介在性免疫について別々に学んできたが，大切なのは，多くの病原体は同時に両方の免疫を刺激しているということである．1 つの例としては，新型コロナウイルス感染症（COVID-19）を引き起こした新型コロナウイルス（SARS-CoV-2）がある．「もっと詳しく見てみよう」（pp. 406〜407）を参照しよう．

T 細胞は，APC が提示した「非自己」である抗原の一部と，APC の細胞表面にある特異的糖タンパク質とカップリングした「自己」を同時に認識しなければならない．抗原結合だけでは T 細胞を活性化するには不十分だからである．すなわち，T 細胞は APC からスプーンで運ばれたような抗原と，自己タンパク質と両手で握手するように結びつかなければならない．この**抗原提示** antigen-presentation のプロセスは，現在では T 細胞の活性化とクローン選択に不可欠であることが知られている．2 つの結びつきのうち 1 つが欠けたり，APC が存在しなかったりすると免疫反応は著しく障害され，不可逆的な組織損傷が起こる．2 つの結合が必要なことは，T 細胞応答が必要でないときにスイッチがオンになることを防止しているとも言えよう．マクロファージや樹状細胞によって産生される**サイトカイン** cytokine も，免疫反応のなかでは重要なはたらきを担っている（表 12.3）．

細胞傷害性 T 細胞 cytotoxic T cell は，ウイルスに感染した細胞やがん細胞，移植組織細胞を特異的に始末する（図 12.18）．細胞傷害性 T 細胞は，① 異物である細胞にしっかり接着して，② 細胞内顆粒に含まれるパーフォリンとグランザイムという有毒化学物質を放出することにより，その機能を達成する．糖タンパク質のパーフォリンは，③ 異物の細胞形質膜に入り込む（いわゆる「致死的な一撃」となる）．そのあとすぐに細胞膜に孔ができ，④ グランザイム（タンパク質消化酵素）が細胞質に侵入して異物である細胞を死滅させる．その後，細胞傷害性 T 細胞は剝離し，⑤ 次の敵を求めて去っていく．

ヘルパー T 細胞 helper T cell は，免疫反応の「監督者」あるいは「管理者」の役割をはたしている．一度活性化されると，体内を巡回して，侵入者と戦うために兵を補充する．例えば，すでに抗原と結合している B 細胞に直接に作用するヘルパー T 細胞は，B 細胞に急速な分裂（クロー

表12.3 免疫に関与する細胞・分子の機能

要素	免疫応答における機能
細胞	
B細胞	リンパ節・脾臓などのリンパ器官に存在するリンパ球であり，抗原による結合およびヘルパーT細胞の作用によって複製を誘発する．その産物であるクローン細胞は，記憶細胞や形質細胞となる．
形質細胞	B細胞が分化した細胞．抗体を産生する「工場」として機能し，同一の抗体（免疫グロブリン）を産生する．
ヘルパーT細胞	抗原提示細胞（APC）によって提示された特異抗原と結びついているT細胞．ほかの免疫細胞（細胞傷害性T細胞やB細胞）の産生を刺激し，侵入してきた病原体への攻撃を助ける．サイトカインを放出する．
細胞傷害性T細胞	ヘルパーT細胞によって活性化される．細胞内の抗原（ウイルスや細菌）や，がん化した細胞を破壊する．移植片の拒絶反応にも関与している．
制御性T細胞	感染症や異物による攻撃が減弱・停止したときに，B細胞やT細胞のはたらきを抑えて免疫応答を終息させる．自己免疫疾患の予防に重要と考えられている．
記憶細胞	活性化したB細胞やT細胞が分化した細胞で，一次応答と二次応答の両方で産生される．その後何年にもわたって体内に存在するため，次に同じ抗原が侵入してきたときにすばやく応答できる．
抗原提示細胞（APC）	いくつかの種類があり（マクロファージ，樹状細胞，B細胞），出会った抗原を飲み込んで消化する．そして抗原の一部を細胞膜上に提示して，その抗原の受容体をもつT細胞に認識させる．細胞性免疫にとっては，この抗原提示機能が必要不可欠である．マクロファージや樹状細胞は，ほかの免疫細胞を活性化する化学物質（サイトカイン）を放出する．
分子	
抗体（免疫グロブリン）	B細胞やB細胞が分化した形質細胞によって産生されるタンパク質．体液（血液，リンパ，唾液，粘液）中に放出され，そこで抗原と結合し，中和，オプソニン化，沈降，凝集によって，食細胞や補体による抗原の破壊を起こりやすくする．
サイトカイン	感作されたT細胞，マクロファージ，ある種のほかの細胞から放出される化学物質． ・マクロファージ遊走抑制因子（MIF）：マクロファージの遊走を抑制して一定位置に留める．また，いくつかの炎症反応を促進するサイトカインの産生を制御する． ・インターロイキン2：T細胞やB細胞を刺激して急速な増殖を促進し，NK細胞を活性化する． ・ヘルパー因子：形質細胞による抗体の生産性を高める． ・サプレッサー因子：抗体産生やT細胞の細胞性免疫応答を抑制する（インターロイキン10が成長因子などに転換する）． ・走化因子：白血球（好中球，好酸球，好塩基球）を炎症部位に遊走させる． ・インターフェロンγ：リンパ球から分泌される物質で，組織細胞をウイルス感染から守る．マクロファージとNK細胞を活性化する．細胞傷害性T細胞の成熟を促す．
腫瘍壊死因子（TNF）	パーフォリンのように細胞死を生じさせる．顆粒球を引き寄せT細胞やマクロファージを活性化する．
補体	抗体でおおわれた抗原と結合することで活性化される血液タンパク質の総称．活性化した補体は微生物を融解し，炎症反応を増幅する．
抗原	免疫応答を誘発できる物質．通常は大きな複合体で，体内には存在しない．
サイトトキシン	パーフォリンやグランザイム．細胞傷害性T細胞やNK細胞によって放出される細胞毒．

ン生産）に向かわせ，組み立てラインの「ボス」のように，抗体形成を開始するシグナルを送る．また，ヘルパーT細胞も各種のサイトカインを放出する（表12.3）．サイトカインは，①細胞傷害性T細胞とB細胞を刺激して成長と分裂を促す，②好中球のような防御作用をもつ白血球を引き寄せる，③マクロファージの食作用を増強し，微生物を食べ込み破壊する能力を高める（マクロファージは，サイトカインが欠乏していてもよくはたらく食細胞であるが，サイトカインがあると食欲はさらに旺盛になる）などの作用をもち，体内から抗原を取り除くようにはたらく．

サイトカインが放出されると，免疫系の細胞が次々にそこに集結し参戦する．免疫反応は勢いを増し，その数に，敵である抗原は圧倒される．

その他のT細胞には，かつてサプレッサーT細胞と呼ばれていた**制御性T細胞** regulatory T cellがある．これには化学物質を放出してT細胞やB細胞のはたらきを抑える役割がある．制御性T細胞は，抗原の不活化や破壊が成功した後で，免疫反応を収束させるのに不可欠である．このことは，免疫系が過剰にはたらき，健康な細胞に害が及ぼすのを防ぐことに役立っている．

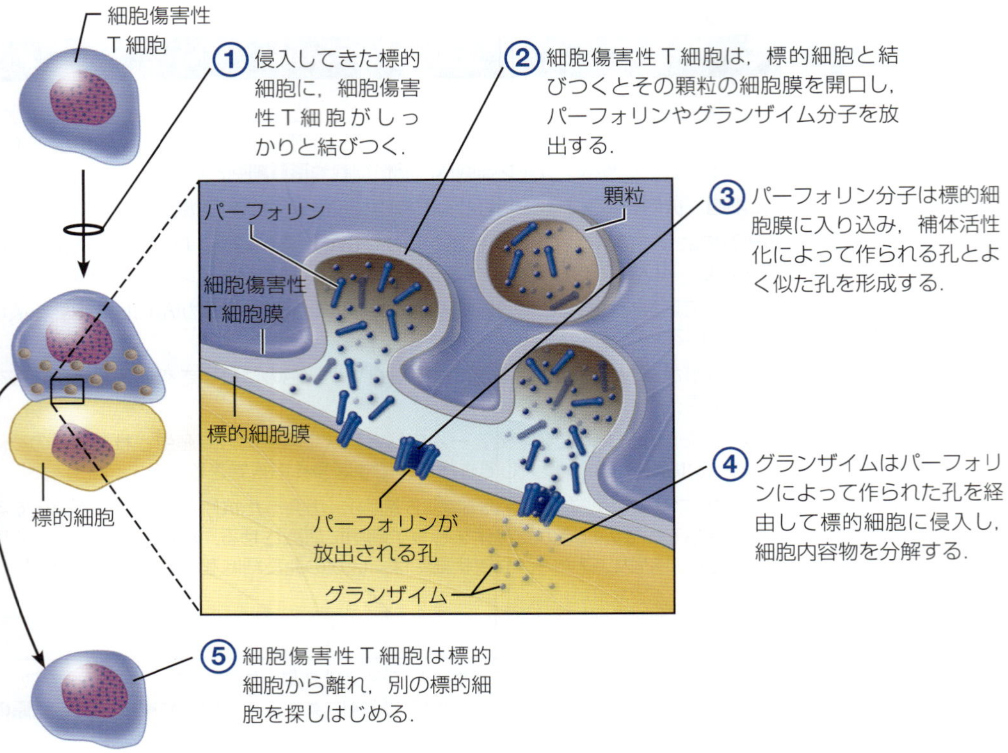
細胞傷害性
T細胞
① 侵入してきた標的細胞に，細胞傷害性T細胞がしっかりと結びつく．
② 細胞傷害性T細胞は，標的細胞と結びつくとその顆粒の細胞膜を開口し，パーフォリンやグランザイム分子を放出する．
顆粒
パーフォリン
細胞傷害性
T細胞膜
標的細胞膜
③ パーフォリン分子は標的細胞膜に入り込み，補体活性化によって作られる孔とよく似た孔を形成する．
④ グランザイムはパーフォリンによって作られた孔を経由して標的細胞に侵入し，細胞内容物を分解する．
標的細胞
パーフォリンが
放出される孔
グランザイム
⑤ 細胞傷害性T細胞は標的細胞から離れ，別の標的細胞を探しはじめる．

図 12.18 細胞傷害性T細胞による標的細胞の破壊機序のイメージ

特定の抗原と戦ったT細胞のほとんどは，数日で死滅してしまう．しかしそれぞれのクローン集団のうち，**記憶細胞(メモリー細胞)**memory cellだけは長期にわたって生き残り，各抗原に対する記憶を保持して，次回の抗原侵入時には，体が迅速に反応できるように準備している．

免疫反応の主要な流れを図 12.19に示した．

確認してみよう

20. T細胞が活性化するには「両手での握手」と呼ばれる過程が必要である．これはなにを意味しているか？
21. 細胞傷害性T細胞による「致命的な一撃」はどのようにして行われるか？
22. 制御性T細胞は獲得免疫においてどのような役割をはたすのか？
23. ヘルパーT細胞が作用するのは，免疫反応のなかのどの部分か？

(解答は付録A参照)

12.5e 臓器移植と拒絶反応

心臓病や腎臓病の終末期にある患者にとって，臓器移植は期待できる治療法である．しかしながら，臓器移植の際にも身体の免疫系が厳しい監視を行い，深刻な拒絶反応を引き起こすため，必ずしも成功するとはかぎらない．

基本的に，移植される臓器や組織には4種類ある．

- **自家移植** autograft：組織の一部を本人の身体の別の部位に移植すること．
- **同系移植** isograft：遺伝的にまったく同じ人から提供された組織を移植すること．一卵性双生児の相手からの移植のみ．
- **同種移植** allograft：一卵性双生児の相手以外の他人から提供された組織を移植すること．
- **異種移植** xenograft：ブタの心臓弁をヒトに移植するなど，人間以外の動物から採取した組織を移植すること．

組織や臓器の移植法としては，自家移植や同系移植が理想的である．血流が適切に保たれ，感染を起こさなければ必ず成功する．ブタの心臓弁膜移植はこれまで問題なく行われてきたが，臓器全体の異種移植は成功していない．最もよく行われる移植は，亡くなったばかりの人体の組織や臓器を用いる同種移植である．

移植を行う前には，必ずドナー(提供者)とレシピエント(移植者)のABOとその他の血液型を同定し，一致してい

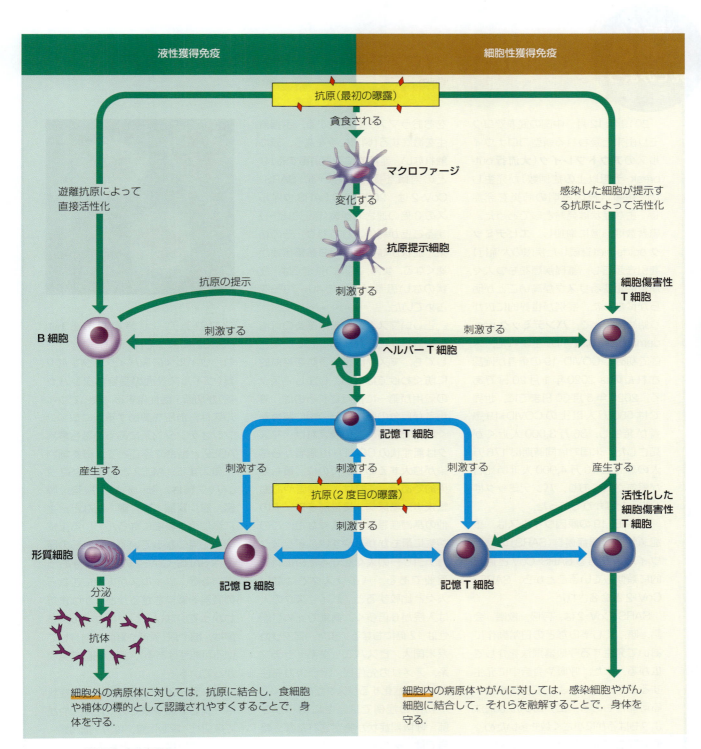

図12.19 獲得免疫の概要
一次応答（緑色の矢印）と二次応答（青色の矢印）の流れを，簡単に図示した．

第12章　リンパ系と生体防御

COVID-19：パンデミック（世界的規模の流行）

2019年12月，中国の武漢でコウモリ由来と疑われる新型コロナウイルスの**アウトブレイク**（**大流行** outbreak．予想以上の症例数）が発生した．患者は原因不明の肺炎を発症し，主な症状は発熱と咳であった．患者数は急激に増加し，**エピデミック** epidemic（継続した疾患の大流行）を引き起こし，基礎疾患をもつ人々が重症化するリスクが高いことが明らかになった．症例が世界的に広がり始めたことで，**パンデミック** pandemic（広範な流行）が生まれた．米国で初めてCOVID-19の患者が確認されたのは2020年1月20日である．2020年5月30日までに，世界では580万人以上のCOVID-19患者が発生し，36万3,000人近くが死亡した．米国では同時期に176万人の患者と10万4,000人近い死者が報告されており，パンデミックは始まったばかりであった．

COVID-19の原因ウイルスは，重症急性呼吸器症候群（SARS）の原因ウイルスであるSARS-CoVと遺伝的に類似していることから，SARS-CoV-2と命名された．

SARS-CoV-2は，呼吸，歌唱，会話，咳，くしゃみなどの日常動作において発生する呼吸器飛沫を介して広がる．また，呼吸や会話中に発生するエアロゾルによって空気感染する可能性もある．エアロゾルは飛沫よりもはるかに小さく数も多いため，何時間も空気中に残り，約1.8m以上にも広がるとされる．

米国疾病予防管理センター（CDC）は，ウイルスのさらなる拡散を防ぐために，社会的距離を置く（少なくとも約1.8m離れる），鼻と口の両方をおおうマスクを着用する，手指衛生を徹底する（頻繁に手を洗う，顔に触れない，定期的に手指消毒する）などの対策を提案している．SARS-CoV-2は，2003年のSARSウイルスの3倍の速さで複製（自己コピー）することが報告されており，その結果，症状がない場合でも感染伝播が速くなる．実際，初期の推定では，症状のない患者が感染の40〜79％を占めていた．

正しいマスクの装着は感染の可能性を減らすことが証明されていたとしても，マスクは感染予防を絶対的に防ぐわけではない．しかしマスクの着用が第一に推奨されるのは，着用者が自分の菌を自分の中に留め置くからである．言い換えれば，マスクは無症状のCOVID-19患者から感染が拡大するのを防ぐのに，最も効果的である．これは，高齢者や心血管疾患，糖尿病，慢性肺疾患，その他の基礎疾患をもつ人々など，この病気に最もかかりやすいハイリスクカテゴリーの人々を守るために特に重要である．ハイリスクではない人々と比較すると，ハイリスクの人は入院が6倍多く，病気で死ぬ可能性は12倍にもなる．また，アフリカ系米国人，ヒスパニック系，ラテン系，アメリカ先住民，アラスカ先住民は，重症化するリスクが高い．

初期の症例では，主に明らかな肺・呼吸器症状が特定されたが，報告では，その他の臓器や組織への感染についても，その可能性が示唆されている．ウイルスを吸い込んだり，接触により粘膜表面にウイルスが取り込まれたりすると感染が始まる．ウイルスは，まず膜貫通型セリ

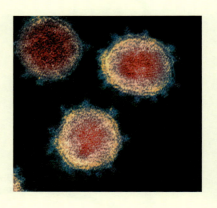

ンプロテアーゼ酵素であるTMPRSS2によって「プライミング」され，ウイルスのスパイク糖タンパク質（ウイルス表面の受容体タンパク質）が切断・活性化する．次いでウイルスは，血圧を調節するレニン・アンジオテンシン系にある膜融合酵素ACE2と結合することで，宿主細胞に侵入する．ACE2とTMPRSS2タンパク質は，肺，心臓，尿管，膵臓，腸，腎臓，鼻，眼，脳など，主に臓器の外表面にならんでいる上皮細胞で見つかっている．これらの臓器はSARS-CoV-2の受容体をもっているが，ウイルスが実際にこれらの臓器を感染させるかどうかはまだわかっていない．しかしウイルス核酸は，脳や尿（尿管や腎臓が関与している可能性はある），腸の細胞で見つかっている．

パンデミックの最初の頃より，症状は一貫して熱や咳であったが，やがて息切れ，呼吸困難，疲労，筋肉痛，頭痛，咽頭痛，下痢と拡大していった．息切れや呼吸困難以外の症状は，インフルエンザの症状と酷似している．しかし，重症のCOVID-19では，免疫シグナル分子であるサイトカインを過剰に産生する患者がい

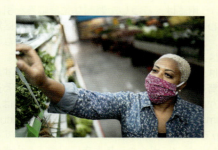

る．その結果，免疫細胞の刺激と動員が増加し，組織損傷の原因となり，体液や細胞のさらなる流入を引き起こす可能性が考えられた．この「サイトカインストーム」は身体を打撃し，しばしば複数の臓器不全を引き起こし，死につながることもある．したがって COVID-19 は，無症状であっても飛沫（エアロゾルの可能性あり）を介して感染する可能性があり，重症な基礎疾患をもつ患者にとっては致命傷となりかねない．

この新たに発生した感染性の病原体についての研究は，国際社会のなかで科学者や公衆衛生当局が協力して急速に進められ，今も継続されている．2020 年 6 月初旬，COVID-19 から回復した患者の抗体を，別の COVID-19 患者に用いた抗体試験が初めて行われた．現在（この記事を書いている 2020 年 7 月），回復した患者が免疫をもっているかどうかはまだ不明であるが，現在のところそれを示すデータはない．ウイルスが身体から消え去ったかのように，免疫は失われたのではないかとも示唆されている．

また，さまざまなグループがワクチンを生産しようと積極的に開発を行っている．世界的で 165 以上のワクチンが開発され，2 ダース以上のワクチン候補がヒトを用いて臨床試験を行っている．通常では，ワクチン生産は 10 年以上の長期間をかけ行われる．深刻な COVID-19 の現状を鑑み，規制は緩和され，いくつかの段階は 1 つひとつ順にするのではなく，同時に完了された．投薬量や低害性を検証し，ワクチンを投与された人の少なくとも 50% 以上でワクチンが免疫応答を生じさせることを確認するためには，徹底的な試験は必須である．ちなみに，効果的なインフルエンザワクチンは，ワクチンを受けた 40〜60% の人に効果的である．ワクチン開発のなかで，安全性はスケジュールに関係なく，最も重要な項目である．加速する生産スケジュールでは，長期的な問題を治験のあいだに確認できなくなる可能性がある．米食品医薬品局（FDA）の規制により，認可されたワクチンのすべてに対し，長期的な副反応について継続して監視している．

既存の抗ウイルス薬を COVID-19 患者に使用する試験も行われている．例えば，別の種類のコロナウイルスの複製を抑制することで知られているレムデシビルである．また，免疫活性タンパク質のサイトカインストームの過剰反応や誘発を防ぐ免疫系を制御する免疫変調成分など，別の治療法も探索されている．ワクチンや効果的な治療法の開発に全力を注いだとしても，注目すべきは感染の拡散を食い止めることである．多くの場合，ソーシャルディスタンスやマスクの着用はいまだに見られ，そして推奨されている．ジョンズ・ホプキンス大学コロナウイルスリソースセンターによると*，世界 188 か国でコロナウイルス患者は 40,118,314 人に達し，1,114,765 人が死亡している．米国では，8,156,970 人の感染が確認され，219,681 人が死亡している．このウイルスは 2019 年暮れに現れ，いまだにこの病原体や疾患について学んで行かなければならないことがたくさんある．このことを，私たちは認識しなければならない．現在の情報は今後変わっていくだろうし，この内容は話題のほんの一部に過ぎない．

基本事項

- SARS-CoV-2 は，COVID-19 を引き起こす新しいコロナウイルスである．
- SARS-CoV-2 は呼吸飛沫とおそらく空気感染によって拡散する．
- COVID-19 に対する最も効果的な予防法は，鼻と口をおおうマスクの着用と，定期的な手洗い，何かに触れたときには手指消毒すること，そして体調不良時には外出を控えることである．
- COVID-19 に感染することで長期的に見て健康上どのような問題があるのか，また回復した患者の免疫状態など，SARS-CoV-2 については，まだまだわからないことが多い．

* データは 2020 年 10 月 19 日：https://coronavirus.jhu.edu/map.html

ることを確認しなくてはならない．そのうえで，移植組織の組織抗原のタイプを決定し，両者にどれくらい相似性があるかを確認する．移植するためには少なくとも75％が一致する必要があるが，非血縁者から適合した組織を見出すことは非常に困難である．

移植術後は，拒絶反応を予防するために強力な**免疫抑制療法** immunosuppressive therapy が行われる．炎症を抑えるための副腎皮質ステロイドの投与，免疫細胞の増殖を防ぐ抗増殖薬の投与，放射線療法や免疫抑制剤の投与などから，1つあるいは複数を組み合わせて行う．ここで用いられる薬剤の多くは，分裂中の細胞（活性化されたリンパ球など）をすばやく破壊する．どの方法も重大な副作用をもつが，免疫抑制療法の最も大きな問題は，この治療が行われているあいだ，外界からの侵入者に対して身を守る手だてがないことである．移植後の患者の主な死因は，激しい細菌や真菌による感染症やウイルス感染である．例えば最高の状態であったとしても，ほぼ半数の患者は移植後10年以内に拒絶反応を経験する．まれに薬をやめることのできる患者もいることから，このような耐性を生じさせる方法を見つけ出すことが多くの現在の研究課題のゴールとなっている．

> **確認してみよう**
> 24. シーラーさんは二卵性双生児で，双子のもう一方の腎臓を移植することになっている．この移植は何と呼ばれるか？
>
> （解答は付録A参照）

12.5f 免疫系の異常

> **学習目標**
> ● 免疫不全症，アレルギー，自己免疫疾患について説明することができる．

ホメオスタシスの失調 12.4

免疫系の異常で覚えておきたい重要なものは，アレルギー，自己免疫疾患，免疫不全である．

アレルギー

当初，免疫応答は生体防御のためにのみあると考えられていた．しかし近年，身体に害をもたらすこともあるとがわかってきた．**アレルギー** allergy や**過敏症** hypersensitivity は，身体に無害の抗原を免疫系が「脅威」として認識して戦った結果，かえって自分の組織を傷害してしまう過剰な免疫応答である．「アレルゲン allergen」(allo は「変化した」, erg は「反応」の意)という用語は，こうした過剰な免疫応答を引き起こす抗原に使われ，正常な免疫反応を起こす抗原とは区別して用いられる．アレルギーで死亡することはほとんどないが，アレルギーは人々を実に悲惨な状態にする．

アレルギーには，輸血反応などにみられる細胞が溶解する反応や，糸球体腎炎でみられる抗原抗体複合体に起因する炎症など，いくつかのタイプがある．そのうち最も多いのは，**即時型過敏症** immediate hypersensitivity(**急性型過敏症** acute hypersensitivity)である．ある特定のアレルゲンに感作すると，次に同じアレルゲンに出くわしたときに過敏症を引き起こす．この2回目の反応はIgEが肥満細胞に結合した際に，多量のヒスタミンが放出することで生じる．ヒスタミンは局所の細い血管を拡張し透過性を亢進させて，鼻水，流涙，かゆみ，蕁麻疹など代表的なアレルギーの症状を引き起こす．アレルゲンを吸い込むと，気道の平滑筋が収縮して気道狭窄をきたし，喘息の症状があらわれる．薬局で市販されている抗アレルギー薬には，アレルギーの症状を抑制する目的で抗ヒスタミン薬が含まれている．症状はアレルゲン曝露後数秒以内にあらわれ，30分程度続く．ただ幸いなことに，**アナフィラキシーショック** anaphylactic shock として知られる全身性の急性のアレルギー反応が起こるのは，非常にまれである．アナフィラキシーショックが起こるのは，抗原が直接血液に入って急速に全身を循環したときである．ハチや毒グモに刺されたとき，また以前に感作されているヒトに異物（馬血清，注射用ペニシリン，その他の薬剤など）を注射したときに起こりうる食物アレルギー（ピーナッツや小麦アレルギー）もアナフィラキシーショックを引き起こす可能性があり，時には死に至ることになる．アナフィラキシーショックの発生機序は，基本的には局所のアレルギー反応と同じだが，全身の反応として起こると致命的である．気道の平滑筋が収縮して呼吸困難に陥り，突然の血管拡張や透過性の亢進に伴う血管内脱水の結果，心臓血管系が破綻して数分以内に死亡することもある．このヒスタミンによる副作用には，救急カートに備えてあるエピペン〔アドレナリン（エピネフリン）〕を用いる．

遅延型過敏症 delayed hypersensitivity は，ヘルパーT細胞のなかのある種類の細胞と，細胞傷害性T細胞，およびマクロファージが関与している．抗体によって起こる即時型の反応と比べると，ゆっくりと（1〜3日間）発現する．ここではヒスタミンに代わって，活性化されたT細胞から放出されるサイトカインが反応を起こす．このため，遅延型過敏反応には抗ヒスタミン薬は効果はない．副腎皮質ステロイド剤が，症状を和らげるために用いられる．

遅延型過敏症の例として，最もよく遭遇するのが**接触皮膚炎** allergic contact dermatitis で，ウルシや鉛・水銀などの重金属，化粧品や防臭剤などに接触した部分の皮膚に炎症を生じる．これらの物質はハプテンとして作用し，皮膚を通過して拡散し，体内のタンパク質と結合したあと，免疫系に異物として認識される．ツベルクリン反応も遅延型過敏症の一種である．結核菌に感染したことがある人に抗原を皮内投与すると，皮膚に小さく硬い病斑を生じる．

自己免疫疾患

免疫系は時に敵と味方を見分ける力を失い，異物と同時に自らの抗原も攻撃することがある．このとき自らの組織に対して抗体(<u>自己抗体</u>)を産生し，T細胞を感作して攻撃する．自らの免疫系によって引き起こされる疾患を，**自己免疫疾患** autoimmune disease という．

北米の成人の約5%(うち2/3は女性)は，自己免疫疾患に罹患しているといわれている．以下に主な自己免疫疾患を挙げる．

- **関節リウマチ** rheumatoid arthritis(RA)：関節を障害する (pp. 165～166 参照)．
- **重症筋無力症** myasthenia gravis：神経と骨格筋のあいだの連結部を障害する(p. 206 参照)．
- **多発性硬化症** multiple sclerosis(MS)：脳や脊髄の白質(髄鞘)を破壊する(p. 223 参照)．
- **バセドウ病** Basedow's disease(**グレーブス病** Graves' disease)：自己抗体がTSHを異常産生することにより，甲状腺が過剰な甲状腺ホルモンを産生する(p. 305 参照)．
- **1型糖尿病** type 1 diabetes mellitus：膵臓のβ細胞を破壊し，インスリンが産生できなくなる(p. 312 参照)．
- **全身性エリテマトーデス** systemic lupus erythematosus (SLE)：主に若い女性にみられる全身性の疾患で，とくに腎臓，心臓，肺，皮膚に影響を及ぼす．
- **糸球体腎炎** glomerulonephritis：急性炎症により腎機能が著しく低下する(pp. 514～515 参照)．

通常，自分の組織に対しては自己寛容が成立している．自己免疫疾患はどのようにして起こるのであろうか．要因としては以下のようなものが考えられる．

- **新しい自己抗原の出現**：「隠れた」抗原は，精子細胞や眼の水晶体，甲状腺のある種のタンパク質に認められる．さらに，「新しい自己抗原」が自己タンパク質の構造を変える遺伝子の突然変異によって出現したり，ハプテンの結合や細菌あるいはウイルス感染によって自己タンパク質に変化を生じたりすることもある．
- **自己抗原に似た異物**：例えば，レンサ球菌性咽頭炎や猩紅熱などのレンサ球菌の感染で産生された抗体が，心筋や心臓弁膜，関節や腎臓と交差反応することがある．この疾患は昔から**リウマチ熱** rheumatic fever として知られている．

免疫不全

免疫不全 immunodeficiencies は，免疫不全や補体の産生もしくは機能に異常を伴う疾患で，先天性の場合と後天性の場合がある．最も深刻な先天性の疾患は，B細胞とT細胞が著しく欠損している**重症複合免疫不全** severe combined immunodeficiency disease(SCID)である．T細胞は適応免疫を構成する細胞性免疫，液性免疫の両方の機能に不可欠なので，これらの疾患に罹患した子どもは基本的にあらゆる病原体に対して無防備である．ささいな感染症でも，これらの子どもは致命的となる．骨髄移植や臍帯血による正常なリンパ球幹細胞の移植が成果をあげている．こうした治療がなければ，生き延びる唯一の望みは，すべての感染因子を締め出す防護壁の後ろに隠れて(プラスチック風船のなかで)生活することだけである．

現在最も恐ろしい，そして重大な疾患が**後天性免疫不全症候群(エイズ)** acquired immunodeficiency syndrome(AIDS)である．AIDSは，ヘルパーT細胞の機能をおかすことで免疫系のはたらきに障害をもたらす．このことは「もっと詳しく見てみよう」(pp. 411～412)で詳しく説明する．

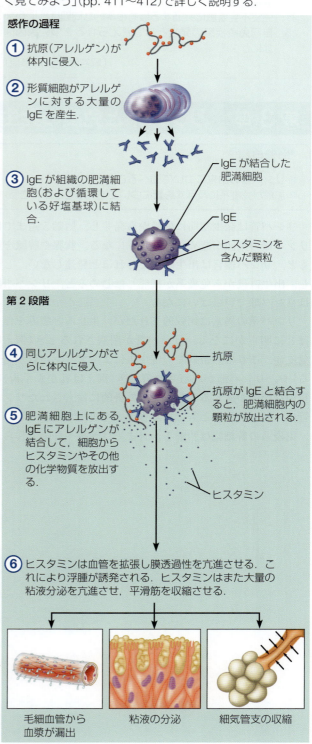

即時型過敏反応の機序．

> **確認してみよう**
> 25. アレルギーとはなにか？
> 26. アナフィラキシーショックの際，呼吸困難になるのはなぜか？
> 27. 免疫不全疾患に共通する最も根本的な問題はなにか？
> 28. 自己免疫疾患の発生として考えられる2つの原因はなにか？
>
> （解答は付録A参照）

第3部　リンパ系と免疫の発生・発達・老化

> **学習目標**
> - リンパ管の由来について述べることができる．
> - 加齢が免疫系に及ぼす影響について述べることができる．

　リンパ管は発生初期に静脈から発芽し，胎齢5週までにリンパ節の集団が認められるようになる．胸腺や脾臓を除くと，リンパ器官は出生時までそれほど発達しない．しかし，出生直後から免疫系が機能しはじめると，リンパ組織はリンパ球でいっぱいになる．

　リンパ系の異常は比較的まれだが，生じると痛みを伴うほどに明らかになる．リンパ管が閉塞されるとき（例えば象皮症．これは熱帯病で，寄生虫によってリンパ管が詰まる）や，リンパ節が郭清されるとき（例えば乳がん手術）は重篤な浮腫が生じる．しかし，外科的に除去されたリンパ管は，時間経過とともにある程度まで再生する．

　免疫系の幹細胞は胎齢1か月までは脾臓や肝臓で作られる．その後，骨髄が免疫系幹細胞の供給源となり，生涯続く．胎齢後期から出生直後に，若いリンパ球は「プログラム臓器」（胸腺と骨髄）で自己寛容と免疫能を獲得し，その後ほかのリンパ組織に移入する．T細胞やB細胞は特定の抗原に出会うと，成熟した免疫細胞へと発達を遂げる．

　異物を認識する獲得免疫の能力は，すでに遺伝子によって決定されているようであるが，中枢神経系も免疫応答調節に関与しているのではないかと考えられている．ストレスホルモンも環境次第で，免疫応答に良くも悪くも影響する．強いストレス下にある人は，免疫応答は確実に低下する．私たちの免疫システムは通常，高齢になるまで生涯を通じてよくはたらいてくれる．しかし晩年になると，その効率も衰えはじめる．その結果，感染症に対抗したり，がん化した細胞を破壊したりする能力が低下する．さらに，自己免疫疾患や免疫不全疾患にもかかりやすくなる．

第3部 リンパ系と免疫の発生・発達・老化 411

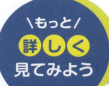

AIDS（エイズ）：現代の病気

AIDSとはなにか？

　AIDSの流行は40年近く続いている．後天性免疫不全症候群（AIDS）は，ヒト免疫不全ウイルス（HIV）感染が進行した結果，身体が免疫不全になった状態である．HIV感染したすべての人がAIDSを発症するわけではない．米国疾病管理センター（CDC）によると，感染者はヘルパーT細胞（表面にCD4と呼ばれる受容体をもっていることから，CD4とも呼ばれる）の数が少なくなった場合に，HIV感染はAIDSに進行し，日和見感染を起こす．日和見感染の例としては，クリプトコッカス髄膜炎と呼ばれる脳の真菌感染症や，珍しい真菌肺炎のニューモシスチス肺炎，眼のウイルス感染であるサイトメガロウイルス性網膜炎，がん様の血管が皮膚に紫の斑点を作るカポジ肉腫がある．

　HIVは体液（血液，母乳，性液，腟分泌物）を介して伝播され，性感染症として知られている．ウイルスは空気中に曝されると死滅することから，普段の軽い接触では感染しない．体内に一度取り込まれると，HIVはヘルパーT細胞に感染し，適応免疫応答（液性と細胞介在性免疫の両方）を阻害する．

疫学

　2018年現在，世界のHIV新規感染は年間170万人であり，世界で3790万人の感染者がいる．2000年～2018年のあいだに，新規感染は37％減少した．これらの感染者のうちたった62％しか治療を受けることができていない．大流行が始まって以来，3200万人以上が死亡している．南アフリカはHIV感染者の数が最も多く，全患者数の2/3以上を占めている．HIVの大流行が始まったとき，血友病と男性の同性愛者は感染のハイリスク群であった．

　現在では，血友病の凝固因子は遺伝子操作され安全であるが，同性愛者の男性は，静脈を介したドラッグ使用者と同様，いまだにハイリスクである．

　CDCによると，2018年，米国における13～24歳の若い世代のHIV症例は21％，25～34歳の若い成人は36％になった．2018年現在，米国におけるHIV感染者の7人に1人は，自分がHIVに感染していることを知らず，ゆえに治療も受けていないことから，感染を広げる可能性が高くなってきている．CDCはHIVの拡散を止めるために，数々の問題，例えば適切な性教育の不足，検査を受けなかったこと，安全でない性行為をしたこと，複数のパートナーをもつことなどを挙げ，それらの行動因子について改善することを提唱している．

治療と予防

　現在のところ，HIVに効果的なワクチンは存在しない．HIVが陽性だった場合，逆転写酵素（HIV酵素）阻害薬，プロテアーゼ阻害薬，ウイルスがT細胞に入るのを食い止める融合阻害薬を組み合わせた併用法，つまりantiretroviral therapies（ART，抗レトロウイルス療法）が用いられる．ウイルスを制御することにより，AIDSの発症を遅らせたり，いくらかの人のAIDS発症を予防したりすることができる．早期に治療を開始することにより，良い経過をたどる可能性が高くなる．ハイリスクの行動を取る人は定期的に検査を受け，安全な性行動（コンドームの使用，パートナーの性履歴の把握）を取ることが求められる．禁欲が誰でもできる唯一の予防方法である．

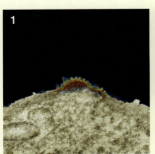
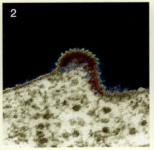
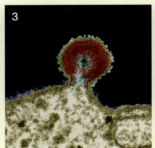
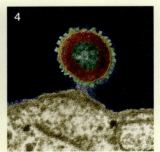

新しいHIVが感染したヒト細胞から出現している．

基本事項

- 後天性免疫不全症候群（AIDS）は，HIV 感染が進行し，身体が免疫不全の状態になった結果生じる．
- ヒト免疫不全ウイルス（HIV）はヘルパーT 細胞に感染し，液性と細胞介在性の獲得免疫応答を不全状態にする．
- 治療には，ウイルスの複製を遅らせたり止めたりする薬剤，ウイルスが必要とする特異酵素を阻害する薬剤，T 細胞へのウイルスの侵入を食い止める薬剤（融合阻害薬）を組み合わせたものが用いられることが多い．
- HIV は体液と性交渉により伝播され，確実な予防方法は禁欲である．

器官系の協調

ホメオスタシスからみたリンパ系/免疫と他の器官系の関係

神経系
- リンパ管は血管から漏出した血漿やタンパク質と，中枢・末梢神経系からの免疫細胞を再吸収している．免疫細胞は末梢神経系を特定の病原体から保護している．
- 太いリンパ管は神経支配されている．リンパ管は脳からの過剰な水分を流す．

内分泌系
- リンパ管は血管から漏出した血漿やタンパク質を再吸収している．ホルモンはリンパ流によっても運ばれる．免疫細胞は内分泌器官を特定の病原体から保護している．
- 胸腺はリンパ組織を発達させるホルモンを分泌し，Tリンパ球を「プログラム」する（教育する）．

リンパ系/免疫

呼吸器系
- リンパ管は血管から漏出した血漿やタンパク質を呼吸器系臓器で再吸収している．免疫細胞は呼吸器を特定の病原体から保護している．呼吸粘膜に分布する形質細胞は，IgAを分泌して病原体の深部への侵入を防いでいる．
- 肺ではリンパ球や免疫細胞に酸素を供給し，二酸化炭素を除去している．咽頭にもリンパ組織（扁桃）が存在する．呼吸ポンプはリンパの流れに寄与している．

消化器系
- リンパ管は血管から漏出した血漿やタンパク質を消化器系臓器で再吸収している．脂肪が消化されてできた物質のなかには，リンパ流によって血液中に運ばれるものがある．消化管壁に存在するリンパ小節は，病原体の侵入を防いでいる．
- 消化器系はリンパ組織の細胞が必要とする栄養を消化して，吸収している．胃酸は病原体が血液中に入るのを防いでいる．

筋系
- リンパ管は血管から漏出した血漿やタンパク質を骨格筋で再吸収している．免疫細胞は筋肉を特定の病原体から保護している．
- 筋ポンプはリンパの流れを助ける．表層リンパ節は筋肉によって保護されている．

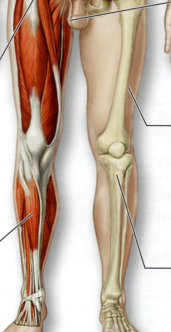

心臓血管系
- リンパ管は血管から漏出した血漿やタンパク質を再吸収している．脾臓は古くなった赤血球を破壊して鉄分を貯蔵し，血液中から細胞の破片を除去する．免疫細胞は心臓血管系を特定の病原体から保護している．
- 血液はリンパの源である．リンパ管は静脈から発生する．血液は免疫成分が体内を循環する成分となる．

泌尿器系
- リンパ管は血管から漏出した血漿やタンパク質を泌尿器で再吸収している．免疫細胞は泌尿器を特定の病原体から保護している．
- 泌尿器系が老廃物を除去し，水分バランス，塩酸基平衡，電解質バランスを保っているので，リンパ組織や免疫細胞が機能できる．病原体のなかには，尿とともに体外へ排出されるものもある．

生殖器系
- リンパ管は血管から漏出した血漿やタンパク質を生殖器で再吸収している．免疫細胞は特定の病原体から生殖器を保護している．
- 腟内は酸性であり，細菌の増殖を抑制している．

外皮系（皮膚）
- リンパ管は血管から漏出した血漿やタンパク質を真皮で再吸収している．特定の病原体への皮膚の防御機構は，リンパ中のリンパ球の免疫応答によって増強されている．
- 皮膚の角化した上皮は病原体に対する機械的バリアとなっている．皮膚分泌物は酸性であり，皮膚での細菌増殖を抑制している．

骨格系
- リンパ管は血管から漏出した血漿やタンパク質を骨膜で再吸収している．免疫細胞は，特定の病原体から骨を保護している．
- 骨には造血組織（赤色骨髄）が存在し，身体の免疫に関与する細胞を生産している．

リンパ系と生体防御

要約

第1部　リンパ系 (pp. 381〜386)

- **リンパ系**はリンパ管，リンパ節，およびその他のリンパ器官からなる．

12.1　リンパ管 (pp. 382〜383)

- 広い細胞間隙（内皮細胞がフラップ様に隣の内皮細胞に緩くつながっている）をもち，片方は盲管になっている．
- **毛細リンパ管**は，毛細血管から漏出した間質液（組織液）を再吸収している．
- **リンパ管**にある小さな弁により，流れは心臓へ向かって一方通行に保たれる．
- リンパはより太いリンパ管（**集合リンパ管**）へ向かって流れ，**右リンパ本幹**または左側の**胸管**を経て静脈内に入る．
- リンパは筋ポンプや呼吸ポンプ，リンパ壁にある平滑筋の収縮によって流れる．

12.2　リンパ節 (pp. 383〜385)

- リンパはリンパ管の中を流れ，その流路の途中に**リンパ節**がある．
- 無顆粒白血球である**リンパ球**は，リンパ節で増殖する．またリンパ節に存在する食細胞は，リンパが血管に戻る前に細菌やウイルス，ほかの残屑を除去している．
- リンパ節では輸入リンパ管が輸出リンパ管より多く，リンパの流れを遅くしている．
  - **皮質**にはリンパ球の**小節**があり，**髄質**には多くの**マクロファージ**が存在している．

12.3　その他のリンパ器官 (pp. 385〜386)

- その他の**リンパ器官**には，以下のものがある．
  - **扁桃**：消化管や気道への細菌の侵入を防いでいる．
  - **胸腺**：Tリンパ球の教育を行っている．
  - **パイエル板**：腸管内の細菌が身体の深部に侵入するのを防ぐ．
  - **脾臓**：赤血球の廃棄や血液の貯蔵の場として機能する．

第2部　生体防御機構 (pp. 386〜410)

- **免疫系**は機能的なシステムであり，**自然免疫（非特異的生体防御機構）**，**獲得免疫（特異的生体防御機構）**からなっている．

12.4　自然免疫 (pp. 387〜393)

- **病原体**に対する非特異的で身体的かつ化学的な防御である．

12.4a.　第1の防御ライン：表面バリア
- 皮膚や粘膜の表面は，病原体に対して機械的なバリアとなる．
  - 分泌物を生産したり，構造的な変化を行ったりすることで，防御機能を強化している．
    - 皮膚の酸性，**リゾチーム**，粘液，ケラチン，綿毛細胞などがその例である．

12.4b.　第2の防御ライン：細胞と化学物質
- **NK細胞**は非特異的にはたらくリンパ球で，ウイルスに感染した細胞やがん細胞，その他の非特異的な標的を溶解する．
- **炎症反応**は，有害な物質が拡散するのを防ぐ．
  - 病原体や死んだ細胞を処理し，治療を促進する．
  - **漏出**により白血球が局所に侵入して守り，フィブリンの壁で囲んで組織を修復する．
- **食細胞**（マクロファージや好中球）は，上皮のバリアから侵入した病原体を食べ込んで破壊する．病原体の表面に抗体や補体が結合していると，この過程はより強化される．
- **補体**（血漿タンパク質の一群）は外来細胞の膜に固定され，溶解を引き起こす．
  - 補体は貪食作用を増強するとともに，炎症反応と免疫反応に対しても増強する．
- **インターフェロン**：ウイルスに感染した細胞によって合成されるタンパク質群で，ウイルスがほかの細胞で増殖することを防ぐ．
- **発熱**は代謝を高めることによって感染性の微生物との戦いを強化し（修復プロセスをスピードアップさせる），肝臓と脾臓に（細菌が増殖に必要とする）鉄と亜鉛を貯蔵させる．

12.5　獲得免疫 (pp. 393～410)

- 第3の防御ラインは抗原特異的であり，全身性で，記憶を提供する．
  - **液性免疫**（**抗体**によって媒介される）と**細胞性免疫**（Tリンパ球によって媒介される）に二分される．

12.5a. 抗原
- **抗原**：大きくて複雑な分子（またはその一部）であり，体内で異物と認識される（**非自己**）．
  - 異質なタンパク質が最も強い応答を引き起こす．
- 完全な抗原は**免疫反応**を引き起こし，その反応の産物（抗体や感作リンパ球）と結合する．
- **不完全抗原**（**ハプテン**）はそれ自身では免疫反応を起こせない小分子である．身体のタンパク質に結合すると，その複合体は異物として認識される．

12.5b. 獲得免疫の細胞：概観
- リンパ球と**抗原提示細胞**（APC）は獲得免疫に関与している．
  - リンパ球は骨髄の血球芽細胞から発生する．
  - **T細胞**（**Tリンパ球**）は胸腺で**免疫能**を発達させ（訓練されて**自己寛容**をもつ），細胞性免疫に関わる．
  - **B細胞**（**Bリンパ球**）は骨髄で免疫能を発達させ，液性免疫に関わる．
  - 免疫能をもつリンパ球はリンパ器官で抗原に曝され，血液，リンパ，リンパ器官を循環する．
  - APCにはマクロファージ，樹状細胞，B細胞が含まれる．
- マクロファージは骨髄で産生される単球から発生する．マクロファージとほかのAPCは病原体を貪食し，細胞表面に抗原の一部を提示することで，T細胞が認識できるようにする．

12.5c. 液性免疫（抗体介在性免疫）
- 抗原がB細胞の受容体に結合すると，B細胞の**クローン選択**が起こり，B細胞は増殖する．
  - ほとんどのクローンは，抗体を分泌する**形質細胞**になる．これは**液性免疫の一次応答**と呼ばれる．
  - ほかのクローンメンバーが記憶細胞となり，次回同じ抗原に対して速やかに攻撃できるようになる（**液性免疫の二次応答**）．これらの細胞が**免疫記憶**を担う．
- **能動免疫**は感染しているあいだに，あるいは**ワクチン**によって体内で生じ，免疫記憶も確立する．
- **受動免疫**は，他人が生産した抗体が血流に投与される場合，あるいは母親の抗体が胎盤を通過し胎児に渡される場合に与えられる．免疫記憶はもたない．

- **抗体**：抗原に応答した感作されたB細胞，または形質細胞によって産生されるタンパク質．その抗原に特異的に結合することができる．
  - **抗体**は4本のポリペプチド鎖（重鎖2本，軽鎖2本）から構成され，Y字型の形状をもつ分子である．
  - 各ポリペプチド鎖は**可変領域**と**定常領域**をもつ．
    - 可変領域は，Yの各腕に1つ，**抗原結合部位**をもつ．
    - 定常領域は抗体の機能と種類を決定する．
  - **免疫グロブリン**（Igs）とも呼ばれる5種類の抗体が存在する：IgM，IgA，IgD，IgG，IgEである．これらは構造と機能が異なる．
  - 抗体の機能には，**凝集**，**補体結合**，**中和**，**オプソニン化**，**沈殿**がある．
- モノクローナル抗体は単一の抗原に特異的な抗体であり，さまざまな感染症やがんの診断，特定のがんの治療において有用である．

12.5d. 細胞性免疫（細胞介在性免疫）
- T細胞：APC表面（**抗原提示**）に提示された自己タンパク質と抗原に同時に結合することで感作される．
  - クローン選択が起こり，その細胞がエフェクターT細胞や記憶細胞に分化する．
  - **細胞傷害性T細胞**は外来の細胞または感染細胞を直接殺すことに特化している．
  - **ヘルパーT細胞**は獲得免疫を指揮し，B細胞とT細胞の両方と相互作用して活性化させる．
  - **制御性T細胞**は異物が不活性化または破壊されたら免疫反応を止める．

12.5e. 臓器移植と拒絶反応
- **自家移植**：患者の一部から移植する．
- **同系移植**：一卵性双生児から移植する．
- **同種移植**：一卵性双生児以外の人から移植する．
- **異種移植**：異なる種から移植する．
- 臓器移植の後には**免疫抑制療法**が行われる．

12.5f. 免疫系の異常
- **過敏症**（**アレルギー**）：免疫系が無害な抗原に過剰反応する．組織破壊が起こる．
  - **即時型過敏症**（**急性型過敏症**）：IgE抗体の脂肪細胞への結合による．花粉症，蕁麻疹，アナフィラキシーショックなどに見られる．
  - **遅延型過敏症**（例えば**接触皮膚炎**）はT細胞，マクロファージ，**サイトカイン**の活性を反映している．
- **自己免疫疾患**は自己寛容が破壊され，抗体および（または）T細胞が体内組織を攻撃する．
  - もともと隠されていた**自己抗原**の出現，あるいは自己

抗原の構造の変化，自己抗原に似た異物に対する抗体が形成される（**リウマチ熱**の場合）に起こる．
- その他の自己免疫疾患には以下のようなものがある．**関節リウマチ**（**RA**），**重症筋無力症**，**多発性硬化症**（**MS**），**バセドウ病**，**1型糖尿病**，**全身性エリテマトーデス**（**SLE**），**糸球体腎炎**．
- **免疫不全**はどの免疫の要素の異常からも生じる．
  - 最も深刻なのは**重症複合免疫不全**および**後天性免疫不全症候群**（**AIDS**）である．AIDS はヘルパー T 細胞に感染する HIV によって引き起こされる．

第 3 部　リンパ系と免疫の発生・発達・老化
(p. 410)

- リンパ管は静脈から出芽し形成される．胸腺と脾臓は胎児に現れる最初のリンパ器官である．
  - その他のリンパ器官は出生後まで比較的未発達の状態である．
- 免疫反応は出生時頃に発達する．
- 免疫能をもつ細胞の外来抗原認識能力は遺伝的に決定される．
  - ストレスは正常な免疫反応を妨げると考えられる．
- 老齢になると免疫反応の効率が低下する．感染症，がん，免疫不全，自己免疫疾患がより一般的になる．

復習問題

▶ 選択問題
（正解が複数の場合もある）

1. 毛細リンパ管について正しいのはどれか？
   a. ストローのように端が開いている
   b. 脳の毛細血管と同じくタイト結合で結合している
   c. フラップ様の弁のように開く内皮細胞からなる
   d. がん細胞の侵入を防ぐ特別な壁がある
2. 抗体の産生が盛んなとき，活発にはたらいているリンパ節の部位はどこか？

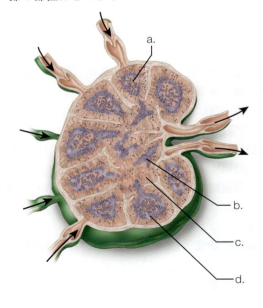

3. 次のうち，門の部位でリンパ節とつながるのはどれか？
   a. 輸出リンパ管
   b. 輸入リンパ管
   c. 梁柱
   d. 結合組織に連結するフィラメント
4. 粘膜関連リンパ組織（MALT）に属するものはどれか？
   a. 扁桃
   b. 胸腺
   c. パイエル板
   d. 消化管に沿っているリンパ組織のすべて
5. リンパ管の発生に最も密接に関係するのはどれか？
   a. 静脈
   b. 動脈
   c. 神経
   d. 胸腺
6. 最も一般的な炎症の指標はどれか？
   a. 食作用
   b. 腫脹
   c. 白血球増加
   d. 疼痛
7. 炎症反応に関係する化学物質はどれか？
   a. インターフェロン
   b. 補体
   c. ヒスタミン
   d. 抗体

8. インターフェロンは次のどれに効果を発揮するか？
   a. 細胞へのウイルス感染
   b. 自由に動き回るウイルス
   c. ある種のがん
   d. 細菌による感染
9. 五量体として分類されるのは次のどれか？
   a. IgG
   b. IgM
   c. IgA
   d. IgD
10. 抗原は抗体のどの部分に結合するか？

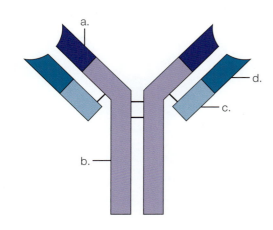

11. 血液のA抗原またはB抗原に対して起こる抗原抗体反応は次のうちどれか？
    a. 中和
    b. 沈降
    c. 補体結合
    d. 凝集
12. 自己免疫疾患と分類されるのはどれか？
    a. 1型糖尿病
    b. 多発性硬化症
    c. バセドウ病
    d. 関節リウマチ
13. AIDSを引き起こすHIVのメインターゲットは次のどれか？
    a. ヘルパーT細胞
    b. 細胞傷害性T細胞
    c. マクロファージ
    d. B細胞

▶記述問題

14. 血液，間質液，リンパを比較して違いを述べなさい．
15. 補体とはなにか？　細菌の融解以外に補体はどのように作用するか？
16. インターフェロンは抗ウイルスタンパク質とも呼ばれる．インターフェロンの産生を促進するものはなにか？　また，どのように感染していない細胞を守るのか？
17. 液性免疫と細胞性免疫の違いを説明しなさい．
18. 免疫能をもったリンパ球の受容体に抗原が結合すると，クローン選択が行われる．クローン選択の過程を説明しなさい．リンパ球以外の細胞で，この過程の中心的な役割をはたしている細胞はどれか？　またその細胞はどのようにはたらいているか？
19. 細胞性免疫でのヘルパーT細胞，細胞傷害性T細胞，制御性T細胞の役割を説明しなさい．また，AIDSに罹患している患者の免疫系で，障害されている細胞はこれらのうちどれか？
20. 免疫グロブリンの5つのクラスを挙げなさい．B細胞によく結合しているのはどのクラスか？　血漿内に最も多く存在しているのはどのクラスか？　アレルギー反応に関与しているのはどのクラスか？　一次応答の際放出されるのはどのクラスか？
21. 即時型アレルギーと遅延型アレルギー反応の違いを，原因と結果という観点から述べなさい．

クリティカル・シンキングと臨床応用の問題

22. 80歳のジェームスさんは，インフルエンザの予防接種を毎年受けなければならないことに不満を漏らしている．インフルエンザウイルスは変異のスピードが速く，そのつど新しいタンパク質がウイルスの殻に出現する．このことから，インフルエンザの予防接種を毎年受ける必要があることをジェームスさんに説明しなさい．

23. 59歳のモローさんが，左腋窩リンパ節およびリンパ管の切除を伴う左乳房の根治的乳房手術を受けた．彼女の左手はひどく腫れて，痛みもあり，肩の高さ以上に腕を上げることができない．(a)この症状が生じる理由を説明しなさい．(b)時間が経てばこの症状は治まると期待してよいか，またその理由も説明しなさい．

24. リンパ球は血流とリンパに乗って全身を循環しているが，その重要性を説明しなさい．

25. 炎症過程では，毛細血管の透過性が増大し，血漿タンパク質が間質細胞の中に漏れ出すことがわかっている．なぜこの反応が必要であるのかを説明しなさい．

第13章 呼吸器系

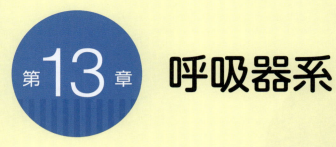

WHAT
呼吸器系は，体内に酸素を送ると同時に二酸化炭素を取り除き，血液中のpHを調節する役割を担っている．

HOW
肺の中の空気の袋のような肺胞と，身体中に張り巡らされている毛細血管において，酸素と二酸化炭素の交換を行っている．

WHY
酸素がないと，体内の細胞はいずれ死んでしまう．二酸化炭素が蓄積すると血液のpHは酸性に傾き，細胞のはたらきを阻害する．

　人間の数十兆個を超える細胞は，生命維持に必要な活動を行うのに，たえず十分な量の酸素の供給を受けなくてはならない．人は食物や水がなくてもしばらくはだいじょうぶだが，酸素なしでは，少しのあいだも生きていることができない．細胞は，酸素を使うと同時に，二酸化炭素を排出する．二酸化炭素を取り除くことも大事な生体の機能である．
　心臓血管系と呼吸器系は，協働して身体に酸素（O_2）を供給し，二酸化炭素（CO_2）を取り除く．呼吸器は，外界の空気と血液のあいだでガス交換を行う場所となっている．循環器は，血液を媒体として用いることで，肺と組織細胞のあいだで酸素と二酸化炭素を運搬している．呼吸器と循環器，どちらの器官がはたらかなくとも，細胞はとたんに酸素の不足と二酸化炭素の蓄積のため障害を受けはじめる．

第13章 呼吸器系

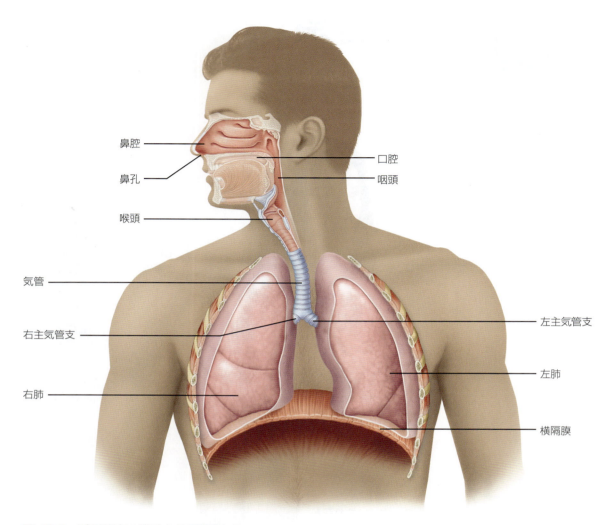

図 13.1　呼吸器官の構造と位置関係

13.1　呼吸器系の機能解剖

学習目標
- 鼻腔から肺胞まで呼吸器系の気道を構成する器官名を挙げ（あるいは，図や模型で見出すことができ），その機能を説明することができる．
- 呼吸器系に備わっているいくつかの防御機能について述べることができる．

　呼吸器系 respiratory system に含まれる器官は，鼻，咽頭，喉頭，期間，気管支とその枝，および肺胞や終末気嚢を含む肺である（図 13.1）．血液とのあいだのガス交換は肺胞のみで行われるため，肺胞以外の構造は，空気が肺内に到達するための通り道となっているといえる．この通り道のうち，鼻から喉頭に至る部分を上気道といい，気管から肺胞に至る部分は下気道という．この空気の通り道は，入ってくる空気を清浄化し，湿度を与え，あたためるという機能をもっている．このため肺内に届けられる気体は，外気に比べると粉塵や細菌といった異物はあまり含まず，あたたかく湿っている．

13.1a　鼻

　鼻 nose は，団子っ鼻であれわし鼻であれ，呼吸器系のうち，唯一外から見える部分である．空気は，**外鼻孔** nostril, nares を通って鼻のなかに入る．そこは**鼻腔** nasal cavity と呼ばれ，**鼻中隔** nasal septum で 2 つに分けられている．においを感じる嗅覚の受容器は，細く間隙を作っているような鼻腔上部の粘膜内に位置している．ここは篩骨の直下に当たる．

コンセプト・リンク

呼吸器系をはじめ，外界に開いている身体の部位は，粘膜という濡れた，あるいは湿潤な組織でおおわれていることを思い出そう（第4章，p.106参照）．

それ以外の鼻腔をおおっている粘膜は呼吸器粘膜といわれ，その下には壁の薄い静脈が密に走っているので，空気は鼻腔を通るあいだにあたためられる．さらに，粘膜で産生される粘液によって空気は加湿される．また，外界から入ってきた細菌や粉塵は，粘液に付着して体内に入らないようになっている．さらに粘液中の細菌は，リゾチーム酵素によって化学的に破壊される．鼻粘膜の細胞は，その線毛で細菌や粉塵が付着した粘液層を静かに鼻腔の後方，咽頭の側に押し流す．最終的に粘液は飲み込まれて，胃液で消化される．私たちは通常，こうした鼻の線毛細胞のはたらきを意識することはない．しかし，非常に空気の冷たい寒い日には，この線毛細胞のはたらきは鈍って，粘液は鼻腔に溜まり「鼻水」として出てくる．寒い冬の朝，鼻水が出てくることがあるのはこのためである．

鼻腔の中は，**鼻甲介** nasal concha と呼ばれる突起で不均等に分けられている．鼻甲介は，やはり粘膜でおおわれているので，鼻腔内での空気と粘膜との接触面積はかなり大きい（図13.2）．鼻甲介はさらに，空気の流れを乱すはたらきもする．空気が鼻腔内で渦巻いたり壁にぶつかったりすると，空気中の微粒子は鼻腔壁の粘液に吸着し，肺の奥に到達しない．

鼻腔は，**口蓋** palate によって口腔と仕切られている．口蓋前部は骨組織で支持され，**硬口蓋** hard palate と呼ばれる．口蓋後部の骨組織のない部位は**軟口蓋** soft palate と呼ばれる．

ホメオスタシスの失調 13.1

先天性に生じる**口蓋裂** cleft palate（口蓋の中心部で骨組織が癒合しなかったために起こる）では，呼吸が十分にできないと同時に，母乳を飲んだり話をする口腔機能に障害をもたらす．

鼻腔は**副鼻腔** paranasal sinuses で囲まれている．副鼻腔は前頭骨，蝶形骨，篩骨，上顎骨内に位置する（図5.13, p.146参照）．副鼻腔があることで頭蓋は軽くなり，また構音に際して共鳴を与える．副鼻腔では粘液も産生されて鼻腔へと排出される．鼻をかむことで副鼻腔内の粘液は外に出やすくなる．鼻涙管も鼻腔に開口して，涙液を眼から鼻に排出している．

ホメオスタシスの失調 13.2

かぜのウイルスや，種々の抗原によって**鼻炎** rhinitis（鼻粘膜の炎症）が起こる．粘液の産生が多すぎると鼻づまりや後鼻漏を生じる．鼻粘膜は呼吸器系の粘膜と連続しており，鼻涙管や副鼻腔へも広がっているので，鼻腔の炎症はしばしばこうしたところへも波及する．**副鼻腔炎** sinusitis は治療がむずかしく，声の質もかなり変わる．粘液や感染物質により副鼻腔から鼻腔へ通じる道がふさがってしまうと，副鼻腔内の空気は吸収されて，一部真空状態となる．そのため炎症を起こしている副鼻腔部位に一致して，**頭痛** sinus headache を生じる．

13.1b　咽頭

咽頭 pharynx は，筋肉で囲まれた約13cmの長さの通路である．庭の短い水まき用ホースに何となく似ている．一般に「のど」といわれる．咽頭は食物と空気の両方が通過する（図13.2）．咽頭は鼻腔とつながっていて，**後鼻孔** posterior nasal aperture が咽頭の始まりである．

咽頭は3つの部位に分かれている．鼻腔から入った空気は，**咽頭鼻部** nasopharynx（鼻咽頭，上咽頭）といわれる上部から流入し，**咽頭口部** oropharynx（口腔咽頭），**咽頭喉頭部** laryngopharynx（下咽頭）を経て，その下にある喉頭に移動する．食物は，口腔から咽頭の口部・喉頭部まで空気と同じ経路を移動する．しかし，**喉頭蓋** epiglottis という名の弁があるため喉頭には入らずにその後方にある食道へ入る．

中耳から出ている耳管（咽頭鼓膜管）は，咽頭の鼻部に開口している．それぞれの粘膜は連続しているので，上気道炎やほかの種類の咽頭感染症に続いて，中耳炎が起こることがある．

咽頭には，扁桃と呼ばれるリンパ組織の一群が存在する．**咽頭扁桃** pharyngeal tonsil はアデノイドともいわれ，咽頭の鼻部上部に位置する．2つの**口蓋扁桃** palatine tonsil は咽頭の口部内，すなわち軟口蓋の端に存在し，**舌扁桃** lingual tonsil は舌基部にある．**耳管扁桃** tubal tonsil は鼻咽頭部にある耳管咽頭口を守っている．扁桃は身体を感染から守る役目もはたしている（第12章参照）．

ホメオスタシスの失調 13.3

咽頭扁桃が細菌感染などにより炎症を起こして腫大すると，咽頭鼻部は閉塞され，鼻で呼吸できなくなってしまう．口呼吸では空気は加湿・加温されず，浄化もされないまま肺内に達することになる．**扁桃炎** tonsillitis と呼ばれる症状を

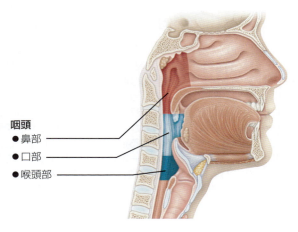

(a) 咽頭領域

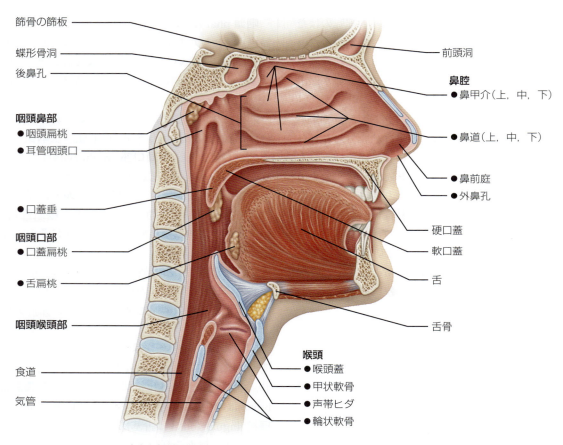

(b) 上気道の細部

図 13.2　上気道の解剖（矢状面）

有する子どもはかなり多い。そこでひと昔前までは，扁桃は感染防御の役割を担ってはいるものの，感染を繰り返す場合にはかえってトラブルのもとになるということで扁桃除去術が行われていた．しかし現在では，抗菌薬の普及により，この必要がなくなっている（また，当時の考えは誤りであると考えられるようになった）．

13.1c　喉頭

喉頭 larynx は空気と食物を正しい道筋に運ぶ役割をはたし，またことばを発するのに必要である．咽頭の下部に位置する（図 13.2b）．喉頭は 8 個の硬い硝子軟骨と，ス

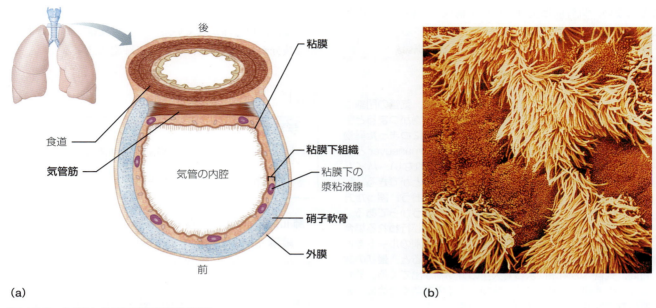

図13.3 気管と食道の解剖学的構造

(a)気管と食道の位置関係を示す横断図．(b)線毛は黄色い草のようにみえる．周りには粘液を分泌する杯細胞がある．杯細胞の表面にはオレンジ色にみえる微絨毛が生えている（走査電子顕微鏡写真，1,800倍）．

> **図13.3 Q** これらの線毛が波打つのは口に向かって上方か，それとも肺に向かって下方か？
> （解答は付録A参照）

プーンの先のような形をした**喉頭蓋** epiglottis と呼ばれる弾性軟骨によってできている．最も大きい硝子軟骨は楯の形をした**甲状軟骨** thyroid cartilage で，前方に突出している．いわゆるのど仏で，「アダムのリンゴ」とも呼ばれている．

喉頭蓋は，「気道の見張り番」ともいわれ，喉頭の上開口部を守っている．普通に呼吸しているときは喉頭蓋は開いており，空気は下気道へと流れていく．しかし食物や液体が飲み込まれるときには，状況は一変する．喉頭は上方に引っ張られ，喉頭蓋は傾いて喉頭の開口部はふさがれる．このため，食物は喉頭の後方に位置する食道に流れて胃に到達する．万一，空気以外のものが喉頭に入ってきた場合には，ただちに咳嗽反射が生じ，喉頭内の物質を外に押し出して肺内に入ってこないようにしている．この反射は，意識がないときにははたらかない．したがって，だれかを救おうとして，意識のない人間に水を与えようなどと考えてはいけない．

- あなたの頸のまんなかあたりに手を置いて，喉頭にさわってみてほしい．ゴクンと飲み込んでみよう．飲み込むにしたがって，喉頭が上に動いていったのがわかっただろうか？

喉頭の粘膜は一部，**声帯** vocal fold, true vocal cord と呼ばれるヒダを形成している．声帯は空気が呼出される際に振動する．こうして私たちは話すことができるのである．声帯のヒダの間隙を**声門** glottis という．

13.1d 気管

喉頭から入ってきた空気は，**気管** trachea をおりていく．気管は約10〜12 cmの長さで，第5胸椎のあたりまで続く．場所でいうと胸の中央に位置する（図13.1）．

気管の壁は，C字の形をした**硝子軟骨** hyaline cartilage の輪で補強されており，かなり硬い（図13.3a）．この形状は2つの点で役に立っている．気管の後方には食道があるが，これと接したところでは軟骨がとぎれている．そのため，大きい食物を飲み込んでも食道は前方に広がることができる．また，気管軟骨により気管はしっかりと支えられているので，呼吸により内圧が変化しても内腔がつぶれる

ことはない．気管筋は気管の後壁を構成していて，食道と接している．

> **ホメオスタシスの失調 13.4**
>
> 空気は，気管を通って肺内に到達するので，気管の閉塞は致命的である．気管や喉頭の声門部に突然食物がつまると窒息してしまう．肺内の空気を用いて，気道内につまった異物を押し出す方法を**ハイムリック法** Heimlich maneuver と呼ぶ．この方法で窒息死を免れた人は数えきれない．ハイムリック法は簡単に学べて，すぐに実践することができる．しかし，学ぶときには，目の前で実演してもらおう．誤った方法を身につけると，肋骨骨折を起こしてしまうからである．緊急に気道閉塞を解除するため，気管切開術が行われる場合もある．これは，空気が肺に到達するための別のルートを作るのが目的である．気管チューブを入れられると，最初の数日間，気管への刺激によって大量の分泌物が出てくる．それゆえこの期間は，肺内に分泌物が溜まるのを防ぐために，頻回のサクション（分泌物の吸引）が必要である．

気管は線毛の生えた線毛細胞と粘液を分泌する杯（さかずき）細胞でおおわれている（図13.3b）．線毛細胞は常に上方に向かって線毛を動かしている．周囲には粘液を産生する杯細胞が多数存在する．線毛は，ほこりやちりを含んだ粘液をのどのほうに押し戻している．このため粉塵は，肺内に入ることなく，飲み込まれたり吐き出されたりする．

> **ホメオスタシスの失調 13.5**
>
> 喫煙は線毛運動を阻害し，最終的には線毛細胞を破壊してしまう．そうなると，喫煙者は，唯一咳（せき）をすることで粘液を外に押し出し，肺内に蓄積するのを防いでいる．したがって，痰（たん）の多い喫煙者は咳をとめてしまう鎮咳薬を使用してはいけない．

> **確認してみよう**
> 1. なぜ鼻呼吸は口呼吸よりも望ましいのか？
> 2. 気管の線毛は具体的にどのような防御機構を発揮しているか？
>
> （解答は付録A参照）

13.1e 主気管支

気管は分岐して左右の**主気管支** main bronchus となる．主気管支はそれぞれの側の肺門に到達するまで斜めに走行する（図13.1）．右主気管支は左主気管支と比べてやや直径が大きく，より短くてまっすぐ走行している．そのため，誤嚥（ごえん）した異物は右主気管支に詰まることが多い．空気が気管支に到達するまでには，十分に加温・加湿され，異物はほぼ取り除かれている．主気管支は，肺内でより細かな枝分かれを続けて，最終的に肺胞に達する．

13.1f 肺

> **学習目標**
> - 肺とそれをおおう胸膜の構造と機能を記述することができる．
> - 呼吸膜の構造を記述することができる．

肺 lung は，身体の器官のなかでもかなり大きい．肺は，**縦隔** mediastinum を除く胸腔のほとんどを占めている．縦隔には心臓，大血管，主気管支，食道やその他の器官が存在する（図13.4）．肺の上部は細くとがっていて，**肺尖** apex of lung と呼ばれ，鎖骨の奥にある．広くなった**肺底** base of lung は横隔膜の上にのっている．各肺は葉間裂によって分かれており，右が3葉，左が2葉に分かれている．

各肺の表面は漿膜でおおわれており，**臓側胸膜** pulmonary pleura, visceral pleura と呼ばれる．胸壁の内側は**壁側胸膜** parietal pleura でおおわれている．胸膜は胸水（胸膜液）を産生する．少量のさらっとした漿液で胸膜液があると，臓側および壁側胸膜はぴったりとくっつき，かつ肺は呼吸につれて胸壁の内側に沿ってなめらかに滑る．臓側胸膜と壁側胸膜は互いになめらかに滑るが，この2つを容易に引き離すことはできない．その結果，肺は胸壁にしっかりと保持される．**胸膜腔** pleural cavity は，実際にそういう腔が存在しているというよりは，腔になりうるスペースというほうが正しい．両方の胸膜がぴったりとくっついているのは，正常な呼吸に必須である．図13.4a に臓側胸膜と胸壁の関係を示した．

> **ホメオスタシスの失調 13.6**
>
> **胸膜炎** pleurisy すなわち胸膜の炎症は，胸膜液の量が不十分であることによって起こることがある．胸膜の表面は乾いて粗くなり，呼吸のたびに表面はこすれ，刺すような痛みが生じる．胸膜炎では逆に，大量の胸膜滲出液（しんしゅつえき）（胸水）が貯留し，肺を圧迫することもある．この場合は呼吸の動きは障害されるが，乾いてこすられるタイプの胸膜炎のような痛みは生じない．

気管支樹

主気管支が肺内に入ると，しだいに枝分かれして細く

呼吸器系の機能解剖 425

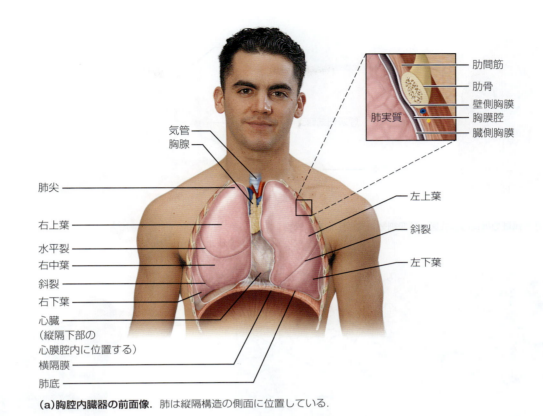

(a) 胸腔内臓器の前面像．肺は縦隔構造の側面に位置している．

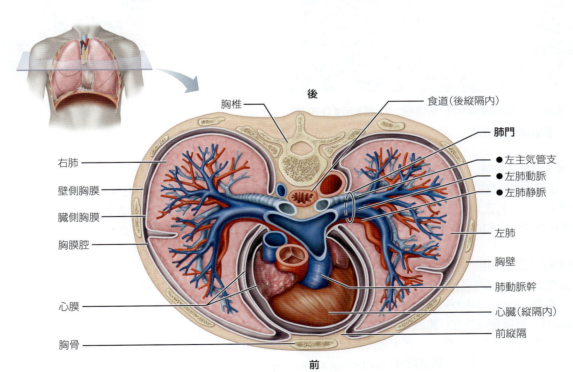

(b) 胸部の横断面を上からみたところ：肺と胸膜，縦隔内の主要臓器，胸壁との関係を示している．

図 13.4　胸腔内の各器官の構造
(a) 胸膜の詳細な図も右上に示している．(b) わかりやすくするため，胸膜腔（と心膜腔）を広げて描いているが，実際はこのような空間はなく胸膜や心膜どうしは互いに接している．

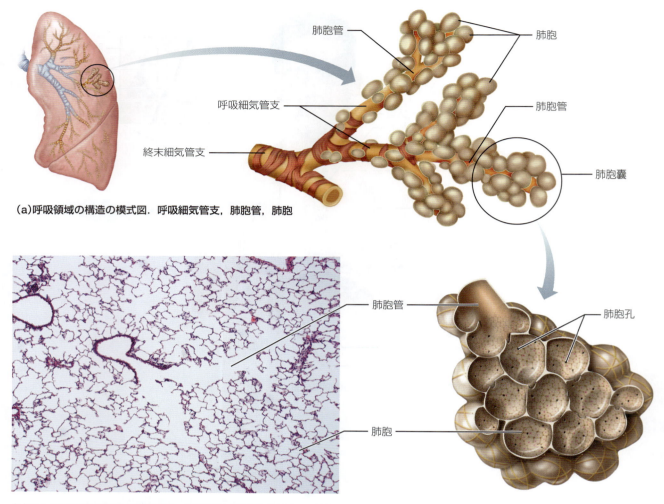

(a) 呼吸領域の構造の模式図. 呼吸細気管支, 肺胞管, 肺胞

(b) ヒトの肺組織の光学顕微鏡写真. 呼吸樹の末端部を示す(120倍)

図13.5 呼吸領域の構造

なっていく(二次気管支, 三次気管支……). **細気管支** bronchiole が最も細い気道である. 気管支は細かく枝分かれをつづけるので, 気管支樹または呼吸樹といわれる. 最も細い枝を除いて気管支には軟骨があり, 壁を支えている.

呼吸領域の構造と呼吸膜

終末細気管支から先は呼吸領域と呼ばれる. より細い導管があり, **肺胞** alveoli で終わっている. **呼吸領域** respiratory zone は, 呼吸細気管支, 肺胞管, 肺胞嚢, 肺胞からなり, 肺のなかではここで唯一, ガス交換が行われる(図13.5). ほかの部位はすべて**気道領域** conducting zone として呼吸領域に, あるいは呼吸領域から, 空気を運ぶはたらきをしている. 肺の大部分は, ブドウの房がぎっしりと詰まったような数百万の肺胞群からなっている. 結果的に, 肺の大部分は空気でできていることになる. 残りの肺実質は間質と呼ばれ, 弾性のある結合組織からなり, 私たちが呼吸するたびに伸びたりもとのサイズに縮んだりする. そのため, 肺はその大きさにもかかわらずかなり軽い器官である. 肺は, 両方合わせて約1kgの重量しかなく, スポンジのように柔らかくふわふわしている.

肺胞の壁は, その大部分が1層の薄い扁平上皮細胞からなっている. この壁の薄さは想像できないほどである. ティッシュペーパーよりももっと薄い. 肺胞嚢どうしは肺胞孔でつながっている. そのため, たとえ細気管支が閉塞したり分泌物で詰まっても, 肺胞孔を通って隣接する肺胞腔の空気が出入りする. 肺胞の外側は, 毛細血管が網目状におおっている. 肺胞壁と毛細血管壁, およびそれらの癒合した基底膜, さらにところどころにある弾性線維によって**呼吸膜** respiratory membrane(**空気血液関門** air-blood barrier)が作られている(図13.6). 呼吸膜の一方には気

呼吸生理学　427

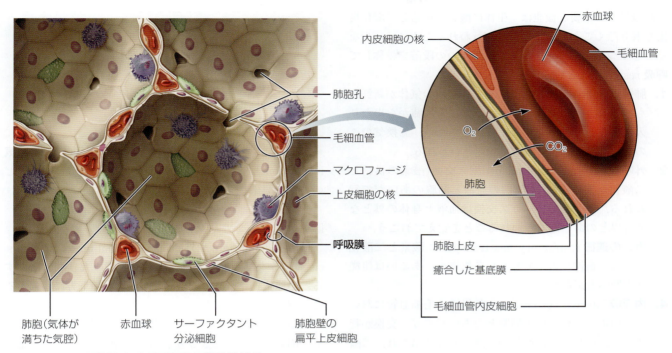

図 13.6　呼吸膜（空気血液関門）の機能的構造
左側の図に示すように呼吸膜は，肺の扁平上皮細胞，毛細血管内皮細胞，およびこれらの細胞間にある薄い基底膜よりなっている．肺胞内でサーファクタントを分泌する細胞も図示されている．隣り合った肺胞は，小さい孔でつながっている．右側の図に示すように，酸素は肺胞腔内から毛細血管内にこの膜を通って拡散し，二酸化炭素は逆に肺内の血液より肺胞に拡散する．

体が流れ，他方には血液が循環している．ガス交換は呼吸膜を介する単純拡散によって行われる．酸素は肺胞から毛細血管内の血液に移行し，二酸化炭素は血液から肺胞に向かって移動する．健康な成人男性の場合，ガス交換に用いられる肺胞壁の面積は約 50〜70 m^2 で体表面積の約 40 倍といわれている（図 13.6）．

呼吸器系の防御機構の最後の砦は肺胞にある．働き者の**肺胞マクロファージ** alveolar macrophage は塵埃細胞とも呼ばれ，肺胞内外を動き回り，細菌や粉塵その他のゴミを拾い集めている．肺胞壁の大部分は上皮細胞からなるが，肺胞のところどころに扁平上皮細胞とは形態の全く異なる太い立方上皮細胞がある．この立方上皮細胞は<u>サーファクタント</u>と呼ばれる表面活性物質を分泌しており，その成分の主体は脂質である．サーファクタントは気体の満ちた肺胞表面をおおい，肺の機能に重要な役割をはたしている（p. 439 の記述を参照）．

確認してみよう

3. 空気が鼻孔から入って肺内の最終部位に到達するまで，通過していく順に次の用語を並べなさい．
　[気管支，喉頭，鼻腔，肺胞，気管，咽頭，細気管支]
4. 誤って異物を吸い込んでしまったときに，入り込みやすいのは左右の主気管支のどちらか？　それはなぜか？
5. 肺の大部分は通り道となる管と弾性組織からなる．管はどのような役割をしているか？　また，弾性線維はどのように機能しているか？
6. 呼吸領域を構成する 4 つの構造はなにか？
（解答は付録 A 参照）

13.2　呼吸生理学

学習目標

- <u>細胞呼吸，外呼吸，内呼吸，肺換気，呼気，吸気</u>をそれぞれ定義することができる．
- 呼吸筋がどのようにはたらいて胸郭の容量を変化させ，結果的に肺への空気の出入り（呼吸）を起こしているのかを説明することができる．

呼吸器系の重要な機能は，生体に酸素を供給し二酸化炭素を取り除くことである．これが行われるためには，少なくとも4つのステップを経る．この4つの段階を総称して**呼吸** respiration という．

1. **肺換気** pulmonary ventilation：肺胞内の気体が新鮮なものと置き換わるためには，空気は常に肺から出たり入ったりして動いていなくてはならない．肺換気のこのプロセスは一般に「息をする」といわれる．
2. **外呼吸** external respiration：ガス交換（酸素の供給と二酸化炭素の排出）が肺内の血液と肺胞のあいだで行われる．外呼吸では，ガス交換は血液と身体の外となる外界とのあいだで行われることを覚えておこう．
3. **ガスの運搬** respiratory gas transport：酸素と二酸化炭素は，血流にのって肺から各組織へ，あるいは組織から肺へと運搬される．
4. **内呼吸** internal respiration：各組織の毛細血管において，血液と身体の中の細胞とのあいだでガス交換が行われる．内呼吸では血液から酸素が取り出され，二酸化炭素が入ってくる．

呼吸器系が司っているのは最初の2段階のみである．しかし，ガス交換を行うためには，4段階のすべてが行われなくてはならない．組織細胞で実際に酸素が使われ，ATPと二酸化炭素が産生される過程は，**細胞呼吸** cellular respiration といわれる．生体内で行われるエネルギー産生のための化学反応のうちで，基礎となるべき重要な反応である．細胞呼吸は生体内のほとんどすべての細胞で行われている（第14章参照）．

13.2a　呼吸の機序

息をするということ，あるいは肺換気は，胸腔の容量の変化に依存する完全に機械的なプロセスである．覚えておくとよいのは，容量の変化に伴い圧が変化し，この圧の変化を平衡化するために気体が動くということである．

気体は，液体のように入れ物に合わせてどのような形にもなりうる．しかし，液体と違うのは，気体は常に入れ物いっぱいに広がるということである．そのため，もし入れ物の容量が大きければ，気体の分子は互いに遠く離れることになり，気体の圧（気体の分子が，容器の壁や互いにぶつかり合って生じる）は当然低くなる．同量の気体でも，もし容量が小さい容器の中にあると，大きい容器と比べて気体の分子は密に存在することになり，圧は上昇する．

> **コンセプト・リンク**
> 圧の変化は，生体のほかの部位で，例えば濾過（受動輸送；第3章，pp. 74〜75）や血液の流れ（第11章）といった一連の現象を起こしていることを思い出してほしい．これらの過程で物質が圧の高いほうから低いほうに動くことで，生体は必要な機能を発揮する．膜輸送や血液循環はその一例である．

それでは，容量の変化が空気が肺内に入ってくる**吸気** inspiration と空気が肺外に出ていく**呼気** expiration にどのように関係しているか考えてみよう．

吸気

横隔膜 diaphragm や**外肋間筋** external intercostal muscle のような呼吸筋の収縮により，胸腔の大きさは増大する．半球状（ドーム状）の横隔膜が収縮して下方に移動すると，胸腔が上下に広がることになる（図13.7a）．外肋間筋の収縮は肋骨を持ち上げ，胸骨を前方に押し出す．そのため，胸郭の前後径および左右の幅が増加する（図13.7a）．肺は胸壁にぴったりとくっついている（臓側胸膜と壁側胸膜のあいだの胸水の表面張力による）ので，胸郭が広がるとともに，その大きさに合わせて肺も引き伸ばされる．**肺内の容積** intrapulmonary volume（肺の中の容量）が増すと，肺の中の空気は広い容積を満たすようにすみずみに移動する．その結果，肺内の気圧が下がり，部分的に陰圧（肺の中の圧が身体の外側の大気圧よりも低い状態）となり，外の空気が肺に入ってくる（圧較差が減る）．肺内の気圧が大気圧と同じになるまで空気は肺内に流入する（図13.8a）．この一連の過程を吸気という．

> **コンセプト・リンク**
> 濾過について思い出してほしい（第3章）．物質は高い圧のところから低い圧のところに移動する．肺では，筋肉の収縮により胸郭の容量が変化すると圧が変化する（容量が変化するため）．そして，その圧較差がなくなるまで，高い圧から低い圧のところに向かって空気が流入する．

呼気

健康な人にとって，呼気は筋肉の収縮で生じるのではなく，むしろ肺固有の弾性に依存する受動的な現象である．吸気筋が弛緩して本来の長さに戻ると，胸郭は下降し，横隔膜は弛緩して上方に移動し肺は縮む（図13.7b）．そのため，胸腔と肺内の容量がともに減少する．肺内の容量が減少すると，気体はより密に存在することになり，大気圧よりも圧が高くなってくる（図13.8a）．そうなると，肺内

呼吸生理学 429

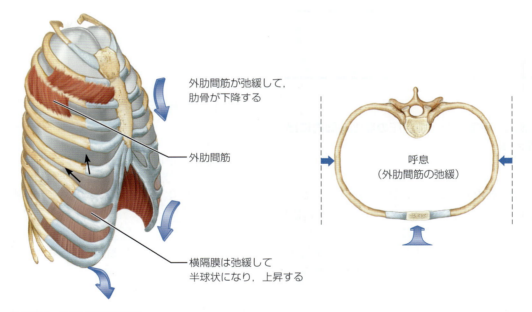

(a)吸気：空気は肺内に入る

(b)呼気：空気は肺外に出る

図13.7　吸気と呼気における胸壁と横隔膜の位置
黒い矢印は横隔膜の移動する方向を示す．(a)吸気終末には，胸部は外側に広がる．肋骨は持ち上げられ，横隔膜は下方に移動して平坦化する．肺は広がった胸腔に合わせて伸展し，その結果，肺内圧が低下するので外界の空気が肺内に入る．(b)呼気が終わると，胸部は縮む．肋骨は下降し，横隔膜は上昇して半球状になる．肺はもとの小さなサイズに自然に戻り，肺内圧が高まるので空気は肺の外に出ていく．

の気圧と大気圧を同じにするため，肺から外へ気体が受動的に出ていく．

しかしながら，喘息の発作時にみられるように，細気管支が収縮して気道が狭くなると，呼気は能動的なプロセスになる．慢性気管支炎や肺炎で，気道内に粘液や液体が詰まった場合も同様である．こういった努力性呼気の場合は，内肋間筋が収縮し胸郭を押し下げるようにはたらく．腹筋も協働して収縮し，腹腔内臓器を横隔膜に向かって押

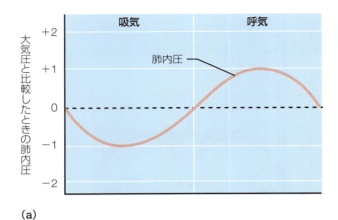

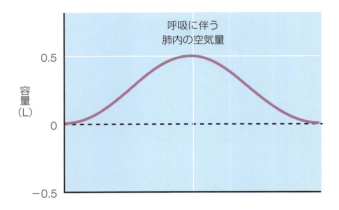

図13.8 吸気・呼気に伴う肺内圧の変化と肺内に出入りする空気量

し上げることで，肺内の空気を外に押し出そうとする．

胸腔内圧 intrapleural pressure は，正常では常に陰圧（肺内の圧より低い圧）となっている．肺が虚脱しないのはこのためである．もしなんらかの原因で胸腔内圧が大気圧と同じになると，肺はただちに縮んで虚脱してしまう．

ホメオスタシスの失調 13.7

肺胞虚脱，あるいは**無気肺** atelectasis になると，肺での換気はまったく行われなくなってしまう．こうした現象は，胸壁の外傷で空気が胸腔内に入り込んだときにみられる．また，臓側胸膜が破れても同様のことが起こる．胸腔内に空気が入り込むと，それまで少量の胸水でぴったりとくっつき合っていた臓側胸膜と壁側胸膜が離れてしまう．この状態を**気胸** pneumothorax という．胸腔内の空気が肺を押し縮める．臓側胸膜と壁側胸膜のあいだをぴったりとはりつけながら，滑らかに滑り合う役割をはたしていた胸水のはたらきも失われる．胸腔内に漏れた空気を胸腔ドレーンなどで取り除けば，肺はもとどおり広がって機能することができる．

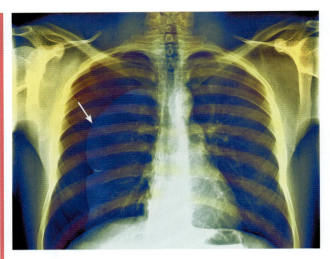

色付けをした胸部単純X線写真．気胸（肺の虚脱）を描出している．右側の肺（向かって左側にある肺，青色）は，胸腔内に漏れた空気（紫色の部分）に圧迫されて小さくなっている．

確認してみよう

7. 呼吸の最も基本的な機能はなにか？
8. 呼気では，どのような機序で空気が外に流出するか？

（解答は付録A参照）

13.2b 肺機能・肺気量分画

学習目標

- 次の肺気量について説明できる：一回換気量，肺活量，予備呼気量，予備吸気量，残気量．
- 呼吸以外で，肺内外に空気が移動する例を挙げ，通常の呼吸をどのように変えるものか，どこが異なるのかを説明できる．

いろいろな要因で肺機能は変わってくる．その人の身長・性別・年齢・身体状況などでも肺機能は変わる．静かに呼吸をしている場合には，約500 mLの空気が肺に出たり入ったりしている（図13.8b）．この容量を**一回換気量** tidal volume（TV）という．

人は理論的に，ふつうに呼吸している量よりももっと多くの空気を吸うことができる．この最大吸気量と一回換気量の差を**予備吸気量** inspiratory reserve volume（IRV）という．通常，予備吸気量は3,100 mLほどである．

同様にふつうに呼出したあとも，息を吐くことは可能である．ふつうに息を吐いた状態から，努力して呼出しうる気量を，**予備呼気量** expiratory reserve volume（ERV）という．これは約1,200 mLといわれている．

最大限努力して空気を呼出しても，肺内から空気が全く

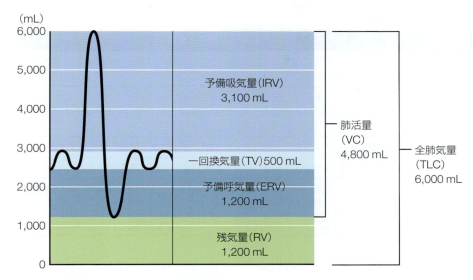

図 13.9 健康な若年男性の肺気量分画

なくなるわけではない．通常 1,200 mL ほど残る．どんなに努力してもこれを外に出すことはできない．これが**残気量** residual volume（RV）と呼ばれるものである．残気量は大事である．なぜなら，空気が肺内に残るおかげで，呼気後息を吸わなくとも肺胞がつぶれることはなく，ガス交換が継続して行われるからである．

ガス交換を行うことのできる肺内の気量を合わせたものを，**肺活量** vital capacity（VC）という．健常な若年男性で約 4,800 mL，若年女性では約 3,100 mL である．肺活量は TV＋IRV＋ERV である．男性の場合を，図 13.9 に示す．また，肺活量と残気量の和を**全肺気量** total lung capacity（TLC）という．

すべてが肺胞に到達するわけではなく，いくらかの量が通り道である気道にとどまり，ガス交換には関与しないことに注意しよう．ガス交換に関与しない気量を**死腔量** dead space volume といい，安静時の呼吸では 150 mL ほどになる．したがって，実際に呼吸道に達しガス交換に関与する機能的肺気量は約 350 mL ということになる．

肺気量分画は<u>スパイロメータ</u>（<u>肺活量計</u>）で測定する．スパイロメータでは，人が呼吸するにつれて呼出される気量が測定できる．それは測定器具内の空気量の変化を示す．スパイロメータによる検査は，肺機能の低下や，特定の肺疾患の経過を観察するのに役に立つ．例えば肺炎では吸気が妨げられ，予備吸気量と肺活量が低下する．肺気腫では，呼気がしにくくなるため予備呼気量は正常のときよりも大きく低下し，残気量は増加する．

通常の呼吸とは異なる空気の移動

息をするとき以外にも，空気は肺に入ったり出たりする．これによって通常の呼吸のリズムが変えられたりする．咳やくしゃみもその 1 つで，気道内のゴミや溜まった粘液を排出するのに役立っている．私たちの感情のあらわれとして，泣いたり笑ったりするときにも空気は移動する．**呼吸に伴って起こるのではない空気の移動** nonrespiratory air movement は，ほとんどの場合反射によって起こる．しかし意識して起こすこともある（どのような場合に空気の移動が起こるか，表 13.1 に示す）．

呼吸音

空気が気道系から出たり入ったりする際，聴診器で聞こえるような 2 種類の音を形成する．1 つは**気管支呼吸音** bronchial sound で，空気が気管や気管支の比較的大きな気道を通り抜けるときに聞こえる音である．もう 1 つは**肺胞呼吸音** vesicular breathing sound であり，これは空気が肺胞を満たす際に聞こえる．肺胞呼吸音は気管支呼吸音と比べて柔らかく，ややこもった感じがする．

 ホメオスタシスの失調 13.8

肺内に粘液や膿(のう)が溜まったり，正常な肺組織がこわれたりすると，異常な呼吸音が聴取される．**クラックル** crackles（水泡音）や**喘鳴** wheezing（連続性の高い音），ラ音などがある．**ラ音*** rales は，異常な気管支音で，気道内に粘液や滲出液が存在したり，気管支壁が肥厚したりしているときに生じる音である．

---

* 訳者注：過去にはラ音という用語を用い，crackles を断続性ラ音，wheezing を連続性ラ音と表記していた．しかし，その後，ラ音という記載は避けるべきだといわれるようになった．身体診察の教科書では rales という記載はみかけない．まれに「rales と呼ばれることもある……」と書かれていることもある．

表13.1 呼吸とは異なる空気の移動

動き	機序と結果
咳（咳嗽）	深吸気後声門は閉じ，肺から声門に向かって空気がいっせいに移動する．その後声門は突然開き，空気は上方に押し出される．咳嗽は下気道を一掃するのに役立つ
くしゃみ	咳嗽と同様の機序で起こるが，空気は口腔内ではなく鼻腔に向かって押し出される．軟口蓋からたれ下がっている口蓋垂は押されて，口腔と咽頭のあいだを閉じる．そのため空気は口腔ではなく鼻腔に向かって流れる．くしゃみは上気道を一掃する
泣く	吸気後，空気は何回かに分けて少しずつ出される．基本的に感情によって起こる動きである
笑う	空気の動きについては泣く場合と同じである．やはり感情によって起こる動きである
しゃっくり（吃逆）	横隔膜の痙攣によって，突然吸気が起こる．横隔膜や，横隔膜を支配している横隔神経が刺激されることで起こる．吸気が，閉じられた声門の声門ヒダにぶつかると音が出る
あくび	顎が大きく開いて深い吸気が起こる．あくびをするとすべての肺胞が換気される（通常の静かな呼吸では起こらない）

> **確認してみよう**
> 9. 肺気量分画のERV，IRV，TV，VCのうち，最も容量が大きいのはどれか？　あるいは最も小さいのはどれか？
> 10. 一回換気量のうち150 mLが死腔量とすると，ガス交換の場（肺胞）に実際に到達するのはどれくらいか？
> 11. ジミーさんがバイク事故で転倒した際に左の肋骨を骨折した．折れた骨の一部は胸壁外に飛び出してしまった．左肺はどうなるか？　またそれはなぜか？
> （解答は付録A参照）

13.2c 外呼吸・ガスの運搬・内呼吸

> **学習目標**
> ● 肺と組織におけるガス交換について記述することができる．
> ● 酸素と二酸化炭素が，どのように血液によって運搬されるかを記述することができる．

　ガス交換についてさらに詳しく学ぶために，肺循環と体循環における血液の流れについて思い出してほしい（第11章参照）．身体から戻ってきた血液は，二酸化炭素を肺に届け，酸素を受け取る．体循環では，血液は酸素を組織に届けて二酸化炭素を受け取る．先に述べたように，肺胞と血液のあいだで行われるガス交換（肺におけるガス交換）を<u>外呼吸</u>，全身の毛細血管と組織細胞のあいだで行われるガス交換（全身の毛細血管におけるガス交換）を<u>内呼吸</u>と呼ぶ．これらすべてのガス交換は，拡散の法則にのっとって行われるということは覚えておく必要がある．すなわち，ある物質が異なる濃度で存在するときには，その物質は濃度の濃いほうから薄いほうに向かって移動するという法則

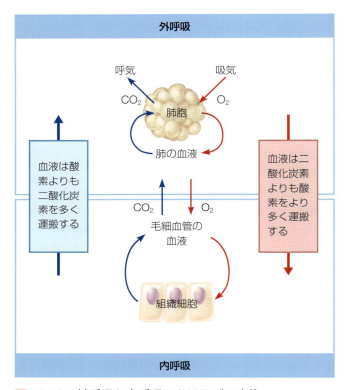

図13.10　外呼吸と内呼吸におけるガス交換
これらのガス交換は，拡散の法則に従って生じることに留意する．

である．図13.10に，肺胞および動静脈内の相対的な酸素（O_2）と二酸化炭素（CO_2）の量を図示する．

外呼吸

　外呼吸では，肺循環に流れ込んだ暗赤色の血液（低酸素状態）が，真紅の流れ（酸素濃度上昇）となって体循環に戻っていく．この色の変化は，肺で酸素がヘモグロビン（Hb）と結合したためであるが，このとき二酸化炭素も血

呼吸生理学 433

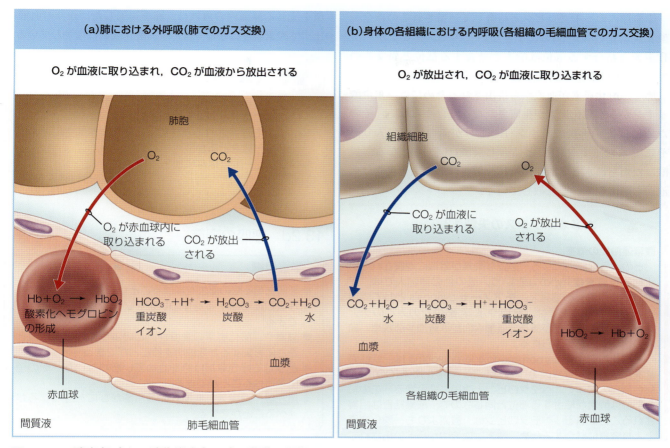

図 13.11　酸素（O_2）と二酸化炭素（CO_2）の移動と運搬
(b) で示される二酸化炭素が重炭酸イオン（HCO_3^-）にかわる反応，およびその逆の反応は便宜上血漿内で起こるように描かれているが，この変換の大部分は実際は赤血球内で起こっているものである．この後重炭酸イオンは赤血球から血漿中に移動する．この図には示されていないが，二酸化炭素のなかには，ヘモグロビンと結合し赤血球で運搬されるものもある．また，ごく微量の酸素と二酸化炭素は血漿内に溶解して運搬される．

液からすばやく除去されている．身体の各組織で血液中の酸素が利用されるため，血液中の酸素濃度より，肺胞内の酸素濃度は常に高い．そのため酸素は，呼吸膜を越えて，肺胞から酸素の乏しい肺毛細血管内の血液に移動する．

　組織では逆に血液から酸素を受け取り，二酸化炭素を血液中に出す．肺毛細血管内の血液における二酸化炭素濃度は，肺胞内と比べてずっと高いので，二酸化炭素は血液中から肺胞腔へと移動し呼気の際に体外に排出される．肺循環を通って肺静脈に戻ってくる血液は，そこにいたる前の血液と比較して相対的に酸素を多く含み二酸化炭素は少ない．

血液によるガスの運搬

　酸素は2通りの方法で血液によって運ばれる．ほとんどの酸素は赤血球内のヘモグロビンと結合して**酸素化ヘモグロビン** oxyhemoglobin（HbO_2）となる（図 13.11a）．血漿中に溶解して運ばれる酸素はごくわずかである．

　二酸化炭素は酸素と比べて20倍も血漿に溶けやすい．結果として，ほとんどの二酸化炭素は**重炭酸イオン（炭酸水素イオン）** bicarbonate ion（HCO_3^-）として血漿中に存在し運搬される．これは血液のpH調節に不可欠な存在である．酵素による二酸化炭素から重炭酸イオンへの変換は，赤血球の中で起こる．赤血球内で新たに生成された重炭酸イオンは，拡散によって血漿中に移動する．

> **コンセプト・リンク**
> 　血液のpHは，常に7.35〜7.45の範囲でなくてはならないことを思い出そう（第10章，p.325）．重炭酸イオンなどの緩衝物質は，pHの変化を最小に抑えてホメオスタシス（恒常性）を維持している．

赤血球内のヘモグロビンと結合して運搬されるのは全二酸化炭素量の20〜30％にすぎない．ヘモグロビンが二酸化炭素と結合する部位は酸素と結合する部位と異なるので，酸素の運搬に支障をきたすということはない．

肺で二酸化炭素が血液から排出されるためには，重炭酸イオンから二酸化炭素が生成されなくてはならない．そのためにはまず重炭酸イオン（HCO_3^-）が赤血球内に入り，そこで水素イオン（H^+）と結合し炭酸（H_2CO_3）となる．炭酸はただちに水と二酸化炭素に分解され，二酸化炭素は血液から肺胞腔内へと拡散していく．

 ホメオスタシスの失調 13.9

酸素運搬能の障害

どのような原因にしろ，必要な酸素が組織に運搬されない状態を**低酸素症** hypoxia という．肌の色の薄い人では，皮膚や粘膜が青ざめて見え，**チアノーゼ** cyanosis として認識される．色黒の人では，粘膜や爪床部位でのみこのチアノーゼを認めることがある．低酸素血症は貧血や肺疾患，血液の循環障害で認められる．

一酸化炭素中毒 carbon monoxide poisoning は，低酸素症を呈する特別な原因の1つである．一酸化炭素（CO）は，無色無臭の気体で，ヘモグロビンと強固に結合する．この結合部位は酸素が結合する部位と同じなので，酸素結合は阻害されることになる．ヘモグロビンは，酸素よりも一酸化炭素とより容易に結合するため，酸素は血液中から追い出されてしまうのである．

一酸化炭素中毒は，火事の死亡原因としては最も多い．中毒症状に気がつかないうちに致死的になってしまうため，大変危険である．チアノーゼや呼吸困難感といった症状は全くなく，意識障害や拍動性の頭痛が出現する．まれに，皮膚が桜色（ヘモグロビンと一酸化炭素の結合による色の変化）になって赤面したように受けとられ，意識障害が起こってはじめて異常に気づかれることがある．一酸化炭素中毒の患者には，体内から一酸化炭素がすべて排出されるまで純酸素（100％ O_2）を投与する．

内呼吸

内呼吸は，血液と組織細胞とのあいだで行われるガス交換で，肺で行われるガス交換とは反対のことが起こる．すなわち，二酸化炭素は細胞内から拡散して血液中に入る（図13.11b）．血液内では水と結合して炭酸（H_2CO_3）になり，ただちに重炭酸イオンになる．すでに述べたように二酸化炭素が重炭酸イオンに変わる過程は，ほとんどの場合赤血球内で行われる．赤血球内には炭酸脱水酵素があって，この過程を促進するようになっている．重炭酸イオンは赤血球から血漿中に拡散して運搬される．二酸化炭素が組織から血液中へと移行すると同時に，酸素はヘモグロビンから離されて，すばやく組織内へと拡散していく．この結果，体循環を流れる静脈内の血液は，肺を通過したばかりの血液に比べて酸素濃度はかなり低く，二酸化炭素は増加している．

確認してみよう
12. 血液と組織細胞のあいだにおける酸素と二酸化炭素の移動は，どのような方法でなされるか？
13. 血液で運搬されるときに，二酸化炭素は主にどのような形態をとるか？
14. チアノーゼとはなにか？

（解答は付録A参照）

13.2d　呼吸の調節

学習目標
- 呼吸を司る脳の部位を挙げることができる．
- 呼吸数に影響する身体の状態をいくつか挙げることができる．
- 酸素や二酸化炭素の濃度が，どのように呼吸の回数と深さに影響するかを説明することができる．
- どうして好きなだけ息を止めていられないか，その理由を述べることができる．
- 無呼吸，過換気，低換気の各用語がなにを意味するか述べることができる．

私たちの呼吸は，引いては寄せる波のように単純に繰り返されているようにみえるが，その調節はかなり複雑に行われている．ここでは呼吸の調節の最も基本的なところについて述べる．

神経系による調節：基本リズムの設定

横隔膜や外肋間筋といった呼吸筋の収縮は，**横隔神経** phrenic nerve や**肋間神経** intercostal nerve を介して伝えられる脳からの刺激によって調節されている．呼吸のリズムや深さを調節する神経中枢は，延髄と橋に存在する（図13.12）．呼吸の神経性調節については，まだわかっていないことも多い．今，わかっていることを簡単にまとめると次のようになる．

- 延髄には2つの呼吸中枢がある．1つは，腹側呼吸群（VRG）といわれるもので，呼気ニューロンと吸気ニューロンのそれぞれを有し，呼吸のリズムを調節する．吸気ニューロンは安静時の呼吸の際に，横隔神経を通して横隔膜を，肋間神経を通して外肋間筋を刺激する．呼気ニューロンからの刺激は，横隔膜や外肋間筋への刺激を止めるので，受動的に呼気が始まる．腹側呼吸群（VRG）からの刺激は，1分間に12〜15回の静かな呼吸

呼吸生理学 435

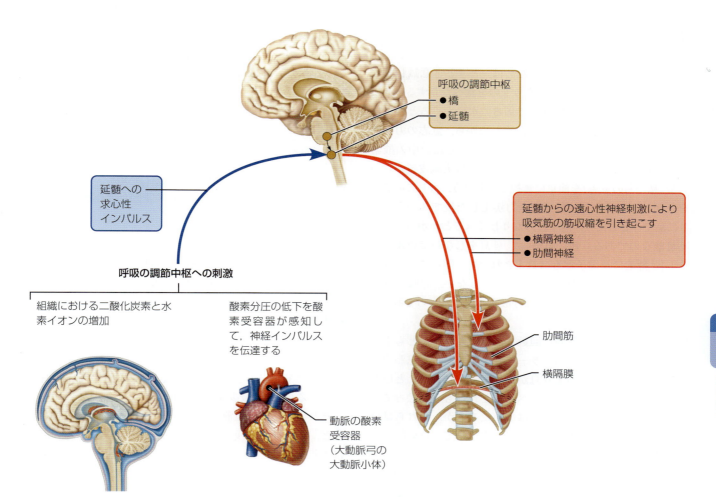

図 13.12　呼吸の神経性調節
この図は呼吸調節中枢への感覚が，呼吸筋への神経刺激となる過程を示している．

を保ち，これを**安静呼吸** eupnea という．
- 延髄のもう1つの呼吸中枢は，<u>背側呼吸群（DRG）</u>といわれるもので，末梢の化学レセプターや伸展受容器からの刺激を受け取りその情報を統合する．DRG から VRG にその情報が伝わり，呼吸のリズム調節に用いられる．
- 橋の呼吸中枢は，歌ったり眠ったり運動したりしているときなどに，VRG と連携して呼気から吸気への切り替えを滑らかにする（タイミングを調節する）．

細気管支や肺胞には伸展受容器があり，防御反射を惹起して肺が過膨張に陥り傷害されるのを防いでいる．過膨張が起こると，迷走神経が伸展受容器から受け取った刺激を延髄に送り，吸気が終了して呼気が開始する．これは DRG による呼吸調節関与の一例である．

運動時には，呼吸はより強く深くなる．これは，中枢から多くの刺激が呼吸筋に送られるためである．この状態を**過呼吸** hyperpnea と呼ぶ．激しい運動の後，呼気はより活発になる．肋骨を押し下げることのできる腹筋やその他の筋肉が動員される．

ホメオスタシスの失調 13.10

睡眠薬やモルヒネ，アルコールの過量摂取で，延髄が完全に抑制されていると，呼吸は完全に停止する．そして，何も介入がなされないと死亡する．

呼吸の回数と深さを変える非神経因子
身体の状態　延髄の呼吸中枢によって呼吸の基本的なリズムは決められているが，話したり運動をしたりする，咳込むといった身体の状態で呼吸の回数と深さは変化する．これらのうちのいくつかについては，呼吸に伴わない肺内外への空気の移動の項ですでに述べた．なお，体温の上昇も

呼吸回数を増加させる．

意志の力（意識的な調節）　私たちは，ときどき意識して呼吸のパターンを変える．歌ったりものを食べたりするときには，呼吸の調節は非常に重要である．水にもぐるときに息を止めるといったことも行う．しかしながら，意志の力で呼吸をコントロールするには限界がある．もし血液中の酸素量が減りpHが低下してくると，呼吸中枢は大脳皮質からの命令（私たちの意志）を簡単に無視してしまう．もしこのことを証明したかったら，数分間全力疾走した後でふつうどおりに話そうとしたり，息をとめたりしてみるとわかる．単に不可能なのである．親に向かって，「息をしないで死んでやる！」と脅迫に及ぶ子どもは数えきれない．親はこれを聞くと不安になるものだが，心配する必要はない．呼吸中枢が勝手にはたらきはじめ，正常な呼吸を再開するからである．

感情　感情によって呼吸の回数と深さが変わることもよく知られている．あなたはホラー映画を見ながら，思わず息をのんだり，恐怖のあまり息が荒くなったりしたことはないだろうか．また，冷たくてべとべとしたものに触ってしまい，ハッと息をのんだことはないだろうか．これらはいずれも感情刺激が視床下部の中枢に作用して，反射的に生じる現象である．

化学因子　呼吸回数と深さを変える因子は数多くあるが，なかでも重要なのは化学因子，すなわち血液中の二酸化炭素と酸素レベルである（図13.12）．とくに血液中の二酸化炭素の増加とpHの低下は最も重要で，ただちに呼吸回数と深さを増大させる．血中二酸化炭素の増加は，血液pHの低下をもたらす．二酸化炭素濃度が高いと，炭酸が増加し，血液pHを下げるからである．しかしながら，血液pHの低下は，呼吸に関係なく代謝によってももたらされる．脳組織における二酸化炭素濃度や水素イオン濃度の変化（pHに影響）は，脳幹部位の組織のpHを変えることで延髄の中枢に直接はたらきかけるようだ（図13.12）．

一方，血液内の酸素濃度の変化は，大動脈（大動脈弓の大動脈小体）と，総頸動脈の分岐部（頸動脈小体）にある化学受容器で感知される．酸素濃度が減少しはじめると，ここから延髄に向かって刺激が送られる．酸素レベルが低いと，同じ化学受容器が高い二酸化炭素レベルを検知できる．生体内のすべての細胞は酸素を必要としている．しかし，健康な身体において酸素を取り入れるのではなく，二酸化炭素を取り除くことが，呼吸のための刺激として最も重要なのである．酸素の低下が呼吸調節の引き金になるのは，危険なレベルまで酸素が低下した場合のみである．

ホメオスタシスの失調 13.11

二酸化炭素が身体にとどまりがちな人たち，例えば，肺気腫や慢性気管支炎，その他の慢性肺疾患を抱えている人では，脳はもはや二酸化炭素の増加を重要な変化として感知しなくなる．そのような場合，酸素濃度の低下が呼吸への刺激になる．この興味深い現象を知っていれば，どうしてこれらの患者にはいつも必要最低限の酸素しか投与されないかがわかるであろう．呼吸のために必要な刺激（低酸素レベル）を保つためである．

健康な身体では，呼吸器系が生体のホメオスタシスを保つ機構としてはたらいていることは明らかである．血中や組織の二酸化炭素が増加したり，なんらかの酸が蓄積してpHが低下しはじめると，呼吸はより深くより速くなる．**過換気** hyperventilation は，身体から二酸化炭素を除くために必要な呼吸よりも，さらに回数が多くて深い呼吸のことを指す．言い換えると，過換気のときには，必要以上に多くの二酸化炭素を呼出している．結果として血液pHは上昇する（炭酸が減少するため）．

それに対して，血液がなんらかの原因でアルカリ性に傾くと，呼吸はより浅くゆっくりになる．ゆっくりした呼吸により二酸化炭素が蓄積し，血液のpHは正常範囲に戻る．

安静時の呼吸の調節は，脳内の水素イオン濃度を調節するためにあるといっても過言ではない．極端に浅くゆっくりな呼吸（低換気）や，過換気がなんらかの原因で生じると，血液内の炭酸の量は劇的に変わる．低換気では炭酸は明らかに増加し，過換気では低下する．どちらの場合でも，血液による緩衝作用が追いつかず，アシドーシスやアルカローシスが生じることになる．

ホメオスタシスの失調 13.12

過換気は，しばしば不安発作により起こる．過換気発作の後にはしばしば，短時間だが**無呼吸** apnea を生じる．二酸化炭素の濃度が正常範囲に戻るまで，呼吸が停止するというものである．もし無呼吸が長くつづくと，酸素が不足してチアノーゼを生じることがある．また過呼吸により頭がふらふらしたり，気を失ったりすることさえある．これは過換気の結果アルカローシスが生じ，脳血管が収縮するためである．これらの症状は，過換気を起こしている人に，紙袋の中に息を吐かせてそれを再呼吸させると防げることがある*．なぜ

---

*訳者注：紙袋を用いた再呼吸法は，低酸素血症をきたすこともあり，臨床的には推奨されない．なんらかの疾病で過換気を生じている場合，この方法を安易に用いると状態を悪化させ危険である．心因性の過換気の場合は，意識して息ごらえをする（時間をかけて息を吐く）程度で十分な効果が得られる．

なら呼気中には，大気と比べてより多くの二酸化炭素がある
ため，紙袋の中の呼気を再吸入することで肺胞内の二酸化炭
素分圧が上がり，血液からの二酸化炭素の拡散が妨げられる
ためである．この結果，血液中の二酸化炭素，ひいては炭酸
濃度が上昇し，アルカローシスが是正される．

確認してみよう

15. 基本的な呼吸の回数とリズムの設定に最も重要な役割を果たすのは脳のどの部位か？
16. 血液の成分のうち，通常，呼吸を促す最も強い刺激となるのはなにか？

（解答は付録A参照）

13.3 呼吸器疾患

学習目標
- 慢性閉塞性肺疾患（COPD）と肺がんの症状および考えられる原因について述べることができる．

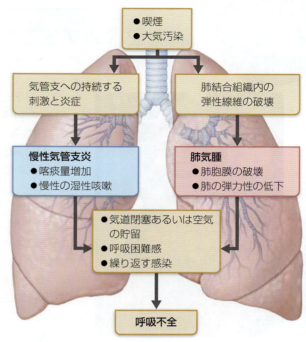

慢性閉塞性肺疾患（COPD）の病態．

ホモオスタシスの失調 13.13

呼吸器系は，空気感染を起こす病原体に容易に曝されるため，感染を起こしやすい．鼻炎や扁桃炎など，関連する炎症性疾患についてはすでに学んだ．ここでは，より重篤な疾患である慢性閉塞性肺疾患（COPD）と肺がんについて解説する．これらの病気は，喫煙がいかに身体に害を及ぼすかを証明しているといってよい．これまで長いあいだ，タバコは循環器系の疾患を起こすといわれてきたが，肺を破壊する点ではたぶんそれ以上の力を発揮するであろう．

慢性閉塞性肺疾患
chronic obstructive pulmonary disease（COPD）
　慢性気管支炎と肺気腫によって代表される**慢性閉塞性肺疾患** chronic obstructive pulmonary disease は，米国人の死因の上位に挙げられ，この病気のために身体障害者となった人も多い．この疾患にはいくつかの共通点がある．① 患者はほとんど全員喫煙歴を有する．② **呼吸困難感** dyspnea があり，経過とともに症状が進む．患者は努力しないと息ができない．③ 咳や繰り返す呼吸器感染症が一般的である．④ COPD 患者のほとんどに低酸素症があり，二酸化炭素の貯留と呼吸性アシドーシスを認める．最後には呼吸不全を呈する（図）．

　慢性気管支炎 chronic bronchitis では，下気道の粘膜が重度の炎症を起こし，多量の粘液が分泌される．粘液の貯留によって換気やガス交換は障害され，肺炎などの肺感染症を起こす確率が劇的に増加する．慢性気管支炎の患者は「青ぶくれ」と呼ばれる．疾患の初期から低酸素症と二酸化炭素の貯留をきたし，チアノーゼを伴うことが多いからである．

　肺気腫 emphysema では，肺胞隔壁が破壊され，結果として残存する肺胞は拡大する．慢性炎症の結果，肺の線維化（瘢痕化）が進む．肺の弾性が失われるにつれて，呼気時に気道がつぶれ空気の流出を妨げる．このため肺気腫の患者は，信じられないほどのエネルギーを使って息を吐くことになる．患者は努力して呼吸しているため，いつも疲れきっている．空気が肺内にとどまるため，酸素の交換は驚くほど効率よく行われ，チアノーゼは通常，疾患の末期まで出現しない．そのため，肺気腫の患者を「赤あえぎ」と呼ぶことがある．肺の過膨張により，患者の胸郭は樽状に変形する．

肺がん lung cancer
　肺がんは，男女ともに北米のがんの死因の1位である．乳がんと前立腺がんに大腸がんを合計したよりも，肺がんで死ぬ人のほうが多い．これは悲劇である．なぜなら，肺がんは防ぐことができるからだ．肺がんの90％近くが喫煙が原因で生じたものである．肺がんの多くは，急速に進行して全身に転移する．診断がついた時点ですでにかなり進行していることが多い．だれもが知っているように肺がん治癒率はおそろしく低い．ほとんどの肺がん患者が，診断がついて1年以内に死亡する．肺がんの5年生存率は，転移がなければ56％であるが，転移していると5％にとどまる．通常，鼻毛やねばねばした粘液，粘膜細胞の線毛のはたらきは，肺を刺激物質から守るのに非常に役立っている．しかし，喫煙によりこれらの浄化装置は障害され，全く機能しなくなる．タバコの煙という刺激物質に常に曝されると，粘液の産生は増加する．しかし，この粘液を気道から排出する線毛の動きはタバコによって緩徐になり（やがて破壊され），肺胞マクロファージのはたらきは低下する．そのため下気道に粘液が貯留して感染症に罹患しやすくなり，肺炎やCOPDの増悪をきたす．しかしながら最終的に肺がんができるのは，タバコの煙に含まれる有

もっと詳しく見てみよう：清潔を求めすぎて失ったもの

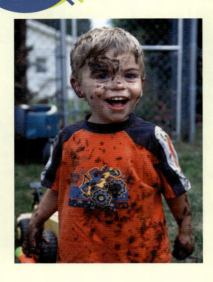

1989年、急激に増加したアレルギーの原因として、遺伝子によるとはいえないという衛生仮説が提唱された。最近では、アレルギー増加の原因は、自然界に存在する異物への曝露の減少によるとされている。その背景には、衛生状態が改善し、効果的な医薬品が開発され、清潔な食物や水が当たり前に得られるようになり、田舎よりも都会で暮らす人が増えたという状況があるとのこと。これらが相まって、免疫系が「訓練」されなくなり、結果的にアレルギーや喘息、自己免疫疾患が増えたという。

2人の子どもがいたとしよう。1人はペットを飼ったこともなければ、汚れるような生活もしておらず、日に何度もシャワーを浴び、親の用意した清潔な食べ物だけを口にしている。もう1人は、泥んこになって遊び、飼い犬とアイスクリームを分け合い、おやつが欲しくなったら野のキイチゴを取ってそのまま口に入れている。どっちの子どものほうがより健康だと思うだろうか？この質問に答えるには、第12章を思い出してほしい。B細胞とT細胞は、自己と異物の抗原の違いを見分けるよう「訓練」されると学んだ。しかしながら、この訓練を受けるには、異物（非自己抗原）に曝露される必要がある。もし、生体が異物に応答する機会がそれほど与えられないとなると、十分な機会があった場合と比べて免疫系の発達は劣ったものになるであろう。

ペットや汚れに曝露されなかった子どもは、制御性T細胞を訓練するための抗原を十分には得られない。その結果、ずっと後になって異物に遭遇した際に、アレルギーや喘息、自己免疫疾患になる可能性がある。この考え方は、1980年以降米国において、年齢や性別、人種にかかわらず、喘息患者が増加していることの説明になる。また、開発途上国では、アレルギーや自己免疫疾患が非常に少ないという事実を裏付けるものでもある。もしかしたら、過剰な清潔という状況があるのかもしれない。科学者は今や、アレルギーや喘息、自己免疫疾患を引き起こさずに異物に曝露したかのような刺激を与えて免疫システムを訓練する方法を模索している。

基本事項

- アレルギー、喘息、自己免疫疾患は、先進国でより一般的にみられる。
- 制御性T細胞が、後の曝露において抗原に寛容になる（反応しない）ためには、発達段階で抗原に曝露されなければならない。
- 衛生仮説によると、衛生環境の改善や医療の発展によって、制御性T細胞の「訓練」の時期における抗原の曝露が減ったことが、後にアレルギーや自己免疫疾患を発症しやすくしているという。

毒化学物質が合わさって生じる刺激作用による。

肺がんの組織型のうちよくあるのは、次の3種類である。① **腺がん** adenocarcinoma（肺がんの40％）：肺の末梢に単独の結節をつくる。気管支の腺組織や肺胞上皮細胞から発生する。② **扁平上皮がん** squamous cell carcinoma（肺がんの25～30％）：大きな気管支から発生して腫瘍を形成し、しばしば空洞化して出血する。③ **小細胞がん** small cell carcinoma（肺がんの約20％）：主気管支に由来するリンパ球様の細胞からなり、急速に増殖して、縦隔内にブドウの房状の小さなかたまりを作る。縦隔内への転移はまたたく間に進行する。

肺がんの最も効果的な治療法は、がんの発生した肺を根治的に除去し転移を防ぐことである。しかしながら、ほとんどの場合、診断のついた段階ですでに転移しているため、そのような治療法を受けられるのはごく一握りの患者である。ほとんどの場合に放射線治療や化学療法が唯一の治療法として選択されるが、これらは肺がんにはそれほど有効ではない。

幸いなことに、新しい治療法が開発されつつある。そのなかには、① 腫瘍が必要とする特定の分子に特異的に結合したり、腫瘍細胞まで直接に抗腫瘍薬を運んだりする抗体、② 免疫系を活性化するがんワクチン、さらに ③ 腫瘍細胞が際限なく分裂する原因となった欠陥遺伝子を正常なものに置き換えるさまざまな遺伝子治療が含まれる。臨床試験が進めば、これらの方法が効果的かわかってくるだろう。しかしそ

れにしても，肺がんを予防することができれば，こうした特別な治療も無用になることを忘れてはならない．禁煙は目指す価値のあるゴールである．

> **確認してみよう**
> 17. 喫煙者のアルビンさんは，持続性の咳とちょっとした労作時の息切れを主訴に主治医を受診した．彼の胸郭は樽状で，息を吐くのが大変だという．診断はなにか？
> （解答は付録A参照）

13.4 呼吸器系の発生・発達・老化

> **学習目標**
> ● 乳幼児期から老年期までの，呼吸機能の生理的変化について述べることができる．

胎児の肺は，液体で満たされている．ガス交換は呼吸器系に代わって胎盤で行われている．誕生の瞬間，液体の詰まった気道は排液され，空気で満たされる．肺胞はふくらみ，ガス交換を開始する．しかし肺が完全にふくらむまでさらに2週間ほどかかる．全く機能していなかった肺が，ガス交換を行えるようになるには，**サーファクタント** surfactantと呼ばれる，脂性の物質が大きな役割をはたしている．サーファクタントは立方上皮細胞で産生される（**図13.6**，p. 427参照）．サーファクタントは，肺胞の内側に存在する水の層による表面張力を減少し，肺胞が虚脱するのを防いでいる．この機能をはたすのに十分な量のサーファクタントは，妊娠後期（28～30週）まで産生されない．

> **ホメオスタシスの失調 13.14**
>
> 妊娠28週より前に生まれた低出生体重児や，サーファクタントの産生が十分にできない新生児（糖尿病の母親から生まれた新生児に多くみられる）は，**新生児呼吸窮迫症候群** infant respiratory distress syndrome（IRDS）を発症する．これらの新生児は，生まれて数時間のうちに呼吸困難を生じる．息をするごとに虚脱する肺胞をふくらませるために，莫大な労力を使って呼吸する．依然として年間2万人以上の乳児がIRDSで死亡しているが，陽圧換気が行える人工呼吸器を用いることで，多くの乳児の命が助かっている．自分の肺が十分な量のサーファクタントを産生できるようになるまで，陽圧換気で肺胞をふくらませ，ガス交換を行うことが可能となったからである[*1]．

先天的な呼吸器系の障害として最もよくみられるのは，口蓋裂と**囊胞性線維症** cystic fibrosis（CF）である[*2]．CFは米国で最も致死率の高い遺伝性疾患であり，3,500～4,000人の子どもに1人が罹患し，毎日2人の子どもがこの病気で死亡している．CFでは非常に粘稠な分泌物が大量に産生されてそれが気道系につまるため，CFの子どもは重篤な感染症に罹患しやすい．同じような現象はほかの臓器でもみられる．とくに深刻なのは膵液や胆汁が小腸に流れる管が詰まり，食物消化が困難になることである．さらに汗腺にも影響し，塩分濃度の高い汗を分泌する．CFの原因は，CFTRタンパク質と呼ばれるタンパク質をコードする遺伝子の異常である．CFTRタンパク質は，細胞内外への塩化物イオン（Cl^-）の移動を制御している塩化物イオンチャネルとしてはたらいている．遺伝子の変異により，CFTRタンパク質は小胞内にとどまり，細胞膜に到達して本来の役割をはたすことができない．その結果，Cl^-は細胞外に移動せず，通常Cl^-に伴って細胞外に移動する水が出ていかないため，CFに特徴的な粘稠な分泌物が産生される．したがってCF研究の最終目標は，塩分と水の移動を正常化することといえる．CFの治療としてよく用いられているのは，粘液溶解剤（去痰剤）と気管支拡張剤，肺の理学療法（胸郭を強くタッピングして粘稠な分泌物を移動しやすくする），および感染予防のための抗菌薬投与である．驚くほど簡単な治療法として，高濃度食塩水の吸入というものもある．粘液が薄まるので咳とともに喀出しやすくなる．

呼吸数は新生児のとき最大で，1分間当たり40～80回である．年齢とともに呼吸数は減少し，乳児では約30回/分，5歳児では25回/分，成人で12～18回/分である．しかし，高齢者では，しばしば呼吸回数が再び増加する．肺は幼・小児期を通して成熟し，より多くの肺胞が青年期頃まで形成される．研究によると，10代前半で喫煙を始めると，肺の成熟化は完了せず，また肺胞の形成も阻害される．

> **ホメオスタシスの失調 13.15**
>
> **乳児突然死症候群** sudden infant death syndrome（SIDS）は，ベビーベッド死（crib death）ともいわれるもので，明らかに健康な乳児の呼吸が寝ているあいだに止まって死亡するというものである．呼吸の神経調節に問題があると考えられている．多くの場合，うつぶせ寝をしている乳児に起こる．米国では，1992年に仰臥位で寝かせるようにという勧告が出されてから，SIDSの発症は60％ほど減少した．

呼吸器系のはたらきはあまりにもスムーズに行われているので，その存在を意識することはあまりない．意識するのは，くしゃみや咳（刺激物への応答として）をしたり，かぜで鼻が詰まったり，痰がのどにからんだりしたときくら

[*1] 訳者注：現在では，治療として，サーファクタント補充療法も行われている．

[*2] 訳者注：わが国ではCFは非常にまれな疾患である．

いである．呼吸器系の問題の多くは，外界からもたらされる．食物が気管に詰まって窒息したり，食物や吐物を誤嚥して嚥下性肺炎を生じたりといったことが例として挙げられる．また，**喘息** asthma で苦しむ人もいる．喘息患者の気道はさまざまな刺激物に過敏に反応しやすく，ダニやゴキブリの糞，イヌの鱗屑，カビなどを吸い込むことで炎症状態となり，呼吸困難感や咳嗽，喘鳴を生じる．「もっと詳しく見てみよう」(p. 438 参照)では，清潔な生活が近年の喘息患者数増加にどう関連するのかを取り上げている．

長いあいだ，結核と肺炎は米国において死因の第1位であった．しかし抗菌薬の出現により，感染症の脅威は大幅に減弱した．しかしいまだにこわい病気であることに変わりはない．AIDS(エイズ)患者で結核と診断される例が世界中で急増している．しかも，薬剤耐性の結核菌によることが少なくない．現在のところ，呼吸器疾患のうち圧倒的に大きな問題となっているのは，前に述べたとおり COPD と肺がんである．

加齢に伴い，胸壁はより硬くなり，肺の弾性は失われる．その結果，肺の換気能力は徐々に失われる．肺活量は，70歳までに1/3が失われる．さらに，血液中の酸素分圧が低下し，二酸化炭素による呼吸刺激効果も，とりわけ仰臥位や背中にもたれかかった姿勢で減弱する．加齢により**睡眠時無呼吸** sleep apnea のリスクは増加する．咽喉頭の筋力が低下して気道を塞ぎやすくなり，また，呼吸筋への刺激が適切に行われなかったり，全く止まってしまったりすることも起こりうる．

また，加齢とともに呼吸器系の防御機構の効果も弱まってくる．粘膜細胞の線毛運動は低下し，肺内の貪食細胞の動きは鈍くなる．そのため高齢者は，肺炎やインフルエンザのような呼吸器感染症に罹患しやすくなっている．

> **確認してみよう**
>
> 18. もし新生児でサーファクタントが作られなかったら肺胞はどうなるか？ そのような状態を医学的には何と呼んでいるか？
>
> （解答は付録A参照）

器官系の協調

ホメオスタシスからみた呼吸器系と他の器官系との関係

内分泌系
- 呼吸器系は酸素を供給し，二酸化炭素を除去する．
- アドレナリンは細気管支を拡張する．テストステロンは思春期の男性の喉頭を成長させる．

リンパ系/免疫
- 呼吸器系は酸素を供給し，二酸化炭素を除去する．咽頭扁桃には免疫細胞が常駐している．
- リンパ系は血液の循環量を調節することで，呼吸器系のはたらきであるガス運搬がそこなわれないようにしている．免疫系は，呼吸器系を病原体やがんから守っている．

消化器系
- 呼吸器系は酸素を供給し，二酸化炭素を除去する．
- 消化器系は呼吸器系が必要とする栄養を供給している．

泌尿器系
- 呼吸器系は酸素を供給し，二酸化炭素を除去する．
- 呼吸器系臓器から出される代謝老廃物（二酸化炭素を除く）が，腎臓から排出される．

筋系
- 呼吸器系は筋肉の活動に必要な酸素を供給し，二酸化炭素を除去する．
- 横隔膜と肋間筋の動きによって，呼吸に必要な胸郭容量の変化がもたらされる．定期的に運動することで呼吸器系のはたらきは増強する．

神経系
- 呼吸器系は通常の神経の活動に必要な酸素を供給し，二酸化炭素を除去する．
- 延髄や橋の呼吸中枢が呼吸回数や深さを調節する．肺の伸展受容器と大血管の化学受容器が呼吸調節に関与している．

呼吸器系

心臓血管系
- 呼吸器系は酸素を供給し，二酸化炭素を除去する．二酸化炭素は血液内では HCO_3^- として存在し，H_2CO_3 は血液緩衝作用に寄与する．
- 血液がガスの運搬を行っている．

生殖器系
- 呼吸器系は酸素を供給し，二酸化炭素を除去する．

外皮系（皮膚）
- 呼吸器系は酸素を供給し，二酸化炭素を除去する．
- 皮膚は生体表面のバリアとなり，呼吸器系を保護する．

骨格系
- 呼吸器系は酸素を供給し，二酸化炭素を除去する．
- 骨は肺と気管支を外側から囲み保護する．

要約

13.1 呼吸器系の機能解剖(pp. 420〜427)

- **呼吸器系**：ガス交換を行っている．主な構造は鼻，咽頭，喉頭，気管，肺．
- 13.1a. **鼻**：空気は**外鼻孔**から**鼻腔**に入る．鼻腔は**鼻中隔**で2つに仕切られている．
- 鼻腔の外壁は**鼻甲介**が張り出している．粘膜におおわれた鼻甲介は空気の流れを乱して，流入してくる空気と粘膜との接触を増やし，加温・加湿，異物の除去を行っている．
- 鼻腔の周囲にある**副鼻腔**は，音声を発するときに共鳴を与える．また，頭蓋の重さを軽くしている．
- 鼻は**口蓋**によって口と分けられている．**口蓋裂**は遺伝性の欠損で，呼吸しにくかったり，発語や吸啜(母乳を吸う)の際に問題になったりする．
- 13.1b. **咽頭**：のどともいう．筋肉で囲まれる食物や空気の共通の通り道で，**後鼻孔**から鼻腔につながっている．
- 咽頭は3つの部位に分かれている：**咽頭鼻部，咽頭口部，咽頭喉頭部**である．
  - 咽頭鼻部は空気しか通らない．食物と空気のどちらも通るのは，咽頭口部と咽頭喉頭部である．
- **扁桃**はリンパ組織の集合体である．
  - 咽頭の鼻部上位に**咽頭扁桃**が存在する．
  - 咽頭口部の軟口蓋が終わるところに，対になって**口蓋扁桃**が存在する．
  - 舌基部には**舌扁桃**が1つある．
  - 左右の耳管開口部の周囲には**耳管扁桃**がある．
- 13.1c. **喉頭**：声を作る場所．空気を通し音声を作る．
- 8つの軟骨で作られる．**甲状軟骨**(アダムのリンゴ)もその1つである．また，スプーン状の**喉頭蓋**が，食物を通るときに気管入口部にふたをして食物が流れ込まないようにしている．
- **声帯**を形成し，それによって話すことができる．声帯ヒダのあいだのスペースを**声門**という．
- 13.1d. **気管**：喉頭と主気管支を結ぶ空気の通り道．線毛のある粘膜でおおわれ，C字状の**硝子軟骨**で支えられ，内腔がつぶれないようになっている．
- 13.1e. **主気管支**：気管から分岐して左右の肺の肺門とつなぐ．
- 13.1f. **肺**：縦隔の両側にある器官で，主に弾性の結合組織でできている．**肺尖**は鎖骨近くに位置し，**肺底**は広く横隔膜の上にのっている．
- 両側の肺は**臓側胸膜**という漿膜でおおわれている．**胸膜**ともいう．胸腔は**壁側胸膜**がおおっている．
  - **胸膜炎**は胸膜の炎症で，結果的に胸膜が乾燥して胸膜表面の摩擦を増したり，胸水の産生により肺を圧迫したりする．
- 気管支は気管から枝分かれして主気管支，二次気管支，三次気管支と次第に細くなりながら**気道領域**を構成している．単純に空気を肺胞に届ける役割をはたしている．最も細い気管支は**細気管支**である．
- **呼吸領域**は終末細気管支と呼吸細気管支，肺胞管，**肺胞**からなる．肺胞は血液とのあいだでガス交換が行われる場所である．
  - 肺胞にはいくつかの種類の細胞がある：一層の扁平上皮細胞とサーファクタント分泌立方細胞，マクロファージである．
    - **肺胞マクロファージ**は，肺胞を移動して感染から守るはたらきをしている．塵埃細胞とも呼ばれる．
  - **呼吸膜**(**空気血液関門**)は，肺胞壁と毛細管壁のそれぞれの基底膜が癒合し，酸素と二酸化炭素のガス交換はこの膜を拡散して行われる．

13.2 呼吸生理学(pp. 427〜437)

- 呼吸には，酸素を供給し二酸化炭素を排出するための4つのステップがある．
  - **肺換気**：肺の間断ない動きで，常に酸素を供給するために行う．一般的に呼吸という．
  - **外呼吸**：血液と身体の外(肺胞内の空気)とのあいだで行われるガス交換を指す．
  - **ガスの運搬**：血流によって酸素や二酸化炭素が運ばれることを指す．
  - **内呼吸**：血液と毛細管のある組織とのあいだで起こるガス交換を指す．
  - **細胞呼吸**という言葉があるが，これは酸素がATP産生に使われることを指し，ここで取り上げた呼吸とは異なるものである．

13.2a. 呼吸の機序

- 気体は容器いっぱいに広がり，容器の容量が異なると圧にも変化が生じる．

- 気体は**吸気**で肺内に入り，**呼気**で肺から出ていく．
  - 吸気で肺が広がるには，サーファクタントが必要である．サーファクタントは肺胞内をおおって，肺胞が虚脱するのを防いでいる．
- 吸気の際に動く筋肉は，**横隔膜**と**外肋間筋**である．
  - 吸気筋が収縮すると，**肺内の容積**が増加し圧が低下する．そのため身体の外から空気が入ってくる(圧勾配による)．
  - 吸気筋が弛緩すると，肺はその弾性により縮み，肺内圧は上昇する．そのため空気は体外に出ていく．
- 胸腔内圧は常に陰圧となっている．ただし，外傷などで胸腔内に空気が入り込むと気胸という状態になる．その空気によって肺が圧迫されると無気肺が生じる．

13.2b. 肺機能・肺気量分画
- **一回換気量(TV)** は，静かに呼吸をしているときに，肺に出入りする空気の量である．その量を超えて吸うことのできる最大換気量を**予備吸気量(IRV)** という．静かに息を吐いた後，さらに努力して呼出できる空気の量を**予備呼気量(ERV)** という．
- 最大限呼出してもなお肺に残る空気の量を**残気量**という．これによって，肺胞がつぶれずに保たれ，次の吸気が楽に行える．
- 最大限換気できる空気の量を**肺活量(VC)** という．このなかにはガス交換には関わらない**死腔量**が含まれる．
- **呼吸に伴って起こるのではない空気の移動**は，ほとんどの場合，咳やくしゃみなどの反射による．
- 呼吸音は空気が肺内外を移動するときに聴かれる音である．
  - **気管支呼吸音**は大きな気道を空気が速く移動するときの音である．
  - **肺胞呼吸音**は，肺胞が膨らんだときに聞こえる音である．

13.2c. 外呼吸・ガス運搬・内呼吸
- 外呼吸の際，酸素は肺胞から肺毛細管内に拡散し，二酸化炭素は毛細管から肺胞に拡散する．
- 酸素は赤血球内の**酸素化ヘモグロビン**として血管で運搬される．直接血液に溶解している酸素もあるがわずかである．
- 二酸化炭素は酸素よりもはるかに血液に溶解しやすい．**重炭酸イオン**として血漿中に溶けて運ばれる．血液のpH調整に重要な役割をはたす．二酸化炭素から炭酸イオンになる変換は，赤血球内で行われる．ヘモグロビンと結合して運ばれる二酸化炭素もあるが，酸素とは異なる部位で結合する．
- **低酸素症**は，酸素が十分に患者に供給されない状態を指す．チアノーゼを呈することもある．
- **一酸化炭素中毒**は，特殊な状態での低酸素症である．一酸化炭素は酸素と同じ部位でヘモグロビンと結合するが，酸素よりもはるかに結合しやすい．そのために酸素不足をきたす．
- 内呼吸では，二酸化炭素は組織から毛細血管内に拡散し，酸素は毛細血管から組織に拡散により移動する．

13.2d. 呼吸の調節
- 横隔膜は**横隔神経**，外肋間筋は**肋間神経**により刺激される．
- 神経調節中枢延髄と橋にある．
  - 延髄には腹側呼吸群(VRG)と背側呼吸群(DRG)という調節中枢がある．
    - 腹側呼吸群には，吸気と呼気を調節する2つの神経があり，**安静呼吸**を司っている．
    - 背側呼吸群は，化学受容器と伸展受容器から情報を受け取り，統合して呼吸のリズムを調節する．腹側呼吸群にも情報伝達する．
  - 橋の呼吸中枢は腹側呼吸群と連携して，歌を歌ったり運動したりするときに呼気と吸気のタイミングが滑らかになるように調節をはかる．
  - 過呼吸は運動時などにみられる深い呼吸を指す．
- 神経性以外に呼吸の回数や深さに影響する因子として，身体状況(会話，運動，発熱など)，自分の意志，感情，化学因子(二酸化炭素レベル)がある．
- ホメオスタシスの失調として生じるのは：
  - **過換気**：呼吸回数と深さの増大により，二酸化炭素の排出が進み，血液pHは上昇する．
  - **無呼吸**：呼吸の中断．しばしば過換気の後にみられる．それにより二酸化炭素レベルが正常範囲内に戻る．もし無呼吸が遷延するとチアノーゼを生じる可能性がある．

13.3 呼吸器疾患(pp. 437～439)

- **慢性閉塞性肺疾患(COPD)**：慢性気管支炎や肺気腫のような重篤な呼吸器疾患を指す．ほとんどの場合喫煙歴のある患者に起こる．**呼吸困難感**や咳を有し，感染症を繰り返しやすい．さらに，次のうち1つ以上の症状・徴候を有しやすい：低酸素症，二酸化炭素の貯留，呼吸性アシドーシス，呼吸不全．
  - **慢性気管支炎**の患者は，下気道に高度の炎症を生じており，分泌物の過度な産生，換気やガス交換の障害，

頻回の呼吸器感染症を生じやすい.
- **肺気腫**の患者は，肺胞の拡張，慢性炎症，肺線維化による弾性の低下，呼気時の気道虚脱，呼気閉塞を有する．気道閉塞があるなかで呼出するのは，体力を消耗しやすい．空気が呼出できずに肺が過膨張となり，樽状橋胸を示す．
- **肺がん**：予防できることが多いなか，最大の死因となっている：肺がんは，一般的に進行が速く転移もしやすい．
  - **腺がん**：肺の末梢領域に結節として出現．気管支の線組織や肺胞細胞から生じる．
  - **扁平上皮がん**：大きな気管支の扁平上皮から生じる．出血しやすい．
  - **小細胞がん**：主気管支のリンパ球様の細胞から始まり，縦隔に広がりやすく急速に転移する．
  - 肺がんの治療は，外科的摘除術，放射線治療，化学療法が一般的．近年，抗体を用いて標的細胞に抗がん剤を届ける治療や，遺伝子治療，がんワクチンといった治療法も検討されている．

13.4 呼吸器系の発生・発達・老化 (pp. 439～440)

- **サーファクタント**は，生下後に肺胞の液体が気体に置き換わるときに不可欠である．サーファクタントは脂性の化学物質で，肺胞の内側をおおっている．表面張力が減じて，吸気と呼気のあいだも肺胞が虚脱するのを防いでいる．
- **新生児呼吸窮迫症候群（IRDS）**は，サーファクタントが十分に産生されていない未熟児に生じやすい．肺胞は虚脱しやすく，呼吸のたびに肺胞を再び膨らませる必要があるため，患児は疲弊しやすい．肺胞の虚脱を防ぐために，サーファクタントが分泌されるまで陽圧換気を行うこともある．
- **嚢胞性線維症（CF）**は，致死的な遺伝性の疾患で正常な塩素と水の移動を困難にする病態である．そのため気道分泌物が粘稠になり，気道閉塞をきたしやすく感染のリスクも高い．膵酵素を分泌する管も詰まりやすく，また，塩分濃度の高い汗をかく．
- 正常の呼吸回数は，乳児で最も高く，年齢を重ねるとともに回数は減少する．成人の呼吸回数は，健常人で12～18回/分である．
- **乳児突然死症候群（SIDS）**は，睡眠中に乳児の呼吸が自然発生的に止まってしまい，そのまま亡くなってしまうことをいう．原因の詳細はいまだに不明であるが，呼吸の神経調節に問題があると考えられている．
- **喘息**：アレルゲンのような刺激物質による気管支の慢性炎症と気道過敏性の亢進である．
- 加齢により起こる変化として，胸壁はより固くなり肺はその弾性を失う．肺活量は低下し，血中酸素レベルも低下しがちである．
- **睡眠時無呼吸**のリスクは加齢とともに増す．原因として，咽喉頭の筋肉の減弱化による気道の閉塞や，呼吸筋に刺激を送る中枢の問題などが考えられている．

復習問題

▶ **選択問題**
（正解が複数の場合もある）

1. 息を吐くとき（呼気），空気は呼吸器の部位をどの順番で通過するか？
   a. 肺胞，細気管支，気管支，喉頭，気管，咽頭，鼻腔
   b. 肺胞，気管，気管支，細気管支，喉頭，咽頭，鼻腔
   c. 肺胞，気管支，細気管支，気管，喉頭，咽頭，鼻腔
   d. 肺胞，細気管支，気管支，気管，喉頭，咽頭，鼻腔

2. 息を吸うとき（吸気），横隔膜はどう動くか？
   a. 弛緩し下方へ動く
   b. 弛緩し上方へ動く
   c. 収縮し上方へ動く
   d. 収縮し下方へ動く

3. 吸気の際，肺内の気圧について正しいものを選びなさい．
   a. 大気圧よりも高い
   b. 大気圧よりも低い
   c. 胸腔内圧よりも高い
   d. 胸腔内圧よりも低い

4. 肺の虚脱を防いでいる要因として正しいものを挙げなさい.
   a. 肺胞液の表面張力
   b. 壁側と臓側の胸膜がぴったりくっついていること
   c. 胸腔内圧が高いこと
   d. 肺組織の高度な弾力性
5. 慢性閉塞性肺疾患（COPD）に含まれるものを選びなさい.
   a. 肺炎
   b. 肺気腫
   c. 気管支炎
   d. 睡眠時無呼吸
6. 加齢に伴い肺の弾性が失われるとなにが起こるか？
   a. 一回換気量の増加
   b. 予備吸気量の増加
   c. 残気量の増加
   d. 肺活量の増加
7. 呼吸器のなかで肺への空気の出入りの経路でないのは次のどれか？
   a. 咽頭
   b. 肺胞嚢
   c. 気管
   d. 二次気管支
   e. 喉頭

8. 次のうち，胸腔内圧を示すのはどれか？

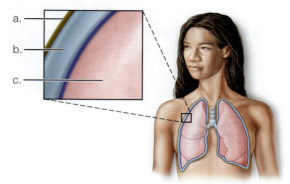

▶記述問題
9. 内呼吸と外呼吸の違いについて説明しなさい.
10. 気管が輪状軟骨で補強されていることの意義を述べなさい．また，輪状軟骨の後面が切れており，完全な輪状になっていないことの利点はなにか？
11. 気管には，粘液を分泌する杯細胞がある．粘液は防御機構として，どのようにはたらいているか？
12. 肺胞の構造の特徴について述べ，なぜそれがガス交換に適しているかを説明しなさい.
13. 横隔膜と外肋間筋の収縮によって吸気が始まる．これらの筋肉が収縮したとき，肺内の圧と容量にどのような変化が起こるか？
14. 肺において，二酸化炭素と酸素がどちらの方向に拡散していくかを決める因子はなにか？　組織においてはどうか？
15. 呼吸の回数と深さを左右する化学因子を2つ挙げなさい．また，どちらがより重要か？
16. 過換気について説明しなさい．過換気の際，血中の二酸化炭素は増加するかそれとも減少するか？　血液のpH，呼吸数はどうなるか？

クリティカル・シンキングと臨床応用の問題

17. 3歳のイーサンさんが，「息をしないで死んじゃうから」といって母親のレーニーさんをおどかしても，心配しなくてよい理由はなにか？
18. アルバレスさんが屋根の修理をしていたときにハチの巣にぶつかってしまった．当然ながら，直後に数回ハチに刺されてしまった．アルバレスさんはハチ刺されにアレルギーがあることがわかっていたので，病院にかけつけた．しかし，待合室で待っているあいだ，ショック状態になり呼吸ができなくなってしまった．喉頭が浮腫状であったため，ただちに気管切開が行われた．なぜ喉頭の浮腫が気道を塞ぐことになるのか？気管切開とはなにか？　どのような目的で行われるか？
19. 脳卒中の後遺症で，ミニックさんは嚥下がスムーズにいかない．このことは呼吸機能との関連でどのような不都合を起こすと考えられるか？

20. 19歳のタイラーさんは，はあはあと息をしながらよろめいてドラッグストアに入ってきた．胸壁の小さな穴から血がにじみ出している．救急隊が到着し，タイラーさんは銃で撃たれ，気胸と無気肺を起こしていると話している．この2つのことばの意味を説明せよ．どうしてタイラーさんは呼吸困難に陥っているのか？どのような治療を行うか？

第14章 消化器系と体内代謝

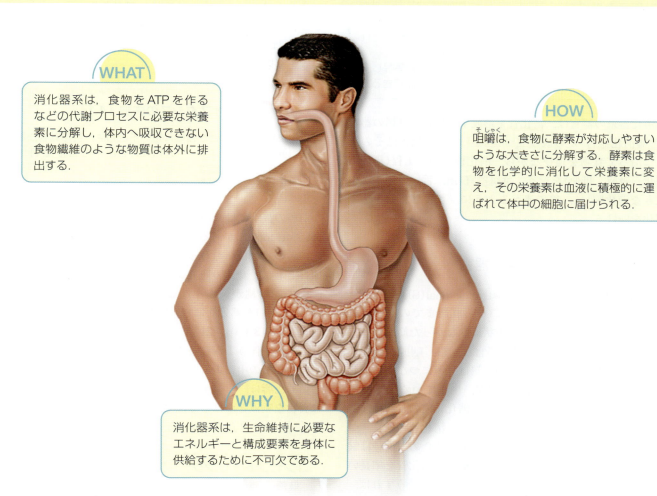

WHAT
消化器系は，食物をATPを作るなどの代謝プロセスに必要な栄養素に分解し，体内へ吸収できない食物繊維のような物質は体外に排出する．

HOW
咀嚼（そしゃく）は，食物に酵素が対応しやすいような大きさに分解する．酵素は食物を化学的に消化して栄養素に変え，その栄養素は血液に積極的に運ばれて体中の細胞に届けられる．

WHY
消化器系は，生命維持に必要なエネルギーと構成要素を身体に供給するために不可欠である．

　子どもたちは消化器系のはたらきに魅了される．ポテトチップスをバリバリ食べたり，牛乳を飲むと口の周りが白くなることで「ひげ」を作って喜んだり，お腹が「鳴る」とクスクス笑ったりする．
　成人であれば，健やかにはたらく消化器系が，健康の維持に重要であることを知っている．なぜなら，消化器系は食物を体内代謝のための原料に変換し，身体の細胞を作り，細胞が生きるための燃料を供給しているからである．言い換えると消化器系は，食物を摂取し（取り込み），栄養分子に消化し（分解し），栄養分を吸収して血管内に運び，血流を通して細胞に供給し，その後，消化できなかった老廃物を排便（排泄）で体外に排出する．

第1部 消化器系の解剖学と生理学

14.1 消化器系の解剖学的構造

学習目標
- 消化管の器官と付属消化器官の名称を挙げ，それぞれを適切な図やイラストで示すことができる．
- 消化器系の機能として，食物の消化と吸収を理解し，各消化器系の器官のはたらきを説明することができる．

消化器系の器官は，消化管を形成する器官と付属の器官（付属消化器官）から成り立つ（図14.1）．消化管はその長さに沿って食物を運びながら，消化機能の全工程（摂取，消化，吸収，排便）を行う．付属器官（歯，舌，いくつかの大きな消化腺）は，後で述べるように，さまざまな方法で消化を助ける．

14.1a 消化管を形成する器官

消化管 alimentary canal, gastrointestinal (GI) tract または腸とも呼ばれる消化管は，口から肛門までの中空の管で，その壁はゆるやかなコイル状につながった筋が作っている．この筋でできた管状の器官は，口，咽頭，食道，胃，小腸，大腸である．大腸の末端は肛門につながる．死体では消化管の長さは約9mだが，生きている人間では筋の緊張のため，かなり短くなる．消化管内の食物は，消化管の内面をおおう細胞とのみ接触し，消化管の両端，つまり口腔と肛門は外部環境に開かれているため，内腔は厳密には体外にあると言える．この関係は，消化管を細長い厚みのあるドーナツに見立てるとよくわかる．そうすれば，ドーナツにある真ん中の穴に指を突っ込んでも，指は実際にはドーナツの中身に届かないことが容易にわかる．消化管も周りが消化管の組織であるが，真ん中は空洞である．

次に，消化管の各器官について説明する（図14.1で器官を見つけよう）．

口

食物は，粘膜でおおわれた空洞である口 mouth（口腔 oral cavity）から入る（図14.2）．**口唇** lips は前方の開口部を保護し，**頬** cheek は側壁を形成する．**硬口蓋** hard palate は口腔の前方の屋根を，**軟口蓋** soft palate は後方の屋根を形成する．**口蓋垂** uvula は軟口蓋の後縁からぶら下がっている．軟口蓋の肉質の指のような突起である．外側を唇と頬で，内側を歯と歯肉で境される空間が**口腔前庭**

oral vestibule である．歯に囲まれた部分を**固有口腔** oral cavity proper と呼ぶ．筋性の**舌** tongue が口腔底を占めている．舌にはいくつかの骨性付着部があり，そのうちの2つは舌骨と頭蓋骨の茎状突起である．**舌小帯** frenulum of tongue は粘膜のヒダで，舌を口腔底に固定し，後方への動きを制限している（図14.2a）．

ホメオスタシスの失調 14.1

生まれつき舌小帯が極端に短い子どもは，舌の動きが制限され発音がゆがむため，しばしば「舌小帯短縮症」と呼ばれる．この先天性疾患は，舌小帯を切ることによって外科的に矯正することができる．

口腔の後端には，一対のリンパ組織の塊である**口蓋扁桃** palatine tonsils がある．**舌扁桃** lingual tonsils はそのすぐ先の舌の付け根をおおっている．扁桃は，ほかのリンパ組織とともに，身体の防御システムの一部である（図13.2, p.422）．扁桃が炎症を起こして肥大化すると，のど（咽頭）の入り口を部分的に塞いでしまうため，「ホメオスタシスの失調13.3」（p.421）で述べたように嚥下が困難になり，痛みを伴うようになる．

食物が口の中に入ると，唾液と混ざって咀嚼される．頬と閉じた唇は，咀嚼中食物を歯とのあいだに保持する．舌は食物を唾液とすばやく混ぜ合わせ，嚥下を開始する．こうして，食物は食道や胃に行く前に，口腔で分解が始まる．

コンセプト・リンク

味蕾（味覚受容体）を含む乳頭が舌の表面にあることを思い出してほしい（第8章, p.286参照）．つまり，舌は食物を操作する機能だけでなく，私たちが食物を楽しみ，味わうことを可能にしているのだ．

咽頭

口から入った食物は，咽頭口部，咽頭喉頭部を通過する．これらは食物，液体，空気の共通の通り道となる．咽頭は，呼吸通路の一部である咽頭鼻部，口腔の後方にある**咽頭口部** oropharynx，そして下方の食道と連続している**咽頭喉頭部** laryngopharynx に分けられる（第13章参照）．

咽頭の壁には2つの＊骨格筋層がある．管に対して外層

＊訳者注：咽頭の筋は骨格筋であるが，食道では上部1/3は骨格筋，下部1/3は平滑筋だけからなり，その中間の1/3では両者が混在する．

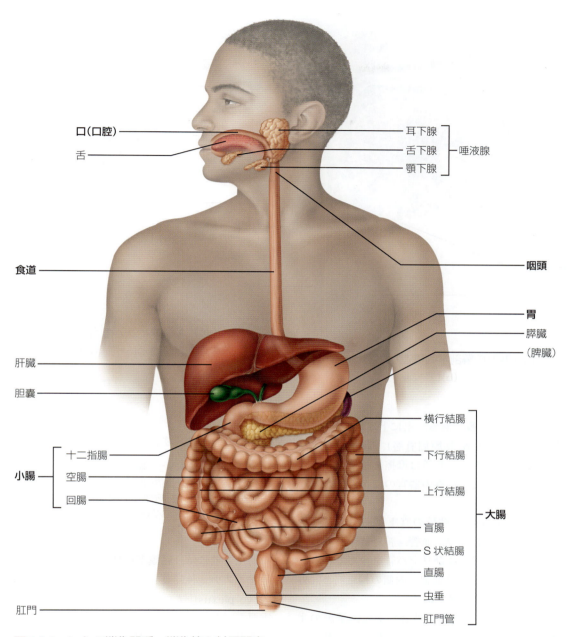

図 14.1　ヒトの消化器系：消化管と付属器官
消化管の臓器には太字で書かれた名称が示されているが，付属臓器には示されてはいない．肝臓と胆嚢は，身体の右側の情報に示している．

の筋細胞（筋線維）は縦に走り（縦走する），内層の筋細胞（筋線維）は壁の周りを円形に走っている（輪走する）．この2つの筋層が交互に収縮することにより，食物は咽頭から下方の食道へと移動する．この<u>蠕動</u>と呼ばれる食物の移動推進運動のメカニズムについては後述する．

食道

食道 esophagus は咽頭から横隔膜を通って胃へと続いている．長さ約 25 cm の食道は，基本的に食物を（蠕動運動によって）胃に運ぶ通路である．

食道から大腸までの臓器の壁は，4つの組織層でできている（**図 14.3**）．

1. **粘膜** mucosa は最も内側の層で，臓器の空洞（**内腔** lu-

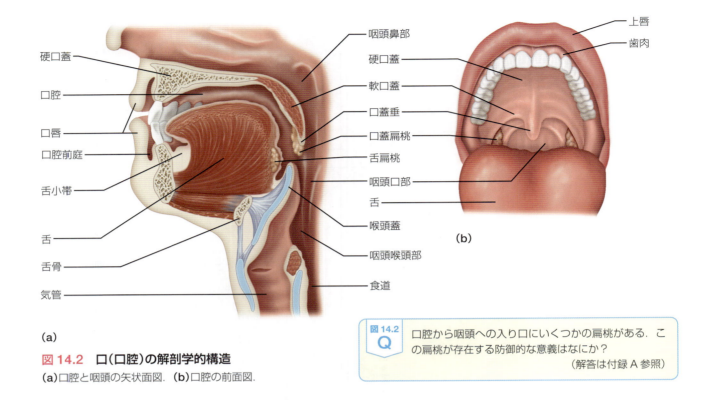

図14.2　口（口腔）の解剖学的構造
(a)口腔と咽頭の矢状面図．(b)口腔の前面図．

図14.2 Q　口腔から咽頭への入り口にいくつかの扁桃がある．この扁桃が存在する防御的な意義はなにか？
（解答は付録A参照）

men）をおおう湿った膜である．主に**上皮細胞層（粘膜上皮）**と少しの結合組織（**粘膜固有層**），わずかな**平滑筋層（粘膜筋板）**からなる．食道は摩擦に抵抗する重層扁平上皮であるが，食道以外の器官のほとんどが単層円柱上皮である．

2. **粘膜下組織** submucosa は粘膜の直下にある．粘膜下組織は柔らかい結合組織で，血管，神経終末，粘膜関連リンパ組織（MALT）およびリンパ管を含んでいる．
3. **筋層** muscularis externa は通常，内側の**輪走筋**と，外側の**縦走筋**からなる筋の層である．
4. **漿膜** serosa は消化管の壁の最外層である．漿膜の半分が**臓側腹膜** visceral peritoneum である．これは，漿液を産生する単層扁平上皮である．臓側腹膜はつるつるした**壁側腹膜** parietal peritoneum と連続している．臓側腹膜と壁側腹膜のあいだは腹腔および骨盤腔である．**腸間膜** mesentery は腹膜の延長上にある．腸間膜は2層の腹膜が融合して形成される．層と層のあいだには神経，血管，リンパ管の通り道がある．腸間膜は消化器官を固定し，脂肪を貯蔵する（これらの関係は p.453 の**図14.5**に示されている）．

ホメオスタシスの失調 14.2

腹膜が感染すると，**腹膜炎** peritonitis と呼ばれる状態になり，腹膜は感染部位の周囲でくっつく傾向（癒着）がある．この癒着により，腹腔内感染は（少なくとも初期には）局在化することができ，リンパ組織のマクロファージが攻撃を仕掛ける時間ができる．

消化管壁には，**粘膜下神経叢** submucosal nerve plexus（「マイスナー神経叢」ともいう）と**筋層間神経叢** myenteric nerve plexus（「アウエルバッハ神経叢」ともいう）の2つの重要な**固有神経叢**がある．この神経叢は自律神経系の一部であり，消化管臓器の蠕動運動や分泌を調節するのに役立っている．

胃

胃 stomach は（**図14.4**）腹腔の左側にあり，肝臓と横隔膜にほぼ隠れている．胃のさまざまな部位に名前が付いている．**噴門**は食道から胃に食物が入るところで，**下部食道括約筋*** lower esophageal sphincter（LES）が取り囲んでいる．**胃底**は胃の上部の部分を指す．**胃体**は胃の中間部であ

---

*訳者注：食道と胃の移行部は，そこに明らかな括約筋が存在しないため，解剖学的には括約筋と呼ぶのはふさわしくない（解剖学的には「食道胃接合部」という）．しかし，食道の筋層，胃の斜走筋，横隔膜の筋束（特に横隔膜右脚）が協働して「括約筋（締めたり緩めたりする筋肉）のような機構」を作るため，臨床では「下部食道括約筋」と呼ばれることが多い．本書でも，「下部食道括約筋」とした．

第 1 部 消化器系の解剖学と生理学—消化器系の解剖学的構造　451

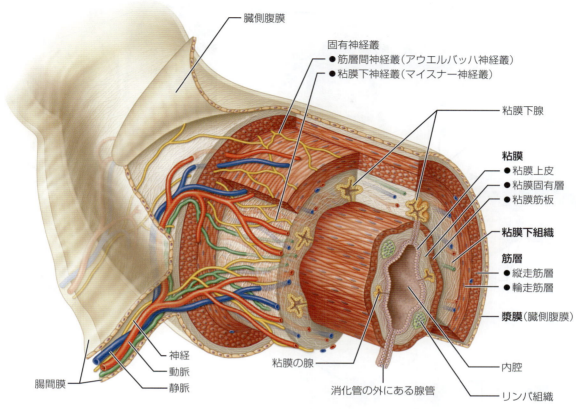

図 14.3　消化管壁の一般構造

り，凸状の側面を **大弯** greater curvature，凹状の内側を **小弯** lesser curvature と呼ぶ．下方になるにつれ狭くなり，幽門洞，次いで漏斗状の幽門となり，胃の末端部となる．幽門は **幽門括約筋** pyloric sphincter を介して小腸と連続している．

> **コンセプト・リンク**
> 弁は，心臓の血液が流れる静脈などに存在し，その血液の流れを制御している（第 11 章，pp. 344～347 参照）．そのことをイメージすると，消化器系にある「弁」（平滑筋によって形成される）は，消化管を通る食物と消化液の流れを制御している．

胃の長さは 15～25 cm だが，直径と容積は，どれだけの量の食物が入るかによる．満腹時には，約 4 L の食物が入る．空になると胃は内側にシワのように折りたたまれ（収縮する），粘膜は **粘膜ヒダ** rugae と呼ばれる大きなヒダを作る．

腹膜の二重層である **小網** lesser omentum は，肝臓から胃の小弯まで伸びている．**大網** greater omentum は腹膜の延長で，下方に垂れ下がり，腹部臓器をレースのエプロンのようにおおって後壁に付着する（図 14.5）．大網は脂肪でおおわれており，腹部臓器の断熱，クッション，保護に役立っている．また，大網にはマクロファージや免疫系の防御細胞を含むリンパ濾胞が多数集まっている．

胃は食物の一時的な「貯蔵タンク」として，また食物の分解の場としてもはたらく．胃の壁には，通常の縦走筋層と輪走筋層のほかに，斜めに配置された第三の筋層である斜走筋層がある（図 14.4a）．このような配置により，胃は食物を管路に沿って移動させるだけでなく，食物を撹拌し，混ぜ合わせ，細かく砕き，物理的に分解することができる．さらに，タンパク質の化学的分解も胃で始まる．

胃の粘膜は，単層円柱上皮である粘液分泌細胞で構成される．この粘液細胞は重炭酸塩に富むアルカリ性粘液の保護層を形成し，胃粘膜に付着して胃壁を酸や消化酵素による損傷から守っている．胃粘膜には，数百万個の深い **胃小窩** gastric pit が点在し，**胃液** gastric juice を作る **胃腺** gastric glands がここに開口する（図 14.4c）．

例えば，一部の胃細胞は，小腸でのビタミン B_{12} の吸収に必要な物質である **内因子** intrinsic factor を産生する．**主細胞** chief cells は不活性タンパク質消化酵素（主に **ペプシノゲン** pepsinogen）を産生する．**壁細胞** parietal cells は

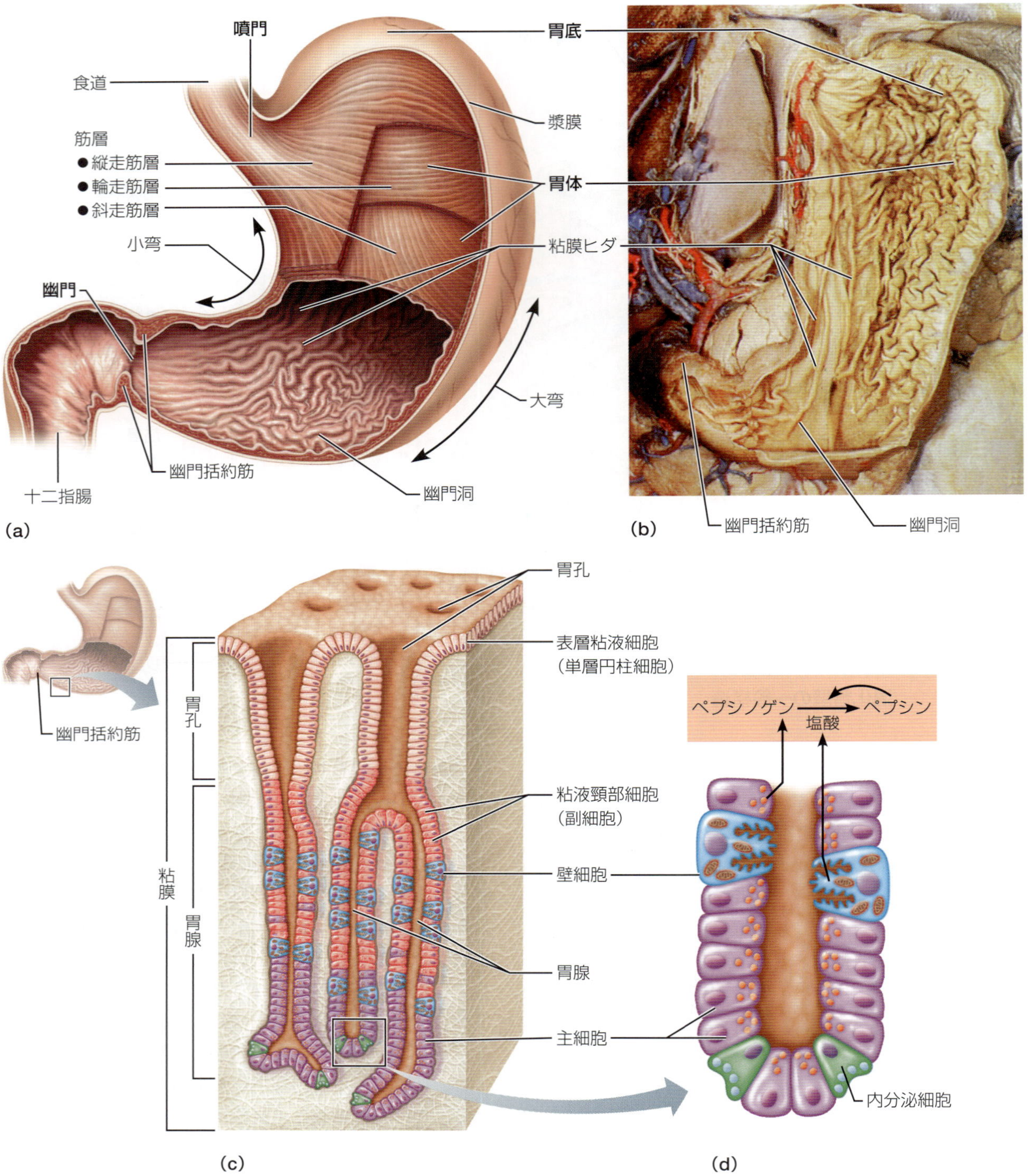

図14.4　胃の解剖学的構造

内部解剖図（正面断面）．**(a)** 図．**(b)** 写真．**(c)** 胃孔と胃腺の拡大図（縦断面）．**(d)** 主細胞によって産生されたペプシノゲンは，壁細胞から分泌される塩酸によって活性化（ペプシンに変換）される．

 図14.4 Q　食物を機械的に消化するために，胃の筋外膜はどのように機能しているのか？

（解答は付録A参照）

第 1 部 消化器系の解剖学と生理学——消化器系の解剖学的構造 453

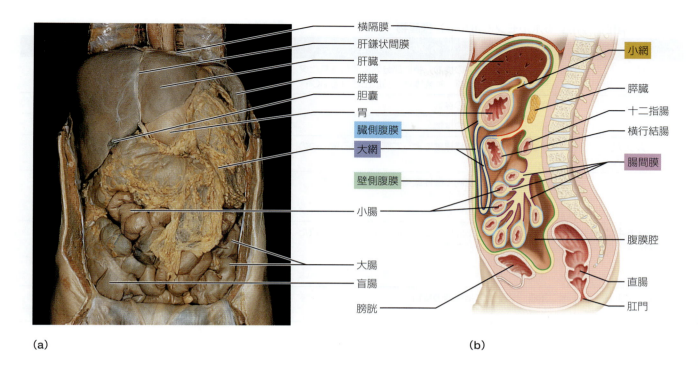

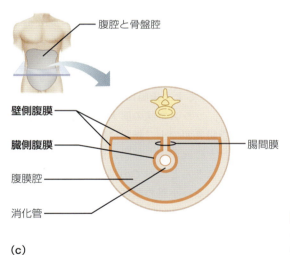

図 14.5 腹部器官の腹膜付着部

(a)前面図．大網は腹部内臓をおおう正常な位置にある．(b)女性の腹骨盤腔の矢状面図．(c)腹膜と腸間膜の概念的断面図．

腐食性の塩酸（HCl）を産生し，胃内容物を酸性にし，ペプシノゲンからペプシンへの変換のように酵素を活性化する（図 14.4d）．

粘液頸部細胞（副細胞）は，表層にある粘液細胞から分泌されるものとは全く異なる，機能不明の薄い酸性粘液を産生する．さらに**内分泌細胞** enteroendocrine cells は，胃の消化活動を調節するのに重要な<u>ガストリン</u>などの局所ホルモンを産生する（表 14.1）．

消化活動のほとんどは胃の幽門部で起こる．食物が胃で処理された後の胃液は，生クリームのように濃厚で，**糜粥**（びじゅく）

chyme と呼ばれる．糜粥は幽門括約筋を通って小腸に入る．

> **確認してみよう**
>
> 1. 消化管を構成する消化器官の順序（口から肛門まで）は？
> 2. タンパク質の消化は，消化管のどの器官から始まるか？
> 3. 胃の上皮からはアルカリ性粘液や内在性因子などいくつかの物質が分泌される．これら 2 つの分泌物の機能はなにか？
>
> （解答は付録 A 参照）

表14.1　消化に作用するホルモンとホルモン様産物

ホルモン	分泌部位	分泌のための刺激	働き
ガストリン	胃	胃の中の食物，特に部分的に消化されたタンパク質．神経線維から放出されるACh	・胃液の分泌を促す ・胃の排出を促す
腸ガストリン	十二指腸	胃の中の食物	・胃の分泌と排出を促進する
ヒスタミン	胃	胃の中の食物	・塩酸を分泌するように壁細胞を活性化する
ソマトスタチン	胃と十二指腸	交感神経線維によって刺激される胃の中の食物	・胃液と膵液の分泌を抑制する ・胃と胆囊の排出を抑制する
セクレチン	十二指腸	十二指腸の酸性糜粥と消化されたもの	・重炭酸イオンを豊富に含む膵液の分泌を増加させる ・肝臓からの胆汁分泌を増加させる ・胃の運動と胃腺の分泌を抑制する
コレシストキニン (CCK)	十二指腸	十二指腸における脂肪性糜粥と消化されたタンパク質	・酵素の豊富な膵液の出力を増加させる ・胆囊を刺激して貯留胆汁を排出させる ・十二指腸乳頭括約筋を弛緩させ，胆汁と膵液が十二指腸に入るようにする
胃抑制ペプチド (GIP)	十二指腸	十二指腸内の食物	・胃液の分泌を抑制する ・インスリン分泌を促進する

小腸

> **学習目標**
> ● 小腸の絨毛が，どのように消化を助けるかを説明することができる．

　小腸 small intestine は身体の主要な消化器官である．その曲がりくねった通路の中で，利用可能な栄養素を最終的に体内の細胞に送れるように準備をする．小腸は幽門括約筋から大腸へと伸びる平滑筋の管である(図14.1, p. 449参照)．消化管の中で最も長い部分であり，生きている人の平均的な長さは2〜4 mである．小腸の最初の部分は後腹膜(壁側腹膜の後方)に位置するが，その他の大部分はとぐろを巻いたソーセージのような状態で後腹膜壁から垂れ下がっている．つまり扇形の腸間膜が小腸を吊り下げ，その腸間膜の根元(扇の要に当たり，腸間膜根という)は後腹膜壁に付着する．このことによって小腸は腹腔内で，後腹膜壁から吊り下げられることになる(図14.5b)．

　小腸は，**十二指腸** duodenum(「指の幅12本分の長さ」の意)，**空腸** jejunum(「空っぽの」の意)，**回腸** ileum(「ねじれた腸」の意)の3つに分かれ，それぞれ小腸の長さの5%，40%近く，60%近くを占める(図14.1)．回腸は**回盲弁** ileocecal valve で大腸に移行する(図14.8)．

　食物の化学的な消化は，小腸から本格的に始まる．小腸は一度に少量の食物しか処理できない．幽門括約筋(文字通り「門番」)は，胃から小腸への糜粥の動きを制御し，小腸に負担がかからないようにしている．正面から見てC字型の十二指腸では，いくつかの酵素が腸の細胞で作られるが，それより重要なのは，膵臓で産生される酵素である．この酵素は膵臓から**膵管** pancreatic ducts を通って十二指腸に送られ，そこで小腸で食物の化学的分解を完了させる酵素である．**胆汁**(肝臓で生成)も同じ領域にある**(総)胆管** bile duct を通って十二指腸に向かう(図14.6)．膵管と総胆管は合流し，フラスコ状の膨大部(胆膵管膨大部)を形成し，大十二指腸乳頭で十二指腸に開口する．十二指腸乳頭を通って胆汁と膵液が十二指腸に流入する．

　栄養素の吸収はほとんどすべて小腸で行われる．小腸はその機能に適している．小腸の壁には，吸収表面積を飛躍的に増大させる3つの構造(絨毛，微絨毛，輪状ヒダ)がある(図14.7)．**絨毛** villi は粘膜が突き出た指のような突起で，ビロードのような外観と感触を与えるタオルの柔らかい毛のようなイメージである．各絨毛内には豊富な毛細血管床と，**中心乳糜管** central lacteal と呼ばれる毛細リンパ管がある．栄養素は粘膜細胞を通して毛細血管と毛細リンパ管の両方に吸収される(p. 462の図14.13に示す)．**微絨毛** microvilli は粘膜細胞の形質膜から伸びた小さな突起で，細胞表面に毛羽立った外観(光学顕微鏡観察ではぼやた感じにみえる)を与え，**刷子縁** brush border と呼ばれることもある．細胞膜には酵素(刷子縁酵素)が存在し，小腸内でタンパク質と炭水化物の消化を完了させる．**輪状ヒダ** circular folds は，粘膜と粘膜下組織の両方が盛り上がった深いヒダである．胃のヒダとは異なり，小腸内に食物が充満しても輪状ヒダは消失しない．らせん状に収縮してい

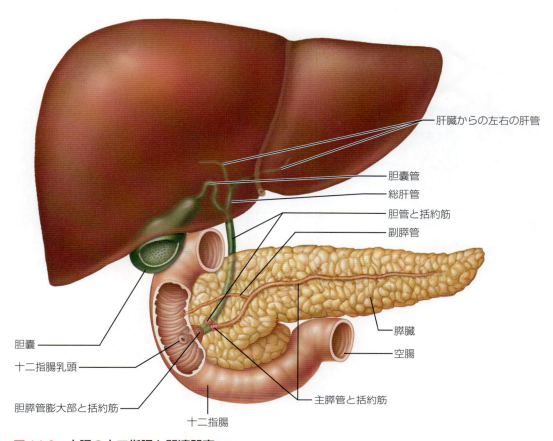

図 14.6　小腸の十二指腸と関連器官

るコークスクリュー様の形態がみられる．それが表面積を増やして，栄養が効率よく吸収されるように，小腸内をゆっくりと消化液が流れるようにしている．表面積を増加させるこれらの構造変化（絨毛，微絨毛，輪状ヒダ）は，すべて小腸の末端に向かって数が減少する．対照的に，粘膜下組織にみられるリンパ組織の局所的な集まり（**パイエル板** Peyer's patches と呼ばれる）は，小腸の末端に向かって数が増える．これは，腸内に残った（未消化の）食物残渣には大量の細菌が含まれており，可能な限り血液に入るのを防ぐためにその役割を担っている．

> **確認してみよう**
> 4. 小腸内への汚水の流れを調節する筋括約筋はどれか？
> 5. 絨毛とはなにか，なぜ重要なのか？
> （解答は付録 A 参照）

大腸

　大腸 large intestine の直径は小腸よりはるかに大きいが（このため大腸と呼ばれる），長さは短い．長さは約 1.5 m で，回盲弁から肛門まで伸びている（図 14.8）．主なはたらきは，水分を吸収して難消化性の食物残渣を乾燥させ，**糞便** feces として体外に排出することである．大腸は小腸を三方から囲み，盲腸，虫垂，結腸，直腸，肛門管に分かれている．

　先が盲端（行き止まりという意味）となっている**盲腸** cecum は大腸の最初の部分である．盲腸からぶら下がっているのは虫のような**虫垂** appendix で，潜在的なトラブルスポットである．盲腸は閉塞しやすく，細菌にとっては蓄積・増殖しやすい理想的な場所だからだ．虫垂の炎症である**虫垂炎** appendicitis はよく起こる．

　結腸 colon はいくつかの部位に分かれている．**上行結腸** ascending colon は腹腔の右側を上行し，右結腸曲で折れ曲がり，**横行結腸** transverse colon として腹腔を横切る．その後，左結腸曲で再び曲がり，**下行結腸** descending colon として左側を下り，骨盤に入る．そこで **S 状結腸** sigmoid colon となる．S 状結腸，**直腸** rectum，**肛門管** anal canal は骨盤内にある．

　肛門管は**肛門** anus で終わり，肛門は外に向かって開い

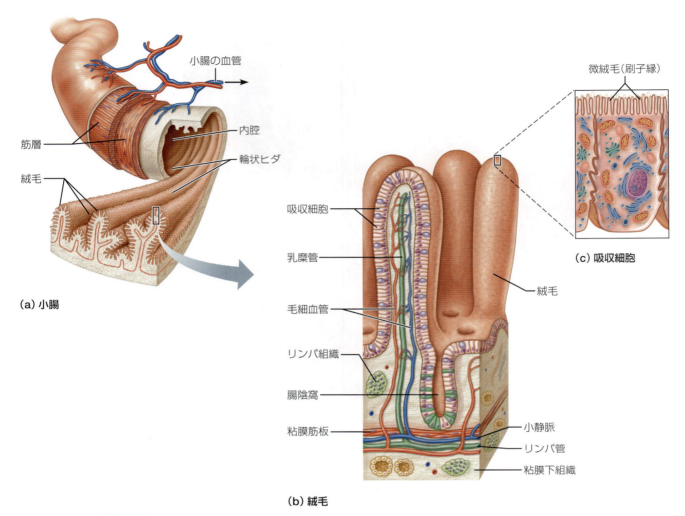

図 14.7 小腸の構造変化
(a)小腸の内表面にみられるいくつかの輪状ヒダ．(b)輪状ヒダの絨毛の拡張．(c)吸収細胞を拡大して微絨毛（刷子縁）を示す．

 図14.7 Q　小腸の吸収細胞にある微絨毛のはたらき（役割）はなにか？

（解答は付録 A 参照）

ている．肛門管には2つの括約筋がある．骨格筋で構成される**外肛門括約筋** external anal sphincter は随意筋で，平滑筋で形成される**内肛門括約筋** internal anal sphincter は不随意筋である．これらの括約筋は，むしろ肛門を開閉する財布の紐のようなはたらきをするが，便を体外に排出する排便時以外は通常は閉じている．

ほとんどの栄養素は大腸に到達する前に吸収されているため，大腸には絨毛は存在しないが，その粘膜には非常に多くの粘液細胞が存在し，アルカリ性（重炭酸塩を多く含む）の粘液を産生する．この粘液は便が消化管の末端まで通過する際の潤滑油となる．

大腸では，外筋膜の縦方向の層は結腸ヒモと呼ばれる3本の筋帯に縮小される．これらの筋帯は通常，ある程度の緊張を示す（部分的に収縮している）ため，壁が**結腸膨起** haustra と呼ばれる小さなポケット状の袋にふくらむ．

確認してみよう
6. 大腸の2つの主なはたらきとは？

（解答は付録 A 参照）

第1部 消化器系の解剖学と生理学─消化器系の解剖学的構造　457

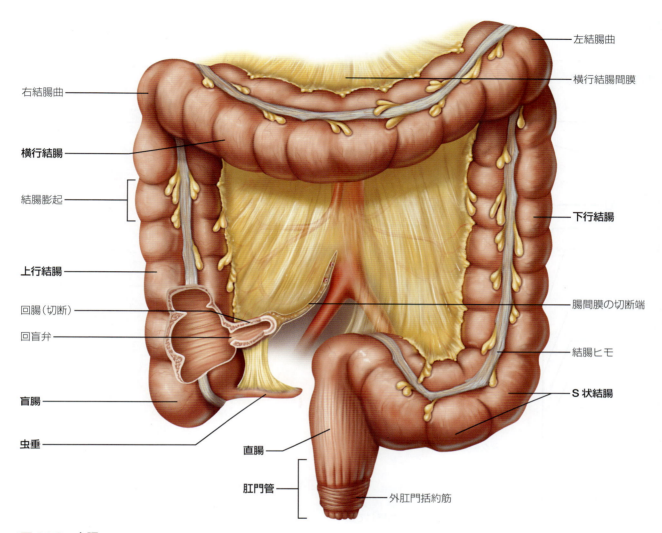

図 14.8　大腸
盲腸の一部を切除して回盲弁を示す．太字は大腸の区分である．

14.1b　付属消化器官

学習目標
- 付属消化器官をリストアップし，それぞれの一般的な機能を説明することができる．
- 乳歯と永久歯の名前を挙げ，歯の基本的な解剖学的構造を説明することができる．
- 唾液の組成と機能について説明することができる．
- 膵臓と肝臓の主な消化産物を挙げることができる．

歯

食物を処理する際に歯がはたす役割については，ほとんど紹介する必要はないだろう．私たちは**咀嚼** mastication といって，顎を開閉したり左右に動かしたりしながら，舌や頬の筋を絶えず使って食物を歯と歯のあいだにとどめている．その過程で，歯は食物を引き裂き，すり潰し，より小さな断片に分解する．

通常，21歳までに2セットの歯が形成される（図14.9）．最初の歯は**乳歯** deciduous teeth, baby teeth, milk teeth である．乳歯は6か月頃から生えはじめ，最初に生えるのは下の中切歯である．赤ちゃんは2歳までに20本の歯が生えそろう．

第二の歯である**永久歯** permanent teeth が成長・発育するにつれて，乳歯の歯根は再吸収され，6～12歳のあいだに緩んで抜け落ちる．第三大臼歯以外の永久歯は，思春期が終わるまでにすべて生え揃う．第三大臼歯は親知らずとも呼ばれ，17～25歳のあいだに生える．永久歯は全部で32本あるが，親知らずはしばしば萌出しない．

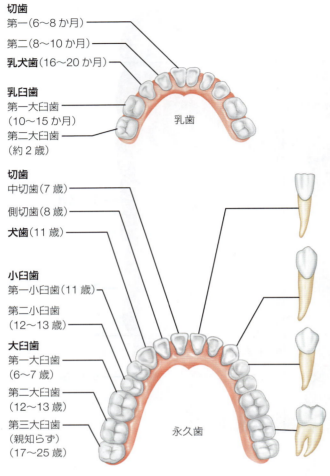

図 14.9 乳歯と永久歯
括弧内は歯の萌出時期の目安．歯の数と配列は上下顎とも同じであるため，いずれも下顎のみを示す．個々の歯の形を右側に示す．

図 14.10 犬歯の縦断面

 図14.10 Q 歯の大部分を形成する物質はなにか？
（解答は付録 A 参照）

 ホメオスタシスの失調 14.3

歯が顎の骨に埋まったままになっている場合，その歯は「埋伏歯」と呼ばれる．埋伏歯は圧力がかかり，かなりの痛みを引き起こすため，通常は外科的に取り除かなければならない．親知らずは最も一般的な埋伏歯である．

歯は形と機能によって，切歯，犬歯，小臼歯，大臼歯に分類される（図 14.9 参照）．ノミのような形をした**切歯** incisors は切削用に，牙のような形をした**犬歯** canine は引き裂いたり突き刺したりするのに適している．**小臼歯** premolars と**大臼歯** molars は，広い歯冠と丸い尖頭（先端）をもち，破砕や粉砕に最適である．

歯は大きく分けて歯冠と歯根の 2 つの部位から構成される（図 14.10）．エナメル質でおおわれた**歯冠** crown は，歯肉 gingiva の上に露出した部分である．歯冠は**エナメル質** enamel でおおわれている．エナメル質は 10 円玉ほどの厚さの陶器のような物質で，噛む力に直接耐える．エナメル質は身体の中で最も硬い物質であり，カルシウム塩を多く含むためかなりもろい．

顎の骨に埋まっている部分が**歯根** root で，歯根と歯冠は**歯頸** neck と呼ばれる部分でつながっている．歯根の外側は**セメント質** cement と呼ばれる物質でおおわれており，**歯根膜** periodontal ligament と歯を結びつけている．この靱帯は，骨ばった顎の中で歯を固定している．**象牙質** dentin はエナメル質の下にある骨に似た物質で，歯の大部分を形成している．象牙質の周囲には**歯髄腔** pulp cavity がある．この腔には結合組織，血管，神経線維などがあり，それらを総称して**歯髄** pulp と呼ぶ．歯髄は歯の組

織に栄養を供給し，歯の感覚をもたらす．歯髄腔が歯根まで伸びている部分は**根管** root canal となり，血管，神経，その他の歯髄構造が歯髄腔に入る経路となる．

> **確認してみよう**
> 7. 4種類の歯の一般的な機能は？
> （解答は付録A参照）

唾液腺

唾液腺 salivary glands は3対あり，その分泌液は口腔内に排出される．大きな**耳下腺** parotid glands は耳の前方にある．一般的な小児疾患である**おたふくかぜ** mumps は，耳下腺の炎症である．耳下腺の位置を見れば（図 14.1），おたふくかぜの患者が口を開けたり噛んだりするのが痛いと訴える理由がよくわかる．

顎下腺 submandibular glands と小さな**舌下腺** sublingual glands は，分泌物を小さな管を通して口腔底に排出する．唾液腺から分泌される**唾液** saliva は，粘液と漿液の混合物である．粘液は食物を湿らせ，食塊と呼ばれる固まりにするのを助け，咀嚼と嚥下を容易にする．透明な漿液の部分には，重炭酸塩（アルカリ性）を豊富に含む**唾液アミラーゼ** salivary amylase という酵素が含まれており，口の中でデンプンの消化プロセスを開始する．唾液には，リゾチームや細菌を抑制する抗体（IgA）などの物質も含まれているため，唾液には保護機能もある．最後になるが，唾液は食物の化学物質を溶かすので，それらを味わうことができる．

膵臓

膵臓 pancreas は柔らかく，ピンク色の三角形の臓器で，脾臓から十二指腸まで腹部を横切って伸びている（図 14.6）．膵臓の大部分は壁側腹膜の後方にあるため，その位置は後腹膜と呼ばれる．

膵臓だけが，消化可能なあらゆる種類の食物を分解する酵素（後述）を産生する．膵酵素はアルカリ性の液体で十二指腸に分泌され，胃から入ってくる酸性の胃液を中和する．膵臓には内分泌機能もあり，インスリン，グルカゴン，ソマトスタチンというホルモンを分泌する（第9章で説明）．

肝臓と胆嚢

肝臓 liver は体内で最大の腺である．横隔膜の下，右側に位置し，胃をおおっている（図 14.5a）．肝臓には4つの小葉があり，横隔膜と腹壁から，繊細な腸間膜である**肝鎌状間膜** falciform ligament によって吊り下げられている．

肝臓は多くの重要な代謝・調節機能をもつが，消化機能は**胆汁** bile の産生である．胆汁は肝臓を出て**総肝管** common hepatic duct を通って，十二指腸に入る（図 14.6）．

胆汁は黄色から緑色の水溶液で，胆汁塩，胆汁色素（主にヘモグロビンの分解産物であるビリルビン），コレステロール，リン脂質，さまざまな電解質を含んでいる．これらの成分のうち，消化を助けるのは胆汁酸塩（コレステロール由来）とリン脂質だけである．胆汁には酵素は含まれないが，胆汁酸塩は大きな脂肪球を物理的に小さく砕くことで脂肪を乳化し，脂肪消化酵素がはたらく表面積を増やす．

胆嚢 gallbladder は，肝臓の下面にある浅い窩に寄り添う，小さくて薄い壁の緑色の嚢である（図 14.6）．食物の消化が行われていないとき，胆汁は**胆嚢管** cystic duct を逆流し，胆嚢に入り貯蔵される．胆嚢内で胆汁は水分が除去され濃縮される．その後，脂肪分の多い食物が十二指腸に入ると，ホルモンの刺激により胆嚢が収縮し，貯蔵されていた胆汁が噴出し，十二指腸で利用できるようになる．

> **ホメオスタシスの失調 14.4**
>
> 胆汁が胆嚢に長く貯留されたり，水分が除去されすぎたりすると，胆汁に含まれるコレステロールが結晶化し，**胆石** gallstones を形成することがある．胆石は，胆嚢から十二指腸につながる管の1つに詰まることがあり，胆嚢が収縮する際に激しい痛みを引き起こす（胆嚢発作と呼ばれる事象）．
>
> 総肝管や胆管の閉塞（楔状胆石など）は，胆汁が小腸に入るのを妨げ，蓄積しはじめ，最終的には肝臓に逆流する．これが肝細胞に圧力をかけ，胆汁塩と胆汁色素が血流に入りはじめる．胆汁色素が体内を循環すると，組織は黄色，つまり**黄疸** jaundice を呈するようになる．胆管の閉塞は黄疸の原因の1つに過ぎない．黄疸は，肝臓の炎症である**肝炎** hepatitis や，肝臓がひどく損傷して硬く線維化した慢性炎症性疾患である**肝硬変** cirrhosis など，実際の肝臓の問題から生じることが多い．肝炎は多くの場合，汚染された水を飲んだり，輸血や汚染された注射針を介して血液中に感染したりすることによるウイルス感染が原因である．肝硬変は，アルコール飲料を長年にわたって過剰に飲み続けた場合にほぼ確実に起こる．

> **確認してみよう**
> 8. メアリーさんは口が乾いている．唾液はほとんど分泌されていない．この場合は，消化のプロセスのなかで，どのような影響を受けるか（どのように消化が低下するか）？
> 9. 胆汁は消化のプロセスでどのような役割があるか？

胆汁を分泌する臓器は？
10. すべての食物を消化できる酵素を産生する唯一の臓器はなにか？

（解答は付録A参照）

14.2 消化器系の機能

学習目標
- 消化器系の6つの主なはたらきを挙げて説明しなさい．
- 消化管内の食物がどのように変化し，消化管に沿って移動するかを説明することができる．
- 消化における各所のホルモンのはたらきを説明することができる．
- 消化に関与する主な酵素または酵素群を列挙し，それらが作用する食品を挙げることができる．
- 嚥下，嘔吐，排便のメカニズムを説明することができる．
- タンパク質，脂肪，炭水化物の消化の最終産物を挙げることができる．

14.2a 胃腸のプロセスとコントロールの概要

消化管の主な機能は，消化と吸収の2つに集約される．しかし，消化管特有の活動（平滑筋の活動など）や特定の調節事象の多くは，実際にはどちらの言葉でも網羅できない．消化器系のプロセスを正確に説明するには，機能的な用語の理解が必要である．消化管の本質的な活動には以下の6つの過程がある（図14.11 に要約）．

1. **摂取**：食物を口に入れなければ，機能することはできない．これは「摂取」と呼ばれる能動的で自発的なプロセスである．
2. **移送**：食物が複数の消化器官で処理されるためには，食物がある器官から次の器官へと移動していかなければならない．嚥下は食物の移動の一例であり，その大部分は**蠕動運動** peristalsis と呼ばれる押し出す動きに依存している．蠕動運動は不随意運動であり，以下の運動を交互に繰り返す．それは，臓器壁の縦走筋の収縮と弛緩の交互運動（図14.12a）を行い，管路に沿って食物を絞り出すことである．
3. **食物の粉砕：機械的分解** mechanical breakdown. 機械的分解は食物を物理的に細かく砕き，表面積を増やし，さらなる分解に備える．歯と舌による口の中での食物の咀嚼と混合および胃の中での食物の撹拌は，酵素によるものであり，食物の機械的分解に寄与する一

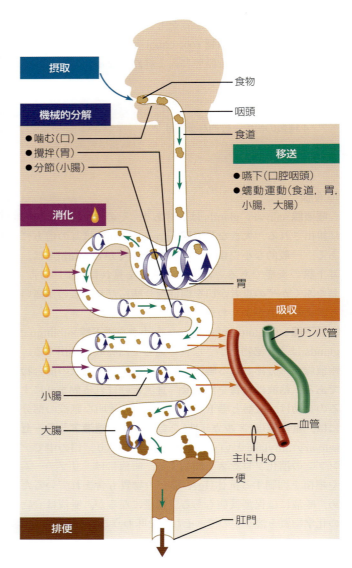

図14.11 消化管活動の概略

消化管の活動には，摂取，機械的分解，化学的（酵素的）分解または消化，移送，吸収，排便が含まれる．化学的消化を行う部位は，酵素を産生する部位でもあり，付属器官によって作られた酵素やその他の分泌物を受け取る部位でもある．消化管粘膜全体は粘液を分泌し，保護と潤滑を行っている．

例である．さらに小腸の**分節** segmentation（図14.12b）は，小腸の内壁を食物が前後に移動させ，消化液と混合させる．分節運動は，小腸内で食物を推し進めるのにも役立つが，移送というよりは機械的消化の一例である．

4. **食物の分解：消化** digestion．大きな食物分子が，酵素（触媒としてはたらくタンパク質分子）によって化学的に分解される．この一連の過程を消化と呼ぶ．

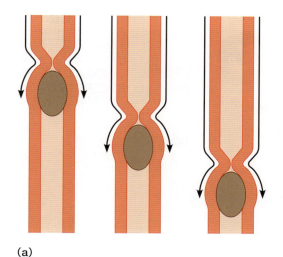

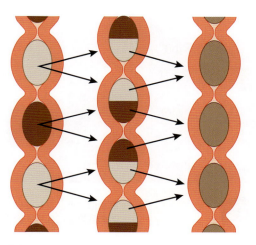

図 14.12　消化管の蠕動運動と分節運動
(a)蠕動運動では，腸（またはほかの消化管器官）の隣接または隣接する分節部位が交互に収縮と弛緩を繰り返し，それによって食物が消化管に沿って遠位へ移動する．(b)腸の1つの分節部位が交互に収縮と弛緩を繰り返す．活動的な分節部位は非活動的な分節部位で区切られているため，食物は前方に移動し，その後，後方に移動する．こうして，食物は単に腸管に沿って推進されるのではなく，混合される．

コンセプト・リンク
　このような酵素反応は，食物の分解の際に水分子が付加されるため，加水分解反応と呼ばれることを思い出してほしい（第2章，p. 37参照）．さらに水は，食物の消化に必要な溶解媒体や軟化剤としても必要である．

主要な食品群には，全く異なる構成単位があることから，これらの有機分子（第2章で初めて紹介した）について

少し時間をとって復習してみよう．炭水化物食品の構成単位は，単糖，つまりグルコース（ブドウ糖），フルクトース（果糖），ガラクトースである．グルコースが最も重要で，血液中の糖度とはグルコースのことである．フルクトースは果物に最も多く含まれる糖で，ガラクトースは乳汁に含まれる．
　消化器官が消化する，つまり単糖に分解する炭水化物は，スクロース（ショ糖），ラクトース，マルトース，デンプンだけである．スクロース，ラクトース，マルトースは，それぞれ2つの単糖が結合したものであるため，二糖と呼ばれる．デンプンは多糖で，グルコースが数百個結合してできたものである．私たちはセルロースなどほかの多糖を含む食品も食べるが，それらを分解する酵素はもっていない．難消化性多糖は，私たちに栄養素を供給しないが，食物繊維を供給することで，食物を消化管に沿って移動させるのに役立っている．
　タンパク質はその構成要素であるアミノ酸まで消化され吸収される．タンパク質消化の中間生成物は，ポリペプチドである．
　脂質（脂肪）が消化されると，脂肪酸とグリセロールと呼ばれるアルコールの2つのタイプの構成要素ができる．消化が不完全な場合，モノグリセリドと脂肪酸は保存される．炭水化物，タンパク質，および脂肪の消化，すなわち化学的分解は，図14.13に要約されている．
　すでに学んだように，核酸（DNA，RNA）はすべての細胞に存在し，私たちが食べる食物にも含まれている．膵臓はヌクレアーゼを産生し，核酸をヌクレオチドに分解する．次に，小腸にあるヌクレオシダーゼとホスファターゼが，ヌクレオチドを窒素塩基，炭素数5の糖，リン酸イオンにさらに分解する．

5. **吸収**：吸収とは，消化管内腔から血液やリンパに消化最終産物を輸送することである．吸収するには，消化された食物が消化管の能動的または受動的な輸送プロセスによって粘膜細胞に入る必要がある．小腸が主要な吸収器官である．
6. **排便**：排便とは，消化不良の残渣や腸内細菌を消化管から肛門へと，糞便の形にして体外に排出することである．

　これらの消化のプロセスには，1つの器官だけが行う仕事もある．例えば，摂取するのは口だけであり，排便するのは大腸だけである．しかし，ほとんどの消化器系の活動は，食物が消化管に沿って移動する過程で少しずつ起こる．したがって，ある意味で消化管は，食物が処理の段階から次

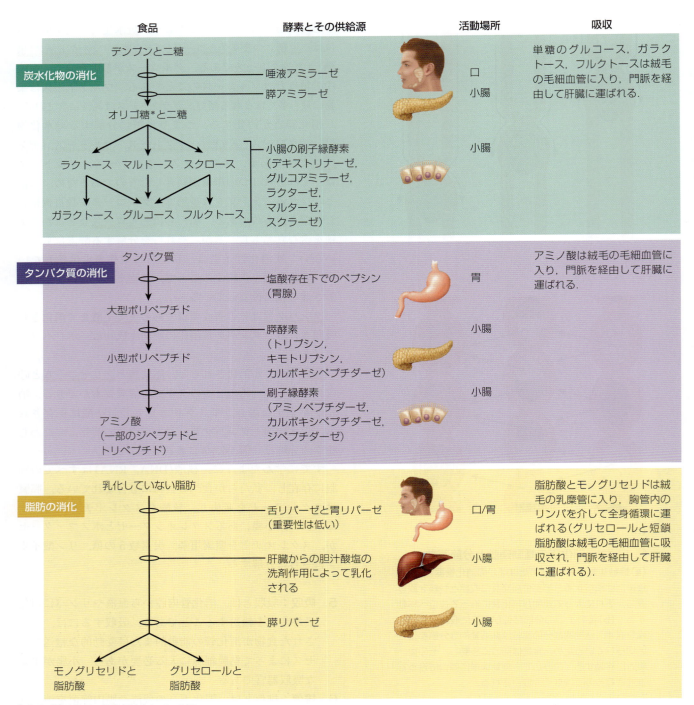

*オリゴ糖は数個の単糖が結合している糖.

図 14.13　食物の消化と吸収のフローチャート
核酸は示していない.

の処理の段階へと運ばれ，その途中で体内の細胞が栄養素を利用できるようにする「分解経路」とみなすことができる．

本書を通じて，ここでは，体内環境を一定に保とうとする身体のはたらき，特にすべての体内細胞と接触する血液のホメオスタシス（恒常性）について強調してきた．しかし実際には，消化器系は消化管の内腔（空洞）というドーナツをイメージさせる体外領域で，消化機能のための最適な環境を作り出している．その内腔の条件は，消化プロセスが効率的に行われるようにコントロールされている．

消化活動のほとんどは，自律神経系の副交感神経の反射によって制御されている（この箇所は第7章を参照）．これらの反射に関与する受容器（機械受容器，化学受容器）は，消化管器官の壁にあり，多くの刺激に反応する．最も重要な刺激は，消化管腔内の食物による器官の伸展，管腔内の内容物のpH，特定の消化分解物の存在などである．

これらの受容器が活性化されると，(1)消化液を内腔に分泌する腺やホルモンを血液中に分泌する腺や，(2)消化管腔内で食物を混ぜ合わせ，推進する平滑筋を活性化または抑制する反射が誘発される．

> **確認してみよう**
> 11. 消化器官における食物の変化過程の次の段階（排便，吸収，消化，摂取）について，適切な順序を述べなさい．
> 12. 機械的分解と消化はどのように違うか？
> （解答は付録A参照）

14.2b 口，咽頭，食道で起こる活動

食物の摂取と分解

食物が口の中に入ると，機械的処理と消化（化学）的処理の両方が始まる．まず，食物は咀嚼されながら物理的に小さな粒子に分解される．次に，食物が唾液と混ざると，唾液アミラーゼがデンプンの消化を開始し，化学的にマルトースへと分解される（図14.13）．

次にパンを食べるときは，飲み込む前に数分間噛んでみよう．糖が放出されるにつれて，パンが甘く感じられるようになるのがわかるだろう．唾液は通常，口の中を湿らせるために絶えず分泌されているが，食物が口に入るとより大量の唾液が流れ出る．しかし，輪ゴムやシュガーレスガムなど，口の中に入れて噛むものの単純な圧力も唾液の分泌を促す．感情的な刺激も唾液分泌を引き起こすことがある．例えば，梅干しやレモンを想像しただけで，多くの人が口を潤すだろう．これらの反射はすべて異なる刺激によって起こるが，脳神経ⅦとⅨの副交感神経によってもたらされる．

口腔内では基本的に食物の吸収は起こらない（しかし，ニトログリセリンのように口腔粘膜から容易に吸収される薬物もある）．咽頭と食道には消化機能はなく，食物を次の処理部位である胃に運ぶ通路を提供しているだけである．

食物の移動：嚥下と蠕動運動

食物を口から送り出すには，まず飲み込まなければならない．**嚥下** deglutition, swallowing は，いくつかの構造物（舌，軟口蓋，咽頭，食道）が協調して活動する複雑なプロセスである．嚥下には大きく分けて，口腔相と咽頭食道相の2つの段階がある．第一段階である自発的な**口腔相** buccal phase は，口腔内で起こる．食物が咀嚼され，唾液とよく混ざると，**食塊** bolus は舌によって咽頭に押し込まれる．食物が咽頭に入ると，食物は私たちの意思に関係なく，反射活動の領域に入る．

第二の段階である不随意の**咽頭食道相** pharyngeal-esophageal phase は，食物を咽頭から食道へと運ぶ．自律神経の副交感神経（主に迷走神経）が咽頭と食道をコントロールし，動きを促進する．舌は口を閉じ，軟口蓋は鼻腔を閉じる．喉頭は上昇し，その開口部（呼吸通路に通じる）は喉頭蓋で塞がれる．食物は咽頭を通り，下方の食道へと移動する．この移動は，縦走筋が収縮し，次に輪走筋が収縮することによって行われる．このような筋壁の波状を蠕動収縮という（図14.14は，嚥下過程を示している）．

嚥下中に話したり笑ったりすると，身体は複雑な刺激で混乱し，その結果，食物が呼吸器系に入り込む可能性がある．このようなときは，防御反射である咳が起こり，食物を排出しようとして肺から空気が上方に押し上げられる．

食物が食道の遠位端に達すると，食道は下部食道括約筋を押して開き，食物は胃に入る．咽頭と食道を通る食物の動きは非常に自動的であるため，人は逆立ちしても飲み込むことができ，食物は胃に到達する．一度口から出た食物は重力に関係なく運ばれるため，宇宙飛行士は無重力の宇宙空間でも嚥下ができ，栄養を得ることができる．

14.2c 胃の活動

食物の粉砕

胃液 gastric juice の分泌は，神経とホルモンの両方の因子によって制御されている．食物の視覚，嗅覚，味覚は副交感神経系を刺激し，胃腺からの胃液の分泌を増加させる．さらに，食物の存在と胃のpHの上昇が胃腺の内分泌

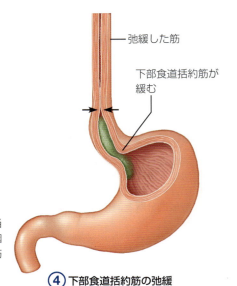

図 14.14　嚥下

① 上部食道括約筋が収縮した（閉じた）状態で，舌が食塊を後方に押し出し，軟口蓋に押し当てる．② 食塊が咽頭に入ると，軟口蓋が上昇して鼻腔を閉鎖する．蠕動運動により食物が咽頭から食道へ送り込まれると，喉頭蓋が気管をおおうように喉頭が上昇する．上部食道括約筋が弛緩し，食物が入る．③ 喉頭と喉頭蓋が元の位置に戻ると上部食道括約筋が再び収縮し，蠕動運動によって食物が胃の下方に移動する．④ 下部食道括約筋が緩み，食物が胃に入る．

細胞を刺激し，**ガストリン** gastrin というホルモンを分泌させる．ガストリンは胃腺を刺激し，タンパク質消化酵素（ペプシノゲンなど），粘液，塩酸をさらに分泌させる．正常な状態では，毎日 2～3 L の胃液が分泌される．

塩酸は，胃の内容物を強力に酸性にする．塩酸とタンパク質分解酵素の両方が，胃そのものを消化する能力をもっているため，潰瘍を引き起こす危険性がある（p. 469 の「もっと詳しく見てみよう」を参照）．しかし粘液が十分に作られる限り，胃は保護される．

ホメオスタシスの失調 14.5

時折，下部食道括約筋が完全に閉じず，胃液が粘液で保護されていない食道に逆流することがある．その結果，**胸焼け** heartburn として知られる特徴的な痛みが生じ，これが改善されないと，食道の炎症（**食道炎** esophagitis）につながり，食道の潰瘍化につながる．一般的な**食道裂孔ヘルニア** hiatal hernia は，胃の上部が横隔膜よりわずかに突出している構造上の異常である．比較的弱い下部食道括約筋を横隔膜が補強しなくなるため，胃液は無防備な食道に流れ込む．保存的治療として，夕食後の食事量を制限し，制酸剤を服用し，頭を高くして寝ることである．

塩酸はペプシノゲンを活性化し，タンパク質消化酵素である**ペプシン** pepsin に変える．胃で生成される 2 番目のタンパク質消化酵素であるレンニンは，主に乳タンパク質にはたらきかけ，酸っぱい牛乳のような物質に変換する．多くの親は，乳児が授乳後に吐き出す物質を，牛乳が胃の中でヨーグルトに変わったと勘違いしている．乳幼児に大量に生成されるこの酵素（レンニン）は，ヨーグルトではなく牛乳をチーズ状に凝固させるのに使われるものと考えら

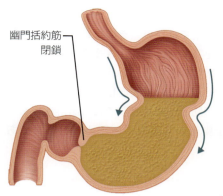
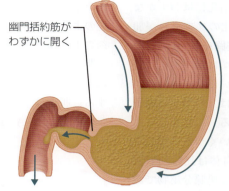
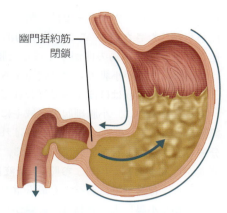

① 移送：蠕動波は胃底から幽門部に向かって移動する．

② すりつぶし：最も活発な蠕動運動と混合作用が幽門近くで起こる．胃の幽門端は，少量の胃液を十二指腸に送り出すポンプの役割をはたす．

③ 逆流：蠕動波が幽門括約筋を閉じ，幽門の内容物の大部分を胃内に押し戻す．

図 14.15　胃の蠕動波

れる．成人では生成されない．タンパク質の消化が始まる以外は，胃では化学的な消化はほとんど起こらない．アスピリンとアルコールを除けば，胃壁からの吸収はほとんどない．食物が胃に入り，満たされると，胃壁が伸びはじめる（同時に胃液が分泌される）．すると，胃壁の3層の平滑筋が活発に動き出す．食物を圧縮し，叩き，物理的にばらばらにしながら，同時に酵素を含む胃液と食物を絶えず混ぜ合わせ，濃厚な糜粥を形成する．この過程は，小麦粉の混合物を何度も混ぜ合わせ，均一な食感になるまで液体と混ぜ合わせる，ケーキミックスを作る過程に似ている．

食物の移送

食物がよく混ざると，胃の上半分で波打つような蠕動が始まる（図 14.15 ①）．この収縮は，食物が幽門括約筋に近づくにつれて勢いを増し，食物は糜粥となるまで砕かれる．胃の幽門には約 30 mL の糜粥が貯留しており，液体とごく小さな粒子だけが幽門括約筋を通過できるようにしている．幽門括約筋はほとんど開かない．しかし胃の平滑筋が収縮するたびに，3 mL 以下の糜粥は小腸に送り込まれる（図 14.15 ②）．残りの糜粥（約 27 mL）は，逆流と呼ばれる過程を経て，さらに混合されるために胃内へと押し戻される（図 14.15 ③）．

十二指腸が糜粥で満たされ，その壁が引き伸ばされると，胃腸反射という神経反射が起こる．この反射は胃の活動に「ブレーキをかける」．迷走神経を抑制し幽門括約筋を引き締めることで胃の排出を遅らせ，腸の処理が追いつくまでの時間を確保する．一般的にはバランスの取れた食事をしてから胃が完全に空っぽになるまで約4時間，脂肪分の多い食事の場合は6時間以上かかる．

> **ホメオスタシスの失調 14.6**
>
> 細菌性食中毒のような胃の局所的刺激は，脳（延髄）の嘔吐中枢を活性化させる．嘔吐中枢は**嘔吐** vomiting, emesis を引き起こす．嘔吐は基本的に胃（およびおそらく小腸）で起こる逆蠕動運動であり，腹筋と横隔膜の収縮を伴い，腹部臓器にかかる圧力が増大する．嘔吐中枢はほかの経路でも活性化されることがある．荒波をボートで移動中に内耳の平衡装置が乱れるのは，その一例である．

> **確認してみよう**
> 13. 嚥下の口腔相でなにが起こるか？
> 14. 消化管に沿って物質がただ移動するということと，蠕動とどう違うのか？
> 15. 食物が「間違った経路に入った」とはどういう意味か？
> 16. 胃の内容物が酸性である必要性があるのはなぜか？
> （解答は付録 A 参照）

14.2d　小腸の活動

糜粥の分解と吸収

小腸に到達した糜粥は部分的にしか消化されていない．炭水化物とタンパク質の消化は始まっているが，脂肪や核酸はこの時点でほとんど消化されていない（口からの舌リ

パーゼと胃からの胃リパーゼは，脂質の消化にはわずかな役割しかはたさない）．ここで化学的消化のプロセスが加速され，食物は小腸の曲がりくねった腔路を3～6時間かけて進む．食物が小腸の末端に到達する頃には，消化は完了し，食物の吸収はほぼすべて行われている．

前述したように，小腸細胞の微絨毛には，いわゆる**刷子縁酵素** brush border enzymes と呼ばれる，二糖を単糖に分解してタンパク質を完全に消化する，いくつかの重要な酵素が存在する（図14.13参照）．腸液自体は比較的酵素に乏しく，保護粘液はおそらく最も重要な腸腺分泌物である．しかし小腸に入る食物は，肝臓からの胆汁と同様に，膵臓から管を通って送られてくる酵素の豊富な**膵液** pancreatic juice で文字通りあふれかえっている．

膵液には，すべての主要栄養素群を消化する酵素が含まれている．刷子縁酵素とともに，膵酵素は(1)デンプンの消化を完了する（膵アミラーゼ），(2)タンパク質の消化の約半分を行う（トリプシン，キモトリプシン，カルボキシペプチダーゼなどの作用による），(3)膵臓がリパーゼの最も重要な供給源であるため，脂肪の消化をほぼ完全に担う，(4)核酸を消化する（ヌクレアーゼ）．

酵素に加えて，膵液には重炭酸イオンが豊富に含まれており，非常に塩基性（pH 8程度）となっている．膵液が小腸に到達すると，胃から入ってくる酸性の胃液を中和し，腸と膵臓の消化酵素の活性化と活動のための適切な環境を提供する．

ホメオスタシスの失調 14.7

膵炎 pancreatitis はまれであるが，膵管内の膵酵素の活性化に起因する膵臓のきわめて重篤な炎症である．膵酵素はあらゆるカテゴリーの生物学的分子を分解するため，膵組織と膵管の消化を引き起こす．膵酵素は小腸での消化に不可欠であるため，この痛みを伴う状態は栄養不足につながる可能性がある．

十二指腸への膵液の分泌は，迷走神経と局所ホルモンの両方によって刺激される．糜粥が小腸に入ると，粘膜細胞を刺激していくつかのホルモンを分泌させる（表14.1, p. 454参照）．これらのホルモンのうち**セクレチン** secretin と**コレシストキニン** cholecystokinin（CCK）は，膵液と胆汁の分泌を促す．

ホルモンは血液に入り，標的臓器である膵臓，肝臓，胆嚢に循環する．両ホルモンは一緒になって膵臓を刺激し，酵素と重炭酸塩を多く含む膵液を分泌させる（図14.16）．さらに，セクレチンは肝臓の胆汁分泌を増加させ，コレシストキニンは胆嚢を収縮させ，貯蔵された胆汁を胆嚢管へ放出させ，胆汁と膵液が一緒に小腸に入るようにする．前述のように，胆汁は酵素ではない．その代わり，胆汁は洗剤のようなはたらきをして糜粥を乳化させる．

胆汁酸は，大きな脂肪球を何千という小さな粒に機械的に分離し，膵リパーゼがはたらく表面積をはるかに大きくする．胆汁は，また脂肪と一緒に吸収される脂溶性ビタミン（K, D, E, A）を腸管から吸収するためにも必要である．

ホメオスタシスの失調 14.8

胆汁か膵液のどちらかが欠乏すると，脂肪の消化吸収は基本的に行われず，脂肪の多い硬い便になる．このような場合，血液凝固障害も起こる．それは，肝臓が重要な凝固因子であるプロトロンビンを作る際に必要となる脂溶性ビタミンKの吸収が阻害されているからである．

水分と消化の最終産物の吸収は，小腸の全長にわたって行われる．ほとんどの物質は，能動輸送によって腸細胞の細胞膜から吸収される．その後，絨毛の毛細血管床に入り，血液に乗って門脈を経由して肝臓に運ばれる．脂質は例外で，拡散によって受動的に吸収される．脂質の分解産物は，絨毛の毛細血管床と乳糜管の両方に入り，血液とリンパ液の両方によって肝臓に運ばれる．

回腸の末端には，若干の水分，難消化性の食物（セルロースなどの植物繊維），大量の細菌だけが残る．この残骸は回盲弁を通って大腸に入る（食物の消化と吸収の完全な過程は，p. 462の図14.13にまとめられている）．

糜粥の移送

前述のように，蠕動運動は消化管内の消化液を送り出す主要な手段である．蠕動運動は，腸の長さに沿って動く収縮の波と，それに続く弛緩の波がある．その効果は，歯磨き粉がチューブから絞り出されるのと同じように，食物が小腸内を移動することである．リズミカルな分節運動により，腸の局所的な収縮が生じ（図14.12b），糜粥と消化液が混ざり合い，食物が腸内を進むのを助ける．

14.2e 大腸の活動

栄養素の分解と吸収

大腸に運ばれたものに栄養素はほとんど含まれていないが，その残渣が大腸で過ごす時間はまだ12～24時間ある．大腸自体は消化酵素を産生しない．しかし，その内腔に生息する正常細菌叢または微生物叢と呼ばれる「常在」細

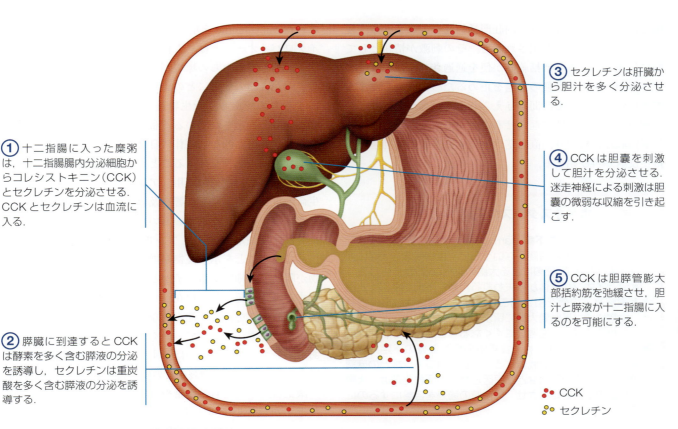

図 14.16　膵液と胆汁の分泌と放出の制御
①～④ のセクレチンとコレシストキニンによるホルモン制御が主な調節因子である．神経支配である ⑤ は，迷走神経によって媒介される．

菌が残った栄養分の一部を代謝し，鼓腸や便の臭いの原因となるガス（メタンと硫化水素）を放出する．1日に約 500 mL のガス（鼓腸）が発生するが，特定の炭水化物を多く含む食品（豆類など）を食べるとさらに多くなる．

大腸に存在する細菌は，いくつかのビタミン（ビタミン K といくつかのビタミン B 群）も作る．大腸での吸収は，これらのビタミンと一部のイオン，そして残りの水分の吸収に限られる．直腸に送り込まれる，多かれ少なかれ固形物である便には，未消化の食物残渣，粘液，数百万の細菌，そして便をスムーズに通過させるのに十分な水分が含まれている．

食物残渣と排便

食物残渣が認められると，結腸は収縮を始めるが，収縮は緩慢であるか短時間である．大腸で最もよくみられる運動は**腸管収縮** haustral contraction で，約 30 分おきに起こる 1 分程度のゆっくりとした分節運動である．結腸が食物残渣で満たされると，膨張がその筋を刺激して収縮させ，内腔の内容物を次の結腸部位に押し出す．この動きはまた残渣を混ぜ合わせ，水分の吸収を助ける．

総蠕動 mass movement とは，長くゆっくりした動きだが強力な収縮波のことで，1 日に 3～4 回結腸の広い範囲を動き回り，内容物を直腸に向かって押し出す．一般的には，食物が胃と小腸を満たしはじめる食中または食直後に起こる．食事に含まれる食物繊維が大腸の収縮力を高め，便を軟らかくするため，大腸の機能がより効果的に発揮される．

ホメオスタシスの失調 14.9

食事摂取量が少なくなると，結腸は狭くなり，その輪筋はより強力に収縮し，結腸壁にかかる圧力が増加する．これが**憩室** diverticula の形成を促し，粘膜が結腸壁を突き破って突出する．**憩室症** diverticulosis と呼ばれる状態になる．憩室が炎症を起こす**憩室炎** diverticulitis は，破裂すると命に関わることもある．

直腸は通常は空であるが，運動によって便が押し込まれ，直腸の壁が引き伸ばされると，**排便反射** defecation reflex が始まる．排便反射は脊髄（仙骨部）反射で，S 状結

腸と直腸の壁を収縮させ，内肛門括約筋を弛緩させる．便が肛門管を通って押し出されると，その刺激が情報として脳に伝達され，外肛門括約筋が便を通過させるために弛緩すべきか，あるいは便の通過を止めるために収縮したままでよいかを判断する時間が与えられる．都合が悪ければ，排便（便意）を一時的に遅らせることができる．数秒以内に反射性収縮は終わり，直腸壁は弛緩する．次の蠕動運動で排便反射が再び始まる．

ホメオスタシスの失調 14.10

水様便，すなわち**下痢** diarrhea は，大腸の臓器が水分を吸収するのに十分な時間がないうちに，食物残渣を大腸に押し流すような状態（細菌による大腸の炎症など）から生じる．

水分とイオンが身体から失われるため，下痢が長引くと脱水と電解質不均衡を引き起こし，重篤な場合は致命的となる．食物残渣が長時間大腸に留まると，水分が再吸収されすぎて便が硬くなり，通過しにくくなる．このような状態は**便秘** constipation と呼ばれ，食事中の食物繊維の不足，排便習慣の悪さ（「トイレを我慢する」），ヒドロコドンなどの麻薬性鎮痛薬，下剤の乱用などが原因となる．便軟化剤は，大腸内の物質の水分を増加させ，排便時の通過を容易にするのに役立つ．

確認してみよう
17. タンパク質の構成要素（および消化産物）は？
18. 消化における CCK の役割は？
19. 刷子縁酵素とはなにか？

（解答は付録 A 参照）

14.2f 微生物叢

学習目標
- 微生物叢，マイクロバイオーム，大腸炎を定義することができる．

人体には数十兆個の細胞が存在し，さらに多くの微生物が存在する．研究によると，人体の**微生物叢**（**マイクロバイオータ**）microbiota は，私たちの細胞を 10 対 1 の数で上回っているという．**正常細菌叢** normal flora と呼ばれるマイクロバイオータには，人体内または人体に生息するすべての細菌，ウイルス，寄生虫，真菌が含まれ，この集団は人によって大きく異なる．近年，健康な人の微生物叢と病気の人の微生物叢を比較し，どのような生物が微生物叢を構成しているのかを明らかにする大規模な研究プロジェクトが進行中である．さらなる研究では，**マイクロバイオーム** microbiome を解明することを目的としている．マイクロバイオームとは，人体，微生物叢とそのすべての遺伝子，そして私たちの環境が交差したものであり，これらの要因が人間の健康にどのような影響を与えるかを明らかにするものである．微生物叢には 10,000 種もの微生物が存在すると推定されている．私たちの身体に必要なビタミンを作り，潜在的な病原体に日常的に対抗し，私たちの気分や食生活に影響を与えることができる．さらに，免疫系の発達，エネルギーの使用，アレルギーや自己免疫など，生命の重要な側面にも影響を及ぼす．

常在微生物と免疫系とのあいだでのクロストークが，健康的な免疫決定（つまり，アレルギーのない良好な防御）を担っていることを示す証拠が増えつつある．これは，微生物が腸粘膜の細胞で遺伝子がどのように発現されるかに影響する場合に起こる．現在，食物アレルギーから身体を保護する微生物を含んだ健康的な微生物叢を患者に提供するという代替療法について，いくつかの臨床試験が進行中である．最大の課題の 1 つは，すでに微生物集団が存在する腸内で，新しい微生物叢をどのように定着させるかである．

微生物叢が私たちの健康や日常生活にどのような影響を及ぼすかについては，まだ解明されはじめたばかりである．微生物叢は私たちの健康を守ることもあれば，存在する微生物によって病気に関与することもある．自己免疫疾患，糖尿病，肥満など，私たちの健康に対する大きな害を癒すために，マイクロバイオームの力を利用できるようになる日も近いかもしれない．

ホメオスタシスの失調 14.11

ディフィシル菌として知られる偏性嫌気性の芽胞形成性グラム陽性桿菌（*Clostridioides difficile*：旧 *Clostridium difficile* 以下，*C.diff*）は，酸素のない状態（嫌気性）で増殖し，毒素と内胞子と呼ばれる生存構造を産生する細菌であり，抗菌薬の服用によって微生物叢を損傷した患者に最も多く観察される．抗菌薬による治療で大半は救命できるが，米国疾病予防管理センター（CDC）の推定によると，病院で処方される抗菌薬の 30〜50％は間違っており不必要である．しかし，一度損傷を受けると，正常な細菌叢はもはや *C.diff* を上回らなくなり，*C.diff* は腸内に定着し，下痢や**大腸炎** colitis（結腸の炎症），さらには腸穿孔や敗血症を引き起こす可能性がある．この細菌の除去は非常に難しい．これらの細菌が死滅しはじめるたびに，どんなに強力な抗菌薬でも傷つけられない生存構造をもつ内胞子が出現する．

一方，残った本来の微生物群はより強力な抗菌薬に曝され，より大きなダメージを受けることになり，*C.diff* がより牙城を築きやすくなる．*C.diff* は非常に感染力が強く，感染者や汚染された表面との接触によって容易に広がる．*C.diff* の蔓延を防ぐために手洗い，病気の患者の隔離，可能であれ

もっと詳しく見てみよう
消化性潰瘍：なにかが私を蝕んでいる

消化性潰瘍は一般的に，胃の分泌液に曝された消化管の粘膜にできる直径1～4 cmの円形で，境界が鮮明な孔である（写真a）．多くは胃の幽門部（胃潰瘍）または十二指腸の最初の部分（十二指腸潰瘍）に発生する．消化性潰瘍は年齢に関係なく発症するが，50～70歳のあいだに最も多く発症する．

十二指腸潰瘍は胃潰瘍の約3倍多くみられる．胃潰瘍や十二指腸潰瘍では，背中まで食い込むような上腹部痛や灼熱痛が生じることがある．その他の症状としては，食欲不振，腹部膨満感，悪心，嘔吐などがある．しかし，潰瘍のあるすべての人がこれらの症状を経験するわけではなく，全く症状を示さない人もいる．

ストレスの多い生活習慣は既存の潰瘍を悪化させるようだが，最近の研究によると，このような潰瘍のほとんどは胃の粘液のコートをつき抜け，残存する無防備な領域に潜伏している耐酸性細菌〔ピロリ菌（*Helicobacter pylori*）〕の一種によって引き起こされることが示された．またこのコルク栓のような形をした細菌は健康な人

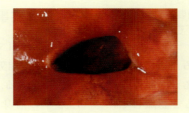

(a) 消化性潰瘍病変

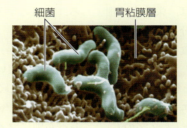

(b) ピロリ菌

の50％，潰瘍のある人の70～90％の胃に存在する（写真b）ということがわかってきた．

消化性潰瘍は，出血，貧血，瘢痕形成，幽門口閉塞，内容物が腹腔内に流れ込む穿孔（胃や十二指腸の漏出）などの重篤な合併症を引き起こす可能性がある．

治療は，潰瘍を悪化させる喫煙，アルコール（特にワイン），イブプロフェン，アスピリンを避けることから始まる．胃酸を中和するために制酸剤が推奨される．ピロリ菌に感染した潰瘍では，2週間の抗菌薬投与でほぼ治癒する．活動性の潰瘍の場合は，ヒスタミン遮断薬（胃酸の分泌を抑える薬）を抗菌薬療法と併用することで，回復を早めることができる．

ピロリ菌に対する新しく開発されたワクチンを用いた，最近の動物実験が成功している．予防的ワクチン接種と抗菌薬による治療との組み合わせにより，今後の25年間で消化性潰瘍を根絶できる可能性がある．

基本事項
- 消化性潰瘍は，胃の分泌物に曝されることによって引き起こされる胃粘膜の損傷である．
- 十二指腸の潰瘍は胃の幽門部の潰瘍の3倍多い．
- 潰瘍のほとんどは耐酸性細菌であるピロリ菌によって引き起こされる．

ば別のトイレを使用することが推奨される．このような予防措置にもかかわらず，患者の約6人に1人が8週間以内に再び*C.diff*に感染する．

*C.diff*は再発を繰り返す性質があり，*C.diff*による死亡の80％以上が65歳以上の患者であることから，感染症を治療する新たな戦略が探求されている．薬剤耐性が増加する中，最も有望な治療法は糞便微生物叢移植（FMT）である．衝撃的に聞こえるかもしれないが，*C.diff*感染を繰り返す患者に健康なドナーの微生物叢を移植すると，90％以上の症例が治癒する！ 慎重なスクリーニングの後，ドナーの糞便を浣腸で大腸，あるいは鼻からチューブを挿入して十二指腸に導入する．FMTの成功率は，微生物叢の健康と多様性が人体の健康と幸福に重要な役割をはたしていることの証拠と言える．

確認してみよう
20. なぜ微生物叢は人体の健康を考える上で重要なのか？

（解答は付録A参照）

第2部　栄養と代謝

> **学習目標**
> - 栄養素とキロカロリーを定義することができる．
> - 6つの栄養素を列挙することができる．重要な食物源とその主な細胞のはたらきを説明することができる．

人は，「食べるために生きる人」と「生きるために食べる人」に二分されるように思われることもあるが，私たちは皆，生きるために食べることが重要であると認識している．よく言われる「You are what you eat（あなたはあなたが食べたものである）」は，食べたものから私たちの身体が作られるのだから真実である．言い換えれば，栄養素は細胞の分子や構造を構築したり，消耗した部分を交換したりするために使われる．しかし，ほとんどの食物は代謝燃料として使われる．つまり酸化され，アデノシン三リン酸(ATP)という，体細胞がさまざまな活動を行うために必要な化学エネルギーに変換される．食品のエネルギー価値は，**キロカロリー(kcal)**，またはカロリー（大文字のC）と呼ばれる単位で測定される．

ここまで，食物がどのように消化・吸収されるかについて考えてきた．しかし，血液に入った食物はどうなるのだろうか？　なぜパンや肉や新鮮な野菜が必要なのか？　なぜ食べたものはすべて脂肪になってしまうのか？　以下の箇所では，これらの疑問に答えてみよう．

14.3　栄養

栄養素とは，身体が正常な成長，維持，修復を促進するために使用する，食物中の物質である．栄養素は6つのカテゴリーに分類される．**主要栄養素** major nutrients である炭水化物，脂質，タンパク質は，私たちが食べるものの大部分を占める．**微量栄養素** minor nutrients であるビタミンとミネラルも同様に健康にとって重要であるが，必要な量はごくわずかである．私たちが口にする食物の体積の約60％を占める水もまた，私たちの健康にとって溶媒としての重要性をもち，主要かつ重要な栄養素である．栄養に関する身体機能のほかの側面については，基礎化学の章（第2章）を参照されたい．

ほとんどの食品は，複数の栄養素を含んでいる．例えば，1杯のキノコクリームスープには，すべての主要栄養素に加え，ビタミンやミネラルが含まれている．5つの食品群（表14.2），すなわち穀類，果物，野菜，肉類および代用肉類，乳製品からそれぞれ選んだ食品からなる食事は通常，必要な栄養素のすべてについて十分な量を保証する．

14.3a　食事に関する推奨事項

MyPlate（マイプレート）は，2011年に発行された食品ガイドで，推奨される食事を丸いディナープレートで表したものである．米国農務省(USDA)が発行したもので，1992年の前身である「健康的な食事ピラミッド」のピラミッド型とは対照的に，健康的な割合の食品カテゴリーを丸いディナープレートに（図14.17）に分割して示している．お皿の半分を占めるのは野菜と果物（果物より野菜が多い）である．もう半分は穀物とタンパク質（タンパク質より穀物が多い）である．グラスは5番目の食品群である乳製品を表している．各食品群の健康的な選択については，リンクで詳しく説明されている．マイプレートのウェブサイト(https://www.myplate.gov/)で，年齢，性別，活動レベル別にマイプレートの食事を調べることができる．

栄養指導は常に流動的で，食品会社の利益に影響されることも多い．とはいえ，食事の基本原則はここ何年も変わっておらず，議論の余地はない．全体的に食べる量を減らすこと，果物，野菜，全粒穀物をたくさん食べること，ジャンクフードを避けること，定期的に運動することである．

14.3b　主要栄養素の食事からの摂取源

炭水化物

乳糖（ラクトース）と肉に含まれる少量のグリコーゲンを除けば，私たちが摂取する**炭水化物** carbohydrate（砂糖とデンプン）はすべて植物由来である．糖質は主に果物，サトウキビ，牛乳に由来する．多糖のデンプンは穀類，豆類，根菜類に含まれる．ほとんどの野菜に多く含まれる多糖のセルロースは人間には消化されないが，便の量を増やし排便を助ける食物繊維となる．

脂質

私たちはコレステロールやリン脂質も摂取しているが，ほとんどの食事性**脂質** lipids はトリグリセリド（**中性脂肪** neutral fat）である．飽和脂肪酸は，肉類や乳製品などの動物性食品や，ココナッツなどの一部の植物性食品に含まれている．不飽和脂肪は種子類，ナッツ類，ほとんどの植物油に含まれている．コレステロールの主な摂取源は卵黄，肉類，乳製品である．

表14.2　5つの基本食品群と主要栄養素

分類	食品例	主要栄養素の供給 分類中のすべての食品から	主要栄養素の供給 分類中の特定の食品から
果物	リンゴ，バナナ，ナツメヤシ，オレンジ，トマト	炭水化物 水	ビタミンA，C，葉酸 ミネラル：鉄，カリウム 食物繊維
野菜	ブロッコリー，キャベツ，インゲン，レタス，ジャガイモ	炭水化物 水	ビタミンA，C，E，K，B(B_{12}以外) ミネラル：カルシウム，マグネシウム，ヨウ素，マンガン，リン 食物繊維
穀物製品 （全粒穀物が望ましい）	パン，ロールパン，ベーグル シリアル(乾燥，調理済み) パスタ 米，その他の穀物 トルティーヤ，パンケーキ，ワッフル クラッカー ポップコーン	炭水化物 タンパク質 ビタミン：チアミン(B_1)，ナイアシン	水 食物繊維 ミネラル：鉄，マグネシウム，セレニウム
乳製品	牛乳，ヨーグルト チーズ アイスクリーム，アイスミルク，フローズンヨーグルト	タンパク質 脂肪 ビタミン：リボフラビン，B_{12} ミネラル：カルシウム，リン 水	炭水化物 ビタミンA，D
肉と代替肉	肉，魚，鶏肉 卵 ナッツ，ナッツバター 大豆，豆腐 その他の豆類（エンドウ豆，インゲン豆）	タンパク質 ビタミン：ナイアシン，B_6 ミネラル：鉄，亜鉛	炭水化物 脂肪 ビタミン：B_{12}，チアミン(B_1) 水 食物繊維

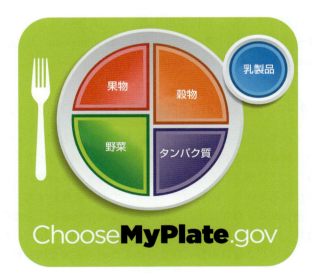

図14.17　米国農務省の視覚的食品ガイド「MyPlate」

タンパク質

　動物性食品には，アミノ酸の重合体である最高品質の**タンパク質** proteins が含まれている．卵，牛乳，魚，そしてほとんどの肉類タンパク質は，組織の維持と成長に必要な体内のアミノ酸要求量をすべて満たす完全タンパク質である．

　豆類，ナッツ類，穀類もタンパク質が豊富だが，必須アミノ酸の1つ以上が少ないため，栄養的に不完全である．**必須アミノ酸** essential amino acids* とは，図14.18に示した8種類のアミノ酸であり，私たちの体内で作ることができないアミノ酸のことである．したがって，これらのアミノ酸は食事から摂取しなければならない．このように厳格なベジタリアンは，すべての必須アミノ酸を摂取し，タンパク質の栄養失調を防ぐために，慎重に食事計画を立てなければならない．穀類と豆類を一緒に食べれば，必要なアミノ酸をすべて摂取することができ，この組み合わせは

---

*訳者注：以前は8種類とされていたが，現在はこれにヒスチジンを加えて9種類とされている．

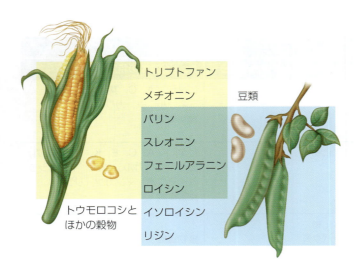

図 14.18　8種類の必須アミノ酸
ベジタリアンの食事は，すべての必須アミノ酸を摂取できるように注意深く組み立てられなければならない．トウモロコシと豆の食事がその条件を満たしている．トウモロコシは豆に含まれていない必須アミノ酸を供給し，その逆も同様である．アルギニンとヒスチジンは乳児には必須だが，成人には必須ではないことに注意．

あらゆる文化の食生活にみられる（例えば，米と豆）．大豆とキヌア（種子だが全粒穀物に分類される）も完全な植物性タンパク質の供給源である．

ビタミン

　ビタミン vitamins は，身体が少量必要とする，さまざまな形態の有機栄養素である．ほとんどのビタミンは，**補酵素** coenzymes（または補酵素の一部）として機能する．つまり，酵素と一緒に作用して，特定の種類の触媒反応を行う．

　ビタミンはすべての主要食品群に含まれているが，必要なビタミンをすべて含む食品はない．特に特定のビタミン（A，C，E）には抗がん作用があるようなので，ビタミンを十分に補うにはバランスの取れた食事が一番である．ブロッコリー，キャベツ，芽キャベツ（いずれもビタミンAとCの良質な供給源）が豊富な食事は，がんのリスクを低下させるようだ．しかし，ビタミンが驚異的なはたらきをするかどうかは議論のあるところである．

ミネラル

　カルシウム，リン，カリウム，硫黄，ナトリウム，塩化物，マグネシウムの7種類の**ミネラル** minerals（無機物）と，その他約12種類の微量のミネラルを十分に補給する必要がある．

脂肪や糖分にはミネラルはほとんど含まれておらず，穀類はミネラルの供給源としては不十分である．ミネラルが最も豊富な食品は，野菜，豆類，牛乳，肉類である．

　代謝の箇所では，体内における主な栄養素の主な用途について述べる（pp. 592〜595 の付録Dでは，体内におけるビタミンとミネラルの重要な役割について詳述している）．

> **確認してみよう**
> 21. 炭水化物の主な摂取源は？
> 22. 消化できないにもかかわらず，セルロースを健康的な食事に取り入れることが重要なのはなぜか？
> 23. 油は飽和脂質か不飽和脂質か？
> 24. ビタミンが体内ではたす最も重要な役割とは？
> 　　　　　　　　　　　　（解答は付録A参照）

14.4　代謝

> **学習目標**
> ● 代謝，同化，異化を説明することができる．
> ● 細胞代謝における炭水化物，脂肪，タンパク質のはたらきを理解することができる．

　代謝 metabolism（metabol は「変化」の意）とは，生命維持に必要なすべての化学反応を指す広義の言葉である．物質をより単純な物質に分解する**異化** catabolism と，より小さな分子からより大きな分子や構造を作る**同化** anabolism が含まれる．異化作用のあいだ，食物の結合エネルギーが放出され，**アデノシン三リン酸** adenosine triphosphate（ATP）を作るために取り込まれる．

14.4a　体細胞における炭水化物，脂肪，タンパク質代謝

　すべての食品が体細胞で同じように扱われるわけではない．例えば炭水化物，特にグルコースは，通常 ATP を作るために分解される．脂肪は細胞膜を作り，神経細胞の周りに髄鞘を作り，脂肪のクッションで身体を断熱するために使われる．脂肪はまた，食事中の炭水化物が不十分な場合に，ATP を作るための身体の主燃料としても使われる．タンパク質は細胞の構造を作るための主要な構造材料である．

炭水化物代謝

　焚き火が薪（燃料）を燃やして熱を生み出すように，体内の細胞は炭水化物を優先燃料として細胞エネルギー

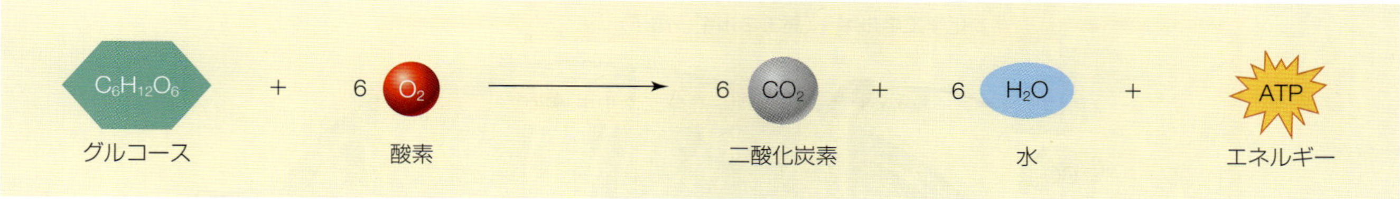

図 14.19　細胞呼吸の化学式

(ATP)を生み出す．**血糖** blood sugar としても知られる**グルコース** glucose は，炭水化物消化の主要な分解産物である．グルコースはまた，ほとんどの体細胞で ATP を作るのに使われる主要な燃料でもある．肝臓は例外で，脂肪も日常的に使用するため，ほかの体細胞のためにグルコースを節約している．基本的に，グルコースは一連の転位と化学反応で徹底的に利用され，この過程で放出される化学エネルギーの一部が取り込まれ，リン酸を ADP 分子に結合させて ATP を作るのに使われる．

グルコースから放出された炭素原子は二酸化炭素として細胞を離れ，除去された水素原子(エネルギーに富む電子を含む)は最終的に酸素と結合して水になる(全体的な反応を簡単にまとめると図 14.19 になる)．酸素を使うこれらの現象は，まとめて**細胞呼吸** cellular respiration と呼ばれる．細胞呼吸に関与する3つの主要な代謝経路は，解糖，クエン酸回路，電子伝達系である(図 14.20 に模式的に示す)．

水素原子の除去(この水素原子は一時的にビタミンを含む補酵素に渡される)による酸化は，解糖とクエン酸回路の主要な役割である．細胞質で行われる**解糖** glycolysis は，グルコース分子を2つのピルビン酸分子に分割し，その過程で少量の ATP を生成するように，各グルコース分子にエネルギーを与える(図 14.20)．**クエン酸回路** citric acid cycle(TCA 回路)はミトコンドリアで起こり，細胞呼吸の結果生じる二酸化炭素のほぼすべてを生産する．解糖系と同様，クエン酸回路は，高エネルギーのリン酸基にリン酸化物質から直接 ADP に変換させることにより，少量の ATP を産生する．この過程は基質レベルのリン酸化と呼ばれる．遊離酸素は関与しない．

電子伝達系 electron transport chain は，ATP 産生のための「大きな見返り」のステップである．最初の2つの代謝段階で除去された水素は，エネルギーとして蓄積される．これらの水素は，補酵素(NADH，FADH$_2$)によって，ミトコンドリアのクリスタ(図 14.21)に埋め込まれた電子伝達系のタンパク質担体に送られる．そこで水素原子は水素イオン(H$^+$)と電子(e$^-$)に分解される．電子は各担体から

エネルギーの低い担体へと移動する．水力発電のダムを動かす水のように，電子が電子伝達系の担体を「下へ下へと」移動することで，水素イオン勾配を形成するプロトンポンプに電子が供給される．そしてこれらのイオンが濃度勾配を下り，**ATP 合成酵素** ATP synthase を通過すると，ADP にリン酸が付加されて ATP が形成される．

最終的に，遊離酸素が還元され(電子と水素イオンが酸素分子と結合する)，水と大量の ATP が形成される．より複雑なこの ATP 生成過程は，酸化的リン酸化と呼ばれる．このシステムの優れた点は，燃料を燃やしたときに通常起こる爆発的な反応(O$_2$ と水素が結合したときなど)とは異なり，比較的少量のエネルギーが熱や光として失われることである．

グルコースは ATP を作る主要な燃料であるため，血中グルコースレベルのホメオスタシスは決定的に重要である．血液中のグルコース濃度が過度に高い場合(**高血糖** hyperglycemia)，過剰分の一部はグリコーゲンとして体細胞(特に肝臓と筋肉の細胞)に貯蔵される．それでも血糖値が高すぎる場合，余剰分は脂肪に変換される．キャンディーなどの甘いお菓子など，エンプティカロリー(栄養はないがカロリーは高い)の食品を大量に食べると，体内の脂肪組織に脂肪が急速に沈着することは間違いない．血中グルコース濃度が低すぎると(**低血糖** hypoglycemia)，肝臓は貯蔵グリコーゲンを分解してグルコースを血中に放出し，細胞で利用する(こうした多様な炭水化物の運命は，図 14.22a に示されている)．

確認してみよう

25. グルコースが酸素と結合して CO$_2$，H$_2$，ATP を生成する過程を何と呼ぶか？
26. クエン酸回路の主な最終産物は？
27. 電子伝達系の主な産物は？

(解答は付録 A 参照)

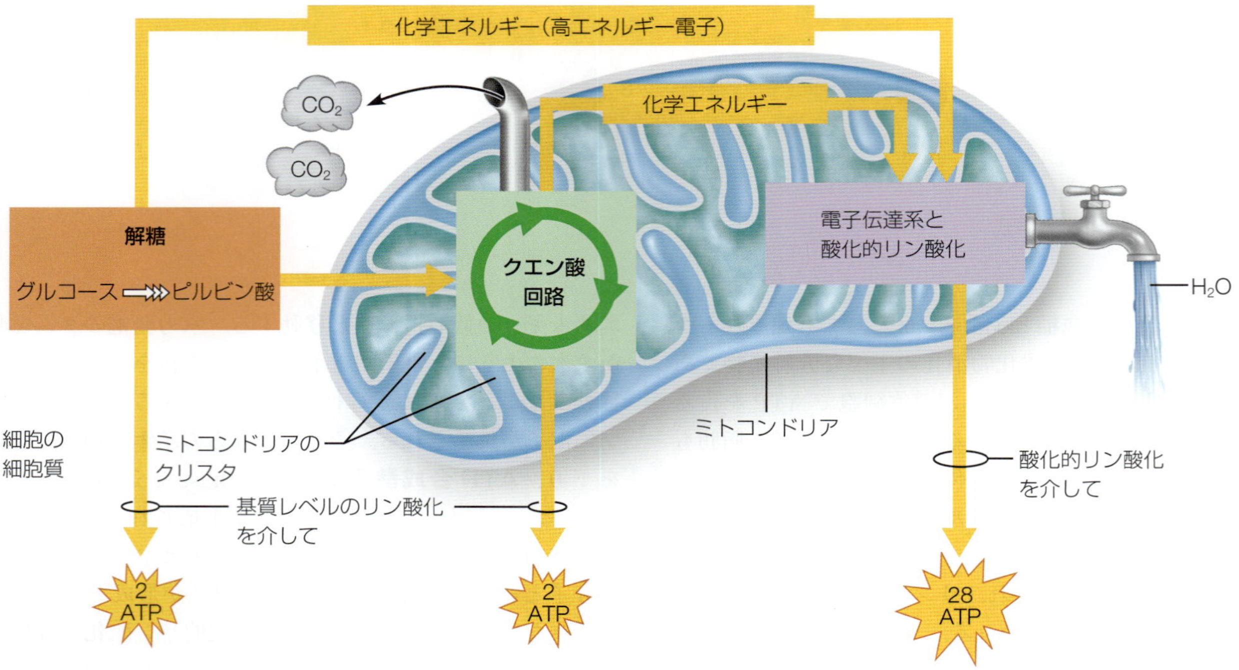

細胞呼吸における細胞質とミトコンドリアでのATPの生成の図

図中のラベル：
- 化学エネルギー（高エネルギー電子）
- CO_2
- 化学エネルギー
- 解糖：グルコース → ピルビン酸
- クエン酸回路
- 電子伝達系と酸化的リン酸化
- H_2O
- 細胞の細胞質
- ミトコンドリアのクリスタ
- ミトコンドリア
- 基質レベルのリン酸化を介して
- 酸化的リン酸化を介して
- 2 ATP / 2 ATP / 28 ATP

① 解糖反応では，高エネルギー電子を含む水素原子が取り除かれ，グルコース1分子がピルビン酸2分子に分解される．

② ピルビン酸はミトコンドリアに入り，クエン酸回路酵素によってさらに水素原子が取り除かれ，CO_2に分解される．解糖とクエン酸回路のあいだに，少量のATPが生成される．

③ 補酵素によって抽出されたエネルギー豊富な電子（解放された水素イオンから）は，クリスタに組み込まれた電子伝達系に送られる．電子伝達系は，細胞呼吸によって生成されるATPの大部分を占める酸化的リン酸化を行い，最後に取り出された水素を酸素と結合させて水にする．

図14.20　細胞呼吸における細胞質とミトコンドリアでのATPの生成
グルコース1分子当たりの最大正味エネルギー収量は32 ATP*である．

* 訳者注：ATP産生数については議論が続いており，原書に書かれた数字をそのまま用いた．

脂肪代謝

　これから述べるように，肝臓は体内で行われる脂質代謝のほとんどを担っている．肝細胞は脂肪の一部を使ってATPを作り，一部を使ってリポタンパク質，トロンボプラスチン（血液凝固タンパク質），コレステロールを合成し，残りは比較的小さな脂肪分解産物の形で血液中に放出する．

　体細胞は血液中の脂肪分解物とコレステロールを除去し，必要に応じて細胞膜やステロイドホルモンに組み入れる．脂肪はまた，髄鞘（第7章参照）や体内器官の周囲にある脂肪クッションの形成にも使われる．さらに，貯蔵脂肪は体内で最も濃縮されたエネルギー源である（脂肪1gの異化は，炭水化物やタンパク質1gの分解の2倍のエネルギーを生み出す）．

　脂肪産物がATP合成に使用されるためには，まず酢酸に分解されなければならない（図14.22b）．その後ミトコンドリア内で，酢酸（炭水化物のピルビン酸生成物と同様）が完全に酸化され，二酸化炭素，水，ATPが生成される．

　細胞のエネルギー需要を満たすのに十分なグルコースがない場合，ATPを産生するために大量の脂肪が使われる．このような状態では，脂肪の酸化は速いが不完全であり，アセト酢酸（2つの酢酸が結合したもの）やアセトンなどの中間生成物が血液中に蓄積しはじめる．これらは血液を酸性にし（**アシドーシス** acidosis または**ケトアシドーシス** ketoacidosis と呼ばれる状態），アセトンが肺から拡散するため呼気がフルーティーな臭いになる．

　ケトアシドーシスは，「炭水化物抜き」のダイエットや，コントロールされていない糖尿病，飢餓状態などで，身体が必要とするエネルギーをほぼ完全に脂肪に頼らざるを得なくなった場合によくみられる症状である．

　脂肪は重要なエネルギー源であるが，コレステロールが細胞燃料として使われることはない．コレステロールの重要性は，機能性分子とその形成を助ける構造にある．余分な脂肪は，殿部，腹部，乳房，皮下組織などの脂肪沈着部に蓄積される．皮下組織の脂肪は，身体の深部臓器の断熱材として重要であるが，過剰になると動きが制限され，循

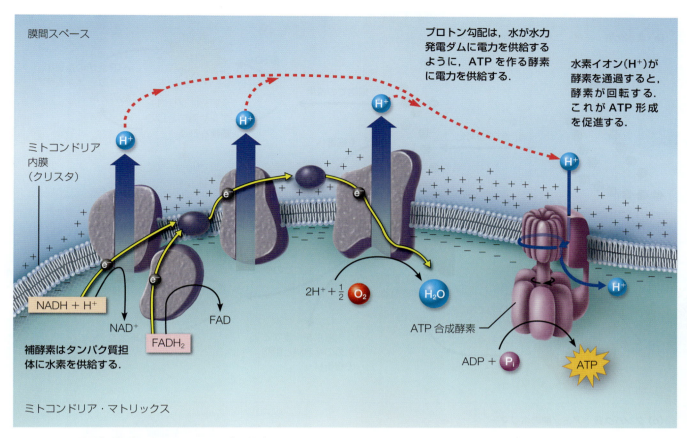

図14.21　電子伝達系におけるエネルギー放出
細胞呼吸では，カスケード電子がエネルギーを放出し，最終的に酸素（O_2）を還元して水を形成する．放出されたエネルギーは，ATPを形成するのに使われやすい量である（NADHとFADH$_2$は電子伝達系に電子を供給する補酵素である）．

環系への要求が高まる（脂肪の代謝と用途を図14.22bに示す）．

タンパク質代謝

　タンパク質は細胞構造の大部分を構成している．摂取されたタンパク質はアミノ酸に分解される．消化管で吸収されたアミノ酸は血液によって肝臓に運ばれ，そこで必要なアミノ酸が利用される．残りのアミノ酸は体細胞に循環する．血液から細胞に取り出されたアミノ酸は，細胞自身のタンパク質（酵素，膜，分裂紡錘体タンパク質，筋タンパク質）や，細胞から輸出されるタンパク質（粘液，ホルモンなど）の両方の合成に使われる．細胞はアミノ酸を供給されるチャンスを逃さない．多くの場合，細胞内には血液中のアミノ酸よりも多くのアミノ酸が含まれているにもかかわらず，細胞はATPを利用してまで能動的にアミノ酸を取り込む．これは「細胞が強欲である」ようにみえるかもしれないが，このようにアミノ酸を積極的に取り込むのには

重大な理由がある．約20種類ある必要なアミノ酸がすべてそろっていなければ，細胞はタンパク質を作ることができない．前述したように，細胞は必須アミノ酸を作ることができないため，食事によってのみ摂取することができる．このことは，細胞が現在必要とするアミノ酸と，将来タンパク質を構築するために必要となるアミノ酸（少なくとも一部）を確保するために，アミノ酸を熱心に蓄積することの説明に役立つ（図14.22c）．

　アミノ酸がATPの生成に使われるのは，タンパク質が過剰な場合，および/または炭水化物や脂肪が利用できない場合に限られる．エネルギーのためにアミノ酸を酸化する必要がある場合（図14.22d），アミノ酸のアミン基はアンモニアとして除去され，分子の残りはミトコンドリアのクエン酸回路経路に入る．その際に放出されるアンモニアは，体細胞，特に神経細胞にとって有害である．このような状況において，肝臓がどのように救いの手を差し伸べるかについては，この後説明する．

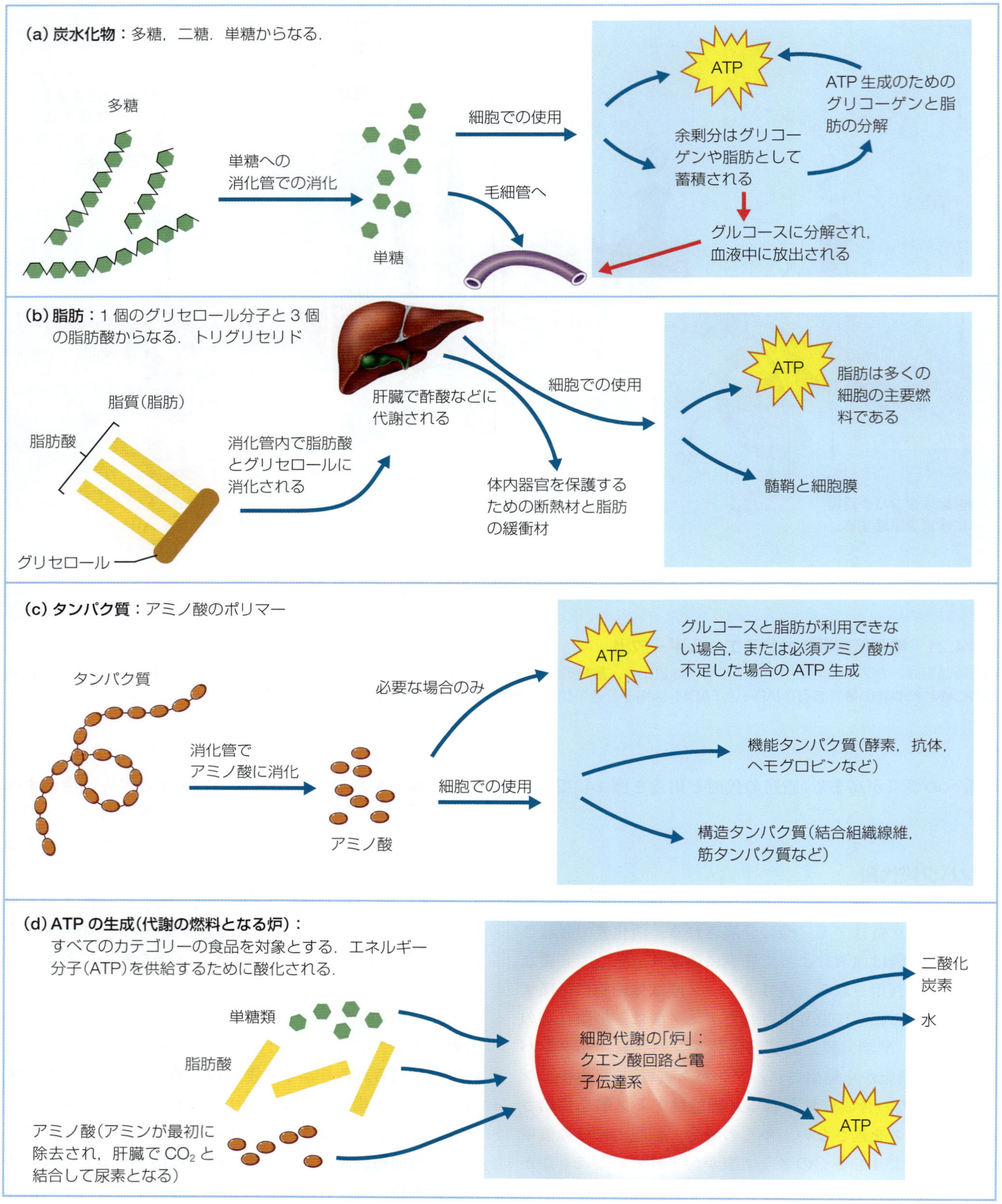

図 14.22　体細胞による代謝
(a)炭水化物の代謝．(b)脂肪代謝．(c)タンパク質代謝．(d)ATP 生成．

> **確認してみよう**
> 28. ATP産生以外の，体内での脂肪の用途を2つ挙げよ．
> （解答は付録A参照）

14.4b 代謝における肝臓の中心的役割

> **学習目標**
> ● 肝臓の代謝的役割を説明することができる．

　肝臓は体内で最も多機能で複雑な臓器の1つである．これがなければ，私たちは24時間以内に死んでしまう．消化における役割（胆汁の産生）は確かに消化プロセスにとって重要だが，それは肝細胞の数あるはたらきのうちの1つに過ぎない．肝細胞は薬物やアルコールを解毒し，ホルモンを分解し，身体全体に不可欠な多くの物質（コレステロール，アルブミンや凝固タンパク質などの血液タンパク質，リポタンパク質）を作る．肝臓はほぼすべての種類の栄養素を処理するため，代謝において中心的な役割をはたしている．このように肝臓は重要な役割を担っているため，自然は肝臓に多量の肝臓組織を授けた．また，肝臓は豊富な予備能力をもち，たとえ一部が損傷したり切除されたりしても，迅速かつ容易に再生できる数少ない臓器の1つである．

　門脈循環という特異的な循環により，消化器の臓器を還流した栄養豊富な血液は，直接肝臓に送られる（第11章参照）．肝臓は身体の主要な代謝器官であり，栄養素が肝臓を経由するこの迂回路によって，肝臓の需要を最初に満たす．血液が肝臓をゆっくり循環するあいだに，肝細胞は血液からアミノ酸，脂肪酸，グルコースを除去する．これらの栄養素は，後で使用するために貯蔵されたり，さまざまな方法で処理されたりする．同時に，肝臓の貪食細胞（肝マクロファージ）は，消化管の壁を通って血液中に入り込んだ細菌を除去し，破壊する．

一般的な代謝機能

　肝臓は，血糖値を正常な範囲（血液100 mL中グルコース約100 mg）に維持するためにきわめて重要である．炭水化物を多く含む食事の後，何千ものグルコース分子が血液から取り除かれ，結合して**グリコーゲン** glycogen と呼ばれる大きな多糖分子を形成し，肝臓に貯蔵される．この過程が**グリコーゲン合成** glycogenesis であり，文字通り「グリコーゲンの形成」である（genesis は「始まり」の意）．

　その後，体細胞が必要量を満たすために血液からグルコースを除去し続けると，血糖値が下がりはじめる．このとき，肝細胞は**グリコーゲン分解** glycogenolysis と呼ばれるプロセスによって，貯蔵されていたグリコーゲンを分解する．その後，肝細胞はグルコースを少しずつ血液に放出し，血糖ホメオスタシスを維持する．

　必要であれば，肝臓は脂肪やタンパク質など，炭水化物以外の物質からもグルコースを作ることができる．この過程が**糖新生** gluconeogenesis で，「新しい糖の生成」を意味する（図14.23）．サイロキシン，インスリン，グルカゴンなどのホルモンは，血糖値をコントロールし，すべての体細胞でグルコースを取り扱う上で，きわめて重要である（第9章参照）．

　肝細胞に取り込まれた脂肪と脂肪酸の一部は，酸化されてエネルギーとなり（ATPが作られ），肝細胞で使用される．残りは酢酸やアセト酢酸などのより単純な物質に分解され，血液中に放出されるか，肝臓に脂肪として貯蔵される．肝臓はまたコレステロールを作り，コレステロールの分解物を胆汁中に分泌する．

　肝臓で作られる血液中のタンパク質はすべて，肝臓の細胞が血液中のアミノ酸から作り出したもので，完成したタンパク質は再び血液中に放出され，循環全体に行き渡る．アルブミンは血液中に最も多く含まれるタンパク質で，血液中の水分を保持する．血液中のアルブミンが不足すると，水分が血流から出て組織隙間に溜まり，浮腫を引き起こす（第10章では，肝臓で作られる保護的な凝固タンパク質の役割について述べた）．

　肝細胞はまた，非必須アミノ酸を合成し，先に述べたようにアンモニアを解毒する．この過程で，アンモニアは二酸化炭素と結合して**尿素** urea に変換され，尿として体外に排出される．

　肝細胞が必要としない栄養素や肝代謝産物は，肝臓から血液中に放出される．これらの物質はその後肝静脈を経て全身循環に入り，ほかの体細胞に利用される．

コレステロール代謝と輸送

　コレステロール cholesterol は食事においては非常に重要な脂質であるが，すでに述べたように，エネルギー燃料として使われることはない．その代わり，ステロイドホルモンやビタミンDの構造的基礎となり，細胞膜の主要な構成要素となる．メディアで「コレステロールの摂取を控える」という言葉をよく耳にするが，血中コレステロールのうち食事から摂取されるのはわずか15％程度にすぎない．残りの約85％は肝臓で作られる．コレステロールは分解され，胆汁酸塩として分泌され，最終的には便となって体外に排出される．

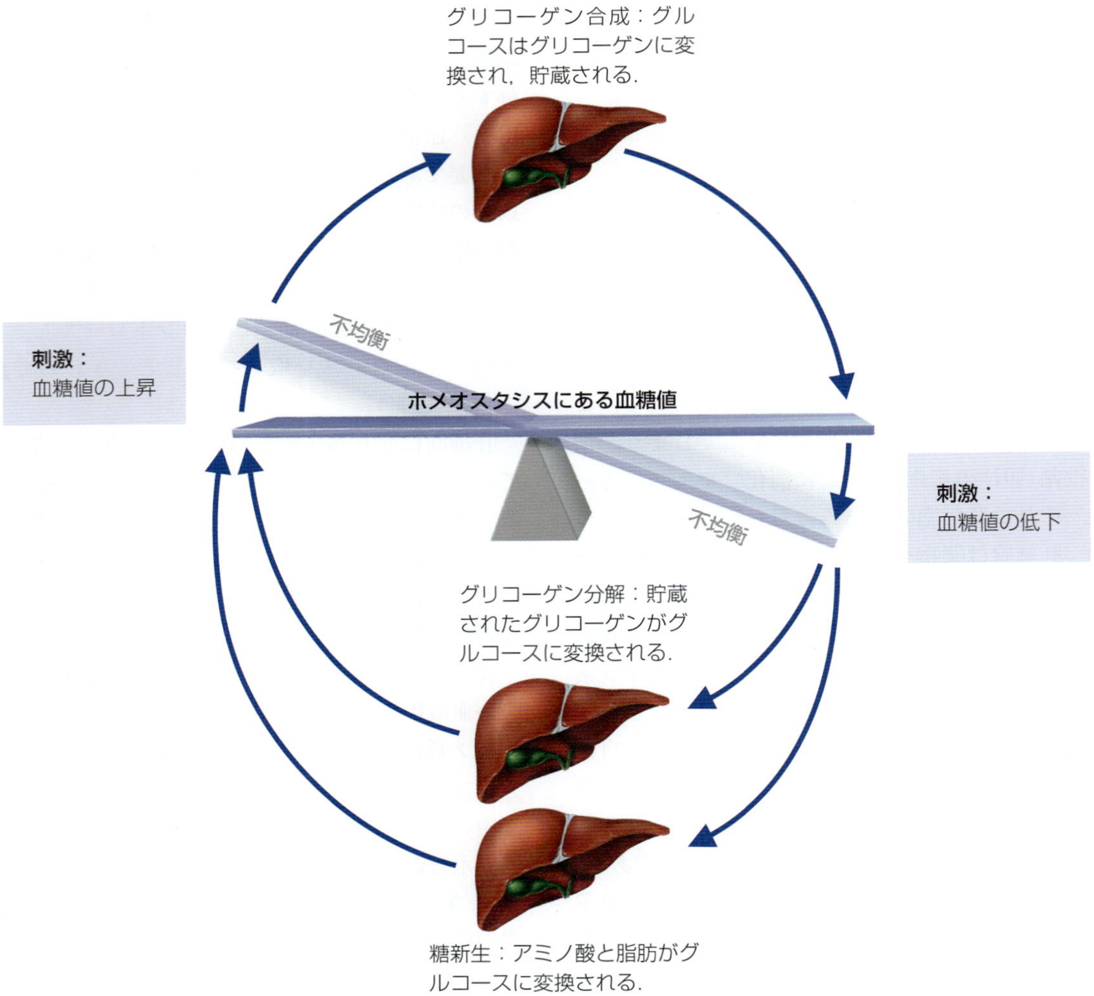

図14.23 血糖値の上昇と下降に伴って肝臓で起こる代謝イベント
血中グルコース濃度が上昇すると，肝臓は血液中のグルコースを除去し，グリコーゲンとして貯蔵する（グリコーゲン合成）．血糖値が下がると，肝臓は貯蔵されていたグリコーゲンを分解し（グリコーゲン分解），アミノ酸や脂肪から新しいグルコースを作る（糖新生）．その後，グルコースは血液中に放出され，血液のホメオスタシスを回復させる．

脂肪酸，脂肪，コレステロールは水に溶けないので，血液中を自由に循環することはできない．その代わり，リポタンパク質と呼ばれる小さな脂質とタンパク質の複合体に結合して運ばれる．全体のストーリーは複雑だが，重要なことは，**低密度リポタンパク質** low-density lipoproteins（LDL）がコレステロールやその他の脂質を体細胞に運び，そこでさまざまな形で利用されるということである．LDLが大量に循環していると，動脈壁に脂肪物質が沈着して動脈硬化が始まる可能性が高くなる．このような可能性があるため，LDLは「悪玉リポタンパク質」として不当に扱われている．対照的に，コレステロールを組織細胞（あるいは動脈）から肝臓に運び，胆汁中に廃棄するリポタンパク質は**高密度リポタンパク質** high-density lipoproteins（HDL）である．HDLが高いと「善玉」とみなされるのは，次のような理由からである．

コレステロールは分解され，体外に排出される運命にある．もちろんLDLもHDLも「必要なもの」である．ただ，血液中のそれらの相対的な比率が，動脈壁に致死的なコレステロール沈着が起こりやすいかどうかを決めるのである．一般的に，有酸素運動，飽和脂肪とコレステロールの少ない食事，そして禁煙とコーヒーはすべて，HDL/LDL比を望ましいものにするようである．

> **確認してみよう**
> 29. 糖新生とはなにか？
> 30. アミノ酸がエネルギーとして「燃焼」したときに放出されるアンモニアはどうなるのか？
> 31. HDLとLDLの血中濃度は，どちらが高いほうがよいか？
>
> （解答は付録A参照）

14.4c 体内エネルギーバランス

> **学習目標**
> ● 体内のエネルギーバランスの重要性を説明し，エネルギーバランスが崩れた場合を説明することができる．

燃料が燃焼すると，酸素が消費され熱が発生する．体細胞による食物燃料の「燃焼」も例外ではない．エネルギーは作り出すことも破壊することもできず，ある形から別の形に変換されるだけである（第2章参照）．

この原則を細胞の代謝に当てはめると，身体のエネルギー摂取量とエネルギー出力量のあいだに動的なバランスが存在することになる．

摂取エネルギー＝総出力エネルギー
（熱＋仕事＋エネルギー貯蔵）

摂取エネルギー energy intake とは，食物の酸化，つまり解糖，クエン酸回路，電子伝達系の反応中に放出されるエネルギーのことである．**出力エネルギー** energy output には，すぐに熱として失われるエネルギー（全体の約60%）と，仕事をするために使われるエネルギー（ATPによって駆動される），さらに脂肪やグリコーゲンの形で貯蔵されるエネルギーが含まれる．エネルギー貯蔵が重要なのは，成長期と純脂肪沈着期だけである．

食品摂取の調節

摂取エネルギーと出力エネルギーのバランスが取れていれば，体重は安定する．そうでない場合，体重は増えたり減ったりする．ほとんどの人の体重が驚くほど安定しているのは，食物摂取か熱産生，あるいはその両方をコントロールするメカニズムが存在するからに違いない．多くの人にとって不幸なことに，身体の体重制御システムは，体重増加よりも体重減少から身を守るように設計されているようだ．

しかし，食物摂取量はどのようにコントロールされているのだろうか？　これは難しい問題であり，まだ完全には解明されていない．例えば，どのような受容体が体内の総カロリー量を感知し，それに従って食べることを開始したり，あるいは食べるのを止めたりできるであろうか？　これまでの人類の素晴らしい研究成果があるにもかかわらず，その行動につながる受容体については明らかになっていない．

視床下部が摂食行動に影響を与えるいくつかのペプチドを分泌することは，以前から知られていた．摂食行動と空腹がどのように調節されるかについての現在の理論は，消化管からの神経信号，体内のエネルギー貯蔵に関連する血液中の信号，ホルモン，正常な微生物叢からの信号に最も重点が置かれている．わずかではあるが，体温や心理的要因も一役買っているようだ．これらの要因はすべて，脳の摂食中枢へのフィードバック信号を通じて作用しているようだ．脳の受容体には，温度受容体，化学受容体（グルコース，インスリン，その他），レプチンやその他のポリペプチドに反応する受容体などがある．末梢のセンサーも示唆されており，肝臓や腸自体（消化管）が有力な候補である．

代謝率と体熱産生

> **学習目標**
> ● 代謝率に影響を与える要因をいくつか挙げ，それぞれの効果を示すことができる．

栄養素を分解して細胞エネルギー（ATP）を生成する際，得られるエネルギー量はそれぞれ異なる．前述したように，食品のエネルギー価は<u>キロカロリー(kcal)</u>という単位で測定される．一般的に，炭水化物とタンパク質はそれぞれ4 kcal/g，脂肪は9 kcal/gである．ほとんどの食事，そして多くの個々の食品は，炭水化物，脂肪，タンパク質の混合物である．食事のカロリー値を知るには，それぞれの食材が何g含まれているかを知る必要がある．しかし，インターネット上にあるようなシンプルなアプリを使えば，簡単に概算を出すことができる．

基礎代謝量　身体が使用するエネルギー量もキロカロリーで測定される．**基礎代謝量** basal metabolic rate (BMR)とは，身体が基礎状態にあるとき，つまり安静にしているときに，単位時間当たりに身体が作り出す熱量のことである．呼吸や心拍の維持，腎臓の機能など，生命維持に必要な活動を行うために必要なエネルギー供給量を示している．平均的な体重70 kgの成人のBMRは，1時間当たり約60～72 kcalである．

BMRには，表面積や性別など，多くの要因が影響する．例えば，小柄で痩せている男性は，大柄で肥満している女性よりもBMRが高い傾向がある（表14.3）．小児や

表14.3 基礎代謝量（BMR）を決定する要因

要因	バリエーション	基礎代謝量（BMR）への影響
表面積	痩せていて小柄な人のように，体積に対して表面積が大きい	増加
	大柄で体重の重い人のように，体積に対して表面積が小さい	減少
性別	男性	増加
	女性	減少
サイロキシン生産	増加	増加
	減少	減少
年齢	若者，成長期	増加
	加齢，高齢者	減少
強い感情（怒りや恐れ）と感染症		増加

青年は成長のために大量のエネルギーを必要とし，BMRは比較的高い．高齢になると，筋が萎縮しはじめるため，BMRは劇的に減少する．

甲状腺から分泌される**サイロキシン** thyroxine の量は，おそらく人のBMRを決定する最も重要な要素である．それゆえ，サイロキシンは「代謝ホルモン」と呼ばれている．サイロキシンの分泌量が多ければ多いほど，酸素消費量とATP使用量が多くなり，代謝率が高くなる．以前は，BMR検査のほとんどは，サイロキシンが十分に作られているかどうかをみるための指標として使われていた．今日では，甲状腺活性は血液検査でより簡単に評価できるようになった．

ホメオスタシスの失調 14.12

甲状腺機能亢進症 hyperthyroidism は，過剰な代謝を生み出すため，さまざまな影響を引き起こす．体は蓄積された脂肪や組織のタンパク質を異化し，空腹感や食物摂取量が増えているにもかかわらず，体重が減ることが多い．骨は弱くなり，心臓を含む身体の筋は萎縮する．対照的に，**甲状腺機能低下症** hypothyroidism では代謝が低下し，肥満になり，思考回路が衰える．

総代謝量 私たちが活発に活動すると，身体はさらなる活動のためのエネルギーを供給するために，より多くのグルコースを酸化しなければならない．食物の消化や適度な運動でさえ，身体のカロリー要求量は劇的に増加する．これらの追加燃料要求は，基礎状態で身体を維持するのに必要なエネルギー以上のものである．**総代謝量** total metabolic rate（TMR）とは，継続的なすべての活動に燃料を供給するために，身体が消費しなければならないキロカロリーの総量を指す．筋労働は，TMRを増加させる主要な身体活動である．骨格筋の活動がわずかに増加するだけでも，代謝率は著しく上昇する．よく訓練されたアスリートが数分間激しく運動すると，TMRは通常の15～20倍に上昇し，その後数時間は上昇したままである．

消費キロカロリーの合計がTMRと同じであれば，ホメオスタシスが維持され，体重は一定に保たれる．しかし，活動を維持するために必要以上に食べると，余分なキロカロリーが脂肪として蓄積される．逆に，極端に活動的であれば，「代謝炉」に適切な栄養を与えなければならない．このようなときには，TMRを満足させるために，蓄えた脂肪や組織のタンパク質までも分解しはじめる．この原理は，あらゆる優れた減量ダイエットに応用されている（必要な総カロリーは，体格と年齢に基づいて計算される．そして，必要量の20％以上を毎日の食事からカットする）．ダイエットをしている人が定期的に運動をすると，TMRがその人の以前の割合より増えるので，体重はさらに早く減少する．

確認してみよう

32. 高齢，体積に対する表面積が大きい，女性，サイロキシン産生不足のうち，BMRが比較的高くなると予想されるのはどれか？

（解答は付録A参照）

体温調節

学習目標

● 体温がどのように調節されているかを説明することができる．

これまで，食物を「燃焼」させてATPを生成することを

強調してきたが，細胞の異化の産物はATPだけではないことを覚えておいてほしい．

食物の酸化で放出されるエネルギーのほとんどは，熱として逃げてしまう．実際にATPを形成するために取り込まれるのは，利用可能な食物のエネルギーの40％以下である．放出された熱は組織を温め，さらに重要なのは血液である．血液はすべての身体組織に循環し，組織を恒常的な温度に保つ．これによって代謝が効率的に行われる．

体温は熱産生と熱損失のバランスを反映している．身体のサーモスタットは脳の視床下部にある．視床下部は自律神経系の経路を通じて，体温を37℃の設定温度を中心に，35.6〜37.8℃の範囲で絶えず変動させながら調節している．視床下部は，熱促進機構または熱損失機構を始動させることで，これを行う（図14.24）．

熱を促進するメカニズム 環境温度が低い場合，身体は正常な体温を維持するためにより多くの熱を産生する必要がある．また，何らかの理由で循環血液の温度が低下した場合，体温を保存し，正常な体温（血液）に戻すためにさらに熱を発生させなければならない．これを達成する短期的な手段は，皮膚の**血管収縮** vasoconstriction と**震え** shivering である．

皮膚の血管系が収縮すると，血液は一時的に皮膚を迂回し，より深部の生命維持に必要な臓器に送られる．そうなると，露出した皮膚の温度は外部環境の温度まで下がる．

ホメオスタシスの失調 14.13

皮膚への血液供給が制限されても，短時間であれば問題はない．しかし，それが長く続くと，過剰に冷やされ，酸素と栄養を奪われた皮膚細胞が死にはじめる．この状態は**凍傷** frostbite と呼ばれ，手足の指などの四肢を失う原因となる．

中核体温（深部臓器の温度）が皮膚の毛細血管の単純な収縮では対処できないところまで下がると，震えが始まる．震え（随意筋の不随意的な収縮）は，骨格筋の活動が大量の熱を産生するため，体温を上昇させるのに非常に効果的である．

ホメオスタシスの失調 14.14

寒さに長時間曝された結果，体温が極端に低下した状態が**低体温症** hypothermia である．低体温症では，個人のバイタルサイン（呼吸数，血圧，心拍数）が低下する．以前は極度の寒さを感じていたにもかかわらず，人は眠くなり，奇妙な心地よさを感じるようになる．そのままにしておくと，代謝プロセスが停止し，昏睡状態に陥り，ついには死に至る．

熱損失のメカニズム 身体が冷えすぎないように保護する必要があるのと同様に，過度の高温からも保護する必要がある．ほとんどの熱損失は，**放射** radiation または**蒸発** evaporation によって皮膚から起こる．体温が正常範囲より高くなると，皮膚の血管が拡張し，皮膚の毛細血管が温かい血液で満たされる．その結果，皮膚表面から熱が放射される．しかし，外部環境が身体と同じかそれ以上に熱い場合，放射によって熱が失われることはない．このような場合，余分な熱を取り除く唯一の方法は，皮膚表面からの汗の蒸発である．これは，空気が乾燥している限り，体温を解放する効率的な手段である．湿度が高ければ，汗の蒸発速度はかなり遅くなる．熱を放出するメカニズムがうまくはたらかず，私たちはイライラした気分になる．

ホメオスタシスの失調 14.15

正常な熱損失プロセスが機能しなくなると，結果として生じる**高体温症** hyperthermia，すなわち体温上昇は視床下部の活動を抑制する．その結果，悪循環の正のフィードバックサイクルが起こる．体温が上昇すると代謝率が上昇し，熱産生が増加する．皮膚は熱く乾燥し，体温が上昇し続けると，脳に永久的な損傷を与える可能性が出てくる．このような状態は**熱射病** heat stroke と呼ばれ，すぐに適切な処置（冷たい水に浸す，水分を投与する）をとらない限り，命にかかわる．

熱疲労 heat exhaustion とは，激しい運動中またはその後に，暑さに関連して倒れることを表す言葉である．熱疲労は体液の過剰な喪失（脱水）に起因し，血圧低下，心拍の速さ，ひんやりと湿った皮膚によって証明される．熱射病とは対照的に，熱疲労は熱損失メカニズムがまだはたらいている．

発熱はコントロールされた高体温である．多くの場合，体内のどこかの感染症から起こるが，ほかの疾患（がん，アレルギー反応，中枢神経系の損傷）によって生じることもある．マクロファージ，白血球，傷害を受けた組織細胞は，視床下部に直接作用するパイロジェンと呼ばれる化学物質を放出し，視床下部のサーモスタットを高温に設定させる．サーモスタットが高温に設定されると，熱を高めるメカニズムがはたらきはじめる．血管収縮によって皮膚が冷たくなり，震えが熱を発生しはじめるこの現象を「悪寒」と呼び，これは，体温が上昇している確かな徴候である．体温は新しい設定温度に達するまで上昇する．その後，自然な体内防御プロセスや抗菌薬によって病気が回復するまで，体温は「設定温度」で維持される．回復に向かうと，サーモスタットは再び正常値以下に設定され，熱損失メカニズムがはたらきはじめる．体温が下がりはじめると，患者の熱は「解熱」したことになる．

発熱は，代謝量を増加させることで，さまざまな治癒過

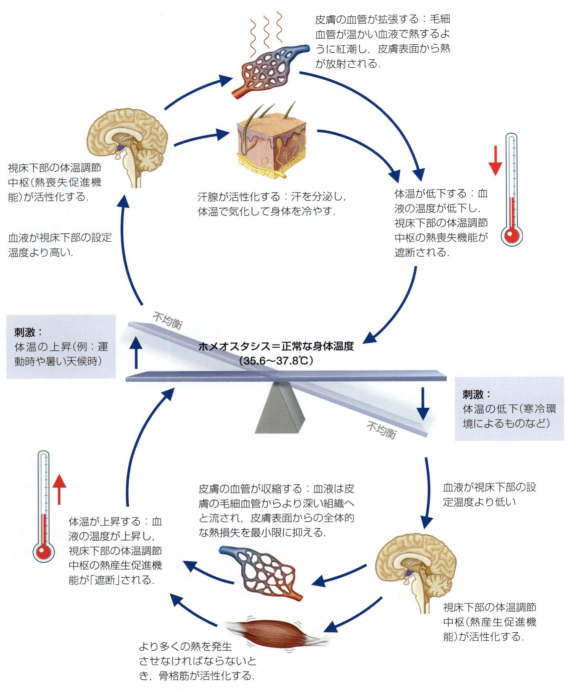

図14.24　体温調節のメカニズム

程を早めるのに役立ち，細菌の増殖も抑制する（第12章参照）．発熱の危険性は，体内のサーモスタットが高く設定されすぎると，体内のタンパク質が変性（アンフォールディング）し，脳に永続的な障害が起こる可能性があることである．

確認してみよう

33. 体温を維持または上昇させる2つの手段は？
34. 皮膚血管の拡張は，暑い日の体温にどのように影響するか？

（解答は付録A参照）

第3部 消化器系と代謝の発生・発達・老化

> **学習目標**
> - 消化器系の重要な先天性疾患と重要な先天性代謝異常を挙げることができる．
> - 加齢が消化器系に及ぼす影響について説明することができる．

初期の胚はパンケーキのように平らな形をしている．しかし，やがて折りたたまれて円筒形になり，その内部空洞が消化管の管腔となる．発育5週目までには，消化管は口から肛門まで伸びる連続した管状の構造になる．まもなく消化管上皮から消化腺（唾液腺，肝臓，膵臓）が芽生える．これらの腺には管があり，消化管内に容易に分泌物を放出し，消化機能を促進することができる．

ホメオスタシスの失調 14.16

消化器系は，摂食を妨げる多くの先天性欠損の影響を受けやすい．最も一般的なものは**口蓋裂** cleft palate/**口唇裂** cleft lip defect である．

この2つのうち口蓋裂は，子どもがうまく吸うことができないため，より深刻である．比較的よくみられる先天性欠損として**気管食道瘻** tracheoesophageal fistula があり，これは食道と気管の異常な接続である．このとき，食道は盲嚢で終わっていることが多く（常にというわけではない），胃につながっていない．赤ちゃんが哺乳中に窒息したり，よだれを垂らしたり，チアノーゼを起こしたりするのは，食物が呼吸器系の通路に入り込んでいるためである．この3つの欠損はすべて外科的に修正することができる．

代謝を阻害する遺伝的問題には多くの種類があるが，おそらく最も一般的なものは，嚢胞性線維症とフェニルケトン尿症であろう．**嚢胞性線維症** cystic fibrosis（CF）は，主に肺に影響を及ぼすが（第13章参照），膵臓の活動も著しく障害される．CFでは大量の粘液が産生され，関係臓器の通り道を塞いでしまう．膵管の閉塞は，膵液が小腸に到達するのを妨げる．その結果，脂肪や脂溶性ビタミンが消化・吸収されず，脂肪を多く含んだ硬い便となる．この状態には通常，食事と一緒に膵酵素を投与することで対処する．

フェニルケトン尿症 phenylketonuria（PKU）は，すべてのタンパク質食品に含まれるアミノ酸であるフェニルアラニンを組織細胞が利用できない病気である．このような場合，早くフェニルアラニンの少ない特別食が処方されない限り，脳障害と知的機能障害が起こる．

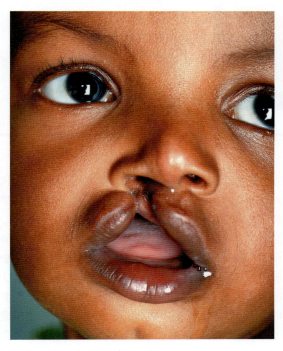

口唇口蓋裂で生まれた赤ちゃん．

発育中の乳児は胎盤を通してすべての栄養を受け取るが，少なくともこの時期には，栄養の摂取と処理は問題ない（母親が十分な栄養を摂っていればの話だが）．栄養を得ることは新生児の最も重要な活動であり，この時期に存在するいくつかの反射がこの活動を助ける．例えば，乳探索反射は乳児が乳首（母親または哺乳瓶）を見つけるのを助け，吸啜反射は乳児が乳首にしがみついて飲み込むのを助ける．新生児の胃は非常に小さいので，授乳は頻繁に行わなければならない（3～4時間ごと）．この時期の蠕動運動はかなり非効率的で，嘔吐はまったく珍しくない．

歯が生えはじめるのは生後6か月頃で，2歳頃まで続く．この間，乳児はどんどん固形物を食べるようになり，通常，幼児期には大人と同じような食事を摂るようになる．小学生になると食欲は減退し，思春期の急成長期に再び増加する（思春期の子どもをもつ親は，食料品代が高くなることが予想される！）．

小児期から成人期にかけては，汚染された食物や極端に辛いもの，刺激の強いもの（消化管に炎症を起こす**胃腸炎** gastroenteritis）などの異常な干渉がない限り，消化器系は通常，比較的問題なく機能する．虫垂の炎症である**虫垂炎** appendicitis は，理由は不明だが特に10代に多い．

中年期から初老期にかけて，代謝率は10年ごとに5～8％減少する．この時期は，体重がじわじわと増えていく時期であり，肥満が日常茶飯事となる．望ましい体重を維持するためには，この緩やかな変化を認識し，摂取カロリーを減らす準備をしなければならない．中年期特有の消化器疾患として，潰瘍（p. 469 の「もっと詳しく見てみよう」参照）と胆嚢疾患（胆嚢の炎症や胆石）がある．下痢と便

もっと詳しく見てみよう

肥満：魔法の解決策求む

肥満の最も一般的な見方は，脂肪が過剰に蓄積された状態であるということである．成人の体脂肪率は体重の18～22％（男性，女性それぞれ）が正常とされている．それ以上は肥満と定義される．ただし，骨密度が高く，筋が発達している場合は，厳密には過体重となる．体脂肪率は，身長に対する体重の指数である体格指数(BMI)を使って推定することができる．BMIを推定するには，体重(kg)を身長（メートルの2乗）で割る．

BMI＝体重÷〔身長(m)〕²

BMI 25以上を過体重，30以上を肥満と定義する．BMIの計算は簡単で安価であるが，診断には使えない．つまり，BMIは体組成を直接測定するものではないため，BMIが高いからといって必ずしも健康上の危機を意味するものではない．体組成を測定するには，以下のような方法がある．

- Bodポッドとして広く知られている空気置換プレチスモグラフィ技術は，空気置換を利用して体積を測定し，体密度を求める体組成測定法である（密度とは，質量または重量を体積で割ったもの）．
- 空気を充填するのではなく，水を充填したチャンバーを使用する同様の技術も存在する．

いずれもBMIより正確だが，より

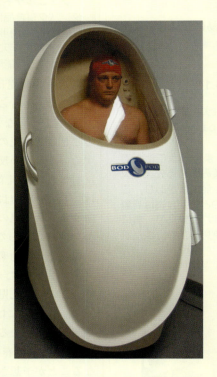

高価で，一般の人々が容易に入手できるものでもない．

肥満の定義がどうであれ，肥満の実態はよくわかっていない．健康への悪影響（動脈硬化，高血圧，冠動脈疾患，糖尿病の発症率が高くなる）を与えているにもかかわらず，肥満症は米国で最も頻度の高い健康問題である．米国疾病予防管理センター(CDC)によると，米国では成人の42.4％，2～19歳の青少年の約18.5％が肥満である．過食，揚げ物や加工食品の摂取，ビデオゲームやテレビ観戦などの座りがちな行動が，健康的な食事や運動と代わって彼らの日常生活を占めているからである．

基本事項

- 体格指数(BMI)は体脂肪を推定することはできるが，診断にはならない．
- BMIは体組成を直接測定するものではない．
- 米国では成人の42％以上が肥満である．
- 肥満は動脈硬化，高血圧，糖尿病の高い発症率と関連している．

秘を交互に繰り返す過敏性腸症候群(IBS)は，なぜか成人に多くみられるようになるが，その原因を突き止めることは難しい．

高齢になると，消化管の活動は低下する．消化液の分泌が減り，蠕動運動が鈍くなる．味覚や嗅覚も鋭くなくなり，歯周病もしばしば発症する．高齢者の多くは一人暮らしをしているか，収入が減少している．このような要因に加え，身体的な不自由さが増すことで，食事を好まなくなる傾向があり，高齢者の多くが栄養不足となっている．憩室症（粘膜が大腸壁の外側に膨らむ）や消化管のがんは，か

なり一般的な問題である．胃や大腸のがんは初期症状がほとんどなく，医療機関を受診する前にほかの身体部位にも転移しているため，手術不可能な場合が多い．しかし早期に発見できれば，どちらの病気も治療可能である．植物繊維が多く脂肪分の少ない食事は，大腸がんの発生率を低下させる．また，ほとんどの大腸がんは，最初は**ポリープ** polypsと呼ばれる良性の粘膜腫瘍から発生する．ポリープの形成は年齢とともに増加するため，大腸内視鏡検査を50歳から開始し，医師の勧めに従い，10年ごとに受けるべきである．ただし，便に血液が混じっているかどうかを

調べる．非常に感度の高い便潜血検査は毎年受ける必要がある．

> **確認してみよう**
> 35. 嚢胞性線維症は消化にどのような影響があるか？
> 36. フェニルケトン尿症(PKU)の子どもの脳障害を予防するためには，どのような食生活の改善が必要か？
> 37. 総摂取カロリーが総代謝量(TMR)を上回るとどうなるか？
>
> （解答は付録A参照）

器官系の協調

ホメオスタシスからみた消化器系と他の器官系との関係

内分泌系
- 肝臓は血液からホルモンを除去し，その活動を停止させる．消化器系はエネルギー燃料，成長，修復に必要な栄養素を供給する．膵臓はホルモン産生細胞をもつ．
- 特定のホルモンが消化機能を調整する．

リンパ系/免疫
- 消化器系は正常な機能に必要な栄養素を供給し，胃の塩酸（HCl）はバクテリアから非特異的に保護する．
- 乳糜管は消化管からの脂肪を含むリンパを血液へと流す．腸間膜のパイエル板とリンパ組織には，消化管を感染症から守るマクロファージと免疫細胞が存在する．

消化器系

泌尿器系
- 消化器系はエネルギー燃料，成長，修復のための栄養素を供給する．
- 腎臓はビタミンDをカルシウムの吸収に必要な活性型に変化させる．肝臓で作られたビリルビンを排出する．

筋系
- 消化器系はエネルギー燃料，成長，修復のための栄養素を供給し，肝臓は筋活動から生じる乳酸を血液から除去する．
- 骨格筋の活動が消化管の収縮を増大させる．

神経系
- 消化器系は正常な神経機能のための栄養素を供給する．
- 消化機能の神経制御．一般に，副交感神経線維は消化活動を促進し，交感神経線維は消化活動を抑制する．排便の反射的および随意的制御を行う．

呼吸器系
- 消化器系はエネルギー燃料，成長，修復のための栄養素を供給する．
- 呼吸器系は酸素を供給し，消化器系器官から発生する二酸化炭素を運び出す．

心臓血管系
- 消化器系は心臓と血管に栄養を供給する．ヘモグロビン合成に必要な鉄を吸収する．正常な血液量に必要な水分を吸収する．
- 心臓血管系は消化管で吸収された栄養素を全身の組織に運ぶ．消化管のホルモンを分布させる．

生殖器系
- 消化器系はエネルギー燃料，成長，修復のための栄養素と，胎児の成長をサポートするために必要な余分な栄養を供給する．

外皮系（皮膚）
- 消化器系はエネルギー燃料，成長，修復のための栄養素を供給し，皮下組織の断熱のための脂肪を供給する．
- 皮膚は腸からのカルシウム吸収に必要なビタミンDを合成する．

骨格系
- 消化器系はエネルギー燃料，成長，修復のための栄養素を供給し，骨塩に必要なカルシウムを吸収する．
- 骨格系は骨によっていくつかの消化器官を保護し，空洞はいくつかの栄養素（カルシウム，脂肪など）を貯蔵する．

要約

第1部 消化器系の解剖学と生理学(pp. 448〜469)

14.1 消化器系の解剖学的構造(pp. 448〜460)

- 消化器系は，消化管の器官と付属器官の2つのグループに分けられる．

14.1a. 消化管を形成する器官

- **消化管**：口から肛門までの中空の筋管である．
  - 口，咽頭，食道，胃，小腸，大腸，肛門を含む．
- 口は**口腔**とも呼ばれ，食物が入り，**口唇**と頰によって歯と**舌**のあいだに保持される．
  - **硬口蓋**は前方，**軟口蓋**は後方で屋根を形成する．
  - **舌小帯**は舌を口腔底に固定する．
  - **口蓋扁桃**と**舌扁桃**は咽頭の入り口を保護する．
- **咽頭**：**咽頭口部**(口腔の後方)と**咽頭喉頭部**(食道と連続)に分けられる．
  - 2つの筋層からなり，外層は縦走筋層，内層は輪走筋層．
- **食道**：咽頭と胃をつなぐ．食道から始まる消化管には4つの組織層がある．
  - **粘膜**：消化管の**内腔**をおおう湿った粘膜の最内層．
  - **粘膜下組織**：粘膜の深部にあり，血管，神経，粘膜関連リンパ組織(MALT)，リンパ管を含む結合組織でできている．
  - **筋層**：平滑筋層で，内側の輪走筋層と外側の縦走筋層がある．
  - **漿膜**：最外層で**臓側腹膜**とも呼ばれる．体腔を裏打ちする**壁側腹膜**と連続する．**腸間膜**は腹膜の二重層によって形成される構造の名称である．
  - 消化管の固有神経叢(**粘膜下神経叢**と**筋層間神経叢**)は，消化管臓器の可動性と分泌活動を調節する．
- **胃**：腹腔の左側に位置し，噴門，胃，胃体，幽門が含まれる．
  - 食物は**下部食道括約筋**を通って入ってくる．
  - 胃体の曲面には，**大彎**(凸状の外側面)と**小彎**(凹状の内側面)がある．
  - 食物は**幽門括約筋**を通って胃から出る．
  - 胃の中になにも入っていない空のとき，粘膜には**粘膜ヒダ**と呼ばれる折り目がある．
  - 胃は**小網**(特定の腸間膜)を介して小彎で肝臓に固定され，**大網**(別の腸間膜)で前方をおおわれ，腹部臓器をおおうように垂れ下がってから後腹壁に接続する．
  - 胃の中には，**胃液**の成分を分泌する**胃腺**につながる深い**胃孔**がある．
    - **内因子**：ビタミンB_{12}の吸収に必要である．
    - **主細胞**：**ペプシノゲン**(タンパク質消化酵素ペプシンの不活性型)を作る．
    - **壁細胞**：塩酸を産生する．
    - **粘液頸部細胞**(副細胞)：薄い酸性の粘液を産生する．
    - **内分泌細胞**：ガストリンなどの局所ホルモンを作り，胃の活動を調節する．
  - **糜粥**：胃の中で食物が処理されたときにできる，とろみのある液体である．
- **小腸**：身体の主要な消化器官．**十二指腸**，**空腸**，**回腸**の3つの部位があり，**回盲弁**で大腸に合流する．
  - すべての主要な栄養群を消化する膵酵素は，**膵管**から十二指腸に入る．
  - 胆汁：肝臓で形成される．**(総)胆管**を経由して十二指腸に入る．
  - 表面積が非常に大きいのは，**絨毛**(粘膜の指状の突起)，**微絨毛**(絨毛上の粘膜の微小な突起．刷子縁とも呼ばれる)，**輪状ヒダ**(粘膜と粘膜下組織の深いヒダ)が存在するからである．
  - それぞれの絨毛には，栄養吸収を助けるために，リンパ管毛細血管が変化したものである**乳糜管**がある．
  - 小腸は**パイエル板**で保護されている．パイエル板はリンパ組織の局所的な集合体であり，小腸の末端に向かって数が増えていく．
- **大腸**：回盲弁から肛門まで伸びる．水分を再吸収する．繊維質などの難消化物を便として排出する．
  - 盲腸，虫垂，結腸，直腸，肛門管に分けられる．
  - **盲腸**：大腸の最初の部分である．
    - **虫垂**：盲腸からぶら下がっているため，閉塞しやすく，**虫垂炎**になりやすい．
  - 結腸：領域に分けられる．
    - **上行結腸**：腹腔の右側を上行し，右結腸曲で折り返す．
    - **横行結腸**：腹腔を横切る．
    - **下行結腸**：左側を下行し骨盤に入る．
    - 骨盤内に入ると，S字型の**S状結腸**が**直腸**と**肛門管**につながり，**肛門**は体外に出る．
      - 肛門管には，**外肛門括約筋**(随意筋)と**内肛門括約**

筋(不随意筋)の2つの弁がある.
- 大腸の壁にある縦走筋は，結腸ヒモと呼ばれる3本の帯からなる．これらは通常の緊張によって，**結腸膨起**と呼ばれる小さな袋状構造が生じる．

14.1b. 付属消化器官
- 歯：食物を**咀嚼**(噛む)するのを助ける．
  - **乳歯**と**永久歯**がある．
    - 歯の総数は，親知らずを含む32本である．
    - 歯は形と機能で分類される．**切歯**は切る，**犬歯**は裂くか突き刺す，**小臼歯**と**大臼歯**はすりつぶす，砕く．
  - 歯の解剖学：
    - **歯冠**：**エナメル質**でおおわれた，歯の露出した部分．エナメル質の下には**象牙質**があり，歯髄を形成する骨に似た物質である．
      - 象牙質の内側には，**歯髄**(結合組織，血管，神経)を含む**歯髄腔**がある．
      - **根管**は血管と神経を歯髄腔に運ぶ．
    - **歯肉**．
    - **歯根**：下顎に埋伏している歯の根の部分．外表面は**セメント質**でおおわれる．
      - セメント質は歯を**歯根膜**に付着させている．歯根膜が歯を顎に固定する．
    - **歯頸**：歯冠と歯根をつなぐ．
- **唾液腺**：3対が口の中に出る．
  - **耳下腺**：耳の前．**顎下腺**：下顎の下．**舌下腺**：舌の下．
  - すべて**唾液**を産生する．唾液は，粘液，漿液，**唾液アミラーゼ**(炭水化物の消化を開始)，リゾチーム，抗体(IgA)の混合物である．
- **膵臓**：後腹膜(腹膜外)の臓器で，脾臓から腹部を横切って十二指腸まで伸びている．すべての栄養素を消化する酵素を産生する．
- **肝臓と胆嚢**：**肝臓**は体内で最大の腺であり，4つの小葉がある．腸間膜の索である**肝鎌状間膜**によって横隔膜から吊るされている．
  - **胆汁**を産生する．胆汁は**総肝管**を経由して肝臓から出る．
    - 胆汁にはさまざまな物質が含まれているが，胆汁酸塩とリン脂質のみが脂肪の乳化を助ける．
  - 胆嚢は胆汁が十二指腸に入るのを拒否されて**胆嚢管**を逆流する際に，胆汁を貯蔵する．胆嚢で胆汁から水分が取り除かれるが，取り除かれる量が多すぎると**胆石**が発生する．
    - 胆汁が血管に混入すると，組織で**黄疸**が起こる．黄疸は，**肝炎**(肝臓の炎症)や**肝硬変**(重度の肝障害と線維化を引き起こす慢性炎症)の結果として起こる

こともある．

14.2 消化器系の機能 (pp. 460〜469)

14.2a. 胃腸のプロセスとコントロールの概要
- 消化と吸収は消化管の主な機能であり，6つの主なプロセスがこれを可能にしている．
  - 摂取：食物を口に入れる行為．
  - 移送：消化管を通過する食物の動き．**蠕動運動**という．食物を前進させる縦走筋の波状運動によって達成される．
  - 機械的分解：食物を細かく粉砕し消化液と混ぜる．主な効果は表面積を増やすことである．また，消化管に沿った輪状の筋の収縮と弛緩を交互に繰り返す**分節運動**のプロセスも含まれる．分節運動は特に小腸において常に食物を撹拌する．
  - 消化：食物を化学的に分解する酵素を含む．
    - 炭水化物の単量体(モノマー)は，グルコース，フルクトース，ガラクトースなどの単糖類である．
    - タンパク質のモノマーはアミノ酸である．
    - 脂質のモノマーは脂肪酸とグリセロールである．
    - 核酸のモノマーはヌクレオチドである．
  - 吸収：消化された産物が血液やリンパに運ばれる．
  - 排便：排泄物を便として排出すること．
- 消化活動は，主に自律神経の副交感神経枝，つまり「休息と消化」によってコントロールされている．

14.2b. 口，咽頭，食道で起こる活動
- 食物は，舌で唾液と混ぜ合わせながら噛むことで機械的に分解される．口の中では食物の吸収は起こらない．炭水化物の消化は唾液アミラーゼから始まる．
- 咽頭と食道には消化機能はなく，食物を口から胃に運ぶための経路である．
- **嚥下**は，舌，軟口蓋，咽頭，食道が関与する複雑な協調運動である．2つの段階がある．
  - **口腔相**：自発的なもので，口腔内で舌が**食塊**を咽頭に向けて押し出すときに起こる．
  - **咽頭食道相**：不随意性．食物を咽頭と食道を通して運ぶ．

14.2c. 胃の活動
- 神経シグナルとホルモンシグナルが**胃液**分泌を制御する．
  - ガストリン放出は，食物の存在とpHの上昇(酸性度の低下)によって刺激される．ガストリンはペプシノゲン，粘液，塩酸の産生を刺激する．
    - 下部食道括約筋がしっかりと閉じないと，酸性の胃液が逆流し，**胸焼け**を起こす．治療しないと**食道炎**

- を起こしうる.
  - ペプシノゲンは塩酸の存在下で活性化され，**ペプシン**となる．レンニンは乳児期に乳タンパク質を消化する．
  - 食物を受け入れるべく胃壁が拡張すると，3つの筋層が収縮しはじめる．糜粥が作られると，ごく少量ずつ幽門括約筋を通過する．これにより胃腸反射が起こり，胃の活動が鈍くなる．

14.2d. 小腸の活動

- 糜粥は，**刷子縁酵素**（微絨毛の壁に埋め込まれている）と**膵液**（4つの主要な分子グループすべてを消化する酵素を含む）の作用により，小腸で化学的消化を続ける．
  - 脂肪の消化は，舌リパーゼと胃リパーゼの両方が存在するにもかかわらず，ほとんど始まっていない．
    - 膵炎は膵臓の炎症であり，膵臓が多くの消化酵素を産生するため，非常に重篤になる可能性がある．炎症反応中は酵素が活性化されて自身の組織を消化しはじめてしまう．
- 迷走神経と局所ホルモンは，十二指腸への膵液の分泌を刺激する．
  - **セクレチン**：肝臓を刺激して胆汁を多く分泌させ，膵臓を刺激して重炭酸を多く含む膵液を分泌させる．
  - **コレシストキニン(CCK)**：胆嚢を収縮させ，貯蔵していた胆汁を放出するよう合図し，膵臓を刺激して酵素の豊富な膵液を分泌させる．
    - 胆汁は酵素ではないが，脂肪を乳化（脂肪を小さな液滴に分解して表面積を増やす）し，脂溶性ビタミンの吸収に必要である．
- 吸収は，血液，門脈，リンパ管を介した拡散と能動輸送の混合によって起こる．
- 回盲弁に近づくにつれて小腸に残った物質が大腸に入り，水分，繊維質（難消化性物質），多くの細菌を含む．

14.2e. 大腸の活動

- 結腸は消化酵素を生成せず，主に水分，イオン，ビタミンを吸収する．半固形物（便）が直腸に送られ，体外に排出される．
- 常在細菌叢（細菌）は，残りの食品を代謝し，ガスを放出する．
- **腸管収縮**は大腸で最も一般的な運動であり，ゆっくりとした分節運動である．
- **総蠕動**とは1日に数回，結腸の広い範囲を移動する，長く，ゆっくりとした，強力な波のような収縮で，内容物を直腸に向かって押し出す．
  - 食物繊維は便の量を増やし，その結果，大腸の収縮が強まり，老廃物の排泄がより効率的になる．

- **憩室**とは粘膜が大腸壁から突出している部分のことで，食物繊維の摂取不足が原因で起こることが多い．この状態を**憩室症**といい，憩室が炎症を起こすと**憩室炎**という．
- 内容物が直腸の壁に達し，伸びると**排便反射**が始まる．
  - 水っぽい便は**下痢**で，硬い便は**便秘**になる．

14.2f. 微生物叢

- **微生物叢（正常細菌叢）**は，人体内または人体に生息するすべての微生物（細菌，真菌，ウイルス，寄生虫）を含み，その数は人間の細胞の10倍である．微生物叢の健康と多様性は，免疫力，体内のエネルギーの使い方，食欲，気分，アレルギーや自己免疫疾患に影響を与える．
- 微生物叢，人体，環境がどのように相互作用して健康や病気に影響を及ぼすか，**マイクロバイオーム**がはたす多くの役割について研究が続けられている．
- 抗菌薬によって微生物叢が傷つけられると，*C. diff*は腸に定着し，下痢，**大腸炎**，腸穿孔，敗血症を引き起こす．*C. diff*の多くの株は抗菌薬に耐性があり，いずれも胞子内膜を産生するため，感染症の治療は困難である．
  - 90%以上の治癒率を誇る最も有望な治療法は，糞便微生物叢移植(FMT)である．

第2部：栄養と代謝 (pp. 470〜482)

- 食品のエネルギー価値は**キロカロリー(kcal)**で測定され，カロリーとも呼ばれる．

14.3 栄養 (pp. 470〜472)

- **栄養素**は，正常な成長，維持，修復を促進するために体内で使用される物質である．
  - **主要栄養素**はタンパク質，炭水化物，脂質などである．
  - **微量栄養素**にはビタミンとミネラルが含まれる．
  - 水もまた重要な栄養素である（第2章で既述）．

14.3a. 食事に関する推奨事項

- **MyPlate**は米国農務省が発行する食品ガイドで，食品の分類と健康的な分量を示している．
- 食事のアドバイスの原則は変わらない．食べる量を減らす，運動する，バランスの取れた食事をする，ジャンクフードを避ける．

14.3b. 主要栄養素の食事からの摂取源

- ほとんどの**炭水化物**（糖分とデンプン）は植物に由来する．例外として，乳糖と肉に含まれる少量のグリコーゲンがある．
- 食物中の**脂質**は通常，トリグリセリド（**中性脂肪**）であ

る．飽和脂肪酸は動物性食品から，不飽和脂肪酸は植物から摂取される．
- **タンパク質**は卵，肉，魚，肉製品，および8種類の**必須アミノ酸**をすべて含む穀物と野菜（豆類など）の組み合わせから得られる．
- **ビタミン**は食品に含まれる有機栄養素であり，すべてのビタミンが同じ食品に含まれるわけではない．
  - ほとんどのビタミンは**補酵素**としてはたらく．
- ミネラルは身体に必要な無機栄養素で，カルシウム，リン，カリウム，硫黄，ナトリウム，塩化物，マグネシウムが含まれ，主に野菜，豆類，乳製品，肉製品に含まれる．

14.4　代謝 (pp. 472〜482)

- **代謝**とは体内のすべての化学反応を含む用語である．
  - **異化**：物質をより小さく，より単純なものに分解することである．
    - 結合が切れるときに放出されるエネルギーを利用し，**アデノシン三リン酸（ATP）**を作る．
  - **同化**：物質がより大きく，より複雑なものに変化することである．

14.4a. 体細胞における炭水化物，脂肪，タンパク質代謝

- **グルコース（血糖）**は，ほとんどの体細胞でATPを作るための主要な燃料である（脂肪が使われる肝臓を除く）．
  - グルコースは，ATPを生成するのに使われるエネルギーを放出する一連の反応で徹底的に利用される．放出された炭素は二酸化炭素として残る．放出された水素は酸素と結合すると，最終的に水の形成に役立つ．
  - 酸素を使って最終的にATPを生成する反応は**細胞呼吸**と呼ばれ，以下が関与する．
    - **解糖**：グルコースをピルビン酸（グルコース1分子につき2分子）に分解する過程である．
    - **クエン酸回路**：ピルビン酸を処理し，水素とその電子を電子キャリアに移動させ，電子伝達系に進む．基質レベルのリン酸化の過程で少量のATPが作られ，炭素は二酸化炭素として放出される．
    - **電子伝達系**：クエン酸回路から運ばれた電子（水素イオンから分かれたもの）を，タンパク質担体の勾配を下って移動させ，多くのATPを作るためのエネルギーを利用する．水素イオンと電子は酸素と結合し水となる．
- 脂肪は体内において最も濃縮されたエネルギー源である．細胞膜，髄鞘，臓器周囲の脂肪クッションの形成や修復に使われる．
  - グルコースが不足し，脂肪がATP合成に使われると，アセトンなどの副生成物が血液中に蓄積し，pHを低下させ，**アシドーシス**または**ケトアシドーシス**と呼ばれる状態になる．
- タンパク質は，機能性タンパク質と構造性タンパク質の両方を作るために使われる．タンパク質がATPを作るために使われるのは過剰なときか，飢餓時など糖や脂肪が利用できないときだけである．

14.4b. 代謝における肝臓の中心的役割

- 肝臓は消化のために胆汁を作り，薬物やアルコールを解毒し，ホルモンを分解し，凝固タンパク質やアルブミンなどの必須産物を生成する．肝細胞は非必須アミノ酸を作り，アンモニアを二酸化炭素と結合させて**尿素**にすることで解毒し，尿として濾過される．
- 吸収後，すべての栄養素は門脈循環を経由してまず肝臓に運ばれる．栄養素が一般循環に入る前に，肝細胞は必要なものを摂取し，有害な細菌を除去する．
- 肝臓は**グリコーゲン合成**時に多くのグルコース分子から生成される**グリコーゲン**を貯蔵することによって，あるいは**グリコーゲン分解**によってグリコーゲンからグルコースを放出することによって，あるいは**糖新生**によって必要に応じてさらにグルコースを作ることによって，血糖ホメオスタシスの維持に役立っている．
- **コレステロール**はATPを作るために使われることはなく，細胞膜，ビタミンD，ステロイドホルモンを作るために使われる．
  - **低密度リポタンパク質（LDL）**はコレステロールを体細胞に運ぶ．
  - **高密度リポタンパク質（HDL）**は体細胞から肝臓にコレステロールを運ぶ．

14.4c. 体内エネルギーバランス

- **摂取エネルギー**は食物の酸化時に放出されるエネルギーであり，総**出力エネルギー**（仕事，熱，エネルギー貯蔵）と等しい．
- エネルギー摂取量と生産量が等しいとき，体重は安定する．
  - 摂食行動は，消化管からの神経信号，ホルモン，体内のエネルギー貯蔵量に関する血液信号，腸内細菌叢からの信号，心理学的要因などが複雑に絡み合って制御されていると考えられている．
- **基礎代謝量（BMR）**とは，生命維持に必要な活動を行うために，安静時に身体が消費するエネルギー量のことである．
  - BMRは年齢，性別，体表面積に影響されるが，甲状腺から分泌される主要な代謝ホルモンである**サイロキ**

シンのレベルが主な影響因子である．
- **甲状腺機能亢進症**になると代謝が過剰になり，エネルギーが過剰に生産されるため身体が弱くなる．**甲状腺機能低下症**では代謝が非常に遅くなり，体重が増加する．
- **総代謝量（TMR）**とは，身体がすべての活動の燃料として消費しなければならないキロカロリーの総数である．
- 食物のエネルギーの60％は熱として放出され，40％はATPを作ったり，身体の分子を作ったりするのに使われる．視床下部が体温を制御する．
  - 体温が正常値より下がると，**血管収縮**が血液を中核構造へ迂回させ，**震え**が筋のはたらきによる熱の発生を助ける．
    - 体温が低い状態が長く続くと，四肢に氷の結晶ができ，**凍傷**と呼ばれる状態になることがある．
    - 長時間の寒冷曝露による体温低下は**低体温症**であり，すべてのバイタルサインが低下する．
  - 熱は**放射**と**蒸発**によって身体から失われる．通常の熱損失プロセスが追いつかなくなると，**高体温症**は視床下部の活動を鈍らせ，体温の上昇と代謝活動の増加という正のフィードバックサイクルを引き起こし，体温はさらに上昇する．
    - 熱損失メカニズムがはたらかなくなった時点が**熱射病**である．
    - **熱疲労**とは身体活動中またはその後に熱に関連して倒れることで，脱水から生じるが，熱損失メカニズムはまだ機能している．
  - 発熱はコントロールされた高体温症であり，代謝を高めるため，身体の防御を助け，治癒プロセスを速めることができる．

第3部　消化器系と代謝の発生・発達・老化
(pp. 483〜485)

- 生後5週目には，消化管の空洞が形成される．
- 摂食を妨げる，消化器系の最も一般的な遺伝的欠損は**口蓋裂/口唇裂**である．
- 気管と食道のあいだの異常な接続である**気管食道瘻**も一般的な欠損である．
- 代謝を妨げる遺伝的問題には，細胞がアミノ酸のフェニルアラニンを利用できない**フェニルケトン尿症（PKU）**や，過剰な粘液産生により膵臓の活動が損なわれ，膵管が閉塞して酵素が十二指腸に送られなくなる**嚢胞性線維症（CF）**がある．
- 乳探索反射や吸啜反射は乳児の摂食を助ける．歯が生え始めるのは生後6か月頃で，思春期になると食欲が急激に増す．
- **胃腸炎**（消化管の炎症）は，汚染された食べ物や辛い食べ物が原因であることがある．**虫垂炎**（虫垂の炎症）は通常，閉塞が原因である．
- 中年期以降は代謝率が低下する．この時期に胆嚢疾患や過敏性腸症候群が起こることがある．
- 高齢になると消化管の活動が低下する．消化液の分泌が減少し，嗅覚と味覚が衰え，歯周病が進行する．
- 胃と大腸のがんは，初期症状がほとんどみられないが，大腸内視鏡検査で**ポリープ**を発見することができる．

復習問題

▶ 選択問題
（正解が複数の場合もある）

1. 消化管の一部ではない消化器官はどれか？
   a. 胃
   b. 肝臓
   c. 小腸
   d. 大腸
   e. 咽頭

2. 分節と蠕動運動を担う消化管組織層はどれか？
   a. 漿膜
   b. 粘膜
   c. 筋外膜
   d. 粘膜下組織

3. 図に示された消化器官の文字を，その機能と一致させなさい．
   (　　)胆汁を生成する
   (　　)水を吸収する
   (　　)撹拌(かき回す)はここで起こる
   (　　)喉頭咽頭と胃をつなぐ筋質の管である
   (　　)内分泌物と外分泌物の両方を分泌する
   (　　)炭水化物の消化を開始する物質を分泌する
   (　　)胆汁を貯蔵する
   (　　)分節の運動はここで起こる

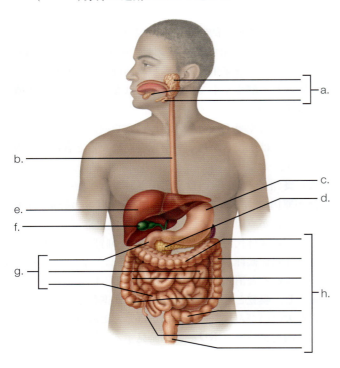

4. 胃のどこで最も強い蠕動が起こるか？

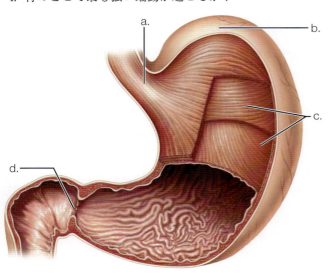

5. 右季肋部にある臓器はどれか？
   a. 胃
   b. 脾臓
   c. 盲腸
   d. 肝臓

6. セクレチンの放出は，次のどれを引き起こすか？
   a. 十二指腸乳頭の平滑筋の収縮
   b. 肝細胞の分泌活性の亢進
   c. 胆囊壁の収縮
   d. 膵臓からの重炭酸塩を多く含む液体の分泌

7. 十二指腸に入る胃液のpHは，次のどれで調整されるか？
   a. 胆汁
   b. 腸液
   c. 膵臓からの酵素分泌物
   d. 膵臓からの重炭酸塩を多く含む分泌物

8. 3歳の女の子が，トイレのしつけが完全にできるようになり，ママにご褒美をもらった．彼女が調整できる筋はどれか？
   a. 肛門挙筋
   b. 内肛門括約筋
   c. 内腹斜筋と外腹斜筋
   d. 外肛門括約筋

9. 血糖値を下げる作用のあるホルモンは，次のどれか？
   a. インスリン
   b. グルカゴン
   c. アドレナリン
   d. 成長ホルモン

10. 食後まもなく起こる身体のはたらきはどれか？
    a. 主なエネルギー源としてのアミノ酸の利用
    b. 脂肪生成(および脂肪沈着)
    c. 脂肪蓄積の分解
    d. 骨格筋やほかの体組織によるグルコースの取り込みの増加

11. 歯の大部分を形成する材料は？

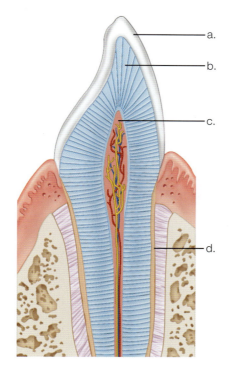

a.
b.
c.
d.

12. この文を完成させなさい．
    解糖では，_____ が酸化され，_____ が還元される．
    a. ビタミン含有補酵素，グルコース
    b. ATP，ADP
    c. グルコース，酸素
    d. グルコース，ビタミン含有補酵素

▶記述問題

13. 消化管壁の内腔から外側の層の名前を挙げよ．
14. 腸間膜とは？　腹膜とは？
15. 胆汁は脂肪を乳化する．乳化とは何か説明しなさい．
16. 分節運動と蠕動運動はどう違うのか？
17. クリームチーズとゼリーのサンドイッチには，タンパク質，炭水化物，脂肪が含まれている．このサンドイッチを食べたときになにが起こるかを，摂取，消化，吸収，排便の各過程で起こる出来事と関連付けて説明しなさい．
18. 大腸で吸収される物質は？
19. 糖新生，グリコーゲン分解，グリコーゲン合成を説明しなさい．
20. ATPを産生するために脂肪が過剰に燃焼されると，どのような有害な結果が生じるか？　このような結果を招く可能性のある条件を2つ挙げなさい．

クリティカル・シンキングと臨床応用の問題

21. ある若い女性が胃痛の原因を調べるためにさまざまな検査を受け，胃潰瘍と診断された．抗ヒスタミン薬が処方され，彼女は帰宅した．彼女が処方された薬のメカニズムはどのようなものか？　潰瘍の管理が不十分になると，どのような生命を脅かすほどの問題が生じるか？　なぜ診療所の医師はこの女性にアスピリンを服用しないように注意したのか？
22. 牛乳アレルギーの6歳児ライアンさんの足が極端に曲がっている．どのような病気が疑われ，牛乳を飲まないこととどのような関係があるか？
23. 拒食症の少女の血液中に高濃度のアセトンが検出された．この状態は何と呼ばれ，なにが原因か？
24. エイデンさんは一日中下痢が止まらず，ひどく弱っている．なぜ看護師は心配しているのか？
25. カイヤさんは抗菌薬を長期間服用している．医師の診察を受けたところ，ビタミンK欠乏症であることが判明した．この因果関係は？

第15章 泌尿器系

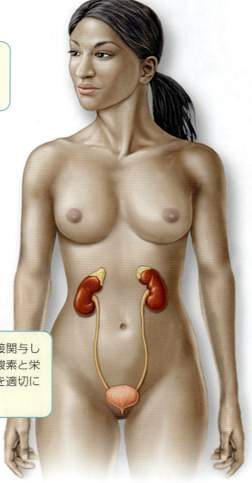

WHAT
泌尿器系は血液中の窒素性老廃物を濾過し，水分，電解質，酸塩基平衡の調節を助ける．

HOW
腎臓はネフロンで血液を濾過し，ホルモンの指示で電解質を分泌または再吸収する．

WHY
腎臓は適切な血圧の維持に直接関与しており，血圧の維持は組織に酸素と栄養素を送り，腎臓自体が血液を適切に濾過するために不可欠である．

体液を浄化し一定に維持する腎臓は，ホメオスタシス（恒常性）臓器の完璧な例である．街の水を飲める状態に保ち，ゴミを処理する衛生作業員のように，腎臓は通常，問題が起こって「体内のゴミ」が溜まるまで評価されることはない．腎臓は毎日，血流から何十リットルもの体液を濾過している．腎臓はこの濾液を処理し，老廃物や過剰なイオンを尿として体外に排出する．一方で，必要な物質を適切な割合で血液に戻す．肺や皮膚も排泄の役割を担っているが，腎臓は窒素性老廃物，毒素，薬物を体外に排出する大きな責任を担っている．

老廃物や余分なイオンを処理するのは，腎臓の仕事の一部に過ぎない．腎臓は，これらの排泄機能をはたすと同時に，血液量を調節し，水分と塩分，酸と塩基のバランスを適切に保っている．

腎臓にはほかにも調節機能がある．

- レニンという酵素を産生することで，血圧の調節を助ける．
- 腎臓から分泌されるエリスロポエチンというホルモンは，骨髄での赤血球産生を刺激する（第10章参照）．
- 腎臓細胞は，皮膚で生成されたビタミンDを活性型に変換する．

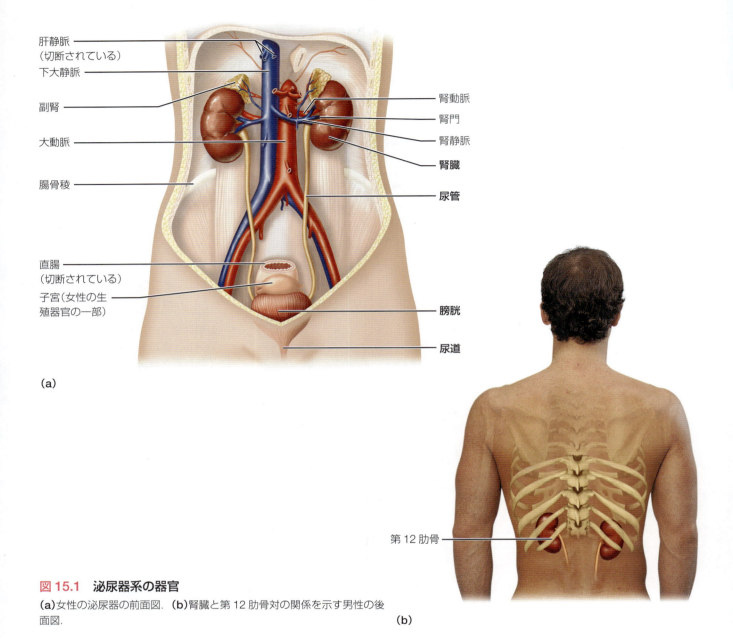

図 15.1　泌尿器系の器官
(a)女性の泌尿器の前面図．(b)腎臓と第 12 肋骨対の関係を示す男性の後面図．

　腎臓は 1 つだけでも前述の機能をはたし，その過程で尿を産生する．**泌尿器系** urinary system のほかの器官である，2 本の<u>尿管</u>，1 つの<u>膀胱</u>と 1 本の<u>尿道</u>（図 15.1a）は，尿を一時的に貯蔵したり，腎臓から体外へ尿を運ぶ輸送路の役割をはたしたりする．

15.1　腎臓

15.1a　場所と構造

学習目標
- 体内の腎臓の位置を説明することができる．
- 腎臓（縦断面）の以下の部位を特定することができる：
  腎門，皮質，髄質，腎錐体，腎杯，腎盂，腎柱．

腎臓 kidney は腰のあたりにあると考えている人が多い

が，そうではない．インゲン豆のような形をした2つの小さな暗赤色の臓器である．この臓器は上腰部の後腹膜の位置（壁側腹膜の後方）で，背側の体壁に接している（図15.1b）．腎臓は第12胸椎から第3腰椎まで伸びているため，胸郭下部によっても多少保護されている．右の腎臓は肝臓に圧迫されているため，左の腎臓よりやや低い位置にある．

腎臓の構造

成人の腎臓の大きさは，長さ約12cm，幅約6cm，厚さ約3cmで，大きな石鹸と同じくらいの大きさである．腎臓は外側へ向かって凸状にややふくらみ，正中線に向かうほうに腎門と呼ばれるくぼみがある．尿管，腎血管，神経など，いくつかの構造物が，腎門から出入りしている（図15.2）．それぞれの腎臓の上部には副腎がある．副腎は内分泌系の一部であり，腎臓とは別の臓器である．

腎臓には3つの保護層がある．深部から表層まで，以下の通りである．

- 透明な線維被膜が腎臓を包んでおり，光沢がある．
- 脂肪被膜という脂肪の塊が各腎を取り囲み，衝撃に対するクッションとなっている．
- 緻密な線維性結合組織からなる最も表層の腎被膜（線維被膜）は，腎臓と副腎を周囲の構造物に固定している．

ホメオスタシスの失調 15.1

腎臓を取り巻く脂肪は，腎臓を正常な位置に保つために重要である．脂肪組織の量が減少すると（急激な体重減少のように），腎臓が低い位置に下がることがあり，この状態を腎下垂という．腎下垂は，腎臓から尿を排出する尿管がよじれるという問題が生じる．そうなると，尿管を通過できなくなった尿が逆流し，腎組織を圧迫する．この状態は**水腎症** hydronephrosis と呼ばれ，腎臓に深刻な損傷を与える．

腎臓を縦に切ると，3つの異なる領域が現れる（図15.2）．外側の淡い色の領域は**腎皮質** renal cortex である．皮質の下方（腎臓の中心部）には，赤褐色の濃い部分があり，これが**腎髄質** renal medulla である．髄質には縞模様のある錐体形の領域がある．この部分を**腎錐体** renal pyramids, medullary pyramids という．腎錐体の底部は皮質のほうを向いて広がっており，腎錐体の頂点は腎臓の内側（中心部）の方を向いている．腎錐体は**腎柱** renal columns と呼ばれる皮質のような組織の延長によって区切られている．

腎門の外側には，扁平な漏斗状の管，**腎盂** renal pelvis がある．腎盂は腎門から出ていく尿管と連続する（図15.2b）．腎盂は腎錐体の頂点に向かって延びるが，この部分は**腎杯** calyces（単数 calyx）といわれる．腎杯は腎錐体の頂点を囲む杯状の「ドレーン」を形成し，尿を受け止める．尿は腎錐体の先端から腎杯に絶えず排出される．その後，尿は腎杯から腎盂に溜まり，やがて尿管に流れ込む．尿管は尿を膀胱に運び，尿は体外に出るまで膀胱で一時的に貯留される．

血液供給

腎臓は絶えず血液を浄化し，その組成を調整しているので，腎臓が大量の血液の供給を受けていることは想像に難くない（図15.2b, c）．毎分，全身の血液供給の約1/4が腎臓を通過する．各腎に血液を供給する動脈は**腎動脈** renal artery である．腎動脈は腎門から腎臓に入り，さらに進むにつれ**区動脈（分節動脈）** segmental arteries に分かれる．各分節動脈は**葉間動脈** interlobar arteries と呼ばれる数本の枝を出し，腎柱を通って真っすぐに皮質に達する．皮質と髄質の接合部に達すると，葉間動脈は**弓状動脈** arcuate arteries を分岐する．弓状動脈は皮質と髄質の境界面に沿って弓形を描いて腎錐体の上に伸びる．弓状動脈から**小葉間動脈** cortical radiate arteries が分岐し，腎皮質に血液を供給する．腎臓から出ていく静脈同名の動脈と伴行するが，血液の流れは逆方向である．**小葉間静脈** cortical radiate veins→**弓状静脈** arcuate veins→**葉間静脈** interlobar veins→**腎静脈** renal veins であり，腎静脈は腎門から出て下大静脈に注ぐ（分節静脈はない）．

確認してみよう

1. 腎臓は後腹膜にある．これはどういう意味か？
2. メアリーさんは体重が激減し，突然尿量に問題が生じた．なにが起こり，なにが問題を引き起こしたと思うか？
3. 腎臓の最表面から尿管まで，その3つの主要部位を挙げよ．

（解答は付録A参照）

15.1b ネフロン

学習目標

- ネフロンが腎臓の構造的・機能的単位であることを認識し，その解剖学的構造を説明することができる．

ネフロン nephrons は腎臓の構造的・機能的単位で，尿を形成する役割を担っている．それぞれの腎臓には，この小さなフィルターが100万個以上ある．さらに，何千本もの集合管があり，それぞれの集合管が数個のネフロンから

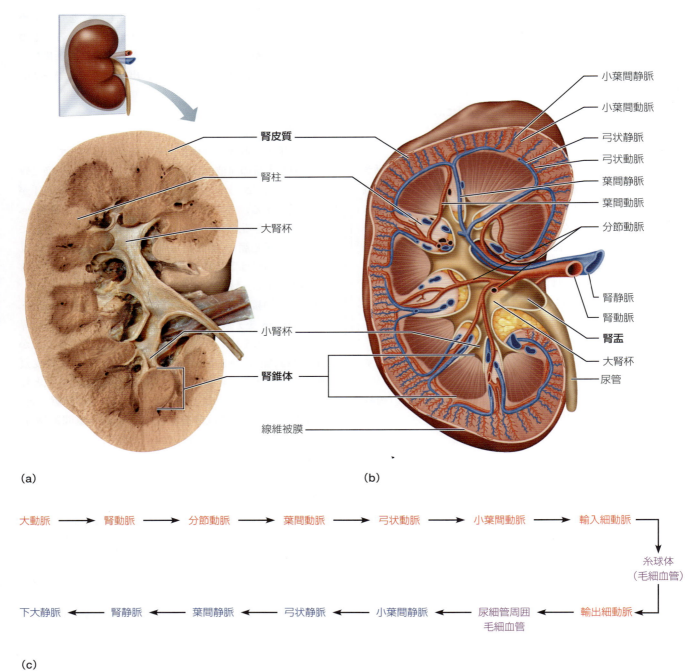

図 15.2　腎臓の内部解剖
(a)冠状に切開した腎臓の写真．(b)主要血管を示す冠状腎切片の図．(c)腎血管の経路の概要．

尿を集め，腎盂に送る．図 15.3 は，腎臓のそれぞれの部位におけるネフロンと集合管は同じような解剖学的位置関係にあることを示している．

　各ネフロンは，腎小体と尿細管という 2 つの主要構造からなる．腎小体 renal corpuscle は，毛細血管が泡だて器のように曲がりくねった糸球体 glomerulus と，使い古された野球のグローブがボールを包むように糸球体を完全に包むボーマン囊 Bowman's capsule（糸球体包 glomerular capsule とも呼ばれる）からなる．腎小体には，たこ足細胞 podocytes（図 15.3c，d）と呼ばれる，高度に変化したたこのような細胞が存在する．たこ足細胞は長い枝状の突起をもち，突起の先（終足）が互いに絡み合って糸球体の血

管を取り囲む．突起と突起のあいだには，<u>濾過スリット</u>と呼ばれる一定の大きさの孔が開いた薄い膜が張る．血管の内皮細胞も窓開き型であるため，濾過に理想的な構造が形成されているのである．

ネフロンの残りの部分を構成する**尿細管** renal tubuleは，糸球体包（ボーマン嚢）から伸びだした約3 cmの長さの管である．尿細管は糸球体包から離れるにつれて縮れてくるが，ヘンレのループを形成するところは真っすぐになり，そして集合管に入る前に再び縮れるようになる．尿細管のこれらの異なる領域には固有の名前がある（図15.3a, b）．糸球体包から順に，**近位（曲）尿細管** proximal convoluted tubule（PCT），**ネフロンループ** nephron loopまたは**ヘンレループ**，**遠位（曲）尿細管** distal convoluted tubule（DCT）である．近位（曲）尿細管では，濾液に曝される尿細管細胞の表面は高密度の微絨毛でおおわれており，その表面積は非常に大きくなっている．微絨毛は尿細管のほかの部分の尿細管細胞にも存在するが，その数はかなり減少している．

ネフロンのほとんどは皮質内にあるため，**皮質ネフロン** cortical nephronと呼ばれる．少数のネフロンは皮質と髄質の接合部の近くに位置し，そのネフロンループは髄質の奥深くまで入り込んでいるため，**傍髄質ネフロン** juxtamedullary nephronsと呼ばれる（図15.3a）．複数のネフロンから尿を受け取る**集合管** collecting ductsは，それぞれ髄質の錐体の中を下向きに走っており，錐体を縞模様に見せている．集尿管は最終的な尿を腎杯と腎盂に送り込む．

各ネフロンには，糸球体と<u>尿細管周囲毛細血管</u>床の2つの毛細血管床がある（図15.3b）．糸球体には，小葉間動脈から延び，糸球体に入り込む**輸入細動脈** afferent arterioleがある．**輸出細動脈** efferent arterioleは糸球体から出た血液を受け取る．濾過に特化した糸球体は，全身のどの毛細血管床とも異なり，輸入細動脈から血液が供給され，輸出細動脈から血液が排出される．また，輸入細動脈は輸出細動脈よりも直径が大きいため，糸球体の毛細血管内の血圧はほかの毛細血管床に比べて非常に高くなる．この高い圧力により，血液中の液体と小さな溶質が糸球体包（ボーマン嚢）に押し出される．この濾液の大部分（99％）は最終的に尿細管細胞から再吸収され，尿細管周囲毛細血管床で血液に戻される．

第2の毛細血管床である**尿細管周囲毛細血管** peritubular capillariesは，輸出細動脈から生じている．高圧の糸球体とは異なり，尿細管周囲毛細血管は低圧で多孔質の血管であり，濾過ではなく吸収に適している．尿細管周囲毛細血管は尿細管の全長にわたって密着しており，尿細管を透過する濾液から溶質や水分が再吸収される際に，尿細管細胞から溶質や水分を受け取るのに理想的な位置にある．尿細管周囲毛細血管は，小葉間静脈，弓状静脈，そして最終的には皮質を離れる葉間静脈へと血液を排出する．

15.1c　尿の形成と特徴

> **学習目標**
> - 濾過，再吸収，分泌を担うネフロンの部位を特定しながら，尿の形成過程を説明することができる．
> - 窒素を含む老廃物を排泄する腎臓の機能を説明することができる．
> - 無尿と乏尿を定義することができる．

尿の形成は，<u>糸球体濾過</u>，<u>尿細管再吸収</u>，<u>尿細管分泌</u>の3つのプロセスの結果である（図15.4）．

糸球体濾過

先ほど述べたように，糸球体はフィルターの役割をはたしている．**糸球体濾過** glomerular filtrationは非選択的で受動的なプロセスであり，液体が血液から糸球体包（ボーマン嚢）へ流れ込む．

> **コンセプト・リンク**
> 濾過は受動的なプロセスであるため，圧力勾配が必要であることを思い出してほしい（第3章，p. 75参照）．糸球体の毛細血管は，糸球体包（ボーマン嚢）に比べて高い圧力下にある．その結果，液体は圧力勾配によって血液から糸球体包へと移動する．

糸球体包（ボーマン嚢）に入った液体は**濾液** filtrateあるいは**原尿**と呼ばれ，基本的には血液タンパク質を含まない血漿である．タンパク質も血球も通常は大きすぎて濾過膜を通過することができず，これらのいずれかが尿中に現れる場合は，通常，糸球体フィルターに問題がある．体血圧が正常である限り，濾液は形成される．動脈血圧が低下しすぎると，糸球体圧が不十分となり，血液中の物質を尿細管に押し出すことができなくなり，原尿の形成が停止する．

> **ホメオスタシスの失調 15.2**
> 尿量が異常に少ない場合は，100〜400 mL/日の場合は**乏尿** oliguria，100 mL/日未満の場合は**無尿** anuriaと呼ばれる．尿量が少ないのは，通常，糸球体の血圧が低すぎて濾過が行われていないことを示しているが，輸血反応や急性の炎症，腎臓の圧迫損傷によっても無尿になることがある．

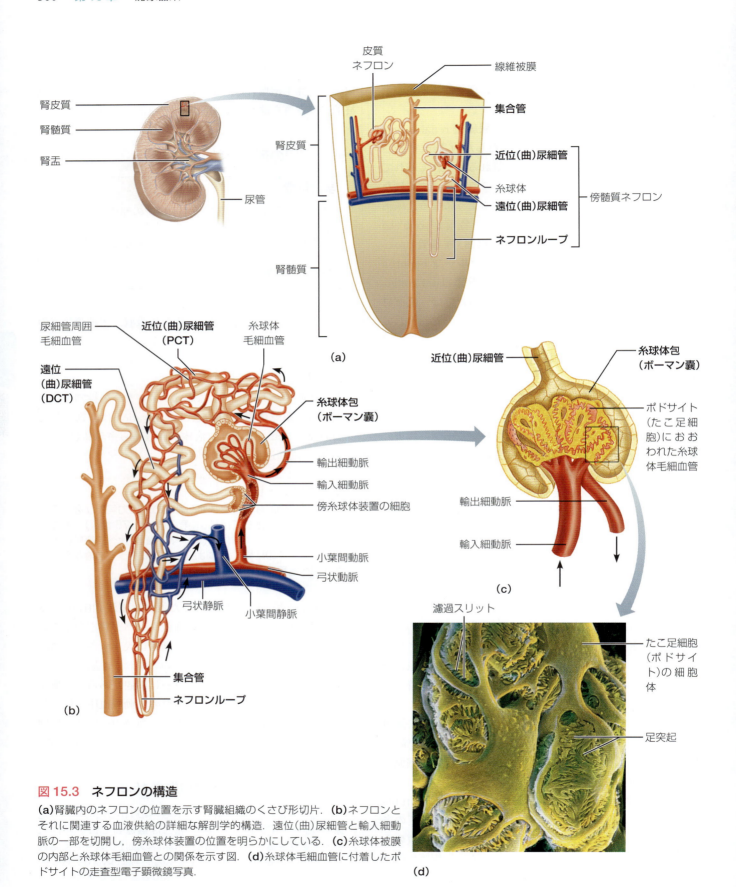

図 15.3　ネフロンの構造
(a)腎臓内のネフロンの位置を示す腎臓組織のくさび形切片．(b)ネフロンとそれに関連する血液供給の詳細な解剖学的構造．遠位(曲)尿細管と輸入細動脈の一部を切開し，傍糸球体装置の位置を明らかにしている．(c)糸球体被膜の内部と糸球体毛細血管との関係を示す図．(d)糸球体毛細血管に付着したポドサイトの走査型電子顕微鏡写真．

腎臓　501

尿細管再吸収

　血液から除去されなければならない老廃物や過剰イオンのほかに，濾液（原尿）には多くの有用物質（水，グルコース，アミノ酸，イオン）が含まれており，これらは原尿から回収されて血液に戻されなければならない．**尿細管再吸収** tubular reabsorption は，濾液が近位尿細管に入るとすぐに始まる（図 15.5）．尿細管細胞は「トランスポーター」であり，原尿から必要な物質を取り込み，後面（基底膜側）から細胞外間隙に送り出し，そこからそれらの物質は尿細管周囲にある毛細血管に吸収される．一部の再吸収は受動的に行われるが（例えば，水は浸透圧によって通過する），ほとんどの物質の再吸収は，選択的な能動輸送プロセスに依存しており，膜担体を使用し ATP を必要とする．保持する必要のある物質に対しては豊富な担体があり，身体に役立たない物質にはほとんどか全く担体がない．必要な物質（例えば，グルコースやアミノ酸）は通常，原尿から完全に除去される．ほとんどの再吸収は近位尿細管で起こるが，遠位尿細管と集合管でも再吸収が行われている．

尿細管分泌

　尿細管分泌 tubular secretion は，基本的に尿細管再吸収を逆にしたものである．水素イオンやカリウムイオン（H^+，K^+），クレアチニンなど一部の物質は，尿細管周囲毛細血管の血液から尿細管細胞を通って，あるいは尿細管細胞自体から濾液中に移動し，尿として排出される．このプロセスは，身体にとって不要な代謝産物や異物である薬物，過剰なカリウムイオンなどを尿細管でさらに分泌して尿中に排泄するため，また血液 pH を制御するためにも重要である（図 15.5）．

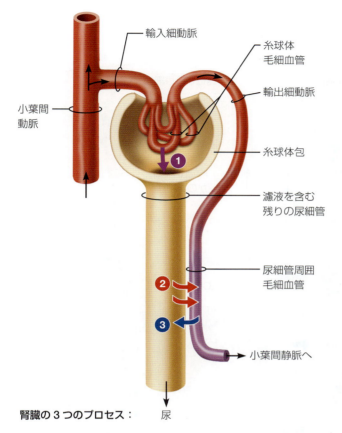

腎臓の3つのプロセス：

❶ ➡ 糸球体濾過：水とタンパク質より小さい溶質は，糸球体の毛細血管内皮細胞にある孔（窓あき内皮）を通過し，毛細血管の外にある厚い基底膜，さらにその外にあるたこ足細胞の終足間に貼るスリットを通って糸球体包（ボーマン嚢）に押し出される．

❷ ➡ 尿細管再吸収：水，グルコース，アミノ酸，および必要なイオンは，濾液から尿細管細胞に輸送され，毛細血管に入る．

❸ ➡ 尿細管分泌：H^+，K^+，クレアチニン，および薬物は尿細管周囲の血液から除去され，尿細管細胞から濾液中に分泌される．

図 15.4　巻かれていない1本の大きなネフロンとして模式的に描かれた腎臓

腎臓には，実際には何百万ものネフロンが並行してはたらいている．腎臓では3つのプロセスによって血漿の組成が調整される．

 肝臓が血液中のタンパク質の多くを作ることができなくなる肝疾患は，プロセス1にどのような影響を与えるか（第10章を復習するとよい）．
（解答は付録 A 参照）

コンセプト・リンク

　pH は遊離水素イオン（H^+）濃度の尺度であることを思い出してほしい（第2章，p. 39 参照）．体内の遊離水素イオン濃度が高くなり pH が低下すると，腎臓は過剰な水素イオンを尿として体外に排出する．

窒素性老廃物

　窒素性老廃物 nitrogenous waste products は，再吸収されるとしても，あまり吸収されない．尿細管細胞にはこれらの物質を再吸収する膜担体がほとんどない．これらの物質は濾液中に残る傾向があり，体外に排泄される尿中に高濃度で含まれる．血液の適切な pH と<u>電解質</u>（溶質）組成を維持するために，特定の時点で必要とされるものに応じて，さまざまなイオンが再吸収されたり，尿中に排出され

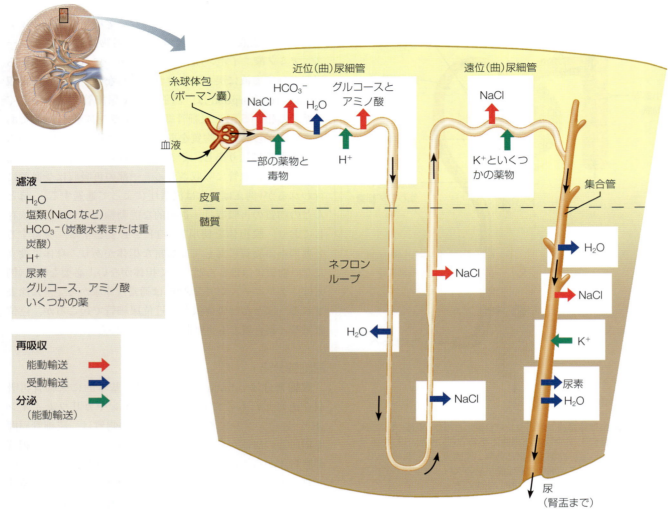

図15.5 ネフロンにおける濾過，再吸収，および分泌の部位

たりする．一般的な窒素性老廃物には以下のようなものがある．

- **尿素** urea：アミノ酸がエネルギーを産生するために使用される際，タンパク質分解の最終産物として肝臓で生成される．
- **尿酸** uric acid：核酸が代謝される際に放出される．
- **クレアチニン** creatinine：筋肉組織におけるクレアチン代謝に関連する．

確認してみよう

4. 腎臓の構造的・機能的単位はなにか？
5. 尿細管の2つの機能と尿細管周囲毛細血管の1つの機能とはなにか？
6. 血圧の低下は糸球体圧にどのように影響するか？

（解答は付録A参照）

尿の特徴

学習目標

- 正常な尿の組成を説明することができる．
- 異常な尿成分を列挙することができる．

驚異的に複雑な腎臓は24時間で，約150〜180Lの血漿を糸球体から糸球体包（ボーマン嚢）に濾過し，糸球体包から続く尿細管は濾液から物質を取り出し（再吸収），また逆に物質を濾液に排出する（分泌）．しかし，同じ24時間で尿は約1.0〜1.8Lしか作られない．すなわち，尿と濾液は異なる成分組成であるといえる．濾液（原尿）には血漿と同じようなもの（タンパク質を除く）がすべて含まれているが，濾液は集合管に到達するまでに水分のほとんどを失い，栄養素と必要なイオンもほとんどすべてを失う．最終的に濾液は**尿** urineと呼ばれようになり，窒素性老廃物や

表 15.1　異常な尿中成分

物質	症状名	考えられる原因
グルコース	糖尿	非病的：甘いものの過剰摂取 病的：糖尿病
タンパク質	蛋白尿(アルブミン尿とも呼ばれる)	非病的：身体運動，妊娠 病的：糸球体腎炎，高血圧症
膿(白血球と細菌)	膿尿	尿路感染症
赤血球	血尿	尿路の出血(外傷，腎結石，感染による)
ヘモグロビン	ヘモグロビン尿	さまざま：輸血反応，溶血性貧血
胆汁色素	ビリルビン尿	肝疾患(肝炎)

不要な物質，過剰な物質が含まれることになる．私たちが健康である場合，食事や細胞の活動が大きく変化したとしても，腎臓は血液組成をかなり一定に保つことができる．

排尿されたばかりの尿は一般的に透明で，淡い黄色から濃い黄色をしている．正常な黄色は<u>ウロクロム</u>によるもので，体内でヘモグロビンが破壊された結果生じる色素である．尿中の溶質が多いほど，尿の色は濃い黄色になる．希釈尿は淡い麦わら色である．尿が黄色以外の色になることもある．これは，特定の食品(例えばビーツ)を食べた場合や，尿に胆汁や血液が混じっている場合などに起こる．

尿は形成された時点では無菌であり，その臭いはわずかに芳香がある．そのまま放置すると，尿中の溶質に細菌が作用してアンモニア臭を帯びる．一部の薬物，野菜(アスパラガスなど)，さまざまな病気(糖尿病など)は，尿の通常の臭いを変化させる．

尿のpHは通常，弱酸性(約6)であるが，身体の代謝や特定の食品の変化によって，酸性または塩基性が強くなることがある．例えば，大量のタンパク質(卵やチーズ)や全粒粉製品を含む食事は，尿をかなり酸性に傾ける．逆にベジタリアンの食事では，腎臓が過剰な塩基を排泄するため，尿はかなりアルカリ性になる．尿路の細菌感染も尿をアルカリ性にすることがある．

尿は水に溶質を加えたものなので，蒸留水よりも密度が高い(重さがある)．<u>尿比重</u> specific gravity とは，尿が純水よりどれだけ重いかを比較するものである．純水の比重が1.0であるのに対し，尿の比重は通常1.001～1.035(それぞれ希釈尿～濃縮尿)の範囲にある．水分を過剰に摂取したり，利尿薬(尿量を増やす薬)を使ったり，慢性腎不全(腎臓が尿を濃縮する機能を失っている状態)になったりすると，尿は一般的に<u>希釈尿</u>(比重が小さい)になる(p. 506の「もっと詳しく見てみよう」を参照)．比重の高い<u>濃縮尿</u>が出る状態には，水分摂取不足，発熱，<u>腎盂腎炎</u>と呼ばれる腎臓の炎症などがある．

通常，尿中に含まれる溶質には，ナトリウムイオン(Na^+)，カリウムイオン(K^+)，尿素，尿酸，クレアチニン，アンモニア，重炭酸イオン，その他血液成分に応じてさまざまなイオンが含まれる．ある種の病気では，尿の成分が劇的に変化することがあり，尿中の異常物質の存在が診断に役立つことが多い．このため，定期的な尿検査は必ず健康診断の一環として行われる必要がある．

通常，尿に含まれない物質は，グルコース，血中タンパク，赤血球，ヘモグロビン，白血球(膿)，胆汁である．表15.1に異常な尿成分と尿量を伴う可能性のある病態を挙げる．

> **確認してみよう**
> 7. 尿の比重は水の比重より大きいか小さいか？　それはなぜか？
>
> (解答は付録A参照)

15.2　尿管，膀胱，尿道

> **学習目標**
> - 尿管，膀胱，尿道の一般的な構造と機能を説明することができる．
> - 男性の尿道と女性の尿道のコースと長さを比較することができる．
> - <u>排尿</u>を定義することができる．
> - 外尿道括約筋と内尿道括約筋のコントロールの違いを説明することができる．

15.2a　尿管

尿管 ureters は，長さ25～30 cm，直径6 mmの2本の細長い管である．各尿管は腹膜の後方にあり，腎門から膀胱の後面から少し斜めに膀胱に入る(図15.6)．各尿管の

上端は腎盂と連続し，尿管の粘膜は腎盂および膀胱の下方をおおう粘膜と連続する．

尿管は腎臓から膀胱に尿を運ぶ．重力によって尿が膀胱に排出されるように見えるかもしれないが，人が横になっていても，重力に頼らずに尿は運ばれる．逆立ちしていても尿が膀胱に届くのは，尿管が尿の運搬に積極的に関わっているからである．すなわち尿管壁の平滑筋層が収縮し，蠕動運動によって尿を送り出す．いったん膀胱に入った尿は，尿管開口部をおおう膀胱粘膜の小さな弁のようなひだによって，尿管に逆流しないようにできているのである．

ホメオスタシスの失調 15.3

尿が極端に濃縮されると，尿酸塩などの溶質が結晶となって腎盂に沈殿する．これらの結晶は**腎結石** renal calculi(calculusは「小石」の意．kidney stone)と呼ばれる(写真)．
蠕動運動によって尿管を通過しようとする鋭利な結石や結石が尿管にはまり込んで尿管が閉塞すると，脇腹(腰背部外側)に放散する耐え難い痛みが生じる．尿路の頻繁な細菌感染，尿閉，アルカリ尿はすべて結石の形成を促進する．手術は治療の選択肢の1つであるが，超音波を使って結石を粉砕する非侵襲的な方法(砕石術)もある．粉砕された結石の残骸は，痛みを伴わずに尿中に排出される．

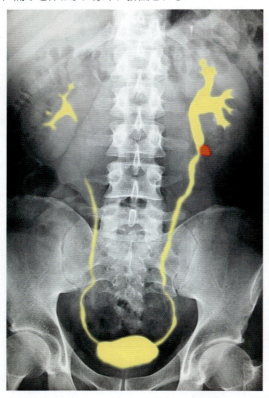

ヨード化造影剤80 mL注入後の35歳男性の尿路造影図．造影剤(黄色)は腎臓から膀胱に向かって移動している．腎結石は赤くハイライトされている．

15.2b　膀胱

膀胱 urinary bladder は尿を一時的に貯蔵する，平滑で潰れやすい筋肉の袋である．膀胱は恥骨結合のすぐ後方，骨盤内の後腹膜に位置する．膀胱の内部をスキャンすると，3つの開口部，すなわち2つの尿管開口部(尿管口)，および尿を排出する1つの尿道開口部(内尿道口)(図15.6)があることがわかる．この3つの開口部で囲まれた膀胱底部の滑らかな三角形の領域は，**膀胱三角** trigone と呼ばれる．膀胱三角は，感染症がこの部分に持続する傾向があるため，臨床的に重要である．男性では，前立腺(男性生殖器官の一部)が膀胱の頸部を取り囲み，そこから尿道に流れ込む．

膀胱壁には3層の平滑筋があり，総称して排尿筋と呼ばれ，その粘膜は特殊な上皮の一種である移行上皮である(第3章，p. 86参照)．これら2つの構造的特徴により，膀胱は尿を貯蔵する機能に特化している．膀胱が空のときは長さ5〜7.5 cmで，壁が厚く，ひだ状になっている．尿が溜まると膀胱は膨張し，腹腔内で上方に隆起する(図15.7)．膀胱の筋壁が伸び，移行上皮層が薄くなり，容積が増大することで，膀胱の内圧を大幅に上昇させることなく，より多くの尿を蓄えられるようになる．中程度に充満した膀胱の長さは約12.5 cmで，約500 mLの尿を蓄えるが，その2倍以上の量を蓄えることも可能である．膀胱が本当に膨張した状態，つまり尿によって引き伸ばされた状態になると，膀胱は硬く洋梨のような形になり，恥骨結合のすぐ上に感じられるようになる．尿は腎臓で作られ続けているが，尿が出やすい状態になるまで膀胱に溜められている．

15.2c　尿道

尿道 urethra は薄壁の管で，蠕動運動によって尿を膀胱から体外に運ぶ．膀胱と尿道の接合部では，平滑筋の肥厚が**内尿道括約筋** internal urethral sphincter(図15.6)を形成し，それは尿を排出していないときには尿道を閉じておく不随意括約筋(「内は不随意」と考える)である．第2の括約筋である**外尿道括約筋** external urethral sphincter は，尿道が骨盤底を通過する際に骨格筋によって形成される．この括約筋は随意的にコントロールされている．

尿道の長さと相対的な機能は男女で異なる．男性の場合，尿道は長さ約20 cmで，前立腺部，隔膜部，海綿体部の3つの部位がある(図16.2a，p. 525参照)．尿道は陰茎を進んだ後，陰茎の先端に開口する．男性の尿道には二

尿管，膀胱，尿道　505

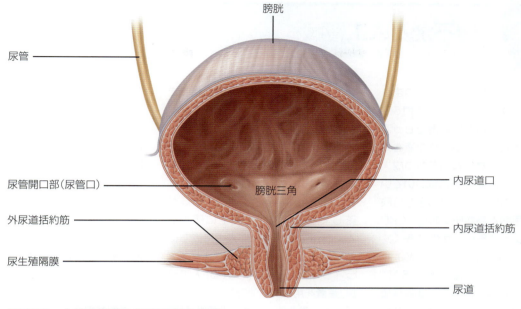

図 15.6　女性の膀胱と尿道の基本構造

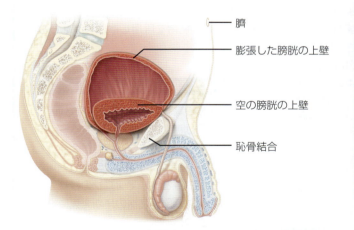

図 15.7　膨張した膀胱と空になった膀胱の位置と形状（成人男性）

重の機能がある．尿道は尿と精子（精液）の両方を体外に運ぶが，同時に運ぶことはない．したがって，男性の場合，尿道は泌尿器系と生殖器系の両方に属する．

女性の場合，尿道は長さ約 3～4 cm で，その外部開口部（開口部）は腟口の前方にある（図 16.8a，p. 533 参照）．その唯一の機能は，尿を膀胱から体外に導くことである．

 ホメオスタシスの失調 15.4

　女性の尿道口は肛門に近いので，不適切な排泄習慣（前から後ろではなく，後ろから前へ拭く）は糞便細菌を尿道に運び込む可能性がある．また，尿道の粘膜はほかの尿路臓器の粘膜と連続しているため，尿道の炎症，すなわち**尿道炎** urethritis は尿路を容易に上行し，膀胱の炎症（**膀胱炎** cystitis）や腎臓の炎症〔**腎盂腎炎** pyelonephritis（pyelitis）〕を引き起こす可能性がある．**尿路感染症** urinary tract infection（UTI）の症状には，排尿困難（排尿痛），尿意切迫感や頻尿，発熱があり，時に尿が濁ったり血が混じることもある．腎臓が侵されると，背中の痛みや激しい頭痛がしばしば生じる．

15.2d　排尿

　排尿 micturition（voiding）は，膀胱を空にする行為である．前述のように，内尿道括約筋（より上方に位置する）と外尿道括約筋（より下方に位置する）の2つの括約筋または弁が，膀胱からの尿の流れを制御している（図 15.6）．通常，膀胱は約 200 mL 溜まるまで尿を溜め続ける．この時点で，膀胱壁の伸張が伸張受容器を活性化する．脊髄の仙骨部に伝わり，骨盤内臓神経を介して膀胱に戻るインパルスによって，膀胱は反射的に収縮する．収縮が強くなると，蓄えられた尿は内尿道括約筋（平滑筋，不随意括約筋）を通過して尿道上部に押し出される．すると，排尿したくなる．外尿道括約筋は骨格筋であり，自発的にコントロー

腎不全と人工腎臓

もっと詳しく見てみよう

米国人の7人に1人以上，つまり18歳以上の米国人成人の約15％が，ある程度の腎機能障害をもっている．慢性腎臓病，つまり血液を効果的に浄化できない腎臓をもつ成人の90％は，自分の状態に気づいていない．慢性腎臓病（CKD）の主な危険因子は糖尿病と高血圧であり，CKDは65歳以上に多く，女性に多く，アフリカ系米国人の方が白人より3.5倍多い．末期腎臓病（腎不全）に進行した患者は，透析または腎移植を受けなければ生存できない．これらの患者の半数以上が糖尿病または高血圧を有している．その他の警告サインとしては，頻尿，排尿痛，手足のむくみなどがある．尿検査では，腎障害の高感度かつ早期マーカーである<u>蛋白尿</u>を検出することができ，簡単な血液検査では，血液濾過量を推定するために使用できるクレアチニン値を測定することができる．

高血圧は腎血管を損傷し，臓器への循環を低下させることで腎機能を障害するが，同時に高血圧でボロボロに傷ついた腎臓は血圧を上昇させる．腎不全になると，濾液の形成が著しく低下するか，完全に停止する．有毒な老廃物は血液中に直ちに蓄積するため，<u>血液透析</u>ではダイアライザー（**写真**）と呼ばれる「人工腎臓」装置を用いて血液を浄化する必要がある．患者の血液は，半透膜（特定の物質だけが透過する）のチューブに通され，チューブは透析液と呼ばれる溶液に浸される．透析液は低圧の液体で，拡散によって血液と物質が交換される．窒素性老廃物やK^+は血液から出ていき，Na^+や重炭酸イオンなどの電解質は血液中に取り込まれる．透析液中の老廃物の濃度が高くなっても，老廃物が血液から引き続いて拡散できるように，透析液を交換する．

透析は通常週3回行われ，平均3～5時間かかるが，患者の体格や腎機能によっては8時間かかることもある．2020年には，COVID-19感染の結果，透析を必要とする患者数が激増した．COVID-19がどのようにして腎不全を誘発するかはまだ解明されていないが，初期のデータによれば，COVID-19患者の14～40％が腎不全を発症し，救命措置として透析が必要になっている．血液透析のリスクには，感染症，血栓症，血液透析装置で血液凝固を防ぐために必要な抗凝固薬による出血などがある．慢性腎不全のように腎障害が不可逆的な場合は，透析の継続と腎移植が唯一の治療選択肢となる．移植を行う場合，ドナーが一卵性双生児の場合を除き，レシピエントは提供された臓器の拒絶反応を防ぐために免疫抑制剤を服用しなければならない．

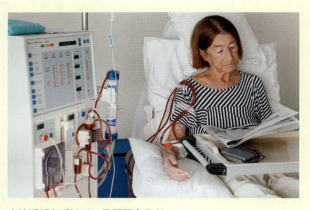

血液透析を受けている腎不全患者．

基本事項

- 慢性腎臓病の最も重要な危険因子は糖尿病と高血圧である．
- 慢性腎臓病は65歳以上，女性，アフリカ系米国人に多い．
- 蛋白尿とクレアチニンの検査は簡便で，腎臓病の早期発見に役立つ．
- 透析は，腎臓が十分に機能しなくなった患者の血液から毒素を除去することができる．

ルされているため，閉じたままにして膀胱が空になるのを一時的に先延ばしにすることもできる．しかし，都合がよければ，外尿道括約筋を緩めて尿を体外に流すこともできる．排尿しないことを選択した場合，膀胱の反射収縮は1分ほどで止まり，蓄尿は継続される．さらに200～300 mLが蓄尿されると，再び排尿反射が起こる．最終的には，本人の意思にかかわらず排尿が起こる．

ホメオスタシスの失調 15.5

尿失禁 incontinence は，人が随意的に外尿道括約筋をコントロールできない場合に起こる．2 歳以下の小児では，随意的な括約筋の制御がまだ確立していないため，失禁は普通である．また，刺激で目が覚めないほど熟睡している年長児にも起こることがある．しかし，幼児期を過ぎると，尿失禁は通常，感情的な問題，圧迫（妊娠の場合），神経系の問題（脳卒中や脊髄損傷）の結果として起こる．

尿閉 urinary retention は，基本的に尿失禁の反対である．この状態では，膀胱は尿を排出することができない．尿閉にはさまざまな原因がある．尿閉は，全身麻酔をかけた手術後にしばしばみられるが，これは平滑筋が活動を取り戻すのに少し時間がかかるためである．尿閉のもう 1 つの原因は，主に高齢の男性にみられるが，膀胱頸部を取り囲む前立腺の肥大（**過形成** hyperplasia）である．前立腺が肥大すると尿道が狭くなり，排尿が非常に困難になる．尿閉が長引く場合は，カテーテルと呼ばれる細長く柔軟な排尿チューブを尿道から挿入して尿を排出し，過度の伸展による膀胱の外傷を防ぐ必要がある．

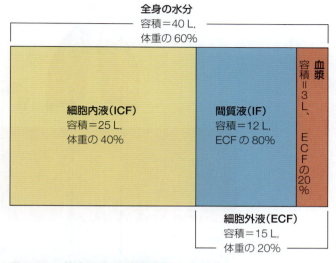

図 15.8 体内の主な体液区画
概算値は体重 70 kg の男性について記した．簡略化のため，この図では ECF の間質液と血漿のみを示している．

確認してみよう

8. 尿管を塞ぐ腎結石は，どの臓器への尿の流れを妨げるか？
9. なぜ膀胱の移行上皮の存在が重要なのか？
10. 構造的，機能的に，男性の尿道は女性の尿道とどう違うか？
11. 排尿の対義語は？

（解答は付録 A 参照）

15.3　体液，電解質，酸塩基平衡

血液の組成は，食事，細胞代謝，尿量の 3 つの主要因に左右される．一般に，腎臓は 4 つの主要な役割をはたし，血液の組成を比較的一定に保つのに役立っている．

- 窒素含有老廃物の排泄．
- 血液の水分バランスの維持．
- 血液中の電解質バランスの維持．
- 適切な血液 pH の確保．

窒素性老廃物の排泄についてはすでに述べた．腎臓のその他の役割については，次に述べる．

15.3a　血液の水分バランスを保つ

学習目標
- 体内の 3 つの主要な体液コンパートメントに名前を付け，その位置を特定することができる．
- 腎臓による水分バランスの調節における抗利尿ホルモン（ADH）の役割を説明することができる．
- 血液中の Na^+ と K^+ のバランスにおけるアルドステロンの役割を説明することができる．
- 利尿と多尿を定義することができる．

体液と体液コンパートメント

健康な若年成人であれば，おそらく体重の半分がそれ以上を水分が占めており，女性で 50%，男性で約 60% である．この違いは，女性は筋肉が比較的少なく，体脂肪が多い（体組織の中で脂肪が最も水分を含まない）ことを反映している．脂肪が少なく骨量も少ない赤ちゃんは，約 75% が水分である．これが，もぎたての桃のような「みずみずしい」肌の理由である．幼児期を過ぎると，全身の水分量は生涯を通じて減少し，最終的に老年期には体重の約 45% しか占めなくなる．水は，すべての溶質（非常に重要な電解質を含む）を溶解する万能の体内溶媒である（第 2 章では，身体と細胞の機能における水の重要性について述べた）．

水分は，体液コンパートメントと呼ばれる体内の 3 つの主な場所を占めている（図 15.8）．体液の約 2/3 は，いわゆる**細胞内液** intracellular fluid (ICF) と呼ばれ，生きた細

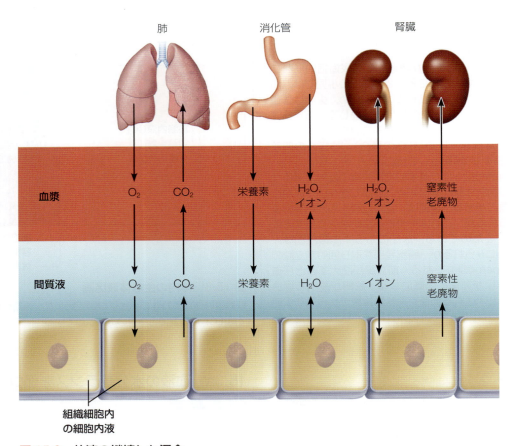

図 15.9　体液の継続した混合
栄養素と老廃物は間質液を介して血漿と細胞内液のあいだで交換される．血漿は細胞と体外環境のあいだで栄養素や老廃物を運ぶ．

胞内に含まれている．残りは**細胞外液** extracellular fluid（ECF）と呼ばれ，細胞外にあるすべての体液を含む．ECFには，血漿，細胞間の間質液（IF），リンパ液，および脳脊髄液や漿液，硝子体液などを含む細胞通過液（上皮細胞層によりほかの細胞外液とは隔てられている）が含まれる．

血漿は全身を循環して物質を送り出すため，外的環境と内的環境をつなぐ「ハイウェイ」の役割をはたす（図15.9）．肺，消化管，腎臓では，ほとんど絶え間なく交換が行われている．これらの交換は血漿の組成と体積を変化させるが，ほかの2つの体液コンパートメントの調節がすぐに行われるため，バランスは回復する．

水と電解質の関係

水分は確かに体液のほぼ全量を占めており，種類に関係なくどれも似たようなものである．しかし，体液のバランスには水以外にも重要なことがある．第2章で，電解質は水溶液中で電流を流す荷電粒子（イオン）であると学習したことを思い出してほしい．体液中の溶質の種類と量，特にNa^+，K^+，Ca^{2+}などの電解質も身体全体のホメオスタシスにとってきわめて重要である．ここでは別々に考えているが，腎臓が絶えず血液を処理しているため，水と電解質のバランスは密接に結びついている．

水の摂取と排出の調節

身体が適切な水分保持を維持するためには，摂取した水分よりも多くの水分を失うわけにはいかない．摂取する水分のほとんどは，食事から得られる水分と食品に由来する（図15.10）．しかし，少量（約10％）は細胞代謝の過程で生成される（第14章で説明）．

のどの渇きのメカニズム thirst mechanism は水分摂取の原動力である．血漿中の溶質含量がわずか2〜3％増加するだけで，視床下部の**浸透圧受容体** osmoreceptors と呼ばれる高感度の細胞が興奮し，視床下部の口渇中枢が活

体液，電解質，酸塩基平衡　509

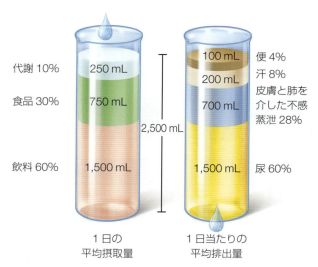

図 15.10　水分摂取と排出
体内水分の主な供給源と，体内からの水分喪失経路を示す．摂取量と排出量のバランスがとれていれば，身体は十分に潤っている．

図 15.10 Q　(1) 6本入りのビールを飲んだ場合，(2) 水だけを摂取した場合，ここに示された数値はどのような影響を受けるか？
（解答は付録Aを参照）

性化する（図 15.11）．唾液腺は必要な水分を血液から得ているため，口も渇く．血液中の水分が少なくなると，唾液の分泌量も少なくなり，口渇反応が強まる．血液量（または血圧）が低下しても同じ反応が起こるが，これはそれほど強力な刺激ではない．

水分はいくつかの経路で体外に排出される．水分の一部は肺から気化し（不感蒸泄），一部は発汗で失われ，一部は便となって体外に排出される（図 15.10）．腎臓の仕事は曲芸師のようなものである．ほかの方法で大量の水分が失われた場合，腎臓は尿の量を減らして補正し，体内の水分を保つ．しかし，水分が過剰に摂取されると，腎臓は体液量を減らすために，尿中に多量の水分を排泄する．

腎臓は，体液量の調節に加え，細胞内液と細胞外液の両方にさまざまな電解質が適切な濃度で存在するようにしている．電解質のほとんどは，食物や「硬水」（ミネラルの豊富な水）から体内に入る．ごく少量は汗や便から失われるが，体液の電解質組成を調節する主要な要因は腎臓である．

腎臓による水分と電解質の再吸収は，主にホルモンによって調節されている．何らかの理由で血液量が減少すると（例えば，出血または発汗や下痢による過剰な水分喪失

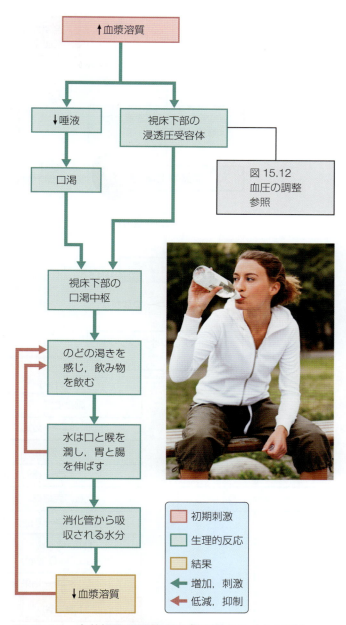

図 15.11　水分摂取を調節する喉の渇きのメカニズム
主要な刺激は，血漿の浸透圧（溶質の濃度）の上昇である（血漿量と血圧の低下は，図示されていないが，主に血圧を制御するために作用する，それほど重要ではない刺激である．図 15.12 参照）．

の結果），動脈血圧が低下し，腎臓で形成される濾液の量が減少する．さらに，視床下部の浸透圧受容体は，血液組成の変化（すなわち，水分が減り，溶質が増える）に反応し，より活発になる．その結果，神経インパルスが下垂体後葉に送られ（図 15.12），下垂体後葉から**抗利尿ホルモン** antidiuretic hormone（ADH）が分泌される（抗利尿という用語は，「腎臓からの尿の流れ」を意味する diuresis と，

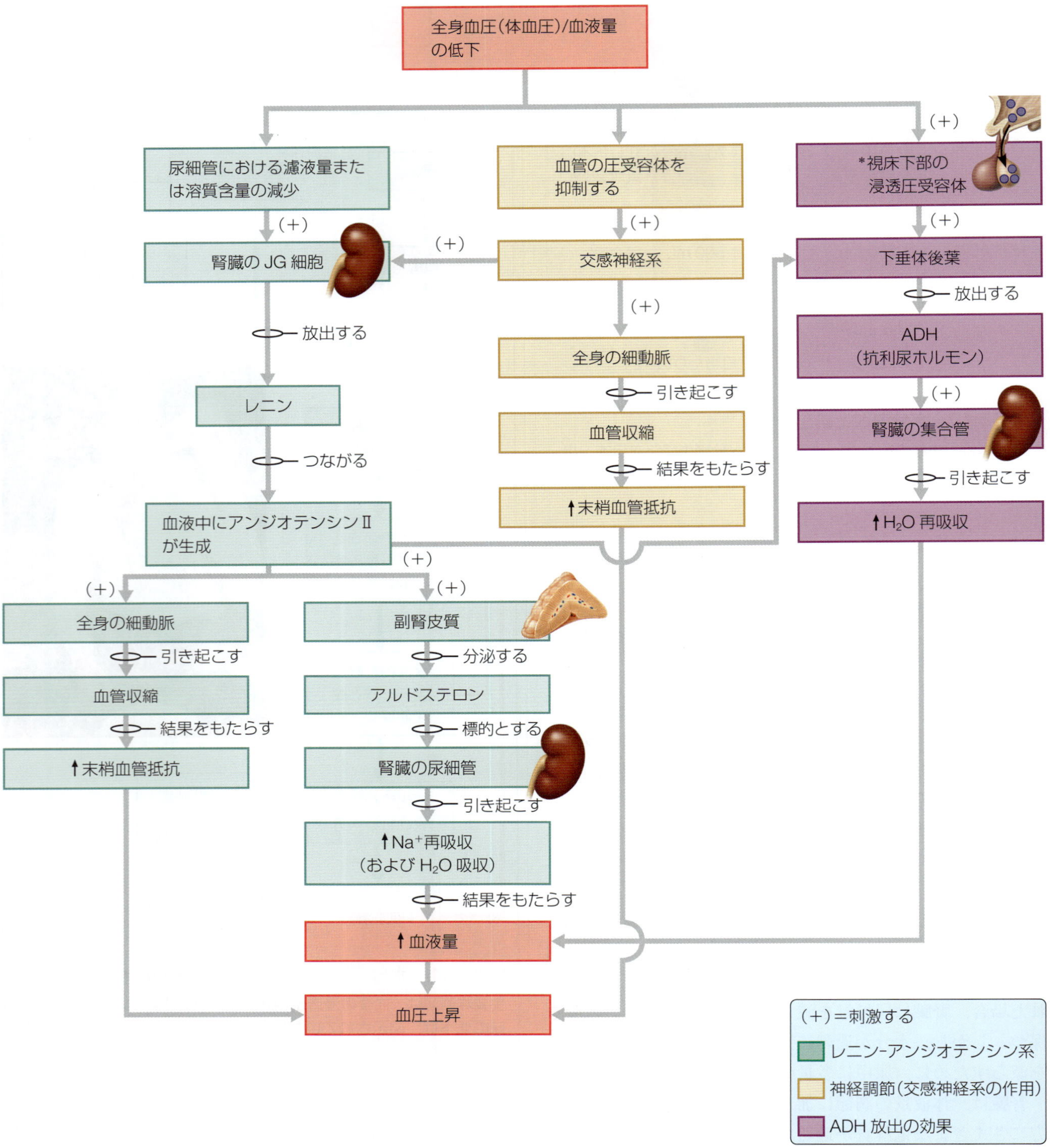

図 15.12　血圧のホメオスタシスを維持するのに役立つ Na^+ と水分バランスを制御するメカニズムのフローチャート

血液中の溶質レベル，体液量，および血圧はすべて相互に関連している．図 15.11 を振り返って，血圧のホメオスタシスと，視床下部の浸透圧受容体での水分摂取を調節する口渇のメカニズムの交点に注目してほしい．これにより体液量が増加し，血液量を増加させ，血圧に直接影響する．

「反対」を意味するantiに由来する）．ご想像の通り，このホルモンは尿中の水分が過剰に失われるのを防ぐ．

> **コンセプト・リンク**
> 臓器系間の相互関係という概念（図1.3, p. 8参照）を思い出してほしい．ナトリウムイオンと水分のバランスを調節する相互依存的な事象（図15.12）には，泌尿器系，神経系，内分泌系，心臓血管系という4つの身体系が関与していることに気づく．

ADHは血液中を移動して主な標的である腎臓の集合管に到達し，そこで集合管細胞に水分を再吸収させる．十分な水分が血液中に戻されると，血液量と血圧は正常レベルまで増加し，濃縮尿は少量しか形成されない．ADHは，血液中の溶質濃度が低下しすぎない限り，多かれ少なかれ持続的に放出される．そうなると，浸透圧受容体は「静か」になり，余分な水分は尿として体外に排出される．

> **ホメオスタシスの失調 15.6**
> ADHが放出されないと（おそらく視床下部または下垂体後葉の損傷または破壊が原因），非常に希釈された大量の尿（最大25 L/日）が毎日毎日身体から流れ出る．この状態，**尿崩症** diabetes insipidus は重度の脱水と電解質の不均衡を引き起こす可能性がある．罹患者は常にのどが渇いており，正常な体液バランスを維持するために，絶え間なく水分を摂取しなければならない．

15.3b　電解質バランスの維持

さまざまな体液コンパートメント内の電解質濃度がごくわずかに変化すると，あるコンパートメントから別のコンパートメントへと水分が移動する．この移動により，血液量や血圧が変化するだけでなく，神経細胞や筋肉細胞などの過敏な細胞の活動が著しく損なわれる可能性がある．例えば，ECFのカリウムイオン濃度が低いと，筋細胞が適切に再分極できず，筋肉のけいれんを引き起こすことになる．

ADHのほかに，**アルドステロン** aldosterone は腎臓に作用して血液組成と血液量の調節を助ける第2のホルモンである．アルドステロンはECFのナトリウムイオン濃度を調節する主要な因子であり，その過程でほかのイオン（カリウム［K^+］，塩化物［Cl^-］，マグネシウム［Mg^{2+}］）の濃度調節にも役立っている．

Na^+は，浸透圧による水分の流れを最も担っている電解質である．血液中のNa^+が少なすぎると，水分が血液から出て組織に入り，浮腫を引き起こす．深刻な場合は，循環系が停止することもある．アルドステロンの有無にかかわらず，濾液中のNa^+の約80%は腎臓の近位（曲）尿細管で再吸収される．アルドステロン濃度が高い場合，残りのNa^+のほとんどは遠位（曲）尿細管と集合管で積極的に再吸収される．一般に，Na^+が再吸収されるごとに，Cl^-がそれに続き，K^+が濾液中に分泌される．したがって，血液中のNa^+濃度が上昇すると，K^+濃度は低下し，これら2つのイオンは血液中で正常なバランスに戻る．アルドステロンのもう1つの作用は，尿細管細胞による水分の再吸収を促進することである．Na^+が再吸収されると，水分はそれに追随して受動的に血液に戻る．ここに覚えておくべき小さなルールがある．すなわち，水は塩に従う．

アルドステロンは副腎皮質で産生される．ECF中のK^+レベルの上昇やNa^+レベルの低下は，副腎細胞を直接刺激してアルドステロンを放出させるが，アルドステロン放出の最も重要な契機は，尿細管の傍糸球体（JG）装置を介する**レニン-アンジオテンシン系** renin-angiotensin mechanism（図15.12）である．傍糸球体装置（図15.3b）は，輸入細動脈の特殊化した平滑筋細胞（JG細胞）と遠位（曲）尿細管の一部を形成する特殊化した上皮細胞（緻密斑）の複合体である．この傍糸球体という細胞群の名前は，糸球体の近く（juxta）に位置することに由来する．JG装置の細胞は，輸入細動脈の血圧低下や濾液中の溶質の変化によって刺激を受けると，**レニン** renin という酵素を血液中に放出する（この酵素は，胃腺から分泌される酵素であるレンニンとは綴りも発音も異なることに注意．第14章参照）．レニンはアンジオテンシンIIを産生する一連の反応を開始する．アンジオテンシンIIは，血管収縮を引き起こすために血管に直接作用し（末梢血管抵抗の増加につながる），アルドステロンの放出を促進するために副腎皮質細胞に作用する．その結果，血液量と血圧が上昇する（図15.12）．レニン-アンジオテンシン系は血圧の調節にきわめて重要である．

血圧が低下すると，大血管の圧受容器も興奮する．これらの圧受容器は脳の交感神経系中枢に警告を発し，〔アドレナリン（エピネフリン）とノルアドレナリン（ノルエピネフリン）の放出を介して〕血管収縮を引き起こす（図15.12）．しかし，この神経メカニズムの主な焦点は血圧の調節であり，水分や電解質のバランスではない．

ホメオスタシスの失調 15.7

アジソン病 Addison's disease（低アルドステロン症）の人は**多尿** polyuria（大量の尿を排泄する）のため，大量の塩分と水分を尿として失う．十分な量の塩分と水分を摂取している限り，この症状の人は問題を回避できるが，常に脱水の瀬戸際に立たされている．

確認してみよう

12. 腎臓の4つの主なはたらきとはなにか？
13. 水分摂取を促す主なメカニズムは？
14. 水分バランスにおけるアルドステロンの役割とは？
15. 浸透圧受容体はどこにあり，どのような刺激に反応するのか？

（解答は付録A参照）

15.3c 血液の酸塩基平衡の維持

学習目標

● 血液の酸塩基平衡の維持における緩衝剤，呼吸器系，腎臓の相対的な速度を比較対照することができる．

体内の細胞が適切に機能するためには，血液のpHは7.35～7.45という非常に狭い範囲に保たれていなければならない．動脈血のpHが7.45以上に上昇すると，**アルカローシス** alkalosis といわれる．動脈血のpHが7.35以下に下がると**アシドーシス** acidosis となる．pHが7.0は中性であるため，7.0～7.35のあいだのpHは化学的には酸性ではない．しかし，このpHはほとんどの体細胞にとって最適なpHよりも低い値である．したがって，この範囲の動脈pHは**生理的アシドーシス** physiological acidosis と呼ばれる．

摂取した食物から少量の酸性物質が体内に入るが，ほとんどの水素イオンは細胞代謝の副産物として発生し，**酸塩基平衡** acid-base balance を乱す傾向のある物質として絶えず血液中に加わっている．多くの異なる酸が生成されている（例えば，リン酸，乳酸，多くの種類の脂肪酸など）．さらに，エネルギー生産時に放出される二酸化炭素は炭酸を形成する．アンモニアやその他の塩基性物質も，細胞が通常の「仕事」をする際に血液中に放出される．血液中の化学緩衝剤は，過剰な酸や塩基を一時的に「つなぎとめる」ことができ，肺は二酸化炭素を体外に排出する主な役割を担い，腎臓は血液の酸塩基平衡を維持するための負荷の大部分を担っている．酸塩基平衡における腎臓のはたらきを説明する前に，血液中の緩衝物質と呼吸器系がどのようにpH調整に役立っているかを見てみよう．

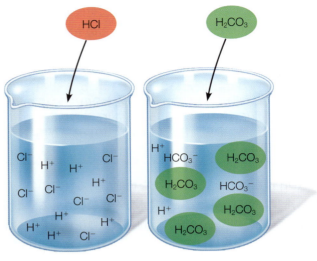

(a) HClのような強酸は，完全に解離してイオンになる．

(b) H₂CO₃のような弱酸は，完全には解離しない．

図15.13　水中での強酸と弱酸の解離
解離していない分子は，色付きの楕円で示されている．

血液緩衝液

化学緩衝剤とは，酸や塩基が加わったときに水素イオン濃度が劇的に変化するのを防ぐために，1つか2つの分子がはたらくシステムである．pHが低下すると水素イオンに結合し，pHが上昇すると水素イオンを放出する（p. 501のコンセプト・リンク参照）．化学緩衝剤はほんの数秒のうちに作用するため，pHの変化に耐えるための最初の防衛線となる．

化学緩衝系のはたらきをよりよく理解するために，強酸・弱酸と強塩基・弱塩基について復習しておこう（第2章で説明）．酸はプロトン（H⁺）供与体であり，溶液の酸性度はアニオン（陰イオン）と結合している水素イオンではなく，遊離した水素イオンのみを反映する．塩酸（HCl）のような強酸は，水中で完全に解離し，すべての水素イオン（H⁺）を放出する（図15.13a）．その結果，pHを大きく変化させる．対照的に，炭酸（H₂CO₃）のような弱酸は，H⁺の一部しか放出しない（部分解離）ので，pHへの影響は小さい（図15.13b）．しかし，弱酸はpHが望ましいpH範囲を超えて上昇すると，強制的に解離してより多くのH⁺を放出する．このため，pHの変化を防ぐのに非常に効果的である．この特徴により，弱酸は化学緩衝系で非常に重要な役割をはたすことができる．

また，塩基はプロトン，すなわち水素イオンを受容するものであることを思い出してほしい．水酸化物のような強

塩基は水中で容易に解離し，素早くH^+と結合するが，重炭酸イオン（HCO_3^-）やアンモニア（NH_3）のような弱塩基はH^+を受け入れるのが遅い．しかしpHが下がると，弱塩基は「より強く」なり，より多くのH^+と結合しはじめる．したがって，弱酸と同様，弱塩基は化学緩衝系の貴重なメンバーである．

　体内の3つの主要な化学緩衝系は，重炭酸緩衝系，リン酸塩緩衝系，タンパク質緩衝系であり，それぞれが1つ以上の体液コンパートメントのpHを維持するのに役立っている．これらはすべて連動しており，ある区画の水素イオン濃度が変化すると，ほかの区画も変化する．したがって，異常なpHレベルは緩衝システム全体によって緩和される．この3つのシステムはすべて同じようなはたらきをするので，ここでは，血液のpHの変化を防ぐのに重要な重炭酸緩衝系のみを取り上げる．

　重炭酸緩衝系 bicarbonate buffer systemは，炭酸（H_2CO_3）とその塩である炭酸水素ナトリウム（$NaHCO_3$）の混合でできている．炭酸は弱酸なので，中性や酸性の溶液ではあまり解離しない．そのため，塩酸のような強い酸を加えても，炭酸の大部分はそのまま残る．しかし，塩の重炭酸イオン（HCO_3^-）は塩基として作用し，より強い酸によって放出された水素イオンと結合し，より多くの炭酸を形成する．

$$HCl + NaHCO_3 \rightarrow H_2CO_3 + NaCl$$
強酸　　　弱塩基　　　弱酸　　塩

強酸は（効果的に）弱酸に変化するため，溶液のpHはごくわずかにしか低下しない．

　同様に，重炭酸緩衝系を含む溶液に水酸化ナトリウム（NaOH）のような強塩基を加えた場合，$NaHCO_3$はそのようなアルカリ性条件下ではそれ以上解離しない．しかし，炭酸（H_2CO_3）は強塩基の存在によってさらに解離し，NaOHによって放出されたOH^-と結合するために，より多くのH^+を放出する．

$$NaOH + H_2CO_3 \rightarrow NaHCO_3 + H_2O$$
強塩基　　弱酸　　　弱塩基　　水

その結果，強塩基が弱塩基に置き換わるため，溶液のpHはほとんど上昇しない．

呼吸メカニズム

　呼吸器系は，血液中の二酸化炭素を除去する一方で，血液中に酸素を「装填」する．二酸化炭素（CO_2）が組織細胞から血液に入ると，そのほとんどは赤血球に入り，そこで重炭酸イオン（HCO_3^-）に変換されて，血漿中に輸送される．

$$CO_2 + H_2O \xrightleftharpoons[]{\text{炭酸脱水酵素}} H_2CO_3 \rightleftharpoons H^+ + HCO_3^-$$
二酸化炭素　水　　　　　　炭酸　　　　水素　　重炭酸
　　　　　　　　　　　　　　　　　　　イオン　イオン

二重矢印は，この反応が両方向に進むことを示している．しかし，二酸化炭素が増えれば，反応は右に進み，より多くの炭酸が生成される（図13.11，p.433参照）．同様に，水素イオンの増加は反応を左に進め，より多くの炭酸を生成する．

　健康な人の場合，二酸化炭素は組織で生成されるのと同じ速度で肺から排出される．そのため，CO_2が血液に取り込まれる際に放出されるH^+は，肺でCO_2が排出される際にH_2Oと結合されるため，蓄積することはない．そのため，通常の状態では，CO_2輸送によって生成されるH^+は血液のpHに基本的に影響を与えない．

　しかし，CO_2が血液中に蓄積したり（例えば呼吸制限中），代謝過程によってH^+が血液中に多く放出されたりすると，脳の呼吸制御中枢（または末梢血管）にある化学受容器が活性化される．その結果，呼吸数と呼吸深度が増加し，より多くのCO_2が血液から除去されるため，過剰なH^+が「吹き飛ばされる」．

　対照的に，血液pHが上昇しはじめる（アルカローシス）と，呼吸中枢は抑制される．その結果，呼吸数と呼吸深度が低下し，CO_2（故にH^+）が血液中に蓄積される．再び血液pHは正常範囲に回復する．一般に，このような呼吸器系による血液pHの補正（血液中のCO_2含有量の調節を介する）は，1分ほどで達成される．

腎臓のメカニズム

　化学緩衝剤は，過剰な酸や塩基を一時的につなぎとめることはできるが，体外に排出することはできない．また，肺は二酸化炭素を排出することで炭酸濃度を下げることができるが，代謝の過程で発生するその他の酸を体外に排出できるのは腎臓だけである．さらに，アルカリ性物質の血中濃度を調節できるのは腎臓だけである．このように，腎臓はゆっくりと作用し，血液のpHを変化させるのに数時間〜数日を必要とするが，pH調節機構のなかでは最も強力である．

　腎臓が血液の酸塩基平衡を維持する最も重要な手段は，重炭酸イオンを排泄し，新しい重炭酸イオンを再吸収または生成することである．炭酸-重炭酸緩衝系がどのように作用するかを示す式をもう一度振り返ってみてほしい．重炭酸イオン（HCO_3^-）を体内から失うことは，式が右に進む

(つまり遊離 H^+ が残る)ため，水素イオン(H^+)を得ることと同じ効果があることに注意する．同じ意味で，新しい HCO_3^- を再吸収または生成することは，H^+ と結合する傾向があり，式を左に進めるため，H^+ を失うことと同じである．

腎臓のメカニズムがこれらの調整を行う．血液の pH が上昇すると，重炭酸イオンが排泄され，水素イオンが尿細管細胞に保持される．逆に血液の pH が下がると，重炭酸イオンが再吸収・生成され，水素イオンが分泌される．尿の pH は 4.5 から 8.0 まで変化するが，これは血液の pH の恒常性を維持するために塩基性イオンまたは酸性イオンを排泄する尿細管の能力を反映している．

確認してみよう

16. 基礎化学では 7.0 以上の pH は塩基性と定義されているにもかかわらず，なぜ血液の pH は 7.0〜7.35 のあいだが酸性とみなされるのか？
17. 水に強酸を加えたときに起こる pH の変化を最小にするには，強塩基と弱塩基のどちらを加えるのがよいか？ それはなぜか？
18. ブライアンさんの超軽量飛行機が砂漠に墜落した．暑く，彼は水筒に水を持ってこなかった．彼は一日中そこにいると仮定する．この状況は彼の血液中の溶質濃度にどのような影響を与えると予想されるか？
19. 腎臓が血液の酸塩基平衡を維持するための 2 つの主な方法は？

（解答は付録 A 参照）

15.4 泌尿器系の発生・発達・老化

学習目標
- 泌尿器系の一般的な先天性疾患を 3 つ説明することができる．
- 加齢が泌尿器系の機能に及ぼす影響について説明することができる．

腎臓の胎生期をたどると，腎臓はまるで，来るか去るかを「決めかねている」かのようである．最初の尿細管系が形成され，次に 2 つ目の下部の尿細管系が出現するにつれて退化しはじめる．第 2 の尿細管系は，第 3 の尿細管系が出現するにつれて退化する．この第 3 の尿細管系が機能的な腎臓に発達し，胎生 3 か月目には尿を排泄するようになる．しかし，胎盤を介して母親の血液と交換することにより，母親のシステムが胎児の血液から望ましくない物質の多くを除去することができるため，胎児の腎臓は出生後ほどにははたらいていない．

ホメオスタシスの失調 15.8

泌尿器系には多くの先天異常がある．最も一般的なものは，多発性嚢胞腎と尿道下裂である．

成人の多発性嚢胞腎 adult polycystic kidney disease は，家族内でみられる変性疾患である．片方または両方の腎臓が肥大し，時にはサッカーボールほどの大きさになり，尿を含む水疱嚢(嚢胞)が多数できる．これらの嚢胞は尿の排出を妨げ，腎機能を阻害する．現在のところ，感染を避けることで腎臓のさらなる損傷を防ぐ以外には，この疾患に対してできることはほとんどない．最終的には腎不全となるが，腎移植により生存の可能性は高まる．

よりまれな小児型では，腎臓に盲嚢があり，そこに濾液が流れ込み，排液が完全に妨げられる．病状は急速に進行し，2 歳までに死亡する．

尿道下裂 hypospadias は，男児にのみみられる疾患である．尿道口が陰茎の腹側にある場合に起こる．矯正手術は一般的に生後 12 か月頃に行われる．

新生児の膀胱は非常に小さく，腎臓は最初の 2 か月間は尿を濃縮できないため，水分摂取量にもよるが，新生児は 1 日に 5〜40 回排尿する．生後 2 か月までに，乳児の排尿量は約 400 mL/日になり，思春期になって成人の尿量(約 1,500 mL/日)に到達するまで，排尿量は着実に増加する．

随意的尿道括約筋(外尿道括約筋)の制御は，神経系の発達と一致している．15 か月までに，ほとんどの幼児は排泄のタイミングを認識できるようになる．18 か月までには膀胱に約 2 時間尿を溜めることができるようになり，これがトイレトレーニング開始の最初の徴候となる．通常，小児は夜間の排尿コントロールよりも先に昼間の排尿コントロールができるようになり，それが完了するのは 4 歳になってからである．

小児期から中年期後期にかけて，泌尿器系の問題の多くは感染性または炎症性の疾患である．多くの種類の細菌が尿路に侵入し，尿道炎，膀胱炎，腎盂腎炎を引き起こすことがある．大腸菌は消化管に常在しているが，通常は消化管では問題を起こさない．しかし無菌環境にある尿路に入り込めば，病原体(病気の原因菌)としてはたらく．大腸菌は尿路感染症の 80%を占める起因菌である．主に生殖器感染症である性感染症(STI)の原因となる細菌やウイルスも，尿路に侵入して炎症を引き起こし，尿路管の一部を詰まらせることがある．

ホメオスタシスの失調 15.9

小児期の溶連菌感染症(溶連菌性咽頭炎や猩紅熱など)は，元の感染症が迅速かつ適切に治療されなければ，腎臓に炎症性の障害を起こすことがある．未治療の小児溶連菌感染症に

関連職種をのぞいてみよう

准看護師 Licensed Practical Nurse（LPN）

准看護師免許をもつ者は，病院，医院，および介護施設ではたらき，個人的な在宅ケアを提供する者もいる．LPNは，入浴，食事，投薬，バイタルサインの記録など，患者の基本的なケアを行う．LPNは，患者が快適に過ごせるよう，正看護師 registered nurse（RN）と密接に連携する．LPNは日常的に患者，家族，RN，医師と接するため，優れたコミュニケーション能力が必要である．このペースの速い仕事では，優れた組織能力も必須である．

LPNのリンダ・ダビラさんは，末期患者のケアを専門にしている．「患者のほとんどはがんです」と彼女は言う．「ほかの患者は，腎臓，肺，心臓の病気で生命を脅かされています．ほとんどのホスピス患者は，余命6か月かそれ以下と診断され，積極的な治療を差し控えることを選択しています．私の仕事は，患者が人生の残り少ない日々を，できるだけ苦痛なく快適に過ごせるようにお手伝いすることです」．

ダビラさんの臨床スキルと解剖生理学のトレーニングにより，患者の状態を注意深くモニタリングし，チームメンバーに変化を警告することが可能となる．LPN志願者は，高校卒業資格またはGED*を取得し，必要に応じて入学試験に合格しなければならない．1年間のプログラムが一般的で，解剖学と生理学，数学，その他の一般的な教育要件が含まれる．認定されたLPNプログラムを卒業した後，LPNは州の免許試験に合格しなければならず，免許を維持するためには継続教育単位が必要である．LPNは，正看護師になるための教育を継続することで，キャリアアップの機会もある．

基本事項

- LPNは患者の基本的なケアを行い，薬を投与し，バイタルサインを記録する．
- LPNに必要な知識とスキルには，解剖学と生理学，数学の理解，優れたコミュニケーション能力と組織力が含まれる．
- LPNは認定されたプログラムを卒業した後，州の免許試験に合格しなければならない．

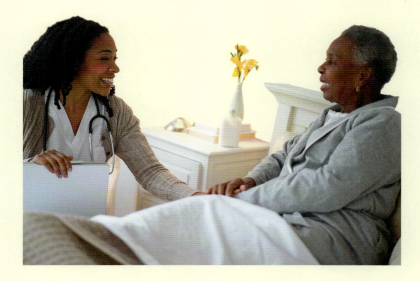

＊訳者注：General Educational Development. 高校などの中等教育の課程を修了した者と同等以上の学力を有することを認定するための試験．

よくみられる後遺症は**糸球体腎炎** glomerulonephritis で，糸球体のフィルターが溶連菌感染症に起因する抗原抗体複合体で詰まる．

加齢に伴い，腎臓の大きさと機能は徐々に低下する．70歳になると，濾液の形成率は中年成人の約半分にしかならない．これは，アテローム性動脈硬化による腎循環障害が原因と考えられており，高齢者の循環系全体に影響を及ぼす．機能的なネフロンの数の減少に加え，尿細管細胞は尿を濃縮する能力が低下する．

加齢のもう1つの結果は，膀胱の収縮と膀胱の緊張の喪失であり，多くの高齢者が**尿意切迫感** urgency（排尿の必要を感じる）や**頻尿** frequency（少量の尿を頻繁に排尿する）を経験する．**夜間頻尿** nocturia は，夜間に排尿のために起きなければならないもので，高齢者のほぼ2/3を悩ませている．多くの場合，失禁は老化現象の最終結果である．尿閉もよくある問題で，多くの場合，男性の前立腺肥

大症の結果である．高齢者は，身体全体を最適な状態に保ち，排泄信号への注意を促すような活動を規則正しく続けることで，失禁や尿閉の問題のいくつかを避けることができる．

> **確認してみよう**
> 20. 尿道下裂とはなにか？
> 21. 泌尿器系に関する切迫感とはなにか？ 頻尿とはなにか？
> 22. 多発性嚢胞腎と糸球体腎炎の違いはなにか？
>
> （解答は付録A参照）

器官系の協調

ホメオスタシスからみた泌尿器系と他の器官系との関係

内分泌系
- 腎臓は窒素性老廃物を処理し，血液の水分，電解質，酸塩基平衡を保つ．エリスロポエチンを産生する．腎臓による Na^+ と水分のバランス調節は血圧のホメオスタシス維持に不可欠である．
- ADH，アルドステロン，ANP，その他のホルモンは，水と電解質の再吸収を腎で調節するのに役立つ．

リンパ系/免疫
- 腎臓は窒素性老廃物を処理し，血液の水分，電解質，酸塩基平衡を保つ．
- 漏出した血漿を心臓血管系に戻すことで，リンパ管は腎臓の機能に必要な正常な全身血圧の維持に役立つ．

消化器系
- 腎臓は窒素性老廃物を処理し，血液の水分，電解質，酸塩基平衡を保つ．また，ビタミンDをカルシウム吸収に必要な活性型に代謝する．
- 消化器官は腎臓を良好に保つために必要な栄養素を供給する．肝臓は，腎臓から排泄されなければならない窒素性老廃物である尿素の大部分を合成する．

泌尿器系

筋系
- 腎臓は窒素性老廃物を処理し，血液の水分，電解質，酸塩基平衡を維持する．腎臓による Na^+, K^+, Ca^{2+} の含有量の調節は，筋活動にきわめて重要である．
- 骨盤隔膜の筋肉と外尿道括約筋は，排尿の随意的コントロールに寄与する．筋肉の代謝により，腎臓から排泄されなければならない窒素性老廃物であるクレアチニンが生成される．

神経系
- 腎臓は窒素性老廃物を処理し，血液の水分，電解質，酸塩基平衡を維持する．腎臓による細胞外液（ECF）中の Na^+, K^+, Ca^{2+} 含有量の調節は，正常な神経機能に不可欠である．
- 排尿には神経支配が関与している．交感神経系の活動がレニン-アンジオテンシン系を誘発する．

呼吸器系
- 腎臓は窒素性老廃物を処理し，血液の水分，電解質，酸塩基平衡を保つ．
- 呼吸器系は腎臓に必要な酸素を供給する．二酸化炭素を排出する．肺の細胞はアンジオテンシンⅠをアンジオテンシンⅡに変換する．

心臓血管系
- 腎臓は窒素性老廃物を処理し，血液の水分，電解質，酸塩基平衡を維持する．腎臓による Na^+ と水分の調節は，血圧の恒常性維持に不可欠である． Na^+, K^+, Ca^{2+} の調節は，正常な心機能の維持に役立つ．
- 全身の動脈血圧（体血圧）は糸球体濾過の原動力である．心臓は心房性ナトリウム利尿ペプチド（ANP）を分泌する．血管は，栄養や酸素などを泌尿器に運ぶ．

生殖器系
- 腎臓は窒素性老廃物を処理する．血液の水分，電解質，酸塩基平衡を保つ．

外皮系（皮膚）
- 腎臓は窒素性老廃物を処理し，血液の水分，電解質，酸塩基平衡を保つ．
- 皮膚は外部保護バリアであり，ビタミンDの合成と（発汗による）水分喪失の場となる．

骨格系
- 腎臓は窒素性老廃物を処理し，血液の水分，電解質，酸塩基平衡を保つ．
- 胸郭の骨は腎臓をある程度保護する．

要約

- **泌尿器系**には腎臓，尿管，膀胱，尿道が含まれる．

15.1　腎臓(pp. 496〜503)

15.1a．場所と構造
- **腎臓**は第12胸椎から第3腰椎までの後腹膜の位置で，背側壁に偏って位置している．
- 腎臓はそれぞれが大きな石鹸とほぼ同じ大きさで，副腎の下方に位置し，腎被膜，脂肪被膜，線維被膜(表在から深在)によって保護されている．
- 腎臓を縦断面で見ると，最も外側にあるのが**腎皮質**で，その内側に**腎柱**で区切られた**腎錐体**があり，腎臓から原尿が排出される部位に**腎杯**と**腎盂**がある．
- 血液は**腎動脈**，**分節動脈**，**葉間動脈**，**弓状動脈**，**小葉間動脈**によって腎臓に供給される．
- 血液は**小葉間静脈**，**弓状静脈**，**葉間静脈**，**腎静脈**によって腎臓から排出される．

15.1b．ネフロン
- **ネフロン**とは，腎臓の構造的・機能的単位であり，それぞれが血液フィルターとして機能する．
  - 皮質ネフロンは腎臓の皮質に位置し，傍髄質ネフロンは腎臓の皮質と髄質の間の接合部付近に位置する．
  - ネフロンには2つの部分があり，**腎小体**〔糸球体と**糸球体包(ボーマン嚢)**〕と尿細管である．
    - **各尿細管**には，**近位(曲)尿細管(PCT)**，**ネフロンループ**(ヘンレループ)，**遠位(曲)尿細管(DCT)**，**集合管**が含まれる．
  - 各ネフロンには2つの毛細血管床がある．
    - **糸球体**は**輸入細動脈**によって供給され，**輸出細動脈**によって排出される特殊な毛細血管床であり，濾過が起こるのに十分な圧力を維持している．
    - **尿細管周囲毛細血管**は尿細管に密接に関連した低圧血管で，再吸収と分泌に関与している．

15.1c．尿の形成と特徴
- 尿の形成には，糸球体濾過，尿細管再吸収，尿細管分泌の3つの過程がある．
- **糸球体濾過**：高圧の糸球体から低圧の糸球体包(ボーマン嚢)へ血液が非選択的，受動的に濾過される．糸球体包に入る液体は**濾液(原尿)**と呼ばれる．
  - 糸球体圧が低すぎて十分な濾過ができない場合，**乏尿**(1日当たり100〜400 mLの低尿量)または**無尿**(1日当たり100 mL未満)になることがある．
- **尿細管再吸収**：近位(曲)尿細管から始まり，グルコース，水，アミノ酸など，身体が必要とする物質が濾液から再吸収される．一部の物質は拡散によって吸収されるが，大部分は能動輸送が必要である．
- **尿細管分泌**：カリウムイオン(K^+)，水素イオン(H^+)，クレアチニン，薬物などの体内で不要になったものを尿細管に積極的に分泌し，廃棄する．
- **窒素性老廃物**：一般的に，身体が必要としないため再吸収されない物質で，**尿素**(アミノ酸をエネルギーとして使用したことによる)，**尿酸**(核酸の分解による)，**クレアチニン**(筋肉中のクレアチン代謝による)などが含まれる．
- **尿**：尿細管での再吸収と尿細管からの分泌の後に残る液体．透明で黄色，無菌でわずかに芳香がある．pHは変動することがあるが，通常はpH 6程度である．**尿比重**(水に対する密度)は，溶質の濃度にもよるが，1.035以下である．
  - ウロクロム(ヘモグロビンの分解による)が黄色い色を呈する．pHは食事によって酸性から塩基性まで変化する．
  - 健康な尿には，タンパク質，ブドウ糖，血球(赤血球または白血球)，胆汁は含まれない．

15.2　尿管，膀胱，尿道(pp. 503〜507)

15.2a．尿管
- 腎盂から膀胱に尿を運ぶ筋肉質の管が**尿管**である．
- 尿は重力ではなく，蠕動運動によって推進される．
- 尿が極端に濃縮されると，**腎結石**が発生し，尿管壁を圧迫したり，尿管に詰まったりして痛みを引き起こすことがある．

15.2b．膀胱
- **膀胱**は尿を一時的に貯蔵するタンクであり，**膀胱三角**は両尿管の開口部と尿道口を含む三角形の部分である．
  - 膀胱は内圧を上げることなく，より多くの尿量を収容するために伸びる移行上皮でおおわれている．平均して，膀胱には約500 mLの尿が溜まる．

15.2c．尿道
- **尿道**は膀胱から蠕動運動によって尿を体外に運ぶ通路である．

- 括約筋には2つあり，**内尿道括約筋**は不随意筋で，**外尿道括約筋**は随意筋である．
- 尿道は男性と女性で異なる．男性の尿道は長く，尿と精液の両方を運ぶ．女性の尿道は短く，尿だけを運ぶ．
- 女性の尿道口は肛門に近いため，不衛生な環境では**尿道炎**（尿道の炎症）や，感染が尿道を上行すると**膀胱炎**（膀胱の炎症）や**腎盂腎炎**（腎臓の炎症）を引き起こす可能性がある．**尿路感染症(UTI)**の症状には，排尿困難，尿意切迫感，頻尿，血尿，頭痛，腰痛（背部痛）などがある．

15.2d. 排尿

- **排尿**とは，膀胱を空にすることである．
- 膀胱に約200 mLの尿が溜まると，排尿したくなる．
- **尿失禁**とは，外尿道括約筋の随意的なコントロールができなくなることであり，**尿閉**とは，膀胱が貯留した尿を排出できなくなることである．
  - 尿閉は全身麻酔後に起こることがある．男性の場合，尿道を取り囲む前立腺の**過形成**（肥大）が原因となることがある．

15.3 体液，電解質，酸塩基平衡 (pp. 507〜514)

- 腎臓は，血液の水分，電解質，pHバランスを保つはたらきをする．

15.3a. 血液の水分バランスを保つ

- 水は成人の体重の主な要因である（女性では50％，男性では60％）．
- 水は**細胞内液(ICF)**，間質液(IF)，血漿の3つの主要な区画に含まれている．間質液と血漿が**細胞外液(ECF)**の大部分を占めている．
- **のどの渇きのメカニズム**は水分摂取を促進する．視床下部の**浸透圧受容体**が血漿中の溶質濃度の上昇を感知すると，このメカニズムが刺激される．
  - 信号は下垂体後葉にも送られ，下垂体後葉は**抗利尿ホルモン(ADH)**を放出する．その後，ADHは集合管に作用して水の再吸収を刺激する．
  - ADHが分泌されないと**尿崩症**が起こり，大量の希薄な尿が生成され，重度の脱水と電解質の不均衡を引き起こす．
- 水は肺で気化され，汗，便，尿を介して体外に出る．

15.3b. 電解質バランスの維持

- 電解質濃度の変化により，水分が区画間を移動し，血液量や血圧，神経細胞や筋線維などの過敏性細胞の活動に影響を与える．

- **アルドステロン**は尿細管に作用し，Na^+の再吸収とK^+の分泌を促進する．Cl^-はNa^+とともに再吸収される．水分はNa^+に従う．
  - アルドステロン放出の最も重要なトリガーは**レニン-アンジオテンシン系**である．
  - **レニン**：傍糸球体装置の細胞から，輸入細動脈の血圧低下，または濾液中のナトリウム濃度低下に反応して分泌される酵素で，この酵素はアンジオテンシンⅡを産生する反応を開始する．
    - アンジオテンシンⅡの作用には以下のようなものがある．血管収縮は直接血圧を上昇させる（末梢血管抵抗を増加させることにより）．副腎皮質からのアルドステロン放出を刺激する．下垂体後葉からのADH放出を刺激する．さらに，視床下部の喉の渇きメカニズムを刺激する．
  - **アジソン病**：体内でのアルドステロンの産生量が少なすぎるため，**多尿**（大量の尿が出る）となり，その結果，塩分と水分が失われる状態．

15.3c. 血液の酸塩基平衡の維持

- 血液のpHは7.35〜7.45でなければならない．pHが低すぎると**アシドーシス**，高すぎると**アルカローシス**となる．血液の正常なpHの最低値は7.35であるため，7.00〜7.35のあいだのpHは厳密には酸性ではないが，正常値より低いため**生理的アシドーシス**と呼ばれる．
- **酸塩基平衡**は，主に通常の細胞代謝で発生する水素イオンの影響を受ける．
- 血液中の緩衝剤は，pHが低すぎると水素イオン(H^+)またはプロトンと結合し，pHが高すぎると水素イオンを放出する．
  - 強酸は水中で完全に解離し，弱酸は水中で部分的に解離する．
  - 塩基はプロトン受容体であり，pHが通常より低いと弱い塩基はより容易にプロトンを受容する．
- 重炭酸緩衝系，リン酸緩衝系，タンパク質緩衝系の3つの主要な緩衝系がある．これら3つはすべて，**重炭酸緩衝系**と同様に作動する．
  - $CO_2 + H_2O \leftrightarrow H_2CO_3 \leftrightarrow H^+ + HCO_3^-$
  - 二酸化炭素は水と結合して炭酸を生成する．その後，部分的に解離して（弱酸である）水素イオンと重炭酸イオンを生成する．
    - 毛細血管では，二酸化炭素が血液に取り込まれると重炭酸イオンが生成される．
    - 肺では二酸化炭素が血液から放出される（H^+はもはやpHに影響しない）．

- 呼吸メカニズムは呼吸数と深さを調節する．血液中に二酸化炭素が蓄積すると，pHが低下し（アシドーシス），呼吸の速度と深さが増加して過剰な二酸化炭素を排出する．血液中のpHが上昇すると（アルカローシス），呼吸の速度と深さが減少し，二酸化炭素が蓄積してpHが正常範囲に戻る．
- 腎臓のメカニズム：アシドーシスになると，身体は過剰な水素イオンを分泌し，新しい重炭酸イオンを保持または生成する．アルカローシスになると，身体はH^+を保持し，HCO_3^-を分泌する．

15.4 泌尿器系の発生・発達・老化 (pp. 514～516)

- 胎児の腎臓は発生3か月目までに機能する．
- 先天性異常には以下のようなものがある：
  - 成人の多発性囊胞腎：腎臓が肥大し，尿の囊胞（水ぶくれのような袋）ができ，尿の排出を妨げる変性疾患．
  - 尿道下裂：男児に発生し，尿道口は陰茎の腹側表面（下側）にある．外科的に修復することができる．
- 赤ちゃんの頻尿は，腎臓が尿を濃縮できず，膀胱が小さいためである．神経系の発達に伴い，外尿道括約筋のコントロールが向上する．
- **糸球体腎炎**：溶連菌感染の結果，抗原抗体複合体が糸球体フィルターを詰まらせる．
- 年齢を重ねるにつれて，全般的に循環が低下するため腎臓の機能は低下する．膀胱は収縮し，張りがなくなるため，**尿意切迫感**や**頻尿**（少量だが頻繁に尿意をもよおすこと）につながる．**夜間頻尿**は夜間に尿意を催すことで，失禁や尿閉も高齢になると起こる．

復習問題

▶ 選択問題

（正解が複数の場合もある）

1. 図の各文字と正しい血管名を一致させなさい．

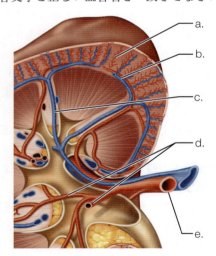

   1. 弓状静脈
   2. 分節動脈
   3. 腎動脈
   4. 小葉間静脈
   5. 葉間静脈

2. 糸球体とは？
   a. 尿細管と同じ
   b. ボーマン囊と同じ
   c. ネフロンと同じ
   d. 毛細血管

3. 尿はどのようなメカニズムで尿管を通過するか？
   a. 線毛運動
   b. 重力のみ
   c. 蠕動運動
   d. 吸引

4. アルドステロンの作用にはどのようなものがあるか．
   a. Na^+排泄の増加
   b. 保水力の増加
   c. 尿中のK^+濃度の上昇
   d. 血圧上昇

5. 尿細管分泌に依存しているのはどれか？
   a. 血液からのペニシリンの除去
   b. 再吸収された窒素性老廃物の除去
   c. 血液中の過剰なK^+の除去
   d. 血液pHのコントロール

6. 緑色の囲み内の細胞によって検出された低血圧は，直接，どの物質の放出を刺激するか？

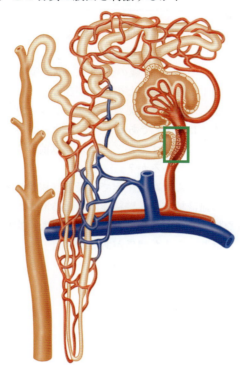

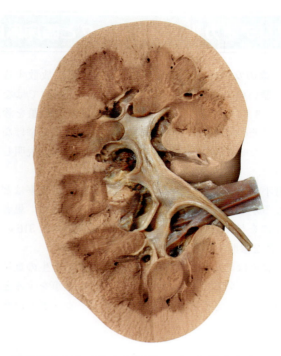

　a. アルドステロン
　b. レニン
　c. ADH
　d. アンジオテンシンⅡ
7. 最小の体液コンパートメントはどれか？
　a. 細胞内液
　b. 細胞外液
　c. 血漿
　d. 間質液
8. 炭酸-重炭酸緩衝系では，強酸はどの緩衝剤によって緩衝されるか？
　a. 炭酸
　b. 水
　c. HCO_3^-
　d. 強酸の塩

▶記述問題
9. 泌尿器系の器官の名前を挙げ，各器官の一般的な機能を説明しなさい．
10. 体内の腎臓の位置を説明しなさい．
11. 以下の画像を用いて，皮質，髄質，腎錐体，腎柱，腎盂を同定し，ラベル付けしなさい．
12. 尿酸分子が糸球体から尿道に至る経路をたどれ．尿酸分子が通過するすべての肉眼的または顕微鏡的構造を挙げよ．
13. 糸球体の機能はなにか？
14. 腎臓は，細胞の代謝中にできる老廃物を体外に排出する以外にも，ほかの方法で血液の化学的性質を調整するはたらきがある．その3つの方法とは？
15. 濾液と尿の違いを説明しなさい．
16. アルドステロンは尿の化学組成をどのように変化させるのか？
17. Na^+ バランス，ECF量，血圧がどのように共同で調節されているかを説明しなさい．
18. 化学緩衝系がどのようにpHの変化に耐えるかを説明しなさい．
19. 酸塩基平衡の制御における呼吸器系の役割について説明しなさい．
20. なぜ尿検査は，優れた健康診断のルーチンの一部なのか？
21. 内尿道括約筋と外尿道括約筋は構造的，機能的にどのように違うのか？
22. 排尿の定義と排尿反射について説明しなさい．
23. 以下のホメオスタシスの失調を対比しなさい：乏尿，無尿，多尿，夜間頻尿．
24. 高齢期に腎臓と膀胱の機能に起こる変化について説明しなさい．

クリティカル・シンキングと臨床応用の問題

25. 55歳の女性が，右腹部から同側の脇腹に放散する耐え難い痛みで目を覚ました．痛みは持続的ではないが，3〜4分ごとに繰り返す．この患者の問題を診断し，その発生を助長する可能性のある因子を挙げなさい．なぜこの女性の痛みには「波」があるのか説明しなさい．
26. 腎不全で透析を受けている患者の赤血球産生率はどうなるか？　このような問題に対処するために，患者になにを与えることができるか？（ヒント：p. 316 の表 9.2 を参照するとよい）
27. 腎臓のはたらきについて 2 人の生理学の学生の意見が対立している．ダンさんは塩分の多い食事をすると腎臓のはたらきが悪くなると言い，ピーターさんは水をたくさん飲むと腎臓のはたらきが悪くなると言う．どちらが正しいか，またその理由は？
28. ジェサップさんは 55 歳の男性で，脳腫瘍の手術を受けた．約 1 か月後，のどの渇きがひどく，ほぼ絶え間なく排尿していると訴えた．尿サンプルを採取したところ，比重は 1.001 であった．ジェサップさんの問題をどのように診断するか？　また，以前の手術とどのように関連しているか？
29. レイモンドさんは高血圧症で，最近，尿検査とクレアチニンの血液検査から腎機能障害と診断された．どのような検査結果が予想されるか？　また，高血圧と腎機能にはどのような関係があるか？

第16章 生殖器系

WHAT
男女の生殖器官は配偶子を産み出し，第二次性徴の発達にも寄与する．

HOW
男性の精巣は精子を作り，女性の卵巣は卵を作る．卵と精子が結合すると胚が形成される．

WHY
男女の生殖システムは，人類の種の存続を確保するために子孫を残す．

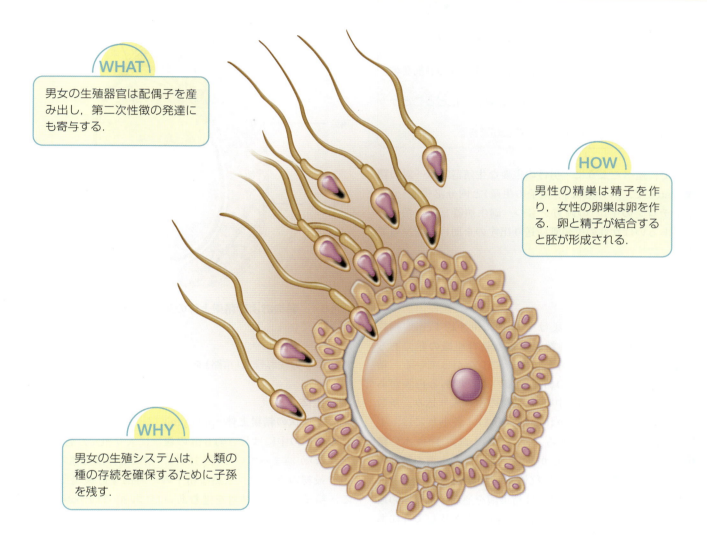

学習目標
● 生殖器官の共通の目的について考察することができる．

身体のほとんどの器官系は，個人の健康を維持するために，ほとんど絶え間なく機能している．しかし生殖器系は，生殖器官が機能する思春期まで「眠っている」ように見える．**生殖器** primary sex organs は，男性では<u>精巣</u>，女性では<u>卵巣</u>である．生殖器では性細胞，すなわち**配偶子** gametes を産生し，性ホルモンを分泌する．残りの生殖器官は**付属生殖器** accessory reproductive organs である．

男性と女性の**生殖器系** reproductive system は全く異なるが，その共同の目的は子孫を残すことである．男性の生殖の役割は**精子** sperm と呼ばれる男性配偶子を作り，女性の生殖器官に送り込むことである．一方，女性は**卵** ova（単数 ovum, egg）と呼ばれる女性配偶子を作る．条件が整えば，精子と卵が融合し，<u>接合子</u>と呼ばれる受精卵ができる．受精が起こると，女性の子宮は，後に<u>胎児</u>と呼ばれる<u>胚</u>が出産まで成長する保護環境を提供する．

性ホルモンは，生殖器官の発達と機能，および性行動と性衝動の両方において重要な役割をはたしている．これらのホルモンはまた，身体のほかの多くの臓器や組織の成長と発達にも影響を及ぼす．

16.1 男性生殖器系の構造

> **学習目標**
> - 模型や図が与えられたら，男性の生殖器系の器官を特定し，それぞれの一般的な機能について考察することができる．
> - 精巣の内分泌産物と外分泌産物の名前を挙げることができる．
> - 精液の成分について説明し，精液を作る腺の名前を挙げることができる．
> - 精子が精巣から体外に出るまでの経路をたどることができる．
> - 割礼，勃起，射精を定義することができる．

すでに述べたように，男性の主要な生殖器官は一対の**精巣** testes で，外分泌機能（精子の生産）と内分泌機能（テストステロンの生産）の両方をもつ．副生殖器官は，精子を体外あるいは女性の生殖管に送り出すのを助ける管や腺である．

16.1a 精巣

ゴルフボール大の精巣はそれぞれ長さ約4cm，幅約2.5cmで，血管，神経，精管を包む結合組織の鞘である**精索** spermatic cord を介して体幹につながっている．精巣の周囲には，線維性の結合組織の被膜である白膜がある．この被膜の延長部（中隔）は精巣の中に入り込み，多数のくさび形の小葉に分かれる（図 16.1）．各小葉には，実際の「精子形成工場」である，きつく巻かれた1～4本の**精細管** seminiferous tubules がある．精子は各小葉の精細管で産生され，精巣の片側に位置する**精巣網** rete testis に送り込まれる．その後，精子は精巣網を通り，導管系の最初の部分である精巣上体（精巣の後面を抱き込むようにある）に出てゆく．

精細管を取り囲む柔らかい結合組織には，**間質細胞** interstitial cells と呼ばれるアンドロゲン（ホルモンであり，そのなかで最も重要なのはテストステロン）を産生する細胞がある．この細胞は精子を産生する細胞集団とは機能的に異なる細胞である．すなわち，精巣の精子産生機能とホルモン産生機能は，全く異なる細胞集団によって担われているのである．

16.1b 男性の導管系

精巣上体，精管，尿道などの付属器官は，精子を体外に

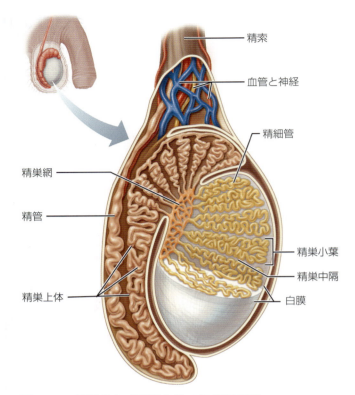

図 16.1 精巣および精巣上体の矢状断面図

輸送する男性導管系（精路）を形成する（図 16.2）．

精巣上体

カップ状の**精巣上体** epididymis は，精巣を後から包み込む．その中には長さ約6mの複雑に入り組んだ管（精巣上体管）が詰まっている（図 16.1）．精巣上体は男性の導管系の最初の部分で，未熟な精子の一時的な貯蔵場所となる．精子は精巣上体管を進むあいだ（約20日間かかる）に成長，成熟を完了し，運動能を身につける．男性が性的刺激を受けて**射精する** ejaculates ときは，精巣上体の壁が収縮し，精子を導管系の次の部分である精管に放出する．

精管

精管 ductus deferens は，精巣上体から上行して精索を経て鼠径管を通って骨盤腔に入る．やがて，膀胱の上面にアーチを描いて，尿管の内側を膀胱後壁に沿って下降する．精管の末端は**精管膨大部** ampulla of ductus deferens として拡張し，**射精管** ejaculatory duct に注ぎ込まれ，前立腺を通過して尿道に合流する．精管の主なはたらきは，生きた精子を貯蔵場所（精巣上体と精管遠位部）から尿道に送り出すことである．射精の瞬間，精管壁の厚い平滑筋層

男性生殖器系の構造　525

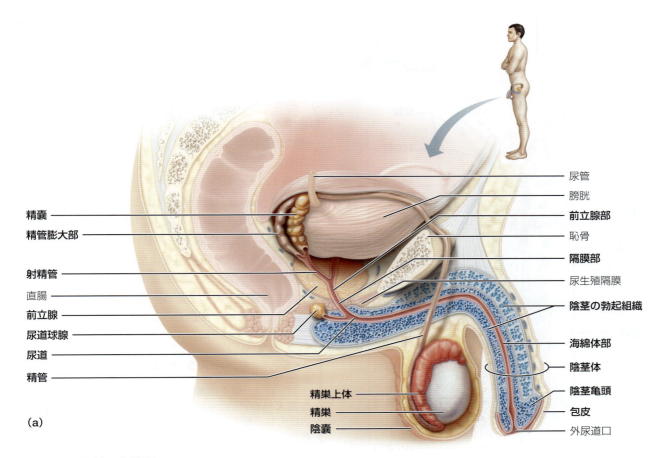

図 16.2　男性の生殖器
(a) 矢状断面図.

 図 16.2 Q　前立腺肥大が泌尿器系の問題につながる可能性は？

（解答は付録 A を参照）

が蠕動波を起こし，精子を急速に前方に押し出す．
　精管の一部は陰嚢にある．陰嚢は体腔の外側に垂れ下がって精巣を保持している皮膚の袋である（図 16.2）．男性のなかには，精管切除術を受けることで，避妊の全責任を負うことを自発的に選択する人もいる．この比較的小さな手術では，外科医は陰嚢を小さく切開し，精管を切断して縛る．精子はまだ作られるが，もはや体外に出ることはできず，やがて劣化して貪食される．この手術の後，男性は不妊となるが，テストステロンはまだ生成されているため，性欲と第二次性徴は維持される．

尿道

　尿道は膀胱の底部から陰茎の先端まで伸びており，導管系の末端部分である．そこには 3 つの領域があり，(1) 前立腺に囲まれた**前立腺部** prostatic urethra，(2) 前立腺部から陰茎に至る**隔膜部** membranous urethra，(3) 陰茎内を通り，外尿道口を介して体外に開口する**海綿体部** spongy urethra である（図 16.2）．男性の尿道は，尿と精液の両方を体外に運ぶ．したがって，尿道は泌尿器系と生殖器系という 2 つの器官系にかかわる（第 15 章を参照）．しかし，尿と精子が同時に体外に出ることはない．射精が起こるとき，精子が射精管から前立腺部の尿道に入ると，内尿道括約筋が収縮する．この現象は，尿が尿道に入るのを防ぐだけでなく，精液が膀胱に入るのを防ぐ．

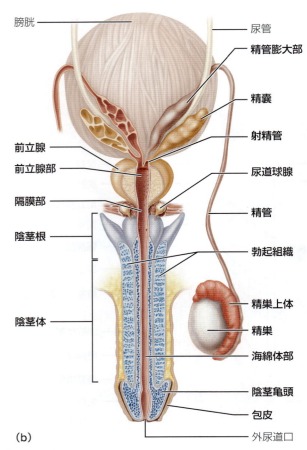

図 16.2（続き） 男性の生殖器
(b)正面図．陰茎の後面．

液の液体部分である精漿の約60%を生成する．その濃厚で黄色がかった分泌液には，糖分（フルクトース），ビタミンC，プロスタグランジン，その他，精管内を通過する精子に栄養を与え，活性化させる物質が豊富に含まれている．それぞれの精嚢管は，同側の精管と合流して射精管を形成する（図16.2）．こうして，射精の際に精子と精漿は一緒に尿道に入る．

前立腺

前立腺 prostate は，桃の種ほどの大きさのドーナツ状の単一の腺である（図16.2）．前立腺は膀胱のすぐ下にある前立腺部の尿道を取り囲んでいる．前立腺液は乳白色で，精子を活性化する役割をはたす．射精の際，前立腺液はいくつかの小管を通って尿道に入る．前立腺は直腸のすぐ前方に位置するため，直腸前壁を指で触診することで，その大きさや質感を確認することができる．

> **ホメオスタシスの失調 16.1**
>
> 前立腺は，健康問題の原因としてよく知られている．**前立腺肥大** hypertrophy は，身体の成長とは無関係に前立腺が大きくなるもので，ほぼすべての高齢男性が罹患し，尿道を絞めつける．この厄介な状態は排尿を困難にし，**膀胱炎** cystitis や腎障害のリスクを高める．従来の治療法は手術であったが，侵襲性の低い選択肢も増えてきており，以下のようなものがある．
> - 前立腺を縮小させるために薬剤やマイクロ波を使用する．
> - 余分な前立腺組織を除去するレーザー治療．
> - 尿道から内視鏡を挿入し，前立腺の外側を除くすべての部分を切除する．
>
> 前立腺の炎症である**前立腺炎** prostatitis は，男性が泌尿器科を受診する最も一般的な理由であり，前立腺がんは男性で3番目に多いがんである．**前立腺がん** prostate cancer のほとんどは進行が緩やかであるが，すぐに死に至ることもある．

尿道球腺

尿道球腺 bulbourethral glands は前立腺の下方にある豆粒大の小さな腺である．この腺は，陰茎尿道に排出される濃厚で透明な粘液を生成する．この分泌物は，男性が性的に興奮したときに尿道を最初に通過する．射精前に尿道内の微量な酸性尿を浄化し，性交時には潤滑油の役割をはたす．

精液

精液 semen は乳白色で，精子と付属腺の分泌物が混ざったやや粘り気のある混合物である．液体部分は精子を保護し，その動きを助ける栄養素や化学物質の輸送媒体と

> **確認してみよう**
> 1. 精巣の2大機能とはなにか？
> 2. 精細管の役割はなにか？
> 3. 男性の導管系（精路）の器官を，陰嚢から体外に向かって順に挙げよ．
>
> （解答は付録A参照）

16.1c　付属腺と精液

付属腺には，対になった精嚢，1つの前立腺，および対になった尿道球腺がある（図16.2）．これらの腺は，射精の際に男性の生殖管から放出される精子を含む液体である精液の大部分を産生する．

精嚢

精嚢 seminal vesicles は膀胱の底部にある．それぞれ6〜7 cm（小指ほどの形と大きさ）の大きな空洞の腺で，精

してはたらく．成熟した精子細胞は，細胞質や貯蔵栄養素をほとんど含まない，流線型の細胞「オタマジャクシ」である．精嚢分泌液に含まれるフルクトースが，基本的に精子のエネルギー燃料のすべてを供給する．精子は酸性条件下（pH 6以下）では非常に動きが鈍くなる．精液全体の相対的なアルカリ性（pH 7.2～7.6）は，女性の腟内の酸性環境（pH 3.5～4）を中和し，デリケートな精子を保護するのに役立つ．精液には，特定の細菌を破壊する抗生物質，リラキシンというホルモン，精子の運動性を高める酵素，女性の生殖管内の免疫反応を抑制する物質も含まれている．

精液はまた，精子を希釈する．このような希釈がなければ，精子の運動性は著しく損なわれる．射精時に男性の導管系（精路）から排出される精液の量は，2～5 mL（ティースプーン1杯程度）と比較的少量だが，1 mL当たり5000万～1億5000万個の精子が含まれている．

ホメオスタシスの失調 16.2

男性不妊，つまり子どもを妊娠できない原因は，導管系の障害，ホルモンバランスの乱れ，環境エストロゲン，農薬，過度のアルコール，あるいはほかの多くの要因によるものかもしれない．妊娠できないカップルが最初に行う一連の検査の1つが精液分析である．分析される要素には，精子の数，運動率，形態（形や成熟度），精液の量，pH，フルクトース含有量などがある．精子の数が1 mL当たり2000万より少ないと，妊娠は不可能となる．

16.1d　外生殖器

男性の外生殖器 male external genitalia には陰嚢と陰茎がある（図16.2）．**陰嚢** scrotum は，陰茎の付け根の両脚のあいだ，腹腔の外に垂れ下がる，まばらな毛をもつ分割された皮膚の袋である．ここは男性の遺伝情報をもつ精巣にとってはかなり露出度の高い場所だが，精巣は通常の体温では生存可能な精子を作ることができない．陰嚢は体温より3℃ほど低い温度に保たれており，これが健康な精子の生成に必要なのである．外気温が非常に低い場合，陰嚢は精巣を温かい体壁に引き寄せるため，ひどくしわが寄るようになる．このようにして，陰嚢の表面積を変化させることで，生存可能な精子の生産に有利な温度を維持することができる．

陰茎 penis は，精子を女性の生殖管に送り込むはたらきをする．皮におおわれた陰茎は，太くなった先端である**陰茎亀頭** glans penis で終わる**陰茎体** body of penis で構成されている．陰茎をおおう皮膚は緩く，下方に折りたたま

れて，陰茎亀頭の近位端の周囲に**包皮** prepuce, foreskin と呼ばれる皮膚の鞘を形成する．米国では，**割礼** circumcision と呼ばれる手術で，生後間もなく包皮が外科的に切除されることがよくある．

内部では，海綿体部（図16.2）は，性的興奮時に血液で充満するスポンジ状の組織である**勃起組織** erectile tissue の3つの細長い領域に囲まれている．これによって陰茎は増大し，硬直する．**勃起** erection と呼ばれるこの現象は，陰茎が交尾（性交）の男性器として精液を女性の生殖管に送り込むのに役立つ．

確認してみよう

4. 陰茎の勃起組織の機能とはなにか？
5. 精液の2つの成分，精子と精漿のそれぞれの重要なはたらきとは？
6. 68歳の老紳士のアドルフさんは排尿障害があり，直腸診を受けた．彼の最も可能性の高い状態はなにか？そして，直腸診の目的はなにか？

（解答は付録A参照）

16.2　男性の生殖機能

学習目標
- 精子発生と減数分裂を定義することができる．
- 精子の構造を説明し，その構造と機能を関連付けることができる．
- 精巣機能に対するFSHとLHの影響を説明することができる．

生殖過程における男性の主な役割は，精子とテストステロンというホルモンを生成することである．

16.2a　精子発生

精子発生 spermatogenesis は思春期に始まり，生涯にわたって続く．男性は毎日何百万もの精子を作る．1個の卵に受精する精子は1個だけなので，精子不足のために人類が絶滅の危機に瀕することはないと自然は確信しているようだ．

先に述べたように，精子は精巣の精細管で形成される．このプロセスは，精管の周辺（外縁）にある**精祖細胞** spermatogonia と呼ばれる原始的な幹細胞によって開始される（図16.3）．精祖細胞は急速な有糸分裂を繰り返すことによって，幹細胞集団を構築する．生まれてから思春期まで

528　第16章　生殖器系

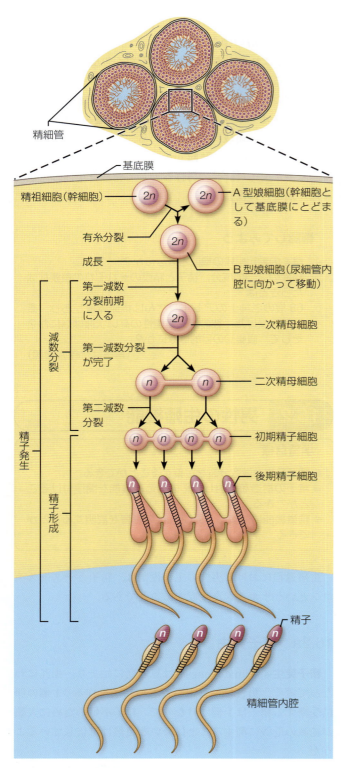

図16.3　精子発生
精細管の壁における精母細胞の相対的位置を示すフローチャート．幹細胞と一次精母細胞は他の体細胞と同じ数の染色体（46本，2n）をもっているが，減数分裂の産物（精子細胞と精子）はその半分の数（23本，n）しかもっていない．

は，このような分裂は単に幹細胞を産生するだけである．しかし，思春期になると，下垂体前葉から卵胞刺激ホルモン(FSH)の分泌量が増加する．

> **コンセプト・リンク**
> FSHは，男性では精巣を標的とし，精子の生産を刺激するホルモンであることを思い出してほしい（第9章，p. 302参照）．

　思春期以降は，精祖細胞が分裂するたびに，A型娘細胞と呼ばれる幹細胞が1つと，B型娘細胞と呼ばれる細胞がもう1つ生まれる．A型細胞は幹細胞集団を温存するために精細管の外縁にとどまる．B型細胞は精細管内腔の方に押し出され**一次精母細胞** primary spermatocyteとなり，そこで減数分裂が起こり，最終的に4個の精子を形成することになる．

　減数分裂 meiosisは生殖腺（精巣と卵巣）でのみ起こる特殊なタイプの分裂である．通常の有糸分裂（第3章で説明）とは，大きく2つの点で異なる．減数分裂は，核の分裂を1回だけ行うのではなく，2回連続して行う（第一減数分裂と第二減数分裂と呼ばれる）．その結果，（2つではなく）4つの娘細胞，すなわち配偶子ができる．

　精子発生において，配偶子は**精子細胞** spermatidsと呼ばれる．精子はほかの体細胞の半分しか遺伝物質をもたない．ヒトの場合，これは通常の46本（二倍体，2n）ではなく，23本（または染色体の一倍体数[n]）である．その後，精子と卵（これも23本の染色体をもつ）が結合して受精卵（接合子）が形成されると，通常の2n本数の46本の染色体が再確立され，通常の有糸分裂が始まる．その後，46本の染色体数は体細胞で維持される（図16.4）．

　減数分裂が起こると，分裂中の細胞（一次精母細胞，次いで二次精母細胞）は精細管の内腔に向かって押し出される．したがって，精細管の外縁から内腔に向かって減数分裂が進行する様子を追うことができる．減数分裂によって作られた精子細胞は，機能的な精子ではない．それらは運動性がなく，生殖でうまく機能するには余分な荷物が多すぎる．精子細胞は，余分な細胞質が剝ぎ取られ，尾部が形成されるという，さらなる物理的な変化を受けなければならない（図16.3）．**精子形成** spermiogenesisと呼ばれるこの精子発生の最終段階では，精子細胞は余分な細胞質をすべて脱ぎ捨て，残ったものは精子へと変貌する．精子は3つの領域（頭部，中部，尾部）をもつ（図16.5）．成熟した精子は，非常に流線型の細胞で，高い代謝率と自走手段を備えており，卵まで短時間で長距離を移動することができる．精子は構造と機能の関係の典型的な例である（第1章

男性の生殖機能　529

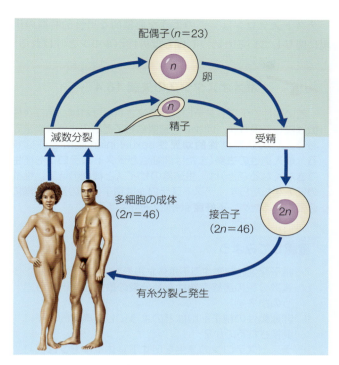

図 16.4　人間の生活環

参照). 精子は精巣上体を通過し, 泳ぐ能力を発達させながら成熟を続けるので, 肉体的には成熟しているが, この段階ではまだ完全には機能していない.

余分なものを脱ぎ捨てた精子は身軽になっている. 精子の頭部は核で, 遺伝物質である凝縮した DNA を含んでいる. 核の前方には核をおおうヘルメットのような**先体** acrosome があり, これはゴルジ装置によって作られ, 大きなライソゾームに似たものである. 精子が卵(正確には卵母細胞)に接近すると, 先体膜が破壊されて中身の酵素が放出される. この酵素は, 卵母細胞の周りをおおうカプセルを融解する. このことは, 精子が卵母細胞に突入するのを助けることになる. 長い尾部を形成するフィラメントは, 中部の中心小体から発生する. フィラメントにはミトコンドリアがしっかりと巻き付いており, これらのミトコンドリアは尾部の回転と左右非対称性の運動に必要な ATP を供給し, 精子を女性の生殖管に沿って前進させる.

一次精母細胞の形成から未熟な精子が精細管内腔に放出されるまでの全過程には 64〜72 日かかる. しかし, 精細管腔内の精子はまだ「泳ぐ」ことができないため, 卵と受精

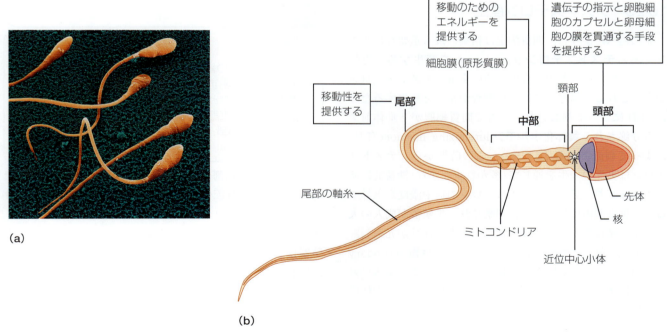

図 16.5　精子の構造
(a)成熟精子の走査型電子顕微鏡写真(1,525 倍). (b)精子の概略図.

 精子中部のミトコンドリアの重要性はなにか？

（解答は付録 A を参照）

することはできない。精子は精細管の蠕動運動によって精細管を通って精巣上体に移動する。そこでさらに成熟が進み、運動性と受精力が高まる。

ホメオスタシスの失調 16.3

環境の脅威は、精子形成の正常なプロセスを変化させる可能性がある。例えば、ペニシリンやテトラサイクリンなどの一般的な抗菌薬は、精子の形成を抑制する可能性がある。放射線、鉛、特定の農薬、マリファナ、タバコ、および過度のアルコールは、異常な精子（双頭、多尾など）の生成を引き起こす可能性がある。

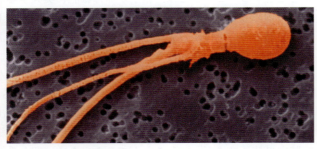

66歳の男性から採取された異常な多尾のヒト精子（カラー化）。

16.2b テストステロン産生

先に述べたように、間質細胞は精巣の最も重要なホルモンである**テストステロン** testosterone を産生する。男性の胎児では、男性器の発育のために少量のテストステロンが産生される。思春期には、精細管が精子を産生するためにFSHによって刺激され、一方で間質細胞が下垂体前葉から分泌される**黄体化ホルモン** luteinizing hormone（LH）によって刺激される（図16.6）。この時期から、テストステロンは男性の一生を通じて（多かれ少なかれ）継続的に産生される。若い男性のテストステロンの血中濃度が上昇すると、思春期の成長が一気に刺激され、生殖器が成人の大きさまで発達するように促されるとともに性欲が亢進し、また男性の第二次性徴が出現する。**第二次性徴** secondary sex characteristics とは、性ホルモンによって生殖器以外の器官に誘発される特徴のことである。男性の第二次性徴には以下のようなものがある。

- 喉頭の拡大に伴う声の深化。
- 全身、特に腋窩や陰部、顔の毛の成長が増加する。
- 骨格筋を肥大させ、男性の体格に典型的な重い筋肉を作り出す。
- 骨の大きさと密度の両方が成長するため、骨格が重くなる。

テストステロンは、このような典型的な男性的特徴の出現に関与しているため、しばしば男性ホルモンと呼ばれる。

ホメオスタシスの失調 16.4

若い男性でテストステロンが分泌されなければ、第二次性徴は決して現れず、ほかの生殖器官も子どものようなままである。この状態は**性的幼児性** sexual infantilism と呼ばれる。成人男性の去勢（または間細胞がテストステロンを産生できなくなること）は、生殖器のサイズと機能の低下、性欲の低下をもたらす。テストステロンは精子生産の最終段階に必要であるため、**不妊症** sterility も発生する。

確認してみよう
7. 精子発生を刺激する下垂体ホルモンはどれか？
8. 減数分裂の最終産物は有糸分裂の最終産物とどう違うのか？
9. 非運動性の精子細胞はどのようにして機能的精子に変換されるのか？
10. テストステロンの産生を促す下垂体ホルモンはどれか？

（解答は付録A参照）

16.3 女性生殖器系の構造

学習目標
- 女性の生殖系の器官を特定し、それぞれの一般的な機能について説明することができる。
- 卵巣の胞状卵胞と黄体の機能を説明することができる。
- 子宮内膜、子宮筋層、排卵を定義することができる。
- 子宮の子宮頸部、子宮底、子宮体部の領域の位置を示すことができる。

女性の生殖の役割は、男性のそれよりもはるかに複雑である。女性は雌性配偶子（卵）を作らなければならないだけでなく、妊娠中の9か月のあいだ、発育中の胎児を育て、保護しなければならない。**卵巣** ovary は女性の主要な生殖器官である。精巣と同様、卵巣は外分泌機能（卵）と内分泌機能（エストロゲンとプロゲステロン）の両方のはたらきがある。女性の生殖系のほかの器官は、生殖細胞および/または発育中の胎児の輸送、養育、またはその他の必要を満たすための付属構造として機能する。

16.3a 卵巣

対になった卵巣は、その形がアーモンドに似ているが、ほぼ2倍の大きさである。卵巣の内部を見ると、**卵胞**

女性生殖器系の構造 531

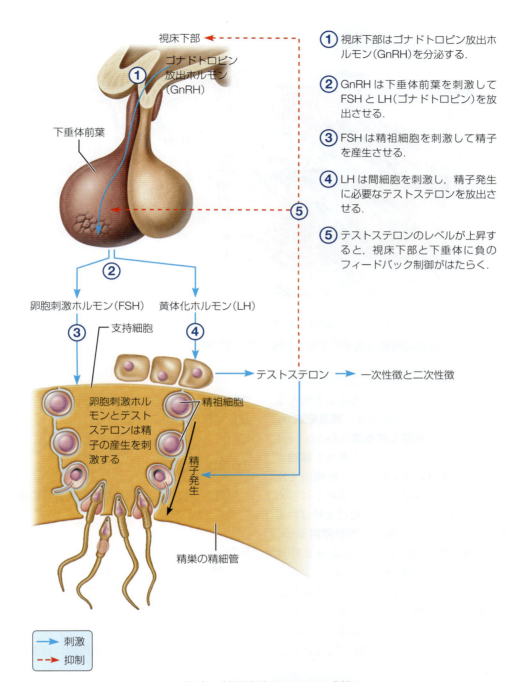

図 16.6 テストステロンの放出と精子産生のホルモン制御

 下垂体前葉および視床下部の細胞に対するテストステロンの負のフィードバックの影響はなにか？

（解答は付録 A を参照）

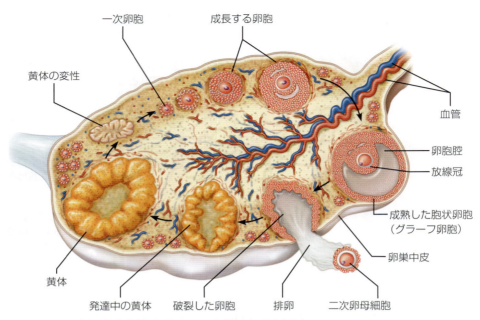

図16.7　卵胞の発育段階を示すヒト卵巣の矢状断面図

ovarian follicles と呼ばれる小さな袋状の構造が多数あることがわかる（図16.7）．それぞれの卵胞は，**卵母細胞** oocyte と呼ばれる未熟な卵と，**卵胞上皮細胞** follicular epithelial cells と呼ばれる卵母細胞とは大きく異なる**細胞**で構成されている．卵胞上皮細胞は1層以上の層構造を作り，卵母細胞を囲む．卵胞内で発育中の卵が成熟しはじめると，卵胞は拡大し，液体で満たされた卵胞腔と呼ばれる中心部が形成される．この状態の卵胞は，**胞状卵胞** vesicular follicle または**グラーフ卵胞** Graafian follicle と呼ばれ，卵胞の中では発育中の卵*が**排卵** ovulation（卵巣からの排出をいう）の準備をしている段階である．排卵後には，卵巣に残された破裂した卵胞の残骸は，黄体と呼ばれる見た目が全く異なる構造に変化し，やがて退化する．排卵は一般的に28日ごとに起こるが，その周期は女性によってまちまちである．

卵巣は子宮の外側に隣接している（図16.8）．卵巣は，骨盤の側壁とは**卵巣提靱帯** suspensory ligament of ovary によって，子宮とは**固有卵巣索** ligament of ovary によって固定されている．そのあいだは，腹膜のひだである**子宮広間膜** broad ligament of uterus によって包まれ，所定の位置に保持されている．

16.3b　導管系

卵管，子宮，膣は，女性の生殖器官の導管系を形成している（図16.8）．

卵管

卵管 uterine tubes，fallopian tubes は，導管系の最初の部分を形成する．卵管は排卵された卵母細胞を受け取り，受精が起こる場所を提供する．卵管はそれぞれ長さ約10 cmで，卵巣から内側に伸びて子宮の上部に付着する．卵巣と同様に，卵管も子宮広間膜に包まれ，支えられている．

精巣の精細管系と連続している男性の導管系とは異なり，卵管と卵巣の実際の接触はほとんどまたは全くない．各卵管の遠位端は漏斗状の**卵管漏斗**として拡張し，そこには卵巣を部分的に取り囲む**卵管采** fimbriae と呼ばれる指状の突起がある（図16.8b）．

排卵の際に卵母細胞が卵巣から排出されると，波打つ卵管采が卵を卵管に運ぶ流れを作り出し，子宮に向かう旅が始まる（ただし，多くの潜在的な卵は腹腔内で失われる）．卵母細胞は，蠕動運動と卵管内皮にある線毛のリズミカルな拍動の組み合わせによって，子宮に向かって運ばれる．

---

*訳者注：卵は2回の減数分裂（第1分裂と第2分裂）を終えて，初めて精子の核と合体できるようになる．排卵されるときの卵は第2分裂を途中で休止した状態でいる．第2分裂の再開は受精しなければ起こらない．したがって男性の成熟した生殖細胞を精子というのと同じ意味では，卵子というものは存在しない．なぜなら，そのときはすでに受精卵であり原胚子が成立しているからである．以上から，本書では場合により「卵子」という用語を使わずに，「卵」という言い方で訳した．

女性生殖器系の構造 533

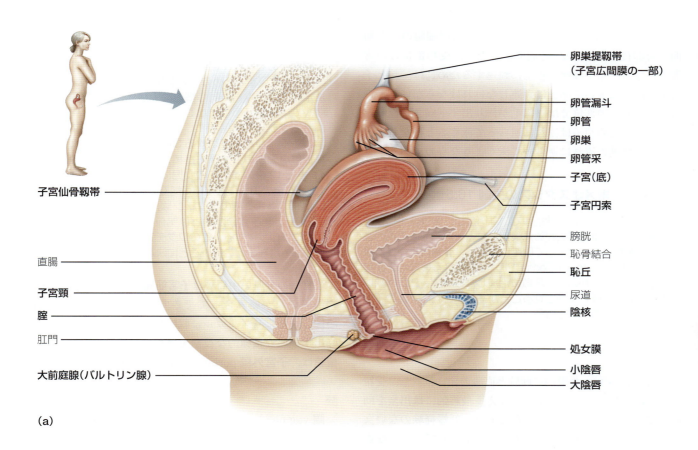

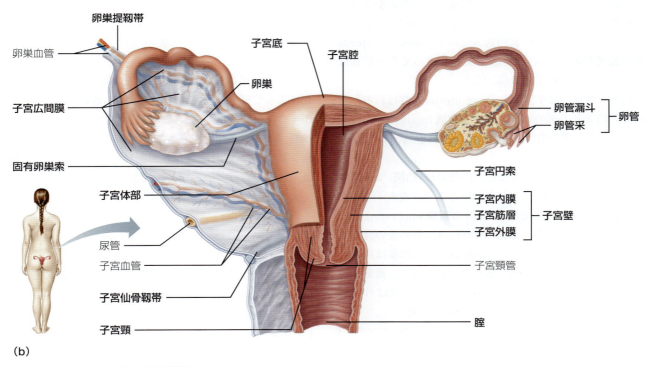

図 16.8　ヒトの女性の生殖器官
(a)矢状断面図．(b)後面像．右側の臓器後壁が除去され，卵管，子宮，腟の内腔の形状が明らかになっている．

子宮までの道のりは3〜4日かかり，卵母細胞の生存期間は排卵後せいぜい24時間であるため，受精部位は通常卵管となる．精子は卵母細胞に到達するためには，腟と子宮を上向きに泳いで卵管に到達しなければならない．ところが，これらの部位では，線毛が作り出す下向きの流れがあり，このため精子は流れに逆らって泳ぐことになる．それはまるで潮の流れに逆らって泳ぐようなものである！

ホメオスタシスの失調 16.5

卵管が卵巣と遠位で連続していないため，女性は生殖管から腹膜腔に感染症が広がる危険性がある．淋菌やその他の性感染症菌がこのようにして腹腔に感染し，**骨盤内炎症性疾患** pelvic inflammatory disease (PID) と呼ばれる重篤な炎症を引き起こすことがある．早急に治療しなければ，PIDは狭い卵管に瘢痕を残し閉鎖させることがあり，これは女性の不妊症の主な原因の1つとなる．

子宮

子宮 uterus は，骨盤内の膀胱と直腸の間に位置し，受精卵を受け入れ，保持し，栄養を与え，最終的には出産を助けるはたらきをする中空の臓器である．妊娠経験のない女性では，子宮は洋ナシほどの大きさと形をしている．妊娠中，子宮は非常に大きくなり，妊娠後期には臍のかなり上まで感じられるようになる．子宮は子宮広間膜によって骨盤内に吊り下げられ，**子宮円索** round ligament of uterus と**子宮仙骨靱帯** uterosacral ligament によってそれぞれ前方と後方に固定されている（図16.8）．

子宮の主要部分は**子宮体** body of uterus と呼ばれる．卵管の入り口より上部の丸い部分が**子宮底** fundus of uterus で，腟の下方に突き出た狭い出口が**子宮頸** cervix of uterus である．

子宮の厚い壁は3層からなる．内側の層（粘膜）は**子宮内膜** endometrium である．受精が起こると，受精卵（実際には子宮に到達するまでの若い胚）は**着床** implantation と呼ばれるプロセスで子宮内膜に潜り込み，その後の発育はここで行われる．妊娠していない場合，子宮内膜は血液中の卵巣ホルモン濃度の変化に応じて，定期的に，通常は約28日ごとに剝がれ落ちる．この過程は月経と呼ばれ，しばしば女性の「生理」と呼ばれる（p.538で説明）．

ホメオスタシスの失調 16.6

子宮頸がん cervical cancer は30〜50歳の女性に比較的多くみられる．危険因子としては，ヒトパピローマウイルス（HPV）などの性感染症，頻繁な子宮頸部の炎症，多胎妊娠，多くの性的パートナーなどが挙げられる．HPV感染は子宮頸がんの主な原因であるが，ほかの要因も関与している可能性がある．年1回の子宮頸部細胞診は，この進行の遅いがんを発見するための最も重要な診断検査である．結果が決定的でない場合，同じ細胞診の検体または血液検体からHPVの検査を行うことができる．

ガーダシル®（商品名）は，最も一般的なタイプのHPVによる子宮頸がんを予防する3回接種のワクチンで，比較的最近に小児期の公式予防接種スケジュールに追加された．11歳と12歳のすべての女児に接種が推奨されているが，13〜26歳の男女にも接種可能である．HPVに曝露していない女児の場合，このワクチンは，がんの原因となる2種類のHPVと，子宮頸がんとは関係のない2種類のHPVを特異的にブロックする．このワクチンが学校で必須になるかどうかは，現在のところ州ごとに決定されている*．

子宮壁の分厚い中間層は**子宮筋層** myometrium であり，平滑筋の束が絡み合ってできている（図16.8b）．子宮筋層は分娩時にリズミカルに収縮し，赤ちゃんを母体から押し出すという積極的な役割をはたす．子宮壁の最も外側の漿膜は，**子宮外膜** perimetrium または臓側腹膜である．

腟

腟 vagina は，長さ8〜10 cmの薄壁の管である．膀胱と直腸のあいだにあり，子宮頸部から身体の外側に向かって伸びている（図16.8）．しばしば産道と呼ばれる腟は，新生児の分娩と月経血が体外に出るための通路となる．腟は性交時に陰茎（および精液）を受け入れるため，女性の交尾器官である．

腟の遠位端は，**処女膜** hymen と呼ばれる粘膜の薄いひだによって部分的に閉鎖されている．処女膜は非常に血管が多く，最初の性交時に破れると出血する傾向がある．しかし，その耐久性はさまざまである．スポーツ活動，タンポン挿入，骨盤内検査などで裂ける女性もいるし，時には，性交を行うには手術で破裂させなければならないほど丈夫なこともある．

16.3c 外生殖器および女性会陰

腟の外側にある女性の生殖器構造が**女性の外生殖器** female external genitalia である（図16.9）．外生殖器は**外陰部** vulva とも呼ばれ，恥丘，陰唇，陰核，尿道口および腟口，大前庭腺（またはバルトリン腺）を含む．

＊訳注：わが国ではHPVワクチンは定期接種であり，小学校6年〜高校1年相当の女性を対象に，公費により接種を受けることができる．2023年4月から9価ワクチン（商品名シルガード®9）が公費で接種可能となり，子宮頸がんの原因となるウイルスの80〜90％を防ぐことができる．

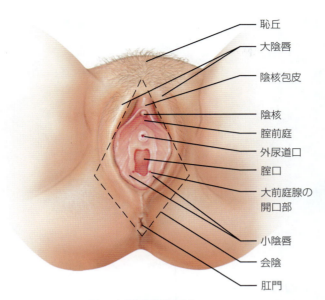

図16.9 ヒト女性の外生殖器(外陰)

> **確認してみよう**
> 11. 卵巣が卵巣外へ放出する物質はなにか？
> 12. 胎児の発育のための「保育器」の役割をはたす女性導管系の器官はどれか？ 最も一般的な受精部位はどこか？
> 13. 排卵準備の整った卵胞は何という名前で呼ばれるか？
>
> （解答は付録A参照）

16.4 女性の生殖機能と周期

男性の精子の生産は一生続くが，女性の卵子の生産は全く異なる．女性が放出できる卵の総量は，生まれた時点ですでに決まっている．また，女性の生殖能力（卵を放出する能力）は，月経周期が始まる思春期に始まり，通常は50代で終わる．女性の生殖能力が終わる時期は閉経と呼ばれる(p. 551 参照)．

16.4a 卵子形成と卵巣周期

> **学習目標**
> ● 卵子形成を定義することができる．
> ● 卵巣機能に対するFSHとLHの影響を説明することができる．

減数分裂は，精巣で精子を作るために起こる特殊な細胞分裂であるが，卵巣でも起こる．しかし，この場合，卵子（雌性配偶子）が作られ，その過程は**卵子形成** oogenesis（「卵子の始まり」の意）と呼ばれる．この過程を図16.10に示す．

発育中の女性の胎児では，女性の幹細胞である**卵祖細胞** oogonia が急速に増殖して数を増やし，**一次卵母細胞** primary oocytes と呼ばれる娘細胞を産生する．これらの一次卵母細胞は卵巣結合組織に押し込まれ，そこで単層の卵胞上皮細胞に囲まれ原始卵胞を形成する．原始卵胞が成長して一次卵胞となる．出生時には，卵祖細胞はもはや存在せず，女性の一生分の一次卵母細胞（約100万〜200万個）はすでに卵巣の卵胞内にあり，減数分裂を経て機能する卵子を生み出す機会を待っている．一次卵母細胞は小児期を通じて仮死状態にあるため，その待機期間は長く，通常10〜14年である．この間，プログラムされた細胞死の結果，一次卵母細胞の数は約40万個まで減少する．

思春期になると，下垂体前葉から卵胞刺激ホルモン(FSH)が分泌されはじめ，これが毎月少数の一次卵胞を

恥丘 mons pubis（「恥骨の山」の意）は，恥骨結合の上にある脂肪の多い丸い部分である．思春期を過ぎると，この部分は陰毛でおおわれる．恥丘から後方には，**大陰唇** labium majus という毛におおわれた2つの細長い皮膚ひだがあり，それは**小陰唇** labium minus という2つの繊細な毛のないひだを包んでいる．小陰唇は**腟前庭** vestibule と呼ばれる領域を取り囲んでいる．この領域には尿道*の外部への開口部（外尿道口）があり，その後方に腟の開口部が続く．

腟前庭のすぐ前方には，**陰核** clitoris がある．これは，男性の陰茎に相当する小さく突出した構造物である．陰茎と同様に包皮でおおわれ，敏感な勃起組織で構成され，性的興奮時に血液で膨張する．陰核は陰茎と異なり，生殖管がない．

一対の粘液産生腺である**大前庭腺** greater vestibular glands は，腟を挟んで両側に1つずつある（図16.8a）．それらの分泌液は，性交時に腟の遠位端を滑らかにする．陰唇裂の前端，後方の肛門，側方の坐骨結節のあいだのひし形の領域が**会陰** perineum である．

---

*尿と精液の両方を運ぶ男性の尿道とは異なり，女性の尿道には生殖機能はなく，尿の通路としてのみ機能する．

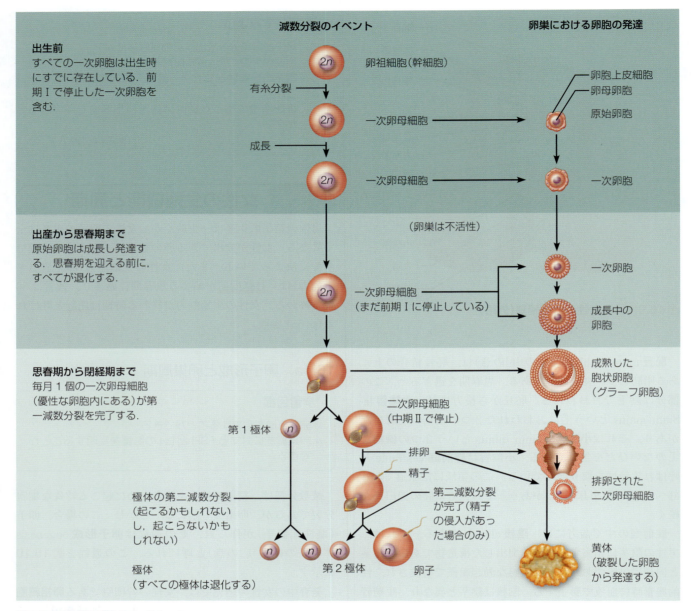

図 16.10　卵子形成のイベント
左は減数分裂のフローチャート．右は卵巣における卵胞発育および排卵との関連．

刺激して成長・成熟させ，毎月排卵が起こるようになる．卵巣で毎月起こるこのような周期的変化が，**卵巣周期** ovarian cycle を構成する．思春期には，おそらく40万個の卵母細胞が残っており，この時期から毎月少数の卵母細胞が活性化する．女性の生殖寿命は約40年（11歳から約51歳）であり，排卵は通常1か月に1回しかないため，生涯に放出される卵は40万個のうち500個にも満たない．繰り返すが，自然は私たちに性細胞を過剰に供給してくれているのである．

FSHによって刺激された卵胞が大きくなると，卵胞腔と呼ばれる中央の部屋に液体が溜まり（図16.7），そこにある一次卵母細胞が染色体を複製して減数分裂を始める．最初の減数分裂では，大きさの非常に異なる2つの細胞ができる（図16.10）．大きいほうの細胞は**二次卵母細胞** secondary oocyte で，もう一方の非常に小さい細胞は**極体** polar body（第1極体）である．卵胞が胞状卵胞またはグラーフ卵胞にまで成熟する頃には，二次卵母細胞が卵巣の外表面から突出するようになる．卵胞がこの段階まで発育

女性の生殖機能と周期　537

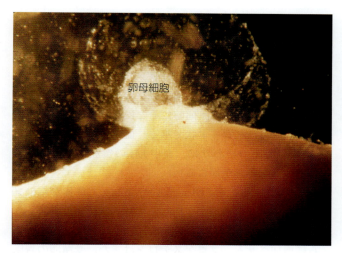

図 16.11　排卵
卵巣表面の卵胞から二次卵母細胞が放出される．放出された卵の下にあるオレンジ色の塊は卵巣の一部である．二次卵母細胞の周りにある卵胞細胞の「後光」が放線冠である．

するのに約14日かかり，ちょうどその頃に，第2の下垂体前葉ホルモンである黄体化ホルモン（LH）の大量の分泌に反応して，排卵（二次卵母細胞）が起こる（図16.11）．排卵された二次卵母細胞は，放射冠と呼ばれる卵胞上皮細胞に包まれたままである（図16.7）．

排卵が起こると，下腹部にズキズキする痛みを感じる女性がいる．中間痛（mittelschmerz．ドイツ語で「月経中間期の痛み」の意）と呼ばれるこの現象の正確な原因は不明だが，排卵に至るまでの卵巣壁の強い伸展や，破裂した卵胞から放出される少量の血液や液体による腹膜への刺激などが考えられる．

一般的に言って，毎月，発育中の卵胞のうちの1つがほかの卵胞を追い越して優位卵胞になる．この卵胞がどのようにして選択されるのか，あるいは自ら選択するのかはわかっていないが，LHレベルが急上昇したときに適切な成熟段階にある卵胞が，卵母細胞を排卵する．排卵されなかった成熟卵胞は，やがて熟しすぎて劣化する．LHは排卵の引き金として重要な役割をはたすだけでなく，破裂した卵胞を全く異なるホルモン産生構造体である黄体へと変化させる（成熟卵胞と黄体の両方がホルモンを産生することは後述する）．

排卵された二次卵母細胞が卵管で1つの精子と受精すると，卵母細胞はすぐに第二減数分裂を完了し，**卵子** ovum と別の極体（第2極体）を生成する．卵子が形成されると，その23本の染色体は精子の染色体と結合して接合体を形成する．しかし，精子が二次卵母細胞に突入しなかった場合，減数分裂を完了して機能する卵子を形成することなく，卵母細胞は単に劣化してしまう．男性の減数分裂では4個の機能する精子ができるが，女性の減数分裂では1個の機能する卵子と3個の小さな極体（2個の第1極体と1個の第2極体）ができるのみである．極体は発育中の卵母細胞の染色体数を減らすために作られるが，基本的に細胞質をもたないため，すぐに死んでしまう．

男性と女性の配偶子のもう1つの大きな違いは，これらの細胞の大きさと構造にある．精子は小さく，運動するための尾（鞭毛）を備えているが，栄養素を含む細胞質をほとんどもっていない．そのため，精液中の栄養素は精子の生存に不可欠になる．対照的に，卵（卵子）は大きく運動性のない細胞であり，子宮に宿るまで発育中の胚に栄養を供給するための栄養素を十分に蓄えている．また，卵（卵子）は成長する各細胞が必要とするすべての細胞内小器官を接合子に供給する．

> **確認してみよう**
> 14. 卵子形成期に，1つの機能する配偶子（卵子）以外にどのような種類の細胞が作られ，それらはどうなるのか？
> 15. 卵巣の卵胞発育を促進する下垂体前葉ホルモンはどれか？
> 16. 排卵を引き起こす下垂体前葉ホルモンはどれか？
> （解答は付録A参照）

16.4b　卵巣によるホルモン産生

思春期に卵巣が活発になり，卵母細胞の産生が再開すると，卵巣ホルモンも産生されはじめる．成長し成熟した卵胞は**エストロゲン***estrogensを産生し，これが若い女性に第二次性徴を出現させる．このような変化には以下のようなものがある．

- 女性生殖器系の付属器官（卵管，子宮，腟，外性器）の増大
- 乳房の発達
- 腋毛と陰毛の出現
- 一般的に皮下脂肪が増加し，特に殿部と乳房に多い
- 骨盤の拡大と軽量化
- 月経の開始，または月経周期

---
*卵巣はいくつかの異なるエストロゲンを産生するが，最も重要なのは，エストラジオール，エストロン，エストリオールである．これらのうち，エストラジオールが最も豊富で，エストロゲン作用に最も関与している．

エストロゲンには代謝作用もある．例えば，血中総コレステロール値を低く保ち（HDL値は高く），カルシウムイオンの取り込みを促進して骨密度を維持する．

第2の卵巣ホルモンである**プロゲステロン** progesterone は，黄体から分泌される（図16.7）．先に述べたように，排卵が起こった後，破裂した卵胞は黄体に変貌するが，この黄体は成長・成熟した卵胞とは見た目もはたらきも全く異なる．黄体はいったん形成されると，LHが血中に存在する限り，プロゲステロン（および若干のエストロゲン）を産生する．一般的に，黄体は排卵後10～14日でホルモンの分泌を停止する．エストロゲンと協力して月経周期を確立する以外には，プロゲステロンは第二次性徴の出現には関与しない．プロゲステロンのほかの主な作用は妊娠中に発揮され，妊娠を維持し，乳汁分泌のために乳房を準備するのに役立つ．しかし，妊娠2か月目以降のプロゲステロンの主な供給源は胎盤であり，卵巣ではない．

16.4c　子宮（月経）周期

> **学習目標**
> ● 月経周期の段階とコントロールについて説明することができる．

幼い胚は子宮に着床し発育するが，子宮が着床を受け入れるのは毎月ごく短い期間だけである．当然ながら，この短い期間は，受精卵が着床しはじめる時期（排卵から約7日後）とぴったり一致する．**子宮周期** uterine cycle（**月経周期** menstrual cycle）とは，子宮内膜（子宮の粘膜）が卵巣ホルモンの血中濃度の変化に反応しながら，毎月起こる一連の周期的変化のことである．

卵巣によるエストロゲンとプロゲステロンの周期的な産生は，下垂体前葉から分泌される性腺刺激ホルモンであるFSHとLHによって調節される．これらの「ホルモンの要素」が，どのように組み合わさっているのかを理解することは重要である．一般的に，女性の性周期（卵巣周期と子宮周期）はどちらも約28日である．排卵は通常，周期の中間，14日目前後に起こる．図16.12は，同じ時期に起こる卵巣周期と子宮周期の様子を示している．

月経周期の3段階は以下の通りである．

- **0～4日目：月経期** menstrual phase．この間，厚い子宮内膜表層の機能層が子宮壁から剥がれ落ちる（剥離する）．剥離した組織と血液は，月経血（「生理」）として3～5日間は腟を通過する．この期間の平均的な出血量は50～150 mL（またはコップ約1/4～1/2杯）である．4日目には，卵巣で成長中の卵胞がより多くのエストロゲンを産生しはじめている．
- **5～14日目：増殖期** proliferative phase．卵巣の卵胞によって産生されるエストロゲンの上昇によって刺激され，子宮内膜の基底層が機能層を再生し，子宮内膜への血液供給が増加する．同時にそこに腺が形成される．子宮内膜は再びビロード状で厚く，血管が豊富な状態になる（この段階の終わりに，血中LHの突然の急増に反応して卵巣で排卵が起こる）．
- **15～28日目：分泌期** secretory phase．黄体からのプロゲステロン分泌量が増加し，エストロゲンで刺激された子宮内膜にはたらきかけ，子宮内膜への血液供給をさらに増加させる．プロゲステロンはまた，受精卵の着床に備え，子宮内膜腺を成長させ，子宮腔に栄養分を分泌しはじめる．これらの栄養素は，発育中の胚（存在する場合）が着床するまで維持される．受精が起こった場合，胚はLHによく似たホルモンを分泌する．このLH様ホルモンは卵巣に作用し黄体を維持する．つまり黄体に，胎盤が引き継ぐまで黄体ホルモン（プロゲステロン）を産生させ続けるのである．

受精が成立しなかった場合，LHの血中濃度が低下するため，黄体はこの時期の終わり頃から退化しはじめる．血液中の卵巣ホルモンが不足すると，子宮内膜の機能層に供給している血管が攣縮やよじれを起こす．酸素と栄養を奪われた子宮内膜細胞は壊死しはじめ脱落し，28日目に月経が再び始まる準備が整う．

この説明では典型的な28日周期を想定しているが，月経周期の長さは実にさまざまである．21日と短い場合もあれば，40日と長い場合もある．すべての女性でほぼ一定している間隔が1つだけある．それは，排卵から月経開始までの期間が，ほぼ常に14日または15日ということである．

16.5　乳腺

> **学習目標**
> ● 乳腺の構造と機能について説明することができる．

乳腺 mammary glands は男女ともに存在するが，通常機能するのは女性だけである．乳腺の生物学的役割は，生まれたばかりの赤ちゃんに栄養を与えるために乳汁を分泌することであるため，実際には生殖がすでに達成されている場合にのみ重要な役割をはたすことになる．女性ホルモ

乳腺 539

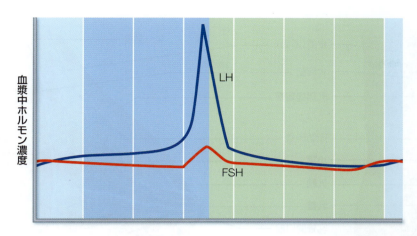

(a) ゴナドトロピン濃度の変動：血中の下垂体前葉ゴナドトロピン（卵胞刺激ホルモンと黄体化ホルモン）の濃度が変動することにより，卵巣周期のイベントが調節される．

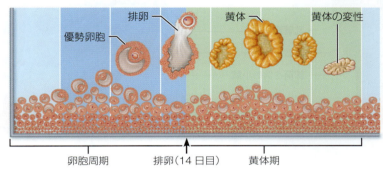

(b) 卵巣周期：胞状卵胞と黄体の構造変化は，子宮周期の子宮内膜の変化と相関している(d)．グラーフ卵胞は，さらなる発育のために性腺刺激ホルモンを必要とする．一次および二次卵胞は，ゴナドトロピンとは無関係に波状に発育する．

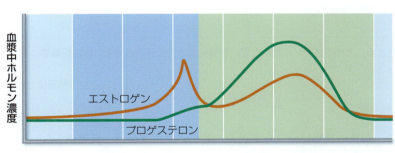

(c) 卵巣ホルモン濃度の変動：卵巣ホルモン（エストロゲンとプロゲステロン）濃度の変動は，子宮周期の子宮内膜変化を引き起こす．高いエストロゲン濃度は，(a)の LH/FSH サージの原因でもある．

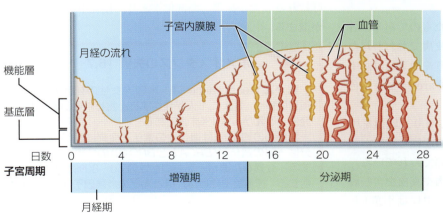

(d) 子宮周期の3相：
- 月経期：子宮内膜の機能層が剥がれ落ちる．
- 増殖期：子宮内膜の機能層が再構築される．
- 分泌期：排卵直後に始まる．子宮内膜が胚を受け入れる準備をするために，血液供給と腺からの栄養分の分泌を充実させる．

月経期と増殖期はともに排卵前に起こり，両者を合わせると卵巣周期の卵胞期に相当する．分泌期は卵巣周期の黄体期に相当する．

図 16.12　女性周期のホルモン相互作用
イラストは，下垂体前葉ゴナドトロピンの相対的濃度，卵巣のホルモンおよび卵胞の変化，月経周期の相関関係を示している．

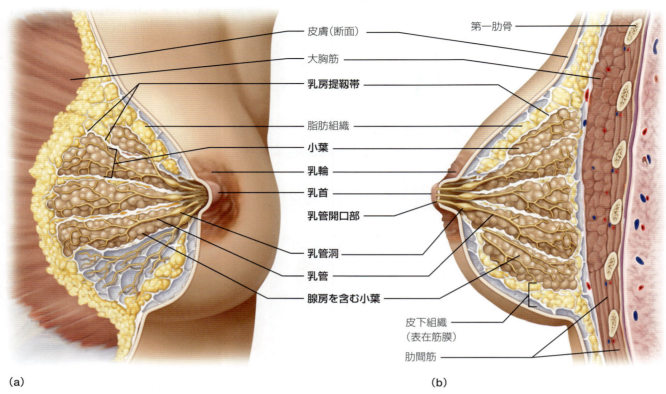

図 16.13　女性の乳腺
(a)前面．(b)矢状断面図．

 図16.13 Q　乳房が小さい女性でも，新生児に授乳することができる．したがって，乳房組織の大部分を占めるのは腺組織ではない．では，乳腺組織はなにか？

（解答は付録 A を参照）

ン，特にエストロゲンによる刺激によって，女性の乳腺は思春期に大きくなる．

乳腺は皮膚の一部である汗腺が変化したものである．各乳腺は，胸筋の前方にある丸みを帯びた皮膚でおおわれた乳房の中に納まっている．乳房の中央よりやや下には，中央に突出した**乳頭** nipple を取り囲む**乳輪** areola という色素沈着部位がある（図16.13）．

各乳腺の内部は 15〜25 の**葉** lobes からなり，乳頭を中心に放射状に広がっている．葉には，結合組織と脂肪が詰め込まれており，これらによって互いに隔てられている．この結合組織は乳房提靱帯を形成し，筋肉や真皮を含む周囲の組織に乳房を固定している．各葉の中には**小葉** lobules と呼ばれる小部屋があり，この小部屋には女性が**授乳** lactating 中（乳汁分泌中）に乳汁を分泌する**腺房** alveolar glands が集まっている．腺房で産生された乳汁は，乳頭で外部に開口する**乳管** lactiferous ducts を通って各小葉

から出る．乳輪のすぐ奥には，**乳管洞** lactiferous sinus と呼ばれる乳管が拡張した部位があり，授乳中はここに乳汁が溜まる．

ホメオスタシスの失調 16.7

乳がん breast cancer は，米国人女性の死因のなかで 2 番目に多く，8 人に 1 人が発症すると言われている．男性に発生する乳がんは 1% 未満である．

乳がんの約 10% は遺伝性の遺伝子変異に起因し，その半分は一対の遺伝子（*BRCA1* と *BRCA2*）の危険な変異に起因する．変異した遺伝子をもつ女性の 50〜80% が乳がんを発症する．家族歴を除けば，ほとんどの危険因子は生涯にわたりエストロゲンに曝されること（月経早期，閉経後期，エストロゲン補充療法など）を反映している．

乳がんは多くの場合，皮膚の質感の変化，陥没，乳頭からの漏出によって発見される．乳房の自己検診とマンモグラフィによる早期発見が，女性が乳がんから生還する可能性を高める最善の方法であることは疑いがない．乳房のしこりの

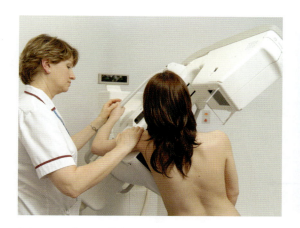
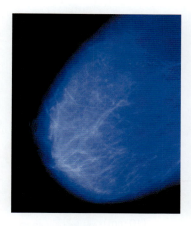
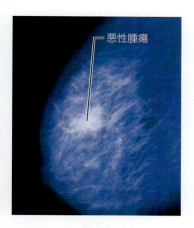

(a) マンモグラフィ検査　　(b) 正常乳房の画像　　(c) 腫瘍のある乳房の画像

図 16.14　マンモグラフィ

ほとんどは，毎月の定期的な乳房検査中に女性自身により発見される．現在，米国がん学会は，45～54 歳の女性には**マンモグラフィ** mammography（1 cm 以下の乳がんを発見する X 線検査）を毎年，それ以降は結果が正常であれば 2 年ごとに行うことを推奨している（図 16.14）．

確認してみよう

17. 女性の第二次性徴の形成を促進する卵巣ホルモンはどれか？
18. 子宮周期の増殖期にはなにが起こるのか？
19. 女性におけるプロゲステロンの 3 つの重要なはたらきとはなにか？
20. *BRCA* 遺伝子の変異はどのような問題を引き起こすのか？

（解答は付録 A 参照）

16.6　妊娠と胎児の発育

学習目標
- 受精と接合体を定義することができる．
- 着床について説明することができる．
- 胚と胎児を区別することができる．
- 胎盤の主な機能を挙げることができる．

赤ちゃんの誕生はあまりにも身近な出来事であるため，私たちはこの成果の素晴らしさを見失いがちである．どのような場合でも，受精卵という一個の細胞から始まり，何兆個もの細胞からなるきわめて複雑な人間として完成する．受精卵の発生は非常に複雑であり，その詳細については本が一冊書けるほどである．ここでは，単に妊娠と胚発生の重要な出来事を概説することを意図している．

まず，いくつかの用語を定義することから始める．**妊娠** pregnancy という用語は，受精（受胎）から出産までに起こる出来事を指す．妊婦の発育中の子は受精卵あるいは**受胎物** conceptus と呼ばれる．**妊娠期間** gestation period は，慣例的に最終月経（女性が覚えていると思われる日）から数えて約 280 日間である．

受精卵は，受精から 8 週目までは胎芽（または**胚子**）embryo と呼ばれ，9 週目から出生までは**胎児** fetus と呼ばれる．図 16.15 は，受精から胎児初期に進むにつれて変化する受精卵の大きさと形を示している．出生時，胎児は新生児となる．

16.6a　受精の達成

受精が起こるためには，精子が排卵された二次卵母細胞に到達しなければならない．卵母細胞は排卵後 12～24 時間生存可能であり，精子は一般に射精後 5 日間まで女性の生殖管内で受精能力を保持すると考えられている．したがって，受精が起こるためには，排卵の 2 日前以内，遅くとも排卵後 24 時間以内に性交を行うことが理想的である．この時点で，卵母細胞は卵管の約 1/3 まで到達している．精子は活発に運動する細胞であり，自走できることを思い出してほしい．排卵の近い時期に精子が女性の腟内に放出されると，精子は化学物質が「自動追尾装置」に作用するように，化学物質によって卵母細胞に引き寄せられ，卵母細胞の位置を特定できると考えられる．

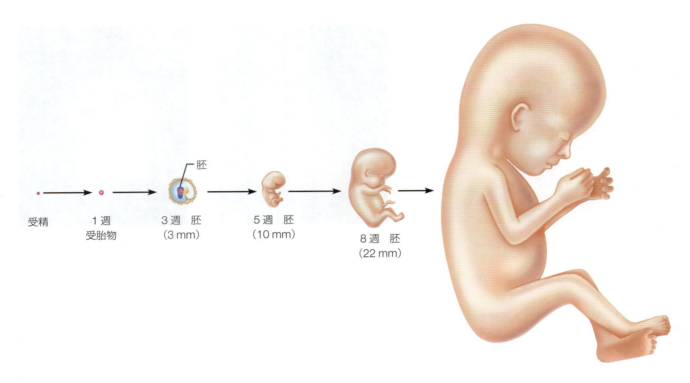

図 16.15 受精から胎児期初期までのヒトの受胎物のおおよその大きさを示す図
計測値は頭頂から殿部までの長さ（頭殿長）を示す．

> **コンセプト・リンク**
> 細胞が刺激に向かって移動したり，刺激から遠ざかったりする（それぞれ正と負の走化性）走化性の概念を思い出してほしい（第 12 章，p. 388 参照）．

精子が女性の導管系を遡って，わずか 12 cm しか離れていない距離にもかかわらず，卵管に到達するまでには 1〜2 時間かかる．その長い行程を考えると，卵管に達するまでには精子のロスが多くなる．すなわち何百万もの精子が腟から漏れ出し，さらに残ったうちの何百万もの精子が腟の酸性環境によって破壊される．数百〜数千の精子だけが無事に卵の近くまで辿り着くことができるのである．

群がった精子が卵母細胞に到達すると（図 16.16），精子の表面にあるヒアルロニダーゼ酵素が，卵母細胞周囲にある放線冠の細胞（卵胞上皮細胞の一部）をつなぎとめている「接合剤（透明帯という）」を分解する．このことによって放線冠を通り抜ける道ができると，何千もの精子が**先体反応** acrosomal reaction を引き起こし，周囲の卵母細胞の細胞膜に穴を開ける酵素を放出する．そして膜が十分に弱くなり，1匹の精子が卵母細胞の細胞膜の精子受容体の1つに接触す

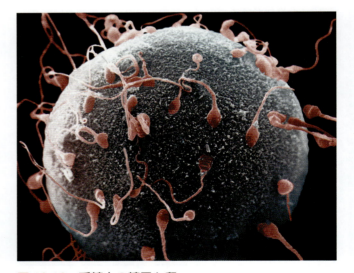

図 16.16 受精中の精子と卵

ると，精子の頭部（核）が卵母細胞の膜と融合し，精子の内容物が卵母細胞の細胞質内に入る．これは，「早起きは三文の徳」という格言が当てはまらないケースの1つである．というのも，受精がうまくいくためには，受精精子より先んじ

妊娠と胎児の発育　543

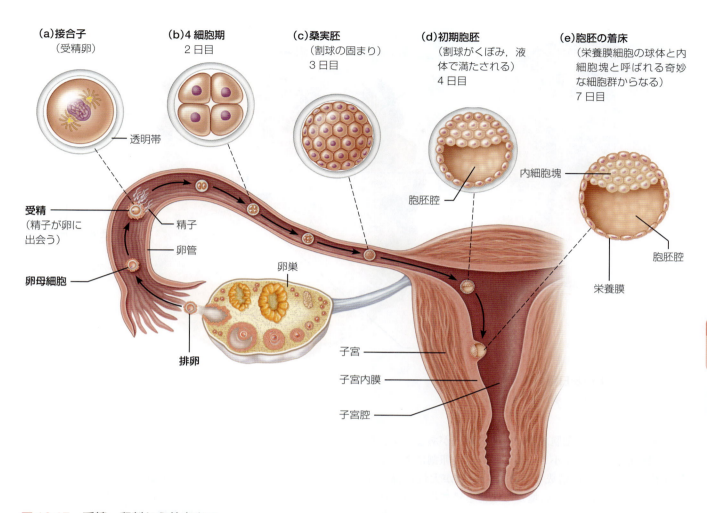

図 16.17　受精，卵割から着床まで
卵割とは，接合子から始まり胞胚で終わる一連の急速な有糸分裂のことである．接合子は受精から約 24 時間後に分裂を開始し，卵管を進むにつれて急速に分裂を続ける（卵割を受ける）．胚は排卵から 3〜4 日後に子宮に到達し，さらに 2〜3 日間は自由に浮遊し，子宮内膜腺からの分泌液によって栄養を受ける．胞胚の後期になると，胚は子宮内膜に着床する．これは排卵後 7 日目くらいから始まる．

> **図 16.17 Q**　なぜ多細胞の胞胚は，単細胞の接合子よりわずかに大きいのか？
> （解答は付録 A を参照）

て何百もの精子が自らの先体反応で，卵母細胞の膜（透明帯）を壊しておく必要があるからである．膜が緩んできた後に，ちょうどよい位置にいた精子が卵母細胞に侵入することができる．つまり一番乗りの精子は，卵母細胞には侵入できないのである．1 つの精子が卵母細胞に侵入すると，卵母細胞の核は第二減数分裂を完了し，卵子と極体を形成する．

ヒトの場合，射精された何百万もの精子のうち，卵母細胞に侵入できるのはたった 1 つだけである．卵は残っている膜表面の精子の受容体を剥がし，それ以上の精子の侵入を防ぐ．**受精** fertilization は，精子の遺伝物質と卵の遺伝物質が結合し，46 本の染色体が揃った受精卵，すなわち**接合子** zygote が形成される瞬間に起こる．接合子は新しい個体の最初の細胞となる．

16.6b　胚発生および胎児発育

接合子が卵管を進む（蠕動と線毛によって推進される）につれて，接合子は急速な有糸細胞分裂を開始し，まず 2 つの細胞を形成し，次に 4 つの細胞を形成する．胚発生のこの初期段階は**卵割** cleavage と呼ばれる（図 16.17）．分裂

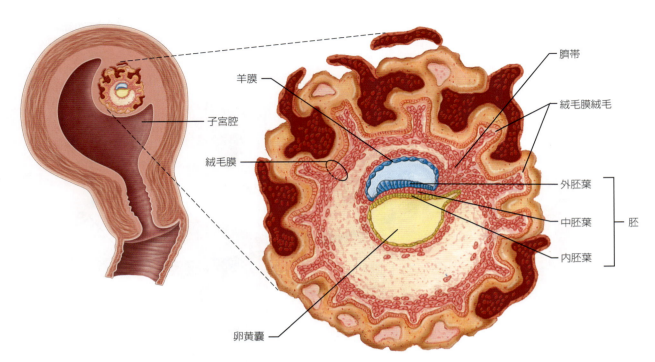

図16.18 約18日目の胚
この発生段階では，胚膜が存在する．

と分裂のあいだには細胞成長のための時間があまりないため，娘細胞はどんどん小さくなっていく．卵割によって，胚を構築するための構成要素となる細胞が大量に得られる．1つの巨大な花崗岩の塊から建物を建てるのがどれほど難しいか，少し考えてみてほしい．もしレンガ大の花崗岩のブロックを何百個も使うことができればその作業がどれほど楽になるかを考えると，卵割の重要性がすぐにわかる．

発育中の胚が子宮に到達する頃（排卵から約3日後，つまり女性の周期の17日目）には，それは桑実胚と呼ばれる16個の細胞からなる小さな球で，顕微鏡で見るとラズベリーのような形をしている．この時点では，子宮内膜はまだ胚を受け入れる準備が完全ではないため，胚は子宮腔内で自由に浮遊し，一時的に子宮分泌液を栄養として利用する．まだ子宮内膜にくっついていない状態で，胚は約100個の細胞になるまで発育を続け，その後中空の**胞胚** blastula と呼ばれるボールのような構造を形成する．同時に，胞胚は**ヒト絨毛性ゴナドトロピン** human chorionic gonadotropin（hCG）と呼ばれる LH 様ホルモンを分泌し，卵巣の黄体にホルモンを分泌し続けるように促す（もしそうでなければ，子宮内膜の機能層は月経で間もなく剥がれ落ちる）．多くの家庭用妊娠検査薬は，尿中の hCG を検出する．

胞胚には2つの重要な機能領域があり，それは液体で満たされた大きな球体を形成する**栄養膜** trophoblast と，片側に寄せられた小さな細胞群（**内細胞塊** inner cell mass）である（図16.17e参照）．排卵後7日目までに胞胚は子宮内膜に付着し，狭い範囲で内膜を侵食して，厚いビロード状の粘膜に埋没する．この間にも胞胚は発育しつづけ，内細胞塊から3つの基本的な胚葉が形成されている（図16.18）．基本的な胚葉とは，**外胚葉** ectoderm（神経系と皮膚の表皮になる），**内胚葉** endoderm（粘膜と関連する腺を形成する），**中胚葉** mesoderm（事実上その他すべてのものになる）である．着床は通常，排卵後14日目（女性が通常月経が始まることを予想している日）までに完了し，子宮粘膜は潜り込んだ胚をくるむように成長してくる．

確実に着床した後，胞胚の一部である栄養膜は**絨毛膜絨毛（絨毛）** chorionic villi と呼ばれる精巧な突起を発達させ，母体の子宮組織と結合して**胎盤** placenta を形成する（図16.19）．胎盤が形成されると，**羊膜** amnion が作る袋（羊膜腔）は液体で満たされるようになり，羊膜腔と（原始）卵黄嚢の間に平板状の**胎児** embryo（**胚盤** blastodisc と呼ばれる）が現れる．胚盤は血管を含む茎状の組織である**臍帯** umbilical cord によって胎盤に付着する（図16.19．臍帯血管と胎児循環の特徴については第11章で述べた）．

一般的に3週目までには，胎盤は胚の血液に栄養と酸素

を送り老廃物を除去する機能をもつようになる．栄養と酸素，老廃物の交換は胎盤関門を通して行われる．妊娠2か月目の終わりには，胎盤は内分泌器官にもなり，エストロゲン，プロゲステロン，その他妊娠を維持するためのホルモンを分泌するようになる．この時期になると，卵巣の黄体は活動を停止し，退化していく．

胚発生の8週目には，すべての基礎が完成している．少なくとも原始的な形ではすべての器官系が構築され，胚は明らかに人間らしく見える．発生第9週目から，胚は胎児 fetus と呼ばれるようになる．この時点から，主な活動は成長と臓器の特殊化であり，それに伴って身体のプロポーションも変化する．胎児期には，頭殿長（頭頂部から殿部までの長さ）約 3 cm，体重約 1 g から，約 36 cm，2.7〜4.1 kg 以上に成長する（出生時の全長は約 55 cm である）．このような驚異的な成長から予想されるように，胎児の外見の変化は非常に劇的である（図 16.20）．これらの変化のうち最も重要なものは，表 16.1 にまとめられている．受精後約 270 日目には，胎児は「正期産」と呼ばれ，生まれる準備が整う．

> **確認してみよう**
> 21. 卵割は出生後に起こる細胞分裂とどう違うのか？
> 22. 胎盤の3つの役割とはなにか？
> （解答は付録A参照）

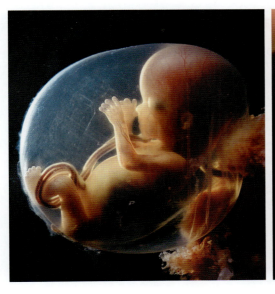

図 16.19　7週の胚
羊膜嚢に包まれた7週目の胚と，母体の子宮組織と協力して胎盤を形成する絨毛膜絨毛（右側）．

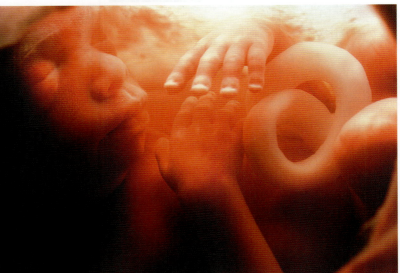

(a)　　　　　　　　　　　　　(b)

図 16.20　胎児発育の例
(a) 3か月目の胎児．体長約 6 cm．(b) 5か月目後半の胎児．体長約 19 cm．

表16.1　ヒト胎児の発育

時期		変更点/成果
8週 (胚期終了)	8週	頭部は胴体とほぼ同じ大きさ．すべての主要な脳部位が存在する． 肝臓が不均衡に大きくなり，血球を形成しはじめる． 手足はある．最初は水かきがあるが，この時期の終わりには手足の指は自由になる． 骨の形成が始まる． 心臓は4週目から血液を送り出している． すべての身体システムが，少なくとも初歩的な形で存在する． おおよその頭部から殿部までの長さ(頭殿長)：22 mm，重量：2 g．
9〜12週 (3か月目)	12週	頭部は依然として大きいが，胴体は伸長し，脳は肥大し続ける． 粗い形で存在する顔の特徴． 中空内臓の壁は平滑筋を獲得している． 骨髄で血球の形成が始まる． 骨形成の促進． 性器から容易に判別できる性別． おおよその頭部から殿部までの長さ(頭殿長)：90 mm．
13〜16週 (4か月目)	16週	一般的な感覚器官が存在し，目と耳は特徴的な位置と形をとる．まばたきと唇の吸引運動が起こる． 顔は人間らしく，身体は頭からはみ出しはじめている． 腎臓は典型的な構造を獲得する． ほとんどの骨は明瞭で，関節腔は明らかである． おおよその頭部から殿部までの長さ(頭殿長)：140 mm．
17〜20週 (5か月目)		胎脂(皮脂腺からの脂肪分泌物)が身体をおおう．シルクのような毛(産毛)が皮膚をおおう． スペースの制約により，胎児体位(身体を前屈させた状態)を想定． 手足がほぼ最終的なプロポーションを獲得． 体動が起こる(母親が胎児の自発的な筋活動を感じる)． この時期の終了時のおおよその頭部から殿部までの長さ(頭殿長)：190 mm．
21〜30週 (6か月目と7か月目)		体重が大幅に増加する(27〜28週の早産で生まれた場合は生存する可能性があるが，視床下部が未熟で体温調節ができず，肺によるサーファクタントの産生がまだ不十分である)． 脊髄の髄鞘形成が始まる．目が開く． 皮膚はしわだらけで赤い．爪と足の爪がある． 身体は引き締まり，均整が取れている． この時期の終了時のおおよその頭部から殿部までの長さ(頭殿長)：280 mm．

表 16.1（続き）　ヒト胎児の発育

時期	変更点/成果
30〜40週（満期） （8か月目と9か月目）	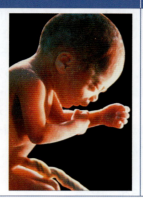 出生時	骨髄が血球形成の唯一の部位となる． 精巣は7か月目に陰嚢に入る（男性の場合）． 皮膚の皮下組織に蓄積された脂肪． この時期の終了時のおおよその頭部から殿部までの長さ（頭殿長）：360 mm， 重量：3.2 kg．

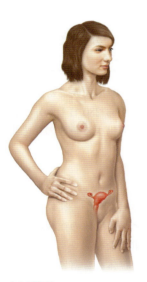
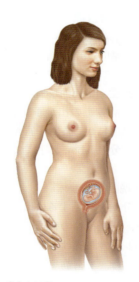
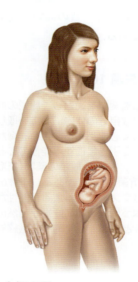
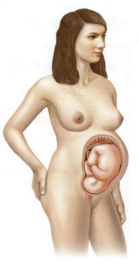

(a) 妊娠前
（子宮はこぶし大で骨盤内にある）

(b) 4か月
（子宮底は恥骨結合と臍の中間にある）

(c) 7か月
（子宮底は臍よりかなり上にある）

(d) 9か月
（子宮底は剣状突起に達する）

図 16.21　妊娠前と妊娠中の子宮の相対的な大きさ

16.6c　妊娠が母体に及ぼす影響

学習目標
- 妊娠が母体の機能を変化あるいは修正させる方法をいくつか示すことができる．
- 胎児の正常な発育を妨げる可能性のある薬剤をいくつか挙げることができる．

受胎から出産までの期間は，母親にとって難しい時期である．妊娠は母体に明らかな解剖学的変化をもたらすだけでなく，生理的にも著しい変化をもたらす．

解剖学的変化

妊娠中に子宮が大きくなる能力は注目に値する．こぶし大の臓器から始まった子宮は，16週までには骨盤腔の大部分を占めるまでに成長する．妊娠が継続するにつれて，子宮はますます腹腔内へと押し上げられる（図 16.21）．出産が近づくと，子宮は剣状突起の高さまで達し，腹腔の大部分を占めるようになる．混み合った腹部臓器は横隔膜を上方に圧迫し，横隔膜は胸腔に侵入する．その結果，肋骨が広がり，胸郭が広がる．

腹部が大きくなるにつれて女性の重心は変化し，多くの女性は妊娠後期の数か月間，腰椎の弯曲（前弯）が強調さ

れ，腰痛を伴うことが多くなる．胎盤で**リラキシン** relaxin というホルモンが産生されると，骨盤の靱帯や恥骨結合が弛緩し，広がり，柔軟性が高まる．これによって産道の幅が広がり，お産の通りが楽になるが，妊娠中はよちよち歩きになることもある．

　発育中の胎児が組織や器官を形成するための材料（タンパク質，カルシウム，鉄分など）をすべて摂取するためには，妊娠中を通じて母体の良好な栄養状態が必要である．「妊婦は2人分の食事をしている」という古い表現があるため，多くの女性が妊娠中に実際に必要な食事量の<u>2倍</u>を食べるように勧められているが，これはもちろん体重の過剰増加につながる．実際には，妊婦が胎児の適切な成長を維持するために必要な追加カロリーは，1日300 kcal程度である．単にカロリーを増やすのではなく，質の高い栄養を摂取することに重点を置くべきである．

ホメオスタシスの失調 16.8

　潜在的に有害な多くの物質が胎盤関門を通過して胎児の血液に入る可能性があるため，妊婦は自分の体内になにを取り込んでいるのかをよく認識しておく必要がある．生命を脅かす先天異常（さらには胎児の死亡）を引き起こす可能性のある物質には，アルコール，ニコチン，多くの種類の薬物（抗凝固薬，降圧薬，鎮静薬，一部の抗菌薬）などがある．母体の感染症，特に風疹も胎児に深刻なダメージを与える可能性がある．胎児が自力で生存できるようになる前に妊娠が自然に終了することを**流産** miscarriage と呼ぶ．医学的な妊娠終結は**中絶** abortion と呼ばれる．

生理的変化

胃腸系　多くの女性は，プロゲステロンとエストロゲンのレベルの上昇に身体が慣れるまでの妊娠初期の数か月間，一般に<u>つわり</u>と呼ばれる吐き気に悩まされる．食道がずれて，大きくなった子宮に胃が圧迫され，胃酸が食道に逆流しやすくなるため，<u>胸焼け</u>がよく起こる．もう1つの問題は，妊娠中の消化管の運動低下による便秘である．

泌尿器系　腎臓は，胎児の代謝性老廃物を処理するという新たな負担を負い，妊娠中は尿の量が増える．子宮が膀胱を圧迫するため，排尿の回数が増え，切迫感が増し，時にはコントロールできなくなる．最後の状態は，<u>腹圧性尿失禁</u>と呼ばれる．

呼吸器系　鼻粘膜はエストロゲンに反応して腫脹し，うっ血を起こす．そのため，鼻づまりや鼻血が起こることがある．妊娠中は，肺活量や呼吸数は増加するが，残気量は減少し，多くの女性が妊娠後期に<u>呼吸困難</u>を呈する．

心臓血管系　おそらく最も劇的な生理的変化は心臓血管系で起こる．全身の水分が増加し，胎児の追加的なニーズに対応するために血液量が25〜40%増加する．血液量の増加は，出産時の出血に対する安全機構としても機能する．血圧と脈拍は通常上昇し，心拍出量が20〜40%増加する．子宮が骨盤内の血管を圧迫するため，下肢からの静脈還流が多少障害され，静脈瘤や足首や足のむくみが生じることがある．

16.6d　出産

> **学習目標**
> ● 分娩がどのように始まるかを説明し，分娩の3つの段階について簡単に説明することができる．

　出産 childbirth, parturition は妊娠の集大成である．通常，計算上の出産予定日（最終月経から280日目）から15日以内に起こる．子宮から新生児を排出する一連の出来事は，**分娩** labor と呼ばれる．

分娩開始

　分娩を誘発するには，いくつかの出来事が一緒に作用する．妊娠後期の数週間，エストロゲンは母体の血液中で最高レベルに達する．これは2つの重要な結果をもたらす．それは，子宮筋層に<u>オキシトシン受容体</u>を豊富に形成させ（<u>オキシトシン</u>というホルモンに敏感になる），子宮筋に対するプロゲステロンの鎮静作用を妨害する．その結果，弱い不規則な子宮収縮が起こりはじめる．この子宮収縮は<u>ブラクストンヒックス陣痛</u>と呼ばれ，多くの女性が病院に行く原因となったが，**偽陣痛** false labor と言われ家に帰された．

　出産が近づくにつれ，さらに2つの化学シグナルが協力して，これらの偽陣痛を本物に変える．胎児のある細胞がオキシトシンを産生しはじめ，それが胎盤を刺激して<u>プロスタグランジン</u>を分泌させる．どちらのホルモンも子宮の収縮をより頻繁かつ強力に刺激する．この時点で，増大する感情的・身体的ストレスが母親の視床下部を活性化し，下垂体後葉によるオキシトシン放出のシグナルを送る．オキシトシンとプロスタグランジンのレベルが上昇する複合効果で，真の陣痛のリズミカルで娩出的な子宮収縮が始まる．ひとたび視床下部が関与すると，正のフィードバック機構が作用するようになる．すなわち，より強い陣痛がより多くのオキシトシンの放出を引き起こし，その結果さら

妊娠と胎児の発育　549

アスピリンやイブプロフェンなどの抗プロスタグランジン薬は，初期の段階で分娩を抑制する可能性があり，このような薬は早産を予防するために時折使用される．

分娩の段階

分娩の過程は一般的に3段階に分けられる（図16.23）．

第1期：開口期　開口期 dilation stage とは，真の子宮収縮が現れてから，子宮頸管が赤ちゃんの頭（直径約10 cm）によって完全に開大するまでの期間のことである．分娩が始まると，規則的ではあるが弱い子宮収縮が子宮上部から始まり，腟に向かって下降していく．子宮収縮は徐々に激しくなり，収縮のたびに児頭が子宮頸管に押し付けられるため，子宮頸管は軟化しはじめ，薄くなり拡張する．やがて羊膜が破れて羊水が放出されるが，この現象は一般に女性の「破水」と呼ばれる．開口期は陣痛の中で最も長く，通常6〜12時間以上続く．

第2期：娩出期　娩出期 expulsion stage は，子宮口が完全に開大してから新生児を娩出するまでの期間である．この段階では，新生児は子宮頸管と腟を通って体外に排出される．また，自然分娩（局所麻酔を使用しない分娩）を経験した母親は，腹筋でいきみたくなる衝動が高まる．この段階は2時間かかることもあるが，通常，初産では50分，その後の出産では20分前後である．

胎児が通常の頭位になると，頭蓋骨（その最大の直径）が子宮頸管を拡張するくさびの役割をはたす．また，頭位をとることで赤ちゃんが産道から完全に出る前であっても，口の中の粘液を吸引されて，呼吸することができる．頭部が娩出されると，赤ちゃんの身体のほかの部分はより簡単に娩出される．出生後，へその緒はクランプの後，切断される．逆子（殿部が先進）やその他の頭位以外の分娩では，これらの利点が失われ，分娩がより困難になることが多く，時には鉗子や吸引器の使用が必要になる．

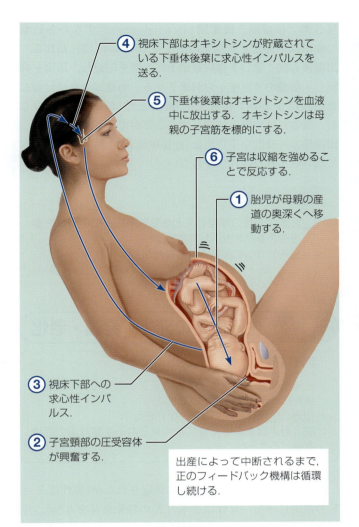

図16.22 オキシトシンは正のフィードバック機構により，出産時の陣痛を促進する

に強い陣痛が起こり，赤ちゃんが母親の骨盤の下方に押し込まれる（図16.22）．

コンセプト・リンク

フィードバック・ループの概念を思い出してほしい（第1章，p.18参照）．刺激が受容体を刺激し，情報が脳に送られて処理され，信号が効果器に送られ，反応が指示される．体内におけるフィードバックのほとんどは，反応が最初の刺激を減少させる負のフィードバック機構である．しかし，分娩には正のフィードバック機構が関係する．この反応（より強い陣痛）は，実際には子どもが生まれるまで，最初の刺激（オキシトシン放出）を増加させる．

分娩の開始にはオキシトシンとプロスタグランジンの両方が必要であるため，これらのホルモンのいずれかの産生を妨げるものは分娩の開始を妨げることになる．例えば，

ホメオスタシスの失調 16.9

第2期が極端に長引いたり，困難になったりすると，**難産** dystocia と呼ばれる状態になることがある．難産になると，胎児への酸素供給が不十分になり，脳障害（脳性麻痺やてんかんを引き起こす）や生存能力の低下につながる．このような結果を防ぐために，**帝王切開** cesarean section, C-section が行われることがある．帝王切開とは，腹壁と子宮壁を外科的に切開して乳児を娩出することである．

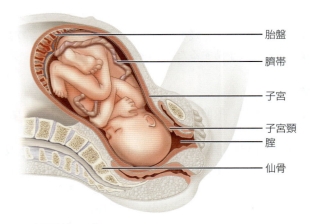

(a)（子宮頸部の）開口期

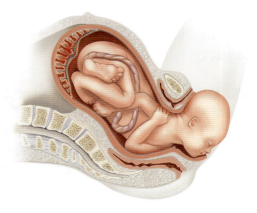

(b) 娩出期（新生児の出産）

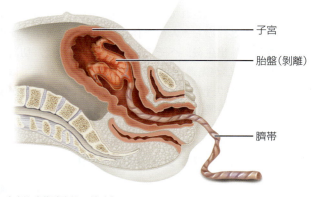

(c) 後産期（胎盤の娩出）

図 16.23　分娩の 3 段階

第 3 期：後産期　後産期 placental stage，すなわち胎盤の娩出は，通常，新生児の出生後 15 分以内に行われる．出産後も続く強い子宮収縮が子宮血管を圧迫し，出血を抑制し，胎盤を子宮壁から剥離させる．胎盤とそれに付着した胎膜はまとめて **後産** afterbirth と呼ばれ，臍帯を少し引っ張るだけで簡単に取り除くことができる．胎盤片は，出産後の持続的な子宮出血（分娩後出血）を防ぐためにすべて取り除かれなければならない．

> **確認してみよう**
> 23. 妊娠が女性の呼吸器系と消化器系にどのような影響を与えるかを説明しなさい．
> 24. 分娩の 3 つの段階とはなにか？
> （解答は付録 A 参照）

16.7　生殖器系の発生・発達・老化

> **学習目標**
> ● 生殖系器官の胚発生におけるテストステロンの有無の重要性を説明することができる．
> ● 初潮と閉経を定義することができる．
> ● 成人および高齢の男女によく見られる生殖器系の問題を挙げることができる．

個体の遺伝的性別は受精時に決定されるが（男性は X と Y の性染色体を，女性は 2 本の X の性染色体をもつ），生殖腺が形成されはじめるのは胚発生の約 8 週目である．それ以前は未分化期といわれ，男性と女性の胚の生殖構造は同一である．

発育 6 週目になると，遺伝子とホルモンの複雑な協働により，第一次性器が発達する．男性胚では，Y 染色体上の遺伝子が精巣の発育を促進し，その遺伝子がない場合は卵巣の発育に有利にはたらく．精巣はテストステロンを産生し，男性生殖器の成長を促すが，テストステロンがないと女性生殖器が発達する．

生殖腺が形成された後，付属器官と外生殖器の発達が始まる．男性器官が形成されるか女性器官が形成されるかは，テストステロンが存在するかしないかに完全に依存する．通常の場合，形成された胚の精巣はテストステロンを産生し，男性の精路と外性器の発達がそれに続く．テストステロンが産生されない場合は，卵巣を形成する女性胚の場合と同様に，女性の導管系と外生殖器が形成される．

ホメオスタシスの失調 16.10

　胚における性ホルモン産生の正常なパターンが阻害されると，異常が生じる．例えば，胚の精巣がテストステロンを産生できなければ，遺伝的な男性が女性の付属器官と外生殖器を発達させる．遺伝的女性がテストステロンに曝露された場合（母親が副腎のアンドロゲン産生腫瘍に罹患している場合に起こりうる），胚は卵巣をもつが，男性の付属管と付属腺，および陰茎と空の陰嚢を発達させる．生殖腺が「一致」しない外性器をもつ個体は，卵巣組織と精巣組織の両方をもつ稀な個体である**卵精巣性性分化疾患** ovotesticular disorders of sex developmentと区別するために，**性分化疾患** disorders of sex developmentと呼ばれる．近年，多くの性分化疾患が，外側の自己（外性器）と内側の自己（性腺）を一致させるために性転換手術を希望している．

　さらに，減数分裂の際の染色体の分離異常は，この生殖システムの先天的欠陥につながる可能性がある．例えば，女性の性染色体を1本余分にもつ男性（XXY）は，正常な男性の付属器官をもつが，精巣が萎縮して不妊となる．性染色体が1本しかない場合にも異常が生じる．XOの女性は正常に見えるが卵巣がなく，YOの男性は発育中に死亡する．その他，それほど深刻ではないものは主に男性にみられ，陰茎の包皮が狭くなっている**包茎** phimosisや，外尿道口の位置がずれているもの（尿道下裂）などがある．

　男性の精巣は，腹腔内で女性の卵巣とほぼ同じ位置に形成され，出産の約1か月前に下降して陰嚢に納まる．精巣が正常に下降しないと，**停留精巣** cryptorchidismと呼ばれる状態になる．この状態になると男性は不妊症になるため（また，精巣がんのリスクもある），通常は小児期に手術を行い，この問題を改善する．

　生殖器官は思春期まで機能しないため，小児期に生殖器官に問題が生じることはほとんどない．**思春期** pubertyとは，一般的に10〜15歳のあいだで生殖器官が成人の大きさまで成長し，性腺ホルモン（男性はテストステロン，女性はエストロゲン）の濃度上昇の影響を受けて機能するようになる時期である．その後，生殖能力は男性では老年期まで，女性では閉経期まで続く．先に，第二次性徴と思春期の主な出来事について述べたので，ここではこれらの詳細を繰り返さない．しかし，思春期は生殖器系が活動する最も早い時期であると覚えておくことは重要である．

　思春期の出来事はすべての人に同じ順序で起こるが，それらが起こる年齢は大きく異なる．男児の場合，思春期開始の合図となる出来事は，13歳前後の精巣と陰嚢の増大であり，続いて，陰毛，腋毛，顔ひげが出現する．陰茎の成長はその後2年間続き，性的成熟は精液中に成熟した精子が存在することで示される．その間，若い男性はホルモンが急増し，ホルモンのコントロールを正常なバランスに保とうと奮闘するため，予期せぬ勃起や時折の夢精を経験する．

　女児の思春期の最初の徴候は乳房の芽生えで，11歳までに明らかになることが多い．**初潮** menarcheと呼ばれる最初の月経は，通常約2年後に起こる．確実な排卵と生殖能力は，ホルモンのコントロールが成熟するまで延期され，さらに2年近くかかる．

ホメオスタシスの失調 16.11

　成人の場合，生殖器系の問題で最も多いのは感染症である．腟感染症は，若年女性や高齢女性，免疫抵抗力の低い女性に多くみられる．一般的な感染症には，大腸菌（消化管から感染），性感染微生物（淋病，梅毒，性器疣贅など），酵母（真菌の一種）によるものがある．未治療の腟感染症は女性の生殖器官全体に広がり，骨盤内炎症性疾患や不妊症の原因となることがある．月経痛や月経異常を伴う問題は，感染症やホルモンバランスの乱れから生じることがある．

　男性で最もよくみられる炎症性疾患は，**尿道炎** urethritis，**前立腺炎** prostatitis，**精巣上体炎** epididymitisであり，これらはすべて性感染微生物が伝染する性的接触の後に起こる可能性がある．精巣の炎症である精巣炎はかなりまれだが，不妊症の原因となりえるため深刻である．**精巣炎** orchitisは，成人男性の性感染症（STI）やおたふくかぜの後に起こることがほとんどである．

　先に述べたように，新生物は生殖系器官にとって大きな脅威である．乳房と子宮頸部の腫瘍は成人女性に最も多い生殖器がんであり，前立腺がん（前立腺肥大症の一般的な後遺症）は成人男性に広くみられる問題である．

　ほとんどの女性は20代後半に生殖能力がピークに達する．その後，卵巣機能の自然な低下が起こる．エストロゲンの産生が低下すると，排卵が不規則になり，月経は少量で期間も短くなる．最終的には排卵と月経が完全に停止し，出産能力がなくなる．この出来事は**閉経** menopauseと呼ばれ，通常46歳〜54歳のあいだに起こる．1年間月経がないと閉経とみなされる．

　閉経後もしばらくはエストロゲンの産生が続くが，やがて卵巣は内分泌器官としての機能を停止する．エストロゲンの刺激作用がなくなると，生殖器官と乳房は萎縮しはじめる．腟は乾燥し，性交痛が起こり（特に頻度が少ない場合），腟感染症がますます一般的になる．エストロゲンの欠乏がもたらすほかの影響としては，イライラなどの気分の変化（うつ病になる人もいる），皮膚の血管の激しい拡張は不快な汗をかく「ほてり」を引き起こす，皮膚が徐々に薄くなり骨量が減少する，血中コレステロール値が徐々に上昇して閉経後の女性は心血管障害のリスクに曝される，などがある．一時期，医師はこの困難な時期を乗り越え，骨格や心血管系の合併症を予防するために，低用量のエストロゲン・プロゲステロン製剤を処方していた．ところが

もっと詳しく見てみよう

避妊：妊娠の予防

避妊 contraception の鍵は，信頼性である．添付のフローチャートの赤い矢印が示すように，現在利用可能な避妊技術と製品は，生殖プロセスを阻止するための多くの選択肢を提供している．

米国で最も使用されている避妊薬は，避妊ピル，または単に「ピル」である．ピルには微量のエストロゲンとプロゲスチン（プロゲステロン様ホルモン）が含まれているが，28日周期の最後の7日間はホルモンが含まれていない．卵巣ホルモンの血中濃度が比較的一定しているため，女性は妊娠しているように見える．卵胞は成熟せず，排卵は停止し，月経量はかなり減少する．失敗の発生率は1％未満である．

別のホルモン配合ピル，モーニングアフターピル（MAP）または緊急避妊ピル（EC）は，レイプ被害者が選択する治療法であったが，現在では市販されるようになった．無防備な性交から3日以内に服用すると，濃縮されたエストロゲン・プロゲステロン配合ピルが正常なホルモンシグナルを「混乱」させるため，受精が完全に阻止されるか，受精卵が着床できなくなる．

卵管結紮術や精管切除術（それぞれ，卵管や精管を切断または焼灼する）などの不妊手術法は，ほぼ確実である．

ペッサリーやコンドームなどのバリア法は，特にパートナー双方が使用する場合，かなり効果的である．しかし，性交渉の自発性を失わせる可能性があるため，多くの人が避けている．

しかし最終的には，100％効果的な避妊法は，昔からある禁欲しかない．

男性		女性	
テクニック	イベント	イベント	テクニック
精管切除術 →	生存可能な精子の生産	生存可能な卵の生産	← ピル，避妊パッチ，月1回の注射，腟リング，インプラントの組み合わせ
禁欲 →	男性導管系への輸送	排卵	
性交中断 →			
コンドーム →	女性の腟内に精子が放出される	卵管采による卵母細胞の捕獲	← 卵管結紮術
	精子は女性の生殖管を移動する	卵管への輸送	← 殺精子剤，ペッサリー，子宮頸部ペッサリー，腟パウチ，または黄体ホルモンのみのミニピル，インプラント，注射薬
	卵管内で精子と卵母細胞が出会う		
	精子と卵の結合		← モーニングアフターピル（MAP）
	適切に準備された子宮内膜への胞胚の着床		← 子宮内避妊具（IUD），プロゲスチンのみのミニピル，インプラント，注射薬
	誕生		

赤ちゃんを産むために必要な出来事を中断できるポイントをフローチャートで示したもの
このプロセスを妨害する技術や製品は，妨害される部位に赤い矢印で示されている．

基本事項

- 避妊具の最も重要な点は，信頼性と適切で適時な使用である．
- 「ピル」は最も一般的な避妊薬である．28日間にわたり定められたホルモン濃度を提供することで排卵を防ぎ，指示通りに服用した場合の失敗率は1％未満である．
- コンドームのようなバリア方式は機能するが，自発性を妨げるので，あまり使われないことが多い．
- 禁欲は100％有効な唯一の避妊法である．

2002年7月，Women's Health Initiative(WHI)が16,000人の閉経後女性を対象とした臨床試験を突然打ち切り，人気のあるエストロゲン・プロゲステロンホルモン配合剤を服用している人は，プラセボを服用している人に比べて，心臓病が51％，浸潤性乳がんが24％，脳卒中が31％増加し，認知症リスクが2倍になったと報告した．この情報は，ホルモン補充療法(HRT)に対する熱意を減退させた．

その後2011年に，米国臨床内分泌学会が，HRT(エストロゲン単独，またはエストロゲンとプロゲステロンの併用)は重篤な更年期症状を緩和するためには適切な治療法であることを認める臨床ガイドラインを発表した．ただしこの提案には，個々の患者に対して，治療のリスクとリターンのバランスをとるための厳しいガイドラインが添付されていた．HRTの主なリスクには，心臓病，脳卒中，血栓，乳がんなどがある．現在のところ，QOLを考慮する際には，患者の年齢，症状の重症度，生殖に関する健康状態などが考慮されている．HRTは，最小有効量を服用し，健康的な生活の選択(禁煙)を続け，HRTを60歳以前または閉経後10年以内に開始すれば，多くの患者に利益をもたらすようである．

男性には閉経に相当するものはない．高齢男性はテストステロンの分泌が着実に減少し，オーガズム後の不応期間が長くなる(**男性更年期** andropauseと呼ばれる状態)ものの，生殖能力は死ぬまで続く．健康な男性であれば，80歳を超えても子孫を残すことができる．

確認してみよう

25. 男児が生まれる性染色体の組み合わせはXXかXYか？ XYの胎児が発育する過程で，男性の導管系(精路)の形成を促すために分泌されなければならないホルモンはなにか？
26. 停留精巣とはどのような病気か，またそれが改善されないとどのような結果になるか？
27. 成人女性の生殖器系に対する主な健康上の脅威はなにか？

（解答は付録A参照）

器官系の協調

ホメオスタシスからみた生殖器系と他の器官系との関係

内分泌系
- 性腺ホルモンは視床下部-下垂体軸にフィードバック作用を及ぼす．胎盤ホルモンは妊娠の維持を助ける．
- ゴナドトロピン（または，性腺刺激ホルモン）は性腺の機能調整に役立つ．

リンパ系/免疫
- 発育中の胚/胎児は免疫監視を逃れる（拒絶されない）．
- リンパ管は，血管から漏れ出し組織に貯留した血漿（ここでは組織液と名前が変わる）を排出する．また性ホルモンを運搬し，免疫細胞は生殖器官を病気から守る．IgAは母乳中に存在する．

消化器系
- 消化器官は発育中の胎児によって圧迫される．胸焼け，妊娠中によくみられる便秘が起こる．
- 消化器系は健康に必要な栄養素を供給する．

泌尿器系
- 前立腺肥大症は排尿を阻害する．妊娠中の膀胱の圧迫は頻尿や尿意切迫感を引き起こす．
- 腎臓は窒素性老廃物を排出し，母体と胎児の血液の酸塩基平衡を保つ．精液は男性の尿道を通って体外に出る．

筋系
- アンドロゲンは筋肉量の増加を促進する．
- 出産時に腹筋が活発に動く．骨盤底筋は生殖器官を支え，陰茎/陰核の勃起を助ける．

神経系
- 性ホルモンは脳を男性化・女性化し，性衝動に影響を与える．
- 視床下部が思春期の時期を調節する．神経反射が性的反応を調節する．

呼吸器系
- 妊娠後期は横隔膜の下降が障害され，呼吸困難を引き起こす．
- 呼吸器系は酸素を供給し，二酸化炭素を排出する．妊娠中は肺活量と呼吸数が増加する．

心臓血管系
- エストロゲンは閉経前の女性の血中コレステロール値を低下させ，心血管の健康を促進する．
- 心臓血管系は生殖器系の臓器に必要な物質を輸送する．血管拡張は勃起に関与する．血液は性ホルモンを運ぶ．

生殖器系

外皮系（皮膚）
- 男性ホルモン（アンドロゲン）は，皮膚や毛髪を潤滑にする脂腺を活性化させる．性腺ホルモンは特徴的な脂肪分布や陰毛・腋毛の出現を刺激する．エストロゲンは皮膚の保湿を高める．妊娠中の顔の皮膚の色素沈着を高める．
- 皮膚は身体のすべての器官を外から包んで保護する．乳腺の分泌物（母乳）は乳児に栄養を与える．

骨格系
- アンドロゲンは骨格を男性化し，骨密度を増加させる．エストロゲンは骨格を女性化し，女性の骨量を維持する．
- 骨盤は生殖器官の一部を包んでいる．骨盤が狭い場合，経腟分娩の妨げになることがある．

要約

- 男女の**生殖器系**は思春期に活発になる．**性腺**，または**一次生殖器官**は配偶子を産生し，ホルモンを分泌する．ほかのすべての生殖器官は，**付属生殖器**と見なされる．
- 生殖器系の目的は子孫を残すことである．男性は**精子**を作る．女性は**卵**を作る．

16.1　男性生殖器系の構造 (pp. 524〜527)

16.1a.　精巣
- 対になった**精巣**は，男性の主要な生殖器官である．精巣は，神経，血管，精管を包む束である**精索**を介して体幹に付着する．
- 各精巣は小葉に分かれており，その小葉には精子が作られる**精細管**がいくつかある．そのあいだにテストステロンを産生する**間質細胞**がある．
  - 精子は作られた後，**精巣網**から精巣上体へと移動する．

16.1b.　男性の導管系
- 精子を体外に送り出す導管系には，精巣上体，精管，尿道が含まれる．
- 精子は作られた後**精巣上体**に入り，そこでさらに成熟し，約20日間かけて泳ぐ能力を身につける．男性は精巣上体から精子を**射出**する．
- **精管**は精巣上体から精子を**精管膨大部**(精管の拡大した末端)に運ぶ．精管膨大部は精嚢の開口部を受け入れて，射精管に移行する．射精管は前立腺を貫いて尿道に合流する．
  - 精子は平滑筋の蠕動運動によって移動する．
  - 精子は精管切除術を受けた男性ではまだ生成される．精管が切断されるため，精子は体外に出ることができず，最終的には貪食される．
- **尿道**には，**前立腺部**(前立腺を通る)，**隔膜部**(前立腺から陰茎まで)，**海綿体(陰茎)部**(陰茎から外部へ)の3つの分節がある．

16.1c.　付属腺と精液
- 一対の**精嚢**は，精子に栄養を与え活性化させるために，糖分，ビタミンC，プロスタグランジンを豊富に含む濃厚な黄色の分泌物を産生する．精漿(精液の液体部分)の60%を占める．
- **前立腺**は1つであり(一対ではない)，精子を活性化する乳白色の液体を産生する．
  - 前立腺**肥大**は，**膀胱炎**や尿閉の原因となる．
  - 前立腺の炎症は**前立腺炎**である．前立腺がんは男性で3番目に多いがんである．
- 一対の**尿道球腺**は，尿道内の残留尿を中和するために，精子より先に体外に排出される透明な粘液を産生する．
- **精液**は付属腺の分泌物と精子の混合物である．液体が精子を養い，保護し，精子が体外に出て女性の生殖管に入る際に希釈する．

16.1d.　外生殖器
- **男性の外生殖器**には以下のようなものがある．
  - **陰嚢**：精子生産に理想的なやや低温の体外にあり，精巣を収容する．
  - **陰茎**：精子を女性の生殖管に送る．**陰茎軸**，**陰茎亀頭**(肥大した先端部)，**陰茎包皮**(または包皮)，および**勃起組織**からなる．
    - 包皮は生後間もなく割礼によって切除されることがしばしばある．
    - 勃起組織が血液で満たされると，勃起が形成される．

16.2　男性の生殖機能 (pp. 527〜530)

16.2a.　精子発生
- **精子発生**とは精子を作ることである．**精祖細胞**と呼ばれる幹細胞が分裂することから始まり，それぞれ幹細胞と**一次精母細胞**を形成し，一次精母細胞は**減数分裂**を経て**精子細胞**を形成する．
  - 精子細胞には23本の染色体がある．
- **精子形成**とは，精子細胞が完全に形成された精子へと成長する過程である．余分な細胞質が失われ，形がスリムになる．
  - **先体**は精子の頭部をおおい，卵への浸透を助ける消化酵素を含んでいる．

16.2b.　テストステロン産生
- **テストステロン**は精子発生に不可欠で，下垂体前葉からの**黄体化ホルモン(LH)**のシグナルを受けて間質細胞で産生される．
  - 男性ホルモンはまた，声が深くなる，毛髪が増える，筋肉量が増えるなどの**第二次性徴**の発達にも関与している．

16.3　女性生殖器系の構造(pp. 530〜535)

- 女性の生殖の役割は，男性のそれよりもはるかに複雑である．

16.3a．卵巣
- **卵巣**は卵を産生する主要な生殖器官である．卵巣には，**卵胞上皮細胞**に囲まれた発育中の**卵母細胞**を含む**卵胞**がある．
- 胞状卵胞(またはグラーフ卵胞)は成熟しており，**排卵**時に卵巣から離れる．破裂した，ホルモンを産生する黄体卵胞となる．
- 卵巣は**卵巣提靱帯，固有卵巣索，子宮広間膜**によって固定されている．

16.3b．導管系
- 卵管，子宮，膣が女性管の導管系を構成する．
- **卵管**は卵巣とは物理的につながっていないが，その遠位端には排卵後に卵を卵管中に「押し流す」ための**卵管采**がある．
- **子宮**は受精卵を受け入れ，保持し，育み，出産にも関与する．子宮は子宮広間膜，**子宮円索，子宮仙骨靱帯**によって固定されている．
  - 卵管より上部の子宮が**子宮底**である．主要部分は**子宮体**である．膣の中に突き出ている細い出口が**子宮頸**である．
  - 子宮の壁には，**子宮外膜，子宮筋層，子宮内膜**がある．
  - 受精卵が着床すると，子宮内膜に潜り込む．
- **膣**は女性の交尾器官であり，産道である．膣は部分的に**処女膜**によって閉じられているが，さまざまな行為によって破れることがある．

16.3c．外生殖器および女性会陰
- **女性の外生殖器(外陰部)**には，膣の外側に位置する生殖器構造〔**恥丘，大陰唇，小陰唇，膣前庭，陰核，大前庭腺(バルトリン腺)，会陰**〕が含まれる．

16.4　女性の生殖機能と周期(pp. 535〜538)

- 女児は生まれながらにして卵の総量をもっている．生殖能力は思春期に始まり，閉経で終わる．

16.4a．卵子形成と卵巣周期
- **卵子形成**とは卵の産生である．それは，**一次卵母細胞**を産生する幹細胞(**卵祖細胞**)から始まる．
- 思春期になると，**卵巣周期**が始まる．毎月，卵胞刺激ホルモン(FSH)に反応して数個の卵胞が発育しはじめる．通常，1つが優勢になる．
  - 第一減数分裂の後，**二次卵母細胞**と**極体**が形成される．極体は小さく，細胞質をほとんど含まず，染色体数を減らす目的で作られる．
- LHの急増が排卵を誘発する．二次卵母細胞が受精した場合にのみ第二減数分裂が完了し，**卵子**が形成される(正確にはこのときは，受精卵となっている)．

16.4b．卵巣によるホルモン産生
- 卵巣も思春期にホルモンの分泌を開始する．エストロゲンは主要な女性ホルモンで，卵胞上皮細胞から分泌される．
  - エストロゲンは卵巣周期を促進し，乳房の発育，腋毛や陰毛の成長，脂肪沈着量の増加，骨盤の広がりや軽さ，月経などの第二次性徴を刺激する．代謝効果もある．
- プロゲステロンはLHの存在に反応して黄体で産生される．

16.4c．子宮(月経)周期
- **子宮周期**(または**月経周期**)には，血中の卵胞ホルモンレベルの変化に応じた子宮内膜の周期的な変化が含まれる．
  - 月経期：子宮内膜が剥がれ落ちる時期．
  - 増殖期：子宮内膜が再生しはじめ，子宮腺が形成され，血液供給が増加する時期．
  - 分泌期：プロゲステロンの増加により，子宮内膜腺の分泌が促進され，血液供給がさらに発達する時期．
- LHレベルが自然に低下しはじめると，受精が起こらなかった場合は黄体が変性し，プロゲステロンレベルが低下する．

16.5　乳腺(pp. 538〜541)

- 乳腺は男女ともに存在するが，乳汁分泌に機能するのは女性のみである．乳腺は，汗腺が変化したものである．
- 各乳房には，**乳頭**の周りに色素沈着した部分(**乳輪**)がある．授乳中，乳汁は**腺房**で産生され，**乳管**と**乳管洞**を通って乳頭から排出される．
- **乳がん**は米国人女性の死因の第2位である．男性に発生する乳がんは全体の1%未満である．**マンモグラフィ**は，乳がんがまだ非常に小さいうちに発見できるため，早期診断につながる可能性がある．

16.6　妊娠と胎児の発育(pp. 541〜550)

- **妊娠**：受精から出産までの出来事．発育中の子孫は**受胎物**(コンセプタス)である．発育は**妊娠期間**中に起こる．

- 受胎物は時期によって呼び名が違う．
  - **胎芽**（または**胚子**）：受精から8週目まで．
  - **胎児**：9週目から誕生まで．

16.6a. 受精の達成
- 卵は排卵後12〜24時間生存可能である．精子は女性の生殖管内で約5日間生存可能である．両者は通常，卵管で出会う．
- 精子が卵に群がると**先体反応**が起こり，酵素が卵の膜（透明帯）を融解しはじめる．卵に到達した最初の精子は，通常，卵を受精させる精子ではない．
  - 1個の精子が侵入すると，精子の受容体が卵の表面から剥がれ落ち，2個目の精子が侵入するのを防ぐ．
  - **受精**は精子のDNAと卵のDNAが結合し，**接合子**が形成される瞬間に起こる．

16.6b. 胚発生および胎児発育
- 接合体の初期の急速な分裂は，**卵割**と呼ばれる．これは，発生を継続するための大量の細胞数を提供するものである．
- **胞胚**は中心が空洞の約100個の細胞からなる球体で，**ヒト絨毛性ゴナドトロピン(hCG)** の分泌を開始し，黄体に対して妊娠を維持するためにプロゲステロンの分泌を継続するように促す．胞胚は栄養膜と内細胞塊という2つの部分からなる．
  - 栄養膜細胞は液体を満たした球体を形成し，これが絨毛膜絨毛を形成し，また子宮組織と結合して**胎盤**を形成する．
  - **内細胞塊**は，**外胚葉**，**中胚葉**，**内胚葉**という3層の基本的な胚葉を産生する．
- 胎盤が形成されると，液体で満たされた**羊膜**が基本的な胚葉（胚になるもの）を取り囲み，羊膜を胎盤に付着させて**臍帯**が形成される．
- 8週が終わる頃には，胎盤は妊娠を維持するためにエストロゲン，プロゲステロン，その他のホルモンを産生し，黄体は退化する．
- 胎児期は成長と臓器の特殊化が中心である．受精後約270日で「正期産」となる．

16.6c. 妊娠が母体に及ぼす影響
- 妊娠中の解剖学的変化には，子宮の急激な増大，子宮が胸腔内に押し込まれることによる胸郭の拡大，重心の移動，腰部の前弯，**リラキシン**ホルモンの影響による恥骨結合の弛緩などがある．
- 生理的変化には，胸焼け，便秘，排尿の増加や腹圧性尿失禁，呼吸数の増加や呼吸困難，血液量，血圧，心拍数の増加，足首や足のむくみなどがある．

16.6d. 出産
- 出産は**分娩**とも呼ばれる．子宮から新生児が排出されるまでの出来事である．
  - **偽陣痛**：微弱で不規則な子宮収縮（ブラクストンヒックス収縮）．エストロゲンが最高レベルに達し，子宮に対するプロゲステロンの鎮静作用が中断されたときに起こる．
  - オキシトシンと胎盤からのプロスタグランジンが分娩開始に必要である．
- 分娩の段階
  - **開口期**：真の子宮収縮が始まってから子宮頸管が完全に拡張するまでの期間．
  - **娩出期**：子宮頸管の完全な拡張から新生児の娩出までの期間．
    - この段階で胎児に十分な酸素が行き渡らない場合（難産と呼ばれる状態），帝王切開を行い，手術によって分娩を早めることがある．
  - **後産期**：胎盤と胎膜の娩出（後産）．

16.7 生殖器系の発生・発達・老化 (pp. 550〜553)

- 第8週に生殖腺が形成される前，胚は未分化期にある．
  - **性分化疾患**：外生殖器と生殖腺が一致しない個体．
  - **卵精巣性性分化疾患**：卵巣と精巣の両方をもつ個体．
- **包茎**：陰茎の包皮の狭小化．
- **停留精巣**：精巣が腹腔から下降しない．
- **思春期**：生殖器官が成人の大きさまで成長し，性ホルモンの指示を受けて配偶子を作りはじめる時期．
  - 男児の場合，陰嚢と陰茎の成長，第二次性徴の発達を含む．
  - 女児の場合，**初潮**（最初の月経），乳房の発達，第二次性徴を含む．
- 男性は生涯にわたって精子を作り続ける．女性は**閉経**とともに生殖能力を失う．
- 成人期に最も多い問題は感染症で，女性の場合は腟感染症，男性の場合は**尿道炎**，**前立腺炎**，**精巣上体炎**，**精巣炎**である．

復習問題

▶ 選択問題
（正解が複数の場合もある）

1. 次のうち，男性の付属性構造はどれか？
   a. 生殖腺
   b. 配偶子
   c. 広い肩
   d. 精嚢
2. 発育の観点から見て，これらのペアのうちミスマッチなのはどれか？
   a. 腟—陰茎
   b. 精巣—卵巣
   c. 大陰唇—陰囊
   d. 卵管—精管
3. 子宮筋層は子宮の筋肉層であり，子宮内膜は_____層である．
   a. 漿膜
   b. 外膜
   c. 粘膜下組織
   d. 粘膜
4. ゴナドトロピンを説明しないものはどれか？
   a. 下垂体から分泌される
   b. LH と FSH
   c. 男女ともに重要なはたらきをするホルモン
   d. 生殖腺から分泌される性ホルモン
5. 女性の肛門と陰核のあいだのおおよその領域は何と呼ばれるか？
   a. 腹膜
   b. 会陰
   c. 腟
   d. 陰唇
6. 卵巣に付着しているのはどれか？

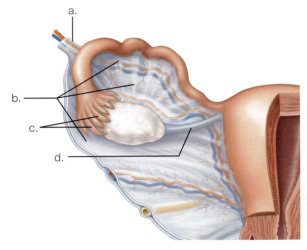

7. ヒトの卵と精子はどのような点で似ているか？
   a. 各月にほぼ同数が生産される
   b. 両者の運動性は同じ程度である
   c. サイズはほぼ同じである
   d. 染色体の数が同じである
8. 子宮頸部に関する記述のうち，誤っているものを 1 つ選びなさい．
   a. 子宮の一番上の部分
   b. 腟内に突出する
   c. 子宮頸管腺から粘液が分泌される
   d. 子宮頸管を含む
9. 毎月，通常 1 つのなにが起こるか？
   a. 一次卵胞が刺激される
   b. 卵胞はエストロゲンを分泌する
   c. 胞状卵胞が排卵される
   d. 卵巣が刺激される
10. 排卵後，破裂した卵胞はどうなるか？
    a. 退化する
    b. 黄体になる
    c. 廃棄物として剝がれ落ちる
    d. 修復して別の卵母細胞を産生する
11. 子宮壁に付着する胞胚の外側の層はどれか？
    a. 卵黄囊
    b. 内側細胞塊
    c. 羊膜
    d. 栄養膜

12. 通常，最も望ましい出産時の児の体位はどれか？
    a. 頭頂位
    b. 逆子
    c. 非頭位
    d. 頭位
13. ヒトの胚発生において，器官形成が起こる時期はどれか？
    a. 妊娠初期
    b. 妊娠中期
    c. 妊娠後期
    d. 出産直前
14. 各項目について，図の中から正しい文字を選びなさい．

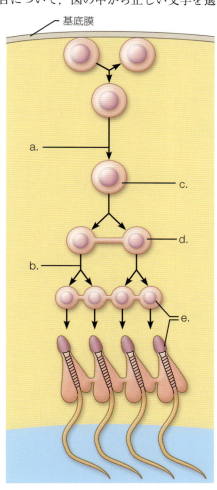

1. 一次精母細胞
2. 第二減数分裂が起こる
3. 精子細胞
4. 第一減数分裂が起こる
5. 二次精母細胞

▶記述問題

15. 男性の主要な性器，生殖腺とはなにか？ その2大機能とはなにか？
16. 精漿のはたらきとはなにか？ 精漿の生成を助ける3種類の分泌腺を挙げよ．
17. なぜ男性の生殖腺は腹腔内にないのか？ それらはどこにあるのか？
18. 精子発生はいつ始まるのか？ 精子発生が始まる原因はなにか？
19. テストステロンは思春期に男性の第二次性徴を出現させる．男性の第二次性徴の例を3つ挙げよ．
20. 精管切除後も男性の性的反応と第二次性徴が一般的に変化しない理由を説明しなさい．
21. 女性の生殖腺の名称と，その2つの主な機能について説明しなさい．
22. 泌尿生殖器系という言葉が女性よりも男性に当てはまるのはなぜか？
23. 女性生殖器の導管系の構造を挙げ，それぞれの重要な機能を説明しなさい．
24. 卵管が卵巣と連続していないことを考えると，排卵された「卵」がすべて女性の腹腔に入るわけではないという事実をどのように説明できるか？
25. 排卵された雌性細胞は成熟した性細胞（卵子）ではない．いつ，またはどのような条件下で成熟するのか？
26. エストロゲンを産生するのは卵巣のどの部分か？ 卵巣において産生される第2のホルモンを挙げよ．
27. 月経周期の出来事を列挙し，説明しなさい．なぜ月経周期はそれほど重要なのか？
28. 受精を定義しなさい．受精は通常どこで起こるか？ 着床の過程を説明しなさい．
29. 妊娠によって妊婦の身体機能はどのように変化するのか？
30. 分娩を誘発するトリガーはなにか？
31. 新生児の娩出は分娩のどの段階で起こるか？
32. 胚発生の未分化期とはなにか？

クリティカル・シンキングと臨床応用の問題

33. かなりの痛みを抱えた妊婦が主治医に電話をかけ，「すぐに」出産するところだと説明した．医師は，どうしてそう思うようになったのかと尋ねた．彼女は破水し，夫が赤ちゃんの頭を見ることができたという．**(a)** 出産が差し迫っていると信じたのは正しかったか？ もしそうなら，彼女の分娩はどの段階にあったのか？ **(b)** 彼女は60マイル離れた病院まで行く時間があったと思うか？ その理由は？

34. クリスタルさんは17歳のとき，囊胞と腫瘍のために左の卵巣と右の卵管の両方を手術で摘出した．32歳になった現在も健康で，第2子を妊娠中である．卵巣と卵管が1つずつしかなく，骨盤の反対側に離れているのに，どうしてクリスタルさんは子どもを妊娠できたのだろうか？

35. 精子が極体に入り，両者の核が融合する．その結果できた細胞が健康な胚に発育する可能性が低いのはなぜか？

付録 A 設問の解答

第1章 人体：概説

A 図1.4　（1）鼠径部，（2）肘の後面．
　図1.5　正中矢状面．
　図1.9　暖房器具．

■確認してみよう

1. 主として解剖学は構造を，生理学は機能をみる．これら2つの学問はそれぞれ関連しているため，ある機能は，それに対応する構造があってはじめて実現する．
2. 誤り．これらはすべて生理学のテーマである．
3. 胃は器官レベルである．グルコースは化学レベルである．
4. これらの器官は呼吸器系の一部である．
5. 泌尿器系．体内の老廃物を取り除き，血圧を調整する．
6. 生存はまた，自分の境界を維持し，移動し，刺激に反応し，生殖する能力にも依存する．
7. 酸素は，食物からエネルギーを取り出し，ATPを形成する化学反応に必要であるため．代謝は，酸素が直接関与する生命機能である．
8. 解剖学的正位とは，身体とその構造を説明する際に基準点としての役割をはたす立位をさす．この体位では，身体は直立し，足は平行で，腕は横に垂れ，手のひらは前を向く．解剖学用語を用いた身体の説明のほとんどは，実際の体位に関係なく，解剖学的正位に基づいているため，この体位を理解することが重要である．
9. 腋窩は腋の下のこと．肩峰は肩の先端である．
10. 左後前腕部．
11. 胸腔と腹腔を分けるには，横断面（断面）を用いる．
12. これらの臓器のうち，小腸と子宮は腹骨盤腔にある．
13. ジョーさんは虫垂炎だったかもしれない．
14. いいえ．狭い制御された範囲内で変動があることを意味する．
15. のどの渇きは負のフィードバック機構の一部である．のどの渇きは私たちに水分を摂るように促し（反応），その結果，のどの渇きの感覚は減少して終わる．もし正のフィードバック機構であれば，私たちはさらにのどが渇く（飲水刺激が増加する）だろう．

■復習問題

▶**選択問題**

1. d
2. c
3. 上，浅部，近位，外側，内側，後
4. 1-h，2-c，3-e，4-a，5-g，6-b，7-i，8-d，9-f
5. c
6. c
7. c
8. 1-b，2-a，3-a，4-c

▶**記述問題**

9. **解剖学**：身体の各部分の構造と形状，およびそれらの相互関係を研究する学問．
   生理学：身体やその部分がどのようにはたらき，機能するかを研究する学問．
10. **外皮系**：基本的に保護するための機能．ビタミンDの産生，塩分，水分，窒素性老廃物の排泄などの補助的役割．皮膚は臓器であり，器官系である（学生は汗腺など皮膚の派生物の名前を挙げることができるが，これは本当に必要なことではない）．
    骨格系：主な役割は身体を支え，筋肉が動きを生み出すための骨組みを提供することである．骨，靱帯．
    筋系：主な役割は身体の動きを促進すること．体温調節の補助的役割．臓器としては骨格筋が挙げられる．その他に平滑筋と心筋がある．
    神経系：神経インパルスと呼ばれる電気信号を介して作用する．脳，脊髄，神経．
    内分泌系：ホルモンと呼ばれる化学物質を介して作用する．松果体，下垂体，甲状腺，副甲状腺，胸腺，副腎，膵臓，卵巣（女性），精巣（男性）．
    心臓血管系：身体の細胞に十分な酸素と栄養素を供給し，細胞の老廃物を除去するための輸送システム．心臓，血管．
    リンパ系：心臓血管系から漏れた体液を回収し，血流に戻す．免疫反応に関与する細胞を収容する．リンパ管，リンパ節，脾臓，扁桃，胸腺．
    呼吸器系：呼吸ガスの交換，つまり酸素を取り入れ，二酸化炭素を体外に放出する．鼻，咽頭，喉頭，気管，気管支，肺．
    消化器系：摂取した食物を分解して血流に吸収させ，体内の細胞が利用できるようにする．口（口腔），食道，胃，小腸，大腸，直腸．付属器官：歯，舌，

唾液腺，肝臓，胆嚢，膵臓．
泌尿器系：体内の窒素性老廃物を除去し，体液の酸塩基，水分バランス，電解質を調整する．腎臓，尿管，膀胱，尿道．
生殖器系：生殖細胞を産生し，個体の生殖を可能にする．生殖腺（精巣または卵巣），男性の付属器官：精巣上体，精管，尿道（前の3つは導管系を形成する），精嚢，前立腺，尿道球腺，外生殖器（陰嚢と陰茎）．女性の生殖管の導管系：子宮，卵管，腟．

11. 鼻：前面，脚のふくらはぎ：後面，臍：前面，指の爪：後面．
12. 腹部体腔の両部分：心臓血管系，消化器系，筋肉系．胸腔のみ：呼吸器系．腹骨盤腔のみ：生殖器系および泌尿器系．
13. ホメオスタシス（恒常性）は体内環境の動的平衡状態のことで，環境の変化に対応するさまざまな機能的メカニズムをもつ，相互伝達を行う器官系によって安定的に維持されている．
14. 老化，病気や疾患，または死につながる身体機能の異常．

■ **クリティカルシンキングと臨床応用の問題**

15. 肘の前部，肩の三角筋部，左のふくらはぎ．
16. ジェニファーさんの神経は，上部の付属器が体幹（腋の下）に付着している箇所で損傷している．靱帯の断裂は首と肩甲骨のあたりにある．骨折は右上腕の肩と肘のあいだである．
17. MRIは脳のような軟部組織を調べるのに最も解像力が高く，さまざまな脳腫瘍の発見に最も適しているため，医師はMRIを使用する．密度の高い構造体は映らないので，視野を損なうことはない．PETスキャンは，放射性グルコースの使用量が増加することでがん細胞の位置を特定するために使用できるが，これは主に，MRIで特定されたがんの増殖がどの程度進行しているかを判断するのに役立つだろう．
18. 副甲状腺ホルモン（PTH）が多く分泌されると，血液中のカルシウム濃度が上昇するはずである．このホルモンは，血液中のカルシウム濃度が低いことに反応して分泌される．したがって，このホルモンのはたらきには，カルシウムを貯蔵場所（骨など）から血液中に移動させること，腸でのカルシウム吸収を高めること，腎臓でカルシウムを保持することなどがある．これらの機能により，血中カルシウム濃度が上昇する．
19. 凝固は正のフィードバック過程である．いったん凝固が始まると，粘着性の活性化血小板が化学物質を放出して，凝固プロセスを増幅し，速める．これが起こると，より多くのフィブリンが形成され，出血を止める血栓ができる．

第2章　基礎化学

A 図 2.3　トリチウム．
図 2.8　(b)．
図 2.12　水素イオン．
図 2.15　両者はいずれもグリセロールの骨組みと脂肪酸の鎖からなる．トリグリセリドは3つの脂肪酸の鎖をもつが，リン脂質は2つしかもたず，3つ目は脂肪酸の代わりに荷電したリン酸基をもつ．
図 2.17　R基はそれぞれのアミノ酸の化学的性質を生んでいる．

■ **確認してみよう**

1. 物体は空間を占有し，質量を有する．エネルギーとは，物質を動かす力，すなわち仕事をする能力のこと．
2. 身体の情報を伝えるために，電気エネルギーが使われる．細胞の活動には，化学エネルギー（ATP）が使われる．
3. それぞれ位置エネルギー，運動エネルギー．
4. エネルギーがある形から別の形に変化するたびに，いくらかの熱が環境に放出され（つまり，失われ），使用できなくなることを意味している．
5. 炭素，酸素，水素，窒素．
6. 原子とは，元素の性質を保っている最小の粒子である．
7. 原子番号は4，原子質量数は9．
8. 放射性同位体．
9. 分子とは，2つ以上の原子が化学的に結合したもの．
10. 分子物質とは，同じ種類の2つ以上の原子が化学的に結合したもの．化合物の分子では，原子は異なる．
11. イオン結合では，電子は1つの原子から別の原子に完全に移動する．共有結合では，相互作用する原子は1つ以上の電子対を共有する．
12. 水素結合．
13. 分解反応．
14. 可逆反応は両方向の矢印で示される．
15. 水の熱容量が大きいため，体温の急激な変化を防ぐことができる．
16. 酸がプロトン供与体である．
17. pH 11は塩基性である．pH 5はpH 11の1,000,000倍の酸性である．
18. 体内のすべての化学反応は，水のある環境で起こる．
19. 水に溶けると電流を流す．
20. 炭水化物の構造単位は単糖である

る．脂質の構造単位はグリセロールと脂肪酸である．
21. リン脂質とコレステロールは細胞膜に存在する．
22. 脱水縮合．
23. アミノ酸配列．
24. 線維状タンパク質．
25. 酵素はその活性部位で，基質とぴたりとはまるようにできている．
26. DNA は塩基 A, T, G, C と糖デオキシリボースを含む．RNA は A, G, C, U の塩基とリボースを含む．
27. ATP は，すべての体細胞にとって直ちに使用可能なエネルギーである．

■復習問題
▶選択問題
1. a, c, d
2. a, c, e
3. a, b, c, d, e
4. c, e
5. b, c
6. a
7. a, b, c, e
8. c
9. a
10. a, c, d
11. 細胞膜：a，性ホルモン：d

▶記述問題
12. エネルギーは質量をもたず，空間を占有しない．エネルギーは物質への影響によってのみ定義できる．エネルギーとは，仕事をしたり，物質を動かしたりする能力として定義される．
13. 炭素(C)，水素(H)，窒素(N)，酸素(O)は生体物質の大部分を構成している．窒素は主にタンパク質と核酸に含まれている．

14.
粒子	粒子の色	電荷	質量
陽子	赤	+	1 amu
中性子	黄	なし	1 amu
電子	黒	−	0 amu

15. 放射能とは，原子核からの粒子またはエネルギーの放出による（不安定な）原子の自然に起こる崩壊と定義される．元素の最も重い同位体(中性子の数が異なる元素の構造上の変異体)はより不安定であるため，通常放射性同位体になりやすい．
16. 分子とは，化学結合でつながれた2つ以上の原子の組み合わせである．この2つ以上の原子に，2種類以上の原子を含む分子を化合物という．
17. イオン結合は，ある原子から別の原子に電子が移動することで形成される．左側の原子(黄色の原子核)は，右側の原子(緑色の原子核)に電子を供与してイオン結合を形成する．
18. 水素結合は，1つの分子（または1つの分子の一部）に結合した水素原子が，ほかの分子（または同じ分子のほかの原子）の電子を欲しがる原子に引き寄せられることによって形成される．きわめて弱い結合である．水素結合は水分子をつなぎとめるだけでなく，タンパク質やDNAの立体構造（したがって機能）を決定する上で大きな役割をはたすため，身体にとって重要である．
19. $2Hg + O_2 \rightarrow 2HgO$：合成．
$Fe^{2+} + CuSO_4^- \rightarrow FeSO_4 + Cu^{2+}$：交換．
$HCl + NaOH \rightarrow NaCl + H_2O$：交換．
$HNO_3 \rightarrow H^+ + NO_3^-$：分解．
20. 無機化合物は CO_2 などいくつかの例外を除いて，炭素を含まない：水，塩，塩酸(胃酸)，重炭酸イオン(HCO_3^-)．有機化合物は炭素を含む：炭水化物，脂質，タンパク質，核酸．
21. pH は溶液中の水素イオン濃度の尺度である．血液はやや塩基性である．
22. 酵素は生物学的触媒である．酵素は，反応分子を相互作用する適切な位置に保持することにより，化学反応の速度を増加させる．

■クリティカルシンキングと臨床応用の問題
23. 抗生物質が通常反応物質と結合する酵素領域に結合すると，細菌の酵素機能は阻害される．その結果，細菌は死滅する可能性がある．一方，処方を受けている人はその酵素をもともともっていないため，影響は少ない．
24. pH とは，溶液中の水素イオン濃度の測定値と定義される．正常な血液 pH は 7.35～7.45 である．血液はほぼすべての体細胞と接触しており，細胞膜，腎機能，筋収縮，神経活動に悪影響を及ぼす可能性があるため，重度のアシドーシスは致命的である．酸素を運搬する赤血球中の鉄を含むタンパク質であるヘモグロビンも，酸性度が高くなると影響を受ける可能性がある．このような変化が起こると，組織への酸素供給が減少するか完全に停止し，全身の細胞機能が損なわれることになる．
25. 中性脂肪は，皮膚やその周囲の臓器の下に沈着している．そのはたらきの1つは，身体を断熱し，熱の損失を防ぐことである．サラさんは痩せていて，保温性が低いため寒く感じ，保温性の高い体脂肪をもつローレンさんよりも熱を失いやすい．

26. タンパク質は高温の影響を大きく受ける．タンパク質の構造は壊れやすい水素結合によって保たれており，過剰な熱で簡単に壊れてしまう．構造が維持されなければ，タンパク質は適切に機能することはできない．タンパク質の構造が適切でなければ，細胞や組織に甚大な損傷が起こる可能性がある．

第3章　細胞と組織

A　図3.1　細胞骨格の線維．
　　図3.4　遺伝子：クロマチン，タンパク質合成の「工場」：リボソーム．
　　図3.10　担体タンパク質またはチャネルタンパク質．

■ 確認してみよう

1. 細胞は生命体の基本単位である．
2. 細胞の共同した活動．
3. リン脂質には極性領域(頭)と非極性領域(尾)がある．頭は極性分子である細胞内外の水に向き合う．一方，尾は膜内部で非極性分子同士互いに向き合う．
4. 受容体．血液型の決定，細胞間の認識と相互作用．
5. それぞれ情報交換，結合．
6. **核**：通常，細胞の中心近くに位置する．
   細胞膜：外界との境界をなす．
   細胞質：核の外側で，細胞膜の内側．
7. 一般的な細胞とは，すべての細胞に共通する小器官と機能を説明する概念である．
8. 核小体は，タンパク質合成に重要なリボソームの合成場所である．
9. サイトゾルは細胞質の液体部分である．細胞質にはサイトゾル，細胞内小器官，封入体が含まれる．
10. ライソゾームは，摂取された細菌，消耗した細胞内小器官，死んだ細胞を分解する．ペルオキシソームは，多くの有害毒性物質を解毒し，フリーラジカルを解除する．
11. ミトコンドリアがATP合成の主体である．ゴルジ装置が梱包を行う．
12. 微小管とマイクロフィラメント．
13. 中心小体：微小管．微絨毛：アクチンフィラメント．
14. 微絨毛は吸収のために細胞表面積を増加させている．
15. 線維芽細胞と赤血球．
16. 情報を収集し，身体機能を制御する．
17. 各分子がもつ運動エネルギー．
18. 濃度勾配によって水や溶質が拡散で移動する方向が決まる．ある物質の濃度が高いほうから低いほうへと移動する．
19. チャネルタンパク質は，特定の小さな溶質の拡散のために膜タンパク質によって形成される開口部である．担体としてはたらく膜タンパク質は，膜を通して特定の物質の拡散を可能にする形状変化を起こす．
20. ある分子が高濃度から低濃度へ移動することを意味する．
21. ポンプのタンパク質がリン酸化されると，形が変わる．この形の変化でNa^+が排出され，K^+が結合する．
22. ファゴサイトーシス．
23. 受容体介在性エンドサイトーシス．
24. DNAは二本鎖である．DNAが複製されるとき，それぞれの鎖は相補鎖を作るための鋳型となる．したがって，鋳型鎖がACTであれば，その部位に形成される相補鎖はTGAである．
25. 細胞質分裂は細胞質の分裂である．細胞質分裂が起こらなければ，二核細胞になる．
26. mRNAはタンパク質を構築するためのコード化された情報を，DNAからタンパク質合成が行われるリボソームへ運ぶ．tRNAはアミノ酸をリボソームへ送り，mRNAのコドンとそのアンチコドンを結合させることで位置を「チェック」する．
27. 転写と翻訳．タンパク質は翻訳中に合成される．転写とは，DNAを鋳型としてmRNAを生成することである．
28. 細胞の形状と細胞の配列(層)．
29. 外分泌腺は，分泌物(通常，ホルモン以外のタンパク質を含む分泌物)を上皮の表面に運ぶ管をもつ．内分泌腺はホルモンのみを分泌し，導管をもたない腺である．
30. 自分自身で修復する．特殊な細胞接合装置を備えた細胞である．
31. 上皮組織の2つの特徴として，1つの自由表面をもつことと，無血管であることが挙げられる．
32. 結合組織の2つの特徴は，血液供給が多様であること，生きた細胞を取り囲む非生物の細胞外基質がみられること．
33. コラーゲン線維(膠原線維)．
34. 骨格筋．
35. ニューロン(神経細胞)が少し離れた構造を制御することを可能にする．
36. 電気化学的インパルスを身体のある部分から受け取り，別の部分へ送ることができるということ．
37. 高密度の線維性結合組織．
38. 細胞分裂の正常な制御が失われたときに起こる異常増殖である．

■ 復習問題
▶ 選択問題
1. a
2. c, d (dは本文では強調されていない)
3. a, b, c (cは本文では示されていない)
4. e
5. c
6. c
7. b
8. b
9. a
10. a
11. a, b, d, e
12. c

▶ 記述問題
13. すべての細胞は，代謝，分裂，成長，刺激への反応，栄養素の消化，移動，老廃物の排泄を行うことができる．
14. 細胞膜はリン脂質の二重層で基本的に構成されている．脂質二重層を安定させるために，コレステロールが散在している．タンパク質は，受容体，輸送タンパク質，あるいは膜結合酵素として機能するために，脂質層の内部および表面(内部および外部)に浮遊している．糖鎖は細胞外側の脂質とタンパク質成分(それぞれ糖脂質と糖タンパク質)の両方に付着し，細胞の識別などの役割がある．
15. ミトコンドリア：ATPを形成する．リボソーム：タンパク質合成．小胞体：細胞内のある領域から別の領域へ物質を運ぶネットワーク．ゴルジ装置：タンパク質の修飾と梱包．ライソゾーム：消耗した細胞構造や異物を消化する．ペルオキシソーム：解毒.
16. DNAは特定のタンパク質を作るための正確な情報を提供する遺伝子である．つまり，遺伝子上の3塩基の塩基配列は，タンパク質上の相対的な位置に現れるべきアミノ酸を正確に示す．RNAはDNAの命令を実行し，タンパク質が構築されるのを確認する．メッセンジャーRNA(mRNA)はDNAの命令を核の外に運び，リボソームに伝える．トランスファーRNA(tRNA)はアミノ酸をリボソームに運び，リボソームRNA(rRNA)はリボソームの一部，すなわちタンパク質合成部位を形成する．
17. 上皮組織にはいくつかの共通の特徴がある．上皮組織は連続したシートを形成する傾向があり，膜は常に1つの自由表面をもっている．最下面は基底膜上にある．上皮は無血管で，よく再生する．上皮組織の最も重要な機能は，保護，吸収，濾過，分泌である．例えば，外側の上皮(表皮)は細菌，化学物質，熱による損傷から保護する．呼吸器系の上皮には線毛があり，肺からゴミを掃き出す．消化器系の上皮は物質を吸収し，腎臓の上皮は吸収と濾過を行い，分泌は腺の専門分野である．
18. 結合組織は通常，生きた細胞から分泌される多量の細胞外基質と，多様な血液供給に特徴づけられる．結合組織は，ほかの身体組織をつなぎ，支え，保護し，修復する役割をはたす．結合組織の機能は，その基質によって最もよく説明される．つまり，結合組織がクッション組織である場合，基質は柔らかくしなやかであり，結合組織が身体を支えたり，強度を与えたりするものである場合，基質は硬く，強くなる．
19. 骨格筋，平滑筋，心筋．「平滑筋の運動は不随意的である」という意味は，平滑筋を自らの意識で制御できないことを表わしている．
20. 間期とは，細胞分裂のあいだにある細胞周期の部分である．DNAは有糸分裂に備え，間期(S期)にコピーされる．有糸分裂は核の分裂であり，DNAの2つのコピーが2つの娘核に分離される．有糸分裂は前期，中期，後期，終期の4段階からなる．細胞質分裂は終期に重なり，細胞質と細胞膜が完全に分離した2つの娘細胞に分割される．

■ クリティカルシンキングと臨床応用の問題
21. ライソゾームが破壊されると酸性の加水分解酵素が細胞質に放出され，細胞が死滅する．細胞が溶解すると炎症が引き起こされる．ヒドロコルチゾンはライソゾームを安定化させることによって炎症の不快な影響を制御し，細胞死とその結果生じる炎症を抑える．
22. 過形成とは細胞数の増加による身体の組織や器官の肥大で，この反応は細胞を刺激する局所的な刺激物や状態がある場合に起こる．ミッシェルさんの唇には新生物の証拠がないとのことなので，ミッシェルさんはがん(悪性新生物)を患っていない．
23. リン脂質の自動的に配置される性質により，膜は小さな損傷を受けても即座に埋めることができる．
24. 脱水の治療には，低張液の緩徐投与が最適である．細胞内と比較して溶液の溶質濃度が低いため，細胞内に水分が入り込み，

第4章　皮膚と膜

A 図4.10　生えてこない：III度熱傷では，表皮と真皮の両方が破壊されるため，毛根も破壊される．
図4.11　扁平上皮がん．

■確認してみよう

1. 漿膜は外界とは交通しない体腔内のスペースの表面をおおっている．粘膜は外界と交通する中空の器官（呼吸器，消化器，泌尿器，生殖器の腔）の内腔表面をおおっている．
2. ① 壁側胸膜→② 臓側胸膜→［肺実質］→③ 臓側胸膜→④ 壁側胸膜→⑤ 壁側心膜（単に心膜という）→⑥ 臓側心膜（心外膜という）→［心臓実質］
3. 関節包の内面にある疎性結合組織．
4. 皮膚は体表面をおおう上皮膜である．皮膚膜は皮膚の同意語である．外皮は「おおい」という意味である．外皮系は皮膚とその付属器官（爪，毛髪，分泌腺）を指す．
5. 表4.1に挙げた機能のうち，どれか3つ．
6. ケラチノサイトは表皮に最も多く存在する細胞である．
7. 基底層．
8. 角質層．
9. 顆粒層を出ると細胞は死にはじめる．
10. 手掌の表皮にはこんもり盛り上がった皮膚小稜があり，その頂きには汗腺が開口し，指紋を作る．
11. 表皮のみ．
12. メラニン，カロチン，ヘモグロビンはすべて肌の色に関係している．
13. 脂性分泌物を作り出す皮脂腺．
14. どちらもビタミンと老廃物を含む希薄な塩溶液である．アポクリン汗腺からの分泌物には，タンパク質や脂肪酸も含まれている．
15. 爪の成長領域である爪母基が剥がれているので，爪は再生しない．
16. 必要なタンパク質や電解質を含む体液が失われ，循環性ショックを起こし，重篤な感染症を引き起こす．
17. I度熱傷は赤く腫れ，表皮のみが損傷する．II度熱傷は表皮と真皮の表層部を損傷し，水疱が出現するが，上皮の再生が起こりうる．III度熱傷は皮膚の厚さ全体が破壊され，皮下組織にまで及ぶことがある．IV度熱傷は皮膚の全層を破壊し，炭化したように見える．
18. ABCDEの法則．
19. 紫外線曝露（日光または日焼けマシン）．
20. 角質細胞は死滅しているため，分裂していないから．
21. 皮下脂肪の減少．
22. 新生児の皮脂腺．

■復習問題

▶選択問題

1. c
2. b, e
3. c, e
4. e
5. a, c, d
6. 1-b, 2-e, 3-d, 4-c, 5-a
7. c
8. a
9. 1-c, 2-h, 3-f, 4-a, 5-d, 6-e, 7-b, 8-g

▶記述問題

10. 滑膜．
11. 化学的損傷（酸や塩基など），機械的損傷（圧力，外傷など），細菌（酸性のマントによって保護する），乾燥（防水のケラチンによって保護する），紫外線，熱．
12. 汗腺からの発汗（主に水分と塩分，少量のビタミンC，代謝老廃物，乳酸），皮脂腺からの皮脂（油性物質と壊れた細胞）．
13. 皮膚の温度調節機能はすべて，神経系によってコントロールされている．体内温度が高い状態では，血液が皮膚の毛細血管網に流入し，体表面から熱が放射される．同時に，汗腺から汗が分泌され，皮膚表面から蒸発するため，蒸発と対流によって体温がより多く放散される．外気温が低いと，血液が真皮の毛細血管系に入りにくくなるため，体外への放熱が妨げられ，発汗が起こらなくなる．このメカニズムにより，血液が深部組織へ行くのを制限し，身体の深部体温を維持するのである．
14. 立毛筋は毛包に付着した平滑筋細胞の小さな帯で，収縮すると毛髪（毛包）を直立した状態に引っ張る．寒さや恐怖によって活性化するため，「鳥肌」を引き起こす．
15. 乾燥し，薄くなり（あざができやすくなる），弾力性がなくなり，皮下脂肪組織が失われる．
16. エクリン汗腺からは，水分，塩分，少量の代謝老廃物を含む汗が分泌される．アポクリン汗腺からは，同じ汗に加えて脂肪物質とタンパク質が分泌される．
17. 黒にきびとは，皮脂が詰まった管が空気中で酸化し，黒く変色したものである．白にきびも管が詰まったものだが，この場合，管を詰まらせる物質には皮

前ページより続き：再水和される．体細胞の溶解や損傷を避けるため，綿密な監視が必要である．

脂とバクテリアの両方が含まれる．空気に触れることができないため，酸化が進まず薄い色のままである．癤は，毛包の周囲に細菌が感染し，膿が形成されたものである．非常に痛みを伴う．癰はその中でも最悪のもので，癤が集合したものである．感染部位は実際には皮膚の下でつながっているので，感染を広げないために医療専門家によって治療されるべきである．

■ クリティカルシンキングと臨床応用の問題

18. 皮下組織に脂肪組織がなく，皮膚の断熱能力が低いので，寒さに弱くなる．
19. 日光の紫外線を長期間浴びることは，皮膚がん発症の危険因子と考えられている．加えて，（A）非対称性，（B）境界の不規則性，（C）色の変化，（D）直径 6 mm 以上，（E）進行性の変化（周囲組織より高くなるなど経時的に変化する）を示すほくろまたは色素斑はすべて，悪性黒色腫の可能性のある徴候である．直ちに医師の診察を受けるべきである．悪性黒色腫の場合，発見後の生存率は約 50％であるが，早期発見により生存率が高まる．
20. オレンジ色は，角質層や皮下組織に沈着したカロチンによるものかもしれない．カロチンはオレンジ色（ニンジンなど），濃い黄色（冬カボチャなど），葉緑色（ホウレンソウなど）の野菜に多く含まれている．
21. 脂溶性薬剤は通常，細胞膜が親油性であるため，水溶性薬剤よりも速やかに吸収される．さらに，細胞外腔には糖脂質が含まれており，脂溶性薬剤が容易に通過できる．

22. 水ぶくれのある腕はⅡ度熱傷，手は骨が露出したⅣ度熱傷，頬はⅠ度熱傷（水ぶくれなし）である．手，足，顔にⅢ度以上の熱傷があるため，この患者は重症である．

第5章　骨格系

A 図 5.12　上顎骨．
図 5.29　関節骨を隔てる軟骨や線維組織の代わりに，潤滑液で満たされた関節腔をもつ．

■ 確認してみよう

1. 筋は骨を梃子（テコ）として使い，身体の動きをもたらす．
2. 赤色骨髄は造血の場となり，黄色骨髄は脂肪の貯蔵場となる．
3. 長骨のほとんどは四肢にある．
4. 骨幹，骨端．
5. 緻密骨は堅固で非常に密度が高く，穴はほとんどない．海綿骨の部分は，骨棘と骨棘のあいだに隙間が多く，家の梁のように見える．
6. 骨細胞に栄養を運ぶ．
7. 膜または軟骨．
8. ホルモン刺激（PTH）によって血中カルシウムのホメオスタシスを維持する．
9. 破骨細胞は骨を破壊する細胞であるため，骨は細く弱くなる．
10. 骨折とは骨が破損することである．圧迫骨折や粉砕骨折は高齢者に多い．
11. 頭蓋，脊椎，胸郭．
12. 食事や会話．顎関節を使っている．
13. 上顎骨．
14. 篩骨．
15. 前頭骨は冠状縫合で頭頂骨と結合する．頭頂骨は矢状縫合で互いに結合する．
16. 頸椎，胸椎，腰椎，仙骨，尾骨．
17. 典型的な頸椎はすべて小さく，横突起に穴があり，棘突起が分裂している．腰椎はブロック状の大きな椎骨で，鈍い棘突起が真後ろに突き出ている．椎体は大きく，横に張り出た突起に穴はない．
18. 真肋は，肋軟骨によって胸骨に直接付着している．仮肋は，間接的に（上肋骨の肋軟骨によって）胸骨につくか，あるいはまったく付着していない．
19. 椎骨．
20. 扁平骨．
21. 胸椎と仙骨の弯曲がある．
22. 出生時の新生児の背骨は円弧（C字型）であるが，成人の背骨はさらに2つの弯曲があり，S字型である．
23. 軸骨格は体軸を形成し，脳と内臓を保護する．付属肢骨格は可動性と外部環境の操作を可能にする．
24. 鎖骨は胸骨の内側に付着している．
25. 上腕骨は腕の骨格を形成する．
26. 手根骨は手首にある短い骨である．
27. 橈骨と尺骨．
28. 腸骨，坐骨，恥骨が寛骨を形成する．各骨盤帯は，2つの寛骨と仙骨によって形成される．
29. 女性の骨盤はより広く，軽い．恥骨下角は鋭角ではない．骨盤上口と骨盤下口は広く，坐骨棘は短い．
30. 脛骨と腓骨．
31. 距骨．
32. 大腿骨．
33. 関節は，骨と骨をつなぎ，身体の柔軟性を高めている．
34. 関節を構成する骨端間の物質に違いがあり，線維性関節では線維組織，軟骨性関節では軟骨である．

35. 関節包を裏打ちし，関節内の潤滑液の供給源となる．
36. 肩関節と股関節は球関節である．親指の手根中手関節は鞍関節である．
37. 圧迫骨折，骨粗鬆症．
38. 下肢と顔面骨格は小児期に最も急速に成長する．

■復習問題
▶選択問題
1. a, b, d
2. 1-e, 2-a, 3-d, 4-c, 5-b
3. b
4. d
5. a, b, c, d, e
6. d
7. b, e
8. b, c, e
9. b
10. b
11. 1-a, b, 2-a, 3-a, 4-a, 5-b, 6-c, 7-c, 8-a, 9-c
12. 1-a, d, f, 2-b, e, 3-c

▶記述問題
13. 黄色骨髄は成人の長骨の髄腔にみられる脂肪からなる物質．海綿骨は海綿状にみえるが，緻密骨は堅固で滑らかで密にみえる．
14. 側頭骨と頭頂骨がそれぞれ2つ．後頭骨，前頭骨，蝶形骨，篩骨がそれぞれ1つ．
15. 下顎：下顎骨．頬：頬骨．上顎：上顎骨．眉の隆起：前頭骨．
16. 胎児の頭蓋骨は，(a)頭蓋と顔の大きさの比がはるかに大きい，(b)顔面骨が短縮している，(c)頭蓋泉門と呼ばれる未癒合の部分がある．
17. 鎖骨と肩甲骨．
18. 上腕骨，橈骨，手根骨．
19. 腸骨，坐骨，恥骨．腸骨が最も大きい．坐骨は坐骨結節をもつ．恥骨は最も前方にある．
20. 不動関節：基本的に動かない．基本的に線維性関節である．半関節：やや可動性があり，一般に軟骨性関節である．可動関節：自由に動く．滑膜性関節である．

■クリティカルシンキングと臨床応用の問題
21. 骨粗鬆症の可能性が高い．特に脊椎と大腿骨頸部の骨量が減少すると，骨折の確率が高くなる．
22. 脱臼．上腕骨頭が関節窩の正常な位置から外れた状態．
23. 完全に成長した成人の骨にみられる骨端線は，若い成長期の骨にみられる骨端板の名残である．
24. 側頭骨と下顎骨のあいだの関節（顎関節）．
25. マイクさんの症状の場所と遺伝歴から，彼は痛風性関節炎である可能性が高い．痛風性関節炎は，血液中の尿酸値が異常に高い場合に起こる．これが起こると，尿酸塩の結晶が関節や軟部組織に沈着し，炎症反応と痛みを引き起こす．痛風性関節炎は家族性で，母趾の付け根の関節から始まることが多いようである．

第6章　筋系

A 図6.1　epiは「上」，mysは「筋」の意．筋上膜は，筋全体をおおう結合組織である．
図6.20　股関節屈曲時の大腿直筋の停止は骨盤であり，膝関節伸展時の停止は脛骨結節である．

■確認してみよう
1. 骨格筋線維は長い多核細胞で，明らかな横紋がある．心筋細胞は枝分かれした，典型的な単核細胞で，横紋はあまり目立たないが，介在板をもつ．平滑筋線維は紡錘形の単核細胞で，横紋はない．
2. 骨格筋．
3. 縞状または帯状であること．
4. 骨格筋の運動は非常に力強く速いが，平滑筋の運動は遅く，しばしばリズミカルである傾向がある．
5. 筋フィラメントの配列が，骨格筋細胞の横紋を作り出す．
6. 運動ニューロンの軸索終末と骨格筋線維の筋鞘．
7. 活動電位発生時にNa^+が細胞内に入る．
8. Ca^{2+}は運動ニューロンの軸索終末で神経伝達物質（ACh）の放出を刺激し，アクチンのミオシン結合部位をブロックしている調節タンパク質を移動させることで，クロスブリッジの形成と筋収縮を開始させる．
9. Ca^{2+}が筋フィラメントのスライドを引き起こす．
10. 井戸からロープでバケツを引き上げるほうに似ている．
11. クレアチンリン酸によるADPのリン酸化，貯蔵されているATP，グルコースの酸化によって生成されたATP．
12. 貯蔵されているATP．
13. 等尺性収縮．
14. 酸素欠乏は，人が活発にはたらくときに，筋に必要な酸素を供給し続けるのに十分な速さで酸素を取り込むことができないときに起こる．
15. 筋肉トレーニング運動は筋肉を大きくする．
16. 外転．
17. 屈曲と伸展．
18. 主動筋の活動を固定または補助する．
19. 前脛骨筋：脛骨の前方をおおう筋．脊柱起立筋：背骨をまっすぐにする筋．腹直筋：腹部をまっすぐに走る筋．長橈側手根

伸筋：前腕の背側にある長い筋で，手首を伸ばす（背屈させる）役割があり，橈骨遠位部に付着する．

20. 輪状．
21. 前頭筋．
22. 咬筋と側頭筋．
23. 脊柱起立筋．
24. ベニヤ板のような構造．さまざまな腹筋が腹部をさまざまな方向に走っているため，腹壁は非常に強い．
25. 広背筋．
26. 上腕三頭筋．
27. 大腿前面の大腿四頭筋．
28. 中殿筋と三角筋．
29. ヒラメ筋と腓腹筋．足関節を底屈させる．
30. 神経線維の髄鞘が形成されなければならない．
31. 運動は，老年期に起こる筋肉量と筋力の自然な低下を遅らせるか減少させる．

■復習問題
▶選択問題
1. c, e
2. a
3. c
4. d
5. a, b, c, d
6. a, b
7. a, b, d
8. d

▶記述問題
9. 骨格筋：長く，円柱状で，横紋のある，多核の細胞．骨に付着し，関節を横切る．身体の「肉」を形成し，すべての随意運動を担う．

心筋：単一の核を含む，枝分かれした筋状の細胞．介在板と呼ばれる緊密な接合部で互いに連結している．心臓にのみ存在し，らせん状の束に配列されている．心臓の収縮により血液が血管に送り込まれる．不随意運動．

平滑筋：一般に，中空臓器の壁内で互いに直角に（一方は縦に，他方は輪状に）配列した細胞層（またはシート）にみられる．体内の管（消化器，泌尿器，生殖器，呼吸器）で物質を移動させる．不随意運動．

10. デリケートな筋組織を保護，補強，強化する．筋内膜（図のa），筋周膜（図のb），筋上膜（図のc）．

11. 神経筋接合：運動ニューロンの軸索終末と筋細胞の筋鞘の接合部．

運動単位：1つの運動ニューロンと，それが刺激するすべての筋細胞．

強縮：弛緩を認めない滑らかで持続的な筋収縮．

段階的反応：異なるレベルの刺激（刺激の頻度と刺激される筋細胞の数の両方における変化）に反応して，異なる程度の収縮が起こること．

好気性呼吸：酸素を使ってATPを生成する代謝経路．

嫌気的解糖：グルコースをピルビン酸に分解して（酸素を使わずに）ATPを生成する代謝経路．

筋疲労：通常，酸素不足と筋組織内の乳酸の蓄積の結果生じる．

神経伝達物質：神経インパルスが神経細胞の軸索終末に到達したときに，神経細胞から放出される化学物質．

12. アセチルコリンが放出される．アセチルコリンはシナプス間隙を横切って拡散し，筋鞘上のアセチルコリン受容体に付着する．筋鞘のNa$^+$透過性が短時間上昇する．Na$^+$が筋細胞内に突入し，静止状態の筋鞘の電気的状態を逆転させる（膜の脱分極）．Ca^{2+}が筋小胞体から放出される．Ca^{2+}がアクチンフィラメントに付着することで，ミオシンとの結合部位が露出する．ミオシン頭部がアクチンと結合し，それが引き金となってATPの存在下で筋鞘の中心に向かってスライドし，収縮が起こる．

13. 筋緊張とは，神経系によるさまざまな運動単位への不連続だが系統的な刺激によって生じる，筋の継続的で部分的な収縮の状態をいう．緊張のない筋は，神経供給の破壊により麻痺（収縮不能）し，弛緩し，最終的には萎縮する．

14. 4つの筋（または2対の筋）は，異なる木目の板を圧縮して合板を作るように，線維が異なる方向に走るように配置されている．ベニヤ板のように，腹壁の筋組織は厚みの割に非常に丈夫で，腹帯としての機能を十分にはたしている．

15. ハムストリングス：股関節を伸ばし，膝を曲げる．大腿四頭筋：股関節を曲げ（大腿直筋のみ），膝を伸ばす．

16. これらの動作は正反対であるため，それぞれを行う筋は身体の反対側にある．解剖学的正位では，手首を曲げる筋は前腕前面にあり，手首を伸ばす筋は前腕後面にある．

■クリティカルシンキングと臨床応用の問題
17. 三角筋，中殿筋，大腿四頭筋（外側広筋）．乳幼児は中殿筋の発達が不十分であるため，外側広筋を用いることが多い．

18. 腓腹筋を踵の骨に付着させているアキレス腱を断裂した．このため，ふくらはぎと踵のあいだに隙間ができ，足底屈ができない．

19. エリックさんの酸素摂取量は，長時間の有酸素運動を支えるために必要な酸素を筋に供給し続けるには十分ではなかった．彼の激しい呼吸は，酸素不足を補うために酸素を供給する(a)．彼の筋細胞は有酸素代謝に頼っており(b)，その酸素消費によって息苦しさが生じた．酸素がなくなると，嫌気性代謝が起こり，乳酸の蓄積(c)，短期的な筋疲労，筋痛を引き起こした．
20. 神経伝達物質アセチルコリンは神経筋シナプス間隙を拡散し，Ca^{2+} の影響を受けて骨格筋収縮を刺激する．筋鞘膜上のアセチルコリン特異的タンパク質受容体を完全または部分的に遮断すると，筋弛緩が起こる(化学薬品A)．

第7章　神経系

A 図 7.5　髄鞘は多くのシュワン細胞が軸索上でつながっている．個々のシュワン細胞は1つの髄鞘しか形成しないため，シュワン細胞とシュワン細胞のあいだに隙間ができる．

図 7.17　水頭症が生じる．脳脊髄液が硬膜の静脈洞に排出されなくなるため，脳室が拡張し水頭症が生じる．

■確認してみよう
1. 中枢神経系は脳と脊髄からなる．末梢神経系は脳と脊髄の外にある神経をすべて含むが，中枢神経系に伸びる神経と中枢神経系から伸びる神経も含む．
2. アストロサイトは最も数の多いグリア細胞である．オリゴデンドロサイトはミエリンを産生する．
3. グリア細胞は分裂できる．ほとんどのニューロンは分裂できない．がん細胞の基準は，その無秩序な分裂である．
4. 神経束は中枢神経系における神経線維の束である．神経は末梢神経系における神経線維の束である．
5. 神経節は末梢神経系の神経細胞体の集まりであり，神経核は中枢神経系の神経細胞体の集まりである．
6. 樹状突起は神経細胞体に向かってインパルスを伝導し，軸索終末は神経伝達物質を放出する．
7. 40 m/秒で伝導する線維．
8. 緩徐電位とは，距離とともに消滅する局所電流である．活動電位は，軸索の長さに沿って連続的に再生され，消滅しない電流である．
9. シナプスとは，インパルスが1つのニューロンから，別のニューロンあるいは標的細胞へと通過する場所のことである．シナプス間隙とは，神経伝達物質が信号を伝達するために通過しなければならないシナプスの隙間のことである．プレシナプスからシナプス間隙に放出された神経伝達物質は，拡散してシナプス後膜へ至り，膜上の受容体に結合する．
10. 樹状突起．
11. 反射は，刺激に対する迅速で予測可能な不随意的反応である．
12. 大脳皮質，白質，基底核．
13. ほとんどが有髄神経線維．
14. 脳幹は生命活動を制御する．
15. 小脳は骨格筋の活動に正確なタイミングを与え，バランスと平衡感覚をコントロールする．
16. 間脳．
17. 脳室．
18. 血液脳関門．
19. クモ膜(訳者注：最近，脳脊髄液は硬膜内のリンパ管へ流入するしくみも明らかとなっている)．
20. 脳挫傷．
21. 神経細胞体．
22. 感覚路は上行路である．
23. 神経線維の束が馬の尾のように見えることから．
24. 各神経線維の周囲．
25. 迷走神経．
26. 神経叢は神経の複雑なネットワークである．
27. 仙骨神経叢の坐骨神経．
28. 内臓器官(平滑筋，心筋，腺)は，自律神経系によって支えられている．骨格筋は体性運動神経系が担当している．
29. 自律神経系は，中枢神経系から標的器官まで，2つの運動ニューロン経路をもつ．体性運動神経系には，運動路に1つの運動ニューロンしかない．
30. 交感神経系．
31. 視床下部が発達するまで，体温調節ができないから．
32. 素早く立ち上がるなど，急激な体位変換によって起こる低血圧である．血圧を調節する交感神経系は，高齢になると機能が低下する．

■復習問題
▶選択問題
1. d
2. b, c
3. c
4. d
5. c
6. 1−e, 2−d, 3−f, 4−b, 5−e, 6−h, 7−a
7. c
8. d
9. a, c
10. a
11. d
12. d

▶ 記述問題

13. 構造的分類には神経系のすべての器官が含まれる．大きく分けると，脳と脊髄を含む中枢神経系と，主に神経を含む末梢神経系がある．機能的分類では，末梢神経系を感覚（求心性）神経と運動（遠心性）神経に分ける．運動神経はさらに体性運動神経系と自律神経系に分けられる．

14. ニューロンの機能分類は，インパルスの大まかな方向に基づいている．感覚受容器から中枢神経系に向かうインパルスは，感覚（求心性）ニューロンである．中枢神経系から効果器官に向かうインパルスは，運動（遠心性）ニューロンを通る．中枢神経系内にあり求心性経路と遠心性経路をつなぐニューロンは，介在ニューロンまたは連合ニューロンと呼ばれる．

15. アストロサイトは中枢にのみ存在する．一方，シュワン細胞は末梢の神経にのみ存在する．したがってニューロン/アストロサイトの組合せは中枢神経系で，ニューロン/シュワン細胞の組合せは末梢神経系である．

16. 閾値刺激は膜透過性の逆転を引き起こし，Na^+チャネルを通してNa^+がニューロン内に入ることを可能にする．これが局所的な脱分極を引き起こし，活動電位を発生させる．その後，K^+がニューロンから出ることを可能にする2回目のゆるやかな透過性変化がすぐに続き，再分極（分極状態の再開）を引き起こす．一方向の伝達がシナプスで起こるのは，軸索（樹状突起ではない）が神経伝達物質を放出するからである．

17. 橋には呼吸リズムの制御に関与する重要な神経核がある．延髄には主要な呼吸中枢，血管運動中枢（血管の直径をコントロールし，血圧をコントロールする）がある．さらに心臓中枢があり，きわめて重要である．呼吸と心臓の活動がなければ，生命は停止する．

18. 12対．感覚神経のみは嗅神経（Ⅰ）と視神経（Ⅱ）．内耳神経（Ⅷ）はほとんどが感覚だが，運動線維も少しある．咀嚼筋を動かすのは三叉神経（Ⅴ）．心拍などを調節するのは迷走神経（Ⅹ）．

19. 後枝：体幹後部．前枝：上肢，下肢と前側体幹．

20. 頸神経叢：横隔膜，肩，首の筋．腕神経叢：上腕，前腕，手首，手．腰神経叢：下腹部，大腿前面，大腿内側，下腿前面．仙骨神経叢：殿部，大腿後面，下腿，足．

■ クリティカルシンキングと臨床応用の問題

21. 舌下神経（Ⅻ）．
22. 頭蓋内出血．
23. 脳性麻痺．悪化することはない．
24. 網様体賦活系が損傷した．
25. 神経系は胎生1か月で形成されるので，この時期に毒素に曝されると神経に大きな損傷を与える．

第8章 特殊感覚

A 図8.4 眼球の最外層の線維膜（強膜と角膜）は常に涙で洗われ潤っている．特に角膜は障害を受けやすい．

図8.8 あなたは近くを見ているので，水晶体は膨らんで分厚くなっている．

図8.17 より多くの匂い分子を含んだ空気が鼻腔上部の嗅覚受容体を刺激するから．

■ 確認してみよう

1. 眼球を保護する．
2. 瞼板腺，睫毛腺，結膜，涙腺はすべて，分泌物は異なるが，目の潤滑に貢献している．
3. リゾチームは涙の成分であり，細菌を破壊し，感染から眼球を保護するはたらきがある．
4. 外眼筋は見たい方向に眼球を向ける．
5. 盲点には視細胞がなく，視神経が眼球を出る場所である．
6. どちらも色素を含んでおり，眼球内での光の散乱を防ぐ．
7. 桿状体には光色素を含む桿のように細長い外節があるが，錐状体には短い先の尖った外節がある．桿状体は弱い光に反応し，白黒の視覚をもたらす．錐状体は明るい光を必要とし，色の視覚をもたらす．
8. 角膜，眼房水，水晶体，硝子体．
9. 毛様体筋が収縮することにより，水晶体が引っ張られなくなり厚くなる．これにより近くを見ることができる．
10. 眼球から視交叉までを視神経といい，視交叉から脳までを視索という．視神経は眼球を離れ，それぞれの視神経の線維の内側半分が反対側に渡り，そこで反対側の眼球の外側半分からの線維と合流して視索を形成する．
11. 非常に明るい光で瞳孔は縮瞳する．強い光刺激は視細胞を傷つけることがある．
12. 乱視は角膜表面の不均等な曲率に起因するものであり，網膜上の像に焦点を合わせるためには眼球が長すぎる近視や短すぎる遠視に起因するものではない．乱視の不均等な弯曲は，網膜上に点ではなく線として焦点を結ぶ光の点となり，ぼやけた像と

13. 外耳と中耳.
14. 耳小骨（ツチ骨，キヌタ骨，アブミ骨）.
15. 鼓膜から耳小骨を経て蝸牛のリンパを振動させる.
16. 蝸牛神経（脳神経Ⅷの一部）.
17. 卵円窓に近い.
18. 平衡覚.
19. 半規管に位置する動的平衡覚の受容器である膨大部稜は，ゼリー状のクプラに埋め込まれている．前庭にある静的平衡覚の受容器である平衡斑には耳石があり，頭部が動くと耳石膜に埋め込まれた毛が曲がって動く．
20. 耳石はカルシウム塩でできた小さな石で，前庭の平衡斑にある．この石は，空間における頭の位置に対する静的平衡覚に関わる．
21. 感音性難聴は，聴覚に関わる神経構造（蝸牛神経，脳の聴覚領域）の損傷によって生じるが，伝音性難聴は，音の振動が蝸牛に到達するのを妨げるもの（耳垢，耳小骨の癒合，中耳の液体）によって生じる．
22. 化学受容体．溶液中の化学物質に反応するため．
23. 舌の乳頭に存在する．
24. 臭覚受容体は鼻腔の上方にある．嗅ぐことで空気が上方に上がる．
25. 老眼．加齢による水晶体の弾力性の低下によって起こる．
26. 視力．
27. 高齢者によくみられる感音性難聴．

■ 復習問題
▶ 選択問題
1. d
2. b, c
3. b, d
4. c
5. b
6. a, c
7. a, b, c, d
8. a, c
9. 振動する部分：c，屈曲させる部分：b
10. a, b, c
11. 1：j, 2：e, 3：a, 4：g, 5：d, 6：i, 7：b, 8：f, 9：h, 10：c

▶ 記述問題
12. 涙腺：生理食塩水に似た溶液とリゾチーム．瞼板腺と睫毛腺：脂性分泌物．結膜：粘液．
13. 正視は正常な視力であり，矯正レンズを必要としない．遠視は近くが見えづらく，眼球が短すぎる（焦点が網膜の後ろにある）．補正には凸レンズが必要である．近視は遠くが見えづらく，眼球が長すぎる（焦点が網膜の前にある）．補正には凹レンズが必要である．
14. 上直筋，下直筋，外側直筋，内側直筋，上斜筋，下斜筋．
15. 角膜→眼房水→瞳孔→水晶体→硝子体→網膜．光はまず神経節細胞を通過，次に双極細胞を通過し，桿状体や錐状体を刺激する．
16. 外耳：耳介はヒトでは機能しない．外耳道は外部環境からの音の振動を鼓膜に伝え，聴覚のみに関与する．
中耳：鼓膜腔にまたがる耳小骨は，鼓膜から受けた振動を内耳の卵円窓と内耳のリンパに伝える．咽頭鼓膜管は，中耳の圧力を大気圧と等しくする．聴覚のみに関与する．
内耳：半規管，前庭，蝸牛はすべて骨迷路の一部である．半規管と前庭は平衡の維持に機能し，蝸牛は聴覚に機能する．
17. 鼓膜→耳小骨（ツチ骨→キヌタ骨→アブミ骨）→卵円窓→蝸牛の外リンパ→膜迷路→蝸牛管の内リンパ→基底膜とコルチ器官.
18. 内耳前庭器官（前庭の平衡斑と半規管の膨大部稜），眼球，筋肉と腱の固有受容器．
19. 順に，膨大部稜，平衡斑，平衡斑，膨大部稜，膨大部稜，平衡斑．

■ クリティカルシンキングと臨床応用の問題
20. 子どもたちはおそらく結膜炎にかかっていた．結膜炎は細菌やウイルスによって引き起こされる．
21. 外科医は小さなアブミ骨を卵円窓から取り除こうとしていた．アブミ骨は硬く癒合し，伝音性難聴の原因となっていた．アブミ骨は非常に小さいため，このような繊細な手術は難しい．ここでは，この骨小骨をきれいに除去して卵円窓を取り除き，聴力を回復することは不可能である．
22. ガールソンさんの免疫疾患は，摂取した食物と混ざり合う唾液の不足によって，味蕾受容器内の感受性を低下させた．味蕾細胞は唾液に溶けた化学物質にしか反応できない．どんなに上等なプライムリブでも，口が乾いている人にはおいしく感じられないのである．
23. ビタミンAは，視覚情報を脳に伝達するのに重要な役割をはたす，光吸収色素ロドプシンを生成するのに必要である．

第9章　内分泌系

A 図9.1　ホルモンが体細胞に影響を与えることができるのは，その

細胞が細胞膜上または内部にそのホルモンに対する受容体をもっている場合に限られる.

図 9.5 下垂体前葉による甲状腺刺激ホルモン（TSH）分泌を阻害する.

図 9.7 骨が副甲状腺ホルモン（PTH）の骨消化刺激に曝されなくなるため，血中カルシウムレベルが低下する.

図 9.12 グルカゴンは肝臓でのこれらの活動を阻害するため，グルカゴンレベルが上昇すると肝臓の活動能力が低下する.

■ 確認してみよう

1. 内分泌系は，血液によって運ばれるホルモンを介して，ゆっくりと命令を伝える．神経系は電気的なメッセージを素早く伝達する．そのため素早く足を上げることが可能となる.
2. ホルモンは内分泌系で使われる化学伝達物質である．ホルモンの標的器官は，ホルモンが作用する特定の細胞や組織である.
3. cAMP は，細胞膜上の受容体に結合するホルモンのような最初のメッセンジャーではなく，それらの反応を細胞内で情報伝達する二番手のメッセンジャーとしてはたらくため.
4. 内分泌器官はホルモン，ホルモン以外の化学物質，神経系によって刺激される.
5. 内分泌腺には導管がなく，ホルモンを細胞間液に直接放出する．外分泌腺は導管を通して上皮表面に非ホルモンの産生物質を放出する.
6. 下垂体後葉は神経組織であり，視床下部から送られてくるホルモンの貯蔵および放出部位としてはたらくため.
7. ADH の分泌低下による尿崩症.
8. 刺激ホルモンは，特定の内分泌器官を刺激してホルモンを分泌させる.
9. 機能性甲状腺ホルモンは，その構造の一部にヨウ素をもつため.
10. 松果体から分泌されるメラトニン.
11. 副甲状腺は甲状腺の後方にある.
12. 副甲状腺から産生される PTH は，血中カルシウムイオン濃度を上昇させる.
13. カルシトニンは，甲状腺の濾胞傍細胞によって産生され，血中カルシウムイオン濃度を低下させる.
14. サイモシンは T リンパ球をプログラムし，免疫反応を指揮する．サイモシンは胸腺以外からも分泌され，さまざまな機能をもつと考えられる.
15. アルドステロンは腎臓を刺激し，ナトリウムイオンの再吸収を促進する.
16. コルチゾールなどの糖質コルチコイド.
17. ストレスのために血糖値が上昇する．ストレスを受けると，糖質コルチコイド（副腎皮質ホルモン）とアドレナリン，ノルアドレナリン（副腎髄質ホルモン）の両方の分泌量が増加する．どちらのホルモンも血糖値の上昇を促す.
18. インスリンはグルコースの細胞への取り込みを刺激する.
19. エストロゲン.
20. 胃と小腸.
21. 胎盤.
22. 卵巣.
23. 成長ホルモン（GH）の減少は筋肉の萎縮をもたらし，エストロゲンの減少は骨粗鬆症をもたらす.

■ 復習問題
▶ 選択問題

1. d
2. b
3. a, c
4. c
5. a, b, d
6. a, b, c, d
7. a, b, c
8. b
9. b
10. a, d

▶ 記述問題

11. 直接的な遺伝子活性化は，エストロゲンなどのステロイドホルモンや甲状腺ホルモンなどの脂溶性ホルモンが用いるメカニズムである．直接的な遺伝子活性化では，脂溶性ホルモンが標的細胞に入り，細胞内の受容体タンパク質（細胞質または核のいずれか）と結合する．この時点で，ホルモン・受容体複合体は，まだ核内になければ核内に入り，DNA に結合して遺伝子のオン・オフを行い，活性に影響を与える.
12. ホルモンは，内分泌器官で産生され，血液中に放出されるアミノ酸系またはステロイド系の化学物質である．ホルモンは，ほかの細胞の代謝活動を調節することにより，特定の方法で標的器官を活性化する.
13. **ホルモン刺激**：視床下部から副腎皮質刺激ホルモン放出ホルモン（CRH）が放出されると，下垂体前葉から抗利尿ホルモン（ADH）が放出され，この ADH は副腎からのコルチゾールの放出も刺激する.

    体液性刺激：高グルコースレベルは，膵臓の β 細胞によるインスリンの分泌を刺激する.

神経刺激：副腎髄質の交感神経線維による刺激により，アドレナリンが放出される．

14. **下垂体前葉**：脳の下面から突出し，蝶形骨のトルコ鞍に包まれている．(a) 成長ホルモン（GH）．身体全体の成長をもたらすが，特に骨格および筋肉の成長をもたらす．小児期に不足すると下垂体性小人症になる．過剰分泌により巨大症（小児）または先端巨大症（成人）が生じる．(b) プロラクチン（PRL）．女性の授乳を刺激する．過剰は不適切な授乳につながる．(c) 性腺刺激ホルモンの卵胞刺激ホルモン（FSH）および黄体化ホルモン（LH）．女性では卵子／エストロゲン／プロゲステロン，男性では精子／テストステロンの産生を刺激する．FSH の過剰分泌は副腎皮質ホルモンの刺激不足につながる．LH についても，過剰分泌は女性の不妊や流産につながる．(d) TSH は甲状腺によるサイロキシンの産生を刺激する．不足すると甲状腺機能低下症になる（小児ではクレチン症，成人では粘液水腫）．疾患の原因となる TSH の過剰分泌はまれである．代謝亢進につながることがある．(e) 副腎皮質の活性を調節する副腎皮質刺激ホルモン（ACTH）．過剰分泌はクッシング症候群を引き起こす．分泌低下は（二次的に）アジソン病を引き起こす．下垂体後葉は，視床下部で作られる 2 種類のホルモン，ADH およびオキシトシンを放出する．ADH が不足すると糖尿病性腎不全になり，ADH が過剰分泌されると低ナトリウム血症，すなわち血液中のナトリウム濃度が低下する．オキシトシンについては，分泌低下は陣痛の進行不全および乳汁分泌困難の原因となり，過剰分泌はあまり観察されないが，ACTH の抑制につながることがある．

松果体：脳の第三脳室の上後端にある．松果体はメラトニンを分泌する．メラトニンは睡眠と覚醒のサイクルを調節するのに重要であり，ヒトでは早熟な性的発達を抑制する．早期に分泌が低下すると性成熟が通常より早くなり，分泌が低下すると抑うつや眠気につながる．

胸腺：第 12 章「12.3 その他のリンパ器官」(p. 385) を参照．

膵臓：腹部，胃と十二指腸のあいだの腸間膜に位置する．(a) インスリン：基本的には血糖降下ホルモンで，体細胞によるグルコースの取り込みと代謝を促進する．(b) グルカゴン：基本的に高血糖ホルモンで，血糖値が低いときに肝臓からのグルコースの放出を促進する．

卵巣：腹骨盤腔にあり，子宮の外側に位置する．エストロゲンとプロゲステロンを産生する．これらのホルモンが不足すると，妊娠や出産ができなくなり，第二次性徴の発達が低下する．過剰分泌は，女性の性発達の早まりや不妊につながる．

精巣：大腿上部の内側，陰嚢内に位置する．テストステロンを産生するが，不足すると精子数が減少し，第二次性徴が低下する．過剰分泌は，男性の早発性徴や筋肥大につながる．

15. 副腎皮質は糖質コルチコイド（コルチゾン，コルチゾールなど）を産生し，身体の外傷や不安などの長期的なストレス要因に抵抗するのを助けるのに重要である．糖質コルチコイドは血糖を動員し，炎症反応を抑制する．副腎髄質からはアドレナリンとノルアドレナリンが分泌され，交感神経系とともに，血液を心臓，脳，骨格筋に送り，血糖値，血圧，心拍数を上昇させることによって，身体が短期的なストレス要因に素早く反応するのを助ける．

16. 下垂体後葉と同様に，下垂体前葉も視床下部によって制御されるが，ホルモン刺激によって制御される．視床下部の放出ホルモンは，（フィードバック抑制に加えて）下垂体前葉ホルモン放出を制御する．

17. インスリン：グルカゴン，糖質コルチコイド，アドレナリン．PTH：カルシトニン．

18. ADH とアルドステロン．ADH は視床下部で産生され，下垂体後葉から放出される．尿細管に（腎濾液からの）水分の取り込みと貯留を増加させる．アルドステロンは副腎皮質ホルモンで，血液中の Na^+（および二次的に K^+）濃度を調節する．Na^+ 濃度が低すぎると，アルドステロンが放出され，尿細管での Na^+ の再吸収を増加させる（浸透圧によって水分がそれに続く）．

■**クリティカルシンキングと臨床応用の問題**

19. 診断は成長ホルモン分泌低下である．処方は市販の下垂体成長ホルモンである．少女が潜在成長力に達する可能性があるのは，骨の骨端板がまだ閉じておらず，ホルモンに反応して骨格と身体のさらなる成長が可能だからである．

20. カテコールアミンであるアドレナリンとノルアドレナリン．通

常，過剰分泌の原因は副腎髄質の腫瘍である．カテコールアミンは血糖値の上昇（高血糖）を促進するが，甲状腺ホルモンはグルコースの異化を誘発する．

21. メリッサさんは，副腎皮質の中間領域から糖質コルチコイドが過剰分泌されるクッシング症候群の可能性がある．

第10章　血液

A 図 10.1　血漿タンパク質は浸透圧を作り出している．この浸透圧が血漿量を維持し，また血管外に漏れ出した水分を血管内に戻す役割をはたしている．したがって，血漿タンパク質が減少すると，血漿量も減少する．

図 10.4　腎臓は骨髄で赤血球の産生を促すエリスロポエチンの大部分を産生するため．

図 10.7　B型とO型．

■確認してみよう

1. 肝臓．
2. 赤血球，白血球，血小板．
3. 血液の色は，酸素の含有量によって変化する．酸素が最も多いときには鮮紅色で，最も少ないときには暗赤色になる．
4. ヘモグロビンは，血液中の酸素を運搬する．わずかな二酸化炭素も運搬する．
5. リンパ球は免疫系の主役である．
6. 体内に感染が起こると，白血球数が増加し，15,000/mm^3 となる．
7. 貧血．
8. 血球芽細胞はすべての種類の血球を作る．
9. 細胞核がないため，タンパク質（酵素など）を生産するための転写や翻訳ができないから．
10. 幹細胞（巨核球）は細胞質分裂をせずに有糸分裂を繰り返し，多数の核をもつ巨大細胞となる．その細胞質が断片化して血小板となる．
11. 活動性の低下による血流の停滞，血管の内壁を荒らしたり傷つけたりするもの（裂傷，アテローム性動脈硬化症，物理的外傷）．
12. 赤血球表面にある自己抗原（凝集素）．
13. 輸血反応が生じる．赤血球が溶解してヘモグロビンが血流に入り，腎臓の機能低下につながる可能性がある．
14. O型（日本人ではA型）．
15. 抗原は身体にとって異物である物質で，免疫系によって活性化され，攻撃される．抗体は免疫細胞から放出されるタンパク質で，特定の抗原と結合し，何らかの方法でそれを不活化する．
16. 胎児ヘモグロビンは成人ヘモグロビンよりも酸素結合能が高く，酸素と強く結合する．
17. 白血病，悪性貧血，血液凝固障害は特に高齢者に多い．

■復習問題

▶選択問題

1. a, b, d
2. a, b, c, d
3. d
4. c
5. d
6. a
7. b, c
8. c
9. b, c, d
10. a, d
11. a
12. a, b, d
13. d, a, c, b

▶記述問題

14. 呼吸ガス（酸素，二酸化炭素，窒素）．栄養素（グルコース，脂質，脂肪酸，コレステロール，アミノ酸）．イオン（カルシウム，鉄，塩化物，その他の電解質）．ホルモン．代謝老廃物（尿素，尿酸，アンモニア，クレアチニン）．抗体．凝固タンパク質．各種酵素，アルブミン，輸送タンパク質などのその他のタンパク質．
15. 貧血とは血液の酸素運搬能力の低下である．考えられる原因としては以下がある．食事性鉄分の不足，出血，がん，放射線，薬物による骨髄の機能低下または破壊，ビタミン B$_{12}$ の不足，赤血球溶解につながる細菌感染，ヘモグロビン構造の遺伝的欠陥．
16. 骨髄系幹細胞はリンパ球を除くすべての白血球，赤血球，血小板を産生する．リンパ球系幹細胞はリンパ球のみを産生する．
17. 肝臓は，フィブリノゲンや凝固に必要なほかのいくつかの因子の供給源である．肝臓が損傷し機能不全に陥ると，通常量の凝固因子を合成できなくなる．このような状況が起こると，異常でしばしば重篤な出血が起こる．
18. A型，B型，AB型，O型．
19. 輸血反応とは，血液型が不一致の赤血球が輸血されると，宿主のアグルチニンによって外来（ドナー）赤血球が凝集し，溶解することである．この反応は，レシピエントの抗体が不適合血液型の赤血球上の抗原を攻撃し，凝集と溶解を引き起こすことによって起こる．赤血球の凝集は毛細血管を詰まらせ，放出されたヘモグロビンは尿細管を閉塞し，最終的には腎機能停止に至る可能性がある．
20. Rh陰性の人は，最初にRh陽性の血液に曝されたときには，Rh

陽性の血液に対する抗体をもっていない．しかし，そのような人が一度でもRh陽性の血液を受けると，赤血球細胞膜上のRh抗原が異物として認識され，抗Rh抗体が形成される．2回目以降のRh陽性血液の輸血では，不一致のドナーの赤血球が凝集して溶解する典型的な抗原抗体反応が起こる．

21. 高くなる．ヘマトクリット値は，赤血球の相対容積を推定するのに適している．赤血球は血液中のヘモグロビンの供給源であるため，赤血球の数が増えれば，血液中のヘモグロビンの総量も増えると予想される（鉄欠乏症など，ヘモグロビンの形成に特定の問題がある場合を除く）．

■クリティカルシンキングと臨床応用の問題

22. 再生不良性貧血．短期的には輸血，長期的には骨髄移植．
23. 鉄欠乏性貧血．
24. (1) 続発性赤血球増加症である．これは，標高約1,370 m以上の気圧が低く（空気が薄く），酸素が少ない環境において，身体が血液中の酸素濃度のホメオスタシスを回復しようとする試みである．(2) 過剰な酸素が血液中に運ばれるとエリスロポエチンのレベルが低下するため，身体が「ボストンの空気」の酸素レベルに再適応するにつれて，赤血球数は減少しはじめる．
25. タバコを吸うと，ヘモグロビンの親和性が酸素より高い一酸化炭素が発生するため，ヘモグロビンに結合する酸素が少なくなる．血中酸素濃度の低下により，高地へ行くときに誘発される続発性赤血球増加症のように，「喫煙者の赤血球増加症」が生じる．

第11章　心臓血管系

A 図11.8　③のとき心筋細胞は等尺性に収縮している．半月弁を閉じている血管内の圧よりも強い力に到達したら，等張性の収縮になる．

図11.12　状態(a)．はたらいている筋肉に酸素と栄養を送るため毛細血管には常に血液が流れている．

図11.23　細菌感染を起こした部位には炎症物質や細菌・細胞の破片が蓄積するため，間質液の膠質浸透圧が上昇し，液体の流入が増加する．

■確認してみよう

1. 心臓は肺と肺のあいだの縦隔にある．
2. 左心室の壁が最も厚い．これは，全身に血液を送り出すというポンプ機能を反映している．
3. 肺循環はガス交換を担う．酸素は血液に取り込まれ，二酸化炭素は血液から肺に移行する．体循環は，酸素を含んだ血液を全身の臓器に供給する．
4. 心臓弁は，血液が心臓内で一方向に流れるように保つ．
5. 冠動脈は心筋に酸素を供給する．この血流が止まると，心臓は機能不全に陥る．
6. 心臓の刺激伝導系は心房・心室のはたらきをコントロールする．刺激伝導系がないと心臓の拍動は非常にゆっくりとしたものになる．
7. 左右の心室．
8. 心房は弛緩し，心室は収縮している．
9. 心臓の弁の閉鎖音．
10. 1分間に心臓の両側から送り出される血液の量．
11. 発熱は心拍数を増加させる．心筋の代謝速度を増加させるためである．
12. 前負荷（心臓に戻る血液量，静脈還流ともいう）．
13. 静脈．
14. 静脈は循環経路の中でより遠くにあり，静脈の血圧は動脈の血圧よりもはるかに低い．したがって，静脈は血液を心臓に戻すために弁を必要とする．
15. 毛細血管の壁は内膜のみからなり，非常に薄い．その壁の薄さによって，血液と組織細胞との間の交換機能をはたすことができる．
16. 下肢．
17. 上肢．
18. 門脈．
19. 肺循環は体循環よりもはるかに短く，それほど強力な心筋ポンプを必要としない．肺動脈は酸素が乏しく二酸化炭素が多い血液を運ぶが，肺静脈は酸素に富み二酸化炭素の少ない血液を運ぶ．体循環の動脈と静脈はその逆である．
20. 手首は橈骨動脈，鼡径部は大腿動脈，側頭部は総頸動脈．
21. 心臓から大静脈に向かって減少する．
22. 最初は血圧が低下する．出血すると血液量が減少するためである．
23. 液体は静脈端から毛細血管床に入る．

■復習問題

▶選択問題

1. d
2. b
3. c
4. a, c
5. c
6. a, c

7. b
8. a, c
9. a, d
10. b
11. a, c, d
12. b
13. a, b, c
14. c
15. a
16. d
17. b
18. a
19. d

▶記述問題

20. 図11.2と図11.3を参照.
21. 右心房→右心室→肺幹動脈→左右の肺動脈→肺の肺毛細血管→左右の肺静脈→心臓の左心房. 肺循環という.
22. 心臓自体には収縮(拍動)する固有の能力があり，これは体内のほかのすべての筋肉とは異なる．神経系が拍動数を増減させるのに対して，心臓はすべての神経接続が切断されても，遅い速度ではあるが拍動を続ける．刺激伝導系が機能しないと，心房収縮と心室収縮のあいだにも速度の違いがある．
23. 交感神経系の活動(肉体的または精神的ストレス時など)，生命維持に必要なイオンの過不足，体温上昇，ホルモン(アドレナリン，サイロキシン)，血液量の急激な低下，年齢，性別，運動．
24. 弁の存在，筋肉の収縮に伴う静脈に対する骨格筋の筋ポンプ，呼吸ポンプ(呼吸中の胸郭内の圧力変化)．
25. 門脈循環は，栄養豊富な血液を消化器から肝臓に運び，血中物質は体循環に入る前に肝臓で処理される．通常，毛細血管床へは動脈から血液が流れ込み，静脈へと流れ出す．しかし，門脈循環では静脈から流れてきた血液が毛細血管床を通ってさらに下流の静脈に流れていく点で，ほかの部位の循環と異なる．
26. 胎児では，肝臓も肺も機能していない(肝臓は本来の機能と比較して)．そのため肝臓と肺にはほとんど血流がない．肝臓のバイパス路は静脈路であり，肺のバイパス路は動脈管と卵円孔である．臍帯の血管で栄養豊富で酸素を多く含む血液を胎児に運ぶものは，臍帯静脈である．
27. 心拍出量は，静脈還流の増加と心拍数の増加によって増える．末梢血管抵抗は，血管径の減少と血液粘度の増加によって増える．

■クリティカルシンキングと臨床応用の問題

28. 高血圧は異常に上昇した，または高い血圧を指す(一般に，成人において収縮期血圧が常に140 mmHg以上，拡張期血圧が常に90 mmHg以上)．動脈硬化は血管の内壁にコレステロールとカルシウム塩が沈着した結果，動脈が硬くなる現象である．動脈硬化は動脈の弾力性を低下させる(それによって末梢血管抵抗を増加させる)ので，高血圧の直接的な原因となりうる．
高血圧がしばしば「静かな殺し屋」と呼ばれる理由は，最初から明らかな症状がないまま，しばしば長期間にわたって進行するからである．この病気には遺伝的素因があるようだが，心血管系疾患の発症予防に役立つ生活習慣は，定期的な運動，飽和脂肪酸と塩分の少ない食事，ストレスの軽減，肥満の防止，禁煙である．

29. 肺に浮腫が生じた状態である．心臓の右側はまだ肺に血液を送っているが，全身ポンプである心臓の左側は，肺循環から流れ込んでくる血液を体循環に十分に送り出せない．そのため肺血管の圧力が上昇して肺血管から水分が漏れ出し，肺の組織腔を満たして肺は浮腫状態となる．
30. この場合の代償機序には，心拍数の増加と著しい血管収縮がある．これによってさまざまな部位に溜まっている血液が重要な循環路に急速に加えられる．
31. 慢性的に高いと考えられる．抗利尿ホルモン(ADH)は腎臓による水分の貯留を促進し，血液量が増加するからである．

第12章　リンパ系と生体防御

🅐 図12.3　胸管に流れ込むリンパを産生している組織に浮腫を生じる.

図12.4　リンパ節の出口のほうが入口よりも小さいことで，リンパの流れがリンパ節のなかでよどむ(滞留する)．このあいだにマクロファージやリンパ球がリンパ中の病原体を監視し，除去する．

図12.16　補体結合は，オプソニン化する，つまり食細胞が抗原を取り込みやすくする際のドアノブのような「取っ手」をつける．一方，凝集は抗原(主として微生物)を大きな複合体にまとめる．これにより動けなくなり，食細胞が破壊しやすくなる．

■確認してみよう

1. リンパ管は，血液から間質に漏れ出した体液やタンパク質を回収する．
2. 毛細リンパ管は端が閉じており，毛細血管のように動脈とつながっていない．また，フラッ

プ状の弁があり，毛細血管よりも透過性が高い．
3. リンパ節が特に多くみられるのは，腋窩，鼠径部，頸部である．
4. リンパ節に入る輸入リンパ管の数は，リンパ節から出る輸出リンパ管の数より多い．そのため，リンパの流れはやや停滞する．
5. 脾臓は古くなった赤血球を破壊する．
6. 咽頭の扁桃，腸壁のパイエル板など，粘膜に付随するリンパ組織で，病原体が粘膜から体内に侵入するのを防ぐはたらきをする．
7. 自然免疫は非特異的で，常に身体を守る準備ができている．これには無傷の膜（粘膜，皮膚），炎症反応，数種類の防御細胞や化学物質が含まれる．獲得免疫はプログラムされ，特定の病原体や抗原を特異的に標的としなければならない．
8. 発赤，熱感，腫脹（浮腫），疼痛．
9. 外来細胞に接着し，活性化されると，膜侵襲複合体（MAC）が外来細胞の膜に挿入され，水の侵入を許し，溶解を引き起こす病変を生じる．
10. ウイルスはインターフェロンの形成を誘発する．
11. 抗原は体内の異物である．自己抗原とは，通常細胞膜に存在する，自分以外の誰にとっても異物である身体のタンパク質のことである．
12. Bリンパ球とTリンパ球．Bリンパ球は抗体を産生することによって液性応答を行う．Tリンパ球は，B細胞と細胞傷害性T細胞を活性化し，炎症反応を刺激することにより，細胞性免疫応答を行う．
13. 胸腺．
14. T細胞に抗原を提示する．
15. 一次応答：今年の新型は別のウイルスとして身体に認識される．
16. 抗体の可変領域は抗原と結合する領域である．
17. IgA，二量体．
18. 中和は，抗体がウイルスや細菌の毒素に結合することによって起こり，それによってウイルスや毒素が身体を傷つけるのを阻止する．
19. 凝集は細胞に結合した抗原を架橋する．沈殿は可溶性抗原を架橋し，活性化された血液凝固タンパク質のように溶液から脱落する．オプソニン化は，貪食細胞のために抗原に「印」をつけることで抗原に粘着性をもたせ，貪食細胞が捕えやすくする．
20. T細胞は抗原粒子と抗原提示細胞上の自己タンパク質の両方に結合しなければならない．
21. 細胞傷害性T細胞は，外来抗原の細胞膜にパーフォリン（毒性化学物質）を挿入し，穴を開ける．その後，T細胞の細胞質顆粒からの酵素であるグランザイムが侵入し，外来細胞を死滅させる．
22. 「敵」を制圧した後，免疫反応を遅らせるか停止させること．
23. ヘルパーT細胞は，液性免疫と細胞性免疫の両方を「指示」する．ヘルパーT細胞は，B細胞とT細胞の両方と相互作用して細胞分裂を刺激し，サイトカインを放出して好中球などのほかの食細胞をリクルートし，マクロファージの活性を増強する．
24. 同種移植．
25. 身体に無害な物質に対する過剰な免疫反応で，結果的に身体に害を及ぼす．
26. アナフィラキシーショックでは，放出されたヒスタミンが気管支の収縮，急激な血管拡張，および体液喪失を引き起こすため．
27. 免疫細胞または補体の異常な産生または機能．
28. それまで免疫系に曝露されていなかった自己タンパク質が心臓血管系に現れるか，または自己抗原に類似した外来抗原が自己抗原を攻撃する抗体を誘発する．

■ 復習問題
▶ 選択問題
1. c
2. a
3. a
4. a, c
5. a
6. b, d
7. c
8. a, b
9. b
10. a, d
11. d
12. a, b, c, d
13. a

▶ 記述問題
14. 血液は形成された元素と血漿を含み，血漿には水分，塩分，血漿タンパク質，その他栄養素，ガス，老廃物，ホルモンなどの溶存物質が含まれる．間質液は血液に由来し，血漿と同様の成分を含む．リンパは，静水圧と浸透圧によって毛細血管床から押し出された漏出液である．したがって，間質液や血漿と非常によく似ており，基本的には濾過された間質液または血漿である．リンパはリンパ管を通って心臓血管系に戻され，鎖骨下静脈に運ばれる．リンパはリンパ節を通り，そこで病原体やゴミが濾過される．

15. 補体は20種類の血液タンパク質からなるグループで，活性化されると抗体が付着した細胞を溶解させる．補体のその他の役割には，オプソニン化，肥満細胞や好塩基球を刺激してヒスタミン（血管透過性を高める）を放出させるなどの炎症作用，好中球やその他の炎症細胞を患部に引き寄せる作用などがある．

16. インターフェロンはウイルス感染細胞から分泌される．インターフェロンは近傍の細胞に拡散し，その膜受容体に結合し，ウイルスが細胞内で増殖する能力を阻害する．

17. 液性免疫とは，免疫システムのB細胞部門であり，抗体によって駆動される免疫のことである．抗体は血液中を循環しているため，「液性」と呼ばれている．標的は細菌であることが多い．細胞性免疫は，T細胞が直接，あるいはサイトカイン産物を通じて，ウイルス感染細胞や腫瘍細胞に作用する．

18. クローン選択では，抗原に活性化されたリンパ球の急速な細胞分裂が関与し，すべて同じ抗原特異的受容体をもつクローンまたは同一の細胞を産生する．マクロファージは免疫担当細胞に抗原を「提示」するので，クローン選択において重要である．

19. ヘルパーT細胞は主要な制御細胞であり，細胞傷害性T細胞を活性化し，HIVによって傷害を受ける．キラーT細胞はウイルスに感染した（あるいは外来）細胞と直接相互作用し，その細胞を殺す（溶解する）．制御性T細胞は，敵（抗原）が破壊または不活化されると，免疫反応を停止させる．

20. 免疫グロブリンには，IgM，IgG，IgE，IgA，IgDの5つのクラスがある．IgDはB細胞膜に結合し，B細胞の活性化を助ける．IgGは血漿中に最も多く存在する抗体で，胎盤関門を通過することができ，補体を固定し，抗原に対する一次および二次応答の両方に関与する．IgEはアレルギー反応に関与し，肥満細胞と好塩基球の両方に結合してヒスタミン放出を開始する．IgMは一次応答で最初に放出される抗体で，B細胞膜に結合すると抗原受容体として機能し，補体を固定し，凝集作用を示す．IgAは，粘膜（涙，唾液，粘液，乳汁）を浴びる体内分泌物中に存在し，病原体が粘膜表面に付着するのを防ぐ．

21. 即時型アレルギー反応は，肥満細胞に結合したIgE抗体を介して起こり，数分以内に消失する．肥満細胞は抗原抗体結合時にヒスタミンを放出し，ヒスタミンは血管の漏出を引き起こす．典型的な症状は，鼻水（または喘息），涙目，じんましんであるが，全身反応であるアナフィラキシーほど重篤になることもある．遅延型アレルギーはT細胞によって媒介され，アレルゲンに曝露されてから数時間〜数日後に発症する．この場合，活性化T細胞によってサイトカインが放出される．ヒスタミンの放出がないため，抗ヒスタミン薬は効かない．したがって，反応に対抗するために副腎皮質ステロイドが使用される．

■クリティカルシンキングと臨床応用の問題

22. 以前のインフルエンザウイルス抗原に対する免疫では，ウイルスの被膜上の新しい抗原を防御することはできない．インフルエンザウイルスは急速に変異するため，ワクチンは毎年変更しなければならない．

23. (a)リンパ節と血管は，体液を心臓血管系に戻すはたらきをしている．リンパ節が除去されると，重度の局所浮腫が生じる．(b)静脈からリンパ管が再成長することで，最終的にはリンパの排出が再開されるが，腕に沿った慢性的な浮腫が予想される．

24. リンパ球が抗原と接触する機会が大幅に増加するため，血液とリンパの両方を介したリンパ球の循環は重要である．

25. 毛細血管の透過性を高めることは，リンパ球のアクセスだけでなく，食細胞（好中球やマクロファージ）による走化性を促進するので望ましい．また，補体や抗体も流れてくるので，その部位の病原体を固定化して殺すことができ，凝固タンパク質やフィブリンもまた損傷部位にアクセスし，その部位を隣接組織から隔離して，病原体の拡散を防ぐか最小限に抑えることができる．

第13章　呼吸器系

A 図13.3　口に向かって上方に波打つ．気道では，吸気に伴って入り込んできたほこりやチリが粘液で包み込まれ，線毛運動によって口の方に向かって押し戻されている．

■確認してみよう

1. 鼻粘膜の下には薄い壁の静脈が張り巡らされており，入ってくる空気を温める．また漿粘液腺や杯細胞から分泌される粘液が空気を湿らせ，ほこりや細菌を

捕捉する．一方，口腔粘膜にはこれらの機能はない．
2. 粘膜の線毛細胞は，粉塵や病原体を包み込んだ粘液を肺から遠ざけ，咽頭のほうへ移動させる．粘液は飲み込まれたり，吐き出されたりする．
3. 鼻腔，咽頭，喉頭，気管，気管支，細気管支，肺胞．
4. 右の主気管支．より太くまっすぐであるため．
5. 管は空気の通り道となる．弾力性のある弾性線維は呼気の際に膨らんだ肺を受動的に元に戻すので，特にほかの力を必要としない．
6. 呼吸細気管支，肺胞管，肺胞嚢，個々の肺胞．
7. 外気と血液とのあいだのガス交換．酸素を取り入れ，二酸化炭素を排出する．
8. 膨らんだ肺が受動的に元の大きさに戻るときに，肺内の圧が上昇するために空気は外に流出する．
9. 肺活量（VC）が最も大きく，一回換気量（TV）が最も小さい．
10. 約 350 mL．
11. 胸腔内の圧力（通常は陰圧）が大気圧と等しくなり，左肺は虚脱する．
12. 拡散．
13. 重炭酸イオン．
14. 皮膚が青みがかって見えること．肌の色が明るい人の皮膚や粘膜，爪床部で認められる．血液の酸素が不足しているときにみられる．
15. 延髄．
16. 二酸化炭素の増加．その結果血液の pH が低下し，それも刺激になる．
17. 慢性閉塞性肺疾患（COPD）．さらに詳しく言うと肺気腫である．

18. 呼吸のたびに肺胞が潰れる．新生児呼吸窮迫症候群（IRDS）という．

■ 復習問題
▶ 選択問題
1. d
2. d
3. b, c
4. b
5. b, c
6. c
7. b
8. b

▶ 記述問題
9. 外呼吸とは，肺毛細血管の血液と外部環境（肺胞内の空気）とのあいだで起こるガス交換のプロセスである．内呼吸とは，全身の毛細血管の血液と組織細胞とのあいだで起こるガス交換のプロセスである．
10. 輪状軟骨が気管を補強しているので，呼吸によって気道の圧が変わっても，気管の内腔が保たれる．輪状軟骨の後方部分が切れていることで，気管後面にある食道を食物が通過する際に前方に膨らむことができる．
11. 粘液は，気道に入り込んだほこり，細菌，その他の異物を捕捉する役割をはたす．また粘液は空気を湿らせ，粘液中のリゾチーム酵素は細菌を破壊する．
12. 肺胞の壁は非常に薄い（基底膜の上に，一層の扁平上皮細胞があるのみ）．それによってガス交換が容易になる．また，肺胞の表面積は非常に広く，ガス交換の場を提供している．
13. 横隔膜が収縮すると下方に移動するため，上下方向の胸腔内容積が増加する．外肋間筋が収縮すると胸郭が挙上し，前後および左右方向の胸腔内容積が増大

する．胸腔内容積が増加すると，肺内の圧が低下する．肺内圧が大気圧より低くなると，空気は圧力勾配に従って圧力の高い領域（外）から圧力の低い領域（肺内）に入る．
14. 気体は濃度勾配に従って拡散する．つまり，濃度の高い領域から低い領域へと拡散する．静脈血は肺胞内の空気に比べて二酸化炭素濃度が高く，酸素濃度が低い．したがって，二酸化炭素は肺静脈から肺胞に入り，酸素は肺胞から肺毛細血管血中に移動する．動脈血は酸素濃度が高く，二酸化炭素濃度が低いため，組織における拡散は肺における拡散とは逆になる．
15. 血液中の酸素濃度の低下と二酸化炭素濃度の変化である（二酸化炭素濃度が変わると血中 pH も上昇または低下する）．呼吸制御においては二酸化炭素の変化のほうがはるかに重要である．
16. 過呼吸は急速で深い呼吸である．過呼吸時には二酸化炭素がより多く排出される．これは血液中の炭酸濃度を減少させるので，これが続くと，血液の pH は正常範囲を超えて上昇する（アルカリ性になる）．この変化を元に戻すには，呼吸数を減らさなければならない．

■ クリティカルシンキングと臨床応用の問題
17. 意識して呼吸を長時間止めようとしても，身体は酸素を取り込み二酸化炭素を放出する必要があるので，生体内のメカニズムによって身体が呼吸を始めるからである．
18. 喉頭は，気管と肺への空気の通り道である．喉頭粘膜に浮腫が生じると気道を閉鎖し，気管に

空気が入らなくなる．気管切開は，前頸部から気管を切開する手術である．喉頭が閉塞していても，直接気管に空気が入り肺に届く．

19. 嚥下中は，食物が強制的に消化管に入るように呼吸通路が遮断される．軟口蓋は上咽頭を塞ぐように挙上し，喉頭蓋は喉頭への開口部の入口を塞ぐ．嚥下機能が協調していないと，これらの開口部が不適切に塞がれ，食物が気道に入りやすくなる．

20. 気胸とは，胸腔内に空気が溜まった状態である．無気肺とは，肺が虚脱し，換気の役に立たない状態を指す．気胸の治療は，胸壁の穴を塞ぎ，胸腔チューブで胸腔内に溜まった空気を抜くことである．気胸が起こるのは，胸腔内圧が大気圧と等しくなるためであり，肺を膨らませるためには胸腔内が陰圧（大気圧より低い圧）でなければならない．

第14章　消化器系と体内代謝

A 図14.2　口は細菌が好んで体内に侵入する場所であり，扁桃（リンパ球とマクロファージで満たされた臓器）の存在は，多くの病原体がさらに消化管に侵入するのを防ぐのに非常に効果的である．

図14.4　平滑筋の第三層である斜走筋層が，食物をこねたり，つぶしたりすることができる．

図14.7　消化した食物を吸収する表面積を飛躍的に増大させる．

図14.10　象牙質．

■確認してみよう

1. 口，咽頭，食道，胃，小腸，大腸，肛門．
2. タンパク質の消化は胃から始まる．
3. アルカリ性粘液は胃壁が消化されないように保護する．内因子は小腸でのビタミンB_{12}の吸収に必要である．
4. 幽門括約筋．
5. 絨毛は小腸粘膜の延長である．栄養吸収のために小腸の表面積を飛躍的に増大させるから．
6. 水分の吸収と，常在細菌によって作られるいくつかのビタミンの吸収．
7. 切歯は切開し，犬歯は引き裂いたり突き刺したりし，小臼歯と大臼歯は粉砕したりすりつぶしたりする．
8. デンプン．唾液には唾液アミラーゼが含まれる．
9. 肝臓で生成・分泌される胆汁は，大きな脂肪の塊を酵素消化のために機械的に小さく分解する界面活性剤としてはたらく．
10. 膵臓．
11. 摂取，消化，吸収，排便．
12. 機械的分解は，食物を押しつぶしたり叩いたりして物理的に分解する．消化は酵素を使って食物分子の化学結合を切断し，栄養素を放出する．
13. 咀嚼した食物を舌で咽頭に押し込む．
14. 分節運動の主な目的は，食物を完全に混ぜ合わせることであるが，若干の移送力も生じる．蠕動は移送活動である．
15. 食物が消化通路（食道）ではなく，空気の通り道（気管）に入ったこと．
16. 胃の主要酵素であるペプシンは，酸性でないとはたらかないため．
17. アミノ酸．
18. コレシストキニン（CCK）は膵臓から酵素を多く含む液を分泌させ，胆嚢の収縮と十二指腸乳頭の開通を促す．
19. 小腸の吸収細胞の微絨毛上に存在する酵素．
20. 微生物叢は，健康な人と病気の人とで異なり，免疫系と連絡し，気分に影響を与え，どの生物が存在するかによって，健康にも病気にも寄与する可能性があるため．
21. 果物，野菜，穀物．
22. 大腸に沿って便を移動させ，排便するのに重要な食物繊維を供給する．
23. 油脂は不飽和脂肪である．
24. 多くは補酵素であり，酵素と協力して代謝反応をもたらす．
25. 細胞（好気性）呼吸．
26. 二酸化炭素と還元型補酵素．
27. ATPと水．
28. 脂肪は，髄鞘や細胞膜の合成，身体の断熱材として使われる．
29. 脂肪やタンパク質などの非炭水化物分子からグルコースを作ること．
30. 肝臓はアンモニアを二酸化炭素と結合させて尿素を生成する．尿素は尿として体外に排出される．
31. HDL．コレステロールが分解されて体外に排出されるために，肝臓に戻るから．
32. 体積に対して表面積が大きい．
33. 皮膚の血管収縮，震え．
34. 体温を低下させる．
35. 嚢胞性線維症では粘液が過剰に分泌され，それが膵管を詰まらせて膵酵素が小腸に届かなくなる．その結果，脂肪の消化が事実上停止し，脂肪便になり，脂溶性ビタミンを吸収できなくなる．
36. フェニルアラニンの少ない食事．
37. 体重（脂肪）が増える．

■ 復習問題
▶ 選択問題
1. b
2. c
3. 1-e, 2-h, 3-c, 4-b, 5-d, 6-a, 7-f, 8-g
4. d
5. d
6. b, d
7. d
8. d
9. a
10. b, d (血糖値が高いままの場合), d
11. b
12. d

▶ 記述問題
13. 粘膜, 粘膜下組織, 筋層, 漿膜.
14. 腸間膜とは, 腹腔内で消化管臓器を吊り下げ, これらの臓器への神経および血管の出入口を提供する腹膜の拡張部. 腹膜とは, 腹腔壁をおおい(壁側腹膜), 腹腔臓器の外側をおおう二重の漿膜(臓側腹膜).
15. 乳化とは大きな粒子を小さな粒子に物理的にばらばらにすること. したがって乳化とは, 例えば脂肪を構成分子に分解する消化ではなく, 消化を促進するために, 脂肪の大きな粒子を脂肪の小さな液滴にする(したがって, より多くの表面積が利用可能になる)プロセスである.
16. 分節運動は腸の局所的でリズミカルな収縮であり, 主に食物を消化液と混合する役割をはたす. 蠕動運動は腸壁の収縮と弛緩を交互に繰り返すもので, これによって食物が腸管に沿って移送される.
17. 摂取中, サンドイッチは口に入る. 消化は, 機械的(サンドイッチの咀嚼と胃での撹拌のあいだ)と化学的(口, 胃, 小腸の中)の両方で起こる. 栄養素は主に小腸の壁から吸収される. 消化できないものは排便によって排出される. タンパク質消化の最終産物はアミノ酸であり, 脂肪消化の最終産物はグリセロールまたはモノグリセリドと脂肪酸であり, 炭水化物の最終産物は単糖である.
18. 水, いくつかのビタミン(KとB), いくつかのイオン.
19. 糖新生は, 非炭水化物源, すなわち脂肪またはタンパク質からのグルコースの生成. グリコーゲン分解はグリコーゲンをその構成単位のグルコースに分解すること. グリコーゲン合成はグルコースからグリコーゲンを形成すること.
20. 過剰な脂肪が酸化されると, アシドーシス/ケトアシドーシスが起こりやすくなる. 飢餓と糖尿病.

■ クリティカルシンキングと臨床応用の問題
21. ヒスタミンはHCl分泌の化学的刺激の1つである. したがって, 抗ヒスタミン薬はHCl分泌を抑制する. 穿孔, 腹膜炎, 大量出血. アスピリンは胃出血を起こす可能性があるため, 服用しないように言われた.
22. くる病. 骨にカルシウム塩が欠乏する小児疾患で, 脚や骨盤の骨など, 体重を支える骨が曲がったり, 変形したり, 折れたりすることがある. 牛乳は, 小腸でのカルシウム吸収を促進する補酵素としてはたらくビタミンDの供給源である.
23. アシドーシスまたはケトーシス. グルコースの供給が低下し, 脂肪がATPを供給するために(不完全に)酸化される.
24. 下痢, または水様便は, 大腸を通過する食物の速度が速すぎて, 大腸が十分な水分を再吸収できない状態から生じる. 下痢が長引くと, 脱水や電解質の不均衡を引き起こす可能性があるため.
25. 大腸内の細菌はビタミンKを製造する. ジニーさんが服用していた抗菌薬は, 大腸内の正常な細菌の増殖も阻害した. その結果, ビタミンKが生成されず, ビタミンK欠乏症となった.

第15章　泌尿器系
A▶ 図15.4 形成される腎濾液の量は, 濾過(血液)圧と血液浸透圧(主に血液中のタンパク質によって及ぼされる)の関数である. このような状況では, 血液の浸透圧が通常より低く, 血液中のタンパク質濃度が低いために血圧が反対になっているため, 通常より多くの濾液が形成される.

図15.10　(1)では, 摂取される水分が大幅に増加し, 尿量も増加する. (2)の場合, 摂取した食物からの水分摂取はなく, 代謝による水分も少ない. 水分の排出は著しく抑制され, 便への排出はなく, 体水分節約のために尿への排出も少なくなる. 不感蒸泄は変わらない. 発汗による水分の損失は, 体温と周囲温度に依存する.

■ 確認してみよう
1. 腹膜の後方の意.
2. 脂肪は腎臓を体幹の壁に固定するのに役立つ. 体重が減ると脂肪の量が減り, 腎臓の位置が下がり(下垂), 尿管がよじれ, 尿の流れが阻害される.
3. 皮質, 髄質, 腎盂.
4. ネフロン.

5. 尿細管は再吸収と分泌を行う．尿細管周囲毛細血管は，体液，栄養素，必要なイオンを受け取り，体循環に戻す．
6. 糸球体圧を低下させる．
7. 尿は水よりも多くの溶質を含むため，比重が大きくなる．
8. 膀胱．
9. 膀胱内腔の容積を増やし，必要なときに多くの尿を蓄えられるようにするため．
10. 男性のほうが長く（約20 cm 対約4 cm），尿と精液の両方を輸送する．女性の尿道は尿のみを運ぶ．
11. 排尿．
12. 窒素性老廃物を排泄し，血液の酸塩基，水，電解質の平衡を保つ．
13. のどの渇き．
14. アルドステロンは尿細管によるナトリウムイオン（Na$^+$）の再吸収を増加させ，（可能であれば）水分がそれに続く．
15. 浸透圧受容体は脳（視床下部）にあり，血液中の溶質含量（浸透圧）の変化（増加）に反応する．
16. 体内の血液の恒常的なpHは7.35〜7.45のあいだで変化する．血液のpHが7.35を下回ると，正常な身体機能にとって酸性に傾きすぎているとみなされる．
17. 弱塩基．生理的pHを維持するのに十分な水素イオン（H$^+$）のみを結びつけて酸性を中和するので，オーバーシュートしてpHを強塩基性にする可能性がないため．
18. 汗（および尿）で水分が失われるため，増加する．
19. 腎臓は重炭酸イオン（HCO$_3^-$）を排泄したり，HCO$_3^-$を再吸収または新たに生成したりすることで，酸塩基平衡を維持する．
20. 新生児の男児で，尿道口が陰茎の腹側にある状態．
21. 切迫感とは，尿意を強く感じることである．頻尿とは，少量の尿を頻繁に排尿する状態のことである．
22. 多発性囊胞腎は，囊胞が正常な腎機能を阻害し腎不全につながる変性疾患である．糸球体腎炎は，糸球体のフィルターが抗原抗体複合体で詰まる疾患である．

■ 復習問題
▶ 選択問題
1. 1-b，2-d，3-e，4-a，5-c
2. d
3. c
4. b，c，d
5. a，b，c，d
6. b
7. c
8. c

▶ 記述問題
9. 腎臓：尿の生成，血液の酸塩基平衡，電解質平衡，水分平衡の調節．尿管：腎臓から膀胱へ尿を運ぶ．膀胱：尿を一時的に貯蔵する．尿道：膀胱から体外へ尿を出す．
10. 腎臓は腰背上部の後腹膜にある．
11. 図 15.2 参照．
12. 糸球体→糸球体包（ボーマン囊）→近位（曲）尿細管→ヘンレループ→遠位（曲）尿細管→集合管（腎皮質を出て腎柱と髄質を通り，腎杯・腎盂に至る）→尿管→膀胱→尿道．
13. 糸球体は「フィルター」である．血液中の体液やタンパク質より小さい物質は，糸球体で血液から尿細管へと排出される．
14. 腎臓は血液中の水分量，イオン濃度，酸塩基平衡をコントロールしている．
15. 濾液は，血漿タンパク質を除いた血漿に相当する．つまり，有用物質（アミノ酸，グルコース，必要なイオン，水）が血液に再吸収され，窒素ベースの老廃物や不要物質が残った濾液である．
16. アルドステロンは，尿細管細胞にNa$^+$をより多く再吸収させる（そしてK$^+$を分泌させる）．Na$^+$が再吸収されると，浸透圧によって水分がそれに続く．したがって，アルドステロンは濾液からNa$^+$（および二次的に水）を除去する．
17. Na$^+$バランス，細胞外液の容積，血圧はすべてアルドステロンによって調節されている．アルドステロンは細胞外液のNa$^+$濃度を調節し，これは浸透圧にとって重要である．細胞外液のNa$^+$濃度が低下すると，アルドステロンが放出され，腎臓にNa$^+$が保持される．濾液中の溶質濃度が変化すると，血圧も変化する．溶質濃度が上昇すると血圧も上昇する．
18. 化学緩衝系は，強酸の存在下で過剰なH$^+$を結合できるイオン（弱塩基）を提供するか，強塩基の存在下で水素イオン（弱酸）を放出することで，pHの変化に抵抗する．
19. 呼吸器系は体内の酸塩基平衡において重要な役割をはたす．体内に二酸化炭素が多すぎる場合（炭酸を生成して血液のpHを下げる），呼吸数と呼吸深度は血液のpHを回復させるために増加する．これらの増加により，過剰な二酸化炭素が除去される．同様に，pHが上昇すると，呼吸数と呼吸深度が減少し，血液pHが回復するまで二酸化炭素が蓄積する．
20. 尿中の異常物質の存在は病態の診断に役立ち，ほかの症状が現

れる前に問題を示すことがある．
21. 内尿道括約筋は，膀胱と尿道の接合部の肥厚した部分である．この接合部の平滑筋によって形成され，不随意性である．尿が通過しないときに，尿道を閉じる役割がある．対照的に，外尿道括約筋は骨格筋でできており，自発的にコントロールされる．蓄えられた尿が内尿道括約筋を越えて尿道上部に押し出されると，私たちは排尿したくなる．その後，外尿道括約筋を自発的に弛緩させて排尿を可能にするか，あるいは閉じたままにして排尿を一時的に先延ばしにすることができる．
22. 排尿：つまり膀胱を空にすること（尿を体外に排出する）．
排尿反射：約200 mLの尿が膀胱に溜まると，膀胱壁の伸張受容体が活性化する．脊髄に伝わり，膀胱に戻るインパルス（反射弓）によって膀胱が収縮し，尿が内尿道括約筋を通過する．そのとき，人は排尿したくなる．そのタイミングが不都合な場合は，外尿道括約筋を随意的に閉じることで排尿を防ぐことができ，数秒以内に膀胱の収縮は止まる．さらに200〜300 mLの尿が膀胱に溜まると，再び反射が始まる．
23. 乏尿とは尿量が減少することであり，例えば，人がわずかに脱水状態にあるときに尿量が減少することである．無尿とは尿量が異常に少ない状態であり，尿量が50 mL/日未満であると定義される．多尿は尿量が過剰で，脱水や血液量の減少につながる．夜間頻尿とは，夜間に起きて排尿することである．
24. 動脈硬化が腎臓の循環を悪化さ

せ，尿細管が劣化しはじめると，腎臓の効率（特に濃縮尿を形成する能力）は低下する．また，機能的なネフロンが減少し，尿細管の尿濃縮能が低下する．膀胱の大きさと緊張が失われると，切迫感，頻尿，失禁のエピソードが増加する．男性では前立腺肥大症が，結石や頻回の膀胱炎を伴う尿閉を引き起こすことがある．

■クリティカルシンキングと臨床応用の問題

25. 腎結石．素因となる条件は，尿路の頻繁な細菌感染，尿閉，アルカリ尿である．結石が尿管を通過していると思われるため，女性の痛みには波がある．蠕動運動によって石が尿管内を通過する際に，尿管壁が鋭利な石に密着することで痛みが生じる．
26. 全腎不全になると，エリスロポエチンのレベルが低下するため，赤血球産生が低下する．遺伝子組み換えエリスロポエチンが開発され，これらの患者を助けている．人工血液製剤が完成すれば，助けになるだろう．
27. 高塩分食は，水分が常に濾液に出入りするため，腎臓のはたらきを悪くする（注：大量の水を摂取した場合はこれに当たらないといえるかもしれない）．
28. 比重が1.001の尿は非常に希薄であることを示す．尿量を増加させる利尿薬や高齢者の手術後の慢性腎不全は常に疑われる．脳の手術によって視床下部または下垂体後葉が損傷され，糖尿病性腎不全になった可能性があり，この場合，非常に希薄な尿が大量に失われるため，重度の脱水と電解質不均衡が起こる．
29. 検査結果の例としては，GFR（糸

球体濾過量）が低い，つまり濾過が本来の速度で行われていないことが挙げられる．尿検査で尿中にアルブミンが検出されるのも腎機能障害の徴候である．クレアチニン値の上昇も腎臓に問題があることを意味する．高血圧は血管を損傷する可能性があるため，腎機能と関係がある．腎臓の血管が損傷すると，腎臓の濾過能力が低下し，体内の水分が過剰になり，血圧がさらに上昇する．

第16章　生殖器系

A▶ 図16.2　前立腺は尿道の上部を取り囲んでいるため，前立腺肥大はその部分の尿道を収縮させ，排尿を障害する．

図16.5　精子を運動させるために必要なATPエネルギーを尾部に供給する．

図16.6　卵胞刺激ホルモン（FSH）と黄体化ホルモン（LH）の分泌を促す視床下部放出因子を「オフ」にするため，FSHとLHの分泌も低下する．

図16.13　脂肪組織．

図16.17　なぜなら，接合体とその子孫が分裂する際，その後の分裂サイクルのあいだに成長のための時間がほとんど，あるいはまったく与えられないからである．その結果，細胞はどんどん小さくなり，細胞塊の大きさは最初の接合体とほぼ同じ大きさにとどまる．

■確認してみよう

1. 精巣は精子を作り，性ホルモン（主にテストステロン）を分泌する．
2. 精細管は精子を産生する．
3. 精巣上体，精管，射精管，尿道（前立腺部，隔膜部，海綿体部）．
4. 陰茎に血液を充満させることに

よって陰茎を硬くし，性行為の際に陰茎が挿入器具として機能するようにすること．
5. 精子は，女性の「卵」と受精する男性の配偶子である．精液は精子の輸送媒体となり，精子に栄養を与え保護したり，精子の動きを助けたりするさまざまな物質を含んでいる．
6. 前立腺はおそらく肥大している．前立腺は直腸のすぐ前方にあり，直腸前壁を介して触診が可能である．
7. FSHは精子形成を刺激する．
8. 有糸分裂の最終産物は，遺伝学的に互いに同一であり，母細胞とも同一である二倍体細胞である．減数分裂の最終産物は4つの細胞で，それぞれ通常の半分の数の染色体をもつ（一倍体）．遺伝的変異は減数分裂によってもたらされる．
9. 余分な細胞質は捨てられ，残ったものは頭部，中腹部，尾部に圧縮される．精巣上体における最終的な成熟過程により，運動性が増大する．
10. 黄体化ホルモンがテストステロンの産生を刺激する．
11. 女性の配偶子（卵）．
12. 子宮は保育器の役割をはたす．卵管は受精の最も一般的な場所である．
13. 胞状卵胞（グラーフ卵胞）．
14. 極体も産生される．細胞質を維持するものがないため，劣化して死滅する．
15. FSHは卵胞の発育を促進する．
16. LHは排卵を刺激する．
17. エストロゲン．
18. 子宮内膜の機能層が再構築される．
19. プロゲステロンは，(1)月経周期の分泌期を引き起こし，(2)授乳のために乳房を準備するのを助け，(3)妊娠を維持するために子宮筋を弛緩させる．
20. 変化した遺伝子をもつ女性の大部分(80％)が乳がんを発症する．
21. 卵割は細胞の成長を伴わない連続した分裂であるため，細胞は分裂するたびに小さくなる．
22. 胎盤は妊娠ホルモンを産生し，胎児に栄養と酸素を供給し，胎児の血液から老廃物を除去する．
23. 妊娠中は，子宮が胃を圧迫するため，多くの女性が胸焼けを起こす．消化管の可動性が低下するため，便秘も問題となる．鼻づまりや呼吸困難は一般的である．
24. 開口期，娩出期，後産期．
25. XY．テストステロン．
26. 停留精巣とは，精巣が陰嚢内に下降しないことである．矯正されないと不妊症となる．
27. 腟感染症（大腸菌，性感染症，真菌感染症）は，骨盤内炎症性疾患につながる可能性がある．

■ 復習問題
▶ 選択問題
1. d
2. a
3. d
4. d
5. b
6. a, b, d
7. d
8. a
9. c
10. b
11. d
12. a, d
13. a
14. 1−c, 2−b, 3−e, 4−a, 5−d

▶ 記述問題
15. 精巣は男性の生殖腺である．精子とテストステロンを形成する．
16. 精子を男性の身体から女性の生殖管に運ぶための液性媒体となる．前立腺，精嚢，尿道球腺．
17. 体温は，生存可能なヒト精子の生産には高すぎる．精巣は陰嚢（陰茎の後方，体腔の外側に垂れ下がる分割された皮膚の袋）に収容されている．
18. 精子発生は，下垂体前葉からのFSHの影響下で思春期に始まる．LH（もう1つの下垂体前葉ホルモン）は，その時期に精巣にテストステロンを産生させる．テストステロンは正常な精子生産にも必要である．
19. 全身，特に顔，腋窩，陰部の毛髪の増加．声の深化．骨格筋の肥大による筋肉量の増加．骨の肥厚と密度の増加による骨格重量の増加．
20. 精管切除後もテストステロンは産生され，第二次性徴と性欲は維持される．精子はまだ作られるが，この比較的軽い手術の後では体表に到達することはできなくなる．
21. 卵巣．卵子（実際には卵母細胞）と女性ホルモンのエストロゲンとプロゲステロンを産生する．
22. 泌尿器系と生殖器系は同じ経路を共有しているため，泌尿生殖器系という用語は男性に適している．
23. 卵管：卵子（または胚）を子宮に導く．子宮：胚が着床する場所．腟：産道であり，月経血が体外に排出される部屋でもある．
24. 卵管の遠位端には卵管采と呼ばれる指のような伸長部があり，この卵管采が波打って液流を作り，排卵体を卵管内に引き込む．
25. ヒトの卵は，精子が侵入した場合にのみ卵子となり，その時点で二次卵子は第二減数分裂を完

了し，卵子の核と極体を生成し，排出される．

26. 成長卵胞も成熟卵胞（グラーフ卵胞）もエストロゲンを形成する．卵巣から産生される第二のホルモンはプロゲステロンである．

27. 月経期，増殖期，分泌期については，本文 pp. 535〜538 を参照のこと．着床に必要な子宮環境を提供する．

28. 受精とは精子と卵子の核が融合し，受精卵（接合子）の核が形成されること．通常，受精は女性の卵管内で起こる．着床には，胚による子宮粘膜の侵食が含まれ，その後，粘膜の再生によって埋め込まれた胚がおおい隠される．

29. 妊娠中，女性の呼吸器系と泌尿器系は「2人分」機能しなければならない．子宮が大きくなり，腹部臓器を横隔膜に対して上方に押し付けるため，呼吸はますます困難になる．同様に，大きくなった子宮によって食道がずらされ，胃が圧迫されるため，胃酸の逆流が起こりやすくなり，消化器系にも影響が出る．妊娠中は消化管の運動機能が低下するため，便秘もよくみられる．心拍出量と血圧も，循環需要の増加に対応するために上昇する．女性の体重配分と重心の変化により，歩行がより困難になり，筋肉疲労を引き起こす．子宮が膀胱を圧迫するため，頻尿になることもある．

30. エストロゲンが母体の血液中で最高レベルに達し，子宮収縮が弱くなる．胎児のある種の細胞は，母親の視床下部とともにオキシトシンを産生しはじめ，オキシトシンのレベル上昇に反応する受容体が子宮筋層に多く形成される．胎盤から分泌されるプロスタグランジンも，より頻繁で強力な子宮収縮を刺激する．

31. 第2期（娩出期）．

32. 未分化期は胚発生の8週目まで起こる．この時期以降に生殖腺が形成されるため，この時期には胚の生殖構造を区別することはできない．

■クリティカルシンキングと臨床応用の問題

33. 女性は分娩の第2期（娩出期）にある．この段階では通常，初産で50分，その後の出産では20分かかるので，おそらく病院に行く時間はないだろう．

34. 卵子が右の卵巣から腹膜腔に排卵され，腹膜腔の液体を通って左の子宮内腔に移動することは可能である．クリスタルさんのような女性が子どもを産んだ例がいくつか記録されている．

35. 極体には染色体が含まれているが，細胞質のほとんどは二次卵子に含まれているため，細胞質はほとんどない．したがって，精子が極体に受精したとしても，胚が卵管から子宮に移動する間に維持するのに十分な貯蔵栄養素やATPがなく，またATPやタンパク質を生成する器官もないため，健康な胚に発育することはない．

付録 B　語根，接頭辞，接尾辞

語根

語の要素	意味
第1章　人体：概説	
caput-, cephal-	head
cervic-, cervix	neck
dors-	the back
venter, ventr-	abdomen
第3章　細胞と組織	
cutic-, derm-	skin
cyt-	cell
lip-, lipo-	fat, lipid
medull-, myelo-	marrow
myo-	muscle
osteo-	bone
第5章　骨格系	
append-	hang to
ax-, axi-, axo-	axis, axle
第7章　神経系	
cerebro-, enceph-	brain
neuro-	nerve
oculo-, ophthalmo-	eye
oto-	ear
psycho-	mind
第11章　心臓血管系	
angi-	vessel
aort-	great artery
cardi-, cardio-	heart
hema-, hemato-, hemo-	blood
phleb-	vein
thromb-:	clot

語の要素	意味
第13章　呼吸器系	
aero-	air
broncho-	bronchus (pl. bronchi)
pleur-	side, rib
pneumo-	air, wind
pulmo-	lung
rhin-, rhino-	nose
第14章　消化器系と体内代謝	
bucco-	cheek
chole-	bile
entero-, ile-	intestine
eso-	within esophagus
gastr-	stomach
glosso-, lingua-	tongue
hepat-	liver
labi-, labri-	lip
odonto-	teeth
procto-	rectum, anus
vestibul-	vestibule
第15章　泌尿器系	
adren-	toward the kidney
cyst-	sac, bladder
diure-, mictur-	urinate
nephro-, ren-	kidney

語の要素	意味
第16章　生殖器系	
cervic-, cervix	neck (i.e., of uterus)
hyster-, hystero-	uterus, womb
orchid-	testis
ov-, ovi-	egg
peri-	around
vagin-	a sheath
vulv-	a covering
その他	
gene-	beginning, origin
kin-, kines-	move
lymph-	water
oligo-	few
-phobia	fear
photo-	light
pyo-	pus

接頭辞

語の要素	意味
a-, an-	absence, lack
ab-	away from
acro-	extreme, extremities
ad-	toward, to
adeno-	gland
ambi-	around, on both sides
amyl-	starch
ante-	before, preceding
ant-, anti-	opposed to, preventing, inhibiting
bi-	two
bili-	bile
bio-	life
brachi-	arm
brady-	slow
cholecysto-	gallbladder
circum-	around
co-, con-	together
contra-	against, opposite
cost-	ribs
demi-	half
derm-	skin
dis-	from
dors-	back
dys-	difficult, faulty, painful
electro-	electric
en-, em-	in, inside
equi-	equal
eryth-	red
exo-	outside, outer layer
extra-	outside, beyond
ferr-	iron
fibro-	fiber
fore-	before, in front of
glyco-	sugar
hemi-	half
hemo-	blood
hist-	tissue

語の要素	意味
homo-	same
hydro-	water
hygro-	moisture
hyper-	excess
hypo-	below, deficient
ileo-	ileum
in-	in, within, into
inter-	between
intra-	within, inside
juxta-	near, close to
lapar-	abdomen
laryngo-	larynx
later-	side
leuko-	white
macro-	large
mal-	bad
mast-	breast
medi-	middle
mega-	large
men-	month
mono-	single
multi-	many
myelo-	marrow, spinal cord
myo-	muscle
neo-	new
nitro-	nitrogen
non-	not
ob-	before, against
ortho-	straight, direct
osteo-	bone
pan-	all, universal
para-	beside, near
path-	disease
ped-	child, foot
per-	by, through
peri-	around
pharyngo-	pharynx
phren-	diaphragm, mind

語の要素	意味
pod-	foot
poly-	multiple
post-	after, behind
pre-	before, ahead
procto-	rectum, anus
pseudo-	false
psycho-	mind
pyel-	pelvis of the kidney
pyo-	pus
pyro-	fire
quadri-	four
radio-	radiation
re-	back, again
ren-	kidney
retro-	backward, behind
rhin-	nose
sacro-	sacrum
salpingo-	fallopian tube
sarco-	flesh
sclero-	hard
semi-	half
sex-	six
skeleto-	skeleton
steno-	narrow
sub-	beneath, under
super-, supra-	above, upon
syn-	together
tachy-	rapid
thyro-	a shield
trache-	trachea
trans-	across, through
tri-	three
ultra-	beyond
un-	not, back reversal
uni-	one
uretero-	ureter
urethro-	urethra
uro-	urine, urinary organs

接尾辞

語の要素	意味
-able	able to
-algia	pain, in a certain spot
-cele	tumor, swelling
-centesis	surgical puncture to remove fluid
-cide	kill, destroy
-clast	something that breaks or destroys
-cule	little
-ectasia	dilating, stretching
-ectomy	cutting out, surgical removal
-esis	action
-form	shape
-genesis, -genetic	formation, origin
-gram	data that are systematically recorded, a record

語の要素	意味
-graph	an instrument used for recording data or writing
-ism	condition
-itis	inflammation
-ize	to treat
-lith	stone, calculus
-lithiasis	presence of stones
-lysis	loosening or breaking down
-megaly	enlargement
-meter	instrument that measures
-oid	like, resemble
-oma	tumor
-orrhaphy	surgical repair
-osis	disease, condition of
-ostomy	to form an opening or outlet

語の要素	意味
-otomy	to incise
-pathy	disease
-pexy	fixation
-phage	ingesting
-phobia	fear
-plasty	plastic surgery
-plegia	paralysis
-rhexis	rupture
-rrhagia	abnormal or excessive discharge
-rrhea	flow or discharge
-scope	lighted instrument for visual examination
-scopy	to examine visually
-stomy	establishment of an artificial opening
-tomy	incision into
-uria	urine
-zyme	ferment

付録 C 元素の周期表

	IA													IIIA	IVA	VA	VIA	VIIA	VIIIA
1	1 H 1.0079	IIA																	2 He 4.003
2	3 Li 6.941	4 Be 9.012				遷移元素								5 B 10.811	6 C 12.011	7 N 14.007	8 O 15.999	9 F 18.998	10 Ne 20.180
3	11 Na 22.990	12 Mg 24.305	IIIB	IVB	VB	VIB	VIIB		VIIIB		IB	IIB		13 Al 26.982	14 Si 28.086	15 P 30.974	16 S 32.066	17 Cl 35.453	18 Ar 39.948
4	19 K 39.098	20 Ca 40.078	21 Sc 44.956	22 Ti 47.88	23 V 50.942	24 Cr 51.996	25 Mn 54.938	26 Fe 55.845	27 Co 58.933	28 Ni 58.69	29 Cu 63.546	30 Zn 65.39		31 Ga 69.723	32 Ge 72.61	33 As 74.922	34 Se 78.96	35 Br 79.904	36 Kr 83.8
5	37 Rb 85.468	38 Sr 87.62	39 Y 88.906	40 Zr 91.224	41 Nb 92.906	42 Mo 95.94	43 Tc 98	44 Ru 101.07	45 Rh 102.906	46 Pd 106.42	47 Ag 107.868	48 Cd 112.411		49 In 114.82	50 Sn 118.71	51 Sb 121.76	52 Te 127.60	53 I 126.905	54 Xe 131.29
6	55 Cs 132.905	56 Ba 137.327	57 La 138.906	72 Hf 178.49	73 Ta 180.948	74 W 183.84	75 Re 186.207	76 Os 190.23	77 Ir 192.22	78 Pt 195.08	79 Au 196.967	80 Hg 200.59		81 Tl 204.383	82 Pb 207.2	83 Bi 208.980	84 Po 209	85 At 210	86 Rn 222
7	87 Fr 223	88 Ra 226.025	89 Ac 227.028	104 Rf 267	105 Db 268	106 Sg 271	107 Bh 272	108 Hs 277	109 Mt 276	110 Ds 281	111 Rg 280	112 Cn 285		113 Nh 278	114 Fl 289	115 Mc 289	116 Lv 293	117 Ts 293	118 Og 294

希土類元素

ランタノイド元素:
58 Ce 140.115	59 Pr 140.908	60 Nd 144.24	61 Pm 145	62 Sm 150.36	63 Eu 151.964	64 Gd 157.25	65 Tb 158.925	66 Dy 162.5	67 Ho 164.93	68 Er 167.26	69 Tm 168.934	70 Yb 173.04	71 Lu 174.967

アクチノイド元素:
90 Th 232.038	91 Pa 231.036	92 U 238.029	93 Np 237.048	94 Pu 244	95 Am 243	96 Cm 247	97 Bk 247	98 Cf 251	99 Es 252	100 Fm 257	101 Md 258	102 No 259	103 Lr 262

周期表では，元素を原子番号と原子量にしたがって，周期と呼ばれる水平方向の行と，族と呼ばれる垂直の18の列に配列している．族の元素はさらにA亜族，B亜族に分類される．

A亜族の族の元素は，それぞれよく似た化学的，物理的性質をもつ．これは，ある族の元素がその族番号をあらわしている同数の最外殻電子をもつことを反映している．例えば，IA族の元素は1個の最外殻電子，IIA族の元素は2個，VA族では5個を有する．これとは対照的に，周期を左から右へと進んでいくと，元素の性質はIA族やIIA族の非常に金属的な性質のものから，VIIA族にみられる元素（塩素など）のような非金属性の性質のものへ，そしてついにはVIIIA族の不活性な元素（希ガス）にいたるまで不連続に変化する．この変化は，1つの周期において（左から右へ向けて）元素の最外殻電子数が増加することを反映している．

B亜族の元素は遷移元素と呼ばれる．遷移元素はいずれも金属で，ほとんどの場合，その最外殻電子数は1か2である（これらの元素においては数個の電子が，より原子核に近い軌道が埋まらないうちに，さらに外側の電子軌道を占有することがある）．

この周期表では標準状態（25℃，1気圧）下で存在する純粋の元素の相（固体，液体，気体）について元素記号の色で示している．元素記号が黒のものは固体として存在し，赤は気体，青は液体として存在する．元素記号が緑のものは自然界に存在せず，ある種の核反応によってしか生じない．

付録 D　ビタミンとミネラルに関する重要事項

	主な機能	推奨される摂取量*	主な含有食品	過剰摂取・欠乏時の症状
[脂溶性ビタミン]				
ビタミン A（レチノール，レチナール，レチノイン酸）	・光の強度変化に順応する眼の能力に必須 ・細胞分化を支援 ・精子の産生や受精に必要 ・骨格の健康を支援 ・免疫系の健康を支援	推奨量　男性 900 µg/日 　　　　女性 700 µg/日 耐容上限量　3,000 µg/日	レチノールとして機能：牛肉，鶏レバー，卵黄，牛乳 カロテノイドの前駆体：ホウレン草，ニンジン，マンゴー，アプリコット，メロン，カボチャ，サツマイモ	・過剰：疲労，骨関節痛，妊婦の流産や胎児の先天性異常，嘔気・下痢，肝障害，霧視，脱毛，皮膚疾患 ・欠乏：夜盲症・眼球乾燥症，成長障害，免疫異常・性機能障害
ビタミン D（コレカルシフェロール）	・血中カルシウムレベルの調節 ・骨格の健康維持 ・細胞分化を支援	目安量　19〜50歳 5 µg/日 　　　　50〜70歳 10 µg/日 　　　　71歳以上 15 µg/日 耐容上限量　50 µg/日	サケの缶詰，サバ，牛乳，強化**シリアル	・過剰：高カルシウム血症 ・欠乏：小児ではくる病，成人では骨軟化症や骨粗鬆症
ビタミン E（トコフェロール）	・強力な抗酸化物質として，細胞膜・多価不飽和脂肪酸・ビタミン A の酸化防止 ・白血球の保護 ・ビタミン A の吸収促進・免疫機能強化	推奨量　男性 15 µg/日 　　　　女性 15 µg/日 耐容上限量　1,000 µg/日	ヒマワリの種，アーモンド，植物性油，強化シリアル	・過剰：まれ ・欠乏：溶血性貧血，神経系・筋系・免疫系の障害
ビタミン K（フィロキノン，メナキノン，メナジオン）	・血液凝固と骨代謝を補助する特定のタンパク質をつくるあいだ，補酵素としてはたらく	目安量　男性 120 µg/日 　　　　女性 90 µg/日	ケール，ホウレン草，カブラ菜，芽キャベツ	・過剰：知見なし ・欠乏：血液凝固機能の低下，骨の健康に影響を及ぼす可能性
[水溶性ビタミン]				
ビタミン B₁（チアミン）	・炭水化物とアミノ酸代謝の酵素補因子として必須	推奨量　男性 1.2 mg/日 　　　　女性 1.1 mg/日	豚肉，強化シリアル，強化米，強化パスタ，エンドウ豆，マグロ，豆類	・過剰：知見なし ・欠乏：脚気（疲労，アパシー，記憶力の低下，錯乱，易刺激性，筋力低下）
ビタミン B₂（リボフラビン）	・炭水化物や脂質代謝の酵素補因子として必須	推奨量　男性 1.3 mg/日 　　　　女性 1.1 mg/日	牛レバー，エビ，牛乳・乳製品，強化シリアル，強化パン，穀類	・過剰：知見なし ・欠乏：リボフラビン欠乏症（口唇炎，咽頭炎），脂漏性皮膚炎，貧血
ナイアシン，ニコチンアミド，ニコチン酸	・炭水化物や脂質代謝の酵素補因子として必須 ・DNA の複製・修復と細胞分化に必須	推奨量　男性 16 mg/日 　　　　女性 14 mg/日 耐容上限量　35 mg/日	牛レバー，豚肉・魚・鳥肉類の切り身の多く，強化シリアル，強化パン，穀類，トマトの缶詰	・過剰：顔面紅潮，肝障害，耐糖能異常，霧視 ・欠乏：光線過敏症（ペラグラ），嘔吐・便秘または下痢，アパシー
ビタミン B₆（ピリドキシン，ピリドキサール，ピリドキサミン）	・炭水化物やアミノ酸代謝の酵素補因子として必須 ・血球の合成を補助	推奨量　19〜50歳 1.3 mg/日 　　　　51歳以上 　　　　男性 1.7 mg/日 　　　　女性 1.5 mg/日 耐容上限量　100 mg/日	ヒヨコ豆，肉・魚・鳥肉類の切り身の多く，ジャガイモ	・過剰：神経障害，皮膚病変 ・欠乏：貧血，脂漏性皮膚炎，うつ，錯乱，痙攣

*訳者注：日本では「日本人の食事摂取基準」を指標としている．
**訳者注：強化食品では，ビタミンやミネラルが添加されている．

	主な機能	推奨される摂取量*	主な含有食品	過剰摂取・欠乏時の症状
葉酸	・アミノ酸代謝の酵素補因子として必要 ・DNA 合成に必要 ・ホモシスチン代謝に必須	推奨量 男性 400 μg/日 女性 400 μg/日 耐容上限量 1,000 μg/日	強化シリアル, 強化パン, 穀類, ホウレン草, 豆類（レンズ豆, ヒヨコ豆, インゲン豆）, レバー	・過剰：ビタミン B_{12} 欠乏症の症状を隠す, 明確な神経症状 ・欠乏：大血球性貧血, 胎児の神経管欠損, ホモシスチン濃度の上昇
ビタミン B_{12}（コバラミン）	・血液生成を支援 ・神経系機能に必須 ・ホモシスチン代謝の酵素補因子として必須	推奨量 男性 2.4 μg/日 女性 2.4 μg/日	甲殻類, 豚肉・魚・鳥肉類の切り身, 牛乳・乳製品, 強化シリアル	・過剰：知見なし ・欠乏：悪性貧血, ぴりぴり感・四肢麻痺, 神経障害, 記憶障害, 見当識障害, 認知症
パントテン酸	脂質代謝を支援	目安量 男性 5 mg/日 女性 5 mg/日	豚肉・魚・鳥肉類, シイタケ, 強化シリアル, 卵黄	・過剰：知見なし ・欠乏：まれ
ビオチン	炭水化物・脂質・タンパク質代謝の酵素補因子として取り込まれる	推奨量 男性 30 μg/日 女性 30 μg/日	堅果類, 卵黄	・過剰：知見なし ・欠乏：まれ
ビタミン C（アスコルビン酸）	・細胞外液や肺の酸化防止 ・酸化したビタミン E の再生 ・コラーゲン生成を支援 ・免疫機能強化 ・ホルモン・神経伝達物質・DNA の合成を支援 ・鉄の吸収強化	推奨量 男性 90 mg/日 女性 75 mg/日 喫煙者は 推奨量＋35 mg/日 耐容上限量 2,000 mg/日	サツマイモ, 柑橘系の果物やジュース, ブロッコリー, イチゴ, キウイ	・過剰：嘔気・下痢, 鼻血, 酸化性障害, 腎臓病患者では腎結石の可能性が増大 ・欠乏：壊血病, 骨関節の痛み・骨折, うつ, 貧血
[主なミネラル]				
ナトリウム	・体液の平衡 ・酸塩基平衡 ・神経インパルスの伝達, 筋収縮	目安量 成人 1.5 g/日 （1,500 mg/日）	食塩, ピクルス, たいていの缶詰のスープ, スナック類, 加工されたランチョンミート, トマトの缶詰	・過剰：水貯留, 高血圧, 尿中のカルシウム欠乏 ・欠乏：筋痙攣, めまい, 疲労, 嘔気・嘔吐, 錯乱
カリウム	・体液平衡 ・神経インパルスの伝達 ・筋収縮	目安量 成人 4.7 g/日 （4,700 mg/日）	ほとんどの新鮮な果物・野菜, イモ類, バナナ, トマトジュース, オレンジジュース, メロン	・過剰：筋衰弱, 嘔吐, 不整脈 ・欠乏：筋衰弱, 麻痺, 錯乱, 不整脈
リン	・体液平衡 ・骨形成 ・身体エネルギーを供給する ATP の構成要素	推奨量 成人 700 mg/日	牛乳・チーズ・ヨーグルト・豆乳・豆腐, 豆類（レンズ豆, 黒豆）, 堅果類（アーモンド, ピーナッツ, ピーナッツバター）, 鳥肉類	・過剰：筋痙攣, 痙攣, 血中カルシウム濃度低下 ・欠乏：筋衰弱, 筋損傷, 骨痛, めまい
塩素	・体液平衡 ・神経インパルスの伝達 ・胃液の生成 ・抗菌作用	目安量 成人 2.3 g/日 （2,300 mg/日）	食塩	・過剰：知見なし ・欠乏：重篤な酸塩基平衡異常, 不整脈
カルシウム	・骨の主成分 ・酸塩基平衡 ・神経インパルスの伝達 ・筋収縮	目安量 19〜50 歳 1,000 mg/日 51 歳以上 1,200 mg/日 耐容上限量 2,500 mg/日	牛乳・ヨーグルト・チーズ（カルシウムが最も吸収されやすい）, イワシ, ホウレン草, カルシウム強化ジュース	・過剰：電解質異常, ショック, 腎不全, 疲労, 錯乱 ・欠乏：骨粗鬆症, 痙攣, 心不全

（続く）

(続き)

	主な機能	推奨される摂取量*	主な含有食品	過剰摂取・欠乏時の症状
マグネシウム	骨の構成要素，筋収縮，300以上の酵素系を支援	推奨量 男性 19～30歳 400 mg/日 　　　 31歳以上 420 mg/日 女性 19～30歳 310 mg/日 　　　 31歳以上 320 mg/日 耐容上限量　350 mg/日	緑黄色野菜(ホウレン草，ケール)，全粒穀物，種子類，堅果類，豆類(白インゲン豆，黒豆)	・過剰：知見なし ・欠乏：血中カルシウム濃度低下，筋痙攣または発作，嘔気，衰弱，心疾患などの慢性疾患のリスクの増加，高血圧，骨粗鬆症，2型糖尿病
硫黄	特定のビタミンBやアミノ酸の構成要素 ・酸塩基平衡 ・肝臓での解毒作用	ー	タンパク質を多く含んだ食物	・過剰：知見なし ・欠乏：知見なし
[微量元素]				
セレン	炭水化物と脂質代謝に必須	推奨量　成人 55 μg/日 耐容上限量　400 μg/日	堅果類，甲殻類，肉・魚・鳥肉類，全粒穀物	・過剰：脆弱毛・脆弱爪，発疹，嘔気・嘔吐，衰弱，肝疾患 ・欠乏：特定の心臓病・関節炎，免疫力低下，筋痛・筋肉疲労，うつ，敵意
フッ素	健康な歯や骨の形成・維持	推奨量　男性 4 mg/日 　　　　女性 3 mg/日 耐容上限量 　4～8歳 2.2 mg/日 　9歳以上 10 mg/日	魚介類，豆類，全粒穀物，水(種類による)	・過剰：歯と骨のフッ素症 ・欠乏：虫歯，骨密度低下
ヨウ素	・甲状腺ホルモンの合成 ・体温調節 ・生殖と成長	推奨量　成人 150 μg/日 耐容上限量　1,100 μg/日	ヨウ素添加塩，海水魚	・過剰：甲状腺腫 ・欠乏：甲状腺腫，甲状腺機能低下症，胎児のクレチン病(妊婦がヨウ素欠乏の場合)
クロム	・グルコースの輸送 ・DNA・RNAの代謝 ・免疫機能と成長	目安量 男性 19～50歳 35 μg/日 　　　 51歳以上 30 μg/日 女性 19～50歳 25 μg/日 　　　 51歳以上 20 μg/日	全粒穀物，ビール酵母	・過剰：知見なし ・欠乏：高血糖・血液脂質上昇，脳神経系の障害
マンガン	・多くの酵素系を支援 ・骨と軟骨のタンパク質の合成	目安量　男性 2.3 mg/日 　　　　女性 1.8 mg/日 耐容上限量　成人 11 mg/日	全粒穀物，堅果類，葉物野菜，紅茶	・過剰：筋神経系の損傷 ・欠乏：成長障害，性機能障害，骨密度低下，糖・脂質代謝異常，発疹
鉄	・血球中のヘモグロビンの構成要素 ・筋肉細胞のミオグロビンの構成要素 ・多くの酵素系を支援	推奨量 成人男性 8 mg/日 女性 19～50歳 18 mg/日 　　　 51歳以上　8 mg/日	豚肉・魚・鳥肉類(鉄が最も吸収されやすい)，強化シリアル，豆類，ホウレン草	・過剰：嘔気・嘔吐・下痢，めまい，錯乱，頻脈，臓器障害，死 ・欠乏：鉄欠乏性貧血(赤血球が小さい)，低色素性貧血
亜鉛	・100種以上の酵素系を支援 ・免疫機能 ・成長と性的成熟 ・遺伝子調節	推奨量　男性 11 mg/日 　　　　女性 8 mg/日 耐容上限量　40 mg/日	豚肉・魚・鳥肉類(亜鉛が最も吸収されやすい)，強化シリアル，豆類	・過剰：嘔気・嘔吐・下痢，頭痛，免疫機能低下，銅の吸収率低下 ・欠乏：成長・性成熟遅延，眼および皮膚病変，脱毛，疾病・感染の罹患率増加

	主な機能	推奨される摂取量*	主な含有食品	過剰摂取・欠乏時の症状
銅	・多くの酵素系を支援 ・鉄の輸送	推奨量　成人 900 μg/日 耐容上限量　10 mg/日	甲殻類，内臓肉，堅果類，豆類	・過剰：嘔気・嘔吐・下痢，肝障害 ・欠乏：貧血，白血球数減少，乳幼児・小児で骨粗鬆症

文献：Thompson J, Manore M, Vaughan L：The Science of Nutrition, 3rd Ed. Pearson Education, pp. C1-C12, 57, 2014.

写真提供者一覧

第1章　1.1：CLS Design/Shutterstock；もっと詳しく見てみよう：a：Southern Illinois University/Science Source；もっと詳しく見てみよう：b：Scott Camazine/Science Source；1.5a-c 上：Pearson Education, Inc. 1.5a 下：CNRI/Science Source；1.5b 下：Scott Camazine/Science Source；1.5c 下：James Cavallini/Science Source；1.8a：Pearson Education, Inc.

第2章　2.4 左から右：Chip Clark/Fundamental Photographs；Leslie Garland Pictures/ Alamy Stock Photo；Levent Konuk/Shutterstock；2.9b：BMJ/Shutterstock；2.16a：Image Source/Getty Images；2.16b：Ivaschenko Roman/Shutterstock；2.21c：Will & Deni McIntyre/Science Source；関連職種をのぞいてみよう：SDI Productions/Getty Images.

第3章　3.7a：Dr. Gopal Murti/Science Source；3.7b：Daniel Schroen, Cell Applications Inc/Science Source；3.7c：Dr. Jan Schmoranzer/ Science Source；もっと詳しく見てみよう：David M. Phillips/Science Source；3.12：c 1997 National Academy of Sciences, U.S.A.；3.18a：Biophoto Associates/Science Source；3.18b, c, e, f：Allen Bell/Pearson Education, Inc.；3.18d：William Karkow/Pearson Education, Inc.；3.19a, c, g：Allen Bell/Pearson Education, Inc.；3.19b, e, h：Ed Reschke/Getty Images；3.19d：William Karkow/Pearson Education, Inc.；3.19f：Biophoto Associates/Science Source；3.20a：Innerspace Imaging/Science Source；3.20b：Ed Reschke/Getty Images；3.20c：Steve Gschmeissner/Getty Images；3.21：Biophoto Associates/ Science Source；ホメオスタシスの失調 3.3：Biophoto Associates/Science Source.

第4章　4.5：Biophoto Associates/Science Source；もっと詳しく見てみよう：Lauren Shear/Science Source；ホメオスタシスの失調 4.2a：Mediscan/Alamy Stock Photo；4.2b：National Institute of Health；ホメオスタシスの失調 4.4：Ian Boddy/Science Source；4.6a：Pearson Education, Inc.；4.6b：CNRI/Science Source；4.7c：CNRI/Science Source；4.9a, b：Dr P. Marazzi/Science Source；4.9c：Medicshots/Alamy Stock Photo；4.10b 上から下：Gianni Muratore/Alamy Stock Photo；Scott Camazine/Science Source；John Radcliffe Hospital/Science Source；4.11a：Dr P. Marazzi/Science Source；4.11b：Girand/Science Source；4.11c：Custom Medical Stock Photo/Alamy Stock Photo；関連職種をのぞいてみよう：Elena Dorfman/Pearson Education, Inc.

第5章　5.1：Paul Rapson/Science Source；5.4c：William Krakow/Pearson Education, Inc.；ホメオスタシスの失調 5.1：Jeff Rotman/Science Source；関連職種をのぞいてみよう：PhotoAlto/ Alamy Stock Photo；5.16：Reik/AGE Fotostock；ホメオスタシスの失調 5.5a：Princess Margaret Rose Orthopaedic Hospital/Science Source；5.5b：Nordicphotos/Alamy Stock Photo；5.5c：Kristin Piljay/Pearson Education, Inc.；5.20b：Karen Krabbenhoft/Pearson Education, Inc.；もっと詳しく見てみよう：a：Lawrence Livermore National Laboratory/Science Source；b：Elaine N. Marieb；ホメオスタシスの失調 5.7：CNRI/Science Source；5.31：Scott Camazine/Science Source；5.34a：SPL/Science Source；5.34b：Professor Pietro M. Motta/Science Source.

第6章　表6.1 左から右：Pearson Education, Inc.；Elaine N. Marieb；William Karkow/Pearson Education, Inc.；6.4b：Eric V. Grave/Science Source；6.11a：Simon Balson/Alamy Live News；6.11b：JGI/AGE Fotostock；6.13：Phocasso/J W White/Pearson Education, Inc. もっと詳しく見てみよう：Fuse/Getty Images；ホメオスタシスの失調 6.5：Dr M.A. Ansary/Science Source.

第7章　7.4b：Phanie/Science Source；7.13b：Arthur Glauberman/Science Source；7.17b：Video-Surgery/Science Source. ホメオスタシスの失調 7.6：Ulrich Doering/Alamy Stock Photo. もっと詳しく見てみよう：AdMedia/Splash News/Newscom. ホメオスタシスの失調 7.11：Fotosearch/AGE Fotostock.

第8章　8.1：Richard Tauber/Pearson Education, Inc. 8.4b：David L. Bassett, A Stereoscopic Atlas of Human Anatomy. ホメオスタシスの失調 8.5：ARZTSAMUI/Shutterstock. 8.7：Thalerngsak Mongkolsin/Shutterstock. もっと詳しく見てみよう：Andersen Ross Photography Inc/Getty Images. 関連職種をのぞいてみよう：Photographee.eu/Shutterstock. ホメオスタシスの失調 8.11：Biophoto Associates/Science Source.

第9章　ホメオスタシスの失調 9.2：Alison Wright/Science Source. 9.6b：Michael Wiley/Pearson Education, Inc. ホメオスタシスの失調 9.4：Ralph C. Eagle, Jr./Science Source. Caters News/ZUMAPRESS.com/Newscom. ホメオスタシスの失調 9.6：Biophoto Associates/Science Source. 9.11b：Pearson Education, Inc.

第10章　10.2：Victor Eroschenko/Pearson Education, Inc. ホメオスタシスの失調 10.1a：Cheryl Power/Science Source. 10.1b：Omikron/Science Source. 10.6：Eye of Science/Science Source. ホメオスタシスの失調 10.3：Moredun Scientific/Science Source. 関連職種をのぞいてみよう：Dmitrii Dikushin/Alamy Stock Photo. 10.7：enciktat/Tajang/Shutterstock.

第11章　ホメオスタシスの失調 11.2：David Campione/Science Source. 11.9：mark shaiken photography/Moment/Getty Images. 11.10a：Ed Reschke/Stone/Getty Images. 11.15b：CNRI/Science Source. もっと詳しく見てみよう：SPL/Science Source.

第12章　ホメオスタシスの失調 12.2：Chris Bjornberg/Science Source. 12.9a：SPL/Science Source. もっと詳しく見てみよう：Eye of Science/Science Source；NIAID；FG Trade/Getty Images

第13章　13.3b：CNRI/Science Source. 13.4a：Richard Tauber/Pearson Education Inc. 13.5b：Lisa Lee/Pearson Education Inc. ホメオスタシスの失調 13.7：Du Cane Medical Imaging Ltd/Science Source. もっと詳しく見てみよう：Stacey Green/Getty Images.

第14章　14.4b：VideoSurgery/Science Source. 14.5a：VideoSurgery/Science Source. もっと詳しく見てみよう：a：CNRI/Science Source. もっと詳しく見てみよう：b：Eye of Science/Science Source. ホメ

オスタシスの失調 14.16：Medicshots/Alamy Stock Photo. もっと詳しく見てみよう：U.S. Army National Guard photo by Spc. Hannah Clifton/PJF Military Collection/Alamy Stock Photo.

第15章 15.1b：Richard Tauber/Pearson Education Inc. 15.2a：Karen Krabbenhoft/Pearson Education Inc. 15.3d：Professor P.M. Motta & M. Castellucci/Science Source. ホメオスタシスの失調 15.3：Media for Medical SARL/Alamy Stock Photo. もっと詳しく見てみよう：Design Pics Inc/Alamy Stock Photo. 15.11：Susanna Blavarg/Getty Images. 関連職種をのぞいてみよう：Tetra Images, LLC/Alamy Stock Photo.

第16章 16.5a：Juergen Berger/Science Source. ホメオスタシスの失調 16.3：Scimat/Science Source. 16.11：Format/Science Source. 16.14a：Mark Thomas/Science Source. 16.14b：Southern Illinois University/Science Source. 16.14c：Kings College Hospital/Science Source. 16.16：David M. Phillips/Science Source. 16.19：VideoSurgery/Science Source. 表16.1 上から下：CNRI/Science Source；Garry Watson/Science Source；Tissuepix/Science Source；Petit Format/Science Source. 16.20a：Lennart Nilsson TT/Science Photo Library. 16.20b：Neil Bromhall/Science Source.

挿図作成者一覧

第3章 3.4：Tomo Narashima. 3.15：Campbell, Neil A.；Mitchell, Lawrence G.；Reece, Jane B., *Biology*：*Concepts and Connections*, 3rd Ed., c 2000, pp. 132-133. Pearson Education, Inc. より改変.

用語集

欧文・数字

9％の法則 Rule of nines　身体を11の領域に分割し，各領域が身体全体の9％に相当し，さらに生殖器周囲の領域が身体の1％を占めるとして熱傷の程度を計算する方法．

Bone markings　筋肉，腱，靱帯が付着し，血管や神経が通過する骨の表面の特徴．

B細胞 B cells　体液性免疫を監督するリンパ球．抗体を産生する形質細胞に分化する．「Bリンパ球」とも呼ばれる．

pH　水素イオン濃度を表す記号．溶液の相対的な酸性またはアルカリ性の尺度．

P波 P wave　ECG上の波．心房の脱分極を表す．

QRS群 QRS complex　心室の脱分極を表すECG上の波形．

T細胞 T cells, T lymphocytes　細胞性免疫を媒介するリンパ球．ヘルパーT細胞，細胞傷害性T細胞，制御性T細胞，記憶T細胞が含まれる．

T波 T wave　ECG上の波．心室の再分極を表す．

あ

悪性の Malignant　生命を脅かす状態．がんなど，転移して死をもたらす新生物に関係する状態を指す．

アクチン Actin　筋肉にみられる主要な収縮タンパク質の1つ．細いフィラメントを構成する．

アシドーシス Acidosis　血液中の水素イオン濃度が過剰になり，pHが低下した状態．

アストロサイト Astrocyte　中枢神経系の支持細胞の1つ．毛細血管とニューロン間の交換を助ける．

アセチルコリン Acetylcholine（ACh）　特定の神経終末から放出される化学伝達物質．

圧力勾配 Pressure gradient　濾過を駆動する静水圧（流体）圧力の差．

アデノシン三リン酸 Adenosine triphosphate（ATP）　重要な細胞内エネルギー源である化合物．細胞エネルギー．

アテローム性動脈硬化 Atherosclerosis　動脈壁上の脂質沈着物からなる大動脈壁の変化．動脈硬化の初期段階と硬さの増加．

アブミ骨 Stapes, stirrup　中耳の内側の骨．

アポクリン汗腺 Apocrine gland　数の少ない種類の汗腺．その分泌物には，水，塩，脂肪酸，タンパク質が含まれている．

アミノ酸 Amino acid　窒素，炭素，水素，酸素を含む有機化合物．タンパク質の構成要素．

アルカローシス Alkalosis　血液中の水素イオン濃度が通常よりも低く，pHが上昇している状態．

アルドステロン Aldosterone　主要なミネラルコルチコイドホルモン．尿細管を標的とすることで血中のナトリウム濃度を調節する．

アルブミン Albumin　事実上すべての動物に存在するタンパク質．最も豊富な血漿タンパク質．

アレルギー Allergy　無害な抗原に対する過剰な免疫反応により，組織損傷が引き起こされる．「過敏症」とも呼ばれる．

鞍関節 Saddle joint　二軸滑膜関節．両方の関節骨が凸面と凹面の両方をもっている．

アンチコドン Anticodon　メッセンジャーRNAコドンに相補的なトランスファーRNA上の3つの塩基配列．

い

胃液 Gastric juice　胃腺の分泌物によって形成される液体で，きわめて高い酸性度とタンパク質消化酵素であるペプシンを特徴とする．

イオン Ion　正または負の電荷をもつ原子．

イオン結合 Ionic bond　ある原子から別の原子（またはほかの原子）への電子の完全な移動によって形成される結合．結果として生じる荷電原子であるイオンは逆に荷電し，互いに引き付け合う．

異化（作用） Catabolism　生きた細胞が物質をより単純な物質に分解する過程．分解代謝．

萎縮 Atrophy　病気や衰えによって生じる器官や細胞の大きさの縮小または衰弱．

胃腺 Gastric glands　胃の胃小窩内にある腺．胃液の成分を分泌し，主細胞，頭頂細胞，頸部粘膜細胞，および腸内分泌細胞が含まれる．

位置エネルギー Potential energy　蓄えられたエネルギー．安静時のエネルギー．「運動エネルギー」と比較．

一次運動野 Primary motor area　随意運動を担当する大脳皮質の領域．中心前回に位置する．

一次応答 Primary humoral response　抗原に対する免疫系の体液性部門の初期反応．クローン選択が起こり，免疫学的記憶が確立される．

一次体性感覚野 Primary somatic sensory area　皮膚感覚器官と固有受容器からのインパルスの解釈を担当する大脳皮質の領域．中心後回に位置する．

一回換気量 Tidal volume（TV）　通常の呼吸で吸入または吐き出される空気の量．

一回拍出量 Stroke volume（SV）　収縮期に心室から排出される血液の量．

一過性脳虚血発作 Transient ischemic attack（TIA）　脳のある領域への血流が一時的に制限されること．

遺伝子　Gene　クロマチンに位置する遺伝の生物学的単位．遺伝情報を伝える．

陰窩　Lacuna　少しのくぼみや空間．骨や軟骨では，空隙は細胞で占められている．

陰核　Clitoris　男性の陰茎に類似した，女性の小さな勃起構造．

陰茎　Penis　交尾と排尿を行う男性器官．

インスリン　Insulin　血糖値を下げる膵臓のホルモン．

インターフェロン　Interferons　ウイルスに感染した細胞によって生成される抗菌タンパク質で，隣接する細胞を刺激して，ウイルスの結合または複製をブロックする抗ウイルスタンパク質の生成を促す．

咽頭　Pharynx　鼻腔の後部から食道まで伸びる筋性の管．

咽頭食道相　Pharyngeal-esophageal phase　嚥下の第2段階，不随意な段階．

咽頭扁桃　Pharyngeal tonsil　鼻咽頭に位置する単一の扁桃．アデノイドとも呼ばれる．

陰嚢　Scrotum　精巣を体外の陰茎の根元に吊るす分割された囊．

う・え

運動単位　Motor unit　運動ニューロンとそれが供給するすべての筋細胞．

衛星細胞　Satellite cell　PNSにおける神経膠細胞の1つ．末梢神経細胞体を保護し，振動を和らげる．

栄養素　Nutrient　身体が正常な成長，維持，修復のために使用する化学物質．

会陰　Perineum　男性では肛門から陰囊まで，女性では肛門から外陰部まで広がる身体の領域．

腋窩　Axilla　腋の下．

液性免疫　Humoral immunity, antibody-mediated immunity　免疫は，感作されたB細胞とその子孫の形質細胞によって放出される抗体によって提供される．

エクソサイトーシス　Exocytosis　分泌小胞が細胞膜と融合するときに，細胞内部から細胞外空間へ物質を移動させる方法．

エクリン汗腺　Eccrine gland　非常に多くの種類の汗腺が全身にみられるが，特に手のひら，足の裏，額に多くみられる．その分泌物には，水，塩分，尿素や尿酸などの代謝老廃物が含まれている．

エストロゲン　Estrogens　女性の第二次性徴を刺激するホルモン．女性ホルモン．

エネルギー　Energy　仕事をする能力．

エフェクター　Effector　「効果器」を参照．

エリスロポエチン　Erythropoietin　赤血球の生成を刺激するホルモン．腎臓から分泌される．

塩　Salt　水に溶解すると，荷電粒子（水素イオンあるいは水酸化物イオン以外）に解離するイオン性化合物．

遠位(曲)尿細管　Distal convoluted tubule（DCT）　上行ネフロンループと集合管のあいだの尿細管の部分．一部の再吸収と一部の分泌を行う部位．

塩基　Base　水素イオンを受け取る物質．陽子（プロトン）の受容体．「酸」を参照．

嚥下　Swallowing, deglutition　食物を口から食道に移動させる複雑な過程．口腔咽頭相および咽頭食道相がある．

遠視　Hyperopia　遠くの物体に焦点が合う状態．

炎症反応　Inflammatory response　組織損傷に対する身体の生理学的反応．血管の拡張と血管透過性の増加が含まれる．

延髄　Medulla oblongata　内臓の制御に関与する脳幹の最下部．

エンドサイトーシス　Endocytosis　かなり大きな細胞外分子または粒子が細胞に侵入する方法．「ファゴサイトーシス」，「ピノサイトーシス」，「受容体介在性エンドサイトーシス」を参照．

お

横隔膜　Diaphragm　胸腔と腹腔・骨盤腔を隔てる筋肉．

黄色骨髄　Yellow marrow　脂肪組織を蓄える骨髄．

黄体　Corpus luteum　排卵後に破裂した卵胞細胞によって形成される構造．エストロゲンとプロゲステロンを分泌する．

黄体化ホルモン　Luteinizing hormone（LH）　下垂体前葉から放出される性腺刺激ホルモン．

黄疸　Jaundice　血液中の胆汁色素の蓄積により，皮膚が黄色くなる．

横断面　Transverse section（plane），cross section　身体またはその部分を上部と下部に分割する平面．

応答性　Responsiveness　環境の変化（刺激）を感知し，それに反応する能力．「被刺激性」を参照．

横突起　Transverse process　椎弓から始まる側方の骨の突起．両側に1つずつ，対で存在する．

オプソニン化　Opsonization　食作用を緩和する過程．通常，抗原に結合して破壊の目印を付ける抗体または補体タンパク質によって行われる．

オリゴデンドロサイト　Oligodendrocyte　多くの細胞突起をもち，それぞれが髄鞘を構成する中枢神経系の支持細胞の一種．

か

外陰部　Pubic region　生殖器の部位．

介在ニューロン　Interneuron　求心性ニューロンと遠心性ニューロンのあいだの経路を介在する．連合ニューロンとも呼ばれる．

介在板　Intercalated discs　ギャップ結合を含む心筋細胞とデスモソーム間の通信のための特殊な接続．

回腸　Ileum　小腸の末端部分．大腸の空腸と盲腸のあいだ．

解糖　Glycolysis　グルコースのピルビン酸への分解．嫌気性の過程．

灰白質　Gray matter　中枢神経系の灰色の領域．無髄神経線維と神経細胞体が含まれる．

外皮系　Integumentary system　皮膚とその付属器官．

外分泌腺　Exocrine glands　分泌物が体表面（皮膚または粘膜）に運ばれる管をもつ腺．
解剖学　Anatomy　生物の構造を科学する学問．
解剖学的正位　Anatomical position　局所および方向の用語の基準点．立ち，足は平行，手のひらは前を向く．
蓋膜　Tectorial membrane　受容体細胞の「毛」が埋め込まれている蝸牛管内のゲル状の膜．
外膜　Tunica externa　線維性結合組織でできた血管壁の最外層．
海綿骨　Spongy bone　平らな骨，短い骨，不規則な骨，および長い骨の骨端の骨の内層．
海綿体部　spongy urethra　尿道の一部で，陰茎を通って体外に通じる．
外リンパ　Perilymph　骨迷路を満たす血漿のような液体．
化学結合　Chemical bond　原子を結びつけるエネルギー関係．電子の相互作用が関係する．
化学受容器　Chemoreceptors　溶液中のさまざまな化学物質に敏感な受容体．
化学反応　Chemical reaction　分子が形成，変化，または分解される過程．
過換気　Hyperventilation　血液のpHを正常範囲に上昇させようとして過剰な二酸化炭素が吐き出される呼吸パターン．
蝸牛　Cochlea　カタツムリの殻に似た内耳の空洞．聴覚受容器を収容する．
蝸牛管　Cochlear duct　蝸牛内のコルチらせん器官の場所．内リンパが含まれている．
蝸牛基底膜　Basilar membrane　蝸牛管内の膜で，振動して音波を伝達し，聴覚のための受容細胞も収容する．
架橋　Cross bridge　収縮中にミオシンヘッドがアクチン上の対応する結合部位に結合するときに形成される結びつき．
核　Nucleus　(1)ほとんどの細胞に含まれる，細胞の遺伝物質を含む高密度の中心体．(2)脳または脊髄内の神経細胞体のクラスター．
拡散　Diffusion　粒子が均一に分布する方向への動きを伴う，気体または溶液中の粒子の広がり．単純拡散とも呼ばれる．
核酸　Nucleic acid　DNAとRNAを含む有機分子．
核小体　Nucleoli　細胞核内の小さな球体．リボソーム合成の際に機能する．
拡張期《心臓の》　Diastole　心臓が血液で満たされる，心臓が弛緩する（収縮のあいだの）期間．
拡張期血圧　Diastolic pressure　心室弛緩時（拡張期）の動脈血圧．
角膜　Cornea　眼球の前部の透明な部分．
核膜　Nuclear envelope　核の二重膜障壁．核質を細胞質から分離する．
隔膜部　Membranous urethra　前立腺尿道と陰茎を接続する男性尿道の部分．
化合物　Compound　2つ以上の異なる元素から構成され，その原子が化学的に結合している物質．
過呼吸　Hyperpnea　運動中に呼吸がより速く，より深くなるパターン．
下肢帯　Pelvic girdle　2つの寛骨と仙骨によって形成される不完全な骨の盆地（たらい状の部分）．
顆状関節　Condylar joint　二軸の滑膜性関節．1つの骨の凸面が別の骨の凹面に嵌合する関節．
加水分解　Hydrolysis　水を使用して物質をより小さな粒子に分割する過程．
ガストリン　Gastrin　胃液の分泌，特に塩酸の放出を刺激するホルモン．
下大静脈　Inferior vena cava　血液を横隔膜より下の静脈から右心房に戻す太い静脈．
下腿部　Crural region　下肢の膝から足首の部分．
滑液　Synovial fluid　滑膜によって分泌される液体．関節表面を潤滑し，関節軟骨に栄養を与える．
活性部位　Active site　球状タンパク質（酵素など）の表面上の活性をもつ領域で，相補的な形状と電荷をもつほかの分子（基質など）と相互作用する．
活動電位　Action potential　十分な強度の刺激がニューロンまたは筋肉細胞に加えられ，ナトリウムイオンが細胞内に移動して極性が逆転するときに発生する電気的事象．
滑膜　Synovial membrane　滑膜関節の線維性被膜の内側をおおう膜．
滑膜関節　Synovial joint　自由に動く関節．滑膜で裏打ちされた線維性の被膜で囲まれた関節腔がある．
カテコールアミン　Catecholamines　ドーパミン，アドレナリン，ノルアドレナリンの総称．
可動関節　Diarthrosis　自由に可動する関節．
過敏症　Hypersensitivities　アレルギー．認識された脅威に対して免疫系が過剰に反応し，組織損傷を引き起こす．
がん　Cancer　身体全体または身体部分から全体に広がる可能性がある，悪性の浸潤性のある細胞新生物．
眼窩の　Orbital　目の周りを指す．
寛骨部　Coxal region　腰の外側．
間質液　Interstitial fluid, tissue fluid, extracellular fluid　細胞間の液体．組織液．
間質細胞　Interstitial cells　精細管のあいだにある精巣の細胞で，テストステロンを生成する．
緩衝液　Buffer　溶液のpHを安定させるのに役立つ物質．バッファー．
冠状静脈洞　Coronary sinus　心臓静脈から血液を受け取り，右心房に注ぐ広がった血管．
桿状体　Rods　網膜にある2種類の光感受性細胞のうちの1つ．
冠(状)動脈　Coronary arteries　大動脈から分岐して心筋に血液を供給する動脈．
冠状縫合　Coronal suture　2つの頭頂骨と前頭骨の交点に形成される連結した関節．
冠状面　Coronal plane　身体または器官を前部と後部に分割する縦断面．

緩徐電位　Graded potential　刺激の強さに直接応じて変化する膜電位の局所的な変化．距離が離れると減少する．

関節　Joint, articulation　2つ以上の骨の接合部．

関節炎　Arthritis　関節の炎症．

関節軟骨　Articular cartilage　関節の骨の骨端をおおう硝子軟骨．

関節リウマチ　Rheumatoid arthritis（RA）　免疫系が誤って両側の関節を攻撃する自己免疫疾患によって引き起こされる慢性炎症性の関節炎．「関節炎」を参照．

汗腺　Sudoriferous glands　生理食塩水のような汗と呼ばれる液体を生成する腺．

完全強縮　Fused tetanus, complete tetanus　完全に滑らかで持続的な筋収縮．刺激事象のあいだに，弛緩する時間のない急速な刺激によって生じる．

肝臓　Liver　胆汁を生成する消化管の腺で，身体の主要な代謝の腺．

環椎　Atlas　第1頸椎．頭蓋骨の後頭骨と第2頸椎（軸椎）と関節する．

間脳　Diencephalon, interbrain　大脳半球と視床，第三脳室，視床下部を含む中脳の間の前脳の部分．

眼房水　Aqueous humor　前眼房内の水様の液体．

き

記憶細胞　Memory cell　免疫学的記憶を提供するT細胞およびB細胞クローンの1つ．

機械受容器　Mechanoreceptors　接触，音，収縮などの機械的圧力に敏感な受容器．

器官　Organ　特殊な機能を実行する2つ以上の組織で構成される身体の一部．

気管　Trachea　呼吸のための管．喉頭から気管支まで伸びる．

器官系　Organ system　重要な身体の機能を実行するために連携する臓器のグループ．例えば，神経系．

気管食道瘻　Tracheoesophageal fistula　食道と気管が物理的に接続されている先天性欠損症．食道は多くの場合，胃につながっていない盲嚢で終わる．

気胸　Pneumothorax　胸腔内の空気またはガスの存在．

起始部《筋肉の》　Origin　筋肉の付着部で，動かないか，停止部よりも可動性が低い．

基礎代謝率（量）　Basal metabolic rate（BMR）　制御された（基礎）条件下，つまり食後12時間，安静時における単位時間当たりの身体によるエネルギー消費(熱生成)率．

基底膜　Basement membrane　粘膜表面で上皮細胞が付着している細胞外物質の薄い層．

キニン　Kinins　細動脈を拡張し，血管透過性を高め，痛みを誘発するポリペプチドのグループ．

基部　Base　大きな血管が心臓に出入りする心臓の広い後上面．

ギャップ結合　Gap junction　2つの隣接する細胞間の通路．コネクソンと呼ばれる膜貫通タンパク質によって形成される．

球関節　Ball-and-socket joint　多軸の滑膜関節．一方の骨の丸い頭が他方の骨の受け穴（くぼみ）にはめ込まれる．

吸気　Inspiration　肺に空気を取り込むこと．吸入．吸息．

球状タンパク質　Globular protein　機能構造が基本的に球状であるタンパク質．「機能タンパク質」とも言われる．ヘモグロビン，酵素，およびいくつかのホルモンが含まれる．

求心性の　Afferent　中心へ，または中心へ向かって運ぶ．

橋　Pons　(1)橋のような構造物または部分．(2)延髄と中脳を接続する脳領域．中枢神経系の上位レベルと下位レベルのあいだのつながりをもたらす．

胸腔内圧　Intrapleural pressure　胸膜のあいだの空間の圧力．肺内圧に比べて常に陰性．

凝固　Coagulation　（血液の）凝固．

胸骨　Sternum　胸の骨．胸骨柄，胸骨体，剣状突起から構成される平らな骨．

胸骨柄　Manubrium　胸骨の3つの骨の中で最も上にある骨．

凝集原　Agglutinogens　(1)特定の凝集素の形成を刺激する抗原．(2)ABO血液型分類の決定に関与する，赤血球上にみられる抗原．

凝集素　Agglutinins　小体や細菌の凝集を引き起こす血漿中の抗体．

胸腺　Thymus　免疫器官で内分泌腺．

胸椎　Thoracic vertebrae　脊柱の中央部分にあり，肋骨と関節をなす12個の椎骨．

胸膜　Pleura　肺をおおい，胸腔の内側をおおう漿膜．

共有結合　Covalent bond　原子間の電子の共有を含む結合．

巨核球　Megakaryocytes　断片化して血小板を生成する大きな多核細胞．

極体　Polar body　卵巣の減数分裂中に生成される微小な細胞．

棘突起　Spinous process　椎弓の後部からの骨の突起．

虚血　Ischemia　局所的な血液供給の減少．

距骨　Talus　足首の骨．脛骨と踵骨と関節する．底屈を可能にする．

起立性低血圧　Orthostatic hypotension　座位または横たわった姿勢から直立した姿勢への突然の動きによる一時的な低血圧．

キロカロリー　Kilocalories（kcal）　食品のエネルギー値を測定するために使用される単位．

近位(曲)尿細管　Proximal convoluted tubule（PCT）　糸球体包と下行ネフロンループのあいだの尿細管の部分．ほとんどの再吸収と一部の分泌の部位．

筋外膜　Epimysium　筋肉を取り囲む線維性結合組織の鞘．

筋緊張　Muscle tone　伸張受容器の入力に応答した筋肉の持続的な部分収縮．筋肉を健康に保ち，反応できる状態に保つ．

筋系　Muscular system　骨格筋とその結合組織からなる器官系．

筋原線維　Myofibrils　筋細胞の細胞質にみられる収縮性小器官．

近視　Myopia, nearsightedness　近くの物体に焦点が合っている．

筋収縮　Muscle twitch　筋肉の単一の急速な収縮とそれに続く弛緩．

筋周膜　Perimysium　筋線維の束を包む結合組織．

筋小胞体　Sarcoplasmic reticulum　筋肉細胞にみられる特殊な滑面小胞体で，筋肉の収縮中にカルシウムを貯蔵および放出する．

筋節　Sarcomere　筋肉の最小の収縮単位．あるZディスクから次のZディスクに広がる．

筋層　Muscularis externa　内側の輪状層と外側の縦方向の層から構成される消化管の平滑筋層．

筋内膜　Endomysium　それぞれの筋細胞を取り囲む薄い結合組織．

筋(肉)組織　Muscle tissue　4つの主要な組織タイプの1つ．動きを引き起こす力を生み出すために収縮(短縮)することに特化している．

筋肉トレーニング運動　Resistance exercise　筋肉量と筋力を増加させる運動．アイソメトリック・エクササイズとも呼ぶ．

筋(肉)疲労　Muscle fatigue　筋肉が刺激されても収縮できない状態．

筋フィラメント　Myofilament　筋原線維を構成するフィラメント．アクチンとミオシンの2種類．

空気血液関門　Air-blood barrier　「呼吸膜」を参照．

空腸　Jejunum　十二指腸と回腸のあいだの小腸の部分．

クエン酸回路　Citric acid cycle　ミトコンドリア内で発生する好気性経路．炭水化物，脂肪，アミノ酸の代謝中にエネルギーが放出され，CO_2が生成される．

屈曲　Flexion　骨間の角度を減少させる動き．

クッシング症候群　Cushing's syndrome　糖質コルチコイド(コルチゾールなど)の過剰分泌によって引き起こされる疾患．脂肪組織の蓄積，体重増加，骨粗鬆症を特徴とする．

屈折　Refract　曲がること．通常は光の屈折を指す．

クプラ　Cupula　ドーム状の構造．内耳のクリステにある，受容体細胞の「毛」をおおうゲル状のキャップ．

クモ膜　Arachnoid mater　髄膜の中間層．内層である軟膜に付着した水かきのような拡張部をもっている．

クモ膜顆粒　Arachnoid granulation　硬膜を通って突き出るクモ膜の特別な突起．硬膜静脈洞への脳脊髄液の吸収部位．

グラーフ卵胞　Graafian follicle　「胞状卵胞」を参照．

グリコーゲン　Glycogen　動物細胞に貯蔵される主な炭水化物．多糖．

グリコーゲン合成　Glycogenesis　グルコースからグリコーゲンが合成されること．

グリコーゲン分解　Glycogenolysis　グリコーゲンがグルコースに分解されること．

グリセロール　Glycerol　糖アルコール．脂肪の構成要素の1つ．

グルコース　Glucose　血液中の主な糖分．単糖．

くる病　Rickets　子どもの骨が適切に石灰化できず，足の骨が曲がってしまう病気．

クレアチンリン酸　Creatine phosphate (CP)　リン酸基をADPに転移して筋線維内のATPを再生する化合物．

クローン　Clone　単一細胞の子孫．

クローン選択　Clonal selection　B細胞またはT細胞が抗原との結合接触を通じて感作される過程．

クロマチン　Chromatin　遺伝子を運ぶ核内の構造．染色質．

け

毛　Hair　角化細胞から構成される柔軟な上皮構造．毛包によって生成される．

憩室　Diverticulum　中空の器官や構造の壁にある袋または嚢．

形質細胞　Plasma cell　B細胞クローンの1つ．抗体の産生と放出に特化している．

頸椎　Cervical vertebrae　頸部領域の7つの椎骨．

頸部　Neck　(1)気管と食道を含む，頭部と胸部を接続する身体の部分．(2)歯冠と歯根を接続する歯の部分．

血圧　Blood pressure　血液によって血管の内壁にかかる圧力．

血液　Blood　栄養素や酸素などの物質を体中に輸送する役割を担う血漿と細胞で構成される液体．

血管シャント　Vascular shunt　毛細血管床の細動脈と細静脈を直接接続する血管．

血管膜《眼球の》　Vascular layer　脈絡膜，毛様体，虹彩を含む眼球壁の中間層(被膜)．

血球母細胞　Hemocytoblasts　血液のすべての形成要素を生み出す幹細胞．

月経周期　Menstrual cycle, menstruation, uterine cycle　妊娠していない場合，成熟した女性の子宮から血液，分泌物，組織，粘液が定期的に周期的に排出されること．卵巣ホルモンレベルの変化に応じた子宮内膜の一連の周期的変化．

結合組織　Connective tissue　体内の最も基本的な組織．形態と機能は多岐にわたる．支持，貯蔵，保護の機能を担う．

血腫　Hematoma　血液が詰まった腫れ．あざ．

血漿　Plasma　血液の液体部分．

血小板　Platelet　血液の不規則な細胞断片の1つ．凝固に関与している．

血清　Serum　血漿から凝固タンパク質を除いた液体部分．

結節　Tubercle　小結節または小さな丸い突起．

血栓　Thrombus　固まった血塊．連続した血管内に生じて残り続ける．

結腸　Colon　盲腸と直腸のあいだの大腸の部分．

結腸膨起　Haustra　結腸の結腸ヒモ(縦層筋束)の緊張によってできるポケット状の嚢．

血糖　Blood sugar　血液中のブドウ糖の量．

結膜　Conjunctiva　まぶたの内側をおおい，眼球の前面をおおう薄い保護粘膜．

ケトアシドーシス　Ketoacidosis　十分なグルコースが存在しない場合に生じる，ATPを生成するための脂肪の代謝による血中pHの低下．

ケラチン　Keratin　髪，爪，皮膚の表皮などの組織にみられ

る，じょうぶで不溶性のタンパク質．

腱 Tendon 筋肉を骨に付着させる高密度の線維組織の索．

嫌気的解糖 Anaerobic glycolysis 酸素の不在下でグルコースが分解され，2つのATP分子と乳酸が生成されるプロセス．

肩甲骨 Scapula 鎖骨および上腕骨と関節をなす上肢帯の三角形の骨．

腱索 Chordae tendineae 血液の反転や逆流を防ぐために，閉じた房室弁のフラップ(弁の先端)を固定する腱索．

原子 Atom 元素の最小部分．通常の化学的手段では分割できない．

原子価殻 Valence shell 電子を含む原子の最も外側のエネルギー準位．原子価殻内の電子は原子の結合挙動を決定する．

原子記号 Atomic symbol 特定の元素を示す1文字または2文字の記号．

原子番号 Atomic number 原子内の陽子の数．

腱鞘 Tendon sheath 摩擦を受ける腱を包む細長い滑液包．

剣状突起 Xiphoid process 胸骨を構成する3つの骨の中で最も下にある骨．最初は硝子軟骨で，成人期を通じて徐々に骨化する．

減数分裂 Meiosis 配偶子形成における2回の連続した細胞分裂により，染色体の全数の半分(一倍体)をもつ核が生成される．

元素 Element 物質の構成要素のいずれか．例えば，酸素，水素，炭素など．

原発性高血圧(症) Primary (essential) hypertension 特定の原因と直接に関連づけができない高血圧．

肩峰 Acromion 肩甲骨にある肩甲棘の外側端．

腱膜 Aponeurosis 筋肉とそれが動く部分をつなぐ線維状および膜状の鞘．

こ

孔 Foramen 骨または体腔間の穴または開口部．

溝 Sulcus 脳の溝で，裂よりも浅い．

好塩基球 Basophils 顆粒が塩基性染料で濃い青色に染まる白血球．核は比較的淡く，細胞質には顆粒がみえる．

口蓋 Palate 口の屋根．

口蓋垂 Uvula 軟口蓋から垂れ下がっている組織．

口蓋扁桃 Palatine tonsils 中咽頭に隣接する一対の扁桃．

効果器 Effector 神経終末によって活性化される器官，腺，または筋肉．

交感神経系 Sympathetic division 自律神経系の1つ．副交感神経の機能と拮抗する．闘争・逃走の系とも呼ばれる．

交換反応 Exchange reaction 結合が形成されたり切断されたりする化学反応．原子は異なる原子と結合する．

好気性呼吸 Aerobic respiration 酸素が消費され，グルコースが完全に分解される呼吸．水，二酸化炭素，および大量のATPが最終生成物になる．

抗菌タンパク質 Antimicrobial proteins 微生物を直接攻撃するか，微生物の繁殖を阻止することによって生来の防御を助ける防御タンパク質．「補体」と「インターフェロン」を参照．

口腔 Oral cavity 口．歯と舌を含む．

高血糖 Hyperglycemia 血液中にグルコースが過剰にある状態．

抗原 Antigen (Ag) 毒素，外来タンパク質，細菌など，体内に導入されると異物として認識され，免疫システムを活性化するあらゆる物質．

抗原提示細胞 Antigen-presenting cells (APCs) 外来抗原の一部をT細胞に提示する細胞．樹状細胞，マクロファージ，Bリンパ球などが含まれる．

硬口蓋 Hard palate 2つの上顎骨の融合によって形成される口蓋．

後根 Dorsal root 感覚ニューロンが脊髄に入る根．

後根神経節 Dorsal root ganglion 後根を介して脊髄に入る感覚ニューロンの細胞体の場所．

虹彩 Iris 目の隔膜として機能する色素沈着した不随意筋．目の血管膜の一部．

好酸球 Eosinophils 顆粒状の白血球．その顆粒はエオシンと呼ばれる色素に染まりやすい．

後枝 Dorsal ramus 脊髄神経の枝で，体幹後面の皮膚と筋肉を支配する．

甲状腺 Thyroid gland 身体の内分泌腺の中で最大のものの1つ．気管の前をまたいでいる．

甲状腺機能亢進症 Hyperthyroidism 甲状腺の過剰な活動により，甲状腺ホルモンのレベルが正常よりも高くなり，代謝率の増加を引き起こす．

甲状腺機能低下症 Hypothyroidism 甲状腺の活動が低下し，代謝速度が遅くなる．

甲状腺腫 Goiter 甲状腺の良性肥大．

合成反応 Synthesis reaction 単純な分子から大きな分子が形成される化学反応．

酵素 Enzyme 生きた細胞によって形成され，体内の化学反応の触媒として機能する物質．「触媒」を参照．

梗塞 Infarct 血液供給の不足により組織が壊死し，劣化した領域．

抗体 Antibody 特定の抗原に対する免疫を提供できる，身体によって生成される特殊な物質．

好中球 Neutrophils 最も多く存在する白血球．

高張 Hypertonic 通常より浸透圧が高い状態を指す．

後天性免疫不全症候群(AIDS) Acquired immune deficiency syndrome (AIDS) ヒト免疫不全ウイルス(HIV)がT細胞を攻撃することによって引き起こされる免疫不全．症状には，重度の体重減少，寝汗，リンパ節の腫れ，日和見感染症などがある．

喉頭 Larynx, voice box 気管と咽頭のあいだに位置する軟骨器官．

喉頭蓋 Epiglottis のどの奥にある弾性のある軟骨．嚥下時に声門をおおう．

後頭部 Occipital　頭の後部．

後負荷 Afterload　血液を送り出すために心室が克服しなければならない，半月弁を押し返す血液の力．

硬膜 Dura mater　脳と脊髄をおおう3つの膜（髄膜）の中で最も外側で最もじょうぶな膜．

高密度リポタンパク質 High-density lipoproteins　コレステロールを組織から肝臓に運び破壊するタンパク質．

後弯 Primary curvatures　出生時に存在する胸部および仙骨部の脊椎の弯曲．

後弯症《脊柱の》 Kyphosis　胸椎の後方への異常な弯曲によって形成されるふくらみ．

呼気 Expiration　肺から空気を排出する行為．

呼吸 Respiration　身体に酸素を供給し，二酸化炭素を除去する過程．内部呼吸と外部呼吸の両方が含まれる．

呼吸器系 Respiratory system　ガス交換を行う器官系．鼻，咽頭，喉頭，気管，気管支，肺が含まれる．

呼吸困難 Dyspnea　努力しないと呼吸することが難しい状態．

呼吸膜 Respiratory membrane　肺胞壁，毛細血管壁，およびそれらの基底膜から構成される膜．適切な交換が行われるためには，ガスがこの膜を通過する必要がある．空気血液関門．

呼吸領域 Respiratory zone　肺胞に通じ，ガス交換に関与する肺の部分．

骨化 Ossification　骨形成の過程．

骨格筋 Skeletal muscle　明らかな横紋のある円筒形の多核細胞で構成されている筋肉．身体の骨格に付いている筋肉．随意筋とも呼ばれる．

骨格系 Skeletal system　主に骨と軟骨で構成される保護と支持のシステム（系）．

骨芽細胞 Osteoblasts　骨形成細胞．

骨幹 Diaphysis　長骨の細長い骨幹．

骨間膜 Interosseous membrane　橈骨と尺骨，および脛骨と腓骨をそれらの長さに沿って接続する柔軟な線維性結合組織の付着物．

骨細胞 Osteocyte　成熟した骨細胞．

骨性仮骨 Bony callus　骨のリモデリング中に線維軟骨仮骨を置き換える海綿骨の「副木」．

骨性胸郭 Bony thorax　肋骨，胸骨，胸椎を含む胸部の骨．胸郭とも呼ばれる．

骨粗鬆症 Osteoporosis　骨形成速度の漸進的な低下に起因する骨の軟化の増加．高齢者によくみられる症状．

骨端 Epiphysis　長骨の端．

骨単位 Osteon　緻密な骨の構造的および機能的単位．ハバース系．

骨端線 Epiphyseal line　長骨の骨端にある石灰化した線．長骨の成長期に硝子軟骨を含んでおり，石灰化が完了すると閉じる．

骨端板 Epiphyseal plate　長骨の骨端にある硝子軟骨の板で，骨の長さの成長を可能にする．

骨盤部 Pelvic region　骨盤の前面をおおう部分．

骨膜 Periosteum　骨をおおい，栄養を与える二重層の結合組織膜．

コドン Codon　タンパク質合成に使用される遺伝情報を提供するメッセンジャーRNA分子上の3つの塩基配列．特定のアミノ酸をコードする．

鼓膜 Tympanic membrane, the eardrum　外耳道と鼓室を隔てる膜．音によって振動し，その振動が耳小骨を介して内耳へと伝わる．

固有卵巣索 Ovarian ligaments　卵巣を子宮に固定する両側の靱帯．

ゴルジ装置 Golgi apparatus　粗面小胞体によって生成されたタンパク質を修飾し，包み，適切な目的地に輸送する役割を担う膜結合細胞内小器官．

コルチコステロイド Corticosteroids　副腎皮質によって分泌されるホルモン．鉱質コルチコイド，糖質コルチコイド，性ホルモンなどがある．

コルチ器（ラセン器） Spiral organ of Corti　蝸牛内の聴覚受容器のある場所．

コレステロール Cholesterol　動物の脂肪やほとんどの身体の組織に含まれるステロイド．肝臓で作られる．

混合性神経 Mixed nerves　運動ニューロンおよび感覚ニューロンのプロセスを含む神経．そのインパルスは中枢神経系に出入りする．

さ

サーファクタント Surfactant　肺胞壁をコーティングする化学物質で，表面張力を低下させ，呼気後の肺胞の崩壊を防ぐ．

細気管支 Bronchioles　肺内の最小の気道．

臍帯 Umbilical cord　胎盤と胎児をつなぐ動脈と静脈を備えた構造．

細動 Fibrillation　筋肉細胞，特に心臓の筋肉組織の不規則で協調性のない収縮．

細動脈 Arteriole　毛細血管につながる細い動脈．

サイトカイン Cytokines　免疫と炎症反応を強化する免疫に関与する化学伝達物質．

サイトゾル Cytosol　水と溶質を含む細胞質の液体成分．

臍部 Umbilical region　へそ．

再分極 Repolarization　膜電位を初期の静止（分極）状態に戻すこと．

細胞 Cell　境界膜で囲まれた，生物の基本的な生物学的単位．より複雑な生物の細胞には，核とさまざまな細胞内小器官が含まれている．

細胞外液 Extracellular fluid（ECF）　体内ではあるが細胞の外にある液体．「間質液」を参照．

細胞外基質 Extracellular matrix　結合組織内の非生物物質で，基質と線維からなり，生細胞を分離する．

細胞骨格 Cytoskeleton　文字通り，細胞の骨格．細胞の形状を

決定する，タンパク質の枠組み．「微小管」，「中間径フィラメント」，「マイクロフィラメント」を参照．

細胞質　Cytoplasm　核以外の細胞の物質．

細胞質分裂　Cytokinesis　細胞核が分裂した後に起こる細胞質の分裂．

細胞傷害性T細胞　Cytotoxic T cell　外来細胞を直接殺すエフェクターT細胞．「キラーT細胞」とも呼ばれている．

細胞性免疫　Cellular immunity, cell-mediated immunity　T細胞と呼ばれるリンパ球によって与えられる免疫．

細胞体　Cell body　ニューロンの一部で核を含む．ニューロンの代謝の中心．

細胞内小器官　Organelles　特定の代謝機能を実行する細胞内の特殊な構造．

細胞分裂　Cell division　細胞が自らを再生する生活環の段階．

細胞膜　Plasma membrane　細胞内容物を包む膜．外境界膜．

杯細胞　Goblet cells　粘液を生成する個々の細胞（単一腺）．

鎖骨　Clavicle　上肢帯の一部をなす骨で，内側が胸骨に，外側が肩甲骨に付着している．

坐骨　Ischium　股関節の下の骨．

刷子縁酵素　Brush border enzymes　刷子縁細胞の細胞膜に埋め込まれた酵素で，小腸での完全な消化を助ける．

酸　Acid　水溶液中で水素イオンを放出する物質．プロトンの供与体．「塩基」を参照．

酸塩基平衡　Acid-base balance　体内のpHを適切に維持すること．緩衝液，呼吸器系，腎臓が関係する．

残気量　Residual volume　呼気後に肺内に残り，自発的に吐き出すことができない空気．

酸素化ヘモグロビン　Oxyhemoglobin　酸素と結びついたヘモグロビン．

酸素欠乏　Oxygen deficit　運動中に生成された乳酸を酸化するために運動後に必要な酸素の量．

し

耳介　Auricle　耳道を取り囲む耳の外側の部分．

耳下腺　Parotid glands　耳の前にある大きな唾液腺．

耳管　Pharyngotympanic tube, auditory tube, eustachian tube　中耳と咽頭をつなぐ管．鼓膜の両側の圧力を均等にすることができる．

弛緩性の　Flaccid　柔らかい，たるんだ，リラックスした．

子宮　Uterus　受精卵を受け取り，保持し，栄養を与える機能をもつ，女性の生殖器系である中空の骨盤器官．

子宮円索　Round ligaments　子宮を前方で骨盤に固定する靱帯．

子宮筋層　Myometrium　厚い子宮の筋肉．

子宮頸　Cervix of uterus　腟につながる子宮の下部の首のような部分．

子宮頸がん　Cervical cancer　子宮頸における無制御な細胞増殖．ほとんどの場合，1つ以上のヒトパピローマウイルス（HPV）株と関連している．

子宮広間膜　Broad ligament　腹膜のひだによって形成される大きな靱帯で，卵巣を包み込んで定位置に保持し，子宮を骨盤から吊り下げる．子宮広靱帯．

子宮周期　Uterine cycle　「月経周期」を参照．

子宮仙骨靱帯　Uterosacral ligaments　子宮を後方に固定する，両側にある靱帯．

四丘体　Corpora quadrigemina　視覚および聴覚の反射中枢を含む中脳の4つの核．

糸球体　Glomerulus　腎臓にあるコイル状の毛細血管の結び目．濾液を形成する．

糸球体包　Glomerular capsule　尿細管の端のカップのようなもの．糸球体を包んでいる．

糸球体輸出細動脈　Efferent arteriole　糸球体から出て尿細管周囲の毛細血管に接続する細動脈．

糸球体濾過　Glomerular filtration　液体と小さな粒子を血液から押し出し，糸球体被膜と尿細管に入れる過程．

子宮内膜　Endometrium　子宮の粘膜の内層．

軸　Axis　関節または構造が回転する想像上の線．

死腔量　Dead space volume　肺胞に決して到達せず，ガス交換に参加しない空気の量．

軸骨格　Axial skeleton　頭蓋骨，脊柱，肋骨，胸骨．

軸索　Axon　神経細胞体からインパルス（刺激）を運ぶ神経細胞の突起．遠心性の突起．神経細胞の伝導部分．

軸索終末　Axon terminal　運動ニューロンの軸索から分岐する複数の末端のうちの1つ．さまざまな筋細胞の筋鞘と相互作用して神経筋接合部を形成する．軸索末端．

軸椎　Axis　第2頸椎．歯突起と呼ばれる垂直方向の突起があり，その周りを環椎（第1頸椎）が回転する．

刺激伝導系　Intrinsic conduction system, nodal system　心臓に組み込まれた制御システムで，心房から心室の方向に心筋を刺激することで収縮率を設定する．

刺激ホルモン　Tropic hormone　別の内分泌器官の機能を調節するホルモン．

止血　Hemostasis　出血の停止．

耳垢　Cerumen　外耳道に溜まる脂肪性分泌物．

耳硬化症　Otosclerosis　中耳の耳小骨（骨）の融合．伝音性難聴を引き起こす．

視交叉　Optic chiasma　視神経線維の部分的な交差．

自己受容体　Proprioceptor　筋肉または腱にある受容体．運動，姿勢，筋肉の緊張に関係する．

指骨・趾骨　Phalanges　手や足の指（趾）の骨．

脂質　Lipid　炭素，水素，酸素から形成される有機化合物．例としては中性脂肪やコレステロールなどが挙げられる．

思春期　Puberty　生殖器官が機能しはじめる時期．

視床　Thalamus　脳の間脳にある灰白質の塊．

視床下部　Hypothalamus　脳の第三脳室の底を形成する間脳の領域．

耳小骨　Ossicles　中耳の3つの骨．ツチ骨，キヌタ骨，アブミ

骨とも呼ばれる．

視床上部　Epithalamus　第三脳室の天井．松果体と第三脳室の脈絡叢から構成される．

矢状縫合　Sagittal suture　頭蓋骨の正中線にある2つの頭頂骨の交わる部分によって形成されるかみあった関節．

矢状面　Sagittal plane　身体またはその一部を右部分と左部分に分割する(垂直)平面．

視神経乳頭　Optic disc　視神経が網膜に接する部位．盲点の原因となる．

歯髄　Pulp　栄養と感覚を提供する歯の部分．血管，結合組織，神経で構成されている．

耳石　Otolith　内耳の前庭器官の黄斑にある，小さな石灰化した塊の1つ．

耳石膜　Otolithic membrane　受容体の「毛」が埋め込まれ，耳石がちりばめられている黄斑のゼラチン状の膜．

膝窩　Popliteal fossa　膝の後ろ．

失禁　Incontinence　外尿道括約筋を制御できないこと．

実像　Real image　水晶体による光の屈折の結果として，網膜上に形成される像が左右反転および反転(上下逆)すること．

質量数　Atomic mass number　原子核内の陽子と中性子の数の合計．

シナプス　Synapse　ニューロン間の伝達領域，またはニューロンと筋細胞間の神経筋接合部．

シナプス間隙　Synaptic cleft　ニューロン間のシナプスにある液体で満たされた空間．

歯肉　Gum, gingiva　きつい首輪のように歯を取り囲む組織．

指部・趾部　Digital region　手の指，足の趾．

脂肪組織　Adipose tissue　疎性結合組織中に脂肪細胞を多く含んだ組織．

シャーピー線維　Sharpey's fibers　骨膜を骨に固定する結合組織線維．

車軸関節　Pivot joint　1つの骨の丸い端が骨または靱帯のスリーブまたはリングに適合する単軸滑膜関節．

射精　Ejaculation　陰茎からの精液の放出．

尺骨　Ulna　前腕の内側の骨．上腕骨の滑車と手根骨と関節する．

縦隔　Mediastinum　心臓を収容する肺と肺のあいだの胸腔の領域．

重合体　Polymer　多くの類似または繰り返しの単位からなる長い鎖状の分子．

収縮期《心臓の》　Systole　心臓活動の収縮期．

収縮期圧　Systolic pressure　収縮期に左心室によって生成される圧力．

収縮性　Contractility　心筋が力を生み出す能力．

重症筋無力症　Myasthenia gravis　筋肉に影響を及ぼす自己免疫疾患．アセチルコリン受容体の不足による衰弱と疲労を特徴とする．

重炭酸イオン緩衝系　Bicarbonate buffer system　重炭酸イオン(HCO^-)とその塩，重炭酸ナトリウム($NaHCO_3$)で構成され，血液のpHの変化に抵抗するシステム．

十二指腸　Duodenum　小腸の最初の部分．

周波数　Frequency　単位時間当たりの音波の数(ヘルツ単位で測定)．

絨毛　Villi　小腸粘膜の指のような突起で，吸収のための表面積が大幅に増加する．

絨毛膜絨毛　Chorionic villi　子宮内膜の組織と結合して胎盤を形成する胎児組織の突起．

主気管支　Main (primary) bronchi　右肺と左肺につながる気管の部分．

手根骨　Carpal bones　手首の8個の骨．

主細胞　Chief cells　不活性なペプシノーゲンを分泌する胃腺の細胞．

樹状突起　Dendrites　電気信号を細胞体に伝えるニューロンの分岐した延長部．ニューロンの受容部分．

受精　Fertilization　卵子と精子の核の融合．

受動免疫　Passive immunity　免疫動物または人間のドナーから得られた「提供された抗体」の導入によって生じる短命の免疫．免疫学的記憶は確立されない．

主要栄養素　Major nutrients　身体が大量に必要とする栄養素．炭水化物，タンパク質，脂肪が含まれる．

受容体　Receptor　(1)特定の種類の刺激への反応に特化した末梢神経終末．(2)ほかの分子，例えばホルモンや神経伝達物質と特異的に結合する分子．

受容体介在性エンドサイトーシス　Receptor-mediated endocytosis　エンドサイトーシスが起こる前に，飲み込まれた粒子が細胞表面の受容体に付着するエンドサイトーシスのタイプ．

上衣細胞　Ependymal cell　中枢神経系の支持細胞の一種．脳と脊髄の中心腔をおおい，鼓動するように動く線毛で脳脊髄液を循環させる．

漿液　Serous fluid　漿膜の細胞によって分泌される透明な水のような液体．

小窩　Alveolus　小さな空洞またはくぼみを指す総称．

消化管　Gastrointestinal (GI) tract　口から肛門までのすべての構造を含む，連続した中空の筋肉管(筋肉に囲まれた管)．

消化器系　Digestive system　食品を吸収可能な単位に処理し，難消化性の老廃物を除去するシステム．

上顎骨　Maxillary bones, maxillae　融合して上顎を形成し，下顎を除くほかのすべての顔の骨と関節を形成する対の顔の骨．

小管　Canaliculus　非常に小さな管状の通路またはチャネル．

踵骨　Calcaneus　かかとを形成する骨．

上肢帯　Pectoral girdle, shoulder girdle　上肢を軸骨格に取り付ける2つの骨，肩甲骨と鎖骨の複合体．

硝子体(液)　Vitreous humor, vitreous body　眼球の内部を補強することで眼球が内側に潰れるのを防ぐゲル状の物質．

硝子軟骨　Hyaline cartilage　コラーゲン線維(膠原線維)を含む軟骨結合組織．ガラス質の外観をもっている．長骨の端にあ

り，気管内でC字型のリングを形成する．

小静脈 Venule 小さな静脈．

上大静脈 Superior vena cava 血液を横隔膜の上の静脈から右心房に戻す太い静脈．

小腸 Small intestine 胃と大腸のあいだの消化管の部分．最も吸収が起こる部位．

上皮（組織） Epithelium 基本となる組織の1つ．身体の表面をおおい，体腔，管，血管の内側をおおっている．

上皮膜 Epithelial membranes 上皮組織で構成される膜で結合組織の下層をもつ．膜をおおい，裏打ちする．「粘膜」や「漿膜」を参照．

小胞 Vesicle 膜によって形成された，小さな液体で満たされた嚢．

小胞体 Endoplasmic reticulum（ER） 膜状の網目組織で，細胞の細胞質にある管状または嚢状の流路．

小胞輸送 Vesicular transport 細胞膜を通過するには大きすぎる物質が小胞を介して大量に輸送される能動輸送の過程．「エンドサイトーシス」と「エクソサイトーシス」を参照．

漿膜 Serosa 消化管の最外層．臓側腹膜とも呼ばれる．

漿膜性心膜 Serous pericardium 線維性心膜の二重層の奥の漿膜．この層は，心臓の鼓動に伴う摩擦を減らすために漿液を分泌する．

静脈 Vein 血液を組織から心臓に向かって運ぶ血管．

静脈管 Ductus venosus 胎児の循環器の短絡路で，未熟な肝臓を迂回する．

上腕骨 Humerus 上腕の長骨．肩甲骨と関節して肩関節を形成し，橈骨と尺骨と関節して肘関節を形成する．

上腕部 Brachial region 上肢の肩から肘の部分．

食細胞 Phagocyte 食作用の過程を利用して，身体に有害な粒子や細胞を飲み込んで消化できる細胞．

食道 Esophagus 食物を咽頭から胃まで運ぶ筋肉の管．

触媒 Catalyst それ自体が化学的に変化したり生成物の一部になったりすることなく，化学反応の速度を高める物質．「酵素」を参照．

女性の外陰部 Vulva 女性の外生殖器．

初潮 Menarche 月経機能の確立．最初の月経期間．

徐脈 Bradycardia 遅い心拍数．通常は1分当たり60拍未満の心拍数として定義される．

自律神経系 Autonomic nervous system 無意識に機能する神経系の区分．心筋，平滑筋，腺を神経支配する．「不随意神経系」とも呼ばれる．

視力 Visual acuity 細部を見分ける目の能力．

腎盂腎炎 Pyelonephritis 腎盂および周囲の腎臓組織の炎症．

心外膜 Epicardium, visceral pericardium 心臓の外表面をしっかりと包み込む漿膜の内臓層で，実際には心臓壁の一部．

心筋 Cardiac muscle 横紋と介在板を備えた特殊な心臓の筋肉．不随意筋．

心筋梗塞 Myocardial infarction 心筋領域への血液供給の遮断によって引き起こされる，心筋内の死んだ組織領域を特徴とする症状．

心筋層 Myocardium 心臓壁の心筋の層．

神経 Nerve 中枢神経系の外側にある神経突起（軸索）の束．

神経インパルス Nerve impulse 自己伝播する脱分極の波．「活動電位」とも呼ばれる．

神経筋接合部 Neuromuscular junction 運動ニューロンが骨格筋細胞と密接に接触する領域．

神経系 Nervous system 神経インパルスを利用して筋肉の収縮や腺の分泌を引き起こす即効性の制御システム．

神経膠細胞 Neuroglia 支持機能およびその他の機能を実行する中枢神経系の非神経組織．グリア細胞，グリアとも呼ばれる．

神経周膜 Perineurium 粗い結合組織が巻き付いたもの（包み）で，神経内の線維のグループを結合し，束または線維束を形成する．

神経上膜 Epineurium 神経内の束を結合する丈夫な線維性の鞘．

神経節 Ganglion 末梢神経系に位置する神経細胞体の一群．

神経組織 Nervous tissue 4つの主要な組織タイプの1つ．過敏性（刺激への反応）と伝導性に特化している．

神経伝達物質 Neurotransmitter ニューロンによって放出される化学物質で，ニューロンの受容体またはエフェクター細胞に結合すると，それらを刺激または阻害する可能性がある．

神経内膜 Endoneurium 神経の各線維を取り囲む繊細な結合組織の鞘．

神経路 Tract 同じ始点，終点，および機能をもつ中枢神経系内の神経線維の集合．

心室 Ventricles 心臓の血液を駆出する部屋．

心周期 Cardiac cycle 心臓の心房と心室の完全な収縮と弛緩を含む一連の出来事．

心静脈 Cardiac veins 心筋を流れ冠状静脈洞に注ぐ静脈．

親水性の Hydrophilic 水および荷電粒子と相互作用する分子または分子の一部を指す．

真声帯 True vocal cords, vocal folds 喉頭の粘膜のヒダで，振動して音を生成する．

心臓血管系 Cardiovascular system 身体のあらゆる部分に血液を分配する器官系．

靱帯 Ligament 骨と骨をつなぐ線維組織のひも状の構造物．

心電図 Electrocardiogram（ECG） 心臓の電気活動の画像記録．

浸透 Osmosis 水（溶媒）が膜を通って希薄溶液からより濃縮された溶液へと拡散すること．

浸透圧受容器 Osmoreceptor 溶液の浸透圧または濃度に敏感な構造．

心内膜 Endocardium 心臓の内部を裏打ちする内皮の膜．

腎杯 Calyx 腎臓の腎盤の続きでカップ状の部分．

心拍出量 Cardiac output（CO） 各心室から1分当たりに排出される血液量（リットル単位）．

真皮　Dermis　皮膚の深層．密で不規則な結合組織で構成されている．

心房　Atrium　静脈から血液を受け取る心臓の部屋（房）．心室の上の部屋．

心膜　Pericardium　心臓を包む膜状の嚢．

真肋　True ribs　肋骨の1〜7対．肋軟骨を介して胸骨に直接付着している．

す

膵液　Pancreatic juice　あらゆる種類の食品を消化するための酵素を含む膵臓の分泌液．

髄腔　Medullary cavity　骨髄を含む長骨の骨幹の中央の空洞．

髄質　Medulla　特定の器官の中心部分．

錐状体　Cones　目の網膜にある2種類の光受容細胞のうちの1つ．色覚をもたらす．

膵臓　Pancreas　胃の後部，脾臓と十二指腸のあいだにある腺．内分泌と外分泌の両方を生成する．

水素結合　Hydrogen bond　水素原子が2つの電子を必要とする原子のあいだに架け橋を形成する弱い結合．重要な分子内結合．

錐体路　Pyramidal tracts　自発的な運動に関係する主要な運動経路．各大脳半球の前頭葉にある一次運動野を脊髄と接続する．皮質脊髄路とも呼ばれる．

水頭症　Hydrocephalus　脳脊髄液が蓄積し，成人の脳に圧力をかける状態．乳児では，頭蓋骨がまだ癒合していないため，頭蓋骨が膨張することがある．

髄膜　Meninges　脳と脊髄をおおう膜．

ステロイド　Steroids　特定のホルモンやコレステロールを含む特定のグループの化学物質．

せ

精液　Semen　男性の生殖構造によって生成される液体混合物．精子，栄養素，粘液が含まれている．

正円窓　Round window　前庭と蝸牛のあいだの中耳壁にある，膜でおおわれた下部の開口部．

精管　Ductus deferens　男性生殖器の導管系の一部で，精巣上体と射精管をつなぐ．

制御性T細胞　Regulatory T cell　Tリンパ球の一種．免疫応答を抑制的に制御する．

精原細胞　Spermatogonia　精子を作る男性の幹細胞．

精細管　Seminiferous tubules　精巣内の精子を形成する非常に複雑な管．

精索　Spermatic cord　鼠径管を通る結合組織の鞘に包まれた血管，神経，管の一群．

正視　Emmetropia　網膜上に画像の焦点を正しく合わせる，「調和のとれた視覚」をもっている目．

精子　Sperm　成熟した男性の性細胞．

精子形成　Spermiogenesis　精子発生の最終段階で，余分な細胞質がすべて剝がれ落ち，精子が成熟した形になる．

精子細胞　Spermatids　第2減数分裂後の配偶子．まだ精子形成を受ける必要がある．

精子発生　Spermatogenesis　男性の精子生成の過程．減数分裂が起こる．

星状膠細胞　Astrocyte　「アストロサイト」を参照．

正常呼吸　Eupnea　簡単な，通常の呼吸．

生殖器系　Reproductive system　子孫を残すために機能する器官系．

生殖腺　Gonads　配偶子を生成する器官．卵巣や精巣．性腺．

精巣　Testis　精子を生成する男性の主な生殖器官．

精巣上体　Epididymis　男性生殖器の導管系の，精子が成熟する部分．精管に流れ込む．

精巣網　Rete testis　精細管から精巣上体まで精子を運ぶ構造．

生体　Organism　個々の生き物．

正中断面　Median (midsagittal) section　正中線に正確に位置する特定の矢状面．

静的平衡　Static equilibrium　頭の位置の変化によるバランス．

精嚢　Seminal vesicles　膀胱の基部にある腺で，精子に精液として栄養源を提供する．

正のフィードバック　Positive feedback　変化するものを最初の変化と同じ方向に変化させる傾向のあるフィードバック．刺激を強める．

整復　Reduction　折れた骨の端（または脱臼した骨）を元の位置に戻すこと．

声門　Glottis　喉頭の声帯間の開口部．

生理学　Physiology　生物の機能に関する科学．

セカンド・メッセンジャー　Second messenger　化学物質が膜受容体に結合することによって生成される細胞内分子．細胞内反応を媒介する．

赤色骨髄　Red marrow　血球の生成部位である骨髄．「造血」を参照．

脊髄　Spinal cord　脳とのあいだの双方向の伝導系をもたらす中枢神経系の一部．主要な反射中枢でもある．

脊髄神経　Spinal nerves　脊髄に由来する31対の神経．後根と前根が結合して形成される．

脊柱　Vertebral column　脊椎は，椎骨と呼ばれる多数の個別の骨と2つの複合した骨（骨と尾骨）で形成される．

赤血球　Erythrocytes　血液中で酸素を運搬する役割を担う，血球成分の1つ．

接合子　Zygote　受精卵．2つの配偶子の結合によって生成される．

舌骨　Hyoid bone　靱帯によって吊り下げられた首の骨．ほかの骨とは関節を形成しない．

舌扁桃　Lingual tonsils　舌の付け根にある一対の扁桃．

腺　Gland　体内でさらに使用するため，または放出するために物質を分泌することに特化した器官．

線維状タンパク質　Fibrous protein　身体の構造に最も頻繁に

線維性関節　Fibrous joint　線維組織によって結合された骨．関節腔は存在しない．

線維性心膜　Fibrous pericardium　心臓を周囲の構造に固定する，心臓を取り囲む緩い袋．

線維束　Fascicle　結合組織によって結合された神経線維または筋線維の束．

線維軟骨性の仮骨　Fibrocartilage callus　骨のリモデリング中に形成された組織を修復する．軟骨基質，骨基質，コラーゲン線維で構成される「副木」．

仙骨　Sacrum　5つの融合した骨からなる骨．骨盤の後部を形成する．

仙骨の　Sacral　背中の下部，背骨の付け根の殿部のすぐ上の部分を指す．

前根　Ventral root　体性神経系の運動ニューロンが脊髄から出る根．

前枝　Ventral ramus　前方および側方の体幹を支配する脊髄神経の枝．脊髄神経 $T_1 \sim T_{12}$ の腹側枝は肋間神経を形成する．ほかのすべての腹側枝は4つの神経叢を形成する．

染色質　Chromatin　「クロマチン」を参照．

染色体　Chromosome　コイル状にしっかりと巻かれたクロマチンの棒状の本体．細胞分裂中にみえる．

染色分体　Chromatid　複製後かつ細胞分裂前のDNAの1コピー．セントロメアによってほかのコピーとまだ対になっており，まとめて姉妹染色分体と呼ばれる．

喘息　Asthma　気管支けいれんと呼吸困難を特徴とする病気またはアレルギー反応．

先体　Acrosome　精子の核をおおう，酵素を含む構造．

選択的透過性　Selective permeability　一部の物質を通過させ，ほかの物質を排除する膜などの障壁によって示される特性．

前肘部　Antecubital region　肘の前面．

前庭　Vestibule　(1)蝸牛と半規管のあいだの内耳の領域．(2)唇と頬の内側と歯と歯茎の外側の口腔内の空間．

前庭器官　Vestibular apparatus　内耳の平衡覚受容体の名前．静的平衡覚受容器と動的平衡覚受容器の両方が含まれる．

先天性防御機構　Innate defense system, nonspecific defense system　特定の抗原ではなく，すべての異物から保護する自然の防御．

蠕動　Peristalsis　管状器官にみられる収縮の波．物質を管に沿って進ませる（押し出す）．

前頭面（前額面）　Frontal plane　身体または器官を前部と後部に分割する縦断面．

セントロメア　Centromere　「動原体」を参照．

前負荷　Preload　心筋の伸びの量．静脈還流に関係する．

線毛　Cilia　細胞表面にある波状に動く毛状の突起．

泉門　Fontanels　骨がまだ形成されていない頭蓋骨の線維膜．赤ちゃんの（頭部の）「柔らかい部分」．

前立腺　Prostate　精子を活性化することによって精液に寄与する，乳状の液体を生成する男性の生殖管の付属器官．

前立腺部　Prostatic urethra　前立腺を通過する尿道の部分．

前弯　Secondary curvatures　出生後に発生する頸部および腰部の脊椎の弯曲．

前弯症《脊柱の》　Lordosis　腰椎の前方向への異常な弯曲．

前腕部　Antebrachial region　上肢の肘から手首までの部分．

そ

叢　Plexus　脊髄神経の腹側枝を結合することによって形成される神経のネットワーク．感覚線維と運動線維の両方が含まれている．

総肝管　Common hepatic duct　肝臓から胆汁を排出する管．

造血　Hematopoiesis　血球の形成．

臓側胸膜　Visceral pleura　「肺胸膜」を参照．

臓側心膜　Visceral pericardium　心臓の表面をおおう漿液性心膜の最内層．「心外膜」を参照．

臓側腹膜　Visceral peritoneum　消化管の最外層．「漿膜」を参照．

層板　Lamella　あいだに隙間のある骨基質の同心円状の輪．

足根骨　Tarsal　足首とかかとを形成する7つの骨のうちの1つ．

促進拡散　Facilitated diffusion　濃度勾配によって駆動され，キャリアまたはチャネルとして機能する膜タンパク質を必要とする受動輸送過程．

塞栓　Embolus　（壊れていない）血管内に浮遊する血塊．

鼠径部　Inguinal region　大腿と体幹が接する部分．

組織　Tissue　特定の機能を実行するために特化された類似の細胞の一群．主要な組織の種類は，上皮組織，結合組織，筋肉組織，および神経組織．

組織液　Interstitial fluid, tissue fluid, extracellular fluid　細胞間の液体．間質液．

咀嚼　Mastication　噛むという行為．

疎水性の　Hydrophobic　非極性分子とのみ相互作用する分子，または分子の一部を指す．

粗面　Tuberosity　結節より大きい，幅広い突起．

た

胎芽　Embryo　発生の初期段階にある生物．人間の場合，受胎後最初の2か月．

対光反射　Photopupillary reflex　光受容体の損傷を防ぐために，明るい光に曝されたときに瞳孔を収縮させる保護反射．

胎児　Fetus　生まれていない子ども．人間では，発育3か月から誕生までの期間．

代謝　Metabolism　体内で起こる化学反応の総和．

体循環　Systemic circulation　栄養と酸素が豊富な血液を身体のすべての器官に運ぶ血管系．

体性神経系　Somatic nervous system　末梢神経系の1つ．随意神経系とも呼ばれる．

大腿部　Femoral region　太もも．

大動脈　Aorta　主要な全身動脈．心臓の左心室から出る．
タイト結合　Tight junction　隣接する細胞の原形質膜がしっかりと結合し，不浸透性の障壁を形成する領域．
大脳　Cerebrum　脳の最大の部分．右大脳半球と左大脳半球で構成されている．
大脳基底核　Basal nuclei　大脳半球の白質の深部にある灰白質領域．
大脳白質　Cerebral white matter　大脳皮質に，皮質から，皮質内にインパルスを運ぶ線維路を含む大脳皮質の深部の領域．
大脳皮質　Cerebral cortex　大脳の外側の灰白質．
胎盤　Placenta　発育中の胎児に栄養と酸素を供給し，老廃物を運び出し，妊娠ホルモンを生成する一時的な器官．
唾液アミラーゼ　Salivary amylase　デンプンの消化を開始する唾液中の酵素．
唾液腺　Salivary glands　酵素である唾液アミラーゼ，リゾチーム，およびIgA抗体を含む粘液と漿液の混合物を生成する3対の腺．
多極ニューロン　Multipolar neuron　ニューロンの構造による分類の1つで，細胞体から伸びる2つ以上の突起をもつ．
多血症　Polycythemia　血液中に異常に多数の赤血球が存在する状態．
脱水縮合　Dehydration synthesis　結合形成の各部位で水分子を除去することによって，より小さな分子からより大きな分子が合成される過程．
脱分極　Depolarization　極性状態の喪失．細胞膜内の負電荷の喪失．
多糖　Polysaccharide　文字通り，たくさんの糖．単糖が結合したポリマー．例としてデンプンやグリコーゲンが挙げられる．
多発性硬化症　Multiple sclerosis（MS）　脳および脊髄において髄鞘が硬化した硬化症に変化する中枢神経系の自己免疫疾患．コントロールを失う結果となる．
段階的反応　Graded response　刺激の強さに直接応じて変化する反応．
単球　Monocyte　大きな単核白血球．無顆粒白血球．
単極ニューロン　Unipolar neuron　細胞体から伸びる1つの突起をもつニューロン．
胆汁　Bile　肝臓で生成および分泌され，胆嚢に蓄えられ，小腸に放出される緑がかった黄色または茶色がかった液体．
単純拡散　Simple diffusion　分子やイオンが高濃度領域から低濃度領域に移動する受動的プロセス．
炭水化物　Carbohydrate　炭素，水素，酸素から構成される有機化合物．デンプン，糖，セルロースが含まれる．
胆石　Gallstones　胆嚢や胆管で時折形成される，固まったコレステロールまたはカルシウム塩の粒子．
単糖　Monosaccharide　文字通り，1つの糖．炭水化物の構成要素．例としては，グルコースとフルクトースが挙げられる．
胆嚢管　Cystic duct　胆嚢から胆汁を運ぶ管．
タンパク質　Protein　複雑な窒素含有物質．細胞を構成する主な材料．

チアノーゼ　Cyanosis　血液の酸素不足によって引き起こされる，粘膜や皮膚の青みがかった色．
恥骨　Pubis　股関節の最も前方の骨．各寛骨からの恥骨は前方の恥骨結合関節で結合して関節を形成する．「恥骨結合」を参照．
恥骨結合　Pubic symphysis　恥骨が関節する2つの腰骨の前部に形成される軟骨関節．
膣　Vagina　子宮頸部から体外まで伸びる女性の交尾器官．
緻密骨　Compact bone　平らで短く不規則な骨の外層を構成する骨単位で構成される緻密な骨．長骨の主成分．
中間期《細胞分裂の》　Interphase　細胞の生活環において，細胞が通常の代謝活動を行い，DNA（遺伝子）をコピーして細胞分裂の準備をする期間．
中間径フィラメント　Intermediate filaments　細胞の細胞骨格にある3種類のフィラメントのうちの1つ．細胞にかかる引っ張り力に抵抗する．
中手骨　Metacarpal　手のひらにある5つの骨のうちの1つ．
中心窩　Fovea centralis　目の盲点の側方にある錐状体だけを含むくぼみ．
中心小体　Centriole　微小管で構成される細胞の核の近くにみられる微小体．細胞分裂が活発である．
中枢神経系　Central nervous system（CNS）　脳と脊髄．
中性子　Neutron（n^0）　帯電していない亜原子粒子．原子核の中で見つかる．
中性脂肪　Neutral fats　食事の脂肪．トリグリセリドとも呼ばれる．
中足骨　Metatarsal　足の足根骨と指節骨のあいだにある5つの骨のうちの1つ．
肘頭　Olecranal　肘の後面．
中脳　Midbrain　視覚と聴覚の反射中枢と，上行性と下行性の両方の衝動を伝える線維路（大脳脚）を含む脳幹の一部．
中膜　Tunica media　平滑筋と弾性線維を含む血管壁の中間層．
中和　Neutralization　(1)酸と塩基のあいだで起こる化学反応．(2)細菌の外毒素またはウイルスの機能部位への抗体の結合による，それらの有害な影響の遮断．
腸炎　Colitis　結腸の炎症．
腸間膜　Mesentery　腹腔内のほとんどの臓器を支える腹膜の二重層の膜．
腸骨　Ilium　大きく広がった股関節の骨．骨盤の最も上の骨．
長骨　Long bone　幅よりも長い骨．上腕骨や大腿骨など．
直腸　Rectum　S状結腸と肛門管のあいだの大腸の部分．
沈殿(物)　Precipitation　溶液から沈殿する不溶性複合体の形成．

つ

椎間板 Intervertebral discs 椎骨間の線維軟骨の円板.
椎弓 Vertebral arch すべての骨の突起を中心から後方に接続することによって形成されるアーチ. 椎弓根と椎弓板が含まれる.
椎弓根 Pedicle 椎骨の中心と横突起を接続する骨の延長部分.
椎弓板 Lamina 横突起と棘突起のあいだの椎骨の部分.
痛風 Gout 痛風性関節炎. 関節内の尿酸の蓄積によって引き起こされる.「関節炎」を参照.
ツチ骨 Malleus, hammer 中耳の骨の1つ.

て

低血糖 Hypoglycemia 血液中のグルコース濃度が低い状態.
低酸素症 Hypoxia 組織が利用できる酸素が不十分な状態.
停止部《筋肉の》 Insertion 筋肉の起始部とは対照の, 筋肉の可動付着部.
低張 Hypotonic 通常より浸透圧が低い状態を指す.
底部 Base 横隔膜上にある両側の肺の下の広い領域.
低密度リポタンパク質 Low-density lipoproteins コレステロールを組織に運ぶタンパク質.
停留精巣 Cryptorchidism 一方または両方の精巣が陰嚢内に下降しない発育障害.
デオキシリボ核酸 Deoxyribonucleic acid (DNA) すべての生きた細胞に存在する核酸で, 生物の遺伝情報を伝達する.
適応 Accommodation (1)違いやニーズの変化に応じること. (2)近距離の物体を見るための目の調整.
テストステロン Testosterone 精巣によって生成される男性ホルモン. 思春期には男性化が促進され, 正常な精子の生成に必要.
デスモソーム Desmosome フィラメントによって結合された, 厚くなった細胞膜で構成される接合部.
転移 Metastasis 身体の一部または臓器から, 直接関係のない別の部位または臓器へのがんの転移.
伝音性難聴 Conduction deafness 内耳に音波を伝達する際の干渉による難聴.
電解質 Electrolyte 溶液中でイオンに分解され, 電流を流すことができる物質.
電気(的)エネルギー Electrical energy 荷電粒子の運動から生じるエネルギー形態.
転子 Trochanter 大きくてやや鈍い(とがっていない)突起.
電子 Electron (e^-) 負に帯電した亜原子粒子. 原子核の周りを回っている.
電子伝達系 Electron transport chain ミトコンドリア内の代謝経路で, 高エネルギーの水素原子から得られるエネルギーがATPの生成に使用される. Hが酸素分子に最終的に送られると, 水が生成される.
転写 Transcription タンパク質合成の2つの主要なステップのうちの1つ. DNA塩基配列から相補的なメッセンジャーRNA塩基配列への情報の伝達.
点状出血 Petechiae 広範な出血を示す皮膚上の発疹様の斑点.
殿部 Gluteal region 尻の部分.

と

洞 Sinus (1)特定の頭蓋骨にある, 粘膜でおおわれた空気で満たされた空洞. (2)血液またはリンパが通過するための拡張したチャネル.
同位体 Isotope 同じ元素の異なる原子形態. 同位体は, 含まれる中性子の数のみが異なる.
同化(作用) Anabolism より単純な物質が結合してより複雑な物質を形成する, エネルギーを必要とする代謝の構築段階.
頭蓋 Cranium 脳を包み込んで保護する頭蓋骨の一部.
頭蓋骨 Skull 頭蓋(脳の骨の囲い)と顔の骨を含む軸骨格の構成要素.
動原体 Centromere 姉妹染色分体をまとめるボタンのような集まり. また, 紡錘体の結合部位でもある.
統合 Integration 神経系が感覚入力を処理および解釈し, なにをすべきか決定する過程.
瞳孔 Pupil 光が目に入る虹彩の中央にある開口部.
橈骨 Radius 前腕の外側の骨. 肘で上腕骨頭と遠位で手根骨と関節運動する.
糖質コルチコイド Glucocorticoids 細胞の代謝を調節し, 長期的なストレス反応を媒介する副腎皮質のホルモン.
等尺性収縮 Isometric contraction 「同じ長さ」を指す. 筋肉は張力を生じるが, 短縮することはなく, 動きは起こらない.
糖新生 Gluconeogenesis 脂肪やタンパク質などの非炭水化物物質からの新しいグルコース分子の形成.
等張性収縮 Isotonic contraction 「同じ張力」を指す. 筋肉は収縮するにつれて短くなり, 動きが起こる.
動的平衡覚 Dynamic equilibrium 空間内での頭の角度または回転の動きを伝える感覚.
糖尿病 Diabetes mellitus インスリン放出の不足またはインスリンに対する不十分な反応性によって引き起こされる疾患で, 体細胞が正常な速度で炭水化物を使用できなくなる.
洞房結節 Sinoatrial (SA) node 右心房の壁にある特殊な心筋細胞の塊. 心臓のペースメーカ.
動脈 Artery 心臓から血液を運ぶ血管.
動脈管 Ductus arteriosus 胎児の循環器の短絡路で, 未熟な肺をバイパスするために大動脈と肺動脈幹を接続する.
動脈硬化 Arteriosclerosis 動脈の弾性の低下と硬化につながる, 動脈における多くの増殖性および変性変化のいずれか. アテローム性動脈硬化の末期.
トリグリセリド Triglycerides 脂肪酸とグリセロールから構成される化合物. 油脂, 中性脂肪とも呼ばれる.
トロンビン Thrombin フィブリノゲンをフィブリンに変換することによって凝固を誘導する酵素.

な

内因子 Intrinsic factor　ビタミンB_{12}の吸収に必要な，胃によって生成される物質．

内腔 Lumen　管，血管，または中空器官内の空間．

内臓神経 Splanchnic nerves　交感神経幹神経節ではシナプスを形成せず，脊髄の前側副神経節でシナプスを形成し，内臓を支配する節前交感神経ニューロン．

内分泌細胞 Enteroendocrine cells　胃腺の細胞で，ガストリンなどの局所的に作用するホルモンを分泌する．

内分泌腺 Endocrine glands　ホルモン産物を血液中に直接排出する，管のない腺．

内膜 Tunica intima　基底膜上の内皮でできた血管の最内層．毛細管壁を形成する唯一の層．

内リンパ Endolymph　外リンパに似た膜迷路内の濃厚な液体．

ナチュラルキラー細胞 Natural killer (NK) cells　非特異的防御の一部である独特のリンパ球．自己マーカーを示さない細胞を殺す．

軟口蓋 Soft palate　骨によって支えられていない口の天井の部分．

軟骨 Cartilage　白色の半透明の結合組織．

軟骨性関節 Cartilaginous joint　軟骨によって結合された骨．関節腔は存在しない．

軟膜 Pia mater　最内髄膜層．脳や脊髄の表面にくっついている．

に

二次応答 secondary humoral responses　以前に出会った抗原に対する液性免疫の2回目以降の反応．一次応答よりも迅速かつ活発．

二次性徴 Secondary sex characteristics　生殖プロセスに直接関与しない性ホルモンの影響下で発達する解剖学的特徴．筋肉の発達，骨の成長，体毛などの男性または女性のパターンが含まれる．

二次卵母細胞 Secondary oocyte　最初の減数分裂後の発育中の卵母細胞．排卵される細胞．

乳酸 Lactic acid　特に筋肉における嫌気性代謝の産物．

乳汁分泌 Lactation　乳汁の生産と分泌．

乳腺 Mammary glands　乳房の乳汁を生成する腺．

乳頭 Papilla　小さな乳首のような突起．

乳頭層 Papillary layer　表皮に接する真皮の表層．指紋の原因となる毛乳頭が含まれている．

乳糜管 Lacteal　脂質を取り込む小腸の特別な毛細リンパ管．

ニューロン Neurons　身体全体にメッセージを伝達することに特化した神経系の細胞．

尿 Urine　腎臓から排泄される老廃物や過剰なイオンを含む濾液．

尿管 Ureters　腎臓から膀胱まで尿を運ぶ管．

尿細管再吸収 Tubular reabsorption　身体が必要とする栄養素，イオン，水を尿細管の濾液から回収する過程．

尿細管周囲毛細血管 Peritubular capillaries　糸球体輸出細動脈から起こり，再吸収を助けるために各ネフロンの尿細管を取り囲む低圧の毛細血管．

尿細管分泌 Tubular secretion　物質を尿細管周囲の血液から尿細管へ積極的に移動させ，体外に排出する過程．

尿素 Urea　尿中に排泄される主な窒素性老廃物．

尿道 Urethra　尿が膀胱から体外へ通過する管．

尿道下裂 Hypospadias　尿道口が陰茎の腹側表面にある場所でのみ男児に発生する症状．

尿道球腺 Bulbourethral glands　前立腺の下にある小さな腺で，射精前に尿を中和する透明な粘液を生成する．

ぬ・ね

ヌクレオチド Nucleotide　核酸の構成要素．

熱傷 Burn　電気，化学物質，過度の熱，または紫外線によって引き起こされる細胞死を引き起こす組織損傷．熱傷の重症度はさまざまである．「9%の法則」を参照．

ネフロン Nephron　腎臓の構造的および機能的単位．

ネフロンループ Nephron loop　近位(曲)尿細管と遠位(曲)尿細管のあいだの尿細管の部分．ヘンレループとも言う．

粘膜 Mucous membrane (mucosa)　外部に開いた体腔の内層を形成する膜(消化管，呼吸器，泌尿器，生殖管)．

粘膜下組織 Submucosa　血管，神経，リンパ組織(MALT)，およびリンパ管を含む粘膜のすぐ奥にある消化管の層．

の

囊 Bursa　液体で満たされた小さな袋で，摩擦がかかる場所，特に関節に位置する．

膿 Pus　炎症によって生じる液体生成物で，白血球，死んだ細胞の破片，および薄い液体で構成される．

脳回 Gyrus　大脳皮質の表面の外側のひだ．

脳幹 Brain stem　延髄，橋，中脳からなる脳の部分．

脳血管障害 Cerebrovascular accident (CVA)　脳血管の閉塞など，脳組織に血液供給が失われる状態．「脳卒中」とも呼ばれる．

脳挫傷 Contusion　損傷を元に戻すことができない脳損傷．

脳室 Ventricles　脳内の空洞．

脳神経 Cranial nerves　脳から出る12対の神経．

脳震盪 Concussion　可逆的な損傷を伴う脳損傷．

脳脊髄液 Cerebrospinal fluid (CSF)　脈絡叢によって生成される液体．脳室を満たし，中枢神経系を取り囲む．

能動免疫 Active immunity　抗原との遭遇によって生じる免疫．免疫学的記憶を提供する．

能動輸送 Active transport　濃度または電気勾配に逆らって膜を通過する物質の正味の移動．細胞エネルギーの放出と使用が必要．

濃度勾配 Concentration gradient　2つの領域間の物質の量の

差.
脳波　Electroencephalogram（EEG）　脳の電気活動の画像記録.
脳梁　Corpus callosum　大脳半球をつなぐ大脳白質の線維路.

は

肺　Lungs　外部との空気交換および血液とのガス交換を担う呼吸器系の器官.
胚　Embryo　「胎芽」を参照.
肺活量　Vital capacity（VC）　最も深く吸気した後の強制呼気によって肺から排出できる空気の量.完全に交換可能な空気.
肺胸膜　Pulmonary pleura, visceral pleura　それぞれの肺の表面をおおう漿膜層.
配偶子　Gamete　男性または女性の性細胞（精子/卵）.
肺循環　Pulmonary circulation　ガス交換のために肺とのあいだで血液を運ぶ血管系.
肺水腫　Pulmonary edema　肺胞および肺組織への液体の漏出.
排泄　Excretion　体内からの老廃物の除去.
肺動脈幹　Pulmonary trunk　右心室と肺動脈をつなぐ大きな動脈.
排尿　Micturition, urination, voidng　膀胱を空にすること.
排便反射　Defecation reflex　腸の内容物（糞便）の除去.
肺胞　Alveolus　気管の末端（肺胞管）にある小囊.ガス交換の場となる.
肺胞呼吸音　Vesicular breathing sounds　空気が肺胞を満たすときに生じる柔らかい呼吸音.
排卵　Ovulation　卵巣からの卵（または卵母細胞）の放出.
白質　White matter　中枢神経系の白い物質.有髄神経線維.
白内障　Cataract　目の水晶体の透明性が部分的または完全に失われること.
破骨細胞　Osteoclasts　骨基質を吸収または破壊する大きな細胞.
白血球　Leukocyte, white blood cell　血球成分の1つで，顆粒球，単球，リンパ球に大別される.
白血病　Leukemia　未熟な白血球が過剰に生成されるがん性の状態.
発熱物質　Pyrogen　発熱を引き起こす薬剤または化学物質.
バッファー　Buffer　溶液のpHを安定させるのに役立つ物質.緩衝液.
鼻　Nose　呼吸器系の唯一の外部器官.
ハバース系　Haversian system　「骨単位」を参照.
馬尾　Cauda equina　脊柱管の下端にある脊髄神経の集合体.
半関節　Amphiarthrosis　わずかに可動する関節.
半規管　Semicircular canals　3つの異なる平面に位置する内耳の円管.動的平衡受容体のある場所.三半規管.
半月弁　Semilunar valves　収縮後に血液が心室に戻るのを防ぐ弁.肺動脈弁や大動脈弁など.
反射　Reflex　刺激に対する自動的な反応.

ひ

皮下組織　Hypodermis　皮膚は大きくみると3層の組織から構成されるが，最下層にあるのが皮下組織である.「皮膚」を参照.
光受容体　Photoreceptors　光エネルギーに反応する特殊な受容細胞.
鼻甲介　Conchae　鼻腔の壁からの突起.空気の乱流と空気に曝された粘膜の表面積を増加させて加温と湿潤を助ける.
尾骨　Coccyx　脊椎の下部を形成する3～5個の融合した骨.尾てい骨.
腓骨部　Fibular region　下腿部の外側の部分.
皮脂　Sebum　皮脂腺の油性分泌物.
被刺激性　Irritability　刺激に対して反応する能力.
皮脂腺　Sebaceous glands　皮脂分泌を毛包に排出する腺.
皮質　Cortex　器官の外表層.
微絨毛　Microvilli　いくつかの上皮細胞の自由表面にある小さな突起.吸収のための表面積を増やす.
糜粥　Chyme　部分的に消化された食物と胃分泌物からなる，半流動性の胃の内容物.
微小管　Microtubules　細胞の細胞骨格にある3種類のフィラメントのうちの1つ.細胞の形と細胞内小器官の分布を決定する球状のタンパク質でできた中空の管.
ヒスタミン　Histamine　血管拡張と血管透過性の増加を引き起こす物質.
微生物叢　Microbiota, normal flora　細菌，真菌，ウイルス，寄生虫など，体内に常在する微生物.
肥大　Hypertrophy　身体の全体的な成長とは無関係に，組織または器官の大きさが増大すること.
ビタミン　Vitamins　生理的な維持と成長のために身体に必要な微量な有機化合物.
鼻中隔　Nasal septum　鼻腔を左右に分ける正中線の組織.
ヒト絨毛性ゴナドトロピン　Human chorionic gonadotropin（hCG）　発育中の胚によって産生されるLH様ホルモンで，月経を防ぐためのホルモンを産生し続けるように黄体に指示する.
泌尿器系　Urinary system　主に水，電解質，酸塩基のバランスと，血液からの窒素性老廃物の除去に関与する系.
ピノサイトーシス　Pinocytosis　細胞による細胞外液の飲み込み.
皮膚　Cutaneous membrane　表皮・真皮・皮下組織で構成される，体表をおおう組織.
腓腹部　Sural region　下肢の後面.ふくらはぎ.
病原体　Pathogen　病気の原因となる微生物（一部の細菌，真菌，ウイルスなど）.
表皮　Epidermis　皮膚の外層.
微量栄養素　Minor nutrients　ビタミンとミネラル.身体に微量に必要な栄養素.
貧血　Anemia　血液中の赤血球数の減少またはヘモグロビンの

割合の減少によって引き起こされる，血液の酸素運搬能力の低下．

頻尿　Frequency　頻繁な排尿の必要性．

頻脈　Tachycardia　異常で過度に速い心拍数．毎分100拍以上．

ふ

ファゴサイトーシス　Phagocytosis　細胞による固体粒子の取込み．

ファローピウス管　Fallopian tube　「卵管」を参照．

フィブリン　Fibrin　血液凝固中に形成される線維状の不溶性タンパク質．

封入体　Inclusions　細胞の細胞質に蓄えられている化学物質．

フォルクマン管　Volkmann's canal　骨単位の中心管に対して直角に走る管．

不完全強縮　Unfused tetanus, incomplete tetanus　刺激のあいだに筋肉が完全には弛緩しない筋収縮．個々の筋収縮が加算または合計されるため，力が増加する．

副交感神経（系）　Parasympathetic division, craniosacral division　自律神経系の1つ．

副甲状腺　Parathyroid glands　甲状腺の後面に位置する小さな内分泌腺．

副甲状腺ホルモン　Parathyroid hormone（PTH）　副甲状腺から放出され，血中カルシウム濃度を調節するホルモン．

副腎　Adrenal glands　腎臓の上に位置する内分泌腺．髄質と皮質で構成される．

輻輳　Convergence　異なる方向から共通点に向かうこと．

副鼻腔　Paranasal sinuses　鼻腔の両側の上顎内にある空気で満たされた空間で，粘膜でおおわれている．頭蓋骨を軽くするのに役立つ．

腹部　Abdominal region　肋骨より下の体幹前部．

腹膜　Peritoneum　腹腔の内部をおおい，腹部臓器の表面をおおう漿膜．

浮腫　Edema　身体の一部または組織における体液の異常な蓄積．腫れを引き起こす．

付属肢骨格　Appendicular skeleton　四肢の骨と軸骨格に付いた四肢帯．

物質　Matter　空間を占有し，質量をもつもの．

不動関節　Synarthrosis　動かない関節．

不妊　Sterility　子孫を残すことができないこと．

負のフィードバック　Negative feedback　刺激を減少または終了させるフィードバック．

プルキンエ線維　Purkinje fibers　心筋にインパルスを伝える心臓の伝導系の特殊な心筋線維．

プロゲステロン　Progesterone　黄体，その後胎盤によって産生される卵巣ホルモン．妊娠中に子宮内膜を維持し，子宮の筋肉の収縮を抑制し，授乳に向けて乳房の準備を助ける役割をはたす．

分解反応　Decomposition reaction　複雑な物質がより単純な物質に分解される破壊的な化学反応．

分子　Molecule　化学結合によって結合された2つ以上の原子からなる粒子．

分節（運動）　Segmentation　消化管の外筋層にある輪状筋層の収縮と弛緩を交互に繰り返すことによって食材を混合する．

分泌　Secretion　(1)細胞によって形成された物質の外部への通過．(2)細胞外に輸送される細胞生成物．

糞便　Feces　食物残渣，分泌物，細菌からなる，腸から排出される物質．

分裂溝　Cleavage furrow　マイクロフィラメントの収縮性リングによって形成されたくぼみ．細胞質分裂が完了し，2つの娘細胞が形成されるまで収縮し続ける．「細胞質分裂」を参照．

へ

平滑筋　Smooth（visceral）muscle　紡錘形の縞模様のない（横紋のない）筋細胞からなる筋肉．不随意の筋肉．

閉経　Menopause　月経周期の生理的な終わり．

平衡斑　Maculae　前庭にある静的平衡覚受容体．

閉鎖孔　Obturator foramen　坐骨枝の後方と恥骨の前方の融合によって形成された開口部．血管と神経が大腿部前部に通過できるようにする．「孔」を参照．

平面関節　Plane joint　非軸性の滑膜関節．2つの骨が平らな関節面をもっている．平面関節では短い滑走動作のみが可能．

ペースメーカ　Pacemaker　歩調取り．「洞房結節」を参照．

壁細胞　Parietal cells　塩酸（HCl）を生成する胃腺の細胞．

壁側胸膜　Parietal pleura　肺が存在する空洞をおおう漿膜層．

壁側心膜　Parietal pericardium　線維性心膜の内面をおおう漿液性心膜の最外層．

壁側腹膜　Parietal peritoneum　漿膜または胃腸管の内臓腹膜と連続する腹骨盤腔の内層．

ペプシン　Pepsin　酸性のpHでタンパク質を消化できる酵素．

ヘマトクリット値　Hematocrit　総血液量に対する赤血球の割合．

ヘモグロビン　Hemoglobin（Hb）　赤血球の酸素を輸送する色素．

ペルオキシソーム　Peroxisome　細胞質にある膜状の囊．分子状酸素を使用してフリーラジカルなどの有害または有毒物質を解毒する強力なオキシダーゼ酵素が含まれている．

ヘルパーT細胞　Helper T cell　ほかの免疫細胞と直接接触し，サイトカインと呼ばれる化学物質を放出することによって細胞性免疫を調整するタイプのTリンパ球．また，B細胞と相互作用することで液性応答の仲介にも役立つ．

弁　Valves　心臓や太い静脈内の血液の逆流を防ぐために閉じる構造．

変形性関節症　Osteoarthritis（OA）　関節炎の最も一般的な形態．関節軟骨の破壊につながる関節の磨耗によって引き起こされる．「関節炎」を参照．

鞭毛　Flagella　一部の細菌や精子の細胞膜が長く鞭のように

伸びたもの．細胞を推進するはたらきをする．

ほ

膀胱炎　Cystitis　膀胱の炎症．

膀胱三角　Trigone　2つの尿管の開口部と尿道によって形成される膀胱の滑らかな三角形の領域．

房室結節　Atrioventricular（AV）node　心臓の房室接合部に位置する特殊な伝導性細胞の塊．

房室弁　Atrioventricular（AV）valves　逆流を防ぐために心房と心室のあいだに設置された2つの弁．左側には僧帽弁（二尖弁），右側には三尖弁がある．

放射エネルギー　Radiant energy　熱，光，紫外線，赤外線，その他の形態を含む電磁スペクトルのエネルギー．

放射性同位体　Radioisotope　放射性挙動を示す同位体．

放射能　Radioactivity　一部の重い同位体でみられる自然崩壊の過程．そのあいだに粒子またはエネルギーが原子核から放出される．その結果，原子はより安定になる．

胞状卵胞　Vesicular follicle　成熟した卵胞．グラーフ卵胞．

傍髄質ネフロン　Juxtamedullary nephrons　皮質と髄質の接合部の近くに位置するネフロン．ネフロンループが腎髄質の深部に浸み込んでいる．

膨大部稜　Crista ampullaris　動的平衡覚を検知する半規管膨大部の受容器．

ボーマン嚢　Bowman's capsule　「糸球体包」を参照．

補酵素　Coenzymes　一部の酵素の機能に必要なビタミンなどの非タンパク質分子．

補体　Complement　通常は不活性な形で循環する血漿タンパク質のグループ．補体結合によって活性化されると，外来細胞の溶解を引き起こし，食作用と炎症を増強する．

勃起　Erection　勃起組織が血液で満たされることによって生じる陰茎の拡大と硬さの増加．

骨のリモデリング　Bone remodeling　損傷または機械的ストレスに応じて骨基質を追加または除去することによって骨を修復または維持するプロセス．

ホメオスタシス　Homeostasis　動的身体平衡状態または安定した身体内部環境．恒常性とも言う．

ホメオスタシスの失調　Homeostatic imbalance　機能に影響を与えるホメオスタシスの障害または変化．

ホルモン　Hormone　内分泌腺から分泌される化学メッセンジャー．特定の細胞，組織，または器官に対する特定の調節効果に関与する．

翻訳　Translation　タンパク質合成の2番目の主要なステップ．メッセンジャーRNAによって運ばれる情報は解読され，アミノ酸を組み立ててタンパク質を作るために使用される．

ま

マイクロバイオーム　Microbiome　人の身体，微生物叢とそのすべての遺伝子，そして身体の環境が交差したもの．これらの要因が人間の健康に影響を与える．

マイクロフィラメント　Microfilaments　収縮タンパク質アクチンの細い鎖．細胞の細胞骨格にある3種類のうちの1つ．

マクロファージ　Macrophage　特にリンパ組織と結合組織に豊富な細胞．T細胞およびB細胞に対する抗原提示者として免疫応答において重要．

末梢血管抵抗　Peripheral resistance　全身血管による血流に対する抵抗．血液が受ける摩擦の量の尺度．

末梢神経系　Peripheral nervous system（PNS）　身体の外側の部分と中枢神経系を接続する神経系．

み

ミエリン　Myelin　白色の脂肪脂質物質．

ミオシン　Myosin　筋肉にみられる主要な収縮タンパク質の1つ．太いフィラメントを構成する．

ミクログリア　Microglia　中枢神経系支持細胞の1つ．細菌や死んだ細胞などの残骸を摂取する食細胞．

ミトコンドリア　Mitochondria　ATP生成を担う棒状の細胞内小器官．

脈（拍）　Pulse　心臓の収縮に由来する動脈のリズミカルな拡張と反動．身体の外側からも感じられる．

脈絡叢　Choroid plexus　4つの脳室のそれぞれにある構造で，脳脊髄液（CSF）を生成する．

脈絡膜　Choroid　目の色素豊かな栄養層．血管層の一部．

む

無機化合物　Inorganic compound　炭素を含まない化合物．例えば，水．

胸（郭）の　Thoracic　肋骨，肋軟骨，胸骨によって支えられている首と腹部のあいだの領域を指す．

胸焼け　Heartburn　胃液の逆流による食道の痛み．

め

メッセンジャーRNA　Messenger RNA（mRNA）　DNA遺伝子の正確なヌクレオチド配列を反映する長いヌクレオチド鎖．この情報をタンパク質合成のためにリボソームに運ぶ．

メラニン　Melanin　メラノサイトによって合成される黒い色素．肌の色を担当する．

メルケル細胞　Merkel cell　接触受容体として機能する神経終末に関連する細胞．

免疫グロブリン　Immunoglobulin（Ig）　形質細胞によって放出され，液性免疫を媒介するタンパク質分子．抗体．

免疫系　Immune system　病原体や外来細胞から身体を守る責任のある身体のシステム．液性免疫と細胞性免疫の両方が関与する．

免疫反応（応答）　Immune response　抗原特異的防御．活性化されたリンパ球（T細胞およびB細胞）によって強化される．

免疫不全　Immunodeficiency　正常な免疫に必要な免疫細胞ま

たは特定の分子（補体，抗体など）の生産または機能の不足によって生じる疾患．

も

網状層　Reticular layer　真皮の深層．毛包，汗腺，皮脂腺が含まれており，血管が豊富．
盲点　Blind spot　視神経乳頭の光受容体の欠如によって生じる視覚の欠落部．
毛包　Hair follicle　毛髪を生成する上皮組織の内部毛根鞘を備えた構造．外毛根鞘は，上皮細胞に血液を供給する真皮結合組織．
網膜　Retina　目の感光層（被膜）．桿状体と錐状体が含まれる．
毛様体　Ciliary body　毛様体小帯によって水晶体に接続されている目の血管被膜の平滑筋．
毛様体小帯　Ciliary zonule　前眼部の毛様体に水晶体を取り付ける懸垂靱帯．
モノクローナル抗体　Monoclonal antibodies　単一の抗原に対して特異性を示す同一の抗体の純粋な調製物．
門　Hilum　血管が臓器に出入りするくぼんだ領域．
門脈　Hepatic portal vein　消化管の器官から排出し，全身の循環に入る前に栄養豊富な血液を肝臓に運ぶ単一の静脈．

ゆ

有機化合物　Organic compound　炭素を含む化合物．例には，タンパク質，炭水化物，脂質が含まれる．
有形成分　Formed elements　血液の細胞部分．
有糸分裂　Mitosis　細胞核の分裂．多くの場合，その後に細胞の細胞質が分裂する．
有窓毛細血管　Fenestrated capillaries　広範囲の交換を可能にする大きな孔を備えた独自の毛細管．
幽門弁　Pyloric valve　胃と小腸のあいだの幽門括約筋によって形成される弁．

よ

溶液　Solution　2つ以上の成分の均質な混合物．
溶血　Hemolysis　赤血球の破裂．
陽子　proton　正の電荷を帯びた素粒子．原子核に位置する．
溶質　Solute　溶液中に溶けている物質．
溶質ポンプ　Solute pump　能動輸送に関与するタンパク質の運搬体．
溶媒　Solvent　溶液中に最も多く存在する物質．
腰部　Lumbar, loin　胸部と骨盤のあいだの背中の部分．
予備吸気量　Inspiratory reserve volume（IRV）　一回換気量に加えて強制的に吸入できる空気の量．

ら

ライソゾーム　Lysosomes　ゴルジ装置に由来し，強力な消化酵素を含む細胞内小器官．

ラムダ縫合　Lambdoid suture　後頭骨と頭頂骨のあいだの連動関節．
卵　Ovum　女性の配偶子（生殖細胞）．
卵円窓　Oval window　中耳壁の上部の膜でおおわれた開口部．音はアブミ（アブミ骨）によって楕円形の窓に伝えられる．
卵割　Cleavage　成長期間を介さない，急速な細胞分裂からなる初期胚期．
卵管　Uterine tube, the oviduct　卵子が子宮に輸送される管．ファローピウス管とも呼ばれる．
卵管采　Fimbriae　各卵管の遠位端に沿って並んでいる指のような突起で，排卵後に内部の卵母細胞を波打つ液体の流れを作り出す．
卵形成　Oogenesis　卵の形成過程．
乱視　Astigmatism　目の水晶体または角膜の不規則性によって画像の焦点が合わなくなる視覚障害．
卵巣　Ovary　卵が生成される女性の生殖器．
卵巣周期　Ovarian cycle　卵巣における卵胞の発育，排卵，黄体形成の毎月の周期．
卵巣提靱帯　Suspensory ligaments　卵巣を骨盤の側壁に固定する靱帯．
卵胞　Ovarian follicles　卵胞細胞と発育中の卵母細胞からなる嚢状構造．
卵胞細胞　Follicle cells　発育中の卵母細胞を取り囲み，栄養を与えるのを助ける細胞．
卵母細胞　Oocyte　未熟な卵．

り

力学的エネルギー　Mechanical energy　物質の運動に直接関与するエネルギー形態．
リゾチーム　Lysozyme　汗，唾液，涙に含まれる酵素で，特定の種類の細菌を破壊することができる．
立毛筋　Arrector pili　毛包に付着した平滑筋．活性化すると髪が直立する．
リボ核酸　Ribonucleic acid（RNA）　リボースを含む核酸．タンパク質の合成に作用する．
リボソーム　Ribosomes　タンパク質が合成される細胞内小器官．
流産　Miscarriage　胚または胎児が子宮の外で生存できるようになる前に妊娠を中絶すること．
緑内障　Glaucoma　眼内の圧力（眼圧）が異常に上昇すること．
リン脂質　Phospholipid　リンを含む修飾トリグリセリド．
輪状ヒダ　Plicae circulares, circular folds　小腸内のコルク栓抜きのようなヒダ．表面積を増やし，小腸を通る食物の進行を遅らせる．
鱗状縫合　Squamous suture　側頭骨と頭頂骨の交わりによって形成される，連結した関節．
リンパ　Lymph　組織空間から集められたリンパ管内の水様の液体．

リンパ球　**Lymphocytes**　骨髄で形成され，リンパ組織で成熟する無顆粒白血球．

リンパ系　**Lymphatic system**　リンパ管，リンパ組織およびリンパ節を含む器官．

リンパ(系)器官　**Lymphoid organs**　リンパ節，脾臓，扁桃などのリンパ系の器官．「リンパ系」を参照．

る・れ

涙腺　**Lacrimal gland**　涙液(なみだ)を分泌する腺．

レセプター　**Receptor**　「受容体」を参照．

裂　**Fissure**　(1)溝または裂け目．(2)脳の最も深いくぼみまたは内部に向かうひだ．

裂孔ヘルニア　**Hiatal hernia**　胃の上部が横隔膜よりも上に突き出て，胃液が食道に流入すること．

レニン　**Renin**　腎臓から放出される酵素で，血圧の上昇に関与する．

レニン-アンジオテンシン系　**Renin-angiotensin system**　このシステムは，低血圧または濾液溶質濃度の変化によって引き起こされ，アンジオテンシンIIの産生と血圧上昇を引き起こす．

ろ・わ

老眼　**Presbyopia**　加齢による水晶体の弾力性の低下．遠視の原因となる．

漏出　**Diapedesis**　血球が血管壁に傷をつけずに連続した血管を通って組織内に通過すること．

濾過　**Filtration**　流体の圧力勾配を使用して水と溶質を膜に強制的に通過させる受動的過程．

濾胞　**Follicle**　(1)甲状腺内のコロイドを含む構造．(2)リンパ節の中にあるリンパ球が集まっている場所．

ワクチン　**Vaccine**　一次免疫反応を刺激する目的で人に注射される，弱められたまたは死滅した抗原．人工的な能動免疫を伝達する．その結果，免疫学的記憶が生じる．

訳者注：日本語の用語集として適切となるよう，適宜修正・補足している．

索引

和文索引

数字
Ⅰ度熱傷　119
1型糖尿病　312, 409
Ⅱ度熱傷　119
2型糖尿病　312
2関節筋　190
Ⅲ度熱傷　119
Ⅳ度熱傷　120
9％の法則　119

ギリシャ・その他
α細胞　312
α-ヘリックス　46
β細胞　311
β-プリーツシート　47
ω-3脂肪酸　44

A型ボツリヌス毒素　113
ABCDEの法則　121
ABO血液型　334
ATP合成酵素　473
AV弁　344
B細胞　394, 396
Bリンパ球　394
cAMP　297
CFTRタンパク質　439
cGMP　297
COVID-19　406
CT　258
HIV　411
JG細胞　511
L-ドパ　242
MRI　258
MyPlate　470
NK細胞　388
P波　352
PET　258
PF_3　332
pH　38
QRS波　352
Rh血液型　334
S状結腸　455
SARS-CoV　406
T細胞　394
Tリンパ球　394
TCA回路　473

あ
アイソトープ　28
アウエルバッハ神経叢　450
アウトブレイク　406
青ぶくれ　437
赤あえぎ　437
アキレス腱　204
アクアポリン　74
悪性　99
アクチン　67, 179
亜原子粒子　25
アジソン病　309, 512
アシドーシス　311, 325, 436, 474, 512
足白癬　118
アストロサイト　219
汗　115
アセチルコリン（ACh）　183
アセチルコリンエステラーゼ　183
アセト酢酸　474
アセトン　474
アタキシア（失調）　238
圧受容器　366
圧迫骨折　139
圧力勾配　75
アデノイド　421
アデノシン三リン酸（ATP）　24, 51, 472
アデノシン二リン酸（ADP）　52
アテローム性動脈硬化　365
後産　550
アドレナリン　309, 368
アナフィラキシーショック　408
アナボリックステロイド　198
アブミ骨　278
アポクリン汗腺　115
アミノ酸　45
―― 系の分子　296
アミロイドβ　242
アメーバ運動　327
アルカローシス　325, 436, 512
アルツハイマー病（AD）　242
アルドステロン　307, 511

アルファ（α）-ヘリックス　46
アルブミン　325, 477
アレルギー　408
アレルゲン　408
鞍関節　163
アンジオテンシンⅡ　308
安静呼吸　435
暗帯（A帯）　179
アンチコドン　82
アンドロゲン　309, 312, 524

い
胃　450
胃液　451, 463
イオン　26, 31
イオン結合　31
異化　472
胃潰瘍　469
移行上皮　86
異種移植　404
萎縮　98, 188
胃小窩　451
胃腺　451
胃体　450
位置エネルギー　24
一次応答　396
一軸性関節　161
一次構造　46
一次精母細胞　528
一次体性運動野　234
一次体性感覚野　234
一次卵母細胞　535
一次弯曲　148
胃腸炎　483
胃腸反射　465
一回換気量（TV）　430
一回拍出量（SV）　350
一過性脳虚血発作（TIA）　243
一価不飽和脂肪酸　44
一酸化炭素中毒　434
一般的な細胞　60
胃底　450
遺伝子　81
異方性　179

胃抑制ペプチド（GIP） 454
胃リパーゼ 466
陰核 535
陰茎 527
陰茎亀頭 527
陰茎体 527
インスリン 311
　──抵抗性 312
インターフェロン 392
インターフェロンβ 223
インターフェロンγ 403
インターロイキン 331
インターロイキン2 403
咽頭 421
咽頭喉頭部 421, 448
咽頭口部 421, 448
咽頭鼓膜管 421
咽頭食道相 463
咽頭鼻部 421, 448
咽頭扁桃 421
陰嚢 527

う
ウィリス動脈輪 362
ウエルニッケ野 234
右縁枝 348
右結腸曲 455
烏口突起 152
羽状 195
右精巣静脈 360
うっ血性心不全（CHF） 354
うま味受容体 286
右卵巣静脈 360
右リンパ本幹 383
ウロクロム 503
運動 7, 130
運動エネルギー 24
運動（遠心性）神経 245
運動出力 218
運動神経系 219
運動性言語中枢 234
運動単位 181
運動ニューロン 224
運動の小人 234
運動路 244
運搬RNA 51

え
永久歯 457
衛星細胞 221
栄養素 9, 470
栄養膜 544
会陰 535
腋窩静脈 360

腋窩神経 252
腋窩動脈 358
腋窩部 14
液性免疫 393, 396
エキソサイトーシス 75
エクリン汗腺 115
エストロゲン 309, 312, 537
エタネルセプト 165
エナメル質 458
エネルギー 24
エネルギー準位 30
エピデミック 406
エピネフリン 309, 368
エピペン 408
エリスロポエチン 316, 330
塩 37
遠位（曲）尿細管（DCT） 499
塩基 38
嚥下 463
遠視 276
炎症反応 388
遠心性神経系 219
遠心性ニューロン 224
延髄 236
円錐角膜 277
エンドサイトーシス 75
塩味受容体 285

お
横隔神経 434
横隔動脈 358
横隔膜 16, 428
横行結腸 455
黄色骨髄 131
横足弓 159
黄体 537
黄体化ホルモン（LH） 302, 530
黄疸 113, 459
横断 14
嘔吐 465
応答性 7
横突起 148
横紋筋 177
オキシトシン 235, 300, 548
おたふくかぜ 459
オトガイ部 13
オプシン 272
オプソニン化 400
親知らず 457
オリゴデンドロサイト 220

か
回 231
外陰部 534

外果 158
回外 193
外眼筋 267
外頸静脈 360
外頸動脈 358
開口期 549
外肛門括約筋 456
外呼吸 428, 432
介在ニューロン 224
介在板 94, 178
外耳 277
外耳道 141, 278
外節 272
回旋 190
回旋枝 348
咳嗽反射 423
外側顆
　──《脛骨の》 158
　──《大腿骨の》 157, 158
外側眼瞼交連（外眼角） 266
外側楔状骨 159
外側口 239
外側溝 234
外側広筋 204
外側縦足弓 159
外側上顆《上腕骨の》 155
外側爪郭 117
外側大腿皮神経 252
外側直筋 268
回腸 454
外腸骨静脈 360
外腸骨動脈 358
外転 190
外転神経 248
解糖 473
回内 193
外尿道括約筋 504
外胚葉 544
灰白質 223
外反 193
外皮 108
外皮系 3, 108
外鼻孔 420
外腹斜筋 199
外分泌腺 89
解剖学 2
解剖学的正位 11
解剖頸 154
開放骨折 137
外膜 355
蓋膜 279
海綿骨 130
海綿骨梁 134
海綿体部 504, 525

和文索引 | 621

回盲弁　454
解離　37
外リンパ液　279
外肋間筋　428
化学エネルギー　24
化学結合　30
下顎骨　146
化学シナプス　229
化学受容体　283
化学反応　30
顆間窩　157
過換気　436
下関節突起　148
顆間隆起　158
下気道　420
蝸牛　279
蝸牛管　279
蝸牛神経　279
核　63
角化細胞　110
顎下腺　459
拡散　73
核酸　49
角質層　111
核小体　63
拡張　350
拡張期血圧　366
獲得免疫系　386
角膜　270
核膜　63
核膜孔　63
隔膜部　504, 525
過形成　98, 507
下行結腸　455
化合物　29
下行路　244
過呼吸　435
下肢帯　155
下斜筋　268
顆状関節　163
過伸展　190
下垂体　235, 300
下垂体後葉　300
下垂体後葉ホルモン　235
下垂体性小人症　301
下垂体前葉　300
加水分解　40
ガストリン　316, 453, 454, 464
ガスの運搬　428
下腿　201
過体重　484
下大静脈　343, 360
下腸間膜静脈　363
下腸間膜動脈　358

下直筋　268
滑液　162
滑液包　162
滑液包炎　165
滑車神経　248
滑車切痕　155
活性部位　48
活動電位　183, 226
滑膜　106, 162
滑膜性関節　162
滑面小胞体　65
括約筋　195
割礼　527
カテコールアミン　309
価電子　30
下殿神経　252
可動関節　159
下鼻甲介　146
過敏症　408
過敏性腸症候群(IBS)　484
下部食道括約筋(LES)　450
可変領域　399
芽胞形成性グラム陽性桿菌　468
鎌状赤血球質(SCT)　326
鎌状赤血球症(SCA)　326
顆粒球　327
顆粒層　111
カルシトニン　305
カルボキシペプチダーゼ　466
加齢性難聴　288
仮肋　151
下肋部　17
カロチン　112
肝炎　459
感音性難聴　282
感覚(求心性)神経　245
眼窩腔　17
感覚神経系　219
感覚層　270
感覚入力　217
感覚ニューロン　224
感覚の小人　234
感覚路　244
眼窩部　13
肝鎌状間膜　459
間期《有糸分裂の》　78
眼球　268
眼球突出　305
観血的整復　138
眼瞼　266
がん原遺伝子　99
眼瞼裂　266
肝硬変　459
寛骨　155

寛骨臼　157
寛骨部　14
間質　93
間質液　368
間質細胞　524
環状アデノシン一リン酸　297
緩衝液　39
環状グアノシン一リン酸　297
冠状溝　348
冠状静脈洞　348
桿状体(桿体)　270
冠状断　14
冠状動脈　348, 358
冠状動脈疾患　373
冠状縫合　141
肝静脈　360
緩徐電位　226
胆膵管膨大部　454
眼精疲労　277
関節　159
関節炎　165
関節窩　152
関節腔　162
関節軟骨　131, 162
関節包　162
関節リウマチ(RA)　165, 409
汗腺　115
乾癬　118
完全強縮　185
肝臓　459
環椎　149
貫通線維　131
眼底　273
嵌入骨折　139
間脳　234
官能基　40
眼房水　273
陥没骨折　139
肝マクロファージ　477
甘味受容体　285
顔面神経　248, 285
顔面頭蓋　141
がん抑制遺伝子　99
眼輪筋　197

き

記憶細胞　396, 404
機械エネルギー　24
機械受容器　277
機械的分解　460
気管　423
器官　2
気管筋　424
器官系　2

気管支呼吸音　431
気管支樹　426
気管支動脈　358
気管食道瘻　483
気管切開術　424
気胸　430
起始　190, 201
基質　48
　──レベルのリン酸化　473
希釈尿　503
奇静脈　360
偽陣痛　548
偽足　75
規則性密性結合組織　90
基礎代謝量(BMR)　479
拮抗筋　193
基底層　110
基底膜　85, 279
軌道モデル　26
気道領域　426
稀突起膠細胞　220
キニン　388
キヌタ骨　278
機能タンパク質　47
機能的磁気共鳴撮像(fMRI)　11
キモトリプシン　466
脚　349
ギャップ結合(細隙結合)　62
嗅覚　283
嗅覚受容体　283
嗅覚障害　285
嗅覚性前兆(幻嗅)　285
嗅覚伝導路　284
球関節　165
吸気　428
嗅細胞　283
弓状静脈　497
球状タンパク質　47, 80
弓状動脈　80, 358, 497
嗅神経　248, 284
求心性神経系　219
求心性ニューロン　224
急性型過敏症　408
吸啜反射　483
嗅皮質　284
嗅毛(嗅線毛)　284
橋　236
胸郭　149
胸管　383
頬筋　197
胸筋部　14
胸腔　16
胸腔内圧　430
凝血塊　332

凝固　331
凝固タンパク質　477
胸骨　149
頬骨　146
胸骨角　151
頬骨筋　197
胸骨剣結合　151
胸骨穿刺　151
胸骨前部　14
胸骨体　149
頬骨突起《側頭骨の》　141
胸骨柄　149
胸鎖関節　152
胸鎖乳突筋　197
強酸　38
凝集　400
凝集原　334
凝集素　334
凝集反応　334
胸神経　250
狭心症　348
胸腺　307, 385
胸大動脈　358
胸椎　149
胸椎弯曲　147
胸部　14
頬部　13
胸膜　106
強膜　270
胸膜炎　424
胸膜腔　424
強膜静脈洞　269, 273
共有結合　31
胸腰系　251
協力筋　193
巨核球　328
棘筋　200
極性分子　32
極体　536
棘突起　148
虚血　349
距骨　159
巨人症　301
拒絶反応　404
去痰剤　439
起立性低血圧　257, 368
キロカロリー(kcal)　470
近位(曲)尿細管(PCT)　499
筋萎縮性側索硬化症(ALS)　183
近位爪郭　117
緊急避妊ピル　552
筋緊張　188
筋系　6
筋原線維　179

近視　276
筋ジストロフィー　205
筋周膜　177
筋鞘　179
筋小胞体(SR)　180
筋上膜　177
筋節　179
筋線維　176
筋層　450
筋層間神経叢　450
筋束　177
筋組織　94
筋内膜　177
筋肉トレーニング運動　189
筋皮神経　252
筋疲労　188
筋フィラメント　176, 179
筋紡錘　225
筋ポンプ　355, 383
禁欲　552

く

空気血液関門　426
空気置換プレチスモグラフィ技術　484
空腸　454
空洞　144
クエン酸回路　473
口　448
屈曲　190
クッシング症候群　309
屈折　274
区動脈(分節動脈)　497
クプラ(小帽)　281
クモ膜　238
クモ膜下腔　238
クモ膜顆粒　238
グラーフ卵胞　532
クラックル　431
グランザイム　388
グリア　219
グリア細胞　219
グリオーマ　221
グリコーゲン　41, 477
　──合成　477
　──分解　477
グリセロール　42
クリプトコッカス髄膜炎　411
グルカゴン　311
グルコース(ブドウ糖)　40, 473
くる病　137
クレアチニン　502
クレアチンリン酸(CP)　186
　──によるADPの直接的リン酸化　186
グレーブス病　409 ⇒「バセドウ病」も見よ

クレチン症　304
クローン選択　396
クロスブリッジ　179
クロスマッチ試験（血液交差適合試験）　335
黒にきび　115
クロマチン　63

け

毛　116
鶏冠　144
脛骨　158
脛骨筋　204
脛骨神経　252
脛骨粗面　158
憩室　467
憩室炎　467
形質細胞　396
憩室症　467
形質転換　99
茎状突起
　　——《尺骨の》　155
　　——《側頭骨の》　141
　　——《橈骨の》　155
頸静脈孔　141
頸神経　250
頸神経叢　251
痙性麻痺　188, 244
頸切痕　151
頸椎　149
頸椎弯曲　147
頸動脈管　141
頸動脈小体　436
頸部　14
頸膨大　243
外科頸　154
血圧　365
血液　94, 323
血液緩衝液　512
血液細胞の産生　130
血液透析　506
血液脳関門　219, 241
血管系　354
血管シャント　355
血管収縮　366, 481
血管層　270
血管攣縮　331
血球芽細胞　330
月経　312
月経期　538
月経周期　312, 538
結合組織　89
血腫　138
血腫形成　138
血漿　324

月状骨　155
楔状胆石　459
血漿タンパク質　325
血小板　328
血小板減少症　333
血小板プラグ　332
　　——の形成　331, 332
血清　332
結節間溝　154
血栓　333
血栓性静脈炎　355
結腸　455
結腸ヒモ　456
結腸膨起　456
血糖　473
血餅　332
結膜　266
結膜炎　267
血友病　333
ケトアシドーシス　474
ケトーシス　311
ケラチノサイト　110
ケラチン　47, 110
下痢　468
腱　90, 177
嫌気的解糖　186
肩甲骨　152
肩甲切痕　152
肩甲帯　151
肩甲部　14
言語中枢　234
肩鎖関節　152
腱索　344
犬歯　458
原子　2, 25
原子価殻　30
原子核　26
原子記号　25
原子質量数　27
原子番号　27
腱鞘　162
剣状突起　149
原子量　28
減数分裂　528
元素　25
懸濁液　37
原尿　499
瞼板腺（マイボーム腺）　266
顕微解剖学　2
肩峰　152
腱膜　177

溝　231

高アルドステロン症　309
高エネルギーリン酸結合　52
好塩基球　328
口蓋　421
口蓋骨　146
口蓋垂　448
口蓋突起　144
口蓋扁桃　421, 448
口蓋裂　421, 483
効果器　19
後角　243
口渇中枢　508
高カルシウム血症　137, 305
交感神経幹　253
交感神経系　219, 251
交換反応　34
後眼部　268
後眼房　273
後期《有糸分裂の》　80
好気性経路　186
好気性呼吸　186
咬筋　197
抗菌タンパク質　391
口腔　17, 448
口腔前庭　448
口腔相　463
広頸筋　197
後脛骨静脈　360
後脛骨動脈　358
硬結　138
高血圧　368
高血糖　473
高血糖ホルモン　309
抗原　334, 393
抗原-抗体複合体　400
抗原提示　402
抗原提示細胞（APC）　396, 402
硬口蓋　421, 448
後根　243
後根神経節　243
虹彩　270
後索　244
後産期　550
好酸球　328
後枝　247
後室間枝（後下行枝）　348
鉱質コルチコイド　307
甲状腺　303
甲状腺ホルモン　303
甲状腺機能亢進症　305, 480
甲状腺機能低下症　304, 480
甲状腺峡部　304
甲状腺刺激ホルモン（TSH）　302
甲状腺腫　304

鉤状突起　155
甲状軟骨　423
口唇　448
口唇裂　483
合成反応　34
後仙骨孔　149
酵素　48, 80
酵素-基質複合体　48
構造タンパク質　47
梗塞　348
後側頭泉門　167
抗体　334, 399
高体温症　481
抗体介在性免疫　393, 396
後大腿皮神経　252
後大腿部　14
後大脳動脈　362
好中球　328
後肘部　14
高張　76
交通枝　253
後天性免疫　386
後天性免疫不全症候群（エイズ）（AIDS）
　　　　　　　　409, 411
喉頭　422
後頭顆　141
喉頭蓋　423
後頭筋　197
後頭骨　141
後頭部　14
後頭葉　234
後頭連合野　234
鉤突窩　155
広背筋　199
紅斑　113
後鼻孔　421
抗ヒスタミン薬　408
口部　13
後負荷　352
後房部　273
硬膜　238
高密度リポタンパク質（HDL）　478
肛門　455
肛門管　455
抗利尿ホルモン（ADH）　300, 509
口輪筋　197
抗レトロウイルス療法（ART）　411
後弯症　148
呼気　428
呼吸器系　6, 420
呼吸器粘膜　421
呼吸困難感　437
呼吸樹　426
呼吸不全　206

呼吸ポンプ　355, 383
呼吸膜　426
呼吸領域　426
鼓室　278
骨　90
　──のリモデリング（再構築）　137, 141
骨化　134
骨格筋　94, 176, 177
骨格筋線維　177
骨格系　6, 129
骨芽細胞　134
骨幹　131
骨幹成長　134
骨間膜　155, 158
骨棘　165
骨細管　134
骨細胞　134
骨小腔　134
骨髄系幹細胞　330
骨髄生検　331
骨性胸郭　149
骨性の仮骨　141
　──形成　138
骨折　137
骨粗鬆症　167
骨端　131
骨単位（オステオン）　134
骨端線　131
骨端軟骨　131
骨端板　90, 131
骨軟骨移植術　160
骨盤下口　157
骨盤腔　16
骨盤上口　157
骨盤神経　251
骨盤内炎症性疾患（PID）　534
骨盤内臓神経　251
骨膜　131, 238
骨密度測定　10
骨迷路　279
固定筋　193
コドン　82
コネクソン　62
鼓膜　278
固有感覚受容器　224
固有口腔　448
固有卵巣索　532
コラーゲン　47
ゴルジ腱器官　225
ゴルジ装置　66
コルチ器（ラセン器）　279
コルチコステロイド　307
コルチゾール　308
コルチゾン　308

コレシストキニン（CCK）　316, 454, 466
コレステロール　44, 477
コロイド　37
コロニー刺激因子　330
根管　459
混合性神経　245
コンドーム　552
コントロールセンター　18
コンピュータ断層撮影（CT）　10

さ

サーファクタント　427, 439
細気管支　426
サイクリック AMP　297
左胃静脈　363
細静脈　354
臍静脈　371
再生　96
臍帯　544
最長筋　200
左胃動脈　358
細動脈　354
臍動脈　371
サイトカイン　402
　──ストーム　407
サイトゾル　64
サイトメガロウイルス性網膜炎　411
臍部　14, 16
再分極　228
細胞　2, 59, 532
細胞外液（ECF）　73, 508
細胞外基質　89
細胞介在性免疫　393, 401
細胞間隙　370
細胞呼吸　428, 473
細胞骨格　67
細胞質　64
細胞質分裂　80
細胞質膜　60
細胞周期　78
細胞傷害性 T 細胞　402
細胞性免疫　393, 401
細胞説　60
細胞体　221
細胞通過液　508
細胞内液（ICF）　73, 507
細胞内小器官　64
細胞分裂期　78
細胞膜　60
細胞膜結合　62
細網結合組織　93
サイモシン　307
サイロキシン（T$_4$）　303, 480
逆子　549

杯細胞　85, 424
左結腸曲　455
鎖骨　151
坐骨　157
鎖骨下静脈　360
鎖骨下動脈　358
坐骨棘　157
坐骨結節　157
坐骨神経　202, 252
刷子縁　454
刷子縁酵素　454, 466
サプレッサーT細胞　403
サプレッサー因子　403
サルコプラズム　177
酸　37
酸塩基平衡　512
三角筋　200
三角筋粗面　154
三角筋部　14
三角骨　155
酸化的リン酸化　473
残気量(RV)　431
三叉神経　248
三次構造　47
三尖弁　344
酸素　9
酸素化ヘモグロビン(HbO$_2$)　433
酸素欠乏　188
産道　534
酸味受容体　285

し

耳介　277
自家移植　404
視覚　266
耳下腺　459
自家軟骨細胞移植　160
歯冠　458
弛緩　188
耳管(エウスタキオ管)　278, 421
弛緩性麻痺　188, 244
耳管扁桃　421
色覚異常　271
磁気共鳴撮像(MRI)　10
ジギタリス　354
子宮　534
子宮円索　534
子宮外膜　534
子宮筋層　534
子宮頸　534
子宮頸がん　534
子宮広間膜　532
子宮周期　538
子宮仙骨靱帯　534

子宮体　534
四丘体　236
糸球体　498
糸球体腎炎　409, 515
糸球体包　498
糸球体濾過　499
子宮底　534
子宮内膜　534
持久力運動　189
死腔量　431
軸骨格　129
軸索　181, 221
軸索終末　181, 221
軸索小丘　221
軸索側枝　221
軸椎　149
歯頸　458
刺激伝導系　348
刺激ホルモン　301
止血機構　331
止血点　364
耳垢　278
耳硬化症　282, 288
視交叉　275
自己寛容　394
自己抗体　409
篩骨　144
自己免疫疾患　409
歯根　458
歯根膜　458
視索　275
支持　130
脂質　42, 470
脂質二重層　61
思春期　551
視床　234
視床下部　235, 299
耳小骨　278, 421
視床上域　235
矢状断　14
茸状乳頭　285
矢状縫合　141
視神経　248, 270
視神経管　144
視神経節細胞　270
視神経乳頭(視神経円板)　270
歯髄　458
歯髄腔　458
ジストロフィン　206
耳石　281
耳石膜　281
指節骨　155
趾節骨　159
自然免疫系　386

歯槽突起　144, 146
舌　448
視調節　274
膝窩　14
膝蓋腱反射　229
膝蓋骨　158
膝蓋部　14
膝蓋面　157
膝窩静脈　360
膝窩動脈　358
失語症　243
質量数　27
耳道腺　278
歯突起　149
シナプス　221
シナプス間隙　183, 221, 228
歯肉　458
紫斑　113
篩板　144
指部　14
趾部　14
脂肪酸　42
視放線　275
脂肪組織　90
脂肪被膜　497
シャーピー線維　131
斜筋　193
弱酸　38
尺側皮静脈　360
斜頸　197
斜視　287
車軸関節　163
射精管　524
尺骨　155
尺骨静脈　360
尺骨神経　252
尺骨動脈　358
射乳反射　300
縦隔　16, 342, 424
終期《有糸分裂の》　80
周期表　25
集合管　499
重合体　40
集合リンパ管　382
収縮　350
収縮期血圧　365
収縮性　181
重症急性呼吸器症候群　406
重症筋無力症　206, 409
舟状骨
　——《足の》　159
　——《手の》　155
重症複合免疫不全(SCID)　409
自由神経終末　111, 224

重水素　28
重層円柱上皮　86
重層上皮　85
重層扁平上皮　86
重層立方上皮　86
収束　195
重炭酸イオン（炭酸水素イオン）（HCO₃⁻）
　　　　433
重炭酸緩衝系　513
集団免疫　398
ジュウテリウム　28
十二指腸　454
十二指腸潰瘍　469
終板電位　183
自由表面　85
終末細気管支　426
終末細動脈　355
絨毛　454
絨毛膜絨毛（絨毛）　544
主気管支　424
手根　155
手根骨　155
手根部　14
主細胞　451
種子骨　131
樹状細胞　396
樹状突起　221
受精　543
受胎物　541
出産　548
出力エネルギー　479
主動筋　193
受動免疫　398
授乳　540
腫瘍　99
主要栄養素　470
受容器　18
受容体介在性エンドサイトーシス　77
シュレム管　273
シュワン細胞　221
循環不全　368
上衣細胞　220
上胃部　16
小陰唇　535
漿液　106
消化　7, 460
消化管　17, 448
消化器系　6
上顎骨　144
松果体　235, 303
上眼窩裂　144
上関節突起　148
上気道　420
小臼歯　458

小結節　154
上行結腸　455
小膠細胞　219
上行大動脈　358
上後腸骨棘　157
上行路　244
踵骨　159
踵骨腱　204
小骨盤　157
小細胞がん　438
硝子体　268, 273
上肢帯　151
硝子軟骨　90, 423
上斜筋　268
上前腸骨棘　157
小泉門　167
上爪皮　117
上大静脈　343, 360
小腸　454
上腸間膜静脈　363
上腸間膜動脈　358
上直筋　268
小転子　157
上殿神経　252
小脳　237
小脳テント　238
上鼻甲介　144
上皮性の膜　106
上皮組織　84
踵部　14
小胞　75
小胞体（ER）　64
小胞輸送　75
漿膜　85, 106, 450
漿膜性心膜　342
静脈管　371
静脈還流　351
静脈瘤　355
小網　451
睫毛（まつ毛）　266
睫毛腺（モル腺）　266
小葉間静脈　497
小葉間動脈　497
小菱形骨　155
小弯　451
上腕筋　201
上腕骨　154
上腕骨滑車　155
上腕骨小頭　155
上腕三頭筋　201
上腕静脈　360
上腕動脈　358
上腕二頭筋　201
上腕部　14

食塊　463
食細胞　391
褥瘡　112
食道　449
食道炎　464
食道動脈　358
食道裂孔ヘルニア　464
触媒　48
食胞　391
鋤骨　146
処女膜　534
女性の外生殖器　534
初潮　551
徐脈　350
自律神経系（ANS）　219, 247
自律反射　229
視力　270
シルビウス溝　233
脂漏性皮膚炎　115
白にきび　115
塵埃細胞　427
腎盂　497
腎盂腎炎　503, 505
心音　350
心外膜　342
腎下垂　497
心筋　94, 176, 178
心筋梗塞　348
心筋層　342
神経　223, 245
神経インパルス　226
神経核（核）　223
神経筋接合部　181
神経グリア細胞　94
神経系　6, 217
神経原線維　221
神経膠細胞　94, 219
神経細胞　94, 221
神経刺激　299
神経周膜　245
神経上膜　245
神経生理学　2
神経節　223
神経線維鞘　221, 223
神経線維束　245
神経束　223
神経組織　94
神経体腔　15
神経伝達物質　181, 221
神経内膜　245
神経分泌細胞　300
腎結石　504
心雑音　350
心室　342

心室細動　349
心室収縮期（駆出相）　350
心室中隔　343
心周期　350
心収縮力　351
腎小体　498
腎静脈　360, 497
腎髄質　497
親水性　44, 61
腎錐体　497
新生児眼炎　287
新生児呼吸窮迫症候群（IRDS）　439
真性赤血球増加症　327
新生物　98, 99
振戦　242
心尖　342
腎臓　496
心臓血管系　6, 341
心臓生理学　2
心臓発作　348
靱帯　90
靱帯結合　162
腎柱　497
伸張性　181
心底　342
伸展　190
　──反射　219
心電図（ECG）　352
浸透　74
浸透圧　76
浸透圧受容体　508
腎動脈　358, 497
心内膜　342
心内膜炎　346
腎杯　497
心拍出量（CO）　350
心拍数（HR）　350
真皮　108, 111
深腓骨神経　252
腎皮質　497
真皮乳頭　111
腎被膜　497
心房　342
　──拡張期（心室充満期）　350
　──収縮期　350
心房性ナトリウム利尿ペプチド（ANP）
　　　　　　　　　　　308, 316
心房中隔　343
心膜（心嚢）　106, 342
心膜炎　342
腎門　497
真肋　151

す

膵アミラーゼ　466
随意筋　177
膵液　466
膵炎　466
水解小体　66
膵管　454
髄腔　131
髄質　384
髄鞘　220, 221
水晶体　268
錐状体（錐体）　270
水腎症　497
膵臓　310, 459
水素結合　34
錐体交叉　236
錐体路　234, 236
膵島　310
水頭症　241
髄膜　238
髄膜炎　238
睡眠時無呼吸　440
スターリングの心臓の法則　351
頭痛　421
ステルコビリン　330
ステロイド　44, 296
スパイロメータ　431

せ

精液　526
正円窓（蝸牛窓）　278
精管　524
　──切除術　525, 552
性感染症（STI）　514
精管膨大部　524
制御性T細胞　403
精細管　524
精索　524
正視　276
精子　523
　──形成　528
　──発生　527
精子細胞　528
静止膜電位　226
精漿　526
星状膠細胞　219
正常細菌叢　466, 468
生殖　9
生殖器　523
生殖器系　7, 523
生殖腺　302
成人発症型糖尿病　312
成人ヘモグロビン（HbA）　336
性腺刺激ホルモン　302

性腺動脈　358
精巣　312, 524
精巣炎　551
精巣上体　524
精巣上体炎　551
精巣動脈　358
精巣網　524
精祖細胞　527
生体　3
声帯　423
正中口　238
正中矢状断　14
正中神経　252
正中仙骨稜　149
成長ホルモン（GH）　301
静的平衡覚　281
性的幼児性　530
精嚢　526
正の走化性　327, 388
正のフィードバック　19
整復　138, 162
性分化疾患　551
性ホルモン　309
声門　423
生理学　2
生理的アシドーシス　512
生理的黄疸　336
セカンドメッセンジャー　297
赤色骨髄　131
脊髄　243
脊髄神経　219, 244, 247
脊髄神経叢　247
脊柱　147
脊柱起立筋　199
脊柱部　14
セクレチン　316, 454, 466
癤　118
舌咽神経　248, 285
舌下神経　248
舌下腺　459
赤血球（RBC）　325
赤血球増加症　327
接合子　523, 543
舌骨　146
節後ニューロン　251
切歯　458
摂取エネルギー　479
舌小帯　448
舌小帯短縮症　448
接触皮膚炎　118, 408
節前ニューロン　251
接着斑　62
舌扁桃　421, 448
舌リパーゼ　465

セメント質　458
腺　89
線維　221
線維化　96
線維状タンパク質　47, 80
線維性関節　162
線維性心膜　342
線維性プラーク　369
線維層　270
線維束　223
線維軟骨　90
　――性の仮骨　138
線維軟骨結合　162
線維被膜　497
前縁　158
前角　243
前額断　14
前下腿部　14
腺がん　438
前眼部　268
前眼房　273
前期《有糸分裂の》　79
前脛骨筋　204
前脛骨静脈　360
前脛骨動脈　358
汗孔　115
仙骨　149
仙骨管　149
仙骨神経　250
仙骨神経叢　251
仙骨部　14
仙骨翼　149
仙骨裂孔　149
仙骨弯曲　147
前根　244
前索　244
前枝　247
前室間枝(前下行枝)　348
腺上皮　89
染色質　63
染色体　63
染色分体　79
全身性エリテマトーデス(SLE)　409
全層熱傷　119
喘息　429, 440
前側頭泉門　167
先体　529
前大腿皮神経　252
前大腿部　14
前大脳動脈　360
先体反応　542
選択的透過性　73
先端巨大症　301
前肘部　14

仙腸関節　149, 155
前庭　279
前庭器官　281
前庭神経　281
前庭窓　278
先天性免疫　386
蠕動運動　460
前頭筋　197
前頭骨　141
前頭断　14
前頭部　13
前頭葉　234
前頭連合野　234
全肺気量(TLC)　431
浅腓骨神経　252
前負荷　351
腺房　540
前房部　273
喘鳴　431
線毛　68
前立腺　526
前立腺炎　526, 551
前立腺がん　526
前立腺部　504, 525
前弯症　148
前腕部　14

そ

走化因子　403
総肝管　459
総肝動脈　358
臓器移植　404
双極細胞　270
双極ニューロン　225
総頸動脈　358
象牙質　458
造血　330
造血幹細胞　330
爪根　117
桑実胚　544
爪床　117
増殖期　538
総蠕動　467
臓側胸膜　424
臓側心膜　342
臓側腹膜　450
爪体　117
総代謝量(TMR)　480
(総)胆管　454
総腸骨静脈　360
総腸骨動脈　358
層板　134
総腓骨神経　252
僧帽筋　199

僧帽弁　344
爪母基　117
足根　158
足根骨　158
足根部　14
側索　244
即時型過敏症　408
促進拡散　74
塞栓　333
足底神経　252
足底部　14
側頭筋　197
側頭骨　141
側頭葉　234
足背静脈弓　360
足背動脈　358
続発性赤血球増加症　327
側副神経節　253
側腹部　16
側弯症　148
鼡径靱帯　203
鼡径部　14, 16
組織　2, 84
組織因子(TF)　332
組織液　73, 368
咀嚼　457
疎水性　44, 61
疎性結合組織　90
ソマトスタチン　454
粗面小胞体　65

た

大陰唇　535
体液コンパートメント　507
体液性刺激　299
体格指数(BMI)　484
大気圧　9
大臼歯　458
大胸筋　197
体腔　14
大結節　154
大後頭孔　141
対光反射　275
大骨盤　157
大坐骨切痕　157
第三脳室　235
胎脂　121, 546
胎児　541
胎児ヘモグロビン(HbF)　336
代謝　8, 472
大十二指腸乳頭　454
体循環　344
体性運動神経系　219
体性感覚線維　219

体性反射　229
大前庭腺　535
大泉門　167
大腿骨　157
大腿四頭筋　204
大腿静脈　360
大腿神経　252
大腿深動脈　358
大腿直筋　204
大腿動脈　358
大腿二頭筋　204
大腸　455
大腸炎　468
大殿筋　201
大転子　157
胎動　205
大動脈　344, 358
大動脈弓　358
大動脈小体　436
大動脈弁　346
タイト結合（密着結合）　62
第二次性徴　530
大脳　231
大脳鎌　238
大脳基底核　234
大脳脚　236
大脳縦裂　231
大脳動脈輪　362
大脳半球　231
大脳皮質　231
胎盤　315, 544
大伏在静脈　360
大網　451
大腰筋　202
第四脳室　236
対立　193
大菱形骨　155
大弯　451
多飲　311
タウ　242
唾液　459
唾液アミラーゼ　459
唾液腺　459
唾液反射　229
多価不飽和脂肪酸　44
多極ニューロン　224
たこ足細胞　498
多軸性関節　161
多食　311
脱臼　162
脱水縮合　40
脱分極　226
脱毛症　121
多糖　41

多尿　311, 512
多発性硬化症（MS）　223, 409
多発性嚢胞腎《成人の》　514
多列円柱上皮　85
多列線毛円柱上皮　85
段階的反応　184
単球　328
単極ニューロン　225
短筋　204
短骨　131
胆汁　454, 459
単収縮　184
単純拡散　74
単純骨折　137
単純ヘルペス（疱疹）　118
単純ヘルペスウイルス　111
炭水化物（糖質）　40, 470
弾性　181
男性化　309
男性型脱毛症　121
男性更年期　553
弾性軟骨　90
男性の外生殖器　527
胆石　459
単層円柱上皮　85
単層上皮　85
単層扁平上皮　85
単層立方上皮　85
単糖　40
胆嚢　459
胆嚢管　459
胆嚢発作　459
タンパク質　45, 471
タンパク質同化ステロイド　198
蛋白尿　506
淡明層　111
断面　14
単量体　40

ち

チアノーゼ　113, 434
遅延型過敏症　408
恥丘　535
恥骨　157
恥骨結合　157
恥骨部（下腹部）　14, 16
腟　534
腟前庭　535
窒素性老廃物　501
緻密骨　130
着床　534
中間径フィラメント　67
中間楔状骨　159
中間広筋　204

中間痛　537
中期《有糸分裂の》　79
中耳　278
中耳炎　278
中耳腔　17
中手骨　155
中心窩　270
中心管　134, 243
中心溝　233, 234
中心後回　233
中心小体　68
中心前回　233
中心乳糜管　454
虫垂　386, 455
虫垂炎　455, 483
中枢神経系（CNS）　218
中性子　25
中性脂肪　42, 470
肘正中皮静脈　360
中絶　548
中足骨　159
中大脳動脈　360
中殿筋　202
肘頭　155
肘頭窩　155
中脳　236
中脳水道　236
中胚葉　544
中鼻甲介　144
チューブリン　68
中膜　354
中和　38, 400
腸液　466
超音波イメージング　10, 258
超音波像　10
聴覚　277
腸ガストリン　316, 454
腸管収縮　467
腸間膜　450
長筋　204
蝶形骨　144
蝶形骨洞　144
潮紅　113
長骨　131
腸骨　155
腸骨筋　202
腸骨稜　157
長趾伸筋　204
聴診法　366
調節中枢（コントロールセンター）　18
蝶番関節　162
跳躍伝導　228
腸腰筋　202
腸肋筋　200

直筋　193
直腸　455
チロキシン　303

つ

椎間板　148
椎間板ヘルニア　148
椎弓　148
椎弓根　148
椎弓板　148
椎孔　148
椎骨　148
椎骨静脈　360
椎骨動脈　358, 360
椎前神経節　253
椎体　148
痛覚受容器　224
痛風性関節炎　165
ツチ骨　278
ツベルクリン反応　408
爪　117

て

帝王切開　549
低カルシウム血症　305
低換気　436
底屈　190
低血圧　368
低血糖　473
低酸素症　434
停止　190, 201
定常領域　399
釘植関節　162
低体温症　481
低張　76
低密度リポタンパク質(LDL)　478
停留精巣　551
デオキシリボース　49
デオキシリボ核酸(DNA)　49
テストステロン　312, 524, 530
デスモソーム(接着結合)　62
テタニー　305
デュシェンヌ型筋ジストロフィー　205
転移　99
伝音性難聴　282
電解質　37
電気エネルギー　24
電気シナプス　229
殿筋粗面　157
電子　25
電子殻　30
転子間線　157
転子間稜　157
電子伝達系　473

転写　82
点状出血　333
殿部　14
デンプン　41
伝令RNA　51

と

同位体　28
同化　472
頭蓋　141
頭蓋内出血　243
頭蓋腔　15
頭蓋泉門　166
動眼神経　248
導管をもたない腺　299
同系移植　404
動原体(セントロメア)　79
統合　218
瞳孔　270
　　――の調節反射　275
瞳孔括約筋　270
瞳孔散大筋　270
瞳孔反射　229
橈骨　155
橈骨静脈　360
橈骨神経　252
橈骨神経溝　155
橈骨粗面　155
橈骨動脈　358
糖脂質　61
糖質コルチコイド　308
橈尺関節　155
等尺性収縮　188
同種移植　404
凍傷　481
豆状骨　155
糖新生　477
橈側皮静脈　360
等張　76
頭頂骨　141
等張性運動　189
等張性収縮　188
頭頂葉　234
動的平衡覚　281
動的立体映像構成装置(DSR)　10
糖尿病　311
頭部　14
洞房結節　349
等方性　179
動脈管　371
動脈管索　371
動脈硬化　257, 369
動脈硬化プラーク　369
透明帯　542

等容性弛緩期　350
等容性収縮期　350
糖リン酸骨格　49
特異的免疫系　386
特殊感覚　265
　　――受容器　265
突起　221
ドパミントランスポーターシンチグラフィー　258
トランス脂肪酸　44
トランスファーRNA(tRNA)　51, 82
トリグリセリド　42
トリチウム　28
トリプシン　466
トリプレット　82
トリヨードサイロニン(T_3)　303
トルコ鞍　144
トロンビン　332
トロンボポエチン　331

な

内因子　451
内果　158
内腔　449
内頸静脈　360
内頸動脈　358, 360
内肛門括約筋　456
内呼吸　428, 432
内細胞塊　544
内耳　279
内耳神経　248
内耳道　141
内臓感覚線維　219
内臓筋　94
内臓神経　253
内側顆
　　――《脛骨の》　158
　　――《大腿骨の》　157, 158
内側眼瞼交連(内眼角)　266
内側楔状骨　159
内側広筋　203
内側縦足弓　159
内側上顆
　　――《上腕骨の》　154, 155
　　――《大腿骨の》　133
内側直筋　268
内腸骨静脈　360
内腸骨動脈　358
内転　190
内転筋　204
内尿道括約筋　504
内尿道口　504
内胚葉　544
内反　193

内腹斜筋　199
内分泌学　296
内分泌器官　296
内分泌系　6, 295
内分泌細胞　453
内分泌腺　89
内膜　354
内リンパ液　279
ナトリウム-カリウム（Na$^+$-K$^+$）ポンプ
　　　　　　　　　　　　　75, 228
軟口蓋　421, 448
軟骨　90
軟骨結合　162
軟骨性関節　162
難産　549
難聴　282
軟膜　238

に
苦味受容体　285
にきび　115
肉芽組織　96
肉眼解剖学　2
二次応答　397
二軸性関節　161
二次構造　46
二重らせん　49
二次卵母細胞　536
二次弯曲　148
二尖弁　344
ニッスル小体　221
二糖　41
二分脊椎　256
乳管　540
乳がん　540
乳管洞　540
乳酸　186
　── 生成　186
乳歯　457
乳児突然死症候群（SIDS）　439
乳腺　538
乳探索反射　483
乳頭　285, 540
乳頭層　111
乳頭体　235
乳房提靱帯　540
乳様洞　141
乳様洞炎　141
乳様突起　141
乳輪　540
ニューロフィラメント　221
ニューロン（神経細胞）　94, 221
尿　502
尿意切迫感　515

尿管　503
尿管口　504
尿細管　499
　── 再吸収　501
　── 分泌　501
尿細管周囲毛細血管　499
尿酸　502
尿失禁　507
尿素　477, 502
尿道　504
尿道炎　505, 551
尿道下裂　514
尿道球腺　526
尿比重　503
尿閉　507
尿崩症　301, 511
尿路感染症（UTI）　505
妊娠　541
　── 期間　541

ぬ・ね
ヌクレアーゼ　466
ヌクレオチド　49
熱射病　481
熱傷　118
熱疲労　481
ネフロン　497
ネフロンループ　499
粘液水腫　304
捻挫　165
捻髪音　165
粘膜　85, 106, 449
粘膜下神経叢　450
粘膜下組織　450
粘膜関連リンパ組織（MALT）　386
粘膜固有層　106
粘膜上皮　106
粘膜ヒダ　451

の
膿　390
脳炎　238
膿痂疹　118
脳幹　236
脳血管障害（CVA）　243
脳血管造影　258
脳挫傷　243
濃縮尿　503
脳神経　219, 246, 248
脳震盪　243
脳性麻痺　256
脳脊髄液（CSF）　238
脳仙髄系　251
脳底動脈　360

脳頭蓋　141
能動免疫　398
能動輸送　75
濃度勾配　73
脳波（EEG）　258
脳浮腫　243
囊胞性線維症（CF）　439, 483
脳梁　234
のどの渇きのメカニズム　508
ノルアドレナリン（ノルエピネフリン）　309

は
パーキンソン病　242
パーフォリン　388
肺　424
バイエル板　386, 455
肺炎　429
肺活量（VC）　431
肺活量計　431
肺換気　428
肺気腫　437
配偶子　523
背屈　190
肺血栓塞栓症　333
胚子　541
肺循環　344
肺静脈　344
肺水腫　354
排泄　8
排泄系　7
肺尖　424
背側呼吸群（DRG）　435
肺塞栓症　355
背側の体腔　15
バイタルサイン　363
胚中心　384
肺底　424
肺動脈　343
肺動脈幹　343
肺動脈弁　346
排尿　505
排尿筋　504
胚盤　544
排便反射　467
肺胞　426
肺胞孔　426
肺胞呼吸音　431
肺胞マクロファージ　427, 437
ハイムリック法　424
排卵　532, 537
稗粒腫　121
パイロジェン　481
白質　223, 234
白色血栓　332

白内障　271
破骨細胞　137
破傷風　188
バセドウ病　305, 409
バソプレシン　235, 301
パチニ小体　225
発がん物質　99
白血球（WBC）　327
白血球減少症　327
白血球増加症　327
白血病　327
発熱　392, 481
発熱物質　392
鼻　420
ハバース管　134
ハバース系　134
馬尾　243
バフィコート　325
ハプテン　394
ハムストリングス　204
流行り目　267
バリア法　552
半関節　159
半規管　279
半腱様筋　204
瘢痕組織　96
反射　229
反射弓　229
ハンチントン病　242
半月弁　346
パンデミック　406
パンヌス　165
反応性　181
半膜様筋　204
半盲　275

ひ

鼻炎　421
皮下組織　110
光受容細胞　270
非観血的整復　138
鼻腔　17, 420
鼻甲介　421
腓骨　158
尾骨　149
鼻骨　146
腓骨筋　204
腓骨静脈　360
皮脂　115
被刺激性　7, 181
非自己　393
皮質　384
皮質脊髄路　234
皮質ネフロン　499

微絨毛　68, 454
糜粥　453
微小管　68
微小循環　355
脾静脈　363
ヒス束　349
ヒスタミン　328, 388, 408, 454
微生物叢　466, 468
脾臓　385
肥大　526
ビタミン　472
鼻中隔　420
必須アミノ酸　471
脾動脈　358
非特異的免疫系　386
ヒト絨毛性ゴナドトロピン（hCG）　315, 544
ヒト胎盤ラクトゲン（hPL）　315
ヒトパピローマウイルス（HPV）　534
ヒト免疫不全ウイルス（HIV）　411
泌尿器系　7, 496
避妊　552
────ピル　552
ピノサイトーシス　76
皮膚　106, 108
────の付属器　114
鼻部　13
腓腹筋　204
腓腹神経　252
腓腹部　14
皮膚受容器　224
肥満　484
肥満細胞　408
描円　190
病原体　387
標的器官　296
病的骨折　168
標的細胞　296
表皮　108
表皮樹状細胞　111
ヒラメ筋　204
微量栄養素　470
ビリルビン　330
鼻涙管　267, 421
貧血　326
頻尿　515
頻脈　350

ふ

ファーマシー・テクニシャン　51
ファゴサイトーシス　76
ファゴソーム　391
フィブリノゲン　332
フィブリン　332
フィラメント滑走説　184

ブースター効果　398
封入体　64
フェニルケトン尿症（PKU）　483
フェリチン　330
フォルクマン管　134
不完全強縮　185
不完全抗原　394
不規則骨　131
腹圧性尿失禁　548
腹横筋　199
副眼器　266
腹腔　16
腹腔動脈　358
副交感神経系　219, 251
副甲状腺　298, 305
副甲状腺ホルモン（PTH）　305
腹骨盤腔　16
伏在神経　252
複雑骨折　137
複雑性プラーク　369
副腎　307, 497
副神経　248
副腎髄質　309
副腎皮質　307
副腎皮質刺激ホルモン（ACTH）　302
複製　78
輻輳　275
腹側呼吸群（VRG）　434
腹側の体腔　16
腹大動脈　358
腹直筋　198
副鼻腔　144, 421
副鼻腔炎　421
腹部　14
腹膜　106
腹膜炎　450
浮腫　76, 90, 382
不随意神経系　219, 247
付属器　266
付属肢骨格　129
付属生殖器　523
物質　23
不適合輸血　334
太いフィラメント　179
不動関節　159
不妊症　302, 530
負のフィードバック　19, 298
部分層熱傷　119
不飽和脂肪酸　44
浮遊肋　151
ブラクストンヒックス陣痛　548
フリーラジカル　67
震え　481
プルキンエ線維　349

ブローカ野　234
プロゲステロン　312, 538
プロスタグランジン　296, 316, 548
プロトン(H⁺)供与体　38
プロトン(H⁺)受容体　38
プロラクチン(PRL)　302
分解反応　34
分極　226
粉砕骨折　139
分子　29
分子内結合　34
分節　460
分泌型 IgA　400
分泌期　538
分泌小胞　66
分泌物　89
糞便　455
分娩　548
糞便微生物叢移植　469
分回し運動　190
噴門　450
分裂溝　80

へ

平滑筋　94, 176, 177
閉経　315, 551
平衡覚　277
平衡斑　281
閉鎖孔　157
閉鎖骨折　137
閉鎖神経　252
平面関節　162
ペースメーカ　349
ベータ(β)-プリーツシート　47
壁細胞　451
壁側胸膜　424
壁側心膜　342
壁側腹膜　450
ペッサリー　552
ペニシリンショック　394
ベビーベッド死　439
ペプシノゲン　451
ペプシン　453, 464
ヘマトクリット　325
ヘモグロビン(Hb)　325
ペルオキシソーム　67
ヘルパー T 細胞　402
ヘルパー因子　403
弁　355
辺縁系　235
変形性関節症(OA)　165
娩出期　549
変性　48
扁桃　386, 421

扁桃炎　386, 421
便秘　468
扁平骨　131
扁平上皮がん　438
扁平足　159
片麻痺　243
鞭毛　68
ヘンレループ　499

ほ

包茎　551
縫合　162
膀胱　504
膀胱炎　505, 526
縫工筋　204
膀胱三角　504
傍糸球体装置　511
房室結節　349
房室束　349
房室ブロック　349
房室弁　344
放射　481
放射エネルギー　24
放射冠　537
放射性同位体　28
放射線技師　138
放射能　28
放出ホルモン　300
帽状腱膜　196
胞状卵胞　532
傍髄質ネフロン　499
紡錘状　195
膨大部稜　281
乏尿　499
胞胚　544
包皮　527
泡沫細胞　369
飽和脂肪酸　42
ボーマン嚢　498
ボーンマーキング　132
補酵素　472
細いフィラメント　179
補体　391
補体結合　391
勃起　527
勃起組織　527
頬　448
ホムンクルス　234
ホメオスタシス(恒常性)　17
── 制御機構　18
── の失調　19
ポリープ　484
ホルモン　296
── 刺激　298

── 補充療法　553
本態性高血圧　368
翻訳　82

ま

マイクロバイオータ　468
マイクロバイオーム　468
マイクロフィラメント　67
マイスナー神経叢　450
マイスネル小体　225
埋伏歯　458
膜貫通タンパク質　62
膜侵襲複合体(MAC)　391
膜迷路　279
マクロファージ　383
マクロファージ遊走抑制因子　403
マジャンディ孔　238
末梢血管抵抗　366
末梢神経系(PNS)　219, 245
慢性気管支炎　429, 437
慢性腎不全　503
慢性閉塞性肺疾患(COPD)　437
マンモグラフィ　10, 541

み

ミエリン　221
ミエリン鞘　220
ミオシン　179
味覚　283
「右-」→「う-」を見よ
ミクログリア　219
味細胞　285
味細胞毛　285
水　9, 37
密性結合組織　90
ミトコンドリア　64
ミネラル　472
未分化期　550
脈拍　363
脈絡叢　235, 238
脈絡膜　270
味蕾　285

む

無顆粒球　328
無機化合物　36
無気肺　430
無極性共有結合性分子　32
無極性分子　32
無血管性　85
無呼吸　436
無尿　499
胸焼け　464
無脳症　256

め

迷走神経　248, 285
明帯（I帯）　179
メッセンジャーRNA（mRNA）　51, 82
メトトレキサート　165
メニエール病　282
めまい　282
メモリー細胞　404
メラトニン　303
メラニン　111
メラニン産生細胞　111
メラノサイト　111
メラノソーム　112
メルケル細胞　111
免疫　386
免疫記憶　396
免疫グロブリン（IG）　399
免疫系　386
免疫能　394
免疫反応　393
免疫不全　409
免疫抑制療法　408

も

毛幹　116
毛球　117
毛根　116
毛細血管　354
毛細血管後細静脈　355
毛細血管前括約筋　355
網状層　111
毛小皮　117
毛髄質　116
盲腸　455
盲点　270
毛乳頭　117
毛皮質　116
毛包　117
毛母基　116, 117
網膜　270
網膜色素上皮層　270
毛様体　270
網様体　236
── 賦活系（RAS）　237
毛様体小帯（チン小帯）　270
モーニングアフターピル　552
モノクローナル抗体　399
門《リンパ節の》　385
門脈　360, 362
門脈循環　362, 477

や・ゆ

夜間頻尿　515
夜盲症　270
有郭乳頭　285
有機化合物　36
有棘層　111
有形成分　324
有鈎骨　155
有酸素運動　189
有糸分裂　79
有糸分裂紡錘体　79
有窓型毛細血管　370
有頭骨　155
有毛細胞　279
幽門　451
幽門括約筋　451
幽門洞　451
癒合　165
輸出細動脈　499
輸出リンパ管　385
輸送小胞　65
輸入細動脈　499
輸入リンパ管　384

よ

葉　231
癰　118
溶液　37, 72
葉間静脈　497
葉間動脈　497
溶血　335
陽子　25
溶質　37, 73
溶質ポンプ　75
葉状乳頭　285
腰神経　250
腰神経叢　251
腰椎　149
── 穿刺　239
腰椎弯曲　147
陽電子放射断層撮影（PET）　10
腰動脈　358
溶媒　37, 73
腰部　14
腰方形筋　200
腰膨大　243
羊膜　544
抑制ホルモン　300
四次構造　47
予備吸気量（IRV）　430
予備呼気量（ERV）　430

ら

ライソゾーム　66
ラ音　431
らせん骨折　140
ラムダ縫合　141

卵　523
卵円窩　371
卵円孔　144, 371
卵円窓（前庭窓）　278
卵割　543
卵管　532
── 結紮術　552
卵管采　532
ランゲルハンス細胞　396
ランゲルハンス島　310
卵子　537
── 形成　535
乱視　277
卵精巣性性分化疾患　551
卵巣　312, 530
卵巣周期　536
卵巣提靱帯　532
卵巣動脈　358
卵祖細胞　535
ランビエ絞輪　221
卵胞　530
卵胞刺激ホルモン（FSH）　302
卵胞上皮細胞　532
卵母細胞　532

り

リウマチ熱　409
理学療法助手（PTA）　284
リソソーム　66
リゾチーム　267, 387
立方骨　159
立毛筋　117
リボース　51
リボ核酸（RNA）　49, 82
リボソーム　64
リボソームRNA（rRNA）　51, 82
リポタンパク質　478
流産　548
流動モザイクモデル　61
両眼視　275
良性　99
梁柱　384
緑内障　269, 273
リラキシン　315, 548
淋菌　534
リン脂質　44
輪状　195
輪状ヒダ　454
鱗状縫合　141
リンパ　382
リンパ管　382
リンパ器官　385
リンパ球　328, 383
リンパ球系幹細胞　330

リンパ系　6, 381
リンパ小節　384
リンパ節　383
リンパ洞　384

る
涙器　267
涙丘　266
涙骨　146
涙小管　267
涙腺　267
涙嚢　267
ルー・ゲーリッグ病　183
ルシュカ孔　239

れ
冷罨法　165
レジスチン　316

レチナール　272
裂　231
レニン　308, 367, 511
レニン-アンジオテンシン系　511
レプチン　316
連合ニューロン　224
レンニン　464

ろ
ロイド・レイジ　198
老化　257
老眼　287
漏出　327, 389
老人性難聴（加齢性難聴）　288
老人斑　242
濾液　499
濾過　75
濾過スリット　499

肋間筋　197
肋間隙　151
肋間神経　434
肋間動脈　358
肋骨　151
ロドプシン　272
濾胞　303
濾胞傍細胞　304, 305

わ
若木骨折　140
惑星モデル　26
ワクチン　398
腕神経叢　251
腕橈骨筋　201
腕頭静脈　360
腕頭動脈　358

欧文索引

A

ABCDE rule　ABCDEの法則　121
abdominal aorta　腹大動脈　358
abdominal cavity　腹腔　16
abdominal region　腹部　14
abdominopelvic cavity　腹骨盤腔　16
abduction　外転　190
ABO blood groups　ABO血液型　334
abortion　中絶　548
accessory reproductive organs
　付属生殖器　523
accessory structures　付属器　266
accommodation pupillary reflex
　瞳孔の調節反射　275
accommodation　視調節　274
acetabulum　寛骨臼　157
acetylcholine（ACh）　アセチルコリン
　　　　　　　　　　　183, 253
acid-base balance　酸塩基平衡　512
acid mantle　酸性のマント　108
acidosis　アシドーシス　311, 474, 512
acids　酸　37
acne　にきび　115
acquired immunodeficiency syndrome
　（AIDS）後天性免疫不全症候群（エイズ）
　　　　　　　　　　　409
acromegaly　先端巨大症　301
acromioclavicular joint　肩鎖関節　152
acromion　肩峰　152
acrosomal reaction　先体反応　542
acrosome　先体　529
actin　アクチン　67, 179
action potential　活動電位　183, 226
active immunity　能動免疫　398
active sites　活性部位　48
active transport　能動輸送　75
acute hypersensitivity　急性型過敏症　408
adaptive defense system　獲得免疫系　386
Addison's disease　アジソン病　309, 512
adduction　内転　190
adductor muscles　内転筋　204
adenine　アデニン　78
adenocarcinoma　腺がん　438
adenosine diphosphate（ADP）
　アデノシン二リン酸　52
adenosine triphosphate（ATP）
　アデノシン三リン酸　24, 51, 472
adipose tissue　脂肪組織　90
adrenal cortex　副腎皮質　307
adrenal glands　副腎　307, 497
adrenal medulla　副腎髄質　309

adrenaline　アドレナリン　309, 368
adrenergic　アドレナリン作動性　253
adrenocorticotropic hormone（ACTH）
　副腎皮質刺激ホルモン　302
adult polycystic kidney disease
　多発性嚢胞腎《成人の》　514
aerobic exercise　有酸素運動　189
aerobic respiration　好気性呼吸　186
afferent arteriole　輸入細動脈　499
afferent division　求心性神経系　219
afferent lymphatic　輸入リンパ管　384
afferent neurons　求心性ニューロン　224
afterbirth　後産　550
afterload　後負荷　352
agglutination　凝集反応　334, 400
agglutinin　凝集素　334
agglutinogen　凝集原　334
agranulocyte　無顆粒球　328
air-blood barrier　空気血液関門　426
ala of sacrum　仙骨翼　149
albumin　アルブミン　325, 477
aldosterone　アルドステロン　307, 511
alimentary canal　消化管　448
alkalosis　アルカローシス　512
allergic contact dermatitis　接触皮膚炎
　　　　　　　　　　　408
allergy　アレルギー　408
allograft　同種移植　404
alpha（α）cells　α細胞　312
alpha（α）-helix　アルファ（α）-ヘリックス
　　　　　　　　　　　46
alveolar glands　腺房　540
alveolar macrophage　肺胞マクロファージ
　　　　　　　　　　　427, 437
alveolar process　歯槽突起　144, 146
alveoli　肺胞　426
Alzheimer's disease（AD）
　アルツハイマー病　242
amino acid-based molecules
　アミノ酸系の分子　296
amino acids　アミノ酸　45
amnion　羊膜　544
amoeboid motion　アメーバ運動　327
amphiarthroses　半関節　159
ampulla of ductus deferens　精管膨大部
　　　　　　　　　　　524
amyotrophic lateral sclerosis（ALS）
　筋萎縮性側索硬化症　183
anabolism　同化　472
anaerobic glycolysis　嫌気的解糖　186
anal canal　肛門管　455

anaphase　後期　80
anaphylactic shock
　アナフィラキシーショック　408
anatomical neck　解剖頸　154
anatomical position　解剖学的正位　11
anatomy　解剖学　2
androgens　アンドロゲン　309, 312
andropause　男性更年期　553
anemia　貧血　326
anencephaly　無脳症　256
angina pectoris　狭心症　348
angiotensin Ⅱ　アンジオテンシンⅡ　308
anisotropic　異方性　179
ankylosis　癒合　165
anosmias　嗅覚障害　285
antagonists　拮抗筋　193
antebrachial region　前腕部　14
anterior association area　前頭連合野　234
anterior border　前縁　158
anterior cerebral artery　前大脳動脈　360
anterior horn　前角　243
anterior interventricular branch
　前室間枝（前下行枝）　348
anterior region of elbow　前肘部　14
anterior region
　── of leg　前下腿部　14
　── of thigh　前大腿部　14
anterior superior iliac spine　上前腸骨棘
　　　　　　　　　　　157
anterior tibial artery　前脛骨動脈　358
anterior tibial vein　前脛骨静脈　360
antibody　抗体　334, 399
antibody-mediated immunity
　抗体介在性免疫　393, 396
anticodon　アンチコドン　82
antidiuretic hormone（ADH）
　抗利尿ホルモン　300, 509
antigen　抗原　334, 393
antigen-binding site　抗原結合部位　399
antigen-presentation　抗原提示　402
antigen-presenting cell（APC）
　抗原提示細胞　396
antimicrobial protein　抗菌タンパク質　391
antiretroviral therapies（ART）
　抗レトロウイルス療法　411
anuria　無尿　499
anus　肛門　455
aorta　大動脈　344, 358
aortic arch　大動脈弓　358
aortic valve　大動脈弁　346

apex
　―― of heart　心尖　342
　―― of lung　肺尖　424
aphasias　失語症　243
apical surface　自由表面　85
apnea　無呼吸　436
apocrine sweat gland　アポクリン汗腺　115
aponeurosis　腱膜　177
appendicitis　虫垂炎　455, 483
appendicular skeleton　付属肢骨格　129
appendix　虫垂　386, 455
aqueous humor　眼房水　273
arachnoid granulations　クモ膜顆粒　238
arachnoid mater　クモ膜　238
arcuate arteries　弓状動脈　80, 358, 497
arcuate veins　弓状静脈　497
areola　乳輪　540
areolar connective tissue　疎性結合組織　90
arrector pili　立毛筋　117
arteriole　細動脈　354
arteriosclerosis　動脈硬化症　257
arthritis　関節炎　165
articular capsule　関節包　162
articular cartilage　関節軟骨　131, 162
articular cavity　関節腔　162
articulations　関節　159
ascending aorta　上行大動脈　358
ascending colon　上行結腸　455
association neuron　連合ニューロン　224
asthma　喘息　429, 440
astigmatism　乱視　277
astrocytes　アストロサイト　219
ataxia　アタキシア（失調）　238
atelectasis　無気肺　430
atherosclerosis　アテローム性動脈硬化　365, 369
atherosclerotic plaques　動脈硬化プラーク　369
athlete's foot　足白癬　118
atlas　環椎　149
atmospheric pressure　大気圧　9
atomic mass number　原子質量数　27
atomic nucleus　原子核　26
atomic number　原子番号　27
atomic symbol　原子記号　25
atomic weight　原子量　28
atoms　原子　2, 25
ATP synthase　ATP合成酵素　473
atrial diastole（ventricular filling）
　心房拡張期（心室充満期）　350
atrial natriuretic peptide（ANP）
　心房性ナトリウム利尿ペプチド　308

atrial systole　心房収縮期　350
atrioventricular bundle　房室束　349
atrioventricular groove　冠状溝　348
atrioventricular node　房室結節　349
atrioventricular valve　房室弁　344
atrium　心房　342
atrophy　萎縮　98, 188
auditory ossicles　耳小骨　278, 421
auricle　耳介　277
auscultatory method　聴診法　366
autograft　自家移植　404
autoimmune disease　自己免疫疾患　409
automatic external defibrillators（AED）
　自動体外式除細動器　350
autonomic nervous system（ANS）
　自律神経系　219, 247
autonomic reflexes　自律反射　229
AV valve　AV弁　344
avascular　無血管性　85
axial skeleton　軸骨格　129
axillary artery　腋窩動脈　358
axillary region　腋窩部　14
axillary vein　腋窩静脈　360
axis　軸椎　149
axon　軸索　181, 221
axon hillock　軸索小丘　221
axon terminals　軸索終末　181, 221
azygos vein　奇静脈　360

B

B cell　B細胞　394, 396
B lymphocyte　Bリンパ球　394
baby teeth　乳歯　457
ball-and-socket joint　球関節　165
basal cell carcinoma　基底細胞がん　120
basal metabolic rate（BMR）　基礎代謝量　479
basal nuclei　大脳基底核　234
base
　―― of heart　心底　342
　―― of lung　肺底　424
Basedow's disease　バセドウ病　409
basement membrane　基底膜　85
bases　塩基　38
basilar artery　脳底動脈　360
basilar membrane　基底膜　279
basilic vein　尺側皮静脈　360
basophil　好塩基球　328
benign　良性　99
beta（β） cell　β細胞　311
beta（β）-pleated sheet
　ベータ（β）-プリーツシート　47
bicarbonate buffer system　重炭酸緩衝系　513

bicarbonate ion（HCO$_3^-$）
　重炭酸イオン（炭酸水素イオン）　433
biceps brachii　上腕二頭筋　201
biceps femoris　大腿二頭筋　204
bicuspid valve　二尖弁　344
bile　胆汁　454, 459
bile duct　（総）胆管　454
bipolar cells　双極細胞　270
bipolar neuron　双極ニューロン　225
blackhead　黒にきび　115
blastodisc　胚盤　544
blastula　胞胚　544
blind spot　盲点　270
blood　血液　94, 323
blood-brain barrier　血液脳関門　219, 241
blood cell formation　血液細胞の産生　130
blood clotting　凝固　331
blood pressure　血圧　365
blood sugar　血糖　473
body
　―― 胸骨体　149
　―― 椎体　148
body membrane　人体の膜　105
body of penis　陰茎体　527
body of uterus　子宮体　534
boil　癤　118
bolus　食塊　463
bone　骨　90
bone densitometry　骨密度測定　10
bone markings　ボーンマーキング　132
bone marrow　骨髄　394
bone remodeling
　骨のリモデリング（再構築）　137, 141
bone spurs　骨棘　165
bony callus　骨性の仮骨　141
bony labyrinth　骨迷路　279
bony thorax　骨性胸郭　149
Bowman's capsule　ボーマン嚢　498
brachial artery　上腕動脈　358
brachial region　上腕部　14
brachial vein　上腕静脈　360
brachialis　上腕筋　201
brachiocephalic trunk　腕頭動脈　358
brachiocephalic vein　腕頭静脈　360
brachioradialis　腕橈骨筋　201
bradycardia　徐脈　350
brain contusion　脳挫傷　243
brain stem　脳幹　236
breast cancer　乳がん　540
broad ligament of uterus　子宮広間膜　532
Broca's area　ブローカ野　234
bronchial branches　気管支動脈　358
bronchial sound　気管支呼吸音　431
bronchiole　細気管支　426

brush border 刷子縁 454
brush border enzymes 刷子縁酵素 454, 466
buccal phase 口腔相 463
buccal region 頬部 13
buccinator 頬筋 197
buffers 緩衝液 39
buffy coat バフィコート 325
bulbourethral glands 尿道球腺 526
bundle branch 脚 349
bundle of His ヒス束 349
burn 熱傷 118
bursitis 滑液包炎 165

C-section 帝王切開 549
calcaneus 踵骨 159
calcitonin カルシトニン 305
calyces 腎杯 497
canal of Schlemm シュレム管 273
canaliculi 骨細管 134
canine 犬歯 458
capillaries 毛細血管 354
capitulum 上腕骨小頭 155
carbohydrates 炭水化物(糖質) 40, 470
carbon monoxide poisoning
　　一酸化炭素中毒 434
carbuncle 癰 118
carcinogens 発がん物質 99
cardiac cycle 心周期 350
cardiac muscle 心筋 94, 176, 178
cardiac muscle cells 心筋の細胞 72
cardiac output(CO) 心拍出量 350
cardiac vein 心臓の静脈 348
cardiovascular system 心臓血管系 6, 341
carotid canal 頸動脈管 141
carpal bones 手根骨 155
carpal region 手根部 14
carpus 手根 155
cartilage 軟骨 90
cartilaginous joints 軟骨性関節 162
catabolism 異化 472
catalase カタラーゼ 67
catalyst 触媒 48
cataracts 白内障 271
catecholamines カテコールアミン 309
cauda equina 馬尾 243
cecum 盲腸 455
celiac ganglion 腹腔神経節 253
celiac trunk 腹腔動脈 358
cell body 細胞体 221
cell division 細胞分裂期 78
cell life cycle 細胞周期 78
cell membrane junctions 細胞膜結合 62

cell-mediated immunity 細胞介在性免疫 393, 401
cell theory 細胞説 60
cells 細胞 2, 59
cellular immunity 細胞性免疫 393
cellular respiration 細胞呼吸 428, 473
cement セメント質 458
central canal 中心管 134, 243
central lacteal 中心乳糜管 454
central nervous system(CNS) 中枢神経系 218
central sulcus 中心溝 233, 234
centrioles 中心小体 68
centromere 動原体(セントロメア) 79
centrosome 中心体 68
centrum 椎体 148
cephalic region 頭部 14
cephalic vein 橈側皮静脈 360
cerebellum 小脳 237
cerebral angiography 脳血管造影 258
cerebral aqueduct 中脳水道 236
cerebral arterial circle 大脳動脈輪 362
cerebral cortex 大脳皮質 231
cerebral edema 脳浮腫 243
cerebral hemispheres 大脳半球 231
cerebral palsy 脳性麻痺 256
cerebral peduncles 大脳脚 236
cerebrospinal fluid(CSF) 脳脊髄液 238
cerebrovascular accidents(CVA)
　　脳血管障害 243
cerebrum 大脳 231
cerumen 耳垢 278
ceruminous gland 耳道腺 278
cervical cancer 子宮頸がん 534
cervical region 頸部 14
cervical vertebrae 頸椎 149
cervix of uterus 子宮頸 534
cesarean section 帝王切開 549
cheek 頬 448
chemical bonds 化学結合 30
chemical energy 化学エネルギー 24
chemical reaction 化学反応 30
chemoreceptors 化学受容体 283
chief cells 主細胞 451
childbirth 出産 548
cholecystokinin(CCK) コレシストキニン 466
cholesterol コレステロール 44, 477
cholinergic コリン作動性 253
chondrocytes 軟骨細胞 90
chordae tendineae 腱索 344
chorionic villi 絨毛膜絨毛(絨毛) 544
choroid plexus 脈絡叢 235, 238, 270
chromatids 染色分体 79

chromatin クロマチン 63
chromosomes 染色体 63
chronic bronchitis 慢性気管支炎 437
chronic obstructive pulmonary disease
　(COPD) 慢性閉塞性肺疾患 437
chyme 糜粥 453
cilia 線毛 68
ciliary body 毛様体 270
ciliary glands 睫毛腺(モル腺) 266
ciliary zonule 毛様体小帯(チン小帯) 270
circle of Willis ウィリス動脈輪 362
circular 輪状 195
circular folds 輪状ヒダ 454
circulatory shock 循環不全 368
circumcision 割礼 527
circumduction 分回し運動 190
circumflex branch 回旋枝 348
circumvallate papillae 有郭乳頭 285
cirrhosis 肝硬変 459
citric acid cycle クエン酸回路 473
clavicle 鎖骨 151, 195
cleavage 卵割 543
cleavage furrow 分裂溝 80
cleft lip defect 口唇裂 483
cleft palate 口蓋裂 421, 483
clitoris 陰核 535
clonal selection クローン選択 396
coagulation 凝固 331
coccyx 尾骨 149
cochlea 蝸牛 279
cochlear duct 蝸牛管 279
cochlear nerve 蝸牛神経 279
codons コドン 82
coenzymes 補酵素 472
colitis 大腸炎 468
collar bone カラーボーン 134
collateral ganglion
　　側副神経節(椎前神経節) 253
collecting ducts 集合管 499
colon 結腸 455
color blindness 色覚異常 271
columnar cell 円柱細胞 85
common carotid artery 総頸動脈 358
common hepatic artery 総肝動脈 358
common hepatic duct 総肝管 459
common iliac artery 総腸骨動脈 358
common iliac vein 総腸骨静脈 360
compact bone 緻密骨 130
complement 補体 391
complement fixation 補体結合 391
complete tetanus 完全強縮 185
complicated plaques 複雑性プラーク 369
compound 化合物 29

computed tomography(CT) コンピュータ断層撮影　10
concentration gradient　濃度勾配　73
conceptus　受胎物　541
concussion　脳震盪　243
conducting system of heart　刺激伝導系　348
conducting zone　気道領域　426
conduction deafness　伝音性難聴　282
condylar joint　顆状関節　163
cones　錐状体(錐体)　270
congestive heart failure(CHF) うっ血性心不全　354
conjunctiva　結膜　266
conjunctivitis　結膜炎　267
connective tissue　結合組織　89
connexons　コネクソン　62
constant [C] region　定常領域　399
constipation　便秘　468
contact dermatitis　接触皮膚炎　118
contraception　避妊　552
contractility　心収縮力　351
control center 調節中枢(コントロールセンター)　18
convergence　輻輳　275
convergent　収束　195
coracoid process　烏口突起　152
cornea　角膜　270
coronal section　冠状断　14
coronal suture　冠状縫合　141
coronary artery　冠状動脈　348, 358
coronary artery disease　冠状動脈疾患　373
coronary sinus　冠状静脈洞　348
coronary sulcus　冠状溝　348
coronoid fossa　鈎突窩　155
coronoid process　鈎状突起　155
corpora quadrigemina　四丘体　236
corpus callosum　脳梁　234
cortex　皮質　384
cortical nephron　皮質ネフロン　499
cortical radiate arteries　小葉間動脈　497
cortical radiate veins　小葉間静脈　497
corticospinal tract　皮質脊髄路　234
corticosteroids　コルチコステロイド　307
cortisol　コルチゾール　308
cortisone　コルチゾン　308
covalent bonds　共有結合　31
coxal bones　寛骨　155
coxal region　寛骨部　14
crackles　クラックル　431
cranial cavity　頭蓋腔　15
cranial nerves　脳神経　246
craniosacral division　脳仙髄系　251

creatine phosphate(CP)　クレアチンリン酸　186
creatinine　クレアチニン　502
crepitus　捻髪音　165
cretinism　クレチン症　304
crib death　ベビーベッド死　439
cribriform plates　篩板　144
crista ampullaris　膨大部稜　281
crista galli　鶏冠　144
cristae　クリスタ　64
cross bridges　クロスブリッジ　179
cross section　横断　14
crown　歯冠　458
cryptorchidism　停留精巣　551
cuboidal cell　立方細胞　85
cupula　クプラ(小帽)　281
Cushing's syndrome　クッシング症候群　309
cutaneous membrane　皮膚膜(皮膚)　105, 106
cutaneous sense organ　皮膚受容器　224
cyanosis　チアノーゼ　113, 434
cystic duct　胆嚢管　459
cystic fibrosis(CF)　嚢胞性線維症　439, 483
cystitis　膀胱炎　505, 526
cytokine　サイトカイン　402
cytokinesis　細胞質分裂　80
cytoplasm　細胞質　64
cytoplasmic membrane　細胞質膜　60
cytosine　シトシン　79
cytoskeleton　細胞骨格　67
cytosol　サイトゾル　64
cytotoxic T cell　細胞傷害性T細胞　402

D

dark(A) bands　暗帯(A帯)　179
dead space volume　死腔量　431
deafness　難聴　282
deciduous teeth　乳歯　457
decomposition reactions　分解反応　34
decubitus ulcer　褥瘡　112
deep artery of thigh　大腿深動脈　358
defecation　排便　255
defecation reflex　排便反射　467
deglutition　嚥下　463
dehydration synthesis　脱水縮合　40
delayed hypersensitivity　遅延型過敏症　408
deltoid　三角筋　200
deltoid region　三角筋部　14
deltoid tuberosity　三角筋粗面　154
dendrite　樹状突起　221
dens　歯突起　149

dense connective tissue　密性結合組織　90
dense irregular connective tissue 不規則な密性結合組織　90
dense regular fibrous tissue 規則性密性結合組織　90
dentin　象牙質　458
deoxyribonucleic acid(DNA) デオキシリボ核酸　49
depolarization　脱分極　226
dermal papilla　真皮乳頭　111
dermis　真皮　108, 111
descending colon　下行結腸　455
desmosomes　デスモソーム(接着結合)　62
diabetes insipidus　尿崩症　301, 511
diabetes mellitus　糖尿病　311
diapedesis　漏出　327, 389
diaphragm　横隔膜　16, 428
diaphysis　骨幹　131
diarrhea　下痢　468
diarthroses　可動関節　159
diastole　拡張　350
diastolic pressure　拡張期血圧　366
diencephalon　間脳　234
diffusion　拡散　73
digestion　消化　7, 255, 460
digestive cavity　消化管　17
digestive system　消化器系　6
digital region
　―― 指部　14
　―― 趾部　14
dilation stage　開口期　549
directional terms　方向の用語　11
disaccharides　二糖　41
dislocation　脱臼　162
disorders of sex development　性分化疾患　551
distal convoluted tubule(DCT) 遠位(曲)尿細管　499
diuresis　排尿　255
diverticula　憩室　467
diverticulitis　憩室炎　467
diverticulosis　憩室症　467
dorsal body cavity　背側の体腔　15
dorsal funiculus　後索　244
dorsal horn　後角　243
dorsal ramus　後枝　247
dorsal root　後根　243
dorsal root ganglion　後根神経節　243
dorsal venous arch of foot　足背静脈弓　360
dorsalis pedis artery　足背動脈　358
dorsiflexion　背屈　190
double sugars　二糖　41

Duchenne's muscular dystrophy
　デュシェンヌ型筋ジストロフィー　205
ductless glands　導管をもたない腺　299
ductus arteriosus　動脈管　371
ductus deferens　精管　524
ductus venosus　静脈管　371
duodenum　十二指腸　454
dura mater　硬膜　238
dynamic equilibrium　動的平衡覚　281
dynamic spatial reconstruction（DSR）
　動的立体映像構成装置　10
dyspnea　呼吸困難感　437
dystocia　難産　549

E

eardrum　鼓膜　278
earwax　耳垢　278
eccrine sweat gland　エクリン汗腺　115
ectoderm　外胚葉　544
edema　浮腫　90, 382
effector　効果器　19
efferent arteriole　輸出細動脈　499
efferent division　遠心性神経系　219
efferent lymphatic　輸出リンパ管　385
efferent neuron　遠心性ニューロン　224
egg cell　卵細胞　72
ejaculates　射精する　524
ejaculatory duct　射精管　524
elastic cartilage　弾性軟骨　90
electrical energy　電気エネルギー　24
electrocardiogram（ECG）　心電図　352
electroencephalogram（EEG）　脳波　258
electroencephalography　脳波検査　258
electrolytes　電解質　37
electron shells　電子殻　30
electron transport chain　電子伝達系　473
electrons　電子　25
elements　元素　25
embarrassment　当惑　255
embolus　塞栓　333
embryo　胚子　541
emergency　緊急事態　255
emesis　嘔吐　465
emmetropia　正視　276
emphysema　肺気腫　437
enamel　エナメル質　458
encephalitis　脳炎　238
endocarditis　心内膜炎　346
endocardium　心内膜　342
endocrine glands　内分泌腺　89
endocrine system　内分泌系　6, 295
endocrinology　内分泌学　296
endocytosis　エンドサイトーシス　75
endoderm　内胚葉　544

endolymph　内リンパ液　279
endometrium　子宮内膜　534
endomysium　筋内膜　177
endoneurium　神経内膜　245
endoplasmic reticulum（ER）　小胞体　64
endurance exercise　持久力運動　189
energy　エネルギー　24
energy intake　摂取エネルギー　479
energy levels　エネルギー準位　30
energy output　出力エネルギー　479
enteroendocrine cells　内分泌細胞　453
enzymes　酵素　48, 80
eosinophil　好酸球　328
ependymal cells　上衣細胞　220
epicardium　心外膜　342
epidemic　エピデミック　406
epidermal dendritic cell　表皮樹状細胞
　　111
epidermis　表皮　108
epididymis　精巣上体　524
epididymitis　精巣上体炎　551
epigastric region　上胃部　16
epiglottis　喉頭蓋　421, 423
epimysium　筋上膜　177
epinephrine　エピネフリン　309, 368
epineurium　神経上膜　245
epiphyseal line　骨端線　131
epiphyseal plate　骨端板　90, 131
epiphyses　骨端　131
epithalamus　視床上域　235
epithelial cell　上皮細胞　72
epithelial membrane　上皮性の膜　106
epithelial tissue　上皮組織　84
erectile tissue　勃起組織　527
erection　勃起　527
erector spinae　脊柱起立筋　199
erythrocyte　赤血球　72, 325
erythropoietin　エリスロポエチン
　　316, 330
esophageal branches　食道動脈　358
esophagitis　食道炎　464
esophagus　食道　449
essential amino acids　必須アミノ酸　471
essential hypertension　本態性高血圧　368
estrogens　エストロゲン　309, 312, 537
ethmoid bone　篩骨　144
eupnea　安静呼吸　435
evaporation　蒸発　481
eversion　外反　193
exchange reactions　交換反応　34
excitement　興奮　255
excretion　排泄　8
exercise　運動　255
exocrine glands　外分泌腺　89

exocytosis　エキソサイトーシス　75
exophthalmos　眼球突出　305
expiration　呼気　428
expiratory reserve volume（ERV）
　予備呼気量　430
expulsion stage　娩出期　549
extension　伸展　190
extensor digitorum longus　長趾伸筋　204
external acoustic meatus　外耳道
　　141, 278
external anal sphincter　外肛門括約筋
　　456
external carotid artery　外頸動脈　358
external ear　外耳　277
external iliac artery　外腸骨動脈　358
external iliac vein　外腸骨静脈　360
external intercostal muscle　外肋間筋　428
external jugular vein　外頸静脈　360
external oblique　外腹斜筋　199
external respiration　外呼吸　428, 432
external urethral sphincter　外尿道括約筋
　　504
extra-ocular muscles　外眼筋　267
extracellular fluid（ECF）　細胞外液
　　73, 508
extracellular matrix　細胞外基質　89
eyeball　眼球　268
eyelash　睫毛（まつ毛）　266
eyelids　眼瞼（まぶた）　266

F

facial nerve　顔面神経　248, 285
facilitated diffusion　促進拡散　74
falciform ligament　肝鎌状間膜　459
fallopian tubes　卵管　532
false labor　偽陣痛　548
false pelvis　大骨盤　157
false ribs　仮肋　151
falx cerebri　大脳鎌　238
fascicle
　── 筋束　177
　── 神経線維束　245
fat　脂肪　90
fat cell　脂肪細胞　72
fatty acids　脂肪酸　42
feces　糞便　455
female external genitalia　女性の外生殖器
　　534
femoral artery　大腿動脈　358
femoral vein　大腿静脈　360
femur　大腿骨　157
fenestrated capillary　有窓型毛細血管　370
fertilization　受精　543
fetus　胎児　541, 545

fever 発熱 392, 481
fiber tract 神経束(線維束) 223
fibers 線維 221
fibrin フィブリン 332
fibrinogen フィブリノゲン 332
fibroblast 線維芽細胞 72, 90
fibrocartilage 線維軟骨 90
fibrocartilage callus 線維軟骨性の仮骨 138
fibrosis 線維化 96
fibrous joints 線維性関節 162
fibrous layer 線維層 270
fibrous pericardium 線維性心膜 342
fibrous plaques 線維性プラーク 369
fibrous proteins 線維状タンパク質 47, 80
fibula 腓骨 158
fibular vein 腓骨静脈 360
fibularis muscles 腓骨筋 204
filtrate 濾液 499
filtration 濾過 75
fimbriae 卵管采 532
first-degree burn Ⅰ度熱傷 119
fissures 裂 231
fixators 固定筋 193
flaccid 弛緩 188
flaccid paralysis 弛緩性麻痺 188, 244
flagella 鞭毛 68
flap 可動片 382
flat bones 扁平骨 131
flexion 屈曲 190
floating ribs 浮遊肋 151
foliate papillae 葉状乳頭 285
follicle stimulating hormone(FSH) 卵胞刺激ホルモン 302
follicles 濾胞 303
follicular epithelial cells 卵胞上皮細胞 532
fontanelles 頭蓋泉門 166
foramen magnum 大後頭孔 141
foramen ovale 卵円孔 144, 371
foreskin 包皮 527
formed element 有形成分 324
fossa ovalis 卵円窩 371
fourth-degree burns Ⅳ度熱傷 120
fourth ventricle 第四脳室 236
fovea centralis 中心窩 270
fractures 骨折 137
free radicals フリーラジカル 67
frenulum of tongue 舌小帯 448
frequency 頻尿 515
frontal bone 前頭骨 141
frontal lobe 前頭葉 234
frontal region 前頭部 13
frontal section 前額断(前頭断) 14

frontalis 前頭筋 197
frostbite 凍傷 481
full-thickness burns 全層熱傷 119
functional MRI(fMRI) 機能的磁気共鳴撮像 11
functional proteins 機能タンパク質 47
fundus 眼底 273
―― of uterus 子宮底 534
fungiform papillae 茸状乳頭 285
fused tetanus 完全強縮 185
fusiform 紡錘状 195

G

gallbladder 胆嚢 459
gallstones 胆石 459
gametes 配偶子 523
ganglion 神経節 223, 245
ganglion cells 視神経節細胞 270
gap junction ギャップ結合(細隙結合) 62, 342
gastric glands 胃腺 451
gastric juice 胃液 451, 463
gastric pit 胃小窩 451
gastrin ガストリン 464
gastrocnemius 腓腹筋 204
gastroenteritis 胃腸炎 483
gastrointestinal(GI)tract 消化管 448
gene 遺伝子 81
generalized cell 一般的な細胞 60
German measles 風疹 287
germinal center 胚中心 384
gestation period 妊娠期間 541
giantism 巨人症 301
gingiva 歯肉 458
gland 腺 89
glans penis 陰茎亀頭 527
glaucoma 緑内障 269, 273
glenoid cavity 関節窩 152
glia グリア 219
glial cells グリア細胞 219
globular proteins 球状タンパク質 47
glomerular capsule 糸球体包 498
glomerular filtration 糸球体濾過 499
glomerulonephritis 糸球体腎炎 409, 515
glomerulus 糸球体 498
glossopharyngeal nerve 舌咽神経 248, 285
glottis 声門 423
glucagon グルカゴン 311
glucocorticoids 糖質コルチコイド 308
gluconeogenesis 糖新生 477
glucose グルコース(ブドウ糖) 40, 473
gluteal region 殿部 14
gluteal tuberosity 殿筋粗面 157

gluteus maximus 大殿筋 201
gluteus medius 中殿筋 202
glycerol グリセロール 42
glycocalyx グリコカリックス 61
glycogen グリコーゲン 41, 477
glycogenesis グリコーゲン合成 477
glycogenolysis グリコーゲン分解 477
glycolysis 解糖 473
glycoproteins 糖タンパク質 61
goblet cells 杯細胞 85, 424
goiters 甲状腺腫 304
Golgi apparatus ゴルジ装置 66
gonadal artery 性腺動脈 358
gonadotropic hormone 性腺刺激ホルモン 302
gonads 生殖腺 302
gonorrhea 淋病 287
gouty arthritis 痛風性関節炎 165
Graafian follicle グラーフ卵胞 532
graded potential 緩徐電位 226
graded responses 段階的反応 184
granulocyte 顆粒球 327
Graves' disease グレーブス病(バセドウ病) 305, 409
gray matter 灰白質 223
great saphenous vein 大伏在静脈 360
greater curvature 大弯 451
greater omentum 大網 451
greater sciatic notch 大坐骨切痕 157
greater trochanter 大転子 157
greater tubercle 大結節 154
greater vestibular glands 大前庭腺 535
growth 成長 9
growth hormone(GH) 成長ホルモン 301
guanine グアニン 78
gustatory cells 味細胞 285
gustatory hairs 味細胞毛 285
gyrus 回 231

H

hair 毛 116
hair bulb 毛球 117
hair cells 有毛細胞 279
hair follicle 毛包 117
hamstrings ハムストリングス 204
hapten ハプテン 394
hard palate 硬口蓋 421, 448
haustra 結腸膨起 456
haustral contraction 腸管収縮 467
Haversian canals ハバース管 134
Haversian system ハバース系 134
heart block 房室ブロック 349
heart murmur 心雑音 350
heart rate(HR) 心拍数 350

heart sound　心音　350
heartburn　胸焼け　464
heat exhaustion　熱疲労　481
heat stroke　熱射病　481
heel region　踵部　14
Heimlich maneuver　ハイムリック法　424
helper T cell　ヘルパーT細胞　402
hematocrit　ヘマトクリット　325
hematoma　血腫　138
hematopoiesis　造血　330
hemianopia　半盲　275
hemiplegia　片麻痺　243
hemocytoblast　血球芽細胞　330
hemoglobin（Hb）　ヘモグロビン　325
hemolysis　溶血　335
hemophilia　血友病　333
hemostasis　止血機構　331
hepatic portal circulation　門脈循環　362
hepatic portal vein　門脈　360, 362
hepatic veins　肝静脈　360
hepatitis　肝炎　459
herniated discs　椎間板ヘルニア　148
herpes simplex　単純ヘルペス（疱疹）　118
hiatal hernia　食道裂孔ヘルニア　464
high-density lipoproteins（HDL）
　高密度リポタンパク質　478
hilum　門　385
hinge joint　蝶番関節　162
histamine　ヒスタミン　328, 388
homeostasis　ホメオスタシス（恒常性）　17
homeostatic imbalance
　ホメオスタシスの失調　19
hormones　ホルモン　296
human chorionic gonadotropin（hCG）
　ヒト絨毛性ゴナドトロピン　315, 544
human herpesvirus 1
　単純ヘルペスウイルス　111, 118
human placental lactogen（hPL）
　ヒト胎盤ラクトゲン　315
humerus　上腕骨　154
humoral immunity　液性免疫　393, 396
Huntington's disease　ハンチントン病
　　234, 242
hyaline cartilage　硝子軟骨　90, 423
hydrocephalus　水頭症　241
hydrogen bonds　水素結合　34
hydrolase　加水分解酵素　49
hydrolysis　加水分解　37, 40
hydronephrosis　水腎症　497
hydrophilic　親水性　44, 61
hydrophobic　疎水性　44, 61
hymen　処女膜　534
hyoid bone　舌骨　146

hyperaldosteronism　高アルドステロン症
　　309
hyperglycemia　高血糖　473
hyperopia　遠視　276
hyperplasia　過形成　98, 507
hyperpnea　過呼吸　435
hypersensitivity　過敏症　408
hypertension　高血圧　368
hyperthermia　高体温症　481
hyperthyroidism　甲状腺機能亢進症
　　305, 480
hypertonic　高張　76
hypertrophy　肥大　526
hyperventilation　過換気　436
hypochondrium　下肋部　17
hypodermis　皮下組織　110
hypoglycemia　低血糖　473
hypospadias　尿道下裂　514
hypotension　低血圧　368
hypothalamus　視床下部　235, 299
hypothermia　低体温症　481
hypothyroidism　甲状腺機能低下症
　　304, 480
hypotonic　低張　76
hypoxia　低酸素症　434

ileocecal valve　回盲弁　454
ileum　回腸　454
iliac crest　腸骨稜　157
iliacus　腸骨筋　202
iliopsoas　腸腰筋　202
ilium　腸骨　155
immediate hypersensitivity　即時型過敏症
　　408
immune response　免疫反応　393
immune system　免疫系　386
immunity　免疫　386
immunocompetence　免疫能　394
immunodeficiencies　免疫不全　409
immunoglobulin（IG）　免疫グロブリン　399
immunological memory　免疫記憶　396
immunosuppressive therapy
　免疫抑制療法　408
impetigo　膿痂疹　118
implantation　着床　534
incisors　切歯　458
inclusions　封入体　64
incomplete antigen　不完全抗原　394
incomplete tetanus　不完全強縮　185
incontinence　尿失禁　507
incus　キヌタ骨　278
infant respiratory distress syndrome
　（IRDS）新生児呼吸窮迫症候群　439

infarct　梗塞　348
inferior articular process　下関節突起　148
inferior mesenteric artery　下腸間膜動脈
　　358
inferior mesenteric ganglion
　下腸間膜動脈神経節　253
inferior mesenteric vein　下腸間膜静脈
　　363
inferior nasal conchae　下鼻甲介　146
inferior vena cava　下大静脈　343, 360
inflammatory response　炎症反応　388
inguinal region　鼠径部　14, 16
inhibiting hormones　抑制ホルモン　300
inlet　骨盤上口　157
innate defense system　自然免疫系　386
inner cell mass　内細胞塊　544
inorganic compounds　無機化合物　36
insertion　停止　190, 201
inspiration　吸気　428
inspiratory reserve volume（IRV）
　予備吸気量　430
insulin　インスリン　311
insulin resistance　インスリン抵抗性　312
integration　統合　218
integument　外皮　108
integumentary system　外皮系　3, 108
interatrial septum　心房中隔　343
interbrain　間脳　234
intercalated discs　介在板　94, 178, 342
intercellular cleft　細胞間隙　370
intercondylar eminence　顆間隆起　158
intercondylar fossa　顆間窩　157
intercostal artery　肋間動脈　358
intercostal muscles　肋間筋　197
intercostal nerve　肋間神経　434
interfere　妨害　392
interferons　インターフェロン　392
interlobar arteries　葉間動脈　497
interlobar veins　葉間静脈　497
intermediate filaments
　中間径フィラメント　67
internal acoustic meatus　内耳道　141
internal anal sphincter　内肛門括約筋　456
internal capsule　内包　234
internal carotid artery　内頸動脈　358, 360
internal ear　内耳　279
internal iliac artery　内腸骨動脈　358
internal iliac vein　内腸骨静脈　360
internal jugular vein　内頸静脈　360
internal oblique　内腹斜筋　199
internal respiration　内呼吸　428, 432
internal urethral sphincter　内尿道括約筋
　　504
interneuron　介在ニューロン　224

interosseous membrane 骨間膜 155, 158
interphase 間期 78
interstitial cells 間質細胞 524
interstitial fluid
　── 間質液 368
　── 組織液 73
intertrochanteric crest 転子間稜 157
intertrochanteric line 転子間線 157
intertubercular sulcus 結節間溝 154
interventricular septum 心室中隔 343
intervertebral discs 椎間板 148
intracellular fluid（ICF） 細胞内液 73, 507
intracranial hemorrhage 頭蓋内出血 243
intraocular pressure 眼内圧 273
intrapleural pressure 胸腔内圧 430
intrapulmonary volume 肺内の容積 428
intravenous 静脈内 74
intrinsic factor 内因子 451
inversion 内反 193
ionic bonds イオン結合 31
ions イオン 26, 31
iris 虹彩 270
irregular bones 不規則骨 131
irritability 被刺激性 7, 181
ischemia 虚血 349
ischial spine 坐骨棘 157
ischial tuberosity 坐骨結節 157
ischium 坐骨 157
islets of Langerhans ランゲルハンス島 310
isograft 同系移植 404
isometric contractions 等尺性収縮 188
isometric exercise 等張性運動 189
isotonic 等張 76
isotonic contractions 等張性収縮 188
isotopes 同位体（アイソトープ） 28
isotropic 等方性 179
isovolumetric contraction 等容性収縮期 350
isovolumetric relaxation 等容性弛緩期 350

J

jaundice 黄疸 113, 459
jejunum 空腸 454
joints 関節 159
jugular foramen 頸静脈孔 141
jugular notch 頸切痕 151
juxtamedullary nephrons 傍髄質ネフロン 499

K

keratin ケラチン 47, 110
keratinocytes ケラチノサイト 110

ketoacidosis ケトアシドーシス 474
ketosis ケトーシス 311
kidney 腎臓 496
kinetic energy 運動エネルギー 24
kinin キニン 388
kyphosis 後弯症 148

L

labium majus 大陰唇 535
labium minus 小陰唇 535
labor 分娩 548
lacrimal apparatus 涙器 267
lacrimal bones 涙骨 146
lacrimal canaliculi 涙小管 267
lacrimal glands 涙腺 267
lacrimal sac 涙嚢 267
lactating 授乳 540
lactic acid 乳酸 186
lactiferous ducts 乳管 540
lactiferous sinus 乳管洞 540
lacunae 骨小腔 90, 134
lambdoid suture ラムダ縫合 141
lamella 層板 134
laminae 椎弓板 148
large intestine 大腸 455
laryngopharynx 咽頭喉頭部 421, 448
larynx 喉頭 422
lateral condyle
　── 外側顆《脛骨の》 158
　── 外側顆《大腿骨の》 157, 158
lateral epicondyle 外側上顆 155
lateral funiculus 側索 244
lateral malleolus 外果 158
lateral palpebral commissure
　外側眼瞼交連（外眼角） 266
lateral region 側腹部 16
latissimus dorsi 広背筋 199
left gastric artery 左胃動脈 358
left gastric vein 左胃静脈 363
lesser curvature 小弯 451
lesser omentum 小網 451
lesser trochanter 小転子 157
lesser tubercle 小結節 154
leukemia 白血病 327
leukocyte 白血球 327
leukocytosis 白血球増加症 327
leukopenia 白血球減少症 327
ligament of ovary 固有卵巣索 532
ligaments 靱帯 90
ligamentum arteriosum 動脈管索 371
light（I）bands 明帯（I帯） 179
limbic system 辺縁系 235
lingual tonsil 舌扁桃 421, 448
lipids 脂質 42, 470

lips 口唇 448
liver 肝臓 459
lobes 葉 231, 540
lobules 小葉 540
long bones 長骨 131
loose connective tissues 疎性結合組織 90
lordosis 前弯症 148
low-density lipoproteins（LDL）
　低密度リポタンパク質 478
lower esophageal sphincter（LES）
　下部食道括約筋 450
lumbar region 腰部 14
lumbar vertebrae 腰椎 149
lumen 内腔 449
lung 肺 424
luteinizing hormone（LH） 黄体化ホルモン 302, 530
lymph リンパ 382
lymph nodes リンパ節 383
lymphatic collecting vessel 集合リンパ管 382
lymphatic system リンパ系 6
lymphatic vessel リンパ管 382
lymphocyte リンパ球 328, 383
lymphoid nodules リンパ小節 384
lymphoid organ リンパ器官 385
lymphoid system リンパ系 381
lysosomes ライソゾーム
　（リソソーム，水解小体） 66
lysozyme リゾチーム 267, 387

M

macrophage マクロファージ 72, 328, 383
maculae 平衡斑 281
magnetic resonance imaging（MRI）
　磁気共鳴撮像 10
main bronchus 主気管支 424
major nutrients 主要栄養素 470
male external genitalia 男性の外生殖器 527
malignant 悪性 99
malignant melanoma 悪性黒色腫 121
malleus ツチ骨 278
mammary glands 乳腺 538
mammillary body 乳頭体 235
mammography マンモグラフィ 541
mandible 下顎骨 146
manubrium 胸骨柄 149
masculinization 男性化 309
mass movement 総蠕動 467
mass number 質量数 27
masseter 咬筋 197
mastication 咀嚼 457
mastoid process 乳様突起 141, 195

644　索引

matrix　毛母基　116, 117
matter　物質　23
maxillae　上顎骨　144
maxillary bones　上顎骨　144
mechanical breakdown　機械的分解　460
mechanical energy　機械エネルギー　24
mechanoreceptors　機械受容器　277
medial condyle
　――　内側顆《脛骨の》　158
　――　内側顆《大腿骨の》　157, 158
medial epicondyle
　――　内側上顆《上腕骨の》　154, 155
　――　内側上顆《大腿骨の》　133
medial malleolus　内果　158
medial palpebral commissure
　　内側眼瞼交連（内眼角）　266
median cubital vein　肘正中皮静脈　360
median sacral crest　正中仙骨稜　149
median (midsagittal) section　正中矢状断
　　14
mediastinum　縦隔　16, 342, 424
medulla　髄質　384
medulla oblongata　延髄　236
medullary cavity　髄腔　131
medullary cords　髄索　384
medullary pyramids　腎錐体　497
megakaryocyte　巨核球　328
meiosis　減数分裂　528
melanin　メラニン　111
melanocyte　メラノサイト　111
melatonin　メラトニン　303
membrane attack complex (MAC)
　　膜侵襲複合体　391
membranous labyrinth　膜迷路　279
membranous urethra　隔膜部　504, 525
memory cell　記憶細胞（メモリー細胞）
　　396, 404
menarche　初潮　551
Ménière's disease　メニエール病　282
meninges　髄膜　238
meningitis　髄膜炎　238
menopause　閉経　315, 551
menstrual cycle　月経周期　312, 538
menstrual phase　月経期　538
menstruation　月経　312
mental region　オトガイ部　13
Merkel cell　メルケル細胞　111
mesentery　腸間膜　450
mesoderm　中胚葉　544
messenger RNA (mRNA)
　　メッセンジャーRNA　82
metabolic phase　代謝期　78
metabolism　代謝　8, 472
metacarpals　中手骨　155

metaphase　中期　79
metastasis　転移　99
metatarsals　中足骨　159
microbiome　マイクロバイオーム　468
microbiota　微生物叢（マイクロバイオータ）
　　468
microcirculation　微小循環　355
microfilaments　マイクロフィラメント　67
microglia　ミクログリア　219
microtubules　微小管　68
microvilli　微絨毛　68, 454
micturition　排尿　505
midbrain　中脳　236
middle cerebral artery　中大脳動脈　360
middle ear　中耳　278
middle ear cavities　中耳腔　17
middle nasal conchae　中鼻甲介　144
milk teeth　乳歯　457
mineralocorticoids　鉱質コルチコイド　307
minerals　ミネラル　472
minor nutrients　微量栄養素　470
miscarriage　流産　548
mitochondria　ミトコンドリア　64
mitosis　有糸分裂　79
mitotic spindle　有糸分裂紡錘体　79
mitral valve　僧帽弁　344
mixed nerves　混合性神経　245
molars　大臼歯　458
molecules　分子　29
monoclonal antibody　モノクローナル抗体
　　399
monocyte　単球　328
monomers　単量体　40
monosaccharide　単糖　40
monounsaturated fatty acid
　　一価不飽和脂肪酸　44
mons pubis　恥丘　535
motor division　運動神経系　219
motor (efferent) nerves　運動（遠心性）神経
　　245
motor homunculus　運動の小人　234
motor neuron　運動ニューロン　224
motor output　運動出力　218
motor unit　運動単位　181
mouth　口　448
movement　運動　7
mucosa-associated lymphoid tissue (MALT)
　　粘膜関連リンパ組織　386
mucous membrane (mucosa)　粘膜
　　85, 106, 449
multiple sclerosis (MS)　多発性硬化症
　　223, 409
multipolar neuron　多極ニューロン　224
mumps　おたふくかぜ　459

muscle fatigue　筋疲労　188
muscle fibers　筋線維　176
muscle tissues　筋組織　94
muscle tone　筋緊張　188
muscle twitches　単収縮　184
muscular dystrophy　筋ジストロフィー
　　205
muscular system　筋系　6
muscularis externa　筋層　450
myasthenia gravis　重症筋無力症
　　206, 409
myelin　ミエリン　221
myelin sheath　髄鞘　220, 221
myenteric nerve plexus　筋層間神経叢
　　450
myocardial infarction　心筋梗塞　348
myocardium　心筋層　342
myofibrils　筋原線維　179
myofilaments　筋フィラメント　176, 179
myometrium　子宮筋層　534
myopia　近視　276
myosin　ミオシン　179
myringotomy　鼓膜切開　278
myxedema　粘液水腫　304

nail　爪　117
nares　外鼻孔　420
nasal bones　鼻骨　146
nasal cavity　鼻腔　17, 420
nasal concha　鼻甲介　421
nasal region　鼻部　13
nasal septum　鼻中隔　420
nasolacrimal duct　鼻涙管　267, 421
nasopharynx　咽頭鼻部　421
natural killer (NK) cell　NK細胞　388
neck　歯頸　458
negative feedback　負のフィードバック
　　19, 298
neoplasm　新生物　98, 99
nephron loop　ネフロンループ　499
nephrons　ネフロン　497
nerve　神経　223, 245
nerve impulse　神経インパルス　226
nervous system　神経系　6, 217
nervous tissue　神経組織　94
neurilemma　神経線維鞘　221
neurocranium　脳頭蓋　141
neurofibrils
　　ニューロフィラメント（神経原線維）　221
neuroglia　神経膠細胞（神経グリア細胞）
　　94, 219
neuromuscular junctions　神経筋接合部
　　181

neuron ニューロン（神経細胞） 72, 94, 221
neurosecretory cells 神経分泌細胞 300
neurotransmitter 神経伝達物質 181, 221
neutral fat 中性脂肪 42, 470
neutralization 中和 38, 400
neutrons 中性子 25
neutrophil 好中球 328
night blindness 夜盲症 270
nipple 乳頭 540
Nissl bodies ニッスル小体 221
nitrogenous waste products 窒素性老廃物 501
nocturia 夜間頻尿 515
node of Ranvier ランビエ絞輪 221
nonself 非自己 393
nonspecific defense system 非特異的免疫系 386
noradrenaline ノルアドレナリン 253, 309
norepinephrine ノルエピネフリン 253, 309
normal flora 正常細菌叢 466, 468
nose 鼻 420
nostril 外鼻孔 420
nuclear envelope（nuclear membrane） 核膜 63
nuclear pores 核膜孔 63
nucleic acids 核酸 49
nucleoli 核小体 63
nucleoplasm 核質 63
nucleotides ヌクレオチド 49
nucleus 核 63
nutrients 栄養素 9

obturator foramen 閉鎖孔 157
occipital bone 後頭骨 141
occipital condyles 後頭顆 141
occipital lobe 後頭葉 234
occipital region 後頭部 14
occipitalis 後頭筋 197
olecranon 肘頭 155
olecranon fossa 肘頭窩 155
olfactory auras（olfactory hallucinations） 嗅覚性前兆（幻嗅） 285
olfactory hair 嗅毛（嗅線毛） 284
olfactory nerve 嗅神経 248, 284
olfactory receptor 嗅覚受容体 283
olfactory receptor cells 嗅細胞 283
oligodendrocytes オリゴデンドロサイト 220
oliguria 乏尿 499
omega-3 fatty acids ω-3 脂肪酸 44

oocyte 卵母細胞 72, 532
oogenesis 卵子形成 535
oogonia 卵祖細胞 535
ophthalmia neonatorum 新生児眼炎 287
ophthalmoscope 眼底鏡 273
opposition 対立 193
opsin オプシン 272
opsonization オプソニン化 400
optic canal 視神経管 144
optic chiasma 視交叉 275
optic disc 視神経乳頭（視神経円板） 270
optic nerve 視神経 248, 270
optic radiation 視放線 275
optic tract 視索 275
oral cavity 口腔 17, 448
oral cavity proper 固有口腔 448
oral region 口部 13
oral vestibule 口腔前庭 448
orbicularis oculi 眼輪筋 197
orbicularis oris 口輪筋 197
orbital cavities 眼窩腔 17
orbital model 軌道モデル 26
orbital region 眼窩部 13
orchitis 精巣炎 551
organ 器官 2
organ system 器官系 2
organelles 細胞内小器官 64
organic compounds 有機化合物 36
organism 生体 3
origin 起始 190, 201
oropharynx 咽頭口部 421, 448
orthostatic hypotension 起立性低血圧 257, 368
osmoreceptors 浸透圧受容体 508
osmosis 浸透 74
osseous labyrinth 骨迷路 279
ossification 骨化 134
osteoarthritis（OA） 変形性関節症 165
osteoblasts 骨芽細胞 134
osteoclasts 破骨細胞 137
osteocytes 骨細胞 90, 134
osteon 骨単位（オステオン） 134
osteoporosis 骨粗鬆症 167
otitis media 中耳炎 278
otolithic 耳石 281
otolithic membrane 耳石膜 281
otosclerosis 耳硬化症 282, 288
outbreak アウトブレイク（大流行） 406
outer segment 外節 272
outlet 骨盤下口 157
ova 卵 523
oval window 卵円窓（前庭窓） 278
ovarian cycle 卵巣周期 536
ovarian follicles 卵胞 532

ovary 卵巣 312, 530
ovotesticular disorders of sex development 卵精巣性性分化疾患 551
ovulation 排卵 532
ovum 卵子 537
oxydase オキシダーゼ 49
oxygen 酸素 9
oxygen deficit 酸素欠乏 188
oxyhemoglobin（HbO$_2$） 酸素化ヘモグロビン 433
oxytocin オキシトシン 300

pacemaker ペースメーカ 349
palate 口蓋 421
palatine bones 口蓋骨 146
palatine processes 口蓋突起 144
palatine tonsil 口蓋扁桃 421, 448
pancreas 膵臓 310, 459
pancreatic ducts 膵管 454
pancreatic islets 膵島 310
pancreatic juice 膵液 466
pancreatitis 膵炎 466
pandemic パンデミック 406
pannus パンヌス 165
papilla 乳頭 285
papillary layer 乳頭層 111
parafollicular cells 濾胞傍細胞 304, 305
parallel 平行 195
paranasal sinuses 副鼻腔 144, 421
paraplegic 対麻痺 244
parasagittal section 傍矢状断 14
parasympathetic division 副交感神経系 219, 251
parathyroid gland 副甲状腺 298, 305
parathyroid hormone（PTH） 副甲状腺ホルモン 305
parietal bones 頭頂骨 141
parietal cells 壁細胞 451
parietal lobe 頭頂葉 234
parietal pericardium 壁側心膜 342
parietal peritoneum 壁側腹膜 450
parietal pleura 壁側胸膜 424
Parkinson's disease パーキンソン病 234, 242
parotid glands 耳下腺 459
partial-thickness burns 部分層熱傷 119
parturition 出産 548
passive immunity 受動免疫 398
patella 膝蓋骨 158
patellar region 膝蓋部 14
patellar surface 膝蓋面 157
pathogen 病原体 387
pectoral girdle 上肢帯 151

pectoral region 胸筋部 14
pectoralis major 大胸筋 197
pedicles 椎弓根 148
pelvic cavity 骨盤腔 16
pelvic girdle 下肢帯 155
pelvic inflammatory disease(PID)
　骨盤内炎症性疾患 534
penicillin reaction ペニシリンショック
　394
penis 陰茎 527
pennate 羽状 195
pepsin ペプシン 453, 464
pepsinogen ペプシノゲン 451
perforating fibers 貫通線維 131
pericarditis 心膜炎 342
pericardium 心膜(心囊) 106, 342
perilymph 外リンパ液 279
perimetrium 子宮外膜 534
perimysium 筋周膜 177
perineum 会陰 535
perineurium 神経周膜 245
periodic table 周期表 25
periodontal ligament 歯根膜 458
periosteum 骨膜 131, 238
peripheral nervous system(PNS)
　末梢神経系 219, 245
peripheral resistance 末梢血管抵抗 366
peristalsis 蠕動運動 460
peritoneum 腹膜 106
peritonitis 腹膜炎 450
peritubular capillaries
　尿細管周囲毛細血管 499
permanent teeth 永久歯 457
peroxisomes ペルオキシソーム 67
petechia 点状出血 333
Peyer's patch パイエル板 386, 455
phagocyte 食細胞 391
phagocytic cell 大食細胞 72
phagocytosis ファゴサイトーシス 76
phalanges 指節骨, 趾節骨 155, 159
Pharmacy Technician
　ファーマシー・テクニシャン 51
pharyngeal-esophageal phase 咽頭食道相
　463
pharyngeal tonsil 咽頭扁桃 421
pharyngotympanic tube
　耳管(エウスタキオ管) 278
pharynx 咽頭 421
phenylketonuria(PKU)
　フェニルケトン尿症 483
phimosis 包茎 551
phospholipids リン脂質 44
photopupillary reflex 対光反射 275
photoreceptors 光受容細胞 270

phrenic artery 横隔動脈 358
phrenic nerve 横隔神経 434
physical therapy assistants(PTA)
　理学療法助手 284
physiologic jaundice 生理的黄疸 336
physiological acidosis 生理的アシドーシス
　512
physiology 生理学 2
pia mater 軟膜 238
pigmented layer of retina 網膜色素上皮層
　270
pineal gland 松果体 235, 303
pinkeye 流行り目 267
pinna 耳介 277
pinocytosis ピノサイトーシス 76
pituitary dwarfism 下垂体性小人症 301
pituitary gland 下垂体 235, 300
pivot joint 車軸関節 163
placenta 胎盤 315, 544
placental stage 後産期 550
plane 面 14
plane joint 平面関節 162
planetary model 惑星モデル 26
plantar flexion 底屈 190
plantar region 足底部 14
plaque 接着斑 62
plasma 血漿 324
plasma cell 形質細胞 396
plasma membrane 細胞膜 60
platelet 血小板 328
platelet plug formation
　血小板プラグ(白色血栓)の形成 331
platysma 広頸筋 197
pleura 胸膜 106
pleural cavity 胸膜腔 424
pleurisy 胸膜炎 424
plexuses 脊髄神経叢 247
pneumothorax 気胸 430
podocytes たこ足細胞 498
polar body 極体 536
polarized 分極 226
polycythemia 赤血球増加症 327
polydipsia 多飲 311
polymers 重合体 40
polyphagia 多食 311
polyps ポリープ 484
polysaccharides 多糖 41
polyunsaturated fatty acid
　多価不飽和脂肪酸 44
polyuria 多尿 311, 512
pons 橋 236
popliteal artery 膝窩動脈 358
popliteal fossa 膝窩 14
popliteal vein 膝窩静脈 360

positive chemotaxis 正の走化性 327, 388
positive feedback 正のフィードバック 19
positron emission tomography(PET)
　陽電子放射断層撮影 10
postcapillary venule 毛細血管後細静脈
　355
posterior association area 後頭連合野
　234
posterior cerebral artery 後大脳動脈 362
posterior horn 後角 243
posterior interventricular branch
　後室間枝(後下行枝) 348
posterior nasal aperture 後鼻孔 421
posterior region
　── of elbow 後肘部 14
　── of thigh 後大腿部 14
posterior superior iliac spine 上後腸骨棘
　157
posterior tibial artery 後脛骨動脈 358
posterior tibial vein 後脛骨静脈 360
potential energy 位置エネルギー 24
precapillary sphincter 毛細血管前括約筋
　355
precipitation 沈降 401
pregnancy 妊娠 541
preload 前負荷 351
premolars 小臼歯 458
prepuce 包皮 527
presbycusis 老人性難聴(加齢性難聴)
　288
presbyopia 老眼 287
pressure gradient 圧力勾配 75
pressure point 止血点 364
presternal region 胸骨前部 14
primary curvatures 一次弯曲 148
primary humoral response 一次応答 396
primary hypertension 本態性高血圧 368
primary motor area 一次体性運動野 234
primary nodule 一次小節 384
primary oocytes 一次卵母細胞 535
primary sensory area 一次体性感覚野
　234
primary sex organs 生殖器 523
primary spermatocyte 一次精母細胞 528
prime mover 主動筋 193
processes 突起 221
progesterone プロゲステロン 312, 538
prolactin(PRL) プロラクチン 302
proliferative phase 増殖期 538
pronation 回内 193
prophase 前期 79
proprioceptor 固有感覚受容器 224
prostaglandins プロスタグランジン 296
prostate 前立腺 526

prostate cancer　前立腺がん　526
prostatic urethra　前立腺部　504, 525
prostatitis　前立腺炎　526, 551
protection　保護　130
proteins　タンパク質　45, 471
proton(H⁺)acceptors
　プロトン(H⁺)受容体　38
proton(H⁺)donors　プロトン(H⁺)供与体　38
protons　陽子　25
proximal convoluted tubule(PCT)
　近位(曲)尿細管　499
pseudostratified columnar epithelium
　多列円柱上皮　85
psoas major　大腰筋　202
psoriasis　乾癬　118
puberty　思春期　551
pubic region　恥骨部(下腹部)　14, 16
pubic symphysis　恥骨結合　157
pubis　恥骨　157
pulmonary arteries　肺動脈　343
pulmonary circulation　肺循環　344
pulmonary edema　肺水腫　354
pulmonary embolism　肺塞栓症　355
pulmonary pleura　臓側胸膜　424
pulmonary trunk　肺動脈幹　343
pulmonary valve　肺動脈弁　346
pulmonary vein　肺静脈　344
pulmonary ventilation　肺換気　428
pulp　歯髄　458
pulp cavity　歯髄腔　458
pulse　脈拍　363
pupil　瞳孔　270
Purkinje fiber　プルキンエ線維　349
pus　膿　390
pyelonephritis　腎盂腎炎　503, 505
pyloric sphincter　幽門括約筋　451
pyramidal tract　錐体路　234, 236
pyrogen　発熱物質　392

Q

quadrants　4区分法　16
quadratus lumborum　腰方形筋　200
quadriceps femoris　大腿四頭筋　204
quadriplegic　四肢麻痺　244

R

radial artery　橈骨動脈　358
radial groove　橈骨神経溝　155
radial styloid process　茎状突起　155
radial tuberosity　橈骨粗面　155
radial vein　橈骨静脈　360
radiant energy　放射エネルギー　24
radiation　放射　481

radioactivity　放射能　28
radioisotopes　放射性同位体　28
radiologic technologist　放射線技師　138
radioulnar joints　橈尺関節　155
radius　橈骨　155
rales　ラ音　431
ramus communicans　交通枝　253
receptor　受容器　18
receptor-mediated endocytosis
　受容体介在性エンドサイトーシス　77
rectum　直腸　455
rectus abdominis　腹直筋　198
rectus femoris　大腿直筋　204
red blood cell(RBC)　赤血球　72, 325
red bone marrow　赤色骨髄　131
reduction　整復　138, 162
reflex　反射　229
reflex arc　反射弓　229
refracted　屈折　274
regeneration　再生　96
regulatory T cell　制御性T細胞　403
reinforcing ligaments　靱帯の補強　162
relaxin　リラキシン　315, 548
releasing hormones　放出ホルモン　300
renal artery　腎動脈　358, 497
renal calculi　腎結石　504
renal columns　腎柱　497
renal corpuscle　腎小体　498
renal cortex　腎皮質　497
renal medulla　腎髄質　497
renal pelvis　腎盂　497
renal pyramids　腎錐体　497
renal tubule　尿細管　499
renal veins　腎静脈　360, 497
renin　レニン　308, 367, 511
renin-angiotensin mechanism
　レニン-アンジオテンシン系　511
replication　複製　78
repolarization　再分極　228
reproduction　生殖　9
reproductive system　生殖器系　7, 523
residual volume(RV)　残気量　431
resistance exercise　筋肉トレーニング運動　189
respiration　呼吸　428
respiratory failure　呼吸不全　206
respiratory gas transport　ガスの運搬　428
respiratory membrane　呼吸膜　426
respiratory system　呼吸器系　6, 420
respiratory zone　呼吸領域　426
responsiveness　応答性　7
rete testis　精巣網　524

reticular activating system(RAS)
　網様体賦活系　237
reticular connective tissue　細網結合組織　93
reticular formation　網様体　236
reticular layer　網状層　111
retina　網膜　270
retinal　レチナール　272
Rh blood groups　Rh血液型　334
rheumatic fever　リウマチ熱　409
rheumatoid arthritis(RA)　関節リウマチ　165, 409
rhinitis　鼻炎　421
rhodopsin　ロドプシン　272
ribonucleic acid(RNA)　リボ核酸　49, 82
ribosomal RNA(rRNA)　リボソームRNA　82
ribosomes　リボソーム　64
ribs　肋骨　151
rickets　くる病　137
right lymphatic duct　右リンパ本幹　383
right marginal branch　右縁枝　348
right ovarian vein　右卵巣静脈　360
right testicular vein　右精巣静脈　360
rods　桿状体(桿体)　270
root
　── 歯根　458
　── 毛根　116
root canal　根管　459
rotation　回旋　190
rough endoplasmic reticulum　粗面小胞体　65
round ligament of uterus　子宮円索　534
round window　正円窓(蝸牛窓)　278
rubella　風疹　287
rugae　粘膜ヒダ　451
rule of nines　9%の法則　119

S

sacral canal　仙骨管　149
sacral hiatus　仙骨裂孔　149
sacral region　仙骨部　14
sacroiliac joint　仙腸関節　149, 155
sacrum　仙骨　149
saddle joints　鞍関節　163
sagittal section　矢状断　14
sagittal suture　矢状縫合　141
saliva　唾液　459
salivary amylase　唾液アミラーゼ　459
salivary glands　唾液腺　459
salt　塩　37
saltatory conduction　跳躍伝導　228
sarcolemma　筋鞘　179
sarcomeres　筋節　179

sarcoplasmic reticulum(SR)　筋小胞体　180
sartorius　縫工筋　204
satellite cells　衛星細胞　221
saturated fatty acid　飽和脂肪酸　42
scapulae　肩甲骨　152
scapular region　肩甲部　14
scavenger cells　清掃屋細胞　76
Schwann cells　シュワン細胞　221
sclera　強膜　270
scleral venous sinus　強膜静脈洞　269, 273
scoliosis　側弯症　148
scrotum　陰嚢　527
sebaceous gland　(皮)脂腺　114
seborrhea　脂漏性皮膚炎　115
sebum　皮脂　115
second-degree burn　II度熱傷　119
second-messenger　セカンドメッセンジャー　297
secondary curvatures　二次弯曲　148
secondary humoral responses　二次応答　397
secondary nodule　二次小節　384
secondary oocyte　二次卵母細胞　536
secondary sex characteristics　第二次性徴　530
secretin　セクレチン　466
secretion　分泌物　89
secretory phase　分泌期　538
secretory vesicles　分泌小胞　66
section　断面　14
segmental arteries　区動脈(分節動脈)　497
segmentation　分節　460
selective permeability　選択的透過性　73
self-antigen　自己抗原　394
self-tolerance　自己寛容　394
sella turcica　トルコ鞍　144
semen　精液　526
semicircular canals　半規管　279
semilunar valve　半月弁　346
semimembranosus　半膜様筋　204
seminal vesicles　精嚢　526
seminiferous tubules　精細管　524
semitendinosus　半腱様筋　204
senility　老化　257
sensorineural deafness　感音性難聴　282
sensory(afferent) nerves　感覚(求心性)神経　245
sensory division　感覚神経系　219
sensory homunculus　感覚の小人　234
sensory input　感覚入力　217
sensory layer　感覚層　270
sensory neurons　感覚ニューロン　224

serous fluid　漿液　106
serous membrane(serosa)　漿膜　85, 106, 450
serous pericardium　漿膜性心膜　342
serum　血清　332
severe combined immunodeficiency disease (SCID)　重症複合免疫不全　409
sex hormones　性ホルモン　309
sexual infantilism　性的幼児性　530
shaft　毛幹　116
Sharpey's fibers　シャーピー線維　131
shivering　震え　481
short bones　短骨　131
shoulder girdle　肩甲帯　151
sickle cell anemia(SCA)　鎌状赤血球症　326
sickle cell trait(SCT)　鎌状赤血球質　326
sigmoid colon　S状結腸　455
simple columnar epithelium　単層円柱上皮　85
simple cuboidal epithelium　単層立方上皮　85
simple diffusion　単純拡散　74
simple epithelium　単層上皮　85
simple squamous epithelium　単層扁平上皮　85
sino-atrial(SA) node　洞房結節　349
sinus　リンパ洞　385
sinus headache　頭痛　421
sinuses　空洞　144
sinusitis　副鼻腔炎　421
skeletal muscle　骨格筋　94, 177
skeletal muscle cells　骨格筋の細胞　72
skeletal muscle fibers　骨格筋線維　177
skeletal system　骨格系　6, 129
skin　皮膚　105, 108
skin appendages　皮膚の付属器　114
skull　頭蓋　141
sleep apnea　睡眠時無呼吸　440
small cell carcinoma　小細胞がん　438
small intestine　小腸　454
smooth endoplasmic reticulum　滑面小胞体　65
smooth muscle　平滑筋　94, 177
smooth muscle cells　平滑筋の細胞　72
sodium-potassium(Na^+-K^+)pump　ナトリウム-カリウム(Na^+-K^+)ポンプ　75, 228
soft palate　軟口蓋　421, 448
soleus　ヒラメ筋　204
solute pumps　溶質ポンプ　75
solutes　溶質　37, 64, 73
solution　溶液　37, 72
solvent　溶媒　37, 73

somatic motor nervous system　体性運動神経系　219
somatic reflexes　体性反射　229
somatic sensory fibers　体性感覚線維　219
spastic paralysis　痙性麻痺　188, 244
special senses　特殊感覚　265
special sense receptors　特殊感覚受容器　265
specific defense system　特異的免疫系　386
specific gravity　尿比重　503
speech area　言語中枢　234
sperm　精子　72, 523
spermatic cord　精索　524
spermatids　精子細胞　528
spermatogenesis　精子発生　527
spermatogonia　精祖細胞　527
spermiogenesis　精子形成　528
sphenoid bone　蝶形骨　144
sphenoidal sinuses　蝶形骨洞　144
spina bifida　二分脊椎　256
spinal cord　脊髄　243
spinal nerve　脊髄神経　244, 247
spine　脊柱　147
spinous process　棘突起　148
spiral organ of Corti　コルチ器(ラセン器)　279
splanchnic nerves　内臓神経　253
spleen　脾臓　385
splenic artery　脾動脈　358
splenic vein　脾静脈　363
spongy bone　海綿骨　130
spongy urethra　海綿体部　504, 525
sprains　捻挫　165
squamous cell　扁平細胞　85
squamous cell carcinoma　扁平上皮がん　120, 438
squamous sutures　鱗状縫合　141
stapes　アブミ骨　278
static equilibrium　静的平衡覚　281
stem cell　造血幹細胞　330
sterility　不妊症　302, 530
sternal angle　胸骨角　151
sternocleidomastoid　胸鎖乳突筋　195, 197
sternum(sterno)　胸骨　149, 195
steroids　ステロイド　44, 296
stomach　胃　450
storage　貯蔵　130
strabismus　斜視　287
stratified columnar epithelium　重層円柱上皮　86
stratified cuboidal epithelium　重層立方上皮　86
stratified epithelium　重層上皮　85

stratified squamous epithelium 重層扁平上皮　86
stratum basale　基底層　110
stratum corneum　角質層　111
stratum germinativum　胚芽層　111
stratum granulosum　顆粒層　111
stratum lucida　淡明層　111
stratum spinosum　有棘層　111
stretch reflex　伸展反射　219
striated muscle　横紋筋　177
stroke volume（SV）　一回拍出量　350
stroma　間質　93
structural proteins　構造タンパク質　47
styloid process of temporal bone
　茎状突起　141
subarachnoid space　クモ膜下腔　238
subatomic particles　亜原子粒子　25
subclavian artery　鎖骨下動脈　358
subclavian vein　鎖骨下静脈　360
subcutaneous tissue　皮下組織　110
sublingual glands　舌下腺　459
submandibular glands　顎下腺　459
submucosa　粘膜下組織　450
submucosal nerve plexus　粘膜下神経叢　450
sudden infant death syndrome（SIDS）
　乳児突然死症候群　439
sudoriferous gland　汗腺　115
sulcus　溝　231
superior articular process　上関節突起　148
superior mesenteric artery　上腸間膜動脈　358
superior mesenteric ganglion
　上腸間膜動脈神経節　253
superior mesenteric vein　上腸間膜静脈　363
superior nasal conchae　上鼻甲介　144
superior orbital fissure　上眼窩裂　144
superior vena cava　上大静脈　343, 360
supination　回外　193
support　支持　130
suprascapular notch　肩甲切痕　152
sural region　腓腹部　14
surfactant　サーファクタント　427, 439
surgical neck　外科頸　154
survival need　生存ニーズ　9
suspensory ligament of ovary　卵巣提靱帯　532
swallowing　嚥下　463
sweat　汗　115
sweat gland　汗腺　115
sweat pore　汗孔　115
swelling　腫脹　382

sympathetic division　交感神経系　219, 251
sympathetic trunk　交感神経幹　253
synapse　シナプス　221
synaptic cleft　シナプス間隙　183, 221, 228
synarthroses　不動関節　159
syncytium　合胞細胞　94
synergists　協力筋　193
synovial bursa　滑液包　162
synovial fluid　滑液　162
synovial joints　滑膜性関節　162
synovial membrane　滑膜　106, 162
synthesis reactions　合成反応　34
systemic circulation　体循環　344
systemic lupus erythematosus（SLE）
　全身性エリテマトーデス　409
systole　収縮　350
systolic pressure　収縮期血圧　366

T

T_3（triiodothyronine）
　トリヨードサイロニン　303
T_4（thyroxine）　サイロキシン　303
T cell　T細胞　394
T lymphocyte　Tリンパ球　394
tachycardia　頻脈　350
talus　距骨　159
target cells　標的細胞　296
target organs　標的器官　296
tarsal bones　足根骨　158
tarsal glands　瞼板腺（マイボーム腺）　266
tarsal region　足根部　14
tarsus　足根　158
taste buds　味蕾　285
tectorial membrane　蓋膜　279
telophase　終期　80
temporal bones　側頭骨　141
temporal lobe　側頭葉　234
temporalis　側頭筋　197
tendon sheaths　腱鞘　162
tendons　腱　90, 177
tentorium cerebelli　小脳テント　238
terminal arteriole　終末細動脈　355
testis　精巣　312, 524
testosterone　テストステロン　312, 530
tetany　テタニー　305
thalamus　視床　234
thick filaments　太いフィラメント　179
thin filaments　細いフィラメント　179
third-degree burns　III度熱傷　119
thirst mechanism
　のどの渇きのメカニズム　508
thoracic aorta　胸大動脈　358
thoracic cage　胸郭　149

thoracic cavity　胸腔　16
thoracic duct　胸管　383
thoracic region　胸部　14
thoracic vertebrae　胸椎　149
thoracolumbar division　胸腰系　251
thrombin　トロンビン　332
thrombocytopenia　血小板減少症　333
thrombophlebitis　血栓性静脈炎　355
thrombus　血栓　333
thymine　チミン　78
thymosin　サイモシン　307
thymus　胸腺　307, 385, 394
thyroid cartilage　甲状軟骨　423
thyroid gland　甲状腺　303
thyroid hormone　甲状腺ホルモン　303
thyroid-stimulating hormone（TSH）
　甲状腺刺激ホルモン　302
thyroxine　サイロキシン　480
tibia　脛骨　158
tibial tuberosity　脛骨粗面　158
tibialis anterior　前脛骨筋　204
tidal volume（TV）　一回換気量　430
tight junctions　タイト結合（密着結合）　62
tinea pedis　足白癬　118
tissue factor（TF）　組織因子　332
tissue fluid　組織液　368
tissues　組織　2, 84
tongue　舌　448
tonicity　張性　76
tonsil　扁桃　386, 421
tonsillitis　扁桃炎　386, 421
torticollis　斜頸　197
total lung capacity（TLC）　全肺気量　431
total metabolic rate（TMR）　総代謝量　480
trachea　気管　423
tracheoesophageal fistula　気管食道瘻　483
trans fats　トランス脂肪酸　44
transcription　転写　82
transfer RNA（tRNA）　トランスファーRNA　82
transient ischemic attack（TIA）
　一過性脳虚血発作　243
transitional epithelium　移行上皮　86
translation　翻訳　82
transport vesicles　輸送小胞　65
transverse colon　横行結腸　455
transverse processes　横突起　148
transverse section　横断　14
transversus abdominis　腹横筋　199
trapezius　僧帽筋　199
triceps brachii　上腕三頭筋　201
tricuspid valve　三尖弁　344
triglycerides　トリグリセリド　42

trigone　膀胱三角　504
triplet　トリプレット　82
trochlea　上腕骨滑車　155
trochlear notch　滑車切痕　155
trophoblast　栄養膜　544
tropic hormones　刺激ホルモン　301
true pelvis　小骨盤　157
true ribs　真肋　151
true vocal cord　声帯　423
tubal tonsil　耳管扁桃　421
tubular reabsorption　尿細管再吸収　501
tubular secretion　尿細管分泌　501
tumor　腫瘍　99
tunica externa　外膜　355
tunica intima　内膜　354
tunica media　中膜　354
tympanic cavity　鼓室　278
tympanic membrane　鼓膜　278
type 1 diabetes mellitus　1型糖尿病
　　　　312, 409

ulna　尺骨　155
ulnar artery　尺骨動脈　358
ulnar styloid process　茎状突起　155
ulnar vein　尺骨静脈　360
ultrasonography　超音波像　10
ultrasound imaging　超音波イメージング
　　　　10, 258
umbilical artery　臍動脈　371
umbilical cord　臍帯　544
umbilical region　臍部　14, 16
umbilical vein　臍静脈　371
unfused tetanus　不完全強縮　185
unipolar neuron　単極ニューロン　225
unsaturated fatty acid　不飽和脂肪酸　44
urea　尿素　477, 502
ureters　尿管　503
urethra　尿道　504
urethritis　尿道炎　505, 551
urgency　尿意切迫感　515
uric acid　尿酸　502
urinary bladder　膀胱　504
urinary retention　尿閉　507
urinary system　泌尿器系　7, 496
urinary tract infection（UTI）　尿路感染症
　　　　505

urine　尿　502
uterine cycle　子宮周期　538
uterine tubes　卵管　532
uterosacral ligament　子宮仙骨靱帯　534
uterus　子宮　534
uvula　口蓋垂　448

vaccine　ワクチン　398
vagina　腟　534
vagus nerve　迷走神経　248, 285
valence shell　原子価殻　30
vallate papillae　有郭乳頭　285
valve　弁　355
variable［V］region　可変領域　399
varicose vein　静脈瘤　355
vascular layer　血管層　270
vascular shunt　血管シャント　355
vascular spasm　血管攣縮　331
vascular system　血管系　354
vasoconstriction　血管収縮　366, 481
vasopressin　バソプレシン　235, 301
vein　静脈　354
ventral body cavity　腹側の体腔　16
ventral funiculus　前索　244
ventral horn　前角　243
ventral ramus　前枝　247
ventral root　前根　244
ventricle　心室　342
ventricular fibrillation　心室細動　349
ventricular systole（ejection phase）
　　　　心室収縮期（駆出相）　350
venule　細静脈　354
vertebrae　椎骨　148
vertebral arch　椎弓　148
vertebral artery　椎骨動脈　358, 360
vertebral canal　脊柱管　15
vertebral column　脊柱　147
vertebral foramen　椎孔　148
vertebral region　脊柱部　14
vertebral vein　椎骨静脈　360
vertigo　めまい　282
vesicle　小胞　75
vesicular breathing sound　肺胞呼吸音
　　　　431
vesicular follicle　胞状卵胞　532
vesicular transport　小胞輸送　75

vestibular apparatus　前庭器官　281
vestibular nerve　前庭神経　281
vestibule
　—— 前庭　279
　—— 腟前庭　535
villi　絨毛　454
visceral muscle　内臓筋　94
visceral pericardium　臓側心膜　342
visceral peritoneum　臓側腹膜　450
visceral pleura　臓側胸膜　424
visceral sensory fibers　内臓感覚線維　219
viscerocranium　顔面頭蓋　141
visual acuity　視力　270
vital capacity（VC）　肺活量　431
vital signs　バイタルサイン　363
vitamins　ビタミン　472
vitreous body　硝子体　268, 273
vocal fold　声帯　423
Volkmann's canals　フォルクマン管　134
voluntary muscle　随意筋　177
vomer　鋤骨　146
vomiting　嘔吐　465
vulva　外陰部　534

W
water　水　9, 37
Wernicke's area　ウエルニッケ野　234
wheezing　喘鳴　431
white blood cells（WBC）　白血球　72, 327
white matter　白質　223, 234
whitehead　白にきび　115
Wright stain　ライト染色　327

X
xenograft　異種移植　404
xiphisternal joint　胸骨剣結合　151
xiphoid process　剣状突起　149

Y・Z
yellow bone marrow　黄色骨髄　131
zygomatic bones　頬骨　146
zygomatic process　頬骨突起　141
zygomaticus　頬骨筋　197
zygote　接合子　523, 543